TRAITÉ
DE
L'HYGIÈNE PUBLIQUE

D'APRÈS SES APPLICATIONS

DANS DIFFÉRENTS PAYS D'EUROPE

(FRANCE, ANGLETERRE, BELGIQUE, ALLEMAGNE, AUTRICHE, SUÈDE ET FINLANDE)

PAR

LE Dr ALBERT PALMBERG

Médecin hygiéniste provincial d'Helsingfors, Président de la Société
des médecins Finlandais,
Vice-président de la Société d'Hygiène de Finlande,
Membre de la Société française d'Hygiène, etc.

TRADUIT DU SUÉDOIS SOUS LA DIRECTION DE M. A. HAMON
Bibliothécaire de la Société française d'Hygiène, etc.

PRÉFACE DE M. LE PROFESSEUR BROUARDEL
Doyen de la Faculté de Médecine de Paris.

Avec 210 figures dans le texte

PARIS
OCTAVE DOIN, ÉDITEUR
8, PLACE DE L'ODÉON, 8

1891

TRAITÉ

DE

L'HYGIÈNE PUBLIQUE

PRÉFACE

C'est un véritable plaisir pour moi de présenter au public français un ouvrage écrit par l'un des membres les plus distingués de l'Université d'Helsingfors. La littérature scientifique scandinave nous est peu connue, les médecins français ouvriront ce livre avec curiosité et le liront avec fruit. Ils verront que le culte de la science est aussi vif en Finlande que dans les pays dont la langue nous est plus familière, ils verront que les applications hygiéniques sont plus strictes, plus précises en Suède que dans certains pays où la science a donné plus tôt de riches moissons.

Le Dr Palmberg a résumé tous les renseignements qu'il a recueillis sur l'organisation des services de l'hygiène en Angleterre, Belgique, France, Allemagne, Autriche, Suède et Finlande. Quelques-uns d'entre eux sont connus des hygiénistes français, mais ceux qui concernent la Suède, la Finlande, Helsingfors, le sont beaucoup moins, ils méritent d'être mis en lumière.

Si nous résumons les tableaux statistiques contenus dans le dernier chapitre, en rangeant les pays dans un ordre tel que le premier nom en tête du tableau soit celui dont la mortalité est proportionnellement la plus faible, nous trouvons en première ligne la Suède.

NOMS DES PAYS		MORTALITÉ pour 1 000 HABITANTS	MORTALITÉ PAR FIÈVRE TYPHOÏDE pour 10 000 HABITANTS
Suède	1860	19,4	2,7
	1887	17,8	2,3
Stockholm	1860	33	13
	1887	22	1,7
Angleterre et Pays de Galles	1850	22	10
	1887	19	2
Londres	1850	24	10
	1888	20	1,6
Écosse	1860	22	»
	1887	19	»
Édimbourg	1875	22	3
	1888	19	2
Belgique	1865	24	8,7
	1887	20,5	4,3
Bruxelles	1865	32	10
	1888	22	2,5
Finlande	1815	25	»
	1888	21	»
Helsingfors	1865	30	1881 — 7
	1888	21	1888 — 2
France	1855	25	»
	1887	22	»
Paris	1850	28,6	18,5
	1888	23,5	9
Allemagne	1875	26,4	»
	1887	26,6	»
Prusse	1855	27,7	»
	1887	26,7	»
Berlin	1850	25	10,4
	1888	23	1,4
Autriche	1870	32,5	»
	1888	29,4	»
Vienne	1881	29	2,28
	1888	25	1,26
Saint-Pétersbourg	1878	47	80 (y compris le typhus exanthématique).
	1888	34,6	9

Quelles mesures sanitaires spéciales à la Suède peuvent expliquer cette prééminence dans la longévité? Je les trouve indiquées à la page 482 : obligation pour le médecin de déclarer les cas de maladies contagieuses ou transmissibles; isolement des malades ; désinfection de l'habitation, des vêtements, des linges, etc. ; vaccination obligatoire, etc.

La loi sanitaire qui régit la Suède ne date que de 1874, il est pos-

TRAITÉ

DE

L'HYGIÈNE PUBLIQUE

D'APRÈS SES APPLICATIONS

DANS DIFFÉRENTS PAYS D'EUROPE

(FRANCE, ANGLETERRE, BELGIQUE, ALLEMAGNE, AUTRICHE, SUÈDE ET FINLANDE)

PAR

LE Dr ALBERT PALMBERG

Médecin hygiéniste provincial d'Helsingfors, Président de la Société des médecins Finlandais,
Vice-président de la Société d'Hygiène de Finlande,
Membre de la Société française d'Hygiène, etc.

TRADUIT DU SUÉDOIS SOUS LA DIRECTION DE M. A. HAMON
Bibliothécaire de la Société française d'Hygiène, etc.

PRÉFACE DE M. LE PROFESSEUR BROUARDEL
Doyen de la Faculté de Médecine de Paris.

Avec 210 figures dans le texte

PARIS
OCTAVE DOIN, ÉDITEUR
8, PLACE DE L'ODÉON, 8

1891

AVANT-PROPOS

L'hygiène publique est une science peut-être plus empirique que les autres. La mise en pratique de vues théoriques a souvent donné des résultats tout à fait différents de ceux sur lesquels on comptait.

Ainsi, théoriquement, pour supprimer les inconvénients sanitaires des gaz d'égout, la meilleure méthode était de clore hermétiquement les égouts. Cela fut fait et le résultat fut une production si grande de gaz d'égout qu'ils pénétraient dans les maisons, malgré les coupe-air. En outre, aux bouches d'égout il se formait des dépôts infects.

La pratique montra que, contrairement à la théorie, les meilleurs moyens pour supprimer ces inconvénients étaient une bonne et active ventilation, un lavage fréquent et abondant.

De même la théorie fait craindre que, dans le tout à l'égout, les excréments ne restent sous leur forme solide et ne s'accumulent ainsi dans les endroits où les égouts se déchargent.

La pratique a montré que les eaux d'égout, avec ou sans excréments humains, ont la même apparence et sensiblement la même composition chimique.

Ainsi la théorie s'élève contre l'irrigation des champs par les eaux vannes sous le motif que les bactéries pathogènes contenues dans ces eaux et dispersées à la surface du sol produiront une propagation intense des maladies contagieuses.

La pratique a montré l'erreur de cette manière de voir ; il est maintenant prouvé expérimentalement que l'irrigation est la méthode la plus effective pour la destruction en grand des micro-organismes pathogènes.

L'importance de la pratique est donc considérable dans l'étude de la science sanitaire. Convaincu de cette vérité et de la valeur énorme de la connaissance parfaite des dispositions sanitaires, reconnues bonnes par l'expérience, nous avons basé sur elle ce Traité de l'hygiène publique.

A côté des grands pays comme l'Angleterre, la France, l'Allemagne, nous avons donné une petite place à notre humble patrie. On comprendra aisément le sentiment filial, qui nous a poussé à agir ainsi, d'autant plus qu'il s'y ajoute l'espérance de faire disparaître les imperfections sanitaires de la Finlande. D'ailleurs notre pays possède un Code et une Administration sanitaires qui lui permettent de prendre rang parmi les nations qui ont compris l'importance de l'hygiène publique.

Outre les pays dont l'organisation sanitaire est décrite dans ce Traité, il en est d'autres, tels que le Danemark, la Norwège, la Hollande, l'Italie dont l'hygiène publique aurait été sans contredit fort instructive. Nous n'en n'avons pas parlé parce que nous avons cru ne devoir exposer que ce que nous avons vu, étudié personnellement et sur place. Nous sommes convaincu qu'aucune autre méthode ne peut donner d'exactes descriptions.

Dans un Traité comme celui-ci, la théorie doit rester au second rang. Elle fait l'objet de résumés scientifiques précédant chaque partie principale de l'hygiène publique comme : *l'air*, *l'eau*, *les aliments*, *le sol*, *les maladies contagieuses*.

De plus, de semblables résumés accompagnent quelques grandes subdivisions comme : les lieux d'aisances, les égouts, les habitations ouvrières, l'hygiène industrielle et scolaire.

Le Traité se termine par une Étude sur la valeur sociale de l'hygiène publique. Les tableaux qu'elle contient sont éloquents dans leur aridité chiffrée.

Il est évident que les descriptions de l'organisation sanitaire des pays ne peuvent être exactes que si les autorités gouvernementales ou municipales de ces pays se sont courtoisement mises à la disposition de l'auteur. C'est avec une sincère joie et une profonde reconnaissance que nous constatons qu'il en a été ainsi partout.

Les figures qui accompagnent cet ouvrage sont ou officielles : Règlements modèles du Local Government Board, Egouts de Paris, de Bruxelles; ou émanent de constructeurs connus.

sible que les mœurs aient devancé la réglementation, car déjà, en 1860, la mortalité générale n'est que de 19,4 p. 1,000 habitants ; de 1870 à 1874 la mortalité par fièvre typhoïde n'est que de 2,7. En approuvant les mesures législatives indiquées plus haut, nous devions signaler qu'en Suède, le législateur a prescrit pour un pays plus sain que tout autre. Peut-être trouverait-on dans la richesse et la pureté des eaux de ce pays un des éléments les plus précieux de la salubrité de tout le royaume.

Il nous a semblé utile de faire cette remarque, car dans l'avant-propos qui résume en partie les opinions de l'auteur, M. Palmberg insiste sur les contradictions qui existeraient suivant lui entre les théories de l'hygiène et la mise en pratique. Il prend pour exemple les égouts, l'épendage. Ces procédés seraient théoriquement pleins de menaces, la pratique aurait démontré leur parfaite innocuité.

J'ai peur que M. le Dr Palmberg ne soit sur ce point victime d'une illusion; pour moi, je ne crois pas que l'hygiéniste soit condamné à ne pas tenir compte des découvertes scientifiques et à ne pas les faire passer de la théorie dans la pratique.

Ce qui est vrai, c'est que l'Angleterre a ouvert la voie dans l'application des mesures propres à assainir les grandes villes. C'est que ce mouvement d'opinion s'est manifesté dès 1840, et cette date semble avoir une grande influence sur les difficultés en présence desquelles nous nous trouvons actuellement.

En effet, lorsque les Anglais firent passer dans la pratique les théories hygiéniques, régnantes de 1840 à 1860, ils accomplirent avec une ténacité louable un progrès considérable. Les hygiénistes des autres pays, frappés par la valeur des résultats obtenus, imitèrent leurs confrères d'Angleterre, ils modifièrent quelques applications de détail, mais ils adoptèrent absolument leurs principes.

La science a fait des progrès depuis cette époque; ceux à qui incombait le soin d'assainir les villes ne virent, le plus souvent, que des obstacles dans ces conquêtes récentes. Ils avaient trouvé les systèmes anglais bons, ils ne se demandèrent pas s'il fallait faire mieux, ils firent de même. Les procédés actuellement appliqués dans les villes ont donc leur date, ils précèdent les découvertes actuelles, on les aurait conçus et appliqués tels qu'ils sont si nous avions vécu vingt ans plus tôt.

Il n'y a donc pas contradiction entre la théorie et la pratique ; on n'a pas cherché à faire entrer celle-ci dans celle-là, voilà le fait.

D'ailleurs y a-t-il lieu d'attribuer l'abaissement de la mortalité à cette seule cause ? M. Palmberg répond lui-même à cette question.

Il serait injuste de méconnaître le progrès accompli alors même qu'on le jugerait incomplet, il serait injuste d'exagérer la pensée développée par M. Palmberg dans l'avant-propos qui ouvre cet ouvrage. Il n'a pas rappelé dans ces deux pages, mais il a exposé avec soin chaque fois qu'il a eu l'occasion de le faire, les procédés de désinfection, d'isolement, de recherche des nuisances de tout ordre ; ceux-là ne sont pas en contradiction avec la science moderne, ils en sont les conséquences légitimes et on peut leur attribuer une part dans l'amélioration de la santé publique.

Souhaitons que cet ouvrage, écrit par un ami dévoué des progrès hygiéniques, concoure à établir, entre les différents peuples, une noble émulation. Je voudrais qu'il fût lu par les médecins et les législateurs, qu'il eût cette fortune d'éveiller l'opinion publique. M. le Dr Palmberg est un peu sévère pour la France, il fait remarquer que sa législation sanitaire est bien arriérée, nous le savons, mais les lois doivent attendre leur heure, elles n'ont d'action que quand leurs prescriptions existent déjà, même à l'état vague dans l'esprit public. Sous ce rapport, M. Palmberg a raison, l'Angleterre est le premier parmi les peuples. *My house is my castle*, ce dicton qui affirme son indépendance, l'Anglais l'a, non pas oublié, mais mis au second plan dès que sa santé et celle de sa famille ou de ses compatriotes a été mise en question. Qu'il en soit de même en France et les lacunes législatives relevées dans cet ouvrage auront bientôt disparu.

J'espère que le *Traité d'hygiène* de M. le Dr Palmberg aura cet heureux effet, et qu'il rendra ce service à ceux pour lesquels M. A. Hamon a fait faire avec tant de soin cette importante traduction.

P. BROUARDEL.

27 août 1890.

ERRATA

Page 11, ligne 8, *au lieu de* Birth sanp, *lire* Births and.
— 56 — 3, de la légende de la figure 4, *au lieu de* a' b et c'd, *lire* a b et c d.
— 84 — 1, *au lieu de* dépasse *lire* dépassera.
— 96 — 16, — 1876 — 1875.
— 123 — 7, — fêtes — bêtes.
— 136 — 21, — aspirateur pump, *lire* air pump.
— 145 — 19, — empoisonnées — emprisonnées.
— 166 La figure 61 B, doit être complètement retournée.
— 323, ligne 3, *au lieu de* par inspecteurs, *lire* par les inspecteurs.
— 327 — 16, — 1887 — 1884.
— 334 — 3, — deux fois — presque deux fois.
— 400 — 1, — lingerie — linges.
— 443 — 32, — nopportune — inopportune.
— 523 — 2, — réglement-et — reglementet.

Nous en avons recueilli plusieurs aux Expositions d'hygiène de Berlin (1883), d'Edimbourg (1886), de Vienne (1887), Congrès d'hygiène, de Copenhague (1888) et de Paris (1889). Plusieurs nous viennent aussi des Musées d'hygiène de Londres, d'Edimbourg, de Paris, de Berlin et de Stockholm. Nous prions tous ceux qui ont eu la gracieuseté de nous remettre des clichés ou des dessins de recevoir ici l'expression de nos meilleurs remerciements.

Dr A. Palmberg.

20 juin 1890, Helsingfors.

ANGLETERRE

TRAITÉ

DE

L'HYGIÈNE PUBLIQUE

CHAPITRE PREMIER

ADMINISTRATION SANITAIRE

GÉNÉRALITÉS. — Local Government Board. — Districts sanitaires locaux et Local Board of Health. — Fonctionnaires des districts sanitaires. — Devoirs d'un medical officer of health. — Devoirs d'un sanitary inspector. — Devoirs du registrar et des médecins de l'Assistance publique (district medical officer) relativement à l'annonce des décès au Local Board of Health. — Formulaire pour le rapport bimensuel du secrétaire de l'Assistance publique au medical officer of health. — Formulaire du district medical officer et du sanitary inspector pour les maladies contagieuses parmi la classe pauvre. — Formulaires de tableaux statistiques publiés par le medical officer of health. — Ordre du jour et tenue des livres d'un Local Board of Health dans les grandes villes.

Généralités. — De tous les pays du monde civilisé, aucun n'a un Code sanitaire aussi complet et aussi précis que l'Angleterre. Ce qui, du reste, distingue cette législation de celle des autres pays, c'est que ses principales dispositions émanent du Parlement au lieu d'être de simples arrêtés administratifs. Cette législation est donc bien l'œuvre même de la nation, qui en avait reconnu la nécessité, dans son propre intérêt. Aussi ces lois sont respectées, observées religieusement; tous s'y soumettent sans objections et sans murmures.

Dans tout le pays, on peut remarquer les effets merveilleux qu'elles ont produit. Grâce à ces lois, le taux de la mortalité s'est abaissé, la durée moyenne de la vie a augmenté, les cas de maladie ont diminué. Elles ont atténué la misère dans la demeure des pauvres, qui, grâce aux mesures sanitaires recouvrent leurs forces et les moyens de pourvoir à leur subsistance et à celle de leur famille.

Plus que toutes les autres, les lois sanitaires portent atteintes à la liberté individuelle, car, pour être efficaces, elles doivent nécessairement restreindre l'inviolabilité du domicile. Pour s'assurer qu'elles sont observées, il faut, en effet, visiter les maisons et les cours, faire désinfecter les logements, etc. Or, nulle part, l'idée de la liberté individuelle et de l'inviolabilité du domicile n'est aussi fortement enracinée que chez les Anglais. Ils possèdent la Charte de l'*Habeas corpus*, et le dicton *my house is my castle*, montre clairement l'opinion que tout Anglais se fait de ses droits. Cela n'empêche pas qu'il ne se soumette avec empressement à des lois qui lui enlèvent une bonne partie de cette liberté. La raison en est que, pour un Anglais, le mot *Liberté* n'est pas un vain mot, mais au contraire qu'il désigne tout ce qui peut sauvegarder l'individu et l'affranchir des inconvénients et des périls inhérents à la vie en Société.

L'Anglais avait déjà ses Institutions de police pour se garantir contre la violence d'autrui, et, aussitôt qu'il eût reconnu la possibilité de prévenir un grand nombre de maladies, il fut conduit par la force de la logique à exiger que l'Etat prît aussi des mesures capables de l'en préserver. Or, comme le seul moyen d'atteindre ce but est l'exécution ponctuelle de ces mesures, non seulement il s'y conforme lui-même, mais encore il veille avec le plus grand soin à ce que les autres s'y soumettent également.

Longtemps avant les autres pays, l'Angleterre avait reconnu l'importance et l'utilité de l'hygiène publique. Après les ravages du choléra de 1832-33, des mesures efficaces furent prises pour améliorer la salubrité. Les Anglais avec leur esprit pratique ne pouvaient manquer de remarquer que le fléau sévissait en certains lieux plus fortement qu'en d'autres, et que certaines classes de la population y étaient plus particulièrement exposées. On se mit aussitôt à en rechercher la cause et aucune peine ne fut épargnée pour la découvrir.

Bien que l'Angleterre, plus qu'aucun autre pays, professe pour le principe du self-gouvernement un amour sincère; elle n'en a pas moins compris depuis longtemps que chaque branche de l'administration exige une direction centrale qui tienne entre ses mains tous les fils des différentes sections locales. Elle examine, compare et groupe les résultats fournis par celles-ci, leur donne les instructions nécessaires et contrôle leur fonctionnement.

En Angleterre, où le système de l'Assistance publique légale est en vigueur, chaque commune est chargée d'entretenir ses pauvres. Depuis 1834, il existe le *Poor-law Board* (Bureau central de l'Assistance publique), qui a mission de contrôler la manière dont les communes s'acquittent de cette obligation. En 1836, il fut chargé par le Gouvernement de faire une enquête sur l'état sanitaire des classes ouvrières.

Cette même année, le *Registrar général* (Bureau central de statistique) fut créé et l'on adopta une loi portant que tout cas de décès devait être constaté. La déclaration des décès de même que celle des naissances et des mariages devait être faite aux divers bureaux de statistique.

Ces deux administrations (Poor-law board et Registrar general) furent chargées de répondre aux questions relatives à l'état sanitaire et à la mortalité des différentes classes de la société.

En 1858 elles publièrent l'une et l'autre leur premier rapport ; celui du Poor-law Board, qui porte le titre de *Report on the sanitary condition of the labouring population of great Britain*, est demeuré justement célèbre. Il peut être considéré comme le germe de l'organisation sanitaire dont la Grande-Bretagne recueille aujourd'hui les fruits.

Peu de temps après la publication de ces rapports on nomma une commission chargée de rechercher les causes des maux que ces rapports avaient révélés. Cette Commission s'acquitta de sa tache avec un grand succès. Son rapport était remarquable par l'exactitude et l'abondance des documents qu'elle contenait. Un vif intérêt pour l'hygiène publique s'empara alors des populations et successivement un grand nombre de communes s'efforcèrent d'obtenir que le Parlement ratifiât leurs règlements sanitaires.

Cependant on ne tarda pas à reconnaître la nécessité d'une loi générale et en 1848, le Parlement vota le *Public Health Act*, 1848 ; la Direction centrale du service sanitaire (*Local Government Board*) fut chargée de diriger son exécution et de veiller à son application.

Dès qu'on fut entré dans cette voie, les choses avancèrent rapidement ; le Public Health act de 1848 subit avec le temps diverses modifications et fut suivi de plusieurs ordonnances additionnelles. En même temps la statistique et les rapports annuels du Local Government Board permettaient de juger des résultats obtenus. L'hygiène se développant sans cesse ainsi que les connaissances acquises expérimentalement, les lois spéciales ne tardèrent pas à se multiplier. On reconnut alors la nécessité d'une nouvelle loi générale, et en 1875, le Parlement adopta celle qui est en vigueur aujourd'hui. Toutefois elle n'est pas entièrement applicable à la totalité de la Grande-Bretagne. L'Ecosse et l'Irlande ont en partie leurs propres lois et Londres a conservé une organisation sanitaire particulière, quelque peu différente de celle des autres villes de l'Angleterre.

Administration sanitaire. — La direction de l'hygiène publique en Angleterre appartient, d'après le Code sanitaire de 1875, à un Conseil supérieur d'hygiène : *The Local Government Board* et aux conseils d'hygiène locaux : *The Local Board of Health*.

THE LOCAL GOVERNMENT BOARD. — Il se compose d'un président, nommé par la Reine, et des membres suivants : le président du conseil d'Etat, tous les ministres, le garde des sceaux, le chancelier-trésorier, un des secrétaires du Parlement et un secrétaire général.

Le président et le secrétaire général sont nommés à vie et reçoivent un traitement fixe ; ce sont, à proprement parler, les directeurs du Local Government Board. Les autres membres ne sont que des assistants qui décident seulement des affaires les plus importantes.

Du Local Government Board dépendent neuf départements spéciaux, qui sont :

1° L'Assistance publique ;
2° Les questions judiciaires ;
3° Les constructions des architectes sanitaires ;
4° Les constructions des ingénieurs sanitaires ;
5° Les affaires médicales et hygiéniques ;
6° La vaccination ;
7° L'hygiène des fabriques ;
8° Les eaux de Londres ;
9° La statistique.

Le président de chacun de ceux-ci est rapporteur au Local Government Board des questions qui dépendent de son département.

La direction des affaires médicales et hygiéniques appartient à un *medical officer* aidé d'un assistant. Elle comprend en outre neuf *medical inspectors* qui ont pour devoir de contrôler, pendant les voyages d'inspection, l'exécution des mesures d'hygiène publique, et aussi de donner les conseils et les prescriptions qu'ils jugeront nécessaires. Ils présentent des rapports au medical officer.

Par suite de son développement, la vaccination forme un département spécial dont la surveillance est attribuée à un certain nombre d'inspecteurs. Un établissement central pour le vaccin, *the national vaccine establishment*, ayant une division pour le vaccin animal dépend de ce département.

Pour la surveillance de l'hygiène des fabriques, il y a des inspecteurs, et pour les eaux un chimiste spécial.

Tous les chefs, inspecteurs et autres fonctionnaires des départements spéciaux sont nommés par le Local Government Board.

Les droits et les devoirs qui lui incombent se composent des suivants :

1° Donner, au moment des épidémies et des affections contagieuses, les prescriptions nécessaires, changer ou supprimer les précédentes ;

2° Surveiller la vaccination ;

3° Surveiller les constructions au point de vue sanitaire ;

4° Contrôler l'assistance publique ;

5° Surveiller les Local Board of Health, leurs emprunts pour les améliorations de l'état hygiénique, reviser ou approuver les règlements sanitaires locaux ;

6° Intervenir contre les Local Board of Health négligents dans l'accomplissement de leurs fonctions ;

En ce cas le Local Government Board peut contraindre les Local Board of Health à remplir leurs devoirs selon les lois sur l'hygiène publique et si cela est nécessaire, il peut leur imposer l'établissement d'égouts et de conduites d'eaux, quand la dépense est modérée. En cas de refus, le Local Government Board peut faire exécuter les travaux aux frais des coupables.

La loi sur l'hygiène publique de 1848 renferme une disposition qui oblige les Local Board of Health à prendre les mesures nécessaires à l'amélioration de la salubrité si pendant les sept dernières années la mortalité a dépassé 23 p. 1000. Bien que cette disposition n'existe plus dans la loi de 1875, néanmoins on juge qu'une si haute mortalité exige une attentive observation de la loi et des améliorations sanitaires.

7° Réunir plusieurs circonscriptions en un seul district sanitaire et nommer les autorités sanitaires des ports ;

8° Donner des règlements concernant la compétence, la nomination, le congé, les devoirs et le traitement des médecins de l'assistance publique ;

9° Contrôler la compétence et la nomination du Medical officer of health et de l'inspector of nuisances dans tous les districts sanitaires que l'Etat subventionne pour le salaire du Medical officer of health ;

10° Nommer et donner congé aux public analysts chargés par les communes d'analyser les denrées alimentaires ;

11° Examen et approbation des projets d'améliorations sanitaires dans les villes relativement au système de vidange, d'égout, de distribution d'eau, aux édifices publics, aux hôpitaux, asiles, écoles, prisons, lieux de récréation, etc. ;

12° Surveiller les chemins publics ;

13° Inspecter, en tout temps, l'hygiène publique d'un district.

Dans l'exercice de la plupart de ces droits et devoirs, les prescriptions (ordres) qu'émet le Local Government Board ont force de loi. Dans d'autres qui concernent des libertés ou des droits particuliers, il faut la sanction du Parlement et par conséquent les *ordres* sont provisoires.

Ces *provisional ordres* comprennent : établissement des usines à gaz ; expropriation des terres ; transformation d'un district rural en district urbain ; formation d'un district sanitaire spécial pour un port ; suppression de règlements, etc.

Districts sanitaires locaux et local board of health. — Sauf Londres, qui est soumis à des lois spéciales, l'Angleterre est divisée en districts sanitaires urbains et ruraux.

Tout district a son Local Board of Health dont la composition n'est pas parfaitement uniforme. Dans les vieilles villes (*boroughs*), l'ancien Town Council existe encore. Le Local Board of Health est composé alors du maire, des échevins et des délégués de la ville. Dans d'autres villes, il se compose d'un nombre fixe de membres élus. Il n'y a que des hommes parfaitement indépendants qui soient éligibles. Un tiers des membres se retire chaque année, mais ils peuvent être réélus.

Les membres choisissent leur président ; ils doivent se réunir au moins une fois par mois.

Dans les districts ruraux, le Local Board of Health est composé des mêmes membres que le Board of Guardians. Il comprend des membres *ex officio*, tels que le juge de paix de chaque paroisse du district et un certain nombre de membres élus.

Un district de l'assistance publique comprend ordinairement plusieurs paroisses (*union*) ; aussi on peut choisir pour chacune d'elles un Board of Health spécial afin d'y représenter le Local Board of Health du district.

Les Local Board of Health sont obligés d'envoyer au Local Government Board un rapport annuel rédigé selon une formule donnée. Il contient l'énumération des travaux de l'année, des sommes reçues et dépensées pour l'exécution des réformes sanitaires. Le Local Board of Health d'une ville doit faire publier ces rapports dans un des journaux de l'endroit.

Fonctionnaires des districts sanitaires. — Tout district sanitaire urbain a, au moins, comme fonctionnaires :

Un medical officer of health ;

Un surveyor (ingénieur ou architecte sanitaire);
Un inspector of nuisances ou sanitary inspector;
Un clerk (secrétaire);
Un treasurer (trésorier) et les fonctionnaires adjoints nécessaires.

Tout district sanitaire rural a, au moins :
Un medical officer of health;
Un inspector of nuisances et le nombre d'adjoints nécessaires.

La direction sanitaire d'un district appartient au Medical officer of health.

L'assistance publique emploie des fonctionnaires spéciaux, *district medical officers*.

Le Local Government Board peut autoriser un district medical officer à remplir les fonctions d'inspector of nuisances ou de medical officer of health.

En pareil cas une instruction spéciale lui est donnée. De même un officer of health peut être autorisé à diriger deux ou plusieurs districts.

Un district sanitaire peut se diviser en plusieurs parties dont chacune a son medical officer of health.

Devoirs d'un medical officer of health. — Le Local Government Board leur a donné l'instruction suivante :

1° Il doit s'enquérir autant que possible de toutes les choses qui sont ou peuvent être dangereuses pour la salubrité publique dans son district;

2° Il doit, à l'aide de tous les moyens dont il dispose, examiner et éclaircir les causes initiales et la propagation des maladies. Il déterminera l'influence des causes possibles à éloigner ou tout au moins à diminuer;

3° Il doit faire des voyages d'inspections réguliers et accidentels, et s'enquérir de tout ce qui peut avoir une influence nocive sur la situation sanitaire;

4° Il doit avertir le Local Board of Health de toutes les circonstances qui peuvent avoir une influence quelconque sur l'état hygiénique du district.

Si cela est nécessaire, il doit présenter un rapport;

5° Il doit proposer au Local Board of Health les règlements (*bye-laws and regulations*) qui lui paraissent nécessaires;

6° Dès qu'il apprend qu'il s'est déclaré une maladie contagieuse ou infectieuse, il doit aussitôt visiter la localité, s'enquérir des causes et des autres circonstances qui peuvent avoir une relation quelconque avec sa naissance : il doit instruire les personnes compétentes des mesures à prendre pour en éviter la propagation; il doit assister, autant que faire se peut, à l'accomplissement de ces mesures.

Il doit aussi diriger et surveiller l'activité du sanitary inspector d'après les instructions du Local Board of Health;

7° Le sanitary inspector ayant signalé au Medical officer of health quelque nuisance ou quelque encombrement d'habitants dans une maison, celui-ci doit aussitôt prendre toutes les mesures légales et nécessaires pour les faire disparaître;

8° S'il le juge nécessaire ou si le Local Board of Health l'en charge, il doit examiner la viande, la volaille, le gibier, les os, le lard, le poisson, les fruits, les légumes, le pain, le blé, la farine, etc., que l'on suppose insalubres et qui sont mis en vente pour l'alimentation des hommes. S'il trouve que le produit alimentaire est insalubre ou malsain, il le fait saisir et en fait poursuivre le vendeur[1];

9° Il est obligé de faire avec soin tout ce que lui imposent les règlements ou les instructions spéciales;

10° Il doit examiner les établissements dangereux, insalubres ou incommodes et proposer les moyens convenables pour remédier au mal[2];

11° Il doit se trouver à son bureau aux heures fixées par le Local Board of Health;

12° A certaines époques, il doit faire un rapport sur ses travaux et présenter les projets dont l'exécution lui paraît nécessaire pour l'amélioration de l'hygiène publique. Il doit donner la statistique exacte de la morbidité et de la mortalité de son district;

13° A chaque visite qu'il fait, il est tenu de remplir les formulaires qui lui sont donnés par le Local Board of Health et d'y ajouter les observations qu'il a faites et les prescriptions qu'il a données. De même il doit écrire, sur des formules préparées *ad hoc*, la date et la nature des demandes faites à son bureau par des particuliers.

14° Il doit fournir un rapport annuel renfermant un résumé de la morbidité et de la mortalité du district suivant les maladies, l'âge et la demeure. Celui-ci doit aussi contenir un aperçu des mesures prises pour empêcher la propagation des maladies. Ce rapport comprend l'énumération des améliorations et des projets présentés par lui au Board dans le but de modifier l'état sanitaire. Il y relate le contrôle et les inspections auxquelles lui-même ou les autres fonctionnaires du Board, se sont livrés ainsi que les mesures qui en sont résultées. Tout ce qui a été fait relativement aux établissements dangereux, insalubres ou incommodes, est consigné dans son rapport;

15° Il doit prévenir le Local Government Board de la déclaration d'une épidémie dangereuse et lui envoyer une copie de tous ses rapports;

16° Dans les cas non rapportés ici, il est obligé de se conformer aux instructions du Local Government Board et à tous les règlements locaux qui lui sont communiqués par le Local Board of Health;

17° Il doit obéir aux instructions du Local Government Board relativement aux règlements du § 134[3] du Public health Act of 1875.

Devoirs d'un sanitary inspector. — Pour les inspectors of nuisances, le Local Government Board a publié l'instruction suivante:

1° Il doit, sous la direction du Local Board of Health ou du Medical officer ou même sans ordres spéciaux, remplir tous les devoirs qui lui

[1] Ce n'est que dans des cas extraordinaires et fort importants que le Medical officer of health est chargé par le Local Board of Health de faire lui-même un semblable examen; ordinairement c'est l'inspector of nuisances qui est chargé de ce soin.

[2] Relativement aux fabriques qui sont sous la surveillance spéciale du Local Government Board, il n'a qu'à veiller à ce que le voisinage ne souffre pas de ces usines.

[3] Maladies contagieuses.

incombent selon le Public Health Act of 1875 ou selon l'instruction du Local Government Board ;

2° Il doit assister, si c'est nécessaire, à toutes les séances du Local Board of Health ;

3° Il doit s'enquérir, dans des inspections régulières et accidentelles, de toutes les nuisances qui, selon le Public Health Act of 1875, exigent l'intervention du Local Board of Health ;

4° Dès qu'il a connaissance d'une nuisance ou d'une infraction à un règlement, il doit se rendre sur place pour en faire la constatation.

5° Il doit prévenir le Local Board of Health des infractions aux règlements faites dans les usines, ateliers ou fabriques ;

6° Il doit l'avertir des dommages causés à un aqueduc ou à une autre construction publique dépendant du Board, ainsi que du gaspillage de l'eau par négligence ou malveillance, et de la pollution de l'eau par le gaz, la boue, etc. ;

7° Il doit inspecter, de temps à autre et immédiatement si on le prévient, les boutiques et les marchés où l'on vend de la viande, du pain, etc., et en général toute substance alimentaire. De même sa surveillance s'exerce sur les abattoirs.

Il examine les produits alimentaires et s'ils sont insalubres, les saisit et cite en justice le marchand et le fabricant.

S'il n'a que des soupçons sur leur insalubrité il en avertit le medical officer qui doit présenter un rapport sur ce sujet ;

8° Il doit prendre, si le Local Board of Health l'en charge, des échantillons des denrées alimentaires, des boissons ou des médicaments soupçonnés de falsification. Il les fait analyser par le public analyst du district (voir p. 38, 39). Si le produit est reconnu falsifié, il cite les coupables devant la justice suivant la procédure indiquée dans le *Sale of Food and Drugs Act of* 1875.

9° Il est obligé d'avertir, sans délai le Medical officer of health de tout cas de maladie contagieuse. Si, pour faire disparaître un inconvénient sanitaire causé par la maladie ou par l'encombrement de personnes dans une même habitation, il juge nécessaire l'intervention de ce fonctionnaire, il doit le prévenir immédiatement ;

10° Il dépend en général du Local Board of Health, mais il doit obéir aux prescriptions que le Medical officer donne conformément à la loi, pour prévenir la propagation d'une maladie contagieuse ou épidémique ;

11° Dans un journal qui lui est fourni par le Local Board of Health, il note les inspections faites et les mesures ordonnées par lui. Dans d'autres registres spéciaux, il doit aussi noter l'état sanitaire de chaque maison soumise aux dispositions du Public Health Act of 1875 (voir p. 27, 28, 33). Il doit avoir soin de disposer ces renseignements de façon que l'on puisse avoir un aperçu continu de la situation sanitaire de chaque maison. Il doit aussi faire les annotations spéciales qui peuvent lui être prescrites par le Local Board of Health ;

12° A la demande du Medical officer of health, il doit lui présenter ses livres et lui donner tous les éclaircissements relatifs à sa charge ;

13° Si le Local Board of Health l'en charge, il doit veiller à l'exécution des mesures ordonnées pour l'assainissement du district ;

14° Dans les cas, autres que ceux énumérés ci-dessus, il doit encore obéir aux règlements et aux ordres du Local Board of Health et du Local Government Board.

DEVOIRS DU REGISTRAR ET DU DISTRICT MEDICAL OFFICER RELATIVEMENT A L'ANNONCE DES DÉCÈS AU LOCAL BOARD OF HEALTH. (*Memorandum with respect to returns of deaths from Registrars and Returns of pauper sickness from district medical officers.*) — Le Local Board of Health est obligé, selon *the birth sand deaths registration act of* 1874, de charger le registrar (employé du bureau de statistique) de lui faire connaître tous les décès survenus dans le district. Chaque semaine, le relevé des décès de la semaine précédente est envoyé au Local Board. En cas de décès par maladie contagieuse ou par la diarrhée, il doit prévenir immédiatement le Local Board of Health.

Le Medical officer of health doit être régulièrement averti de tous les cas de maladie qui se produisent parmi les pauvres de son district. Aussi l'administration locale de l'Assistance publique doit charger son secrétaire (*clerk*) de lui faire parvenir régulièrement une copie des rapports des district medical officers (médecins de bienfaisance). Le Local Board of Health a le droit de donner au clerk une rémunération pour ce travail.

Le district medical officer doit communiquer au Medical officer of health, aussitôt qu'il en a connaissance, tout cas de maladie contagieuse.

D'après les ordres du Local Government Board, du 12 février 1879, tous les district medical officers sont obligés de donner au medical officer of health des rapports réguliers sur tous les cas de maladie et de décès parmi les pauvres et sur la déclaration des maladies épidémiques. Un ordre du 14 juin de la même année oblige les médecins des écoles aux mêmes devoirs.

FORMULAIRE POUR LE RAPPORT BI-MENSUEL DU SECRÉTAIRE DE L'ASSISTANCE PUBLIQUE AU MEDICAL OFFICER OF HEALTH. — Ce rapport bi-mensuel renferme dans un tableau tous les cas de maladies et de décès survenus dans la quinzaine précédente et signalés par les district medical officers.

Rapport des 14 derniers jours jusqu'au .... 18....

Nom	Age	Habitation	Maladie	Alités	Convalescents	Morts	Remarques

Date. Nom.

FORMULAIRE DU DISTRICT MEDICAL OFFICER ET DU SANITARY INSPECTOR POUR LES MALADIES CONTAGIEUSES PARMI LA CLASSE PAUVRE[1]

Au Local Board of Health de............

Rapport du District Medical officer.

NOM	AGE	HABITATION	MALADIE	CAUSES vraisemblables.	PROJETS DE MESURES à prendre.

Plier et envoyer sans cacheter au sanitary inspector.

District medical officer.

Rapport du Sanitary Inspector.

ÉTAT DE L'HABITATION	MESURES PRISES

Plier et envoyer sans cacheter au medical officer of health.

Sanitary inspector.

Date.

Ces deux formulaires sont imprimés sur le même papier et sur le même côté. Les adresses du Sanitary inspector et du Medical officer of health se trouvent au recto.

[1] Par un acte récent, *Infectious diseases notification act of august* 1889, le chef de la famille, le propriétaire de la maison et le médecin, sont obligés d'annoncer au Médical officer chaque cas de maladie infectieuse.

FORMULAIRES DE TABLEAUX STATISTIQUES ANNUELS PUBLIÉS PAR LE MEDICAL OFFICER OF HEALTH

TABLEAU I

Montrant la population, le nombre des maisons habitées, les mariages, les naissances et les décès pendant l'année 18.. et les dix dernières années.

ANNÉE ([1])	Population	NOMBRE de maisons habitées	Mariages	Naissances	DÉCÈS			MORTS dans les établissements publics
					Total	Au-dessous d'un an	Au-dessous de cinq ans	
18..								
18..								
18..								
18..								
18..								
18..								
18..								
18..								
18..								
18..								
18..								
Moyenne pour 10 ans 18.. à 18..								

A ce tableau sont jointes les remarques suivantes dont les deux premières servent de base à la population calculée :

1° Population d'après le recensement en 18... ;

2° Moyenne des habitants de chaque maison selon le calcul en 18... ;

3° Superficie du district en hectares.

[1] Le bureau central de statistique calcule la population pour le milieu de l'année par l'accroissement normal entre les périodes des deux recensements précédents. La population calculée peut être contrôlée par le nombre connu des maisons habitées et par la moyenne des habitants de chaque maison selon le dernier recensement.

TABLEAU II

Montrant la mortalité et la natalité par 1,000, la mortalité infantile et la mortalité dans les établissements publics pendant l'année 18.. et les dix dernières années.

ANNÉE	NAISSANCES Par 1,000 habitants	DÉCÈS Par 1,000 habitants	DÉCÈS D'ENFANTS au-dessous d'un an. Par 1,000 naissances	DÉCÈS D'ENFANTS au-dessous d'un an. Par 1,000 décédés	DÉCÈS D'ENFANTS au-dessous de 5 ans. Par 1,000 décédés	MORTALITÉ dans les établissements publics. Par 1,000 décès
18..						
18.. 18.. 18.. 18.. 18.. 18.. 18.. 18.. 18.. 18..						
Moyenne pour dix ans 18.. à 18..						

TABLEAU III

Montrant le nombre des décès par maladie pour l'an 18...

NOTE. — Les individus non inscrits dans le district et décédés dans les hôpitaux ne sont pas notés dans ce tableau. Les habitants morts hors du district sont comptés.

	AGE											
	0 — 1	1 — 5	5 — 15	15 — 25	25 — 35	35 — 45	45 — 55	55 — 65	65 — 75	75 — 85	au delà de 85	TOTAL
I. Maladies fébriles ou zymotiques												
II. Maladies parasitaires												
III. Maladies par alimentation . .												
IV. Maladies constitutionnelles. .												
V. Maladies de développement .												
VI. Maladies locales.												
VII. Morts violentes												
VIII. Morts (causes incertaines ou non déclarées).												
Total. . .												

	AGE											
	0 — 1	1 — 5	5 — 15	15 — 25	25 — 35	35 — 45	45 — 55	55 — 65	65 — 75	75 — 85	au delà de 85	TOTAL
I. Maladies fébriles ou zymotiques												
1). *Maladies contagieuses.*												
Variole. Vaccinés												
Variole. Non vaccinés												
Variole. Sans indication												
Rougeole												
Scarlatine												
Typhus												
Coqueluche												
Diphtérie												
Fièvre simple (non caractérisée)												
Fièvre typhoïde												
Autres maladies contagieuses												
2). *Diarrhées.*												
Choléra nostras												
Diarrhée et dysentérie												
3). *Maladies paludéennes.*												
Fièvre rémittente												
Fièvre intermittente												
4). *Maladies zoogéniques.*												
Cow-Pox et suites de la vaccination												
Autres maladies (rage, charbon, morve)												
5). *Maladies vénériennes.*												
Syphilis												
Gonorrhée												
Rétrécissements												
6). *Maladies septiques.*												
Erysipèle												
Pyœmie, septicémie												
Fièvre puerpérale												
II. Maladies parasitaires												
Aphthe et autres maladies parasitaires végétales												
Vers, hydatides et autres maladies parasitaires animales												
III. Maladies par alimentation												
Alimentation artificielle, famine												
Alcoolisme chronique												
Delirium tremens												
IV. Maladies constitutionnelles												
Fièvre rhumatismale, rhumatisme du cœur												
Rhumatisme												
Goutte												
Rachitisme												
Cancer, maladies malignes												
Tabès mésentérique												
Méningite tuberculeuse												
Hydrocéphalie												
Phtisie												

	AGE											
	0 — 1	1 — 5	5 — 15	15 — 25	25 — 35	35 — 45	45 — 55	55 — 65	65 — 75	75 — 85	au delà de 85	TOTAL
Autres formes de tuberculose, scrofulose												
Purpura, diathèse hémorrhagique												
Anémie, chlorose, leucocytémie												
Diabète sucré												
Autres maladies constitutionnelles												
V. MALADIES DE DÉVELOPPEMENT												
Naissance avant terme												
Asphyxie des nouveau-nés												
Difformités												
Vieillesse												
VI. MALADIES LOCALES												
1). *Maladies du système nerveux.*												
Inflammation du cerveau et de ses membranes												
Apoplexie, ramollissement, hémiplégie, paralysie cervicale												
Aliénation. Paralysie générale												
Epilepsie												
Convulsions												
Spasme de la glotte												
Maladies de la moelle épinière, paraplégie, paralysie agitante												
Autres maladies nerveuses												
2). *Maladies des organes des sens.*												
3). *Maladies de l'appareil circulatoire.*												
Péricardite												
Endocardite aiguë												
Insuffisance des valvules du cœur												
Autres maladies du cœur												
Anévrisme												
Embolie, thrombose												
Autres maladies des vaisseaux												
4). *Maladies de l'appareil respiratoire.*												
Laryngite												
Croup												
Emphysème, asthme												
Bronchite												
Pneumonie												
Pleurésie												
Autres maladies de l'appareil circulatoire												
5). *Maladies de l'appareil digestif.*												
Dentition												
Stomatite												
Maladies de l'estomac												
Entérite												
Occlusion intestinale												
Péritonite												
Ascite												
Cirrhose du foie												
Ictère et autres maladies du foie												
Autres maladies des organes digestifs												

	AGE										
	0 — 1	1 — 5	5 — 15	15 — 25	25 — 35	35 — 45	45 — 55	55 — 65	65 — 75	75 — 85	au delà de 85	TOTAL
6). *Maladies du système lymphatique.*												
7). *Maladies des glandes sans fonction connue* (bronchocèle, maladie d'Addison).												
8). *Maladies des organes urinaires.*												
Néphrite												
Albuminurie, maladie de Bright. .												
Maladies de la vessie et de la prostate.												
Autres maladies des voies urinaires,												
9). *Maladies des organes de la reproduction.*												
a). Maladies des organes génitaux de l'homme												
de la femme												
b). Maladies puerpérales.												
Avortement												
Convulsions puerpérales.												
Placenta prævia, hémorrhagie . .												
10). *Maladies des os et des articulations.*												
Carie, nécrose.												
Arthrite, ostéite, périostite. . . .												
Autres maladies des os et des articulations.												
11). *Maladies de la peau et des membranes muqueuses.*												
Pustule maligne, phlegmon . . .												
Autres maladies de la peau . . .												
VII. MORTS VIOLENTES												
1). *Par accidents ou par négligence.*												
Fractures et contusions												
Plaies d'armes à feu												
Plaies d'armes blanches.												
Brûlures.												
Empoisonnement												
Asphyxie par submersion												
« par suffocation.												
« d'autre manière												
2). *Homicides.*												
Homicide												
Meurtre												
3). *Suicides.*												
Par arme à feu												
Par arme blanche												
Par empoisonnement												
Par submersion												
Par suspension												
Par d'autre manière												
4). *Exécutions.*												
VIII. MORTS (CAUSES INCERTAINES OU NON DÉCLARÉES)												
Hydropisie												
Débilité, atrophie, inanition . . .												

	AGE											
	0 — 1	1 — 5	5 — 15	15 — 25	25 — 35	35 — 45	45 — 55	55 — 65	65 — 75	75 — 85	au delà de 85	TOTAL
Gangrène												
Tumeurs.												
Abcès.												
Hémorrhagie												
Morts subites (causes non connues)												
Causes non déclarées.												

RÉSUMÉ DU TABEAU III

	NOMBRE de DÉCÈS
I. *Maladies fébriles ou zymotiques.*	
1. Maladies contagieuses.	
2. Diarrhées.	
3. Maladies paludéennes	
4. Maladies zoogéniques.	
5. Maladies vénériennes	
6. Maladies septiques	
II. *Maladies parasitaires.*	
III. *Maladies d'alimentation.*	
IV. *Maladies constitutionnelles.*	
V. *Maladies de développement.*	
VI. *Maladies locales.*	
1. Maladies du système nerveux	
2. « des organes des sens	
3. « de l'appareil circulatoire	
4. « « « respiratoire	
5. « « « digestif.	
6. « du système lymphatique	
7. « des glandes sans fonction connue.	
8. « des organes urinaires	
9. « des organes de reproduction.	
a). « des organes génitaux.	
b). « puerpérales	
10. « des os et des articulations.	
11. « de la peau et des membranes muqueuses.	
VII. *Morts viol.ntes.*	
1. Par accidents ou par négligence	
2. Homicide.	
3. Suicide.	
4. Exécution.	
VIII. *Morts par des causes incertaines ou non déclarées.*	
Total	

TABLEAU IV

Montrant le nombre des décès de tous les âges pour l'an 18.., suivant certains groupes de maladies; mortalité par 1,000 habitants et par 1,000 décédés.

DIVISION I	Total des décès.	Mortalité par 1,000 habitants.	Mortalité par 1,000 décédés.
1. Principales maladies zymotiques.			
2. Maladies des poumons.			
3. Principales maladies tuberculeuses. . . .			
DIVISION II (Enfants au-dessous d'un an)	**Total des décès.**	**Mortalité par 1,000 naissances**	**Mortalité par 1,000 d'enfants morts au-dessous d'un an.**
4. Maladies consomptives			
5. Maladies convulsives			

NOTES

1. Comprend la variole, la rougeole, la scarlatine, la diphtérie, la coqueluche, le typhus, la fièvre typhoïde, la fièvre ératique et la diarrhée.

3. Comprend la phtisie, la scrofulose, la tuberculose, le rachitisme et le tabès mésentérique.

4. Comprend le marasme, l'atrophie, la débilité, l'absence de l'alimentation maternelle la naissance prématurée.

5. Comprend l'hydrocéphalie, la méningite, les convulsions, la dentition.

TABLEAU V

Montrant le nombre de décès par maladies zymotiques pendant les dix dernières années 18.. à 18.. et pendant l'année 18..

MALADIE	18..	18..	18..	18..	18..	18..	18..	18..	18..	18..	Moyenne des dix années 18.. à 18..	Mortalité par 1,000 pendant les dix ans 18.. à 18..	Total des décès pendant l'année 18..	Mortalité par 1,000 de tous les décès.
Variole.														
Rougeole.														
Scarlatine.														
Diphtérie.														
Fièvre { typhus														
Fièvre { typhoïde														
Fièvre { ératique.														
Diarrhée														
TOTAL.														
Total à Londres.														
Total dans tout le pays . . .														

TABLEAU VI

Rapport du sanitary inspector sur ses fonctions pendant l'année 18..

District de salubrité	Nombre de plaintes par suite de mauvaises conditions sanitaires	Nombre des maisons, logements, etc., inspectés	Nombre des logements, des maisons contrôlés	RÉSULTAT DE l'inspection			CONDUITS de drainage de la maison		LIEUX d'aisances			RÉSERVOIRS à ordures ménagères		EAU POTABLE			DIVERS							
				Ordres d'améliorations sanitaires de maisons, logements, etc.	Maisons, logements nettoyés, restaurés, blanchis à la chaux, etc.	Désinfection d'une maison après maladie contagieuse	Restaurés, nettoyés, munis de coupe-air, etc.	Ventilés	Restaurés	Water closets	Nouvellement installés	Nouvellement établis	Restaurés, munis de grilles	Nouvelles citernes	Citernes nettoyées, restaurées munies de couvertures	Tuyaux de trop-plein des citernes allant directement à l'égout, disconnectés	Nombre de garnis enregistrés (Lodging house)	Enlèvement des ordures ménagères Nombre des plaintes	Enlèvement du fumier, d'eau stagnante et d'autres immondices	Eloignement des bestiaux en mauvaise condition	Inspectés régulièrement: Boulangeries	Inspectés régulièrement: Vacheries autorisées	Inspectés régulièrement: Abattoirs autorisés	Citations

Ordre du jour et tenue des livres d'un local board of health dans les grandes villes. — A 9 heures du matin, les fonctionnaires subalternes arrivent au bureau. Ce sont : le secrétaire, le teneur de livres qui est en même temps copiste, les sanitary inspectors et le désinfecteur.

Peu de temps après vient le président, qui est le Medical officer of health. Il lit son courrier, délibère avec le secrétaire, donne des ordres sur la correspondance du jour, écoute les rapports verbaux des sanitary inspectors relativement aux travaux de la journée précédente et convient de les rencontrer pendant l'après-midi dans les lieux où sa présence est nécessaire.

Il fait ensuite sa correspondance et ses rapports ; deux ou trois fois par semaine il examine les livres du bureau.

Entre 9 et 10 heures, les sanitary inspectors écrivent leurs rapports et avertissent le désinfecteur des lieux où la désinfection doit être faite. A dix heures ils commencent leur inspection journalière après s'être enquis des plaintes venues.

Après leur départ, le secrétaire fait des extraits des journaux des inspectors et les copie dans un livre *ad hoc*.

Les livres qui ordinairement se trouvent au Local Board of Health sont :

1° Le journal du Medical officer où il relate ses visites et les remarques auxquelles elles ont donné lieu :

2° Un livre pour l'inscription des plaintes des particuliers ;

3° Un livre pour l'inscription des maisons où sont survenues des maladies contagieuses ;

4° Les journaux des sanitary inspectors ;

5° Un registre des travaux sanitaires et de la statistique du contrôle des mesures prises dans les maisons et les cours. Le secrétaire en fait des extraits que chaque semaine il présente au Medical officer ;

6° Un livre pour les travaux inachevés ;

7° Un registre pour les rapports du Medical officer au Local Board of Health relativement aux inconvénients sanitaires et aux projets de leur disparition.

Outre ces livres, les sanitary inspectors possèdent des notices concernant les nuisances. Ces livres de notices ont la forme de cahiers de chèques.

Bien que cette tenue des livres paraisse compliquée, elle est pratiquement très simple et très avantageuse pour la marche exacte et régulière du travail.

Dans les districts ruraux, où il y a peu ou point de personnel de bureau, la tenue des livres est bien simplifiée. Si le Medical officer n'a pas de secrétaire, elle se borne à son journal.

CHAPITRE II

LÉGISLATION SANITAIRE

CODE D'HYGIÈNE PUBLIQUE DE 1875

Egouts et drainage. — Utilisation des eaux d'égout. — Lieux d'aisances, water-closets. — Balayage et nettoiement des rues, des cours et des maisons. — Approvisionnement d'eau. — Sous-sols, auberges, garnis. — Nuisances. — Etablissements incommodes, insalubres et dangereux. — Aliments malsains. — Maladies contagieuses, mesures préventives. — Hôpitaux pour maladies contagieuses. — Mesures à prendre pour combattre les maladies épidémiques. — Dépôts mortuaires. — Voies publiques, chemins, rues et constructions. — Eclairage des rues. — Lieux de divertissements publics. — Marchés, abattoirs et boucheries. — Ordonnances de police. — Règlements sanitaires locaux. — Dépenses pour les améliorations sanitaires, moyens d'y subvenir, contractation d'emprunts, etc. — Modifications des districts sanitaires. — Réunion de plusieurs districts. — Salubrité des ports de mer. — Règles à observer par la douane, par la Port sanitary Authority.

DIVERSES AUTRES LOIS SANITAIRES

Loi pour la prévention de la pollution des cours d'eau. — Loi sur la vente des denrées alimentaires et des médicaments. — Ordonnance sur les vacheries, les laiteries et les crémeries. — Loi sur les boulangeries. — Lois relatives aux émanations des fabriques de produits chimiques. — Lois sur les habitations ouvrières. — Loi sur l'approvisionnement d'eau. — Lois sur la construction des usines à gaz. — Lois sur les fabriques et les ateliers. — Lois sur les mines. — Loi pour la protection des enfants du premier âge. — Lois sur la vaccination : *Mesures à prendre à l'apparition de la variole dans une localité.* — Règles sur les sépultures. — Lois sur les navires marchands et les paquebots. — Loi sur les prisons. — Lois sur l'enregistrement des naissances, des décès et des mariages.

Le Code d'hygiène publique anglais de 1875 renferme les dispositions ci-dessous :

Egouts et drainage. — C'est aux autorités locales qu'il appartient d'établir des égouts [1] et de surveiller tout le réseau. Elles peuvent obliger les propriétaires à établir un branchement entre les conduites de drainage de leurs maisons et les égouts qui passent devant leurs propriétés. Elles doivent prendre les mesures nécessaires pour détruire l'insalubrité des eaux vannes et peuvent, s'il y a lieu, obliger les particuliers à avoir des water-closets ou d'autres lieux d'aisance convenables.

[1] Toute construction sanitaire doit être soumise avant son exécution au Local Government Board pour examen et acceptation.

Tous les égouts, lieux d'aisance, dépôts d'immondices doivent être entretenus de manière à ne pas compromettre la salubrité publique.

Lorsqu'un égout est à moins de trente mètres d'un immeuble, le propriétaire dudit immeuble est tenu, pour l'écoulement des eaux, d'établir un branchement de sa maison à l'égout. Dans le cas où la distance est plus grande, le tuyau de drainage de la maison devra aboutir à une fosse en maçonnerie, couverte et construite à la place désignée par le Local Board of Health (conseil local d'hygiène).

S'il juge que la construction d'un égout desservant deux ou plusieurs maisons est moins coûteuse, il peut le faire exécuter aux frais des propriétaires intéressés.

Aucune maison ne peut être bâtie sans que le sol n'ait été drainé.

La section des égouts doit être suffisante pour que l'écoulement des eaux vannes du réseau se fasse avec rapidité ; l'autorité est responsable du dommage qui résulterait d'un débordement de ces eaux ou de la rupture des conduites.

On ne peut déverser les eaux d'égout dans une rivière, un canal, un étang ou un lac avant qu'elles n'aient été débarrassées des matières putrescibles.

Le Conseil communal veille, sous sa responsabilité, à la construction, à l'aération et à l'entretien des égouts, de façon qu'ils ne présentent aucun danger pour la salubrité publique.

Utilisation des eaux d'égout. — Le Conseil communal a le droit de prendre, en dedans ou en dehors des limites de son district, les mesures qui lui paraissent convenables pour utiliser les eaux d'égout. Il peut, à cet effet, acheter ou affermer des terrains, des bâtiments, des machines, etc., ou céder ces eaux vannes à des particuliers ou à des compagnies qui devront les employer pour la fumure des terres. Toutefois, la durée de ces conventions ne pourra excéder vingt-cinq ans, et au point de vue sanitaire, il ne devra en résulter aucun inconvénient.

Lieux d'aisances, water-closets. — Aucune maison ne peut être construite sans qu'elle ne possède un water-closet, un earth-closet (cabinet à la terre sèche) ou un autre privé autorisé par l'administration et un emplacement pour le dépôt des ordures ménagères (cendres, balayures, déchets de cuisine). Tous ces endroits seront pourvus de portes et de toitures. Quant au mode de construction et au système à appliquer, les villes sont autorisées à le réglementer (bye-laws). Toutefois, le Local Government Board doit accepter ces règlements.

L'administration locale peut autoriser le remplacement des water-closets par des earth-closets, qui devront permettre la suppression immédiate de l'odeur des excréments. Leur construction et leurs dispositions seront conformes aux instructions du Local Board of Health et approuvées par lui.

Il doit aussi s'assurer que l'eau, pour les water-closets, la terre sèche ou autre substance, en usage pour les earth-closets, se trouvent en quantité suffisante.

Dans les fabriques où il y a des ouvriers des deux sexes, il devra exister un nombre suffisant de latrines pour chacun d'eux. Dans les villes on établira des urinoirs et des cabinets publics, convenablement placés et entretenus de façon à ce que la salubrité n'en souffre pas.

Dès que le Local Board of Health est prévenu, par écrit, de l'insalubrité de privés, de dépôts d'ordures ou d'eaux ménagères (*cesspools*), un inspecteur sanitaire procédera à une enquête. Lorsqu'il n'y a pas urgence, le propriétaire sera prévenu de l'inspection vingt-quatre heures à l'avance ; dans le cas contraire, l'inspection a lieu sans délai et sans avis préalable. L'inspecteur, au moment de la visite, présente un ordre écrit ; si le propriétaire refuse l'accès de sa maison, l'inspecteur en force l'entrée avec l'aide de la police.

Si, après inspection, la plainte est reconnue mal fondée, la commune doit, à ses frais, tout faire remettre en état. Dans le cas contraire, le propriétaire reçoit l'ordre de prendre, dans un certain délai, les mesures nécessaires pour faire disparaître les causes d'insalubrité. On veille à ce que les ordres soient exécutés au terme fixé.

Balayage et nettoiement des rues, des cours et des maisons. — Chaque administration locale, pour tout son district, peut, ou même en cas de besoin, doit, procéder elle-même à l'enlèvement des ordures dans les cours, au nettoyage des latrines et des dépôts d'immondices, au nettoiement et à l'arrosage des rues. Les communes peuvent aussi avoir l'autorisation de faire des règlements locaux qui obligent les propriétaires eux-mêmes à maintenir leurs propriétés en bon état de propreté. Ces règlements doivent contenir les mesures à prendre relativement aux inconvénients sanitaires résultant de la présence du bétail. Les communes peuvent avoir l'autorisation de désigner le système de réservoirs à ordures qui devra être employé.

Le Local Board of Health ordonnera aux propriétaires de faire nettoyer, et, le cas échéant, blanchir ou tapisser à neuf leurs appartements en totalité ou en partie, toutes les fois que le Medical officer of Health ou deux autres médecins auront déclaré cette mesure nécessaire pour prévenir les maladies contagieuses.

Le Medical officer of health avertit le Local Board dès qu'il juge qu'une maison est dans un état nuisible à la santé. Il agit de même si, soit par sa situation, soit par toute autre raison, elle incommode les maisons voisines ou si elle fait obstacle à l'amélioration sanitaire du quartier.

Il prévient encore le même Board s'il reçoit des plaintes d'une ou plusieurs personnes habitant dans une telle maison ou dans le voisinage. Dans ces cas, l'autorité avisera aux moyens de faire disparaître ces inconvénients ; le Local government Board peut même l'y forcer si elle négligeait d'y porter remède [1].

Lorsque le fumier ou les autres immondices se sont accumulés au point de menacer la salubrité publique, leur enlèvement se fera dans les vingt-quatre

[1] Voir plus loin les *Artizans and labourers dwellings act*.

heures. D'ailleurs, la municipalité doit réglementer l'enlèvement des fumiers des étables, écuries ou porcheries.

Approvisionnement d'eau (*water supply*). — Tout ce qui se rapporte à l'approvisionnement d'eau est contenu dans une loi spéciale, le *Public Health Water of* 1878 (voir plus loin). En outre, quelques-unes des dispositions contenues dans les lois antérieures, *Waterworks clauses Act of* 1847 *et* 1863, n'ont pas cessé d'être en vigueur.

Le Local Board of Health avisera à ce qu'il se trouve toujours de l'eau en abondance pour les besoins publics et particuliers.

Dès que le Local Government Board est saisi d'une plainte relative à l'insuffisance ou à l'insalubrité de l'approvisionnement d'eau, il enjoint à cette administration de prendre les mesures nécessaires qu'elle aurait négligées quoiqu'elles ne fussent pas trop dispendieuses. En cas de mauvaise volonté, il est procédé d'office aux travaux aux frais de l'administration locale.

L'eau des puits situés dans des terrains particuliers appartient aux propriétai. es des terrains. Ils sont tenus de veiller à ce que l'eau ne soit pas souillée et à ce qu'elle ne devienne pas d'une manière quelconque nuisible à la santé publique. Si une fosse à immondices est dans un état tel qu'elle souillerait l'eau des puits voisins, il est défendu de s'en servir, tant qu'elle n'a pas été réparée.

Un propriétaire n'a pas le droit de polluer les eaux d'une rivière ou d'un canal qui traverse son terrain pour peu que son voisin, dont la propriété est située en aval, en éprouve quelque dommage ou incommodité.

L'administration locale veillera à ce que l'eau dans les conduites soit constamment soumise à une pression suffisante pour atteindre jusqu'aux derniers étages des maisons les plus hautes.

En général, la redevance à payer pour l'eau distribuée à domicile est fixée à tant pour cent du loyer; toutefois, il peut être permis de faire usage du compteur d'eau.

On doit aussi établir des fontaines où l'eau est donnée gratuitement. L'entretien de ces fontaines n'incombe pas aux consommateurs payants, mais fait partie du budget de la ville.

La redevance à payer pour l'eau ne doit pas être assez grande pour qu'il en puisse résulter un revenu capable de diminuer les dépenses ordinaires de la commune.

L'administration locale peut, sur la demande du *surveyor* (ingénieur sanitaire), prescrire aux propriétaires d'immeubles, la distribution de l'eau à domicile.

Tous les puits, citernes, aqueducs, pompes, tuyaux, qui fournissent de l'eau gratis, sont la propriété de la commune et sont placés sous la surveillance du Local Board of Health, qui aura soin de les faire continuellement tenir en bon état.

L'administration locale doit encore fournir l'eau nécessaire aux besoins des bains publics, des lavoirs et des usines. Les bains et les lavoirs pour les pauvres, ainsi que ceux qui ne sont pas affaire de spéculation, recevront l'eau gratuitement.

Les bouches d'eau pour incendie seront en nombre suffisant.

Il est interdit, sous peine d'une amende de 5,000 francs, de polluer l'eau potable des puits et des aqueducs soit par des gaz, soit par tout autre produit provenant des usines à gaz.

Si le Local Board of Health apprend que l'eau d'un puits, d'une citerne ou d'un aqueduc, appartenant à la commune ou à des particuliers, est insalubre, il devra la mettre hors d'usage ou aviser aux moyens de conjurer le péril. En attendant, l'eau sera soumise à une analyse aux frais da la commune. Cette disposition s'applique également à l'eau employée dans la fabrication des boissons gazeuses.

SOUS-SOLS, AUBERGES, GARNIS (*Common lodging-houses*). — Aucun sous-sol ne peut, en totalité ou en partie, servir de logement. Toutefois, dans les vieilles maisons, le sous-sol pourra, sous certaines conditions, être habité. Dans ce cas, les pièces devront avoir au moins 2^{m},13 de hauteur et au moins 0^{m},90 au-dessus du niveau du sol. Un intervalle minimum de 0^{m},75 existera entre le mur extérieur et le sol environnant. Cet intervalle se prolongera jusqu'à 0^{m},15 sous le plancher. Le sol, au-dessous du plancher, sera bien drainé ; le point culminant du tuyau de drainage se trouvera à 0^{m},30 au-dessous du plancher. Les fenêtres de chaque pièce auront au minimum une superficie totale de 0^{m},95, non compris l'encadrement.

Le Local Board of Health doit posséder un registre de toutes les personnes qui louent en garni. Ce registre contient aussi des indications sur la situation de l'immeuble et le nombre des locataires qu'il est permis d'y recevoir.

Avant tout enregistrement de garni, la maison est visitée par un employé du Local Board of Health. Le propriétaire ou le gérant remet en même temps un certificat de moralité signé par trois pères de famille imposés de 150 francs au moins.

Sur la réquisition de l'autorité, ces garnis doivent avoir une enseigne avec ces mots : *Registrered Common Lodging-house*.

Un règlement particulier, émanant de l'administration locale, détermine le nombre des locataires à admettre dans chaque pièce du garni. Ce nombre peut cependant être changé selon les circonstances. L'administration donne aussi des instructions pour la séparation des deux sexes, le maintien de la propreté et la ventilation. Elle prend encore les mesures préventives contre les maladies contagieuses, et les mesures nécessaires pour maintenir l'ordre et la décence dans ces établissements

Si les garnis ne possèdent pas de distribution d'eau, l'administration locale peut obliger le propriétaire à y pourvoir, dans un délai donné, pourvu que cela n'excède pas un prix raisonnable.

Les propriétaires de ces logements pour la classe pauvre sont tenus, chaque année, de faire blanchir les murs et les plafonds dans la première semaine d'avril et d'octobre.

En cas de maladie de l'un des locataires, le logeur avertira de suite le Medical officer of health et la direction de l'assistance publique.

D'ailleurs, à toute heure du jour le Medical officer of health ou un autre fonctionnaire du service sanitaire a un libre accès dans les garnis.

Les cours de ces maisons devront, si on l'exige, être pavées par les soins des propriétaires.

Les nuisances. — Les lois sanitaires anglaises désignent par ce mot tout ce qui peut incommoder les individus, leur porter préjudice ou nuire à leur santé.

L'autorité locale a le droit d'interdire les coups de sifflets des machines à vapeur dans les usines aussitôt qu'un des habitants de la localité vient à s'en plaindre.

Selon la loi sanitaire de 1875, sont considérés comme *nuisances* proprement dites :

1° Toute construction délabrée au point de nuire à la santé publique ;

2° Tout port, étang, ruisseau, rigole, lieu d'aisance, urinoir, égout, dépôt d'immondices dont l'état peut provoquer des inconvénients sérieux au point de vue sanitaire ;

3° Tout animal mal soigné et par suite dangereux au point de vue sanitaire ;

4° Tout dépôt ou amas qui peut nuire à la santé ;

5° Toute maison ou partie de maison habitée par un si grand nombre de gens qu'il en peut résulter des inconvénients pour leur santé ;

6° Toute fabrique, atelier, usine non cités dans le règlement, tenus malproprement ou si mal aérés que les vapeurs, fumées et gaz n'ont pas leur action neutralisée, ou encore si remplis d'ouvriers qu'il pourrait en résulter des effets fâcheux pour leur santé ;

7° Tout foyer employé pour les machines à vapeur, dans les moulins, teintureries, brasseries, boulangeries, usines à gaz ou quelque fabrique que ce soit qui ne consume pas assez complètement sa propre fumée ;

8° Toute cheminée qui laisse échapper une quantité désagréable d'épaisse fumée noire, excepté celles des habitations privées.

De temps à autre, par les soins de l'autorité locale, il sera fait une inspection pour s'assurer s'il ne se trouve pas quelque *nuisance* dans le district.

Si elle néglige ce devoir, le Local Government Board chargera une personne de s'en acquitter aux frais de la commune.

Chaque citoyen a le droit de signaler les *nuisances* aux autorités ; une enquête se fait ensuite et s'il y a lieu on porte remède aux inconvénients existants.

Les navires, à l'ancre dans les ports ou sur les rivières, sont soumis aux mêmes règlements des lois sanitaires que les habitations.

Des établissements incommodes, insalubres et dangereux (*offensive trades*). — Sont regardés comme tels toutes les industries où l'on traite le sang, les os, les boyaux ; où l'on vend les peaux ; où l'on fabrique du suif, du savon, et en général toute profession ou métier qui est insalubre ou incommode. Aucun établissement de cette nature ne peut être fondé dans une ville sans la permission expresse des autorités locales.

D'ailleurs ces dernières peuvent établir des règlements spéciaux pour ces sortes d'industries.

Toute plainte, relative à un de ces établissements, formulée par un Medical officer of health, par deux médecins pratiquants ou par une dizaine d'habitants, doit être portée devant le tribunal. Si l'instruction constate que l'accusé a négligé de prendre les mesures nécessaires pour prévenir le sujet de ladite plainte, il sera condamné à une amende et à faire disparaître la cause de la plainte.

Des aliments malsains. — Le Medical officer of health ou le sanitary inspector (inspecteur sanitaire) a le droit d'examiner à toute heure du jour les viandes, le gibier, le poisson, les fruits, le pain, le lait, la farine et autres aliments exposés et mis en vente pour l'alimentation.

Les aliments reconnus malsains ou corrompus sont confisqués ; le tribunal est appelé à juger les vendeurs de ces aliments. Par chaque quartier de viande corrompue, le délinquant est passible d'une amende qui n'excède pas 500 francs ou d'un emprisonnement qui ne dépasse pas trois mois.

Maladies contagieuses, mesures préventives. — Dès que le Medical officer of health ou un médecin praticien déclare que, pour prévenir la contagion, une maison a besoin d'être nettoyée et désinfectée, l'autorité locale en donne l'ordre par écrit. Si à cause de sa pauvreté ou d'une autre raison, le locataire ou le propriétaire ne peut se conformer à l'ordre donné, l'administration s'en charge aux frais de la commune.

Le Local Board of Health a le droit, s'il le juge nécessaire, de faire détruire les vêtements et objets de literie infectés. Le propriétaire est dédommagé de cette perte à moins qu'il ne se soit attiré la maladie par sa propre faute.

Les malades sont transportés gratuitement à l'hôpital ou ailleurs par les soins de l'administration sanitaire qui fait aussi exécuter la désinfection. Elle fait transporter et soigner gratuitement à l'hôpital spécial ou dans un autre lieu d'isolement, toute personne qui, atteinte d'une maladie contagieuse, ne possède pas une habitation pour elle seule ou qui habite un logement occupé par plus d'une famille. Il en est de même pour tout malade demeurant à bord d'un navire ou dans un garni.

Afin de préserver les gens en bonne santé de tout contact avec les malades et avec les hardes infectées, il est défendu sous peine d'amende :

1° A toute personne atteinte d'une maladie contagieuse de se montrer, avec intention et sans avoir pris les précautions nécessaires, dans les rues, sur les places, dans les boutiques, les hôtels ou les voitures publiques. Elle doit, en montant dans un fiacre, prévenir le cocher de sa maladie ;

2° A toute personne au service des malades de les laisser agir comme il est dit § 1 ;

3° A tout le monde de donner, prêter, vendre, expédier ou exposer des objets de literie, vêtements ou autres objets qui ont été en contact avec des malades atteints d'une affection contagieuse et qui n'ont pas été désinfectés.

Toute voiture, qui a servi au transport, consenti par le cocher, d'une personne atteinte de maladie contagieuse, sera immédiatement désinfectée. En sus du prix de sa course, le cocher reçoit le montant des frais de désinfection.

La maison ou la chambre où a séjourné un malade ne peut être louée à un nouveau locataire, avant d'avoir subi une désinfection reconnue suffisante par certificat d'un médecin.

Tout propriétaire d'un hôtel doit s'engager à ne pas laisser habiter une chambre infectée.

Toute personne, qui met en location partie ou totalité d'une maison sans prévenir de la présence actuelle ou pendant les six dernières semaines d'un malade contagieux, est passible de réclusion.

Le Local Government Board a le droit de prescrire les mesures à prendre contre le choléra ou toute autre épidémie sévissant dans quelque partie du royaume. Ces ordonnances seront publiées dans la *London Gazette*. Quiconque refuse de s'y conformer ou en contrarie quelqu'une des prescriptions est passible d'une amende de 1,250 fr. au maximum.

Hôpitaux pour maladies contagieuses. — C'est aux communes qu'incombe le soin de bâtir des hôpitaux spéciaux ou de louer partie ou totalité d'un tel édifice pour les maladies contagieuses. Deux ou plusieurs municipalités peuvent s'associer pour la construction d'un hôpital commun. En cas de besoins accidentels on établit des baraques ou quelque autre local pour l'isolement.

Les personnes affectées d'une maladie infectieuse, qui n'ont pas de domicile ou qui sont à bord des navires, sont soignées à l'hôpital.

Il est établi des dépôts mortuaires où les cadavres séjournent jusqu'à leur inhumation.

En général, les soins donnés dans les hôpitaux d'isolement sont gratuits; toutefois les communes peuvent faire payer ces soins aux malades riches.

Mesures a prendre pour combattre les maladies épidémiques. — Lorsqu'une partie du pays paraît être menacée ou est déjà envahie par une maladie épidémique, endémique ou infectieuse, le Local Government Board décrète des ordonnances concernant les points suivants :

a). La prompte inhumation des corps ;

b). Les visites domiciliaires ;

c). Les moyens d'obtenir les secours médicaux suffisants et les mesures à prendre pour le nettoyage, la ventilation, la désinfection et autres précautions en vue d'arrêter la propagation de l'épidémie.

S'il y a nécessité, ces mêmes dispositions sont applicables aux navires.

La personne chargée de l'enregistrement des décès et des naissances doit informer le Local Board of Health de chaque décès et en indiquer la cause.

Tout navire, ayant à son bord un individu atteint d'une maladie contagieuse, est soumis aux prescriptions de la loi sur les quarantaines.

Les Local Board of Health veillent à ce que les ordonnances du Local Government Board soient rigoureusement observées.

Les communes supportent les frais du service hospitalier et des mesures à prendre pour arrêter les épidémies.

Les membres des Local Board of Health ont le droit de visiter les maisons particulières et les navires afin que le contrôle soit réel.

Le Local Government Board peut enjoindre à deux ou plusieurs communes d'agir de concert pour prévenir les épidémies. C'est à lui qu'il appartient de prescrire en pareil cas la manière exacte et les moyens à employer dans ce but.

Les associations formées en vue de fonder des hôpitaux publics ou dans tout autre but charitable peuvent être reconnues par les autorités locales.

Le Local Government Board peut autoriser plusieurs districts à salarier en commun un Medical officer of Health.

Dépôts mortuaires. — Un local destiné à recevoir les cadavres sera établi partout où le Local Board of Health le jugera nécessaire. Là sont surtout transportés les cadavres des personnes mortes d'une maladie contagieuse et en général ceux de tous les individus appartenant à des familles mal logées. Le Local Board of Health peut, en outre, fixer le délai à l'expiration duquel l'inhumation doit avoir lieu.

Voies publiques, chemins, rues et constructions. — Chaque commune est obligée d'entretenir en bon état les chemins et les rues; les voies publiques le sont aux frais de la commune et les voies privées à ceux des maisons les plus proches.

Chaque municipalité urbaine a la surveillance, sur une certaine étendue du district rural, de l'état des chemins qui doivent toujours être praticables et nettoyés.

Les communes urbaines ont le droit, si le Local Government Board en donne l'autorisation, d'exproprier des maisons pour ouvrir de nouvelles rues, élargir ou améliorer les anciennes.

Il n'est pas permis, sans l'autorisation de l'Administration locale, de démolir et de reconstruire en totalité ou en partie une maison située dans une rue. En outre, l'Administration a le droit de donner des règlements déterminant la hauteur des maisons, la largeur, le mode de construction et de canalisation de chaque rue nouvelle. Elle donne aussi des prescriptions relatives aux murs de fondation, à la toiture, aux cheminées et autres foyers de toute nouvelle construction. Ces prescriptions concernent la solidité, les moyens de préservation contre l'incendie et les mesures sanitaires. L'Administration veille, en outre, à ce qu'il soit laissé autour de chaque maison un espace suffisant pour que l'air circule librement et que la ventilation soit efficace. Elle ordonne le dessèchement et le drainage des terrains à bâtir ; elle règle l'emplacement et la ventilation des water-closets et autres lieux d'aisances ; elle désigne les endroits où sont les dépôts d'immondices. A cet effet, les plans et dessins doivent, pour chaque cas particulier, être soumis à l'examen et à l'approbation de l'Administration.

Lorsqu'une maison, en totalité ou en partie, est reconnue impropre à servir d'habitation, le Local Board of Health a le droit de défendre qu'elle soit occupée. Il peut faire démolir toute habitation qui n'est pas construite conformément aux prescriptions énoncées ci-dessus.

Afin de donner plus d'homogénéité à ces dispositions locales, et afin d'en rendre l'application plus facile, le Local Government Board a élaboré des règlements modèles (*model bye-laws*).

Les décisions prises relativement aux demandes de construction doivent être communiquées aux intéressés dans l'espace d'un mois.

Pendant les travaux de construction ou de réparation d'une maison, d'une rue ou d'un égout, on a soin de prendre les précautions nécessaires pour éviter tout accident.

Eclairage des rues. — Quand l'éclairage des rues n'est pas fait par un particulier ou une Compagnie, le Local Government Board peut enjoindre à la commune d'établir une usine à gaz.

Lieux de divertissements publics. — Chaque commune urbaine doit veiller à ce qu'il existe des parcs et autres lieux pour l'amusement du public. Elle publie des règlements afin d'y maintenir l'ordre et la propreté.

Ces lieux publics ne doivent servir à aucun autre usage ; cependant, il est permis d'y établir une bibliothèque, un musée, ainsi qu'une salle de récréation et des lieux d'aisance convenablement aménagés.

Marchés, abattoirs et boucheries. — La municipalité est obligée d'établir des marchés avec leurs bâtiments de servitude et un endroit spécialement affecté au pesage des denrées. Elle a le droit de percevoir une taxe pour ces établissements.

Les règlements concernant l'usage des marchés et de leurs dépendances sont affichés publiquement dans des endroits bien visibles.

Les municipalités ont le droit d'organiser des abattoirs publics et d'en déterminer l'usage par un règlement qui doit contenir les dispositions suivantes :

a). Toutes les places destinées à la vente du bétail doivent être rigoureusement surveillées.

b). Toutes les pièces de bétail amenées au marché ou aux abattoirs seront examinées soigneusement par un inspecteur *ad hoc*.

c). Le bétail malade est séparé de l'autre, abattu et détruit pour que la maladie ne soit pas transmise, ni la viande employée comme aliment.

d). Quand un abattoir est la propriété d'un particulier ou d'une Compagnie, les mesures sont prises pour que toute la viande des bêtes malades soit détruite.

e). Afin d'éviter que le public mange de la viande insalubre, les bêtes de boucherie sont examinées soit avant soit après l'abatage.

Tous les abattoirs sont enregistrés ; leurs propriétaires sont tenus d'afficher le certificat de l'enregistrement et leur permis.

Ordonnances de police. — Les municipalités ont le droit de faire des règlements :

1° Pour assurer la libre circulation dans les rues et leur entretien qui, au point de vue de la salubrité, doit être sans reproche;

2° Pour écarter tout danger d'incendie ;

3° Pour maintenir l'ordre dans les lieux de réunions publiques ;

4° Pour le service et la tenue des voitures de louage, de leurs chevaux et de leurs cochers ;

5° Pour les établissements de bains publics.

Tous les bateaux naviguant sur un canal sont enregistrés et assujettis à un règlement propre à empêcher la propagation des maladies contagieuses.

Règlements sanitaires locaux (*Bye-Laws*). — En outre des règlements ci-dessus mentionnés, les autorités municipales peuvent en faire d'autres :

1° Pour le nettoyage et le pavage des trottoirs, pour l'enlèvement des ordures ménagères, le maintien de la propreté dans les lieux d'aisances, dans les dépôts d'immondices, si la commune n'y pourvoit pas elle-même ou par contrat ;

2° Pour prévenir les inconvénients sanitaires des neiges, de la boue, de la poussière, des cendres et des fumiers ;

3° Pour fixer le nombre de locataires admissibles dans les garnis (common lodging house), les places réservées à chaque sexe, les soins de propreté de ces garnis, ainsi que la ventilation; pour déterminer les mesures à prendre contre les maladies contagieuses, et les règles générales de conduite à observer dans ces établissements ;

4° Pour l'aménagement, l'inscription et l'inspection des garnis ;

5° Pour prévenir et atténuer les effets malsains de certaines industries ;

6° Pour fixer l'usage des dépôts mortuaires ;

7° Pour déterminer l'usage des marchés, les jours et les heures où ils se tiennent ; pour la surveillance des boucheries, leur propreté, l'enlèvement de leurs immondices, qui doit se faire au moins une fois par jour, leur suffisant approvisionnement d'eau ; pour empêcher la vente de denrées insalubres et toute cruauté envers les animaux ;

8° Pour déterminer les conditions de l'usage des abattoirs ;

9° Pour le stationnement des voitures et des chevaux de selle ; pour la fixation des qualités des cochers ;

10° Pour le service des embarcations et bateaux publics, leur enregistrement, le nombre de passagers que chacun d'eux peut recevoir, leurs places de mouillage ; pour la fixation des qualités nécessaires aux pilotes et aux bateliers ;

11° Pour le logement des individus employés à des travaux publics accidentels ;

12° Pour les cimetières ;

13° Pour les bains en rivière, en établissements et pour les lavoirs publics ;

14° Pour les tarifs et la vitesse des tramways.

La plus forte amende pour contravention à une disposition d'un règlement local est de 125 francs. Chaque jour de retard dans l'exécution des ordres donnés par écrit entraîne une amende de 50 francs.

Tous les règlements locaux doivent être ratifiés par le Local Government Board et publiés, au moins un mois avant leur mise en exécution, dans un ou plusieurs journaux de la localité.

Dépenses pour les améliorations sanitaires, moyens d'y subvenir, contractation d'emprunts. — Les dispositions de ce chapitre ont pour objet de déterminer les dépenses qui doivent être considérées comme publiques, et supportées par la commune entière, ou comme particulières. Dans ce chapitre rentre aussi le mode de répartition de ces frais quand le district sanitaire est composé de plusieurs communes.

Sont considérés comme travaux sanitaires généraux : les aqueducs publics, les égouts communs, la purification des eaux d'égout, etc.

Parmi les travaux particuliers sont comptés : l'assainissement des terrains à bâtir, la construction des branchements d'égout et, dans certains cas, celle d'un égout à l'usage de deux ou trois maisons seulement, égout qui leur sert de décharge particulière (voir pages 23, 24), la distribution de l'eau dans les maisons, les constructions et les travaux nécessités pour les lieux d'aisances, etc.

Pour l'exécution des travaux, qui intéressent la santé publique, les communes peuvent contracter des emprunts ; mais chaque fois ces travaux doivent être approuvés par le Local Government Board.

Modifications des districts sanitaires. — Réunion de plusieurs districts. — Le Local Government Board peut détacher une partie d'une commune pour la joindre à une autre ; il peut décider qu'un district rural sera tout entier ou en partie considéré comme un district urbain.

Il peut réunir une partie d'un tel district avec la ville voisine sous la même direction sanitaire pour les cas suivants :

a). Etablissement d'aqueducs communs.

b). Etablissement d'un collecteur ou de tout un réseau d'égouts pour les besoins communs.

c). Dans l'intérêt public pour un cas quelconque prévu par les Codes d'hygiène.

Deux ou plusieurs municipalités peuvent s'entendre et agir d'un commun accord dans les cas suivants :

a). Pour fonder un hôpital commun.

b). Pour entreprendre des travaux publics ou entretenir ceux déjà exécutés.

c). Pour fournir, à une localité, de l'eau provenant d'aqueducs qui appartiennent à une autre ou pour employer les eaux d'égout d'une commune voisine.

Le Local Government Board peut autoriser deux ou plusieurs circonscriptions à salarier en commun un Medical officer of health.

D'ailleurs le Local Government Board doit dans ses décisions relatives aux questions précédentes déterminer spécialement :

a). Le but qu'il se propose par la formation d'un nouveau district sanitaire.

b). Les droits, obligations et attributions de ce district.

c). Les conditions d'éligibilité et le mode d'élection pour les membres des Local Board of Health.

d). La durée des fonctions de ces membres, la manière dont ils sont remplacés en cas d'empêchement et les époques auxquelles ils se réunissent.

e). Les instructions à donner aux fonctionnaires ainsi que les autres prescriptions qui pourront être jugées nécessaires.

Salubrité des ports de mer. — Dans les circonscriptions des ports de mer et dans les districts voisins, le Local Government Board indique les prescriptions relatives à la salubrité publique et charge les municipalités locales de l'application de ces prescriptions, c'est-à-dire du service sanitaire du port (*Port sanitary Authority*).

Les ports de deux ou plusieurs circonscriptions maritimes peuvent former un seul district sanitaire.

Le Lord maire, les Aldermens et les ancien des bourgeois de la Cité, à Londres, composent la Port sanitary Authority de cette ville.

Outre les ordonnances sanitaires de la loi de 1875 relatées ci-dessus et qui sont applicables aux ports, le Local Government Board en a promulgué d'autres plus détaillées contenues dans les *Quarantine Regulations* et dans le *Canal Boats Act of* 1877.

Le Canal Boats Act contient les dispositions suivantes :

Dans une cabine, toute personne âgée de plus de douze ans disposera d'un espace libre d'au moins $1^{m3}6$, et chaque enfant au-dessous de douze ans aura au moins $1^{m3}03$.

Dans les navires appelés *Fly Boats* (petits navires à un mat), qui ont quatre hommes d'équipage, une cabine où dorment deux hommes, doit cuber au moins $4^{m3}08$.

Un cabine où couchent un mari et sa femme ne peut être occupée en même temps par des filles ayant plus de douze ans, ni par des garçons au-dessus de quatorze ans. Dans une cabine où couche un garçon de plus de quatorze ans, il est défendu de placer une fille âgée de plus de douze ans.

Les Quarantine Regulations renferment les dispositions suivantes :

Tout navire ayant à son bord un cholérique ou ayant eu, pendant la traversée ou pendant une relâche dans un port étranger, un cas de maladie semblable doit être considéré comme infecté de choléra, et dans ce cas on se conforme aux prescriptions suivantes :

Règles a observer par la douane dans les ports de mer. — A l'arrivée d'un navire suspect de choléra, la douane lui désigne une place pour son mouillage. Personne ne peut débarquer.

La Port sanitary Authority est immédiatement informée de sa présence.

La libre pratique est donnée dès que l'inspection a été faite par l'autorité sanitaire et qu'il a été constaté que le navire est indemne ; dans le cas contraire, il mouille à l'endroit que l'autorité sanitaire lui désigne.

Si douze heures après l'arrivée d'un navire l'inspection n'en a pas encore été faite, il est autorisé à entrer dans le port.

Règles a observer par la Port sanitary authority. — L'autorité sanitaire désigne, de concert avec l'inspecteur de la douane, le lieu de mouillage des navires suspects.

Le Medical officer of health ou tout autre médecin compétent, que l'autorité sanitaire a délégué, doit visiter le navire ; le capitaine ne peut s'opposer à cette visite.

Le commandant du navire doit atterrir et mouiller à l'endroit qui lui est désigné par la Port sanitary Authority et y demeurer aussi longtemps qu'elle le lui ordonnera.

Personne ne doit quitter le navire avant que la visite n'ait été passée et sans que l'autorisation en ait été donnée.

Les cholériques, en état d'être transportés, sont conduits à l'hôpital où ils restent jusqu'à ce que le médecin les déclare en état d'être renvoyés. Ceux qui ne peuvent être transportés sont soignés à bord.

Les mesures nécessaires sont prises pour empêcher la propagation de la maladie ; le capitaine est tenu d'aider à leur exécution.

Si l'un des passagers est atteint de diarrhée ou d'une autre affection suspecte, il est retenu à bord ou envoyé à l'hôpital pour observer pendant deux jours au plus s'il est atteint de choléra. Dans ce dernier cas, il est traité comme il a été dit précédemment.

Les personnes décédées sur le navire sont ensevelies en mer.

Le capitaine est tenu, sous la direction de l'autorité sanitaire, de faire désinfecter non seulement le navire, mais aussi les vêtements et autres objets. On détruit ceux qu'on juge nécessaire.

Tous les navires doivent être munis d'une copie des présentes dispositions.

Diverses autres lois sanitaires. — Les lois sanitaires spéciales non comprises dans le code de 1875, ou publiées postérieurement, sont les suivantes :

Loi pour la prévention de la pollution des cours d'eau (*The Rivers pollution Prevention Act* 1876). — Les dispositions de cette loi s'appliquent également aux lacs ou étangs dans lesquels se déverse un cours d'eau et au littoral de la mer sur un espace que le Local Government Board, après la visite des lieux, juge nécessaire de fixer dans l'intérêt de la salubrité publique.

La dénomination *solid matter* (matière solide) ne s'applique pas à toutes les particules solides en suspension dans l'eau.

Le terme *pollution* ne se rapporte pas à un changement de la nature des eaux si ce changement n'offre aucun danger pour la salubrité.

On regarde comme matières capables de polluer les eaux :

a). Les déchets des fabriques, les balayures, les cendres des fourneaux, et autres matières solides, ainsi que toutes les matières en putréfaction;

b). Les matières solides et liquides des égouts;

c). Les substances vénéneuses ou nuisibles et autres immondices provenant des usines et ateliers;

d). Les débris et poussières des carrières, s'ils ont la propriété de se mélanger facilement avec les eaux courantes ou de s'y dissoudre ; enfin tout corps solide ou liquide, provenant d'une carrière ou d'une mine, si elle est vénéneuse ou insalubre.

Toute personne peut porter directement devant les tribunaux une infraction aux règlements *a* et *b*. Les infractions aux règlements *c* et *d* sont déférées au Local Board of Health qui, avant de les porter devant les tribunaux, doit en obtenir l'autorisation du Local Government Board.

Dans le cas où le Local Board of Health refuse d'intervenir, le plaignant peut recourir au Local Government Board. C'est à lui qu'il appartient de faire une enquête et d'agir suivant les circonstances.

Dans des cas semblables, il doit avoir égard à l'importance des intérêts industriels, ainsi qu'aux besoins et exigences de la localité. Dans les districts industriels, une poursuite judiciaire n'est autorisée que lorsqu'il ne peut résulter de cette action aucun dommage très sensible pour l'industrie locale.

Chaque municipalité doit autoriser l'écoulement des liquides des usines dans les égouts publics à moins que ces liquides ne contiennent des matières insalubres ou que le réseau des égouts n'ait été établi qu'en vue des besoins ordinaires.

Lorsqu'une plainte est déférée au tribunal, celui-ci rend un arrêt sommaire qui interdit la chose incriminée ou enjoint à l'accusé de faire disparaître la cause de la plainte. Dans ce dernier cas, le tribunal prend l'avis des personnes compétentes, relativement aux moyens les plus pratiques et les plus efficaces pour remédier aux inconvénients signalés, aux frais d'exécution, etc.

Le Local Government Board confie, à des inspecteurs spéciaux et possédant les connaissances requises, le soin de veiller à l'observation des dispositions énoncées ci-dessus. Ces inspecteurs délivrent tous les deux ans aux propriétaires des fabriques un certificat portant qu'ils se sont bien conformés aux ordres reçus pour prévenir les maux en question. L'industriel auquel ce certificat est refusé peut en appeler au Local Government Board.

De la vente des denrées alimentaires et des médicaments (*Sale of Food and Drugs Act* 1875-1879). — Dans cette loi on désigne par le terme de *Food* (aliment) tout ce qui sert à l'alimentation, les médicaments exceptés, et par le terme de *Drug* (médicament) tous les remèdes internes ou externes.

Il est défendu de mélanger, de colorer ou de falsifier toute substance alimentaire avec toute autre substance nuisible, d'ordonner ou de permettre ces opérations. Quiconque vend une denrée de cette sorte, encourt la même peine que le falsificateur[1].

[1] Cette peine consiste en une amende de 1,250 francs au maximum pour la première fois et en cas de récidive en 6 mois de réclusion.

La préparation et la vente des médicaments sont soumises aux mêmes prohibitions.

Toutefois si le vendeur prouve qu'il lui a été impossible de découvrir la falsification, la peine atteint le fabricant seul.

Il est interdit de vendre, au préjudice de l'acheteur, un aliment ou un médicament qui n'est pas de la qualité exigée par lui.

Il est défendu de vendre toute denrée ou tout remède composé avec des ingrédients autres que ceux demandés par l'acheteur.

Il est permis de vendre un aliment ou un médicament mélangé à une substance inoffensive, sauf dans l'intention frauduleuse d'en accroître le volume, poids ou mesure, ou d'en dissimuler la qualité inférieure ; une étiquette sur cet objet porte alors d'une manière lisible et distincte la désignation du mélange.

Il est défendu de vendre un produit dans lequel n'entrent pas tous les ingrédients déclarés.

Chaque ville et chaque district nomme aux fonctions d'analyst une ou plusieurs personnes possédant les connaissances, l'habileté et l'expérience voulues pour analyser toutes les substances alimentaires et médicamenteuses vendues dans ladite ville ou dans ledit district. Le Local Government Board doit s'assurer que l'analyst est compétent et en approuver le choix et les appointements.

Aucune personne ne peut être nommée analyst si elle est intéressée directement ou indirectement dans un commerce ou état ayant rapport avec la vente des aliments ou des médicaments.

Deux bourgs voisins ou un bourg et un district rural peuvent avoir le même analyst.

Chaque personne peut, en payant une certaine rétribution, faire analyser les aliments ou les médicaments qu'elle a achetés.

Tout Medical officer of health, Sanitary Inspector, contrôleur des poids et mesures (Inspector of weights measures), inspecteur du marché ou agent du Local Board of Health peut, pour le contrôle de l'exécution de cet acte, prélever tout échantillon de denrées ou de médicaments. Les analyses sont rétribuées.

Dès qu'un échantillon a été acheté dans le but de le faire analyser, le vendeur en est informé. L'échantillon est divisé en trois parties, que l'on marque et scelle. L'une est remise à l'acheteur, l'autre à l'analyst public, la troisième au vendeur.

Si l'analyst public habite à plus de trois kilomètres de la personne qui veut faire analyser le produit, celui-ci lui est envoyé par la poste suivant les règlements en vigueur, concernant l'emballage, l'adresse, etc.

Après chaque examen, l'analyst public délivre un certificat conçu dans la forme suivante :

A M .... (nom et adresse de la personne qui fait analyser)

Je, soussigné, analyst public .... *certifie avoir reçu le* .... 18........ *de M* .... (nom de la personne qui a transmis l'échantillon) *un échantillon de* ....

Je déclare que le résultat de mon analyse est le suivant :

....

....

(Signature de l'analyst.)

Pour le lait, le beurre ou toute autre substance s'altérant facilement, l'analyst indiquera les modifications qui auraient pu se produire dans la composition du corps depuis le moment où l'échantillon a été pris jusqu'à celui où l'analyse a été faite.

Tous les trois mois l'analyst public présentera au Local Board of Health un rapport sur le nombre des prélèvements examinés par lui pendant le trimestre précédent. Il y indiquera le résultat de chaque analyse et la redevance perçue.

Chaque année une copie certifiée exacte de ces rapports trimestriels est envoyé par le Local Board of Health au Local Government Board.

Toute personne qui contrefait un certificat, en vend un faux, se sert pour vendre sa marchandise d'un certificat délivré pour une substance semblable, ou met sur le produit une étiquette avec de fausses indications est passible d'une peine allant jusqu'à deux ans de réclusion et à 500 francs d'amende.

Ordonnance sur les vacheries, les laiteries et les crémeries (*The dairies, cow-sheds and milk-shops order of* 1878-1879). — Le Local Board of Health dresse une liste de toutes les personnes de son district qui ont des vaches laitières ou des fonds de commerce de laitages. Cette liste sera revisée de temps en temps et rectifiée de façon à ce qu'elle soit toujours conforme à la situation réelle de cette industrie.

Les personnes inscrites sur cette liste ont seules le droit de vendre du laitage.

Elles ne peuvent obtenir ce droit que si leur étable et la salle où le lait est déposé sont éclairées, aérées, nettoyées, drainées et pourvues d'eau selon les exigences de l'hygiène. C'est au Local Board of Health d'en juger.

A cet égard ce Board doit veiller à ce que la vacherie soit établie dans des conditions favorables à la santé et au bien-être des vaches; à ce que la propreté des jattes à lait soit garantie pour qu'il ne puisse subir aucune altération ; à ce que le lait ne puisse être souillé par des substances nuisibles.

Le Local Board of Health est du reste autorisé à donner les instructions pour le nettoyage des laiteries, vacheries, crémeries et des jattes à lait.

Dès qu'une maladie se déclare dans une vacherie, il est défendu de mélanger le lait des bêtes malades avec d'autre lait, ou de le vendre, et de l'employer comme aliment à l'usage des hommes. Il ne peut même être donné aux porcs ou autres animaux qu'après avoir été cuit.

Toute personne atteinte d'une maladie contagieuse ou ayant été récemment en contact avec un malade de cette espèce ne doit pas traire les vaches ou participer d'une façon quelconque aux soins que l'on donne au lait et aux laitages.

Aucune salle pour le lait ou aucune crémerie ne doit être tolérée, s'il est difficile d'y maintenir la propreté ou si le lait n'est pas à l'abri de substances nuisibles.

Loi sur les boulangeries (*Bakehouses Regulation Act*, 1863). — Par le terme de boulangerie (*Bakehouse*), il faut entendre tout lieu où l'on fait et où l'on vend du pain, des biscuits, des gâteaux, des pâtisseries. Toute personne, salariée ou non qui travaille dans une boulangerie, est regardée comme employée (*employde*).

Voici les dispositions de cette loi :

1° Aucune personne âgée de moins de dix-huit ans ne peut être employée dans une boulangerie entre 9 heures du soir et 5 heures du matin ;

2° Dans les bourgs de plus de 5,000 habitants, les plafonds et les murs des boulangeries, des corridors et des antichambres doivent être ou blanchis à la chaux ou peints à l'huile (trois couches). Dans le second cas, la peinture doit se faire tous les sept ans. Les murs et les plafonds sont alors lavés à l'eau chaude et au savon au moins une fois tous les six mois. Dans le premier cas, on doit procéder au moins une fois tous les six mois au blanchiment à la chaux ;

3° Les boulangeries doivent être tenues proprement ; elles doivent être ventilées d'une manière efficace et suffisante. Elles seront garanties contre l'introduction des gaz d'égout et des latrines, et contre toute autre nuisance ;

4° Il est interdit de ménager, dans une boulangerie, des places pour y dormir.

Lois relatives aux émanations des fabriques de produits chimiques (*The Alcali Acts*, 1863, 1874, 1881). — La première loi de 1863 avait pour but de défendre le dégagement à l'air libre de l'acide chlorhydrique produit dans les fabriques de soude et de sels alcalins.

La loi de 1873 a étendu cette défense à d'autres gaz dangereux (*noxious gases*). Parmi ces gaz, il faut compter l'acide sulfureux (sauf celui qui se forme par la combustion de la houille), l'acide sulfurique, les acides azotique, azoteux, hypoazotique, l'hydrogène sulfuré et le chlore.

L'*Alcali works regulation Act de* 1881 prescrit les mêmes dispositions aux fabriques d'engrais chimiques, des résidus liquides des usines à gaz, de sulfate et de chlorhydrate d'ammoniaque, de chlorures de chaux et de potasse (eau de Javelle) ; aux usines où l'on prépare le sel de cuisine et aux fabriques de ciment où l'on emploie des substances albumineuses. Pour ces deux dernières fabrications, le degré de purification des gaz n'est pas déterminé ; il est seulement ordonné de faire usage des méthodes les meilleures pour empêcher le dégagement dans l'atmosphère des gaz nuisibles, si toutefois ces méthodes peuvent être appliquées à peu de frais.

Les usines où se produisent de telles émanations doivent être pourvues de condensateurs ou de quelque autre appareil propre à neutraliser les acides dangereux.

Toutes les fabriques de produits chimiques de cette nature doivent être enregistrées au Local Government Board qui, de temps en temps, envoie un inspecteur contrôler la manière dont la loi est observée.

D'ailleurs, il suffit pour que les mesures de précaution soient considérées comme efficaces que 95 p. 100 de l'acide soit condensé, et que la fumée ou les gaz qui s'échappent des cheminées ne contiennent pas plus, par 27 décimètres cubes, de 12 milligrammes d'acide chlorhydrique ou de 25 centigrammes d'acide sulfurique pur ou d'un mélange d'acides sulfurique et nitrique. Toutes ces prescriptions se rapportent à une température de 0° et à une hauteur barométrique de 740 millimètres.

Le 1er mars de chaque année, l'inspecteur général doit déposer au Local Government Board un rapport sur ses opérations. Une copie de ce rapport est présentée aux deux Chambres du Parlement.

Lois sur les habitations ouvrières (*The Artizans and Labourers Dwellings Act*, 1868, 1869. — Idem, *Improvement Act*, 1875. — Idem. *Amendment* 1879, 1882, 1885). — Ces lois ont pour but de fournir à la classe ouvrière des logements salubres ; elles sont applicables dans tout le Royaume-Uni.

Dès que le Medical officer of health d'une localité trouve un logement dans un état insalubre, il en avertit par écrit le Local Board of Health. Ce Board transmet cet avertissement, après en avoir pris connaissance, au surveyor. Celui-ci, après examen, donne son avis sur les moyens de remédier au mauvais état signalé, soit par des réparations, soit par la démolition du bâtiment en question.

Lorsque quatre pères de famille ou plus adressent au Medical officer une plainte relative au mauvais état sanitaire d'une maison, il doit immédiatement procéder à une enquête et transmettre au Local Board of Health le résultat de ses observations. Toutefois l'absence d'une plainte ne le dispense nullement des visites exigées par les circonstances, ni des rapports concernant l'état des habitations de son district, pas plus qu'elle ne peut lui servir d'excuse s'il manque à cette obligation.

Si le Local Board of Health, après une plainte, ne prend pas les mesures nécessaires dans un délai de trois mois, le plaignant peut recourir au Local Government Board qui a le droit d'obliger la commune à faire son devoir.

L'avis du surveyor est communiqué au Local Board of Health; alors celui-ci en donne une copie au propriétaire de l'immeuble qui a le droit de protester et de faire des contre-propositions. Les déclarations formulées ainsi de part et d'autre servent à tracer un plan, à établir un devis d'après lequel les travaux reconnus nécessaires seront exécutés.

Le propriétaire peut en appeler à ses propres frais.

Si le propriétaire est condamné à démolir, cela doit se faire dans un délai de trois mois, faute de quoi il y sera procédé par les soins du Local Board of Health qui a le droit de vendre les matériaux pour couvrir les frais.

Les réparations ordonnées, que le propriétaire refuserait de faire, sont exécutées d'office à ses frais.

The Artizans and Labourers Dwellings Improvement Act de 1875 a été conçu pour faciliter la démolition, le déplacement et la reconstruction des maisons, l'agrandissement des cours et des rues dans les quartiers pauvres et populeux de Londres et des autres grandes villes d'Angleterre et d'Irlande.

Cette loi est applicable à tous les districts où les maisons sont trop serrées ou présentent, par leur construction défectueuse, leur ventilation et leur éclairage insuffisants, des causes de fièvres et autres maladies.

De même que la loi de 1868 se rapporte aux habitations particulières, celle de 1875 se rapporte aux maisons réunies par groupes.

C'est au Local Board of Health qu'appartient le soin de tracer le plan des améliorations nécessaires. S'il est approuvé par le Local Government Board, le Local Board of Health s'entend avec les propriétaires. Dans le cas où les deux parties ne s'accordent pas, la ville achète les terrains, les revend ou les loue à condition que la construction soit faite selon le nouveau plan. Si elle le préfère, elle peut elle-même, à ses frais, se charger de la construction. Les maisons ainsi bâties doivent être vendues dans un délai de dix ans. Les terrains achetés par les municipalités pour l'amélioration des logements doivent être couverts de constructions dans un délai de cinq ans. Le Local Government Board désigne les experts pour ces transactions et veille à ce que les municipalités s'acquittent de leurs obligations.

Loi relative a l'approvisionnement d'eau (*The public Health (water) Act* 1878). — Cette loi ordonne aux Board of Health des communes rurales de veiller à ce que chaque habitation de leur district puisse s'approvisionner de bonne eau pour les besoins du ménage.

Toutes les fois que le Medical officer of health aura signalé le manque d'eau dans une maison, le Local Board of Health examinera les moyens de fournir de l'eau à peu de frais (*reasonable cost*). Il fait connaître ses conclusions au Local Government Board qui donne l'ordre à la municipalité de faire exécuter les travaux en question, s'il les juge nécessaires au point de vue de l'hygiène. Les frais en sont à la charge des particuliers. Si, au contraire, aux termes des dispositions de la loi sanitaire, ces travaux incombent à la commune, elle les effectue et les particuliers intéressés paient une redevance fixe pour l'eau qui leur est fournie.

Aucune maison ne peut être bâtie, ou reconstruite à moins que le propriétaire ne présente un certificat du Local Board of Health, déclarant qu'il se trouve à portée de l'eau potable en quantité suffisante pour les besoins de la maison.

Le Local Board of Health d'une commune rurale doit faire de temps en temps examiner l'état de l'approvisionnement de son district ; les dépenses occasionnées par cette inspection sont supportées par la commune.

Lorsqu'un Local Board of Health soupçonne que l'eau, en usage dans une maison, n'est pas assez pure ou en assez grande quantité, il charge, par un ordre écrit, une personne compétente de s'enquérir du fait.

Il peut y avoir désaccord, entre les particuliers et l'autorité locale d'un district, sur la question de savoir ce qu'il faut entendre par le terme « frais modiques » (*reasonable cost*), qui se trouve dans les dispositions de ladite loi. Dans ce cas, le Local Government Board fait dresser le tarif de la fourniture de l'eau suivant les conditions dans lesquelles se trouve le district en totalité ou en partie. Si, pour améliorer l'approvisionnement d'eau d'une maison, il faut une somme dont l'intérêt est égal ou inférieur au tarif, les particuliers sont obligés à leurs frais de faire les travaux de cette amélioration.

Lorsque, à la campagne, un puits est construit pour servir en commun, l'autorité peut imposer une redevance raisonnable aux propriétaires qui en font usage et qui ont leurs maisons à une distance maximum de 183 mètres. Ceux qui ont, sur leur terrain, de bonne eau potable sont exemptés de cette contribution.

LOIS SUR LA CONSTRUCTION DES USINES A GAZ (*Gas Works clauses acts* 1847-1871). — L'autorisation d'établir une usine à gaz doit être demandée au *Board of Trade* (conseil des manufactures). Il examine les plans et en appuie l'approbation près du Parlement qui seul peut l'accorder. Pour obtenir l'autorisation, le postulant doit joindre à sa requête le consentement écrit des propriétaires et des locataires domiciliés dans un rayon de 275 mètres autour de l'usine projetée. L'administration locale attache à chaque usine un contrôleur pour essayer le gaz, tant par rapport à l'intensité lumineuse qu'à sa pureté et particulièrement à la quantité d'hydrogène sulfuré qu'il contient.

LOIS SUR LES FABRIQUES ET LES ATELIERS (*The Factories and Workshops acts* 1878-1883). — Tous les ateliers et fabriques doivent être tenus propres. Ils doivent être débarrassés de tout débris en décomposition ou matière nuisible (*nuisance*). Les salles de travail ne doivent pas être occupées par un trop grand nombre de gens. Le local doit être assez bien aéré pour que personne ne soit incommodé par des gaz, des vapeurs, des poussières ou autres émanations produites par le travail.

Dans le broyage à sec et le polissage à la meule, on doit employer des moyens mécaniques propres à empêcher les ouvriers de respirer les fines poussières qui se forment pendant le travail.

Les murs et les plafonds sont peints à l'huile, vernis, ou blanchis à la chaux. Dans le premier cas, ils doivent être lavés à l'eau chaude et au savon chaque quatorzième mois ; la peinture et le vernissage doivent être renouvelés tous les sept ans. Le blanchiment à la chaux doit être renouvelé tous les quatorze mois.

Toutes les parties mobiles des machines doivent être entourées d'un fort treillis en fer afin de prévenir tout accident si elles venaient à éclater. On ne doit pas laisser les femmes et les enfants nettoyer des machines déjà en mouvement.

Aucun individu âgé de moins de dix-huit ans ne peut être admis à travailler dans une fabrique avant d'avoir été inscrit sur le registre *ad hoc*. Les enfants au-dessous de seize ans doivent produire un certificat de leur âge et de leur santé. De même, avant l'embauchage des ouvriers, on doit exiger de chacun d'eux un certificat de bonne santé. A cet effet, il doit se trouver dans chaque fabrique un médecin qui est obligé d'examiner l'état sanitaire des enfants à des époques fixes. Ce médecin doit toujours être disponible en cas d'accidents et de maladies.

Les enfants au-dessous de dix ans ne peuvent être employés dans les fabriques.

Les enfants de moins de dix-huit ans et les femmes ne peuvent être astreints à travailler sans interruption pendant plus de quatre heures et demie ; même pendant ce temps, ils doivent pouvoir disposer d'une demi-heure pour leur repas. La durée du travail ne doit pas excéder dix heures, comprises entre 6 ou 7 heures du matin et 6 ou 7 heures du soir.

Il doit y avoir deux heures de repos pour les repas ; l'une de ces heures au moins est avant 3 heures de l'après-midi.

L'heure des repas est la même pour tous les enfants mineurs ; ils ne peuvent être pris dans les ateliers.

Le samedi tout travail doit cesser au plus tard à 2 heures de l'après-midi.

Dans chaque fabrique se trouve une horloge qui règle les heures de travail.

Les mineurs et les femmes doivent avoir un certain nombre de journées libres dans le cours de l'année.

Les enfants au-dessous de quatorze ans ne peuvent travailler plus d'une demi-journée, si le travail est quotidien ; ils peuvent être employés pendant une journée entière, s'ils ne travaillent que de deux jours l'un.

Dans les fabriques de porcelaine, d'allumettes chimiques, de capsules fulminantes, de cartouches, de papiers peints et dans les filatures de coton, on ne peut employer des enfants au-dessous de douze ans.

Dans les verreries, il est défendu de faire travailler des femmes ou des enfants au-dessous de douze ans ; dans le polissage des métaux, la limite est de onze ans.

Le travail dans les mines est interdit aux femmes ainsi qu'aux enfants âgés de moins de dix ans.

Dans tous les métiers, les enfants au-dessous de treize ans ne peuvent être employés plus de six heures et demie par jour.

Chaque enfant, travaillant dans une fabrique et âgé de moins de quatorze ans, doit aller à l'école.

Ceux qui, âgés de treize ans au moins, possèdent un certificat attestant qu'ils ont appris tout ce qui est enseigné à l'école primaire, peuvent être exemptés de cette obligation.

Les enfants auront trois heures de classe chaque jour, sauf les samedis et dimanches qui sont jours de congé.

Afin de contrôler, le patron de la fabrique remet le vendredi à l'instituteur une liste de tous les enfants employés chez lui qui doivent suivre les cours. L'instituteur note leur présence ou leur absence à l'école et rend la liste le lundi matin.

Chaque fabricant établit un règlement détaillé pour sa fabrique. Ce règlement doit être approuvé par le ministère de l'intérieur. Il doit contenir des indications exactes sur ce que les ouvriers ont à observer relativement à la ventilation, le maintien de la propreté, etc. Il devra être affiché, bien en vue dans la fabrique.

Des inspecteurs sont spécialement nommés pour surveiller l'observation de la susdite loi.

Lois sur les mines (*Coal Mines Regulations Act*, 1872. — *Metalliferous Mines Regulation Acts*, 1872, 1875). — Les enfants au-dessous de seize ans et les femmes ne sont pas admises aux travaux souterrains.

Le propriétaire d'une mine doit tenir un registre exact de tous ses ouvriers avec leur nom, âge, domicile et le temps de leur travail.

Dans les houillères, chaque puits doit avoir deux ouvertures, séparées par une couche naturelle de terre de 3 mètres d'épaisseur et communiquant par une galerie de jonction large de $1^{m},20$ et haute de $0^{m},90$. La houillère doit, en outre, être pourvue des appareils nécessaires à la descente et à l'ascension des ouvriers mineurs. Une ou deux fois par jour, avant le commencement du travail, un ingénieur expert, salarié par le propriétaire, doit visiter la mine avec une lampe de sûreté et faire le rapport véridique de sa visite. De même les ouvriers ont le droit de faire examiner la mine une fois par mois par deux personnes de leur choix.

Loi pour la protection des enfants du premier age (*Infant Life protection Act*, 1872). — Il est défendu à qui que ce soit, sans faire enregistrer son nom et son domicile, de prendre en nourrice moyennant salaire pour plus de vingt-quatre heures, plus d'un enfant de moins d'un an ou de deux jumeaux.

Le Local Board of Health ne fait cet enregistrement que si le domicile est reconnu salubre et si le caractère de la femme comme son aptitude à garder les enfants inspirent confiance.

La gardienne doit inscrire dans un livret spécial le jour où un enfant lui a été remis, son nom, son âge et son sexe, le nom et l'adresse de la personne qui l'a amené, le jour où on l'a repris et le nom de la personne qui est venue le chercher.

Le Local Board of Health fixe le nombre des enfants que chaque gardienne est autorisée à recevoir.

L'autorisation n'est valable que pour une seule année et peut être retirée en tout temps si l'on vient à découvrir que les enfants sont mal soignés ou placés dans des conditions défavorables sous quelque autre rapport.

Tout décès parmi ces enfants doit être déclaré dans les vingt-quatre heures. A défaut d'une déclaration mortuaire signée d'un médecin, la police commet un médecin pour l'examen du cadavre.

Les prescriptions ci-dessus ne sont applicables ni aux parents et tuteurs des enfants, ni aux établissements de bienfaisance, ni aux personnes placées sous le contrôle d'une association ayant pour but de protéger la première enfance.

Lois sur la vaccination (*Vaccination Acts* 1867, 1871, 1874). — La vaccination, obligatoire depuis 1853, est du ressort des *Local Board of Guardians* (bureau de l'Assistance publique).

A cet effet, le département de l'Assistance publique est divisée en circonscriptions ayant chacune son *public vaccinator* (vaccinateur public). Chaque Board of Guardians a en outre un *vaccination officer* (inspecteur de la vaccination).

Le public vaccinator doit être un médecin diplômé et avoir en outre suivi un cours spécial de vaccination.

Ce fonctionnaire reçoit une redevance par chaque personne vaccinée ; ces frais sont supportés par le budget de l'Assistance publique et non par les vaccinés eux-mêmes. De plus, l'État accorde des gratifications en argent aux vaccinators qui ont déployé le plus de zèle.

Le public vaccinator doit noter, dans un registre *ad hoc* (*The vaccination register*), le nom, l'âge, le domicile de chaque enfant, le jour où il a été vacciné, l'origine du vaccin et le résultat de l'opération. Ce registre est présenté à chaque séance du Board of Guardians.

Les sujets vaccinés seront examinés une semaine après l'inoculation ; le résultat en est consigné dans un registre spécial qui est présenté dans la huitaine au vaccination officer. Si un enfant a eu la petite vérole ou pour une raison quelconque n'a pu être vacciné, on l'attestera par écrit.

Chaque enfant doit être vacciné avant d'avoir atteint l'âge de trois mois ; il peut être fait une exception pour les districts peu populeux où la vaccination n'a lieu que deux fois par an.

Le vaccination officer est nommé pour tout un arrondissement de l'Assistance publique (*Union*) qui peut comprendre plusieurs circonscriptions de vaccinations. Il est chargé de veiller à l'observation des règlements.

Chaque mois le Local Board of Guardians doit communiquer au vaccination officer la liste des nouveau-nés de son district et celle des enfants de moins d'un an décédés dans le mois.

Deux fois par an, ce vaccination officer présente au Local Board of Guardians un rapport sur le fonctionnement des vaccinations. Ce rapport, rédigé en double exemplaire, renferme le résumé des opérations des six derniers mois. Un des exemplaires est envoyé au Local Government Board qui, sur ces données, rédige un rapport annuel sur les vaccinations dans tout le royaume.

Le vaccination officer est chargé de veiller à ce que les parents insouciants ou négligeants exécutent la loi.

On ne peut arguer de son ignorance pour se soustraire à la loi. En effet, en faisant au *Registrar* la déclaration de la naissance d'un enfant, les parents reçoivent un avis imprimé qui les instruit de l'obligation de faire vacciner leur enfant et leur indique le jour et le lieu de l'opération.

Si le vaccination officer s'aperçoit qu'une négligence a été commise ; il en recherche la cause. Par écrit et ensuite verbalement, si le premier avertissement n'a pas abouti, il invite les intéressés à s'acquitter de leur devoir. Si ce second avertissement est sans résultat, il le notifie au Local Board of Guardians qui traduit le coupable devant les tribunaux.

Les Local Board of Guardians, les vaccination officers et les public vaccinators sont soumis à la surveillance du Local Government Board. Celui-ci veille à l'observation rigoureuse des prescriptions de la loi sur les vaccinations et nvoie des inspecteurs spéciaux pour contrôler. Les tournées de ces fonction-aires ont lieu dans chaque arrondissement de vaccination environ tous les leux ans.

Mesures à prendre à l'apparition de la variole dans une localité. —)ès qu'un cas de variole s'est déclaré dans un district, le Local Board of Guar-ians fait procéder aussitôt à la vaccination et à la revaccination. Les per-onnes le plus exposées à la contagion doivent être les premières admises à ser de ce préservatif.

A cet effet, le vaccination officer doit être le plus promptement possible ıformé par le Medical officer of health de chaque cas de variole. *Le Regis-rar* communique en outre, tout cas de décès de cette maladie qui lui a été an-oncé. Les autres médecins sont aussi invités à fournir des renseignements.

Pour plus de facilité, ces informations sont écrites sur des cartes postales ffranchies que le Local Board of Guardians délivre à tous ceux qui sont as-eints aux notifications précédentes.

Dans les maisons où il y a des varioleux, le vaccination officer doit sans etard s'enquérir des enfants non vaccinés et user de tout son ascendant pour ue l'inoculation soit faite dans le plus bref délai.

Lorsque dans ces visites il rencontre des enfants de trois mois à quatorze ans on vaccinés, il doit assigner aux parents un délai pour les faire inoculer. S'il a des cas de variole dans la maison ou quelque autre danger de conta-ion, ce délai ne doit pas dépasser vingt-quatre heures. Dans les cas moins rgents on peut accorder un délai d'une semaine au maximum. Le vaccination fficer est tenu de s'assurer par une seconde visite que ces ordres ont été ıivis.

Lorsque, dans des maisons infectées, il se trouve des enfants âgés de moins e trois mois, les parents doivent être invités à les faire vacciner sans retard; n leur représente l'innocuité de la vaccination même pour des nouveau-nés : les inconvénients auxquels ils s'exposent s'ils refusent d'obéir.

Un enfant ne doit pas demeurer sans être vacciné dans les maisons où la ariole s'est déclarée, à moins qu'un médecin atteste qu'il est trop faible our supporter cette opération.

Le vaccination officer doit en outre informer le public que la revaccination st pratiquée gratuitement pour les personnes au-dessus de douze ans qui 'ont pas déjà été revaccinées avec succès; toutes celles qui sont particuliè-ement exposées à la contagion doivent être invitées expressément par le vac-ination officer à recourir au seul moyen de s'en préserver.

Autant que possible la vaccination et la revaccination se feront à des heures ifférentes; dans les cas urgents la vaccination se fera la première. Aux termes es règlements en vigueur, chaque public vaccinator est obligé de revacciner ous ceux qui se présentent dans cette intention à l'endroit désigné pour cela.

Règles pour les sépultures. — Les dispositions relatives aux sépultures tuellement en vigueur ont été tirées des anciennes lois sanitaires (*Sanitary ts*), abrogées dans leurs autres parties.

Toute sépulture est interdite dans l'intérieur ou dans la crypte d'une église.

Dans le cas où une paroisse veut nommer un comité spécial pour les sépultures, le Local Board of Health peut être investi de ces fonctions. Quand la paroisse forme une circonscription spéciale ayant le droit de choisir son Board of Health, ce dernier doit en même temps former le comité de sépulture.

Le Board of Health de chaque ville, qui est en même temps ce comité, prend les mesures nécessaires pour obvier aux inconvénients qu'offrent les lieux de sépultures relativement à la salubrité publique. Il peut aussi établir des règlements pour que ces lieux soient entretenus en bon état.

Lois sur les navires marchands et les paquebots (*Merchant shipping Acts*, 1854-62-67-76. — *Passengers Act*, 1855). — Outre les dispositions contenues dans le Public Health Act of 1875 et le règlement sur la navigation dans les canaux, les navires ont encore à se conformer aux prescriptions sanitaires suivantes :

Aucun paquebot ne peut prendre la mer sans qu'il n'ait été déclaré propre à la navigation par un homme du métier et sans que le maximum du nombre des passagers n'ait été fixé.

Sur les navires à émigrants, chaque passager doit avoir une surface de 1^{m2},62 sur 2 mètres de hauteur de cabine ou bien 2^{m2},25 de surface sur une hauteur de moins de 2 mètres. Une hauteur de moins de 1^{m},80 pour les cabines est défendue.

L'équipage d'un navire marchand doit avoir 2^{m3} de place au minimum pour chaque homme. Sur les navires de guerre ce minimum est de 3^{m3},60.

Le nombre des hommes qui peuvent être logés sur le gaillard d'avant doit être indiqué au-dessus de l'entrée.

Sur tous les navires la ventilation doit être suffisante ; l'équipage ne doit pas pouvoir être incommodé par l'eau du sillage ni par les émanations provenant de la cargaison.

Relativement à l'approvisionnement, il est défendu de vendre de l'eau-de-vie à bord.

L'eau potable doit être de bonne qualité ; chaque passager en reçoit tous les jours au moins 3 litres.

Dans les voyages de longue durée, chaque personne reçoit par jour 4 grammes de jus de citron.

Chaque navire doit s'approvisionner de pain, de farine, de riz, de pommes de terre, de viande fraîche et conservée, de jus de citron, de thé, de sucre, de moutarde, de poivre, de vinaigre, de sel, de beurre, de graisse et de raisins secs.

Le Board of Trade est tenu de s'assurer par des inspections que toutes ces obligations ont été suivies.

Sur chaque navire qui transporte des passagers, il doit se trouver au moins deux cabinets d'aisances et les désinfectants nécessaires.

On observe les règles suivantes pour le maintien de la propreté :

Dès le matin, après le lever des passagers, à 7 heures au plus tard, les draps de lit sont roulés et le plancher balayé.

Après chaque repas on balaie de nouveau; après le déjeuner il est en outre frotté à sec avec de la poudre de grès.

Il est défendu de fumer, de laver ou de sécher les vêtements dans l'entrepont.

Deux fois par semaine les objets du couchage doivent être exposés à l'air.

On doit éviter de nettoyer le pont avec de l'eau afin de supprimer l'humidité; mais chaque jour on doit le frotter avec du grès en poudre ou de la sciure de bois.

Chaque navire doit posséder pour les malades un emplacement de 1^{m2}, 62 de surface disponible par chaque cinquantaine de passagers. Lorsque le nombre de ces derniers dépasse 300, un médecin doit être à bord. La même obligation existe pour les navires ayant plus de 50 passagers et faisant un voyage de plus de quatre-vingts jours et pour les bateaux à voile faisant un voyage de plus de quarante-cinq jours. En cas de nécessité, le gouvernement peut donner des ordres spéciaux encore plus sévères pour assurer l'accomplissement de la mesure ci-dessus rapportée.

A défaut de médecin, le capitaine agira conformément aux instructions spécialement données pour les cas de maladie. Dans ces instructions, il est enjoint aux capitaines de faire détruire les vêtements et la literie des cholériques avant l'entrée de leur navire dans un port anglais.

Sur les navires qui ont un médecin à bord, celui-ci doit non seulement prendre soin des malades, mais encore surveiller et régler tout ce qui concerne l'hygiène du bâtiment.

Lois sur les prisons (*Prisons Act.* 1865). — Dans tout ce qui se rapporte à l'hygiène des prisons, l'Angleterre a également devancé la plupart des autres nations. Le seul Etat qui, à cet égard, puisse lui être comparé est la Belgique.

C'est au grand philanthrope anglais John Howard que revient l'honneur d'avoir, vers la fin du siècle dernier, frayé la voie à un système pénitentiaire plus humain, en faisant connaître la mortalité énorme des prisonniers et en en signalant les causes.

Il y a en Angleterre trois sortes de prisons : les prisons des bourgs, des comtés et de l'Etat. Dans ces dernières sont détenues les personnes condamnées à des peines plus sévères. Dans le commencement de la peine, les détenus sont isolés ; ensuite il leur est permis de prendre part aux travaux en commun.

Ceux qui sont soumis au régime cellulaire s'occupent à tisser des étoffes pour l'habillement des prisonniers, à faire des tapis, des paniers, etc. Les travaux communs se font dans les chantiers et carrières de l'Etat, ou bien consistent à niveler des terrains, à tracer de nouvelles routes, etc.

La nourriture se borne au strict nécessaire. Il y a eu un temps où il était permis aux détenus de se procurer, moyennant une part de leur salaire, des aliments et des jouissances en dehors du régime de la prison ; l'opinion publique s'étant déclarée contre cette faveur, elle leur a été retirée.

La nourriture des condamnés aux travaux moins durs contient 310 grammes de carbone et 15 grammes d'azote; celle des condamnés au *hard labour* (travail dur) contient 352 grammes de carbone et 17 grammes d'azote.

Chaque prison a son directeur et son médecin, qui doivent veiller au maintien de l'ordre et de la propreté, surveiller la ventilation, le chauffage, la préparation des aliments, etc.

La nourriture des détenus n'est pas donnée à forfait à un entrepreneur; elle est préparée par les détenus eux-mêmes sous bonne surveillance.

Lois sur l'enregistrement des naissances, des décès et des mariages (*Registration Acts.* 1838, 1874). — La loi de 1836 renferme les dispositions relatives à l'organisation d'un *Registrar general of births, deaths and marriages* (bureau central de statistique) et de ses subdivisions.

D'après cette loi le pays est divisé en districts généraux comprenant des arrondissements, subdivisés eux-mêmes en circonscriptions. Chacune de ces circonscriptions, correspondant à une commune rurale ou urbaine, doit avoir un *registrar* (greffier), salarié par le Board of Guardians. Chaque arrondissement (*union*) a son *superintendent registrar* et chacun des districts généraux a un *general registrar*.

Pour les déclarations de décès, on doit observer les prescriptions suivantes :

La déclaration d'un décès est obligatoire pour les proches parents du décédé ou, à leur défaut, pour le propriétaire de la maison où le décès a eu lieu, ou enfin pour les gardes-malades, les sages-femmes et les autres personnes ayant eu des rapports quelconques avec le décédé. Cette déclaration doit se faire dans les cinq jours qui suivent le décès. Le registrar inscrira le nom, la profession et l'âge du décédé, la durée de la maladie, la cause de la mort qui sera certifiée par une attestation du médecin traitant. Aux termes de la loi de 1874, chaque médecin est obligé de délivrer cette attestation. Lorsqu'il n'y a pas eu de médecin auprès du malade, ses proches parents, le garde-malade et le propriétaire de la maison doivent fournir les renseignements qu'ils peuvent.

Si le cas est douteux ou suspect, le registrar prévient le *coroner* (officier de police) qui procède à une enquête et en communique le résultat au registrar.

Celui-ci remet chaque semaine au Local Board of Health la liste des décès hebdomadaires du district. Il doit prévenir sur-le-champ ce Board de tout décès par maladie contagieuse ou par diarrhée. Les notifications de cette nature sont rédigées d'après un formulaire dressé par le registrar general.

Pour chaque communication de ce genre, le registrar a droit à une redevance qui lui est payée par le Local Board of Health.

CHAPITRE III

LÉGISLATION SANITAIRE (SUITE)

Memoranda et modèles de règlements sanitaires. — Prescriptions relatives aux hôpitaux. — Prescriptions pour le transport des fiévreux. — Règles à suivre dans les hôpitaux pour maladies contagieuses (*instructions pour le médecin, l'économe, l'infirmière principale*). — *Instructions pour les infirmières, les malades et les visiteurs.* — Règles à suivre dans les localités atteintes ou menacées d'une épidémie. — Projet de la Society of medical officers of Health, pour empêcher la propagation des maladies contagieuses (scarlatine, variole, fièvre typhoïde, etc.). — Règlement modèle pour le nettoiement des rues, l'enlèvement des immondices, le nettoyage des lieux d'aisances et des réservoirs d'eaux ménagères. — Mesures prescrites en vue de prévenir les inconvénients occasionnés par la neige, la boue, la poussière, les cendres, les balayures et par l'entretien d'animaux domestiques. — Règlement relatif à la construction des rues et des maisons : *rues; murs intérieurs, fondations, toits, cheminées; libre circulation de l'air autour des maisons et leur ventilation; drainage des terrains et des habitations; water-closets; earth closets; lieux d'aisances ordinaires; réservoirs à ordures ménagères; réservoirs à eaux ménagères; logements insalubres; bâtiments nouveaux, contrôle de leur construction.* — Garnis. — Garnis dans les ports. — Abattoirs; *memorandum relatif aux abattoirs; modèle de règlement pour les abattoirs.*

Memoranda et modèles de règlements sanitaires. — Aux termes de la loi sanitaire, les communes ont l'obligation de décréter des règlements locaux qui doivent être soumis à l'examen et à l'approbation du Local Government Board. Afin de leur donner l'uniformité désirable, et pour rendre le travail plus facile aux communes qui ne sont pas toujours suffisamment compétentes, le Local Government Board a publié des instructions sous le nom de *memoranda* et des modèles de règlements qui ont été élaborés par les principaux spécialistes d'Angleterre. C'est ainsi par exemple que le règlement sur les nouvelles constructions et sur le pavage des rues a été rédigé par le *Royal Institute of British Architects.* Les pages qui suivent renferment un résumé de ces memoranda et de ces règlements modèles.

Prescriptions relatives aux hopitaux (*Memorandum on Hospital Accomodation Report of the Royal Commission on Cubic Space in Workhouses*). — La possibilité de séparer les malades des gens en bonne santé doit toujours être préparée. On n'attendra pas pour cela que la maladie soit bien prononcée. Dans le cas où deux maladies contagieuses éclatent en même temps, on pourra isoler spécialement chacune d'elles.

Dans les grands bourgs ou pour plusieurs villages voisins de moindre étendue, il devra y avoir, en cas d'épidémie, au moins deux salles spéciales de quatre lits, pour que les malades soient isolés dès le commencement. Une simple infirmerie de moindre dimension, établie dans l'endroit le plus peuplé de la commune, sera très utile pour arrêter les progrès de l'épidémie. Des infirmeries semblables conviennent aussi pour les petites villes.

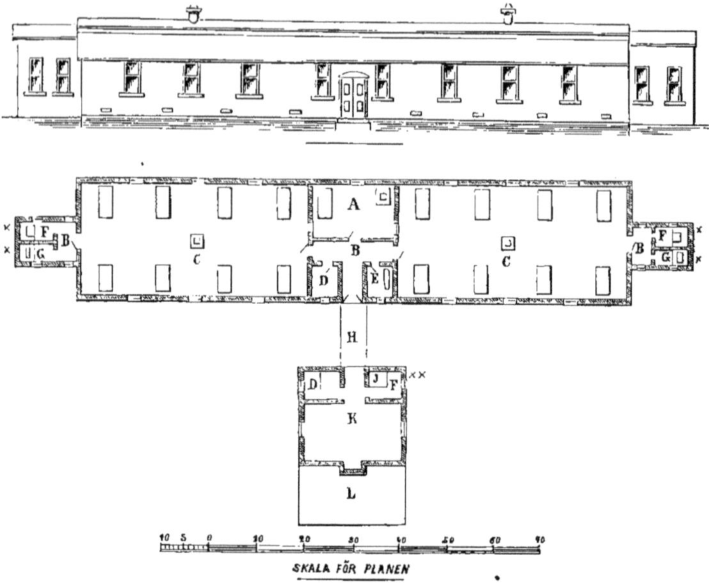

Fig. 1. — Type d'hôpital.
Echelle du plan en pieds anglais ($0^{m}30$).

A, chambre des infirmières. — B, antichambre. — C, poêles. — D, magasin. — E, salle de bain. — F, cabinets d'aisances. — G, lavabos. — H, galerie couverte. — J, place pour le charbon ou le bois. — K, cuisine. — L, espace pour constructions ultérieures en cas de besoin.

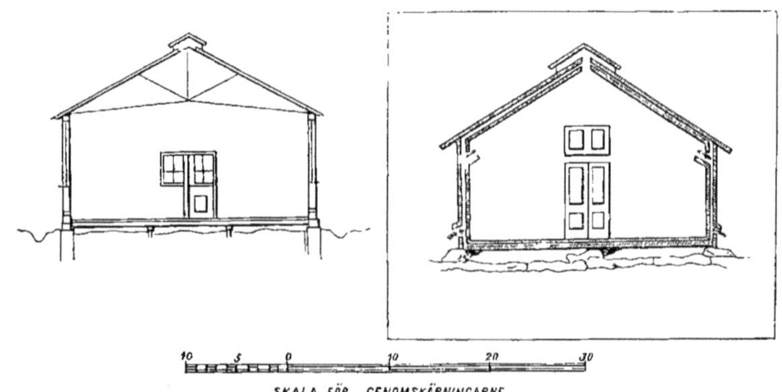

Fig. 2. — Vue en coupe du même hôpital.
Echelle en pieds anglais.

La figure 1 représente un type fort simple d'hôpital, ayant une salle pour chaque sexe, avec les dépendances nécessaires; ce dessin accompagne le memorandum du Local Government Board. La planche II est une autre forme d'un petit hôpital.

La figure 2 représente deux coupes du même bâtiment (fig. 1). La coupe à gauche a des murs simples; cette construction sert pour les baraques d'été. Celle de droite a des murs doubles; la construction est permanente. Au bas des murs extérieurs, on a pratiqué des ouvertures pour laisser pénétrer l'air frais; on les voit sur la façade de l'élévation (fig. 1). Les ouvertures supérieures sont placées en haut du toit qui est surmonté d'un surtoit [1].

Dans les campagnes qui n'ont pas d'hôpital, on peut charger une famille, digne de confiance et sans enfants, de recueillir chez elle les malades pour les soigner.

En cas d'épidémie plus grave, on peut louer plusieurs logements ou installer les malades dans des tentes ou dans des baraques.

Les hôpitaux urbains pour fiévreux doivent contenir un lit par 1.000 habitants. Dans les villes manufacturières, où la population est très dense, cette proportion doit être plus grande. Par contre, dans les villes où la population est aisée, peu dense, où les maisons sont bien construites, un lit suffira par 2.000 habitants.

Les hôpitaux permanents sont bâtis suivant le système à pavillons séparés. Ils ont au moins quatre salles pour les malades et un local pour l'administration.

Les planches I et II, dressées par les soins du Local Government Board, servent de modèles pour des hôpitaux de moindre dimension.

Les salles de malades peuvent être établies dans des pavillons réunis deux par deux (fig. 3) [2]. Les lignes en pointillé de cette figure montrent de quelle

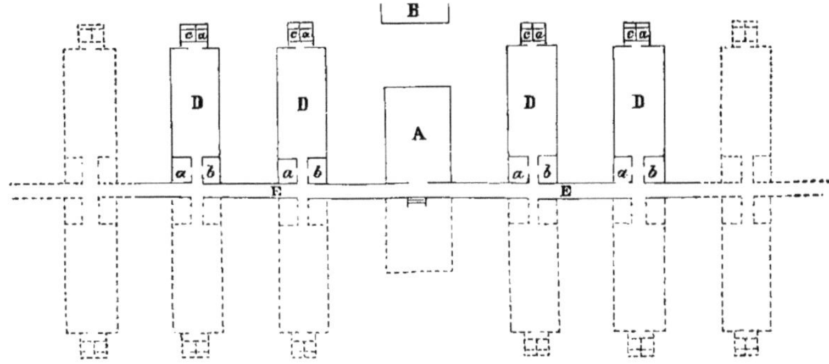

Fig. 3. — Hôpital permanent à pavillons.

façon, à mesure que la population augmente, on agrandit un hôpital permanent.

[1] Dans les climats plus rigoureux, il sera préférable de suivre pour les hôpitaux permanents un système de ventilation différent, par exemple en faisant sortir l'air impur par des tuyaux spéciaux ou par les cheminées.

[2] Cette figure se trouve dans le memorandum du Local Government Board.

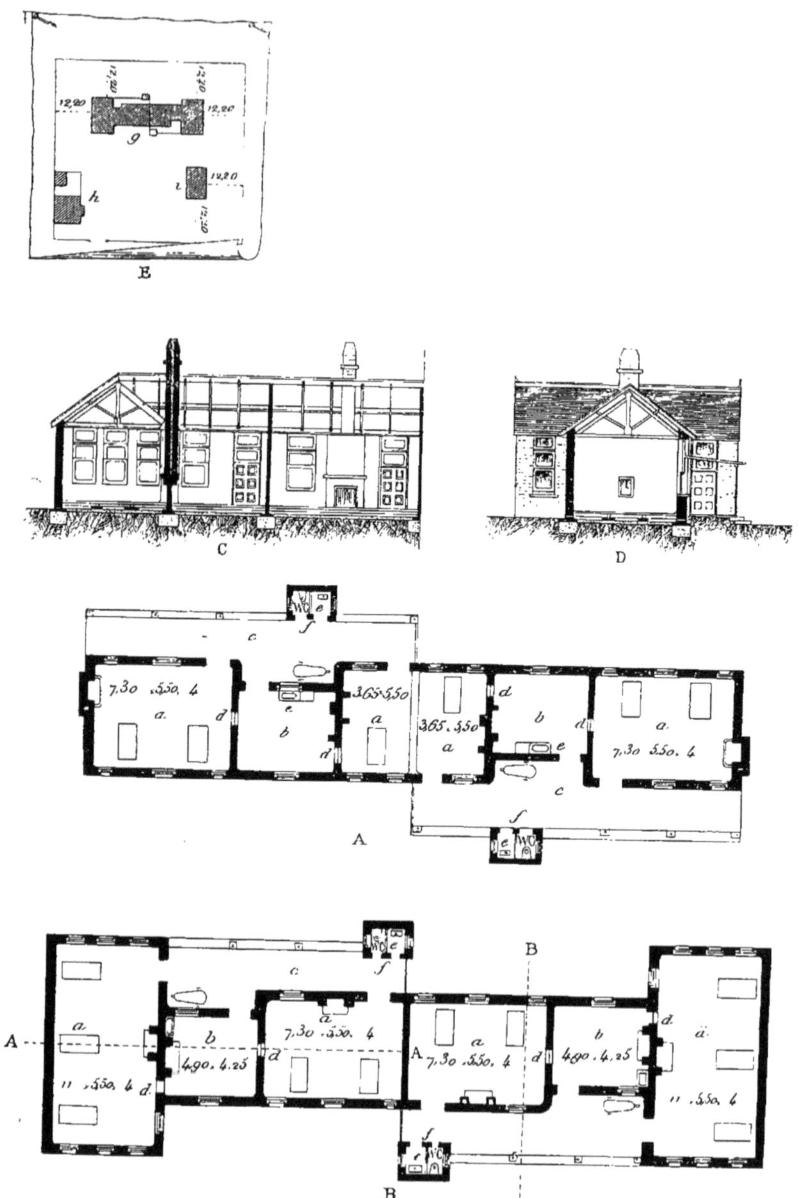

Planche I. — Élévation et plan d'un hôpital.

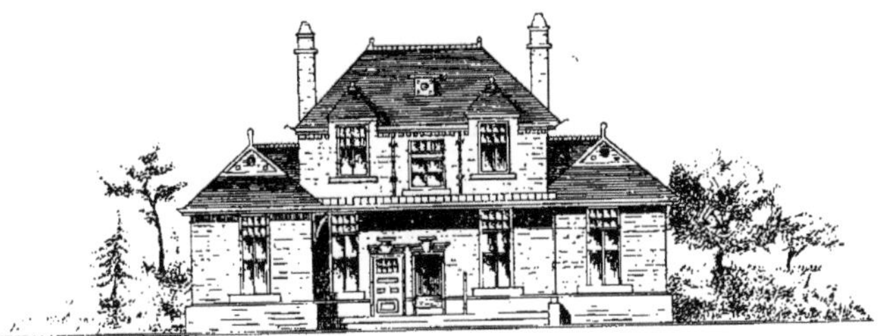

ÉLÉVATION

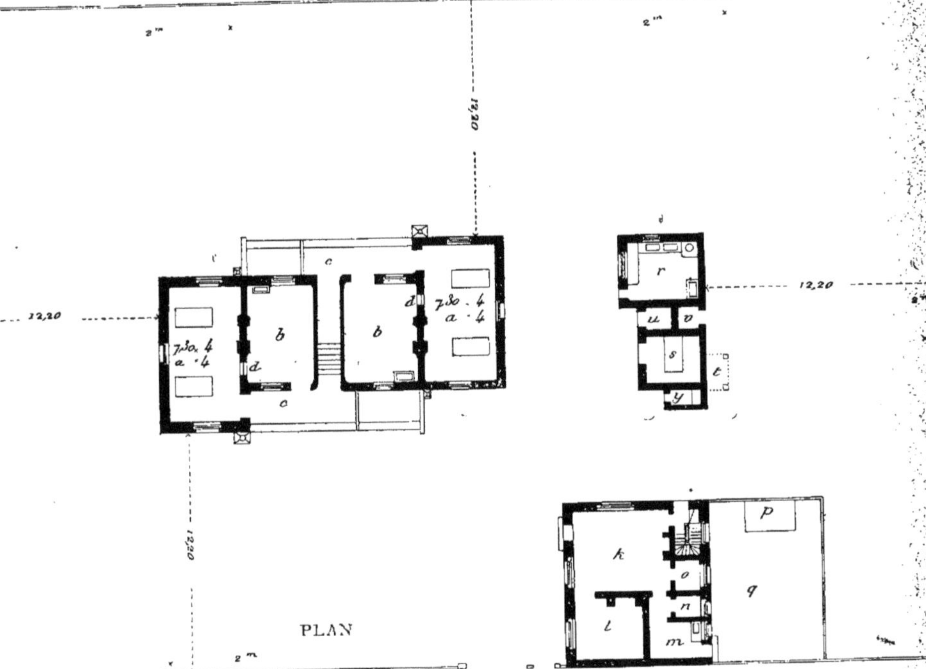

Planche II. — Hôpital de village.

Légende des Planches I et II

A, plan d'un hôpital à 6 lits.
B, plan d'un hôpital à 10 lits.
C, coupe du bâtiment A.
D, coupe du bâtiment B.

a, salle des malades. — *b*, chambre des gardes-malades. — *c*, vérandah. — *d*, vitres fixes pour l'observation des salles. — *e*, évier. — *f*, cloison de 2 m de hauteur élevée de 15 centimètres au-dessus du plancher.

E, plan pour la disposition des bâtiments sur un espace étroit.

g, hôpital. — *h*, dépendances. — *i*, buanderie, salle des morts, etc. — *k*, salle d'habitation. — *l*, chambre à coucher. — *m*, lavabos et cabinets de toilette. — *n*, office — *o*, salle à manger. — *p*, bûcher — *q*, cour. — *r*, buanderie. — *s*, chambre des morts. — *t*, dépôt des immondices. — *u*, chambre à désinfection. — *v*, dépôt de terre sèche pour les earth closets. — *x*, clôtures en planches bien jointes. — *y*, earth closets.

La planche II concerne un hôpital de village ou de petite ville. Il est muni de baignoires transportables et d'earth closets.

La distance minimum qui doit séparer les pavillons à un étage est de 9 mètres.

La figure 4 représente une autre disposition pour les salles de malades. Elle est préférable quand on dispose d'un espace suffisant.

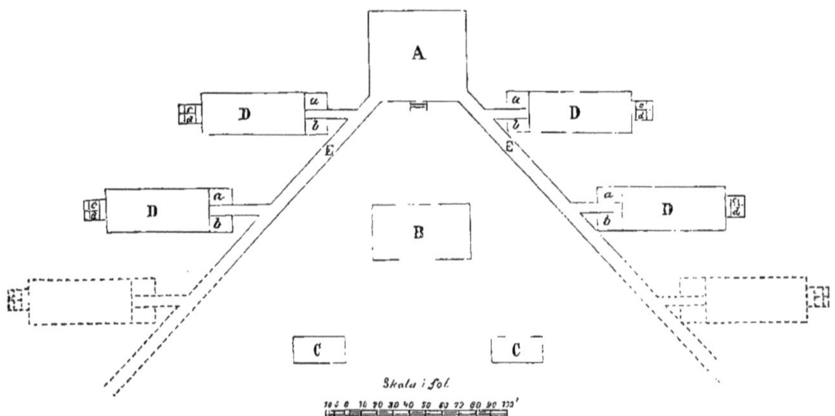

Fig. 4. — Autre disposition d'un hôpital permanent à pavillons.
Echelle en pieds anglais.

A, dépendances (cuisine, magasin, logement de l'économe, chambre à coucher des gardes-malades, etc.). — B, buanderie, etc. — C, salle de désinfection, chambre des morts, — E, corridor. — D, salles des malades avec dix lits, cabinet de toilette et salle de bains (*a'b*) tout près du corridor ; les closets et les éviers (*c'd*) sont à l'autre extrémité et séparés des salles D par une antichambre.

Les salles de malade peuvent aussi être placées aux différents étages d'un même pavillon. Deux d'entre elles, une pour chaque sexe, sont réservées pour les personnes atteintes de la même affection contagieuse.

Toutes les salles doivent être séparées l'une de l'autres, chauffées et aérées séparément. Pour faciliter le service des infirmiers, un corridor réunira tous les pavillons. Ceux-ci doivent être situés de manière à ce que l'air puisse circuler librement entre eux. L'espace qui les sépare doit avoir au moins une fois et demie la hauteur du bâtiment; si un pavillon est destiné aux varioleux, cette distance doit être encore plus grande. Il sera même préférable de les placer dans un bâtiment séparé.

La figure 5 représente une salle de malades construite par le célèbre architecte sanitaire Douglas Galton. De chaque côté de l'entrée se trouvent deux petites chambres dont l'une *c* est celle de l'infirmerie, avec une petite fenêtre pour surveiller la salle. L'autre *b* sert aux divers besoins du ménage ; c'est là qu'on prépare le thé, qu'on garde le linge, les boissons rafraîchissantes, etc. A l'autre bout de la salle, à chaque coin, se trouve, faisant saillie à l'extérieur, les latrines *d*, l'évier *e*, la salle de bain *f*, les lavabos *g*. Ces deux pièces sont en outre séparées de la salle des malades par une antichambre munie de deux fenêtres placées l'une en face de l'autre et permettant l'établissement d'un courant d'air.

C'est d'après ce modèle que sont construites les salles des principaux hôpi-

:aux de la Grande-Bretagne, tels que le Saint-Thomas Hospital, l'Herbert Hospital de Londres, le Royal Infirmary d'Edimbourg, etc.

Les grands hôpitaux ont ordinairement deux étages disposés de telle sorte que les salles des malades se trouvent l'une au-dessus de l'autre. Les pavillons à trois étages sont moins pratiques, parce que le corridor est très élevé et l'aération se fait alors difficilement. Au contraire, dans les pavillons à deux étages, il n'a pas besoin d'avoir plus de la moitié de la hauteur du bâtiment.

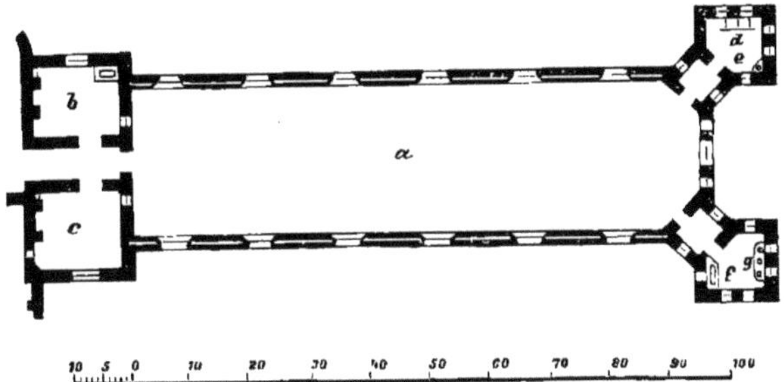

Fig. 5. — Salle des malades système Douglas Galton

Dans les grands hôpitaux, la situation respective des pavillons peut être diversement modifiée. Les pavillons doubles (fig. 3), avec un corridor entre, forment la disposition qui occupe le moins d'espace. On règle la dimension et la forme des salles d'après le nombre des malades qu'elles doivent contenir, la superficie et le cube qui sont accordés à chaque patient, le système de chauffage, d'éclairage et de ventilation, l'organisation des soins à donner.

Dans les petits hôpitaux, il est préférable d'avoir de petites salles. Dans les grands hôpitaux, il doit se trouver, pour l'isolement des malades, quelques chambres de moindre dimension.

Avant de déterminer le nombre des malades à placer dans une même salle, il importe de savoir combien de personnes une infirmière peut soigner convenablement. Selon miss Nightingale, très compétente en ces matières, ce nombre serait de trente-deux. « Une infirmière, dit-elle, peut surveiller d'une manière satisfaisante trente-deux malades réunis dans une seule chambre, et une garde de nuit peut parfaitement les soigner, ce qui serait impossible si les lits étaient répartis en quatre chambres [1]. »

Les buanderies et les chambres mortuaires de chaque hôpital doivent être placées dans des bâtiments séparés.

La partie occupée par l'administration ne doit communiquer avec les pavillons des malades que par des galeries couvertes, munies de fenêtres sur les deux côtés pour que l'air y circule librement.

L'entrée du pavillon de l'administration doit être disposée de façon qu'on puisse y pénétrer sans être mis en contact avec les pavillons des malades.

[1] *Report on Metropolitan Workhouses.*

Un hôpital devra autant que possible ne pas être placé à proximité d'une habitation ; il devra être exposé à tous les vents et avoir une superficie telle que, pour chaque malade, on puisse disposer de 50 mètres carrés au minimum.

Dans les hôpitaux pour fiévreux, chaque malade devra disposer d'au moins 56 mètres cubes, la surface du plancher sera d'au moins 13 ^{m2}. Les salles auront une hauteur de 4^{m}. Si la hauteur dépasse cette mesure, on n'en tiendra pas compte pour l'évaluation du cube nécessaire à chaque malade.

Dans les autres hôpitaux, un espace de 34 mètres cubes par lit et 8 mètres carrés de plancher sera permis.

Pour les personnes atteintes d'affections chroniques et reçues temporairement dans un hôpital ou dans un workhouse (asile pour les pauvres), il a paru suffisant d'avoir un espace de 24 mètres cubes et une surface de 6^{m2},5 pour chaque lit, avec un intervalle libre de 1^{m},8 autour de chacun d'eux. Toutefois alors, la ventilation doit être très bonne et on ne doit placer aucun lit au milieu de la salle.

Si pendant la journée, les malades se tiennent dans des chambres spéciales, ces proportions peuvent être réduites à 14 mètres cubes, et à 3^{m2},9 par lit.

Les planchers doivent être bien joints. Les meilleurs sont ceux composés de planches de 30 centimètres de long, noyées dans l'asphalte et sur un lit de béton. Tout autre, solidement encastré, mastiqué et peint à l'huile peut également servir, de même que les planchers en asphalte ou en ciment.

Les murs doivent être revêtus de ciment de Parian, peints à l'huile, ou blanchis à la chaux ; les plafonds ne doivent avoir ni saillies ni corniches.

Les fenêtres doivent être placées en face l'une de l'autre sur les parois longitudinales des pavillons de façon à établir un courant d'air suffisant. Le meilleur moyen pour cela est de placer une fenêtre de chaque côté des lits. Le bord inférieur des fenêtres doit être à 0^{m},90 du plancher et le bord supérieur à 0^{m},15 du plafond.

Les fenêtres doivent avoir chacune 905 centimètres carrés de surface par chaque 2 mètres cubes de la salle.

La meilleure ventilation est celle qu'on obtient au moyen de vitres s'ouvrant en dedans de la salle, en tournant autour de charnières placées au bas des vitres. L'air vicié s'échappe par les cheminées ou par des tuyaux spéciaux qui doivent communiquer avec un foyer de chaleur. Outre la ventilation par les fenêtres, il devra y avoir des ouvertures dans les murs pour que l'air frais pénètre dans les salles (système de Sheringham ou ventilateur de Tobins).

Dans les salles pour maladies contagieuses ou fétides, il doit y avoir, pour le renouvellement de l'air, des ouvertures placées entre chaque lit, à peu de distance du plancher, de façon que l'air pur baigne le chevet du malade. Elles seront munies d'une fermeture à coulisse permettant de graduer le tirage. Les ouvertures des tuyaux d'extraction de l'air doivent se trouver près du plafond ; mais non à proximité de celles par où entre l'air pur. Les tuyaux d'extraction doivent monter en droite ligne jusqu'au toit et être munis d'un aspirateur.

La ventilation doit être organisée de telle sorte qu'il puisse entrer 75 mètres cubes d'air frais par heure et par malade. Les conduites d'air pur doivent être construites de telle manière que leur nettoyage et l'enlèvement de la poussière qui s'y dépose constamment soient faciles. Elles doivent être placées de façon que l'air introduit soit aussi pur que possible. L'orifice extérieur sera muni d'un grillage pour empêcher que les corps étrangers et les oiseaux n'y pénètrent.

Le chauffage des salles d'hôpital s'opère au moyen de cheminées ou de tuyaux remplis d'eau chaude ou des deux systèmes réunis. Les cheminées sont ordinairement construites d'après le système Douglas Galton; l'air frais entre par un tuyau dont une extrémité communique avec l'air extérieur et l'autre débouche dans un espace vide autour du tuyau de la cheminée. De là l'air pur échauffé entre dans l'appartement par un orifice pratiqué au-dessus.

Voici comment l'éminent ingénieur [1] a décrit lui-même sa cheminée ventilatrice :

Le foyer est en fonte de première qualité et consiste en trois pièces exactement réunies au moyen de boulons. La première forme le chambranle, la deuxième le corps du foyer, la troisième la bouche qui est réunie au tuyau de fumée. Les cheminées sont de trois grandeurs; dans les plus grandes, le foyer a une ouverture large de 53 centimètres. Elles sont destinées à des pièces de 200 à 280 mètres cubes; celles de deuxième grandeur ont un foyer de 43 centimètres et conviennent à des chambres de 100 à 200 mètres cubes; celles de troisième grandeur ont une ouverture de 38 centimètres et sont pour des pièces de 100 mètres cubes et au-dessous.

La figure 6 montre la vue en coupe et en plan d'une cheminée de moyenne grandeur dont les dimensions intérieures sont $1^{m},22$ de largeur et $1^{m},28$ de hauteur. Le corps du foyer peut s'adapter à une cheminée ordinaire.

Le foyer possède un revêtement de carreaux réfractaires.

Sa partie inférieure se compose de deux carreaux réfractaires placés à droite et à gauche; ils supportent une grille en fonte n'occupant que le tiers environ du fond.

Entre la paroi métallique du fond et celle en terre réfractaire se trouve un espace vide de 2 centimètres de largeur.

L'air venant du cendrier passe par cet espace, sort par une fente de la brique, au-dessus et en arrière du feu. Il est à une haute température et se mélange aux gaz enflammés; la combustion est complète, et par suite il se produit une plus grande quantité de chaleur.

La paroi postérieure en fonte du foyer et le tuyau de fumée *a* sont garnis de nervures en fonte qui augmentent la surface de chauffe, permettent de chauffer plus complètement l'air pur contenu dans la chambre *c* et qui est conduit dans l'appartement par le tuyau *b*.

Cette augmentation de surface a encore pour avantage d'empêcher la fonte d'être portée au rouge et par suite de brûler l'air.

Le foyer dans les cheminées de grande dimension peut contenir 8 à 9 kilogrammes de houille; il s'en consomme à peu près un kilogramme par heure.

Pour faciliter le nettoyage de la chambre *c* et des tuyaux qui en partent, le foyer est seulement boulonné et peut être aisément enlevé.

Quand on adapte le foyer à une cheminée déjà existante, il faut que la chambre *c* soit aussi spacieuse que possible, que ses parois soient nettoyées et blanchies.

Les différentes parties de la cheminée doivent être ajustées avec beaucoup de soin, afin que la fumée ne puisse pénétrer dans la chambre à air pur *c*. Suivant les circonstances, l'air pur peut être introduit directement, si le foyer est construit dans

[1] *Observations on the construction of healthy Dwellings.* Oxford, 1880.

un mur extérieur, ou dans le cas contraire par un tuyau placé sous le plancher ou le long de la boiserie.

La surface de section de ces tuyaux horizontaux est respectivement, suivant les trois grandeurs de foyer, de 525, 375, 135 centimètres carrés.

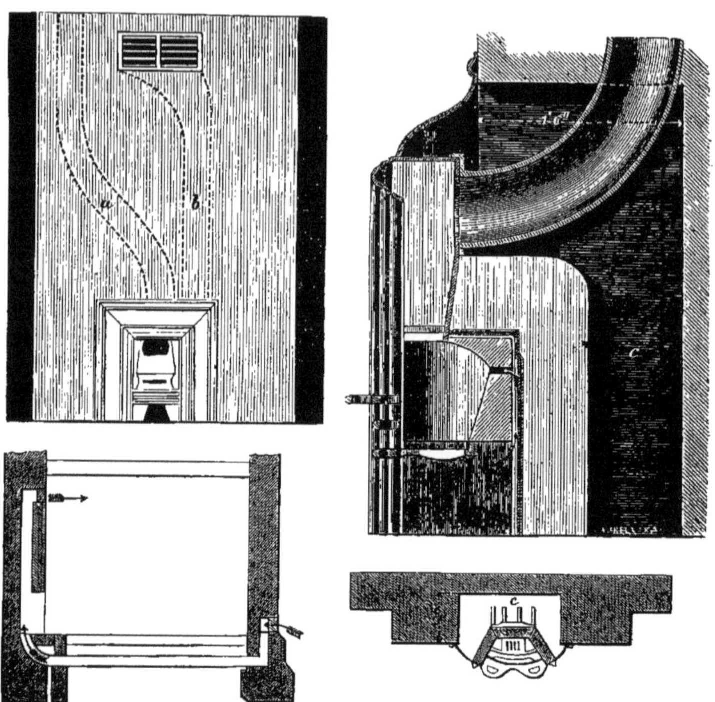

Fig. 6[1]. — Cheminée ventilatrice Douglas Galton.

La grille qui clôt l'orifice extérieur du tuyau doit être assez grande pour que la surface vide qu'elle présente soit égale à celle de la section du tuyau.

S'il y a des angles et des coudes dans le tuyau d'air frais, on doit en augmenter légèrement le diamètre ; si, au contraire, il est en droite ligne, on peut le réduire quelque peu.

Les dimensions de l'orifice doivent pouvoir être diminuées pendant la saison froide.

Le volume d'air pur qui pénètre ainsi varie un peu suivant la direction du vent ; il est maximum quand les fenêtres et les portes sont toutes fermées, parce qu'alors il n'y a pas d'autre passage pour l'air.

Ce mode de ventilation ne doit pas être regardé comme le seul système à employer dans les hôpitaux, pas plus que la cheminée ne doit être la seule issue pour l'air vicié.

La prise d'air pur doit être placée dans un endroit d'où il ne puisse pas être pollué. Son tuyau de conduite doit pouvoir être visité et nettoyé avec facilité, ce qui se fera au moins une fois par an.

[1] Les signes ' et " indiquent respectivement des pieds et des pouces anglais.

Dans le système de chauffage par l'eau chaude, chaque batterie de tuyaux loit être en contact avec une ouverture pour l'air pur.

L'ameublement doit se borner au strict nécessaire et n'être ni encombrant, ni trop lourd. Les lits en fer sont préférables ; un matelas de crin, peu épais, reposant sur un sommier élastique est ce qui convient le mieux.

Les couvertures doivent être de couleur blanche ou tout au moins claires et souvent exposées à l'air.

Là où, faute de distribution d'eau et d'égouts, les water-closets ne sont pas applicables, on établira des earth-closets.

Chaque hôpital doit aussi posséder un appareil convenable pour la désinfection.

Prescriptions pour le transport des fiévreux (*Memorandum on hospital accomodation*). — Aux termes de la loi sur l'hygiène publique, ces malades doivent être transportés à l'hôpital dans des véhicules particuliers appelés *ambulances*. Voici, d'après le memorandum, les conditions que doivent remplir ces véhicules et la manière de les employer :

1° Pour un transport de moins de 1,5 kilomètre, on fait usage soit d'une civière portée par deux hommes, soit d'une voiture à deux roues traînée par un homme. Quand la distance est plus longue, un cheval est attelé à la voiture. Tout appareil à roues pour le transport des malades doit être muni de ressorts ;

2° Une voiture d'ambulance doit être telle que le malade y repose étendu ; la couche où il repose sera mobile afin qu'il y soit placé et en soit retiré directement ;

3° Le nettoyage et la désinfection d'une voiture doit pouvoir se faire aisément après chaque emploi. Toutes les parties intérieures qui supportent le lit et le lit lui-même doivent pouvoir se laver ;

4° Chaque voiture est accompagnée d'une personne pour prendre soin du malade. Dans les voitures attelées d'un cheval une place lui est réservée ;

5° Après chaque transport, la voiture est nettoyée et désinfectée selon les instructions du Medical officer ;

6° Dans les districts populeux ou étendus, il y aura autant de voitures qu'il est nécessaire ; si plusieurs épidémies règnent en même temps, il y aura au moins une voiture spéciale par chaque sorte de maladie.

Règles a suivre dans les hopitaux pour maladies contagieuses (*Rules for hospitals for infectious diseases. Instructions pour le médecin, l'économe, l'infirmière principale*). — 1° Le médecin est le directeur responsable de l'établissement. Il doit le visiter même aux époques où il ne s'y trouve aucun malade afin de voir si l'économe et l'infirmière sont à leur poste et si tout est en bon ordre pour recevoir les malades ;

2° L'économe et l'infirmière principale doivent maintenir partout la plus grande propreté et veiller à ce que les lits soient bien aérés, convenablement arrangés et prêts en un mot à recevoir les malades. Ils doivent aussi dresser l'inventaire de tout ce qui appartient à l'hôpital. Il leur est défendu de s'absenter tous les deux à la fois à moins d'autorisation expresse. Ils sont tenus d'obéir aux prescriptions du médecin et répondent de la conduite du personnel de garde et des malades ;

3° L'économe doit être en mesure de présenter chaque mois ses livres de comptes au Local Board of Health.

Instructions pour les infirmières, les malades et les visiteurs. — 1° Toute personne voulant être reçue dans un hôpital doit présenter un certificat de maladie délivré par un médecin ;

2° Si le malade désire être soigné par un médecin autre que celui de l'hôpital, il en fait la demande au médecin ou à l'inspecteur. Les frais sont à sa charge ;

3° L'entrée d'un hôpital et de ses dépendances n'est accordée qu'aux personnes munies d'un permis ;

4° Aucun malade ne peut sortir de l'hôpital sans que le médecin lui ait signé son exeat ;

5° Les vêtements d'un malade ne peuvent lui être délivrés à sa sortie que lorsqu'ils ont été désinfectés ;

6° Aucune personne faisant partie du personnel de garde ne peut sortir sans autorisation du médecin. Elle doit auparavant changer de vêtements.

Règles a suivre dans les localités atteintes ou menacées d'une épidémie (*General memorandum on the proceedings which are advisable in places attacked or threatened by epidemic diseases*). — 1° Lorsque le choléra, la diphthérie, le typhus ou quelque autre maladie épidémique se déclare ou menace d'éclater, il est de la plus grande importance que les autorités sanitaires prennent les mesures les plus rigoureuses qu'autorise la loi pour protéger la société contre le danger qui la menace. *Toutes les autorités exécutives doivent se conformer aux instructions du Medical officer of health ;*

2° En semblables circonstances, des mesures de précautions doivent nécessairement être prises par tous les citoyens. Les classes pauvres seront l'objet d'une attention particulière en ce qui concerne les logements et les rues qu'elles habitent. Cette attention devra surtout porter sur les garnis (*common Lodging houses*) et sur les maisons occupées par plus d'une famille. Le Local Board of Health aura soin de donner au public les conseils et les instructions nécessaires pour éviter la contagion ;

3° Les accumulations d'ordures ménagères, de détritus animaux ou végétaux, doivent être enlevés aussi vite que possible ; les réservoirs à ordures non étanches doivent être rapidement réparés ; on prendra les mesures pour que ces faits ne se reproduisent plus. On veillera à ce que les eaux vannes ne séjournent pas dans les tuyaux de drainage des maisons, dans les égouts, dans des rigoles ou des fossés. Les égouts seront ventilés avec grand soin ; il importe qu'ils soient exactement disconnectés d'avec les drains des maisons.

On surveillera rigoureusement la propreté de chaque district, notamment des latrines, des réservoirs à eaux ménagères et à ordures, des boucheries, abattoirs et autres endroits où l'on garde des animaux ;

4° Afin de prévenir les suites fâcheuses pouvant résulter du transport d'une grande quantités d'immondices, il est souvent nécessaire de les désinfecter sur les lieux mêmes. Cela se présente surtout lorsqu'il est impossible ou dangereux de les enlever immédiatement. Le terrain, non pavé et voisin des habitations qui peut être souillé, doit aussi être désinfecté. En général, lorsque dans une maison il y a un ou plusieurs cas de choléra ou de fièvre typhoïde, on désinfectera régulièrement et énergiquement les cabinets d'aisances ;

5° L'eau des sources, des puits, des fontaines et des aqueducs doit être l'objet d'un examen rigoureux. Si elle est souillée par des matières animales ou végétales, des infiltrations d'égouts, de fosses d'aisances ou de dépôts d'immondices, elle ne doit pas être employée pour l'alimentation. Cette précaution est d'une extrême importance si la maladie régnante est le choléra, la diarrhée ou la fièvre typhoïde.

S'il y a pénurie d'eau potable, on ne peut employer une eau suspecte qu'à la condition qu'elle soit bouillie ou cuite. L'eau bouillie doit être utilisée dans les vingt-quatre heures. La filtration, toute recommandable qu'elle soit, ne suffit pas plus que l'adjonction de vin ou d'alcool pour la débarrasser de ses substances morbides ou nuisibles.

Toutes les fois que l'apparition de la maladie paraît avoir quelque connexité avec la consommation du lait, on devra veiller avec soin à la propreté des laiteries et crémeries et de l'eau qui y est employée ;

6° Les logements malpropres, surtout ceux occupés par plusieurs personnes, seront immédiatement nettoyés et blanchis à la chaux ;

7° L'encombrement des chambres sera évité. Les personnes qui soignent un malade doivent seules demeurer dans sa chambre ;

8° La ventilation sera abondante ; toutes les fenêtres devront pouvoir s'ouvrir et rester ouvertes. Il importe que, en cas de maladies contagieuses, dans l'intérêt des malades aussi bien que dans celui de leur entourage, un courant d'air frais passe continuellement dans leurs chambres et dans la maison entière ;

9° La plus grande propreté doit régner dans les ménages. Il est interdit d'avoir des dépôts d'ordures dans la maison. On doit nettoyer et désinfecter immédiatement les objets qui en ont besoin ;

10° Les excrétions des patients seront l'objet de précautions particulières relativement à leur nettoyage et à leur désinfection. On doit surtout regarder comme dangereuses : dans les cas de variole, les croûtes qui se détachent de l'épiderme ; dans les fièvres typhoïdes et le choléra, les matières fécales ; dans la diphtérie, les sécrétions de la bouche et du nez. D'ailleurs, toute excrétion d'une personne affectée par une maladie contagieuse doit être tenue pour nuisible. On prendra donc des mesures de précautions toutes particulières à l'égard des objets souillés par le contact ou par les excrétions des malades. En cas de fièvre typhoïde ou de choléra, les excréments sont les propagateurs de l'épidémie ; c'est pourquoi on doit les désinfecter complètement et avant de les vider. Dans aucun cas, on ne doit le faire à une place d'où ils pourraient polluer de l'eau potable ;

11° On doit s'efforcer d'empêcher que la propagation ait lieu par le contact avec des malades. C'est surtout dans les hôpitaux, les écoles et autres établissements où se trouvent des personnes de familles différentes que l'on doit veiller à cela ;

12° Si les causes de l'insalubrité d'une maison ne peuvent être écartées sur-le-champ, le meilleur parti est que ses habitants l'abandonnent. Les malades qui ne peuvent être isolés et soignés à domicile seront transportés dans les hôpitaux, que l'autorité est toujours obligée de tenir prêts pour les cas de nécessité ;

13° Si la maladie a pour cause le dénuement et la misère, il faut y remédier par des secours particuliers ;

14° Certains cas exigent des mesures médicales spéciales. Ainsi en temps de choléra, tous ceux qui sont atteints d'une affection intestinale doivent pouvoir être secourus immédiatement. Dans les cas de variole, la vaccination et la revaccination doivent être pratiquées avec énergie ;

15° Afin qu'en temps d'épidémie, le public soit instruit des mesures les plus efficaces pour combattre la maladie, des avis et instructions imprimés sont distribués par les soins des autorités. En cas de danger imminent, des visites domiciliaires seront faites par les délégués nommés à cet effet ;

16° Les règles précédentes s'appliquent lorsque le danger est menaçant ; elles sont par conséquent de nature temporaire. Il ne faut pas cependant oublier qu'à mesure que les dispositions sanitaires ordinaires sont prises dans un district, on se prémunit contre les ravages considérables que les épidémies auraient pu exercer.

17° Les désinfectants chimiques peuvent se diviser en deux groupes principaux. On ignore encore lequel des deux produit les effets les plus certains. Le premier groupe est surtout représenté par le chlore, l'autre par l'acide phénique. Si l'on choisit le premier, il faut employer une solution de chlorure de chaux pour les petites désinfections dans les ménages ; celui-ci sert à neutraliser les ordures ; le chlore gazeux s'emploie pour les fumigations dans les appartements.

Si l'on se décide pour l'autre catégorie, on emploiera l'acide phénique pour le ménage, le sulfate de fer pour les immondices, l'acide sulfureux pour les chambres. Ces deux classes de désinfectants ne peuvent guère être employés conjointement ; aussi le Local Board of Health de chaque district doit opter pour l'une ou pour l'autre. De toute façon d'ailleurs, la désinfection doit être opérée conformément aux prescriptions du médecin.

Celle des vêtements, de la literie, des rideaux et autres ustensiles de ménage se fait mieux dans des étuves publiques destinées à cet usage.

Projet de la Society of medical officers of health pour empêcher la propagation des maladies contagieuses (scarlatine, variole, fièvre typhoide, etc.)[1]. — Il faut :

1° Isoler le malade des autres membres de sa famille dès que la maladie est

[1] Bien que ce projet n'ait pas le caractère d'un règlement officiel, il méritait d'être reproduit ici, vu qu'il renferme les dispositions détaillées de l'article 11 du règlement qui précède, telles qu'elles ont été adoptées par la célèbre Society of Medical officerof health. Ce projet est généralement suivi en Angleterre.

déclarée ; le placer, si possible, à l'étage le plus élevé de la maison ; éloigner de la chambre tous les tapis, rideaux, vêtements, meubles inutiles ou autres objets superflus ;

2° Faire entrer l'air frais dans la chambre en ouvrant la partie supérieure des fenêtres ; laisser ouvertes les clefs des poêles ; entretenir du feu si le temps le permet ; laisser l'air frais pénétrer par toute la maison en ouvrant fenêtres et portes, car plus l'air pur circule dans une habitation, plus il y a de chances que la maladie ne se répande pas plus loin ;

3° Suspendre un drap à la porte, en dehors, et l'humecter de temps en temps par une solution de 570 grammes d'acide phénique ou de 453 grammes de chlorure de chaux dans 4 lit. 5 d'eau ;

4° Recueillir les déjections des malades dans un vase contenant 1.135 grammes d'une solution de sulfate de fer (454 grammes dans 4 lit. 5 d'eau) ; mélanger cette même solution avec les eaux sales avant de les vider ;

5° Désinfecter de la même manière chaque évier, chaque chaise percée ; éviter avec le plus grand soin que l'eau alimentaire ne soit souillée par les évacuations du malade ;

6° Laver les verres, tasses, cuillers et autres ustensiles ayant servi au malade avec ladite solution d'acide phénique et ensuite avec de l'eau chaude, car alors seulement les personnes bien portantes peuvent s'en servir ;

7° Ne garder aucun aliment dans la chambre du malade, ne pas consommer ceux qu'il a pu laisser ;

8° Plonger le linge du malade dans la solution d'acide phénique, dès qu'il a été changé et avant de l'emporter l'y laisser une heure. Le laver ensuite à l'eau bouillante ;

9° Employer, au lieu de mouchoirs, des chiffons ; les brûler dès qu'ils sont sales ;

10° Vêtir les personnes qui gardent les malades non de laine mais de coton ou d'autre étoffe qui puisse être lavée ; se laver les mains au savon phéniqué après chaque attouchement du malade ;

11° Ne pénétrer dans la chambre que si on le soigne, car les vêtements sont tout à fait propres à la transmission des maladies ;

12° Empêcher que les écailles de la peau dans la scarlatine et les croûtes dans la variole ne se répandent, car elles transmettent le virus ; pour cela frictionner chaque jour le corps du malade avec de l'huile camphrée ; joindre à ces soins, des lotions au phénol et des bains chauds, ce sont les préservatifs les plus efficaces ; défendre au malade de se tenir près des personnes en bonne santé avant que la desquamation ne soit finie et que la peau ne soit redevenue souple et lisse ; désinfecter, avant de s'en servir à nouveau, les vêtements portés par le malade ou pollués de quelque autre manière ;

13° Nettoyer et désinfecter, après la maladie, la chambre et tous les objets qui s'y trouvent.

Voici le mode opératoire : étaler toutes les hardes et la literie, les suspendre

[1] Cette quantité s'est trouvée être beaucoup trop faible ; on emploie maintenant 2 kilogrammes de soufre par chaque 100^{m3}.

à des cordes dans la chambre ; clore hermétiquement les poêles, cheminées, fenêtres, portes et autres issues; prendre 106 à 212 grammes de soufre en bâton, le concasser, le mettre dans un vase en fer placé dans un seau à demi plein d'eau, allumer le soufre, puis sortir en fermant la porte; laisser ainsi la chambre close pendant vingt-quatre heures ; après, ouvrir portes et fenêtres pour une ventilation énergique ; peindre à nouveau le plafond de la chambre; enlever les vieilles tapisseries, les brûler et retapisser à neuf : laver avec du savon et de l'eau contenant un peu de chlorure de chaux, les meubles les objets peints et les lainages ; désinfecter au moyen d'une étuve la literie et les autres hardes qui ne peuvent pas se laver ; ne pas considérer une chambre comme désinfectée avant que toutes les mesures ci-dessus n'aient été exécutées.

14° Défendre l'école aux enfants qui ont un malade dans leur famille et à ceux qui, ayant été malades, ne seraient pas munis d'un certificat de médecin attestant qu'il n'existe plus aucun danger de contagion.

15° En cas de mort, ne pas enlever le cadavre avant l'inhumation, sauf pour le transporter à un dépôt mortuaire ; de même pour tous les objets qui se trouvent dans la chambre, jusqu'à ce qu'ils aient été désinfectés, conformément aux prescriptions de l'article 13 ; mettre en bière le plus tôt possible le corps avec 500 grammes à 1 kilogr. de poudre phéniquée ; fermer ensuite le cercueil et faire l'enterrement sans délai.

Règlement modèle pour le nettoiement des rues, l'enlèvement des immondices, le nettoyage des lieux d'aisances et des réservoirs d'eaux ménagères. — Aux termes de la loi d'hygiène publique, c'est la commune qui est responsable de la propreté des rues. C'est à elle de s'en charger si le Local Government Board le juge à propos. D'ailleurs ce nettoiement peut être confié aux propriétaires riverains.

1° Ceux-ci doivent alors, chaque jour sauf le dimanche, faire nettoyer au moins une fois leur portion de trottoir et de rue.

Dans les localités peu importantes et peu fréquentées, le nettoiement peut ne se faire que le lundi, le mercredi et le samedi.

2° Les immondices doivent être enlevées au moins une fois par semaine. Dans les habitations isolées dans la campagne, cet enlèvement peut s'effectuer à de plus longs intervalles.

3° Quand les closets à la terre sèche ont une fosse fixe où tombent les excréments mélangés avec de la terre en quantité suffisante, on doit la vider au moins une fois tous les trois mois.

On appelle fosse fixe un réservoir étanche placé sous le siège, et construit de façon à satisfaire les conditions indiquées dans le règlement ci-après au n° 71. Toutes les fois qu'il y a suffisamment de terre mélangée avec les excréments, on n'a jamais remarqué qu'il en soit résulté des inconvénients sanitaires, même lorsqu'ils séjournaient pendant trois mois dans le récepteur.

Dans les contrées où les water closets ne réussissent pas à s'introduire, il n'y a pas de système de latrines plus convenable et plus salubre que les closets à la terre sèche. C'est afin d'en encourager l'usage que le terme fixé pour leur nettoyage a été prolongé le plus possible.

Ce procédé est facilement applicable dans les contrées riches en terres noires ou argileuses, qui conviennent le mieux pour cet emploi. On peut se servir de poussier de charbon et de cendre. La chaux, le sable et le gravier conviennent beaucoup moins bien. Toutes les matières employées pour les vidanges doivent être sèches.

La terre ayant déjà servi peut être employée à nouveau après avoir fourni aux végétaux les éléments nutritifs qu'elle contenait

4° Les récepteurs mobiles et les closets à terre sèche doivent être vidés au moins une fois par semaine.

Cette prescription était nécessaire pour empêcher d'avoir des récipients trop grands pour être déplacés.

5°-6° Tous les lieux d'aisance où l'on ne jette aucun mélange doivent avoir leur fosse mobile ou fixe vidée au moins une fois par semaine.

Il a été reconnu que ce délai est le plus long qu'on puisse accorder, lorsque les excréments sont laissés, sans aucun traitement. à proximité des habitations.

7° Tout réservoir à ordures ménagères doit de même être nettoyé *une fois par semaine*.

8° Si la fosse à vidanges sert aussi pour les ordures ménagères, on doit la vider dans le même délai.

Au n° 78 du règlement sur les constructions, on trouvera une description précise de cette sorte de fosse.

9° Les puits pour retenir les détritus solides contenus dans les eaux ménagères doivent être vidées au moins *une fois tous les trois mois*.

Mesures prescrites en vue de prévenir les inconvénients occasionnés par la neige, la boue, la poussière, les cendres, les balayures et par l'entretien d'animaux domestiques. — 1° En cas de neige abondante, les chemins et les rues doivent être déblayées.

2° La neige, enlevée d'une cour, ne peut être déposée ni dans la rue ni dans un endroit fréquenté.

3° Si l'on répand du sel sur la neige pour en achever la fonte, on doit immédiatement balayer la boue qui se forme dans les rues et les chemins.

La raison de cette prescription est que le cuir des chaussures, imprégné de cette humidité, ne sèche que fort difficilement.

4° Les balayures, les cendres, les immondices et autres ordures ménagères ne doivent être transportées que dans des voitures et des récipients hermétiquement clos. Il n'est pas permis de les vider dans les sentiers, les rues ou les chemins. Toutefois il est permis de placer ces récipients bien clos, près d'un chemin, pourvu qu'ils soient enlevés peu de temps après.

Les maisons situées à moins de 18 mètres de distance d'une autre habitation ou d'une rue doivent être débarrassées de toutes ces ordures, de 6 à 8 heures et demie du matin au plus tard pendant la saison des longs jours et de 7 à 9 heures et demie, quand les jours sont courts.

L'enlèvement des ordures se fait très souvent la nuit; cependant c'est pendant le jour qu'on doit les enlever.

5°-8° Dans les villes, le lieu où on décharge les immondices doit être éloigné des habitations et de la voie publique d'au moins 91 mètres. Elles ne doivent pas y séjourner plus de 24 heures.

9° Les matières de vidange et les eaux ménagères qui sont destinées à servir d'engrais, seront enfouies le plus vite possible et recouvertes d'une couche suffisante de cendres, de terre ou autre matière convenable. On pourra recourir à d'autres moyens pour empêcher les exhalaisons désagréables ou nuisibles.

On ne peut répandre ces matières sur des champs distants des routes ou des habitations de moins de 91 mètres.

10° Les porcheries et leur fumier doivent toujours se trouver à 30 mètres au moins des habitations. Ils seront placés de manière que l'eau potable, destinée à l'alimentation et à la laiterie, ne puisse être corrompue.

Dans des cas exceptionnels, cette distance peut être réduite à 18 mètres.
Pour la campagne on n'a pas fixé de distance minimum; toutefois les articles suivants sont applicables à l'élevage des porcs.

11° Il est défendu d'entretenir des animaux domestiques et de déposer leur fumier dans un endroit qui rendrait possible la pollution de l'eau potable;

12° Dans les cours où se trouvent des chevaux, d'autres bêtes de somme, du bétail ou des porcs, on disposera d'une place convenable pour le fumier. Le fond de celle-ci ne devra en aucun cas être au-dessous du niveau du sol; il sera construit avec des matériaux tels que son étanchéité soit parfaite. On le tiendra toujours en bon état. Cette place sera pourvue d'une toiture ou d'un couvercle.

Les urines et les eaux sales seront conduites hors des écuries par des drains bien établis, construits avec de bons matériaux et tenus constamment en bon état. Ces tuyaux déboucheront dans un égout, un réservoir d'eaux ménagères ou quelque autre endroit approprié.

Toutes les immondices des écuries seront enlevées chaque semaine.

Cette disposition n'est pas nécessairement applicable dans les campagnes pour les habitations isolées et situées à 30 mètres au moins des grandes routes.

RÈGLEMENT RELATIF A LA CONSTRUCTION DES RUES ET DES MAISONS[1]. — *Rues.* — 4°-7°. Toute rue destinée au passage des voitures doit avoir au moins $10^{m},9$ de large.

Tout passage interdit aux voitures, de moins de $30^{m},5$ de long, doit avoir au moins une largeur de $7^{m},3$.

La chaussée dans les rues doit être au moins aussi large; de chaque côté se

[1] Ce règlement modèle contient aussi des dispositions relatives à la solidité des maisons et aux mesures préservatrices de l'incendie; ici ne seront mentionnées que les précautions purement hygiéniques.

trouvera un trottoir pour les piétons ; il aura pour largeur au moins le sixième de celle de la rue.

La chaussée sera convexe, le sommet étant en son milieu ; la pente des côtés variera entre 3 et 6 centimètres par mètre. La déclivité du trottoir vers la chaussée sera de 4 centimètres par mètre si celle-ci n'est pas pavée ou en asphalte. Elle variera entre 19 millimètres et 4 centimètres au plus si le trottoir a un revêtement.

Le bord de celui-là sera d'au moins 7cm,5 plus haut que l'autre côté du ruisseau, et il aura au plus, 7cm,5 au-dessus du fond.

Murs intérieurs, fondations, toits, cheminées. — 9°-10°. Aucune construction ne peut être édifiée sur un terrain remblayé par des matières excrémentielles animales, végétales ou ayant servi de dépôt d'immondices, avant que le sol n'en ait été débarrassé.

S'il faut remblayer un terrain avant de bâtir, on n'emploiera que des matières n'offrant aucun danger.

Toute habitation sera isolée du sol par une couche d'asphalte ou de béton de 15 centimètres d'épaisseur au moins.

11. Les chambranles des portes, les encadrements des fenêtres, les solives des toits et autres pièces de bois scellées dans un mur seront revêtues de feuilles de plomb ou d'une autre matière imperméable partout où elles sont en contact avec la maçonnerie.

16. Les fondations reposeront sur un sol ferme, sur une couche de béton ou de toute autre matière convenable.

17. Afin d'empêcher que l'humidité ne monte à travers les murs, ceux-ci seront isolés par des feuilles de plomb, de l'asphalte, de l'ardoise ou autres

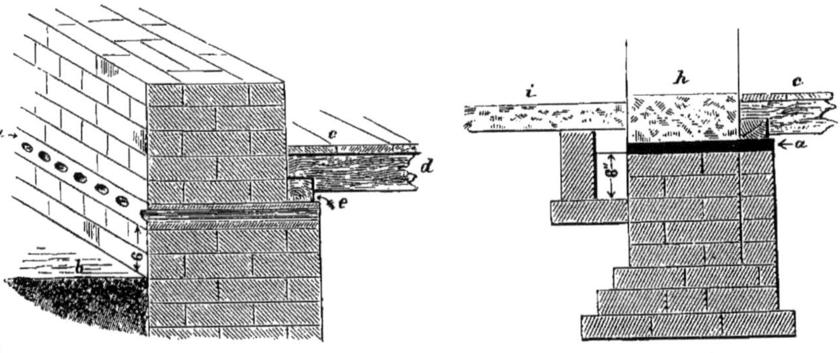

Fig. 7. Fig. 8.

Isolement des murs.

a) couche isolante. — b) niveau du sol. — c) plancher. — d) solives sous le parquet. — e) charpente. — f) espace vide dans le mur. — g) béton. — h) porte. — i) pavé de la rue.

substances imperméables. Cette couche isolante sera placée au-dessous des poutres du plancher inférieur et au moins à 15 centimètres au-dessus de la surface du sol voisin. (Voir fig. 7 et 8.)

Si le parquet d'une chambre est au-dessous du niveau du sol et si le mur extérieur est en contact avec la terre, il devra être double de manière à renfermer un espace vide de 6 centimètres de large. Celui-ci doit exister sur toute la longueur du mur jusqu'à une hauteur de 15 centimètres au-dessus du sol voisin.

Ces doubles murailles sont jointes soit par des crochets en fer goudronné et sablé, ou galvanisé, soit par quelque autre système, par exemple, des briques vernissées. Ils doivent être distants horizontalement de 90cm et verticalement de 45 centimètres.

Une couche isolante doit être placée à la base et une seconde à la partie supérieure de la double muraille (fig. 9).

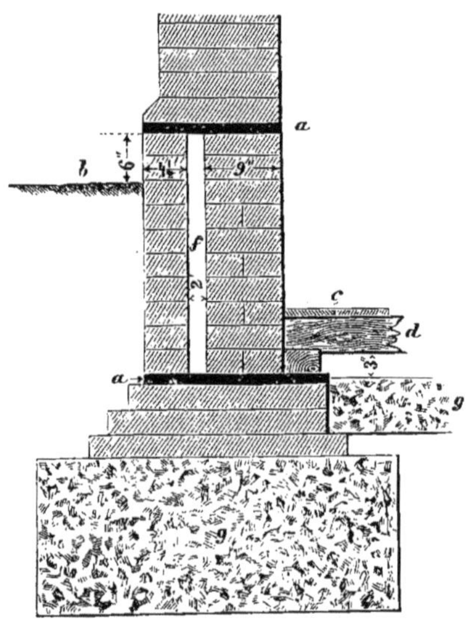

Fig. 9. — Isolement d'un mur double.
Les lettres des figures 7 et 8 s'appliquent à cette figure.

§ 28. Les murs de séparation de deux propriétés ne doivent avoir ni fenêtre, ni aucune autre espèce d'ouverture.

Libre circulation de l'air autour des maisons et leur ventilation. — 53. Devant la façade de chaque habitation il y aura une place libre, large de $7^{m},3$ au minimum.

54. Du côté opposé sera une place de $13^{m^2},90$, au minimum qui appartiendra exclusivement à la maison [1]. Tout autour, entre celle-ci et celle du terrain voisin, il doit exister un espace vide de 3 mètres au moins de large. Si la construction a $4^{m},5$ de hauteur, l'intervalle aura $4^{m},5$ de large ; pour une

[1] Il est important de se rappeler qu'en Angleterre chaque maison est ordinairement construite pour une seule famille.

hauteur de 6 mètres, il aura une largeur égale : pour une hauteur de $10^m,5$ et au-dessus, la largeur de l'espace vide sera d'au moins $7^m,6$.

Cette largeur doit être mesurée perpendiculairement aux côtés de la maison ; la hauteur l'est depuis la surface du sol jusqu'à la moitié du toit.

55. Les murs des deux façades auront à chaque étage un nombre suffisant de fenêtres pour laisser pénétrer l'air frais. Elles seront disposées de manière à produire une ventilation parfaite.

56. Au-dessous de toutes les pièces parquetées du rez-de-chaussée, on laissera un espace vide d'au moins 8 centimètres de hauteur entre chaque solive *d* et la couche isolante *g* (fig. 9). Il doit communiquer avec l'air extérieur soit par des briques perforées (air-bricks), soit par tout autre procédé satisfaisant.

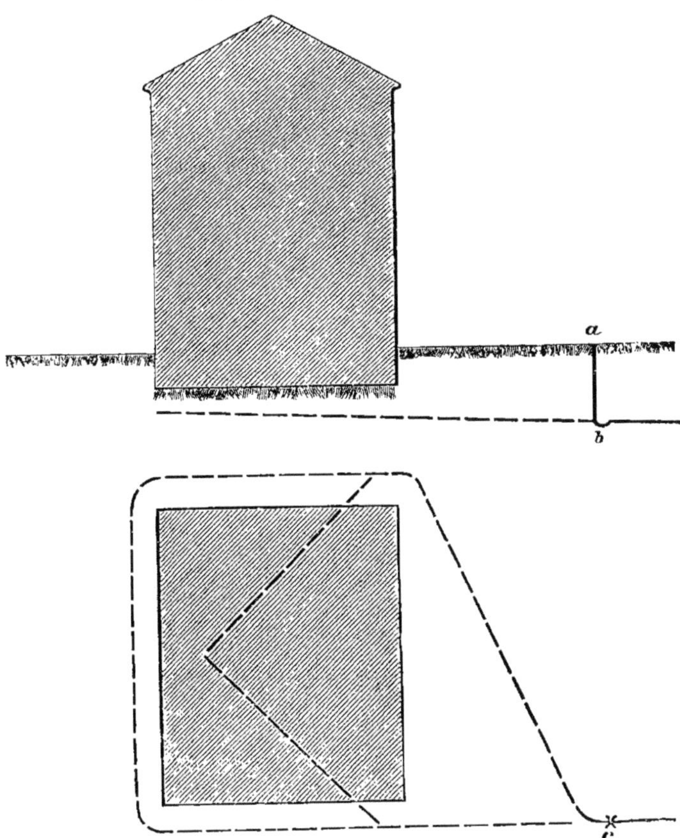

Fig. 10. — Schéma du drainage d'une maison.

a) ouverture de ventilation. — *b*) fermeture hydraulique. — *c*) ouverture de ventilation et fermeture hydraulique

57. Chaque pièce aura au moins une fenêtre donnant accès à l'air du

dehors ; la superficie de celle-ci aura au minimum le dixième de celle du parquet ; un de ses battants au moins devra pouvoir s'ouvrir entièrement.

58. Toutes les pièces qui n'ont pas de cheminées seront ventilées par une ouverture ou par un tuyau d'appel de 625 centimètres carrés au moins de section.

59. Toutes les maisons seront munies d'un système de ventilation suffisante.

Drainage des terrains et des habitations. — Partout où la nature et la situation du terrain l'exigent, il doit être assaini par le drainage au moyen de

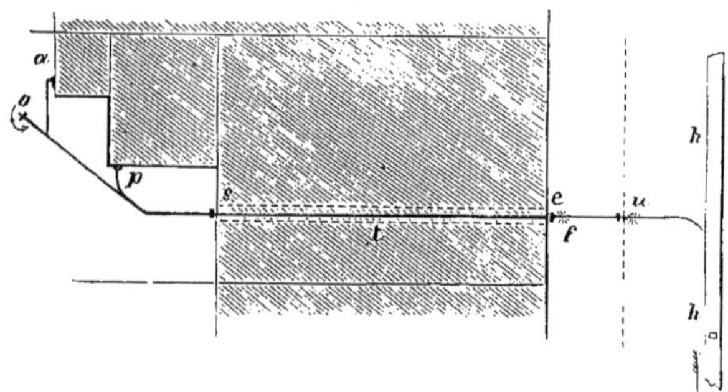

Fig. 11. — Schéma du drainage d'une maison. (Plan.)

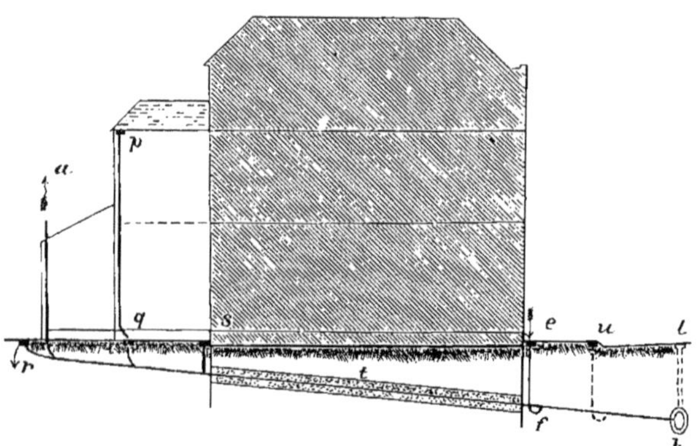

Fig. 12. — Schéma du drainage d'une maison. (Élévation.)

a) tuyau de ventilation du collecteur. — *e*) cheminée ventilatrice. — *f*) coupe-air du collecteur. — *h*) égout. — *l*) cheminée ventilatrice de l'égout. — *o* et *r*) petit réservoir disconnecteur (Gully) pour l'eau de la surface. — *p*) tuyau d'eau de pluie. — *q*) Gully. — *s*) tuyau de ventilation pour la partie du collecteur située au-dessous de la maison. — *t*) collecteur au-dessous de la maison, entouré de béton. — *u*) autre situation de *e*.

tuyaux de terre cuite poreux et placés avec une pente suffisante. Ces drains doivent être séparés de l'égout, du réservoir à eaux ménagères ou à autres eaux sales, par une fermeture hydraulique ; l'ouverture de ventilation doit être placée le plus près possible de cette dernière.

61. Les collecteurs de drainage du sol et des maisons doivent être placés de telle façon qu'ils débouchent dans la partie supérieure de l'égout.

Le sol de la cave doit se trouver à une distance suffisante au-dessus de la partie supérieure du collecteur.

62. Le collecteur des eaux sales sera en poterie vernissée ou autres matériaux semblables. Il aura le diamètre nécessaire. S'il sert en même temps aux water-closets, son diamètre sera d'au moins 10 centimètres; il doit reposer sur une couche de béton, avoir une déclivité suffisante, et être étanche aux joints.

Le collecteur des eaux sales ne doit pas passer sous les maisons à moins toutefois que toute autre direction soit impraticable.

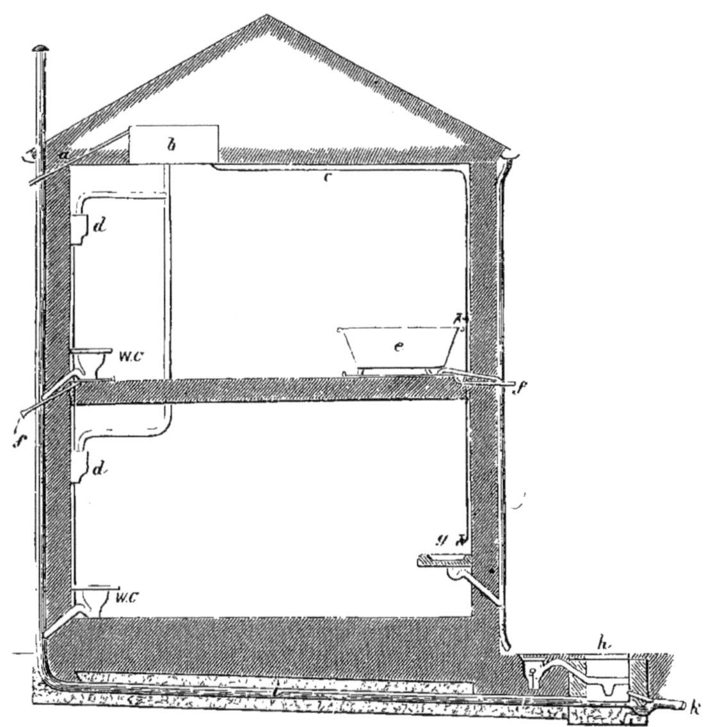

Fig. 13. — Canalisation d'une maison.

a) tuyau de trop-plein du réservoir *b*. — *b*) réservoir d'eau. — *c*) conduites d'eau. — *d*) réservoir de chasse de W.-C. — *e*) baignoire. — *f*) tuyau d'écoulement du terrasson de la baignoire ou du W.-C. — *g*) évier. — *h*) couvercle-grille. — *i*) collecteur passant sous la maison. — *k*) partie du collecteur allant à l'égout. — *l*) béton.

Dans ce dernier cas il doit être placé au moins sous la couche isolante qui sert de base à la construction à une profondeur égale à son diamètre. D'ailleurs, dans toute sa longueur au-dessous de la maison, il doit être entouré d'une couche de béton épaisse de 15 centimètres au moins. Des deux côtés de la maison doit se trouver une ouverture de ventilation (fig. 11, 12, 13).

Toute jonction de branchement avec le collecteur doit être pourvue d'un coupe-air.

Dans la figure 13 on voit le tuyau de chute employé pour la ventilation des collecteurs.

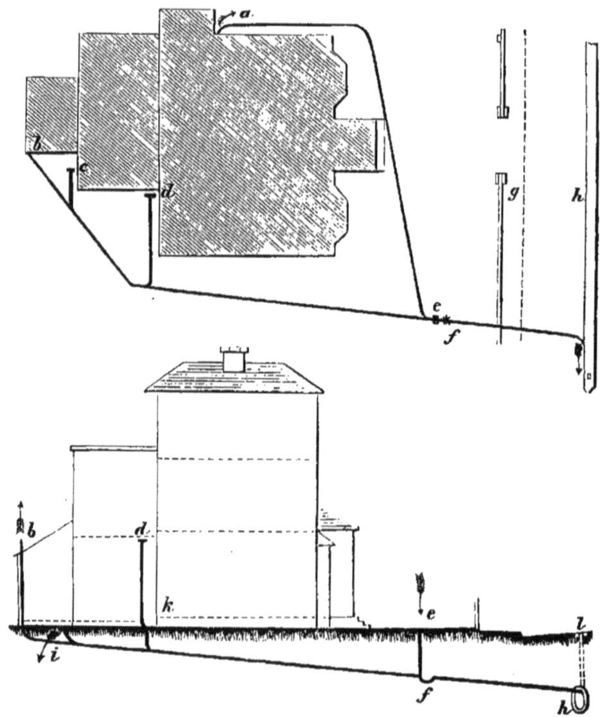

Fig. 14. — Schéma du drainage d'une maison. (Plan et élévation.)
Echelle : 3/4 pouce pour 20 pieds [1].

Outre les tuyaux de poterie vernissée, on peut employer pour la conduite des eaux sales des tuyaux en grès, en ciment ou en fer fondu avec joints au plomb.

Le diamètre minimum permis pour le collecteur était autrefois de 15 centimètres; il est aujourd'hui de 10 centimètres. Ce dernier a été trouvé suffisant, si le collecteur est en ligne droite et si sa pente reste la même entre les chambres d'inspection par lesquelles on peut l'examiner [2]. La vitesse du courant qui est plus grande dans un tuyau étroit est aussi favorable pour empêcher le conduit de s'obstruer par des immondices.

63. Le tuyau collecteur d'une maison doit être, avant sa jonction avec

[1] Pied anglais = 0m,3048; le pouce = 0m,0254.

[2] Les maisons dans les villes anglaises, ne renfermant en général qu'une famille, ne sont habitées en moyenne que par sept personnes.

l'égout, disconnecté par un bon coupe-air placé aussi loin de la maison et aussi près de l'égout qu'il est possible de le faire.

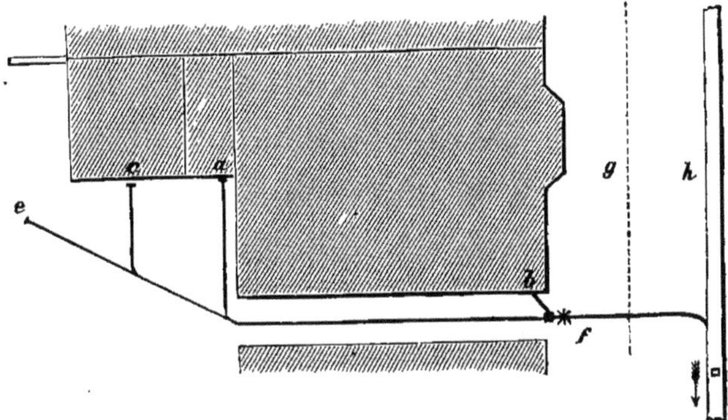

Fig. 15. — Drainage d'une maison. (Plan.)

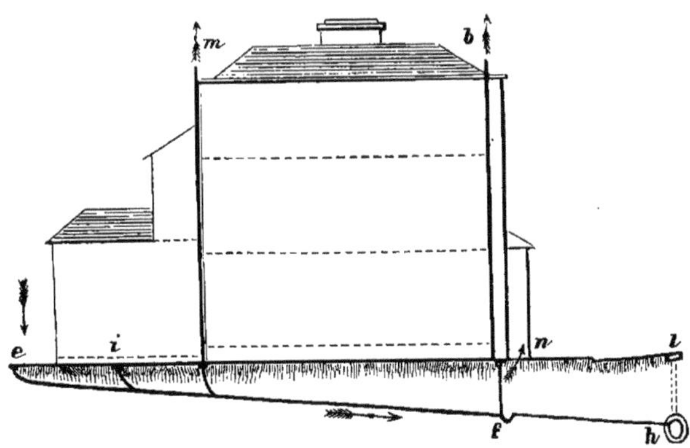

Fig. 16. — Drainage d'une maison. (Elévation.)

Echelle : 3/4 pouce pour 20 pieds.

Explications des lettres dans les figures 14, 15, 16.

a) tuyau de ventilation du collecteur (entrée de l'air). — *b*) tuyau de ventilation (sortie de l'air). — *c*) récepteur disconnecteur de la décharge des eaux ménagères. — *d*) bain. — *e*) ouverture de ventilation (entrée de l'air). — *f*) coupe-air du collecteur. — *g*) trottoir. — *h*) égout. — *i*) même signification que *c*. — *k*) récepteur disconnecteur du tuyau de bain. — *l*) ventilation de l'égout. — *m*) tuyau de ventilation des W.-C. — *n*) chambre d'inspection couverte. — *o*) Gully pour l'eau de la surface.

Les fig. 11, 12, 13, 14, 15 et 16 montrent clairement les dispositions prescrites pour prévenir l'infection des maisons par les gaz d'égout.

Il est interdit de ventiler les égouts par les tuyaux de drainage ou de chute des maisons.

Les tuyaux pour la ventilation des égouts doivent déboucher à la surface de la rue, directement au-dessus de l'égout. Voir les figures précédentes.

Le siphon A de la figure 17 est un bon coupe-air pour disconnecter le collecteur de la maison d'avec l'égout. On voit qu'il est supporté par une planchette, qui y est adhérente ; cela est important pour assurer sa stabilité. On voit aussi que l'arrivée

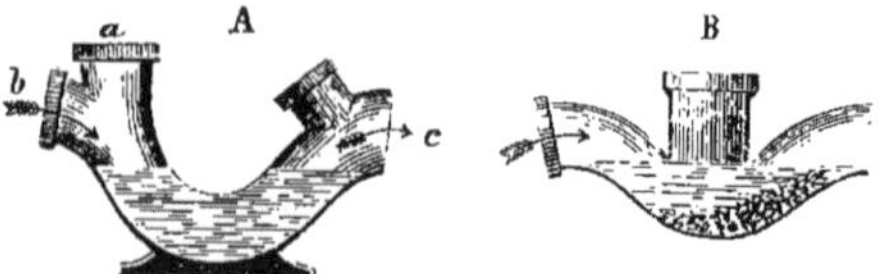

Fig. 17. — Siphon.

a) ouverture pour le tuyau de ventilation. — b) entrée des eaux ménagères et des vidanges. — c) ouverture pour la jonction avec l'égout.

des eaux ménagères se fait un peu au-dessus de la surface du liquide contenu dans

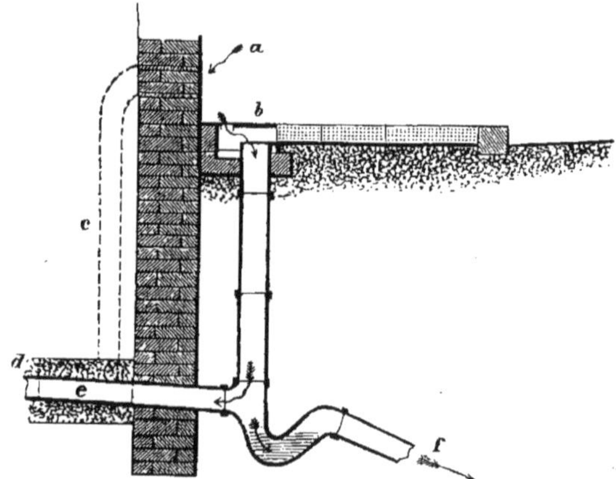

Fig. 18. — Disposition d'un siphon et de sa ventilation.

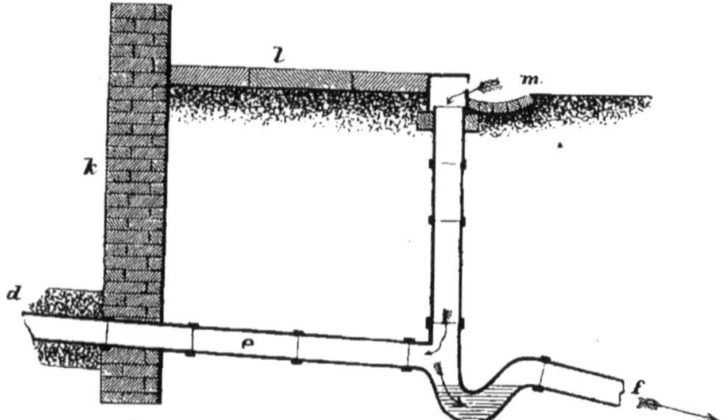

Fig. 19. — Autre disposition d'un siphon et de sa ventilation.

Echelle : 1 pouce pour 4 pieds.

a) bouche du tuyau de ventilation. — b) grille ou regard de ventilation. — c) tuyau de ventilation en fonte. — d) béton. — e) tuyau de 10 centimètres de diamètre. — f) tuyau allant à l'égout. — k) mur. — m) bouche pour la ventilation sur le bord du trottoir.

le siphon. Cette construction accroît la vitesse d'écoulement et facilite le nettoyage du siphon. L'ouverture *a* peut servir pour un tuyau de ventilation débouchant à l'air libre et pour nettoyer le siphon en cas d'une obturation accidentelle.

L'autre petite ouverture que l'on voit, représentée à droite du siphon A. est fermée, mais elle peut, si besoin est, servir au nettoyage du tuyau entre le siphon

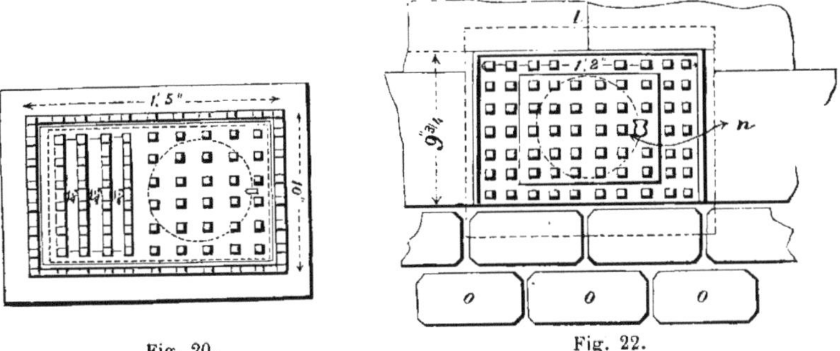

Fig. 20.
Bouche de ventilation de trottoir. (Plan.)

Fig. 22.
Autre bouche de ventilation. (Plan.)

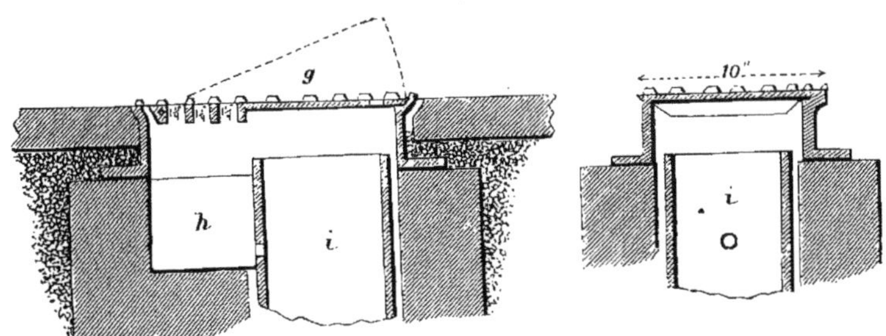

Fig. 21. — Bouche de ventilation de trottoir. (Coupe en élévation.)

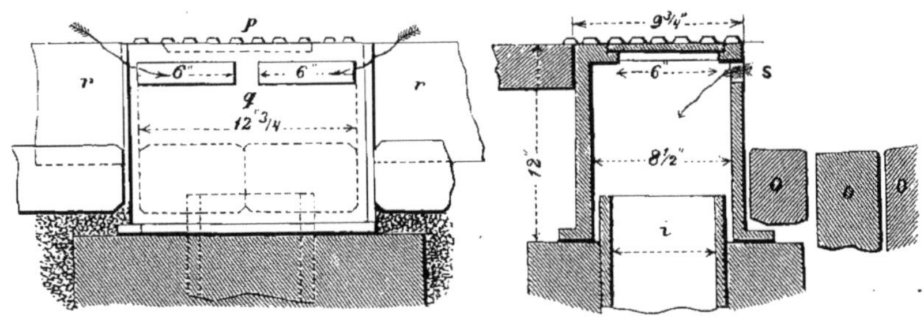

Fig. 23. — Autre bouche de ventilation. (Coupe en élévation).

Echelle : 1 pouce par pied.

g) grille mobile. — *h*) collecteur de matières solides. — *i*) tuyau de 15 centimètres. — *n*) couvercle mobile avec serrure. — *o*) rigole. — *p*) surface du trottoir. — *r*) bord du trottoir. — *s*) entrée de l'air (0m,45).

et l'égout. Si les eaux vannes ne sont pas envoyées à l'égout, mais dans un réservoir collecteur (*cesspool*), cette même ouverture peut être reliée à un tuyau de ventilation du réservoir.

Le siphon B (fig. 17) est d'une construction mauvaise, parce qu'il s'y accumule facilement des immondices et que le nettoyage en est difficile.

Les figures 18 et 19 montrent les dispositions d'un siphon, de son tuyau de ventilation et de son tuyau d'écoulement à l'égout.

Si, pour une cause ou pour une autre, le tuyau de ventilation ne peut être placé hors de la maison, il doit l'être sur la face intérieure du mur (voir en *c* les lignes pointillées, fig. 18). Il doit alors être d'une seule pièce en fer fondu, traverser le mur et déboucher près du sol.

Les bouches des tuyaux de ventilation seront construites de façon à empêcher l'introduction de matières qui puissent les boucher; cependant la circulation de l'air ne devra pas être gênée. La somme des surfaces libres des grilles ne devra pas être inférieure à celle de la section du tuyau qui doit avoir au moins le même diamètre que celui d'écoulement des eaux vannes; les courbes et les angles doivent être évités.

Il est avantageux que l'entrée de l'air se fasse dans le tuyau par une chambre d'inspection. Si deux ou plusieurs tuyaux d'écoulement se rencontrent, il est nécessaire d'en avoir une. Plus l'examen et le nettoyage des conduites est facilité, plus la disposition est conforme aux règles sanitaires.

Les figures 20 et 21 montrent les détails de la bouche de ventilation à la surface du trottoir (fig. 20, plan — fig. 21, coupe, détail de la fig. 18).

Les figures 22 et 23 montrent les mêmes détails, en plan ou en coupe, pour la disposition de la figure 19.

Les figures 24, A et B, montrent une bonne construction d'une chambre d'inspection, avec un branchement *c* débouchant dans le collecteur *d* de la chambre d'inspection qui sert aussi à la ventilation.

La chambre d'inspection sera fermée par une grille qui permettra l'entrée de l'air. Dans le cas où une ouverture n'y pourrait être faite, la bouche pour la ventilation sera placée sur un côté de la chambre et à sa partie supérieure, d'où le tuyau de ventilation sera mené jusqu'au-dessus du sol.

64. Deux tuyaux ne doivent pas se rencontrer à angle droit, ni verticalement, ni horizontalement mais à angle aigu dans la direction du courant comme on le voit figure 24 B.

Une jonction à angle droit est l'origine de dépôts de matières solides.

Toutes les fois que deux tuyaux se réunissent, on emploiera un tuyau à deux bras.

65. Pour être certain d'avoir une ventilation active et suffisante des tuyaux de drainage, il faut prendre les dispositions suivantes :

Chaque tuyau sera pourvu au moins de deux communications avec l'air extérieur. L'une d'elles consiste en un tuyau débouchant à la surface du trottoir ou dans une chambre d'inspection; il est placé aussi près que possible du coupe-air qui sépare l'égout de la conduite (voir fig. 18, 19 et 24). La jonction du tuyau de ventilation et du coupe-air se fait toujours sur le côté du siphon qui regarde la maison.

L'autre communication avec l'atmosphère se fait au bout opposé de la con-

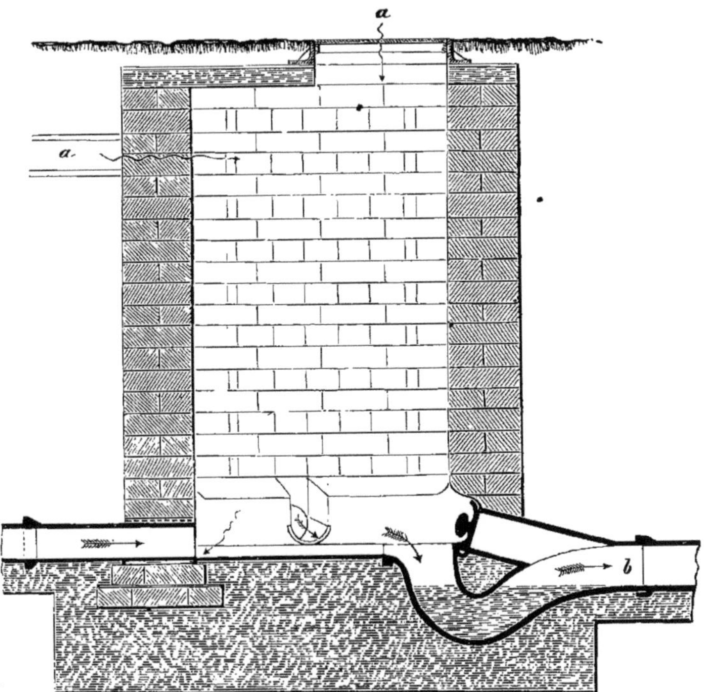

Fig. 24 A, coupe.

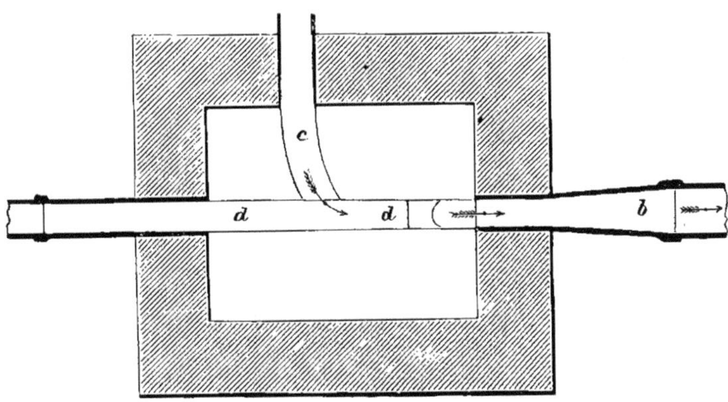

Fig. 24 B, plan.
Chambre d'inspection.
a) entrée de l'air. — *b*) conduite allant à l'égout. — *c*) branchement. — *d*) collecteur principal.

duite des eaux vannes. Elle doit se trouver aussi loin que possible de la première. Ce deuxième tuyau de ventilation sert à la sortie de l'air et doit avoir une hauteur suffisante pour que l'air souillé ne puisse pénétrer dans la maison. La longueur minimum de ce tuyau doit être de trois mètres (voir fig. 12 et 14).

Si cette disposition offre des difficultés, on peut faire la sortie de l'air près du siphon et laisser l'autre bout du tuyau servir comme entrée (voir fig. 16).

Si le tuyau de chute des water-closets est d'un diamètre convenable et que pour sa ventilation il ait une hauteur suffisante au-dessus du toit, on peut s'en servir pour la ventilation du tuyau collecteur, comme il a été dit ci-dessus (voir fig. 13).

Il faut observer que dans les dispositions précédentes il s'agit de la ventilation des tuyaux de drainage de la maison et non de celle des égouts qui doivent en être parfaitement séparés.

Les tuyaux auront le moins possible de courbures et d'angles droits. Un tuyau de ventilation coudé à angle droit fait perdre 50 p. 100 à la vitesse du courant d'air.

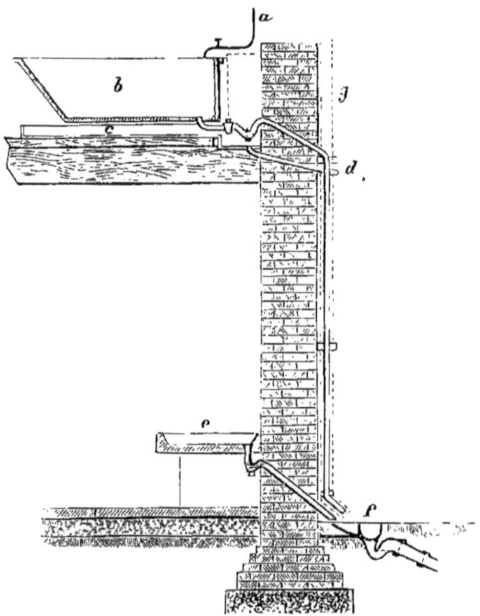

Fig. 25. — Drainage d'une maison.

Echelle : 2/3 de pouce pour 4 pieds.

a) tuyau d'eau. — *b*) baignoire. — *c*) terrasson de trop-plein. — *d*) tuyau d'écoulement de l'eau contenue en *c*. — *e*) évier. — *f*) ouverture libre des tuyaux dans le gully.

66. Un tuyau de chute de water-closets doit avoir un diamètre de 10 centimètres au moins. Il doit être placé sur la face extérieure de la maison et

dépasser le toit à une hauteur suffisante pour que les gaz ne puissent entrer dans les appartements. Sur toute sa longueur il aura le même diamètre ; on évitera autant que possible les courbes et les angles (voir fig. 13).

Il n'y aura pas de coupe-air à la jonction du tuyau de chute et du collecteur de la maison. Le courant ne doit pas être interrompu. Chaque water-closet sera séparé du tuyau de chute par un siphon (voir fig. 13).

Les tuyaux de vidange des eaux ménagères et des baignoires, les tuyaux de trop-plein des réservoirs d'eau, des baignoires ou des réservoirs de water-closets, etc., doivent être placés à l'extérieur le long du mur et doivent déboucher en plein air, au-dessus d'une rigole communiquant avec un réservoir disconnecteur (gully) éloigné de la maison d'au moins 20 centimètres (voir les fig. 13 et 25).

Un tuyau de vidange pour les eaux ménagères qui peuvent contenir des matières solides doit être établi comme les tuyaux de chute des water-closets.

Toutes ces dispositions ont pour but d'empêcher les gaz des égouts de pénétrer dans les maisons.

Lorsque les tuyaux de vidange ne peuvent s'ouvrir dans l'atmosphère, comme lorsqu'il s'agit de drainer les eaux ménagères de pièces placées dans le sous-sol, on a proposé la construction représentée figure 26. Au fond du gully récepteur, il y a une caisse mobile en fer, goudronné pour éviter la rouille. Les graisses et matières solides s'y déposent ; on les enlève en retirant la caisse.

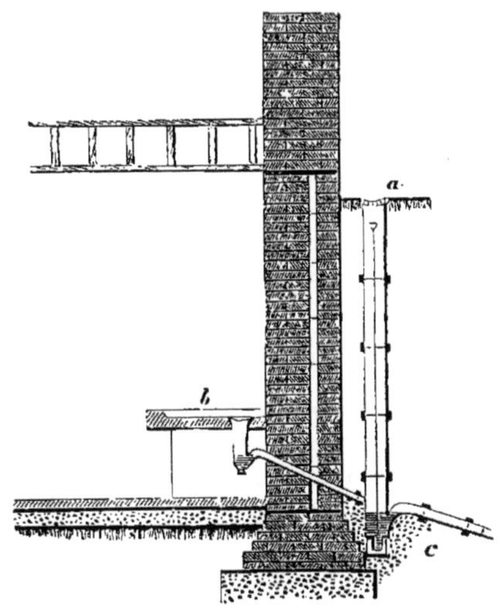

Fig. 26. — Drainage du sous-sol d'une maison.
Echelle : 2/3 de pouce pour 4 pieds.
a) grille. — b) évier. — c) caisse en fer pourvue d'un manche.

Water-closets. — 67-68. A l'intérieur des maisons, les lieux d'aisance doivent avoir au moins une de leurs faces formée par un mur extérieur. Sur cette face, il doit se trouver une fenêtre d'au moins 180 centimètres carrés de superficie, non compris le cadre : elle doit pouvoir s'ouvrir pour donner libre accès à l'air. D'ailleurs les closets doivent être pourvus d'une ventilation constante soit par un système de briques perforées placées dans le mur extérieur, soit par des tuyaux de ventilation, soit par tout autre moyen.

69. Tout water-closet de maison sera muni d'un réservoir d'eau particulier. Ces réservoirs seront tous de la même grandeur et construits de façon qu'il y ait une disconnection parfaite entre l'eau destinée à l'alimentation et celle du closet. Ils doivent être construit de manière que le nettoyage en soit facile et que les excréments soient immédiatement enlevés.

La cuvette sera d'une matière imperméable et d'une forme telle que les matières fécales y tombent sans s'attacher aux parois. Au fond de la cuvette se trouvera toujours une quantité d'eau suffisante pour recevoir les excréments.

Les closets munis d'un collecteur (*container*) au-dessous de la cuvette sont interdits. Il en est de même des coupe-air connus sous le nom de siphon D.

Earth-closets. — 70. Tout closet à terre (*earth-closet*) aura un réservoir convenablement construit et contenant la terre sèche ou toute autre matière qui puisse remplir le même but. Il sera placé de façon que la terre se mélange en quantité suffisante aux matières fécales.

71-72. Si le closet à terre est muni d'une fosse fixe, elle devra être placée et établie de manière que le mélange, la vidange et le curage se fassent facilement.

Cette fosse ne devra pas pouvoir contenir plus d'excréments et de terre que ceux produits pendant trois mois. En aucun cas elle n'aura plus d'un mètre cube.

La fosse sera parfaitement étanche pour éviter toute souillure ; le fonds en sera élevé d'au moins 8 centimètres au-dessus du sol. Elle devra être garantie de la pluie et des autres souillures extérieures quelles qu'elles soient.

Un cabinet à terre sèche peut aussi être placé à l'intérieur d'une maison. En ce cas il sera muni d'un récipient mobile d'une contenance maximum de 56 litres. Le réservoir à terre devra être tel que le mélange de la terre avec les excréments se fasse aisément. Le récipient des matières fécales devra aussi être garanti de la pluie et de toute autre souillure. Sa vidange et son nettoyage devront être faciles.

Lieux d'aisances ordinaires. — Ils doivent être éloignés de deux mètres au moins de toute maison ou logement habité.

74. Tout lieu d'aisance doit être placé à une distance minimum de 12 à 15 mètres d'une source, d'un puits, d'un cours d'eau ou de toute autre eau destinée aux usages du ménage. En général, ils doivent être situés de façon à ne pas souiller les eaux.

75. Leur construction doit être telle que leur vidange et leur curage se fassent aisément. L'enlèvement des matières ne devra pas se faire en traversant une maison ou un logement habité.

Quand cela est impossible, il faut se servir d'un autre système de privés.

76. Tout lieu d'aisance sera muni d'une ouverture assez grande pour la ventilation ; elle sera placée aussi près que possible du toit et s'ouvrira directement à l'air libre.

Le plancher des cabinets sera imperméable ; élevé de 15 centimètres au-dessus du sol, il aura une pente vers la porte de 1 centimètre 5 par 30 centimètres (fig. 27).

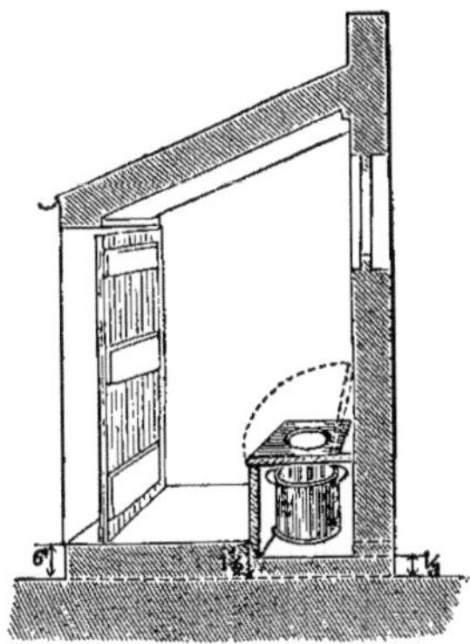

Fig. 27. — Vue en coupe d'un lieu d'aisance.

Cette disposition a pour but d'empêcher l'eau de lavage du plancher d'entrer dans la fosse et par suite d'activer la décomposition des matières fécales.

77. Si l'on fait usage d'une fosse mobile, le plancher sur lequel elle repose devra être imperméable et élevé de 8 centimètres au moins au-dessus du sol. Les parois de la chambre où elle est placée seront en ardoise ou en briques de 22 centimètres minimum d'épaisseur ; ces briques seront crépies au ciment ou asphaltées.

La tinette, d'une contenance maximum de 56 litres, sera mise immédiatement au-dessous du siège de manière que les excréments y tombent directement.

Le siège sera mobile pour permettre l'introduction de la tinette et le nettoyage de la chambre où elle est placée.

On peut aussi prendre des dispositions pour que l'introduction de la tinette se fasse de l'extérieur.

78. Si la fosse est fixe, on devra pouvoir y jeter des cendres, des balayures et autres déchets de cuisines.

La fosse sera bien garantie de la pluie et de toute infiltration par une étanchéité parfaite. Le fond sera élevé au minimum de 8 centimètres au-dessus du sol.

Sa contenance ne dépasse pas 224 litres ; elle pourra être facilement vidée et nettoyée.

La vidange se fera au moins une fois par semaine.

En aucun cas, une fosse fixe ne peut être mise en communication avec un égoût.

Réservoir à ordures ménagères (dustbins). — 80-82. Tout réservoir à ordures ménagères sera placé à 2 mètres au moins d'une maison habitée et éloigné de 9 à 12 mètres d'une source, d'un puits, d'un cours d'eau, etc., afin d'éviter la pollution.

Il devra pouvoir être vidé et nettoyé facilement ; l'enlèvement des immondices ne devra pas se faire par l'habitation.

83. Sa contenance ne dépassera pas 168 litres. Il sera vidé et nettoyé régulièrement au moins une fois par semaine.

84. Ce réservoir sera étanche, s'il est fait en brique, enduit de ciment ou d'asphalte, ses parois auront une épaisseur minimum de 22 centimètres. Le fond sera élevé de 5 centimètres au-dessus du sol.

Il sera muni d'un toit et d'une porte hermétiquement close par laquelle on le videra et le nettoiera. Il sera bien ventilé.

85. En aucun cas, un tel réservoir ne communiquera avec un égout.

Réservoirs à eaux ménagères (cesspools). — 86. Tout réservoir d'eaux ménagères sera distant de toute habitation d'au moins 15 mètres.

Ce système ne peut être employé que dans les lieux peu habités et à défaut d'égout. Au point de vue sanitaire ces réservoirs sont dangereux, parce qu'il y peut séjourner une grande quantité d'immondices et qu'on ne peut pas contrôler avec sûreté leur étanchéité.

87. Un tel réservoir sera distant de 18 à 24 mètres de toute fontaine, source, cours d'eau ou de toute autre conduite d'eau destinée au ménage et cela afin d'en éviter la souillure.

88. Il devra pouvoir être facilement vidé et nettoyé ; l'enlèvement du contenu ne pourra pas se faire à travers la maison.

En aucun cas, ce réservoir ne communiquera avec un égout.

Cette dernière disposition a pour but de prévenir l'établissement des puits d'eaux ménagères là où il existe des cloaques. En ce cas, les eaux doivent leur être immédiatement envoyées.

89. Un réservoir à eaux ménagères doit être en briques et ciment ; l'intérieur sera revêtu de ciment. De tous côtés, il sera isolé du sol par une couche d'argile pilonnée et d'une épaisseur minimum de 22 centimètres. Sa partie supérieure sera voûtée ou couverte d'une autre manière. Il faut aussi prendre soin de sa ventilation.

Logements insalubres. — D'après la loi de 1875 sur l'Hygiène publique, le Local Board of Health a le droit d'interdire l'habitation de tout logement considéré comme insalubre. Cette interdiction subsiste tant que les défauts ne sont pas disparus.

C'est au Medical Officer of Health et au surveyor qu'il appartient de lui signaler les dangers au double point de vue de l'hygiène et de la construction. Cette annonce doit donner lieu à une discussion.

En ce cas, la forme judiciaire suivie est celle-ci : le Local Board of Health transmet au propriétaire, par les soins de son secrétaire, un papier selon la formule ci-dessous donnée par le Local Government Board :

A Monsieur..

....

Le Medical officer of Health (*surveyor*) ayant averti le Local Board of Health, comme vous le voyez par l'écrit ci-joint, que la maison (ou une partie) située dans .... se trouve dans un état nuisible à la santé des habitants ;

J'ai été chargé de vous avertir que si avant le .... 18......
vous ne pouvez pas présenter par écrit au Local Board of Health des raisons suffisantes contre l'insalubrité de ladite maison ou plaider personnellement ou par un avocat devant ledit Board of Health, le .... 18......
à ...... heures, il ordonnera la fermeture de ladite maison jusqu'à ce que les défauts soient supprimés.

Le 18

....

Secrétaire du Local Board of Health.

L'arrêt du Local Board of Health, transmis selon une formule déterminée, doit être affichée à un endroit visible de ladite maison.

Bâtiments nouveaux. Contrôle de leur construction. — 92. Toute personne qui veut faire construire un bâtiment quelconque doit en avertir par écrit le Local Board of Health et ajouter à sa lettre les plans de chaque étage et la section de l'édifice de façon à montrer tous les détails de la construction. Ce plan doit aussi représenter tout water-closet, earth-closet, lieu d'aisances, réservoirs à immondices, à eaux ménagères, à eau potable et toutes autres dépendances. L'échelle de ces plans sera de 1 centimètre par mètre, 1/100.

Les plans doivent être accompagnés d'une spécification des matériaux de construction, du système de drainage du sol, de l'approvisionnement et de la distribution d'eau.

Aux plans de détail sera joint celui de la position de la maison à l'échelle de 1 centimètre pour 5 mètres (1/500). Il montrera la situation des maisons voisines avec leurs dépendances, la largeur des rues environnantes, la grandeur de la cour, la position du plancher du rez-de-chaussée, tous les tuyaux d'écoulement de ladite maison avec leur diamètre, leur longueur, leur hauteur de chute et leur ventilation.

93. L'ingénieur sanitaire (surveyor) doit être averti du jour où le travail sera commencé. On devra aussi le prévenir dès que les fouilles seront faites et avant toute construction.

Si cet avertissement n'a pas été fait, la fouille nécessaire à l'inspection sera faite aux frais du délinquant.

95-97. Pendant tout le temps que dure la construction, l'ingénieur sanitaire a le droit d'entrer dans le bâtiment.

Aussitôt que celui-ci est achevé, on doit en avertir le surveyor. Dans un délai de sept jours, il doit faire l'inspection du bâtiment qui ne peut être habité avant.

98. Toute personne qui se rend coupable d'une infraction au règlement sera condamnée à une amende de 50 à 125 francs par chaque jour de retard dans l'exécution des prescriptions du Local Board of Health.

99. Si un travail a été commencé ou exécuté contrairement à une détermination de ce règlement des bâtisses et qu'il ne puisse en être présenté une excuse plausible, le Local Board of Health a le droit d'ordonner le changement ou la destruction dudit travail.

Garnis (*Common lodging-houses*). — La loi d'Hygiène publique prescrit qu'une maison ne peut être enregistrée comme garni avant qu'elle n'ait été inspectée et approuvée dans ce but.

Les conditions suivantes qu'elles doivent remplir ont été établies par le Local Government Board :

1. La maison doit satisfaire à toutes les conditions de salubrité qu'on demande en général à une habitation ; c'est-à-dire qu'elle doit être située sur un terrain sec et bien drainé, pourvue des gouttières et tuyaux de drainage nécessaires. Le terrain environnant sera pavé.

Les conduites de drainage seront établies conformément aux règlements, munies des coupe-air nécessaires et bien ventilées. Sauf le tuyau de chute des water-closets, les autres conduites de l'intérieur de la maison ne devront pas communiquer directement avec le collecteur. Les tuyaux d'éviers (sink) et ceux des lavabos doivent finir librement hors de la maison, près du sol, au-dessus des réservoirs collecteurs spéciaux (*gullies*) [1].

Le tuyau de chute des water-closets sera toujours bien ventilé. Les lieux d'aisances et les réservoirs à ordures ménagères seront bien placés, bien construits et appropriés au système de vidange en usage dans la localité.

La maison sera pourvue d'eau en quantité suffisante ; si l'eau est conservée dans des citernes, celles-ci doivent être construites et placées de façon à prévenir la pollution de l'eau.

Les murs, cloisons, plafonds et planchers doivent être en bon état, les parois ne doivent pas être tapissées. Les chambres et les escaliers seront ventilés avec soin. Les fenêtres auront une grandeur suffisante ; elles pourront s'ouvrir facilement. Si une chambre n'a pas de cheminée, elle aura des ouvertures spéciales pour la ventilation ou des tuyaux d'aérage.

Les chambres dont les fenêtres ne donnent pas à l'air libre ne peuvent être autorisées, même si elles sont munies d'une ventilation spéciale.

2. Une maison, louée en garni, doit être meublée pour un nombre déterminé de locataires.

Leur nombre dépendra de la grandeur des chambres, de la ventilation et des commodités nécessaires. Dans les chambres ordinaires, ventilées par la cheminée et par les fenêtres, il faut environ 8 mètres cubes par personne. Dans un grand nombre de chambres, à cause des arrangements locaux, il sera nécessaire de fixer un plus grand cube d'air par personne [2].

[1] Voir le règlement de bâtisse ci-dessus.

[2] Si les chambres sont habitées pendant la journée et si elles ne sont pas bien ventilées, le cube devra être de 10$^{m^3}$ par personne.

Outre les chambres à coucher, le garni doit avoir une cuisine et un nombre suffisant de pièces spéciales pour la journée.

Les pièces du rez-de-chaussée peuvent servir comme chambres de jour, mais non comme chambres à coucher.

La quantité d'eau, le nombre des lieux d'aisances et des réservoirs à ordures ménagères dépendent du nombre des locataires.

Si l'eau n'est pas fournie en abondance, il faut compter par personne et par jour 45 litres, si l'on fait usage de water-closets, et 22 litres 5 si l'on fait usage de closets secs. Par chaque vingtaine de locataires, il y aura un privé spécial. Les lavabos, autant que possible, seront dans des salles spéciales et non dans des chambres à coucher. Les lavabos pour mains seront fixes et munis d'un tuyau d'écoulement des eaux sales.

Le loueur d'un garni pour la nuit ne peut recevoir un nombre de locataires supérieur à celui fixé par le Local Board of Health. Ce nombre est indiqué dans un rapport transmis au logeur d'après la formule suivante. Au cas où les circonstances l'exigeraient, le Local Board of Health a le droit de modifier ce nombre, et alors il en prévient le logeur par un nouvel ordre.

FORMULE

Au (logeur) ....

....

Puisque vous êtes légalement inscrit près le Local Board of Health du district de .... comme logeur d'un garni à la nuit, situé dans ....

....

je vous avertis, en ma qualité de secrétaire du Local Board of Health, que ledit Board a déterminé le nombre maximum de locataires que vous êtes autorisé à recevoir dans votre garni de la manière suivante :

Le district sanitaire de ....

....

garni à la nuit situé ....

....

Logeur ....

Le nombre maximum de locataires permis dans votre garni est de ....

Le nombre de locataires que peut recevoir chaque chambre est indiqué ci-dessous :

ÉTAGES	DESCRIPTION OU NOMBRE DE CHAMBRES	CAPACITÉ DE CHAQUE CHAMBRE	NOMBRE DES LOCATAIRES
Rez-de-chaussée			
Premier étage.			
Second étage.			
Combles ou grenier . . .			

Deux enfants au-dessous de dix ans peuvent être comptés comme une personne adulte.

Date. ....

Secrétaire du Local Board of Health.

3. Dans un garni, il faut des chambres spéciales pour les hommes et les femmes non mariées. Les garçons au-dessous de dix ans peuvent coucher dans les mêmes chambres que les femmes.

4. Un ménage doit loger dans une chambre spéciale ou avec d'autres ménages ; des enfants au-dessous de dix ans peuvent être admis dans la même chambre. Si la chambre est occupée par plus d'une famille, les lits seront séparés par des paravents en bois de 2 mètres de hauteur. Entre le plancher et le bord inférieur des paravents, il y aura un intervalle de 15 centimètres de hauteur pour permettre la circulation de l'air.

5-8. Le logeur veillera à ce que la cour de la maison ou toute autre place qui lui appartient soit débarrassée de toute souillure. Les planchers des chambres et des corridors ainsi que les escaliers doivent être balayés au moins une fois par jour, avant dix heures du matin, et lavés au moins une fois par semaine.

Les fenêtres, les placards, les meubles et les ustensiles en bois, en pierre ou en métal ainsi que toute surface peinte qui existent dans un garni, doivent être nettoyés toutes les fois que cela est nécessaire.

Les lits et la literie du garni doivent se trouver toujours dans un bon état de propreté et de salubrité.

9. Le logeur doit veiller à ce qu'il y ait un nombre suffisant de lavabos à mains ou autres appareils convenables et des essuie-mains.

On aura soin de les tenir toujours propres et de changer ces derniers quand cela sera nécessaire.

10. Toutes les ordures et eaux sales seront emportées de chaque chambre au moins une fois par jour avant 10 heures du matin. Les ustensiles employés pour cet usage seront immédiatement nettoyés.

11-14. Les sièges, les planchers et les parois des lieux d'aisances seront nettoyés aussi souvent que l'exige la propreté.

Les joints de la cuvette et de la pipe des water-closets seront étanches ; de même pour les fosses des earth-closets ou d'un autre lieu d'aisances.

Pour chaque earth-closet, il y aura une quantité suffisante de terre sèche ou autre matière qui doit être mélangée régulièrement avec les matières fécales.

Les réservoirs à ordures devront être bien surveillés ; aucun liquide, pas plus que les excréments ne doit y être jeté.

15-17. Tous les appareils de ventilation de la maison, des chambres, des corridors, des escaliers et des closets doivent être toujours en bon état et bien fonctionner.

Dans toute chambre à coucher, les fenêtres seront ouvertes tous les jours au moins une heure le matin et une heure l'après-midi.

Cependant, en cas d'orage rendant impossible cette ouverture ou si quelqu'un séjourne dans la chambre par suite d'une indisposition, on fera exception à cette règle.

Tous les jours les lits et la literie seront exposés à l'air pendant au moins une heure le matin et autant l'après-midi.

18. Si dans un garni, une personne est atteinte d'une maladie contagieuse,

le logeur devra prendre immédiatement les précautions nécessaires pour en prévenir la propagation.

Il n'est permis qu'à la femme, à un parent ou à celui qui s'est chargé du soin du malade de demeurer dans la même chambre.

Le logeur, selon le règlement, doit avertir immédiatement le Local Board of Health. S'il exige le transport du malade à un hôpital, le logeur prendra dans ce but toutes les mesures qui lui seront indiquées par le Medical officer of Health.

Dans le cas où la propagation de la maladie est à craindre, le Medical officer of Health a le droit d'interdire la location d'une ou de plusieurs chambres du garni ou de diminuer le nombre maximum des personnes qu'il est permis d'y recevoir. Le logeur est toujours obligé d'obéir à de semblables prescriptions, qui sont valables tant que l'on peut craindre la propagation de la maladie.

Dès que le patient a été transporté à l'hôpital, qu'il est mort ou qu'il est guéri dans le garni, le logeur avertira par écrit le Medical officer of Health et fera désinfecter et nettoyer la chambre ainsi que tous les objets qui s'y trouvent sauf ceux qui doivent être brûlés suivant l'ordre du Local Board of Health.

Pour cette désinfection et ce nettoyage le logeur se conformera aux prescriptions du Medical officer of health. Dès que l'opération sera terminée, il en préviendra par écrit. La chambre où a demeuré le malade ne peut être louée que deux jours après que notification de la désinfection a été faite.

19. Il n'est pas permis de loger la nuit des personnes dans les cuisines et buanderies.

20. Deux personnes du sexe masculin, âgées de plus de dix ans, ne peuvent coucher dans le même lit.

21. Un délai de huit heures s'écoulera toujours avant qu'un lit puisse être occupé par un nouveau locataire. Pendant ce temps le lit et la literie devront être aérés comme il a été dit (17).

22. Les chambres à coucher devront être pourvues d'autant de lits et de literies qu'il en faut pour le nombre de personnes autorisé.

23-24. Le tableau, que le Local Board of Health a transmis au logeur et qui indique le nombre de personnes qu'il est autorisé à loger, doit être affiché par lui dans un endroit où tout le monde puisse le voir et le lire.

Il devra aussi afficher les autres règlements qui lui seraient transmis par le Local Board of Health.

Garnis dans les ports. — Pour les garnis des ports à l'usage des marins, il y a des règlements les concernant dans les *Merchant shipping Acts* de 1854 et de 1883. Selon ces règlements, le Local Board of Health de chaque port doit faire les ordonnances locales qui seront visées par le président du Conseil du Commerce (*Board of Trade*). Elles doivent contenir les conditions de l'obtention de l'autorisation d'ouvrir un garni, de sa surveillance, de sa salubrité, de la publicité de la permission accordée, et enfin les mesures à prendre pour empêcher l'ouverture de garnis non autorisés.

Si le Local Board of Health ne fait pas ces règlements en temps utile, ils seront faits par le président du Board of Trade.

Abattoirs. — La loi de 1875 sur l'hygiène publique autorise les villes à faire des règlements locaux sur les abattoirs. Selon ce code, les dispositions des *Towns improvments clauses Act* 1874 devront aussi être suivies.

Aussi, pour servir de guide, le Local Government Board a publié un memorandum et un modèle de règlements locaux.

Memorandum relatif aux abattoirs. — 1. Tout abattoir sera distant de 30 mètres au moins d'une habitation; sa situation sera telle que l'aération en soit bonne. Aussi deux des murs au moins devront être en façade.

2. Toute écurie pour les bêtes de boucherie sera éloignée de 30 mètres au moins d'une habitation.

3. L'abattoir ne sera en aucun cas au-dessous de la surface du sol environnant.

4. Son entrée n'aura pas une inclinaison supérieure à 1 sur 4 ; elle ne se fera pas à travers une habitation ou une boucherie.

5. Il ne sera établi, au-dessus, ni grenier ni habitation.

6. Tout abattoir aura un réservoir d'eau spécial ; son fond sera à 2 mètres au moins au-dessus du plancher.

7. La ventilation doit se faire par le travers de la construction.

8. Le plancher sera asphalté ou cimenté ; il aura une pente convenable et sera pourvu d'une rigole conduisant à un réservoir collecteur, disconnecté par un siphon et muni d'une grille, composée de barreaux en fer placés parallèlement à une distance d'un centimètre l'un de l'autre.

Il sera pourvu d'un système convenable pour le drainage des eaux vannes.

9. Les parois intérieures seront couvertes jusqu'à une hauteur suffisante, d'un enduit dur, uni et imperméable.

10. Il est défendu d'établir dans l'intérieur de l'abattoir ou de faire communiquer avec lui un water-closet, un lieu d'aisance ou un réservoir d'eaux ménagères.

11. Les salles où les bêtes attendent avant l'abatage doivent être bien dallées, ventilées et drainées.

Il est défendu d'établir des logements au-dessus de ces lieux et des écuries.

Pour compléter ce memorandum, voici le rapport officiel du Dr Ballard *relatif aux abattoirs et aux inconvénients sanitaires qui en peuvent résulter* [1]. Il dit :

« Le meilleur moyen d'éviter les dangers de la boucherie pour la santé est la propreté la plus scrupuleuse pour les abattoirs et les écuries, ainsi que le prompt enlèvement des matières qui se décomposent aisément. Une bonne ventilation est nécessaire. Ce métier doit être exercé de façon que, dans l'intervalle des tueries, on ne puisse sentir aucune odeur désagréable ni à l'intérieur ni à l'extérieur des abattoirs.

[1] M. le Dr Ballard, chargé d'une mission du Local Government Board, a, en 1876, visité un grand nombre d'abattoirs en Angleterre. A la suite de ces visites il présenta un projet de règlement des abattoirs du royaume. Le memorandum ci-dessus se base surtout sur ce rapport remarquable.

Pour atteindre ce but, il faut donner une grande attention à la construction des établissements dans tous leurs détails.

Relativement à ces constructions, il faut observer les conditions suivantes :

Un abattoir, de même qu'une écurie pour le bétail, ne doit être ni directement ni indirectement en communication avec une habitation. L'abattoir et l'écurie doivent être deux bâtiments séparés ou tout au moins construits de façon à pouvoir être séparés.

Les parois intérieures de ces bâtiments seront en briques et blanchies à la chaux. De temps en temps on devra procéder à un nouveau blanchiment. Jusqu'à une hauteur de 1m,50 à 1m,80 au-dessus du plancher, les parois seront cimentées ou revêtues d'ardoises, de feuilles de zinc ou de toute autre matière imperméable permettant le lavage.

Toutes les constructions en bois dans les abattoirs doivent être goudronnées ou recouvertes de tôle de fer.

Le plancher sera en une matière telle qu'il ne soit pas glissant, mais qui permette toutefois le lavage et le nettoyage. D'ailleurs il devra être très solide, de façon qu'il ne soit pas endommagé par la chute des bêtes. En général, à Londres et dans la province, on se sert d'ardoises cimentées, mises sur une couche solide de béton de 10 à 15 centimètres d'épaisseur. Cependant il est préférable d'avoir le plancher sans joints, fait d'un mélange convenable de béton ou d'asphalte.

Il aura une pente afin que les liquides s'écoulent dans une rigole, qui les conduit à un tuyau d'écoulement établi dans de bonnes conditions. Ce drain débouchera hors de l'abattoir, et il sera disposé de manière que les matières solides soient retenues et n'aillent point à l'égout.

L'abattoir et les écuries seront bien ventilés, surtout au moyen d'ouvertures dans le toit et dans les parois opposées, afin que l'air circule librement par le haut.

Pour l'exercice même du métier, il faut observer les conditions suivantes :

Des mesures seront prises pour éviter autant que possible la souillure du plancher par le sang et par les autres produits. Le nettoyage des intestins se fera dans un endroit séparé. Les immondices répandues sur le plancher seront enlevées au fur et à mesure. Le sang, la graisse, les peaux, les déchets, les fumiers et les intestins seront enlevés de l'abattoir aussi vite que possible. Pendant le temps qu'ils y restent, ils seront entassés de manière qu'il n'en résulte point d'inconvénients sanitaires. S'il est nécessaire de garder les peaux et les toisons pendant un jour ou deux, on peut (surtout pendant l'été) brosser le côté nu des peaux avec une solution d'acide phénique ou d'un autre antiseptique. La graisse devra être pendue dans un lieu frais. Le sang, les déchets, le fumier et les intestins seront placés dans des récipients couverts et mobiles, en tôle galvanisée ou en matière semblable. Ces récipients seront, en tout cas, transportés sans retard hors de l'abattoir. Dans une ville bien tenue, il n'existera dans le voisinage de l'abattoir aucune fosse à fumier.

Aussitôt que l'abatage est terminé, on lavera le plancher et les parois jusqu'à la hauteur du revêtement imperméable. Il en sera de même de l'écurie et de tous les ustensiles employés.

L. G. B. — Modèle de règlement pour les abattoirs. — 1. La demande pour établir un abattoir doit se faire selon la formule ci-dessous :

Au Local Board of Health de ....

Je sollicite la permission de construire un abattoir, et je déclare tous les rapports ci-joints conformes aux faits réels.

1. BORNES, SURFACE ET DESCRIPTION DU LIEU OU LES ABATTOIRS SERONT ÉTABLIS	
2. DESCRIPTION DES BATIMENTS *a*). Qualité, situation, construction, superficie et cube des bâtiments. *b*). Etendue de la surface pavée de ces bâtiments et des matériaux employés. *c*). Qualité de la surface intérieure des parois et matériaux dont elles sont faites. *d*). Quantité, qualité de l'eau, matériaux, construction et grandeur des citernes ou réservoir d'un usage constant. *e*). Système d'évacuation des immondices; situation, grandeur, matériaux et construction des tuyaux. *f*). Système d'éclairage et de ventilation. *g*). Accès du bétail à l'abattoir. *h*). Nombre, situation et grandeur des étables, porcs et porcheries. *i*). Nombre des têtes de bétail que renfermeront ces bâtiments. 1 bœuf. 2 veaux. 3 brebis ou agneaux. 4 porcs.	
Date,	Signature,

Les plans des bâtiments seront ajoutés conformément au règlement des bâtisses.

2. La demande pour transformer une maison ordinaire en un abattoir doit se faire selon la formule ci-dessous :

Au Local Board of Health de ....

Moi ....

sollicite la permission d'employer comme abattoirs les logements décrits ci-dessous, en déclarant que le contenu ci-joint est conforme à la vérité.

1. SITUATION ET BORNES DU TERRAIN	
2. PRÉNOMS, NOM ET ADRESSE DU PROPRIÉTAIRE	
3. CONDITIONS DU DROIT D'EXPLOITATION DU SOLLICITEUR *a*). Pour quelle durée, selon contrat ou d'une autre façon. *b*). Le solliciteur est-il seul propriétaire ou locataire ; est-il associé avec une ou plusieurs personnes et quelles sont ces personnes.	

La description des bâtiments se fait comme dans la formule précédente n° 2.

3-4. A une semblable demande, le Local Board of Health communique sa décision selon la formule suivante :

N°
(folio du registre)

Le district de salubrité de...

Par suite de la demande faite par .... pour établir un abattoir, l'autorisation en est donnée pour la place et selon la description ci-dessous.

BORNES, SUPERFICIE ET DESCRIPTION de la position du terrain où s'élèvera l'abattoir	DESCRIPTION DES BATIMENTS destinés à servir comme abattoirs

L S

Lieu et date.

Le Secrétaire du Local Board of Health.

5. Celui qui est autorisé par le Local Board of Health à établir un abattoir doit le faire enregistrer par ledit Board.

Dans ce but, il remettra par écrit au secrétaire une notice descriptive. Il l'enregistrera suivant la formule ci-dessous :

.... DISTRICT									
Folio									
Date de l'enregistrement	Date de la permission	Numéro de la permission	Prénoms, nom et adresse du propriétaire	Prénoms, nom et adresse du boucher	Situation de l'abattoir	NOMBRE DE BÊTES qui peuvent être dans les étables			
						Bœufs	Veaux	Brebis	Porcs

6. Le Medical officer of Health, l'inspecteur sanitaire, l'ingénieur sanitaire (*surveyor*) ainsi que les comités du Local Board of Health ont le droit de

pénétrer dans toutes les parties de l'établissement pour en faire l'inspection.

7. Le concessionnaire d'un abattoir doit veiller à ce que les bêtes aient de l'eau potable en quantité suffisante pendant le temps qu'elles séjournent dans les étables.

8. Le possesseur d'un abattoir, ainsi que toute personne à son service, doit abattre les animaux de façon qu'ils souffrent le moins possible.

9. La ventilation d'un abattoir doit être active et l'air doit y pénétrer directement.

10-11. Les tuyaux d'évacuation des eaux vannes doivent être toujours en bon état. Les parois et les planches ne doivent pas avoir de fentes où le sang et les autres immondices pourraient pénétrer.

Quatre fois par an, au moins, en mars, juin, septembre et décembre, on doit blanchir à la chaux toutes les parois. Celles-ci dans leur partie inférieure et le plancher doivent être lavés et nettoyés trois heures au plus tard après l'abatage.

12. Les chiens ne devront pas entrer dans l'abattoir, pas plus que ne doivent y séjourner d'autres animaux servant à l'alimentation. Les bêtes de boucherie n'y entreront qu'au moment d'être tuées. Le bétail ne peut être gardé pendant quelque temps que dans les étables.

La défense concernant les chiens repose sur ce que ces animaux ont souvent des vers intestinaux qui pourraient se répandre sur la viande.

La défense concernant les bestiaux a pour but de conserver dans l'abattoir l'air aussi pur que possible.

13. Les peaux, les toisons, la graisse et les déchets doivent être éloignés au plus tard vingt-quatre heures après l'abatage.

14. Tout abattoir aura une quantité d'eau suffisante pour le lavage des ustensiles et de l'intérieur du bâtiment.

15. Les intestins, le sang, le fumier et les autres déchets seront mis dans des récipients, à fermeture hermétique, en tôle de fer galvanisé ou en autre matière semblable.

Les déchets de chaque animal tué seront de suite ramassés et renfermés dans ces récipients, qui doivent être emportés dans un délai de vingt-quatre heures. Après chaque vidange, ils seront nettoyés avec soin.

Les lois sanitaires anglaises se distinguent aussi en ce qu'elles renferment des dispositions pénales, distinctes et bien déterminées, sur toute infraction ; l'ordre des procès y est exactement établi. Les accusations sont portées par le secrétaire du Local Board of Health (*the clerk of the sanitary authority*) ou dans certains cas par l'inspecteur sanitaire. C'est le Medical officer of Health qui donne les attestations nécessaires et les déclarations spéciales.

CHAPITRE IV

LONDRES

GÉNÉRALITÉS. — Administration et législation sanitaires. — Résumé scientifique de l'hygiène de l'air. — Dispositions sanitaires relatives à l'air. — Résumé scientifique de l'hygiène de l'eau. — Dispositions sanitaires relatives à l'eau. — Résumé scientifique de l'hygiène alimentaire. — Dispositions sanitaires relatives aux denrées alimentaires. — Vente des denrées alimentaires. — Commerce du lait. — Résumé scientifique de l'hygiène du sol. — Nettoiement de Londres. — Letts wharf et les fours pour la destruction des balayures. — Marchés aux bestiaux. — Abattoirs. — Résumé scientifique des systèmes de vidange. — Systèmes de cabinets d'aisance. — Règles générales concernant la construction des égouts. — Purification de l'eau d'égout. — Egouts de Londres. — Fermes d'irrigation de Wimbledon et de Croydon.

GÉNÉRALITÉS. — Londres, qui est la plus grande ville du monde, a maintenant une population de 4,300,000 âmes. Cette ville est située à l'intersection des comtés de Middlesex, Surrey et Kent. Les quartiers principaux de la ville, situés au nord de la Tamise, font partie du Middlesex, ceux situés au sud du fleuve sont du comté de Kent et les quartiers occidentaux du comté de Surrey.

Le sol consiste en une argile ferrugineuse brun rougeâtre appelée *London Clay*. Au nord le terrain s'élève des rives de la Tamise vers les hauteurs ondoyantes de *Hampstead* et de *Highgate;* à l'ouest il s'élève de *Westminster*, de *Chelsea*, *Fulham* et *Hammersmith* vers *Paddington*, *Hannover-square*, *Saint-James Westminster* et *Marylebone*. A l'est le terrain s'abaisse de *Shoreditch*, *Bethnal green* et *White-Chapel* vers les quartiers inférieurs de *Saint-George in the Est*, de *Stepney*, de *Poplar* et de *Bow*, situés sur les bords de la Tamise et de son affluent la Lea. Le *Southwark side* est occupé sur les bords du fleuve par une série ininterrompue de chantiers et de magasins; il s'élève lentement vers *Norwood*, *Eltham* et *Sydenham*.

La hauteur moyenne des quartiers méridionaux au-dessus du niveau de la Tamise à marée haute est de $1^{m},82$, celles des quartiers de l'est de 8 mètres, celle de l'ouest de $8^{m},50$, celle des quartiers du nord de 41 mètres. La hauteur moyenne de Londres, en totalité, est de $11^{m},8$ au-dessus du niveau de la Tamise à marée haute.

Londres est située à 125 kilomètres de la mer; cependant la marée se fait sentir jusqu'à Teddington, localité distante d'environ 15 kilomètres en amont vers l'ouest.

Sa superficie est de 316 kilomètres carrés. La population par kilomètre carré est de 13.000 habitants en moyenne. Il y a 522,000 maisons, et chacune est habitée en moyenne par 7,9 habitants.

Ce petit nombre provient de ce que suivant la coutume anglaise, chaque famille habite une maison seule.

Sauf les maisons de la City et quelques édifices publics pour lesquels le terrain a été exproprié, le reste du sol de Londres est une terre féodale. Ce sol appartient aux comtes de Middlesex, de Surrey et de Kent. Les contrats de location se font pour soixante-dix ans.

La mortalité par 1,000 a été répartie ainsi pendant la dernière période de vingt ans :

1865-1869	24,4
1870-1874	23,0
1875-1879	22,5
1880-1884	20,4
1885-1888	19,9

Administration et législation sanitaires. — Londres a conservé son ancienne organisation sanitaire et ses vieilles lois d'hygiène, antérieures au Public Health Act of 1876. On n'aurait pu changer quoi que ce soit à ce mécanisme qui fonctionnait depuis si longtemps sans provoquer de graves troubles. Ce qui a aussi contribué à la conservation de l'ancien ordre de choses, c'est que l'on voulait aussi peu que possible empiéter sur la souveraineté de la City ou la modifier; les Londonniens et les Anglais en général considérant les droits et les libertés de la City comme le symbole de la liberté du peuple.

On se tromperait néanmoins si l'on croyait qu'à cause de cela les dispositions sanitaires de Londres sont moins parfaites que celles des autres villes d'Angleterre. Au contraire, comme il convient d'ailleurs à une capitale, elles sont supérieures sous plusieurs rapports.

Les lois sanitaires de Londres se distinguent fort peu de celles des autres villes anglaises. La plupart de celles-ci étaient en vigueur dans tout le pays avant la promulgation du Public Health Act of 1875, dans lequel elles forment des chapitres spéciaux.

La principale différence est dans l'organisation des services d'hygiène. L'administration sanitaire de Londres n'est pas subordonnée au Local Government Board ; elle dépend d'une part du *Metropolitan Board of Works* (bureau des travaux publics de Londres) ; et, d'autre part, du *Metropolitan asylums Board* (Assistance publique).

Pour avoir une idée complète de cette organisation, il faut d'abord connaître la division de la ville au point de vue sanitaire.

Les districts sanitaires de Londres sont, comme dans la province, les mêmes que ceux de l'Assistance publique. Certaines communes de Londres (*Parishes*) forment des districts spéciaux de l'Assistance publique, alors ce sont aussi des districts sanitaires particuliers. Quand plusieurs communes ont une même Assistance publique, elles forment une *union;* cette union forme aussi un district sanitaire.

Londres est actuellement divisée en 23 *parishes* et en 15 *unions* ou *districts.*

Comme autorité sanitaire de chaque *parish* fonctionne la *vestry* (assemblée des représentants de la commune) nommée par les électeurs. Le *District Board* des *unions* consiste en un nombre déterminé de délégués de chaque commune (*parish*); il remplit les fonctions de commission de salubrité. Les délégués sont choisis par les vestries.

Le nombre des membres d'une *Vestry* est fixé suivant la quantité des électeurs. Pour le premier mille d'électeurs, il y a 18 membres et 6 par chaque mille en sus.

Le nombre des membres d'un District Board est fixé une fois pour toutes. Il varie suivant les districts entre 27 et 58.

Ils sont nommés pour trois ans, renouvelables par tiers chaque année. Les membres sortants sont rééligibles.

Le conseil municipal de la City porte le nom de *Corporation of London*. Il comprend un président, *lord mayor*, choisi pour un an; 25 *aldermen*, nommés à vie et 206 *common councillors* (conseillers communaux) élus chaque année.

Les *commissioners of sewers* (commission de salubrité de la City) sont au nombre de 95 qui font en même temps partie de la Corporation of London.

Le nom de commissioners of sewers tire son origine des premières lois sanitaires de l'Angleterre, *The statute of sewers*, promulguée en 1532 sous Henri VIII. Les 95 membres qui forment cette commission sont le lord mayor, le clerk of corporation, 6 aldermen, 84 common councillors, et 3 membres que la City nomme pour faire partie du Metropolitan Board of Works.

Celui-ci comprend un président, à traitement fixe, et 43 membres nommés par les Vestries et District Boards qui les choisissent presque toujours dans leur sein. La City en nomme 3; 6 Vestries en nomment 2, les autres Vestries et Districts Boards en nomment 1.

Ils sont élus pour trois ans, renouvelables par tiers et rééligibles.

Le Metropolitan Board of Works est à proprement parler le Conseil supérieur pour la canalisation, la vidange, l'entretien et le nettoyage des rues.

Ce Conseil a le droit de disposer annuellement de 1,250,000 francs pour les améliorations de son service. Si une somme plus importante lui est nécessaire, il en demande l'autorisation aux *commissioners of Her Majesty works and building* (conseil de Sa Majesté pour les bâtisses). S'il faut plus de 2,500,000 francs, il en réfère au Parlement qui décide.

Les soins à donner aux pauvres et aux personnes atteintes de maladies contagieuses sont du ressort du *Metropolitan Asylums Board* (Assistance publique) qui a, dans ce but, un système complet d'hôpitaux et d'ambulances, dont il sera question plus loin.

La Commission communale de la City remplit les fonctions de la *Port sanitary Authority* avec les mêmes devoirs et les mêmes droits que les autres, d'après le Public Health Act de 1875 (voir p. 35, 36).

Chacun des districts sanitaires possède un Medical officer of Health, un nombre suffisant d'inspectors of nuisances, un surveyor, un treasurer et un clerk. Leurs devoirs et leurs droits sont presque les mêmes que dans les autres villes.

La loi sanitaire proprement dite pour Londres est *The Local management*

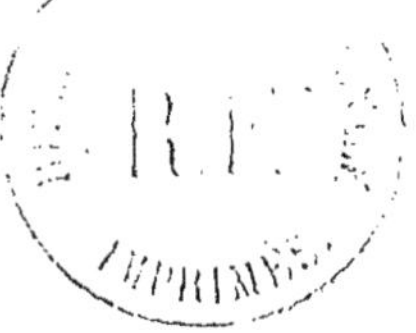

Act of 1855, avec les suppléments de 1856 et de 1862. L'organisation sanitaire a été établie d'après les dispositions de cet *act*. Les règlements sanitaires les plus importants de cette loi sont :

1° Toutes les maisons doivent communiquer avec l'égout au moyen de branchements ;

2° Les Vestries et les Districts Boards doivent surveiller les privés, les réservoirs à immondices et les dépotoirs. Toutes les constructions nouvelles doivent avoir un nombre suffisant de water-closets. Les fosses fixes ou mobiles sont interdites. Ils peuvent, s'ils le jugent utile, établir des lieux d'aisances publics et des urinoirs ;

3° Ils doivent aussi surveiller la canalisation, le pavage, le nettoiement, l'arrosage, l'éclairage et la réparation des rues. La pureté et l'intensité lumineuse du gaz doivent être contrôlées.

4° Ils sont obligés d'examiner et de faire disparaître tout ce qui peut avoir une influence nocive sur l'état sanitaire, de contrôler les abattoirs enregistrés. La demande d'autorisation pour établir un abattoir doit leur être adressée.

Outre le Local management Act of 1855, il existe un grand nombre de *bye-laws* (règlements locaux) publiés par le Metropolitan Board of Works. Ces règlements locaux concernent :

1° Les plans, la largeur et le nivellement des rues, les matériaux de pavage;

2° Les dimensions la forme et la construction des égouts, des canalisations de drainage, etc.

3° Les réparations et la vidange des réseaux d'égout et des tuyaux de drainage ;

4° Les autres mesures pour lesquelles des règlements locaux sont jugés nécessaires.

Les lois sanitaires anglaises, fondues en partie dans le Public Health Act of 1875, où existant encore sous forme de lois spéciales, Common lodging Houses Acts, Diseases Prevention Acts, Nuisances removal Acts, Sanitary Acts, Artizans and Labourer Dwellings Acts, Vaccination Acts, Factory Acts, Sale of Food and Drugs Acts, etc., etc., sont exécutoires à Londres.

Lorsqu'en 1871 le Local Government Board fut rétabli[1], le *Privy Council* (conseil privé) avait la direction de l'hygiène publique. C'est pourquoi, à Londres, suivant l'ancienne législation, il appartient au Privy Council, lors de la déclaration d'une épidémie redoutable, de publier les règlements provisoires pour empêcher sa propagation. Ces règlements n'ont force de loi que pendant six mois.

La vaccination, l'Assistance publique, le service de statistique et la surveillance des eaux de Londres dépendent du Local Government Board. Il y a des dispositions spéciales relatives aux eaux de Londres dans les *Metropolis water Acts* 1855-1871.

[1] Comme il a été dit le Local Government Board fut établi par la loi sanitaire de 1848. En 1858, comme on cherchait à modifier cette loi, il fut supprimé et ses fonctions furent transférées au Privy Council avec un Medical officer comme chef du département sanitaire et rapporteur des questions afférentes à ce département. En 1871, le Local Government Board fut rétabli dans ses fonctions.

Résumé scientifique de l'hygiène de l'air. — L'air pur contient en volumes, sur 100 parties, 20,99 d'oxygène, 0,033 d'acide carbonique, 78,6 d'azote et une quantité variable de vapeur d'eau. Sauf la vapeur d'eau, les autres éléments de l'air ne sont pas soumis à de grands changements.

La quantité d'oxygène de l'air varie, selon Angus Smith entre 20,999 (à la côte de l'Ecosse) et 20,910 à Manchester (ville manufacturière couverte de brouillards). La quantité d'acide carbonique varie entre 0,03 et 0,05 p. 100.

Le Dr Smith a trouvé dans l'atmosphère des localités ci-dessous les quantités d'acide carbonique suivantes :

	MOYENNE de plusieurs analyses
Différentes localités de l'Ecosse à des hauteurs variables au-dessus de la mer	0,0336
Places à Londres	0,0301
Rues à Londres	0,0341
Ville et environs de Perth	0,0414
Quartiers aux rues étroites à Glasgow	0,0539
— largement ouverts à Glasgow	0,0461
Faubourgs de Manchester	0,0369
Rues de Manchester	0,0403
Sur le lac de Genève (selon Saussure)	0,439

La saturation de l'air par la vapeur d'eau varie suivant la température. En général, il en contient dans une proportion s'élevant de 50 jusqu'à 75 p. 100 de sa saturation, c'est-à-dire en volume une moyenne de une partie sur cent.

D'ailleurs, il existe constamment dans l'atmosphère une poussière très fine provenant des matières du sol. L'air est aussi un des principaux milieux des microbes qui sont l'origine des décompositions organiques. Dans les endroits habités, l'air renferme en outre des particules de charbon, des poils, des fibres de tissus, des cellules d'amidon, de la peau, etc.

Une grande partie de toutes ces matières peuvent déjà rendre l'air impur. Cependant l'impureté de l'air est surtout due aux produits de la respiration : acide carbonique, et alcaloïdes non encore parfaitement connus.

Par la respiration, il se consomme une quantité d'oxygène et il se forme une quantité d'acide carbonique d'environ 4 p. 100 en volume.

A chaque aspiration, une personne d'une taille moyenne absorbe dans ses poumons environ 500 centimètres cubes d'air ; avec 16 à 17 aspirations par minute, elle en absorbe par heure 500,000 centimètres cubes. Cet air renferme 4 p. 100 d'acide carbonique, 20,000 centimètres cubes (20 litres), quantité qui est à peu près celle qu'expire une personne dans une heure. Il va sans dire que l'air des chambres, même très bien ventilées, ne peut pas être aussi pur que celui de l'extérieur. Pour considérer l'air d'une chambre comme pur, on exige en Angleterre que la quantité d'acide carbonique qu'il contient ne dépasse pas 0,06 p. 1,000 (Parkes). En Allemagne, Pettenkofer a fixé ce maximum à 0,7 p. 1,000. Si l'on accepte la valeur anglaise comme norme, on voit qu'il faut 100 mètres cubes d'air à l'heure, et par personne adulte, avec la valeur allemande cette quantité est réduite à 67 mètres cubes.

Par suite des qualités toxiques de l'acide carbonique, on a cru, en général, que l'insalubrité de l'air confiné dépendait de la quantité de ce gaz qu'il contenait. Cependant l'acide carbonique ne joue pas un rôle aussi important que les produits organiques expirés.

Plusieurs savants ont fait sous ce rapport de magnifiques recherches, notamment celles du célèbre professeur américain William Hammond.

Il fit ses essais en renfermant des rats dans des cloches de verre ; l'acide carbonique formé fut éloigné, tandis que l'oxygène consommé était successivement remplacé. Malgré cela, dans l'espace d'une heure, les rats moururent dans toutes les expériences.

Quant aux matières nocives de la respiration, plusieurs savants ont essayé d'en examiner de près les propriétés. Les recherches les plus récentes ont été exécutées à Paris par Brown-Sequard, d'Arsonval et Wurtz. Elles ont été présentées à l'Académie des Sciences en janvier 1888. Ces savants supposent d'après leurs essais que la partie toxique de l'air expiré est constituée par un alcaloïde. Ils fondent cette hypothèse sur ce que : 1° la vapeur d'eau expirée et condensée a une réaction alcaline; 2° la toxicité n'est pas détruite par le chauffage en vase clos.

Si l'on condense les produits d'expiration et qu'on les injecte dans des lapins à la dose de 4 à 8 grammes, on voit se produire les symptômes suivants : 1° dilatation des pupilles; 2° décroissement de la fréquence de la respiration ; 3° parésie, surtout des extrémités inférieures; 4° abaissement rapide de la température de 0°,5 jusqu'à 5° centigrades.

Avec des doses plus fortes, 20 à 25 grammes, les symptômes sont de même ordre, mais plus accentués; il y a en outre des frissons et des convulsions. Les animaux sont pris d'une diarrhée cholériforme qui dure jusqu'à la mort survenant trois ou quatre jours après l'opération.

Les symptômes sont les mêmes, soit que l'injection se fasse dans une artère, dans une veine ou sous la peau.

L'acide carbonique se produit dans les mêmes proportions que les autres corps nuisibles de l'air expiré; aussi est-il un indicateur sûr de la pureté de l'air d'une chambre.

Les inconvénients dus à l'air malsain des habitations encombrées ne sont pas immédiatement évidents, parce qu'il existe constamment une ventilation naturelle provenant de la différence de température entre le dedans et le dehors. Cette ventilation est cependant insuffisante et les inconvénients ne tardent pas à apparaître ; on s'en aperçoit surtout au visage pâle et souffreteux des enfants qui, pendant la saison froide, gardent la chambre.

Les évaporations organiques de la peau contribuent aussi, avec bien d'autres choses, à polluer l'air de l'habitation.

L'air souillé et confiné dans les pièces closes aide aussi à la conservation des microbes pathogènes.

C'est pourquoi, dans les chambres mal ventilées et encombrées, les maladies contagieuses se propagent aisément et avec plus d'intensité. On en a les preuves les plus éclatantes relativement à la phtisie. Dans les recherches faites en Angleterre sur les causes de la mortalité dans les troupes[1], on trouva que, dans les casernes où chaque homme disposait de $8^{m^3},4$, la mortalité par phtisie s'élevait à 13,8 p. 1,000. Dans les casernes où le cube était de 16 mètres cubes par homme et où la ventilation était améliorée, cette mortalité ne dépassait pas 7,3 p. 1,000. Il en était de même partout, indépendamment du climat, de la situation, etc.

La grande fréquence de cette affection, due à une mauvaise ventilation, a été aussi constatée dans plusieurs industries de différents pays.

L'air pur est la cure la plus effective contre la phtisie et d'autres maladies microbiennes. Les docteurs Stokes et Blake se sont guéris de leur phtisie en vivant et en dormant à l'air libre pendant plusieurs années. Ce même traitement est maintenant accepté comme une méthode spéciale de guérison.

DISPOSITIONS SANITAIRES RELATIVES A L'AIR. — Aucune nation n'apprécie autant que les Anglais l'importance salutaire de l'air pur. C'est l'une des causes parmi toutes les autres qui fait que la mortalité est moindre dans la Grande-Bretagne que dans la plupart des Etats du continent.

Les Anglais sont peut-être le seul peuple civilisé qui ne craigne plus le fantôme du refroidissement.

[1] Report of the Army sanitary Commission, 1858.

L'expérience leur a prouvé depuis longtemps qu'une maladie ne provient pas de courants d'air ou de variations de température, mais qu'au contraire l'entrée de l'air frais en garantit d'une manière effective. L'Anglais ne se soucie ni des courants d'air ni du froid pourvu qu'il reçoive de l'air pur.

Eté comme hiver, la fenêtre d'une chambre à coucher reste ouverte depuis son lever jusqu'à son coucher; souvent même pendant la nuit. Les literies sont étalées pendant le jour, si on n'emploie pas la chambre à coucher pour d'autres fins. En été, les fenêtres et les portes sont toujours ouvertes; en hiver, le feu brûle continuellement dans la cheminée, et les fenêtres sont ouvertes dès qu'on quitte la chambre. Les salles de réunion, les églises, les théâtres, écoles, etc., sont toujours ventilés d'une manière effective. Cette ventilation se fait par les systèmes les plus simples et doit être, selon un principe général, indépendante pour chaque pièce. Les personnes qui se chargent de la ventilation la connaissent très bien; le public d'ailleurs veille sévèrement à sa bonne exécution.

En Angleterre, on a abandonné depuis longtemps les systèmes de ventilation compliquée pour revenir aux systèmes simples, automatiques, basés sur le changement naturel de l'air par la différence de température entre l'intérieur et l'extérieur. Ce changement est accéléré par des tuyaux d'aération munis d'aspirateur.

Un des meilleurs est l'*Air pump ventilator*, construit par les ingénieurs sanitaires Boyles and Son, de Londres.

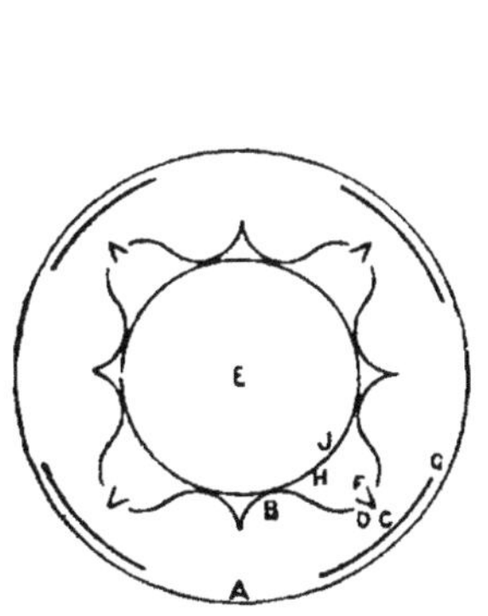

Fig. 28.

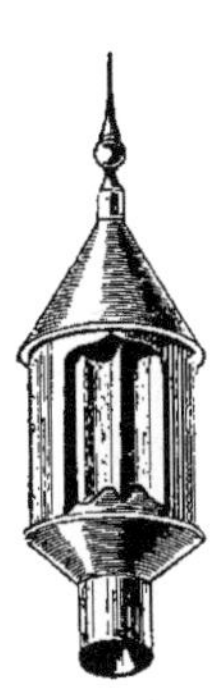

Fig. 29.

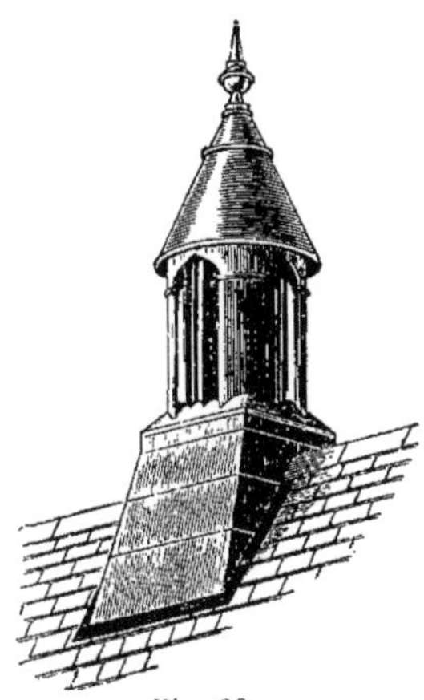

Fig. 30.

Ventilateur Boyle and Son. (*Air pump ventilator.*)

La figure 28 est une coupe horizontale du ventilateur. La forme extérieure est représentée figure 29. La figure 30 montre ce ventilateur placé sur le toit au-dessus du tuyau d'aération.

A, ouverture, entrée de l'air. — B, plans curvilignes divisés par une pointe. — C, passage étroit et circulaire. — D, passage divisé en deux par F. — E, tuyau central. — F, cloison au milieu du passage D. — G, tôle curviligne pour rétrécir le passage de l'air. — H. chambre; elle reçoit et empêche l'eau d'entrer dans le tuyau central. — J, plaque de tôle séparant H de E.

Le vent entre en A, suit les courbures de B, arrive dans le passage C avec un accroissement de vitesse, traverse D et provoque par suite un courant ascendant dans le tuyau E.

Cet aspirateur est employé pour la ventilation de l'hôpital Castalia (voir plus loin). Il s'emploie avantageusement aussi pour les tuyaux d'aération des closets et pour la ventilation des tuyaux d'eaux ménagères.

Les cheminées, toujours allumées pendant l'hiver dans les habitations particulières et dans les salles publiques, sont aussi d'excellents ventilateurs. Les tuyaux de fumée montent droit, et on ne fait pas usage de registre.

La construction des cheminées s'est considérablement améliorée; elles éloignent l'air souillé par le tuyau de fumée et font entrer une quantité correspondante d'air chaud et frais. Telle est la cheminée construite par Douglas Galton (voir p. 59). Cette idée a été ingénieusement appliquée par Boyles and Son, qui ont en outre construit une grille qui permet la combustion plus parfaite de la fumée, et par suite une meilleure utilisation du combustible et une augmentation de chaleur.

Cette cheminée est représentée fig. 31 et 32.

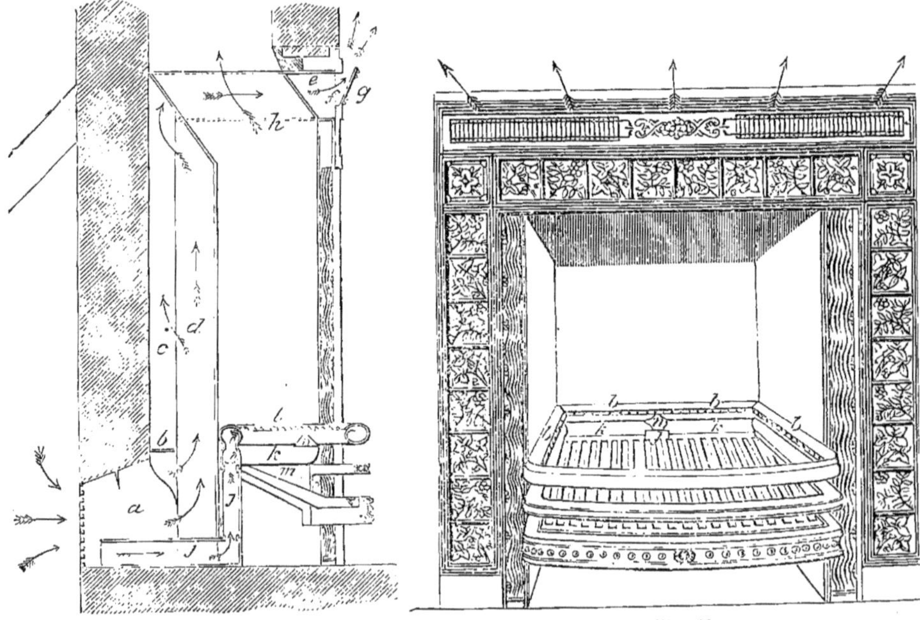

Fig. 31. Coupe. — Cheminée Boyle and Son. — Fig. 32. Vue de face.

a, ouverture dans le mur pour l'air libre.— *b*, plaques qui obligent l'air à frapper les ailettes *d*.— *c*, chambre à air chaud. — *d*, ailettes en fer pour augmenter la surface de chauffe. — *e*, extrémité supérieure de la chambre *c*. — *f*, ouverture pour la sortie de l'air chaud ; cette ouverture est munie d'un filtre à air et d'une trappe mobile. — *g*, plaque obligeant l'air à sortir par le haut. — *h*, ouverture de la cheminée. — *j*, tuyau d'entrée de l'air dans le cadre creux de la cheminée. — *k*, tuyau pour conduire l'air dans la partie antérieure du cadre. — *l*, cadre creux percé de petits trous coniques pour distribuer l'air et activer la combustion. — *m*, grille en fer inclinée. — *n*, jonction des tuyaux *k* avec le cadre *l*.

En Angleterre, on considère comme un véritable principe d'avoir les ouvertures de sortie et d'entrée de l'air proportionnelles entre elles ; c'est la seule manière d'éviter des courants aériens désagréables. La vitesse de l'air froid entrant ne doit pas dépasser 1 mètre à la seconde; l'air chaud peut avoir une vitesse de 3 à 5 mètres à la seconde, sans causer de désagréments.

Parmi les autres systèmes de ventilation, voici les plus simples et les plus pratiques :

1° Les vitres supérieures sont mobiles; munies de charnières dans le bas, elles s'ouvrent en dedans; l'air pénètre, va vers le plafond et se mélange avec l'air chaud avant de s'épandre dans la chambre. Le *Sheringham valve* est une modification de ce principe.

2° La vitre supérieure est mobile autour d'un axe placé en son milieu. La vitre étant ouverte, la moitié supérieure est en dedans, obliquement dirigée vers le haut; la moitié inférieure est en dehors, dirigée vers le bas. Il y a de cette façon deux ouvertures de ventilation; l'air pollué sort par l'ouverture supérieure, l'air libre entre par l'ouverture inférieure.

3° Dans le système Moores, la vitre est divisée en plusieurs plaques de verre mobiles autour d'un axe de milieu. Elles sont placées les unes au-dessus des autres comme le montrent les figures 33, 34 et 35. Le but de cette construction est d'empêcher l'entrée de la pluie.

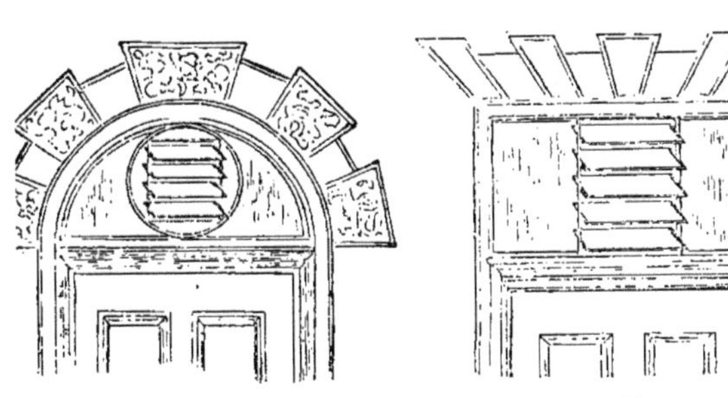

Fig. 33. Fig. 34.

Ventilateur Moores.

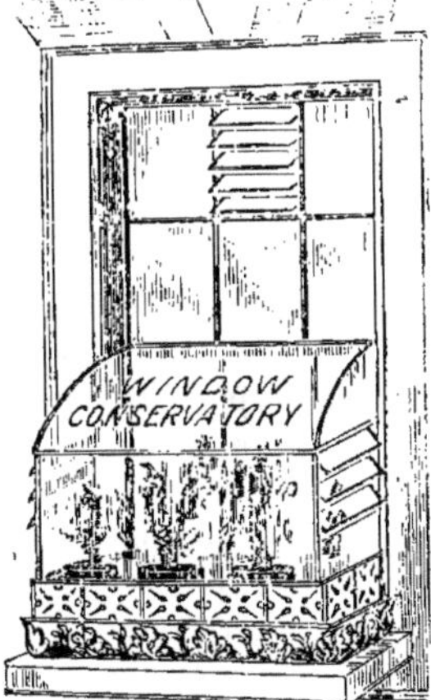

Fig. 35. — Ventilateur à serre. (*Floral art ventilator.*)

4° *The floral art ventilator* (fig. 35) consiste en une petite serre en verre, placée à l'extérieur de la fenêtre, et munie sur ses côtés d'ouvertures à valves en verre. En ouvrant les vitres du bas de la fenêtre, le changement d'air se fait par la serre et on évite ainsi le courant d'air :

L'Anglais tient à avoir toujours de l'air pur dans son appartement ; aussi il ne permet pas d'y garder une grande quantité de plantes, comme c'est la mode dans certains pays. Son sens commun et l'expérience elle-même lui ont appris que la terre humide des pots à fleurs peut être un foyer très convenable pour le développement des microbes pathogènes. Ce fait a été confirmé en Finlande. Les professeurs Pippingsköld et Saltzman ont constaté l'infection malarique par des pots de fleurs remplis de terre extraite d'une contrée où règne la malaria. Cette terre ayant été éloignée, la maladie disparut.

Emmerich [1] a constaté la présence de pneumococcus dans les raies du plancher d'une prison au moment d'une épidémie de pneumonie. Cela incite à croire que ces microbes pathogènes peuvent très bien se trouver aussi dans la terre des pots de fleurs.

5° Le *Moores circular glass ventilator* est une plaque ronde, en verre, percée de trous, fixée sur la vitre et tournant autour de son centre. La vitre est percée de trous de même grandeur que la plaque. En tournant la plaque, on ouvre, ou on ferme le ventilateur complètement ou en partie.

6° Le ventilateur fixe de Boyles and Son, en usage aussi en Finlande, est une boîte rectangulaire placée dans la paroi, 30 ou 60 centimètres au-dessous du plafond. A l'extérieur la boîte est fermée par un treillis pour empêcher l'entrée des oiseaux. A l'intérieur elle est close par une lame métallique mobile autour d'une charnière placée à sa partie inférieure et mue par une cordelette que l'on tire à la main; un ressort fait fermer cette valve quand on abandonne la cordelette à elle-même. Cette cordelette est attachée au haut de la lame mobile ou valve. L'air pur pénètre et est envoyé vers le plafond par l'inclinaison de la valve; il s'y réchauffe avant de s'épandre dans l'atmosphère.

Un appartement muni de deux appareils semblables peut être ventilé avantageusement sans impression désagréable pour les habitants. En général, il faut que tous les ventilateurs soient ouverts en même temps que l'on chauffe la cheminée. Une ventilation continue et effective peut être obtenue par ces appareils pourvu qu'une lumière (lampe ou bec de gaz) appelle l'air infect dans la cheminée par où il s'échappe.

7° Les *Ellisons conical bricks* sont des briques à ouvertures coniques; la grande base est tournée vers l'intérieur de l'appartement; le courant d'air qui pénètre par la forme des trous est rapidement diffusé; aussi il ne cause pas d'impression désagréable.

8° Une ventilation très effective est produite aussi par des tuyaux placés près du plafond et allant d'une muraille extérieure à une autre. Ils communiquent avec l'air extérieur par des briques percées de trous (*air bricks*). Ces tuyaux sont en zinc, perforés d'ouvertures nombreuses; un diaphragme vertical les divise par moitié. Selon la direction du vent une des moitiés sert pour l'entrée de l'air neuf et l'autre pour l'évacuation de l'air vicié.

Ce système est appliqué surtout pour la ventilation des corridors.

9° Un autre système basé sur le même principe que le précédent est celui de M. Patts. Il consiste en une corniche métallique creuse, faisant le tour de la chambre et séparée dans toute sa longueur en deux canaux au moyen d'une plaque en tôle placée horizontalement. L'air pur entre par des orifices extérieurs dans le canal inférieur et se répand dans l'appartement par d'innombrables petits trous qui percent la corniche. Le canal supérieur débouche ou dans la cheminée ou dans un tuyau spécial; il sert d'évacuation à l'air vicié

[1] *Archiv fur hygiène*, 1884.

qui pénètre dans la corniche par une masse de petites ouvertures qui y ont été perforées.

Ce système de ventilation est très recommandable pour les écoles qui, lors de leur construction, n'en ont pas été pourvues.

Une modification du système précédent consiste à avoir deux tubes ordinaires perforés. L'un, celui pour l'entrée de l'air pur, longe la corniche sur trois côtés de la chambre; l'autre, occupe le quatrième côté; il sert à l'évacuation de l'air vicié et communique avec la cheminée.

10° Les ventilateurs de Tobin sont aussi en vogue. Ce sont ordinairement des tuyaux en tôle de fer ou en bois. L'air arrive de l'extérieur par les conduits qui commencent au niveau du plancher et s'élèvent ensuite verticalement à 2 mètres de hauteur. Une valve, appliquée aussi près que possible de l'ouverture extérieure, donne la faculté de régler la ventilation. Les ouvertures sont munies de grilles.

Les ingénieurs Boyles and Son ont modifié le ventilateur de Tobin. Les figures 36 et 37 représentent ces modifications.

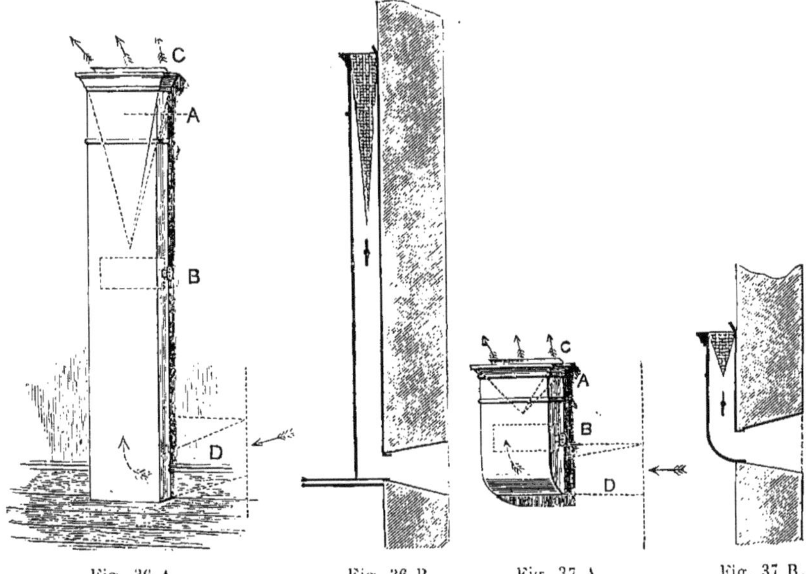

Fig. 36 A. Fig. 36 B. Fig. 37 A. Fig. 37 B.

Ventilateur Tobin modifié par Boyle and Son.

A, filtre à air. — B. valve de réglage. — C, valve obligeant l'air à se diriger vers l'intérieur sans frapper la tapisserie ou les tentures. — D. orifice d'entrée de l'air. — Fig. 36 B, section.
Fig. 37 A, même système, le tuyau est plus court et placé plus haut dans le mur. — Fig. 37 B, section.

11° Le ventilateur de Mc Kinnel pour les étages supérieurs ou les maisons à un seul étage, consiste en deux tubes placés l'un dans l'autre : le tube intérieur est d'un diamètre plus petit que le tube extérieur, de façon à laisser un espace libre entre les deux équivalent à la section du tube intérieur. Ce tube est plus long que l'autre et le dépasse au dehors. Il sert à l'évacuation de l'air vicié et supporte un plateau circulaire à son extrémité près du plafond, dans l'intérieur de l'appartement. L'air neuf arrive entre les deux tubes, vient frapper le plateau circulaire et sort dans l'appartement parallèlement au plafond.

12° Un autre système consiste en un double plafond, l'inférieur en zinc, papier huilé ou mâché, percé d'un nombre considérable de petits trous. L'intervalle entre eux constitue la chambre à air (*air chamber*) qui communique avec l'air extérieur par ses côtés.

La ventilation des navires et des wagons se fait par des moyens auss

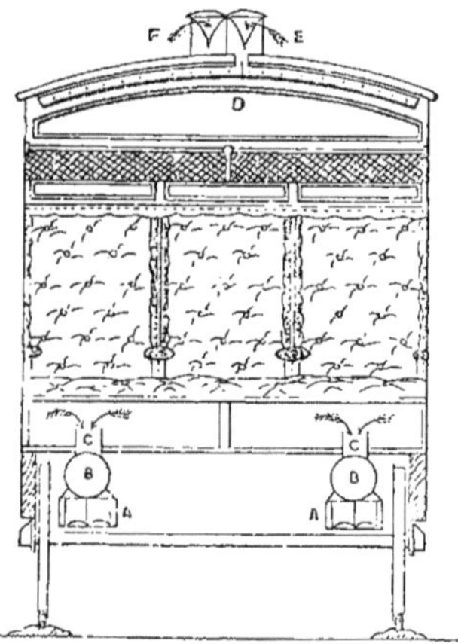

Fig. 38. — Ventilation des wagons par l'*air pump ventilator*. (Coupe transversale.)

simples. Boyles and Son ont appliqué leur *air pump ventilator* aux wagons Ils sont représentés figures 38 et 39.

Les air pump ventilators AA ont un diamètre de 35 centimètres ; ils com muniquent avec les tuyaux BB de 20 centimètres de diamètre placés sous l wagon, dans toute sa longueur et communiquant avec chaque compartimen par les branchements ou tubes C.

Les branchements les plus proches de A ont un diamètre de 10 centimètres les plus éloignés ont un diamètre de 12^cent.,5. Ces tubes C débouchent à 10 cen timètres au-dessus du plancher, sous les sièges, dans l'intérieur des voitures Ces orifices sont clos par une toile peu épaisse de façon à empêcher la bou d'entrer dans les tubes. Quand le train est en marche, les air pump ventilator aspirent l'air des compartiments qui ainsi se renouvelle.

L'air neuf pénètre dans le haut du wagon par les tubes D de 7^cent.,5 de dia mètre qui sont sous le plafond dans toute sa longueur. Ces tubes D son perforés et réunis aux ventilateurs E placés sur le toit. Par leur constructio ils forcent l'air à descendre dans les tubes et par suite dans les compartiments Les ventilateurs E sont enveloppés de gaze pour empêcher l'entrée de l poussière.

Ce système ne cause pas de courant d'air et ventile continuellement.

Lors de la description des édifices publics, quelques systèmes de ventilation générale seront mentionnés.

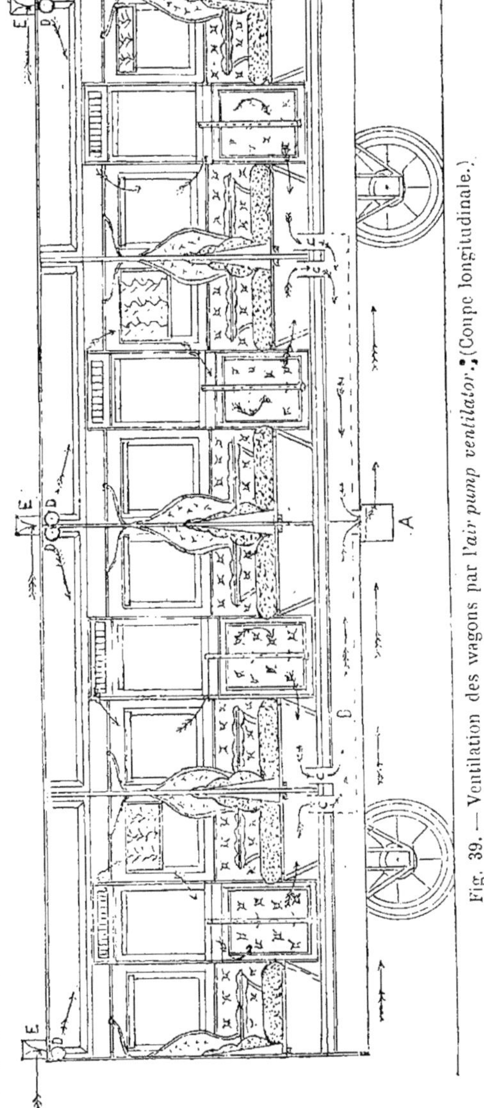

Fig. 39. — Ventilation des wagons par l'*air pump ventilator*. (Coupe longitudinale.)

De même qu'on s'efforce de conserver un air pur à l'intérieur des habitations, de même on fait tout ce qu'il est possible pour que l'air du dehors ne soit pas vicié. Les vieux quartiers étroits sont rasés et rebâtis; les rues sont alignées et élargies.

On a employé des sommes énormes pour la création de vastes parcs. D'après les lois sanitaires, les autorités doivent veiller à l'existence d'un nombre suffisant de parcs et de places. Londres possède un très grand nombre de parcs; plusieurs sont fort étendus. Ainsi *Regent's Park* occupe au nord-ouest de la ville une superficie de 190 hectares. Vers le sud-ouest de ce parc, on trouve *Kensington Gardens* et *Hyde Park* qui sont situés dans un espace de 3 kilomètres de long et de 2 kilomètres de large. Dans le voisinage, à l'est, se trouvent *Green Park* et *Saint-James Park*.

Dans la partie nord de Londres, sont situés *Primrose Hill*, près de Regent's Park, *Finsbury Park* et *Newington Park*. Au sud-est, il y a *Victoria Park* et *Ham Park*. Ces quatre derniers sont dans des quartiers pauvres où ils offrent leur ombrage rafraichissant ainsi qu'un grand nombre d'emplacements pour les jeux et les plaisirs.

Au sud de la Tamise, on voit *Battersea Park* (75 hectares), *Southwark Park* (25 hectares), et *Greenwich Park* (100 hectares). Plus loin, dans les faubourgs, les *commons* et les *voods* comme *Woolwich Common*, *Abbey Wood*, *Castle Wood*, *Oxleas Wood*, *Wimbledon Common*, *Wandsworth Common*, et *Clapham Common*, le *Crystal Palace Park*, *Dansom Park*, etc.

D'ailleurs, il existe à Londres un assez grand nombre de jardins moins grands appelés *squares* et *circus*. Ces jardins sont clos parce qu'ils sont arrangés ordinairement aux frais des propriétaires du voisinage. Cependant ces squares jouent un rôle sanitaire très important pour les habitants des environs, car ils purifient l'air.

Résumé scientifique de l'hygiène de l'eau. — Une eau pure et en abondance a toujours été considérée comme une condition essentielle de la salubrité. Mais, au point de vue de l'hygiène, qu'est-ce que l'eau pure? Cette définition n'a pas encore été donnée d'une manière satisfaisante.

L'instinct naturel nous dit qu'une bonne eau doit être limpide, fraîche, inodore, incolore et sans saveur. Voilà les qualités qu'il faut exiger avant tout d'une eau destinée à l'alimentation et aux usages domestiques.

Pour reconnaître la limpidité d'une eau, on la met dans un tube en verre incolore et transparent ; on agite et on place celui-ci contre une surface sombre, la lumière éclairant l'eau de côté; si elle n'est pas limpide, on découvre aisément les particules solides en suspension ; il faut éviter de confondre les bulles gazeuses avec des corps solides.

Pour reconnaître si une eau est incolore, on en met dans un vase assez long en verre parfaitement incolore, et on le pose sur une feuille de papier blanc ou sur une surface blanche quelconque ; un vase semblable rempli d'eau distillée est mis à côté, c'est le vase témoin. On regarde l'eau de haut en bas, et par comparaison on constate le degré de coloration. L'eau naturelle n'est jamais aussi incolore que l'eau distillée; si la coloration est trop accentuée, l'eau est impropre aux usages domestiques et alimentaires.

Pour déceler son odeur, on remplit au tiers un flacon à grande ouverture et on agite; s'il se dégage alors une odeur désagréable, l'eau ne doit pas être bue. Si on ne trouve pas d'odeur par cet essai, il sera bon de dégourdir l'eau et d'agiter à nouveau : car s'il y en a une, elle se fera ainsi mieux sentir.

Quand une eau présente une saveur désagréable, elle ne doit pas être employée pour les usages alimentaires ou domestiques.

Ces épreuves purement physiques, que chacun peut exécuter, l'analyse chimique ainsi que l'analyse microscopique, ont été longtemps considérées comme suffisantes pour déterminer la salubrité de l'eau. Mais la découverte importante de Pasteur relativement aux bactéries comme causes des maladies a modifié cette opinion.

L'eau la plus cristalline, la plus agréable, et chimiquement la plus pure même, peut être nuisible, si des microbes pathogènes ont eu occasion de la polluer.

Les examens physique et chimique ont cependant leur valeur, car il est beaucoup plus vraisemblable que les bactéries se trouveront plutôt dans l'eau impure.

Toutes les maladies contagieuses ou épidémiques dépendent de l'organisme animal et de ses excrétions, sauf toutefois la malaria qui se développe d'une manière ectogène et peut-être aussi le choléra dans l'Inde. On peut donc dire que la possibilité de la pollution de l'eau est maximum dans les localités et leurs environs où séjournent les hommes. Les matières pathogènes vont directement des malades dans l'eau ou dans la terre, soit à l'état sec par l'air, soit par les eaux de lavage, les excréments ou autrement. Plusieurs espèces de bactéries pathogènes, arrivées ainsi dans le sol, s'y développent et deviennent plus résistantes. La pluie les entraine et va polluer les eaux des puits et des sources.

Aux époques d'épidémie, il est toujours à craindre que l'eau des puits d'une localité infectée, fût-elle limpide, agréable et fraiche, ne contienne des microbes pathogènes. Ce n'est que lorsque l'eau est filtrée par de puissantes couches de terre et que le puits où elle est arrivée est absolument garanti de l'affluence de l'eau superficielle, qu'on peut la considérer comme salubre.

Une eau ainsi polluée est nocive, non seulement comme boisson, mais encore pour les autres usages domestiques, si elle n'est pas bouillie. En effet, en nettoyant des ustensiles, en lavant, etc., les microbes peuvent pénétrer dans l'économie humaine. Il est donc nécessaire d'avoir de bonne eau pour tous les usages domestiques.

Dès qu'on s'est rendu compte de la pollution de l'eau par les microbes, on a essayé de prouver, par le microscope et la culture, l'existence dans l'eau des bactéries pathogènes. Ces recherches, jusqu'ici, n'ont pas donné de résultats certains. Cet essai ne peut donc pas être appliqué dans la pratique.

Les bactéries pathogènes, connues actuellement, ne vivent pas longtemps dans l'eau. D'ailleurs un nombre relativement petit de ces microbes suffit pour rendre l'eau insalubre. Leur distribution dans l'eau est fort inégale; il en résulte que les analyses bactériologiques donnent des résultats négatifs. Cela arrive facilement, car on ne peut analyser bactériologiquement qu'une petite quantité d'eau à la fois.

Plus l'eau est impure, plus le nombre des microorganismes y est grand ; aussi on a jugé de sa salubrité d'après la quantité de bactéries obtenues par les essais de culture. Cette méthode n'est pas pratiquement certaine. Nombre de bactéries croissent d'autant plus rapidement dans l'eau qu'elle est plus calme. L'eau d'un puits, si elle est rarement employée et quoique pure, peut renfermer une quantité plus grande de bactéries que celle d'un puits plus mauvais où l'eau est toujours en mouvement et puisée sans cesse. Lorsqu'on envoie pour l'analyse des échantillons d'eau, les bactéries peuvent s'augmenter beaucoup si l'examen n'est pas fait de suite. Si ces échantillons sont soumis à une température supérieure à celle ordinaire de l'eau, les bactéries se développent considérablement. Le repos et une température de 15° à 40° C. sont les facteurs les plus favorables au développement des microbes; au contraire le mouvement et une température basse leur sont défavorables. La présence de l'acide carbonique libre dans l'eau empêche le développement des bactéries.

Cependant, dans l'état actuel de la science, on peut dire que moins l'eau contient de bactéries, plus on est garanti de toute infection. Aussi on a cherché à l'en débarrasser au moyen de la filtration.

La filtration sur une petite échelle réussit difficilement. Les filtres en gypse retiennent complètement les microbes, puis viennent ensuite par ordre décroissant les filtres en porcelaine dégourdie (filtre Chamberland) et les filtres en amiante.

Dans la nature, l'eau météorique pour devenir eau souterraine traverse d'épaisses couches de terre où elle se filtre.

Plus est grande la profondeur où on puise l'eau, plus on est certain de sa salubrité. Les sources où l'eau arrive d'une grande profondeur ne contiennent pas de bactéries.

Plus les couches de terre sont denses, plus les bactéries sont arrêtées d'une manière effective.

Il va sans dire que les eaux à ciel ouvert des contrées habitées sont suspectes aussi bien à cause des liquides qu'elles reçoivent qu'à cause des bactéries aériennes qu'elles peuvent transporter. On ne doit point faire usage d'une telle eau sans la filtrer. Les grands appareils pour filtrer l'eau de distribution des villes contribuent d'une manière effective à sa purification. On peut se demander si les microbes pathogènes, qui ne vivent pas longtemps dans l'eau, peuvent être transportés vivants avec elle dans des aqueducs bien construits et munis de filtres. La réponse n'est pas certaine, car les spores des bactéries ont montré une résistance vitale plus grande que celle des bactéries elles-mêmes. Ainsi les spores du bacille typhoïde peuvent conserver leur force de germination pendant trois semaines dans l'eau. Les spores des bactéries du charbon la conservent pendant un an. Wolffhügel et Riedel ont constaté l'existence du bacille du choléra avec les bactéries d'eau pendant quinze jours, et Hueppe pendant cinq à dix jours ; mais en ces cas la température de l'eau était de 18° à 22° C.

Une eau prise à ciel ouvert ne peut donc par conséquent jamais, quoique filtrée, nous garantir de l'infection au même degré qu'une eau souterraine, qui a traversé des couches profondes de terre.

Il est fort important que l'eau circule continuellement dans les aqueducs. Les eaux stagnantes dans des réservoirs peuvent toujours être la source d'une infection.

On voit par tout ce qui précède combien il faut prendre de précautions pour se garantir des dangers qui proviennent de l'eau impure. De toutes ces conditions, la plus importante est que l'eau ne doit pas contenir de produits organiques provenant de la vie humaine.

Par crainte d'intoxication saturnine, il ne doit pas être fait usage de tuyaux en plomb pour la distribution des eaux.

Dispositions sanitaires relatives à l'eau. — La Tamise, qui traverse Londres, reçoit dans la ville deux affluents importants, la Lea, au nord, et la Ravensbourne au sud. L'eau de ces trois fleuves ressemble littéralement à une rivière de boue argileuse ; cependant elle contient beaucoup d'autres choses que de l'argile.

Jusqu'en 1864, les immondices de Londres étaient envoyées directement à la Tamise ; l'eau ne pouvait pas évidemment avoir un autre aspect. Mais on s'attendait à un autre résultat quand les collecteurs furent, cette même année, mis en usage. Ils conduisent toutes les eaux vannes à 22 kilomètres en aval et hors de la ville dans la Tamise.

La cause de ce mauvais résultat est double.

Il est vrai que toutes les eaux d'égout sont conduites hors de la ville, mais les nombreuses manufactures de Londres envoient leurs eaux résiduaires directement dans le fleuve. C'est là la cause principale. En effet, à marée basse, on trouve, à toutes les bouches des égouts de fabrique, une couche de limon noir d'une épaisseur d'environ 0m,50. On s'en aperçoit quand les ouvriers sont occupés à dégager les bouches d'égout ; ils restent souvent, alors, ayant de la boue jusqu'à la ceinture.

L'autre cause de la saleté de la Tamise vient de ce que les matières d'égout reviennent dans la Tamise au moment du reflux.

A cause de la loi sur la pollution des rivières (*Rivers pollution Act* 1876), les autorités municipales de Londres ont été obligées de chercher à remédier à cet état de choses. Depuis 1888, on purifie chimiquement l'eau d'égout au moyen de la chaux ; le dépôt boueux est transporté en mer. Les résultats n'ont pas été satisfaisants, surtout relativement aux frais énormes que ce traitement a nécessités.

Aussi on s'efforce de trouver d'autres systèmes plus pratiques. Il est probable qu'à Londres, on finira par accepter le système de l'irrigation qui a donné les meilleurs résultats dans plusieurs villes de l'Angleterre, ainsi qu'à Paris et à Berlin.

Cependant, cet état des rivières de Londres n'a pas exercé d'influence directe et remarquable sur la santé de la population ; ce qui prouve le pouvoir des eaux courantes pour détruire les substances délétères.

Certains districts, notamment Hamstead et Highgate (West, Middlesex, Nord), Deptford et Shooters (Kent, Sud), possèdent de vastes nappes souterraines d'une bonne eau pure qui jaillit sous forme de sources en plusieurs endroits, surtout au nord.

Aussi, on fait usage de cette eau si abondante. Il y a, en outre, dans plusieurs endroits de la ville, des puits d'eau potable. L'une des deux Compagnies d'eau de Londres, la *Kent Waterworks Company*, livre chaque jour à 400.000 habitants plus de 45,000 mètres cubes d'eau souterraine, si bonne et si pure, qu'elle n'a pas besoin d'être filtrée. Les puits se trouvent dans la partie sud-est de la ville, des deux côtés du Ravensbourne. La bonté et la grande quantité de cette eau s'expliquent par l'épaisse couche d'argile qui s'étend non seulement sous Londres entier, mais encore occupe, sous la vallée de la Tamise, une longueur de 200 kilomètres et une largeur variable de Reading, à l'ouest, jusqu'à Harwich, au Nord, et Herne bay, au sud de l'embouchure de ce fleuve.

La *New River Company* prend aussi une grande partie de son eau à des sources et à des puits.

Ce dernier établissement est le plus ancien de Londres, et en usage dès 1619. Jusqu'en 1737 la Compagnie ne s'était servie que de l'eau de source; mais une consommation plus grande a fait recourir à l'eau de la rivière Lea.

Autrefois, l'eau venait des sources de Chadwell et d'Amwell, situées à 25 kilomètres de la ville. Maintenant, la Compagnie prend non seulement l'eau de la Lea, mais encore de plusieurs puits situés dans le vallon de ce fleuve et aussi des sources de Hampstead et Highgate.

L'eau de ces puits et sources est si pure qu'elle n'a pas besoin d'être filtrée; celle de la Lea est filtrée.

La New River Company livre en moyenne chaque jour 125.000 mètres cubes pour 1.080.000 habitants.

Les cinq Compagnies d'eau suivantes puisent l'eau dans la Tamise: *Chelsea Waterworks Company* (fondée en 1723, 45,000 mètres cubes pour 263.000 habitants), *Lambeth Waterworks Company* (fondée en 1875, 70,000 mètres cubes pour 560.000 habitants), *Grand jonction Company* (fondée en 1798, 70,000 mètres cubes pour 453,000 habitants), *West Middlesex Company* (fondée en 1806, 60,000 mètres cubes pour 490,000 habitants), *Southwark and Wauxhall Waterworks* (fondée en 1845, 90,000 mètres cubes pour 775,000 habitants).

Les Compagnies de Chelsea et de Lambeth puisent leur eau près de Molesey. sur la rive sud; les trois autres Compagnies la puisent sur la rive nord, à quelques kilomètres plus haut, près de Hampton. Les prises d'eau sont de 2 à 6 kilomètres de Teddington Lock où cesse de se faire sentir le jusant.

La huitième Compagnie d'eau est le *East London Waterworks*. C'est la plus importante; elle fournit chaque jour à 1,100,000 personnes une quantité d'eau de 175,000 mètres cubes. Elle la puise surtout dans la Lea, mais cependant elle a une prise d'eau à Sunbury, à 2 kilomètres en amont de Hampton.

Pour la purification de l'eau de rivière, on fait usage de deux systèmes de filtration, l'un naturel, l'autre artificiel.

La filtration naturelle se fait en creusant de grands réservoirs le long des rives des fleuves. L'eau va du fleuve dans ces bassins en se filtrant à travers la paroi en terre; ils sont excessivement étendus; ceux appartenant à l'East London Waterworks occupent 90 hectares. De ces réservoirs, l'eau, puisée par des pompes, est conduite dans les bassins de filtration artificielle. Le filtre consiste en différentes couches de sable, de gravier et de pierres. Ces différentes couches se décomposent de bas en haut en une couche de pierres de la grosseur du poignet, puis un lit de pierres plus petites, une couche de gros gravier, un lit de gravier fin, et enfin, une couche de sable. La vitesse de filtration varie suivant les Compagnies d'eau entre 65 et 115 litres par heure et par mètre carré.

Les Compagnies d'eau de Londres livrent donc chaque jour 680,000 mètres cubes à 5,121,000 personnes. Sept cent mille maisons environ sont desservies; mais la moitié seulement a une distribution intérieure, l'autre moitié ne possède l'eau que dans la cour[1]. Dès qu'on a eu conscience de l'importance sanitaire d'avoir de l'eau en abondance, la distribution s'est de plus en plus étendue dans les maisons.

Les huit Compagnies d'eau de Londres sont des compagnies privées. Elles sont, ainsi qu'il a été dit, sous la surveillance du Local Government Board, qui a, dans ce but, un département spécial dirigé par un *water examiner* (ingénieur) et un *water analyst* (chimiste). Les conditions relatives au fonctionnement de ces Compagnies d'eau se trouvent dans les Metropolis water Acts de 1852-1871.

Les Compagnies doivent prendre l'eau dans le fleuve en amont du lieu où se fait encore sentir le jusant. Elles doivent la filtrer suffisamment. Parmi ces conditions, il en existe aussi relativement à l'établissement des tuyaux dans les maisons.

Chaque Compagnie doit établir la distribution d'eau dans les maisons toutes les fois que les autorités l'exigent. Les frais en incombent aux particuliers.

La redevance à payer pour l'eau est évaluée d'après un certain pourcentage de la location ou de la valeur de la propriété; il est permis en certains cas d'employer un compteur d'eau, que les Compagnies fournissent, contre une redevance spéciale.

Résumé scientifique de l'hygiène alimentaire. — La différence si grande qui existe dans l'alimentation des peuples montre que les organes de la digestion chez l'homme sont capables de s'accommoder aux circonstances, et de chercher dans des substances alimentaires si diverses les quantités de matières qui sont la source de l'énergie potentielle. Cependant il est certain que c'est l'alimentation mixte, composée de matières animales et végétales, qui satisfait le mieux à notre nature et convient le mieux à notre appareil digestif.

Dans la législation sanitaire de tous les pays, on a tenu compte de l'influence que peut avoir sur la santé la qualité des denrées alimentaires.

Cependant la science n'a pu encore fixer avec exactitude l'influence nuisible causée par des denrées de médiocre qualité. Ce qui est certain, c'est que les microbes jouent ici un rôle très important. Comme les microbes viennent du dehors, il peut arriver qu'une denrée, tout en présentant une apparence saine, soit le véhicule d'une maladie. Cela a été constaté avec certitude relativement au lait. Dans plusieurs

[1] La distribution de l'eau a aussi lieu hors de la ville de Londres, ce qui fait que le nombre des habitants et des maisons desservis est plus grand que celui de Londres.

pays, il y a des preuves suffisantes de la propagation de la fièvre typhoïde par du lait ayant séjourné dans le voisinage de l'appartement d'un malade ou préparé par une personne qui en soignait un. La même remarque a été faite pour du lait additionné d'eau ou mis dans un vase lavé avec de l'eau souillée par des déjections de typhiques.

On a observé les mêmes faits pour le choléra et la fièvre scarlatine.

Par des essais directs sur les animaux, on a montré que la phtisie, maladie commune chez les bêtes à cornes, peut être propagée par le lait. Cela nous autorise à croire que la coutume, reste de l'ancien état sauvage de l'homme, de consommer le lait cru est l'une des causes de la propagation de cette épouvantable maladie. Les bactéries sont détruites par la cuisson; nous avons donc là un moyen simple de nous protéger contre certaines affections. On ne devrait jamais le négliger.

Quant aux diarrhées infantiles si communes en été et à leur forme plus accentuée connue sous le nom de choléra infantile, il semble être prouvé par la découverte du professeur Vaughan, du Michigan, qu'elles sont causées par un alcaloïde ptomaïne, nommé par lui *tyrotoxicon*. Cet alcaloïde est formé dans le lait par un microbe spécifique non encore découvert [1]. Il a constaté aussi l'existence du tyrotoxicon dans la glace à la crème, le fromage et les huîtres corrompues. Ce poison, heureusement est détruit par la cuisson. Par suite des découvertes de Vaughan, on a le droit de supposer que les affections violentes intestinales, si fréquentes pendant la saison chaude, proviennent des produits toxiques de bactéries vivant dans des denrées alimentaires consommées froides.

Si les matières pathogènes peuvent être propagées par des denrées à l'apparence saine, il n'en est pas moins certain que ce mode de propagation est très rare. Il ne peut être prévenu que par la défense de vendre des aliments venant d'une localité contaminée. Le danger est plus grand avec des denrées impures ou en commencement de décomposition. Toutes sont déjà l'habitat de différentes espèces de microbes. Quand même la cuisson ferait disparaître la toxicité, il n'en serait pas moins possible, par l'emploi de ces matières infectées, de disperser les bactéries dans la boisson et les ustensiles. Cette possibilité suffit pour autoriser la défense de ces denrées.

Les falsifications sont des faits très graves qui exigent un contrôle très sévère de la part des autorités. Elles sont arrivées de nos jours à un tel degré, que de grandes manufactures ne s'occupent qu'à fabriquer des produits qui serviront aux falsifications. Leur vente se fait en général publiquement.

Une grande partie de ces produits, comme par exemple les couleurs pour le fromage et le beurre, sont déjà si en vogue dans le commerce qu'ils sont peut-être nécessaires au point de vue commercial; en tout cas, ce ne sont que des falsifications pour tromper l'acheteur. Cependant les lois anglaises mêmes (Sale of food and drugs act, 1875-1879), qui sont parmi les plus sévères, n'ont pas jugé à propos de les défendre complètement; elles insistent seulement sur ce qu'une telle marchandise doit être munie d'une étiquette visible indiquant sa composition (voir p. 38).

Il n'est pas douteux qu'un grand nombre de troubles de l'économie humaine ne soient causés par de pareilles falsifications. Toutefois il n'est pas facile d'en montrer la relation directe. Ce n'est que lorsque les mêmes désordres atteignent plusieurs personnes vivant dans les mêmes conditions, que le médecin peut en découvrir la cause. Les cas particuliers passent ignorés ordinairement sous le nom général de *dyspepsies*.

La question des falsifications est fort importante. La plupart des nations l'ont jugé ainsi et ont édicté des lois y relatives. Mais dans ce cas comme toujours, les

[1] Vaughan croit que le tyrotoxicon peut aussi se former dans l'estomac si, à cause d'une indisposition, son fonctionnement est anormal ou s'il est rempli d'une grande quantité de lait, ce qui peut arriver facilement pendant la saison chaude lorsque les enfants sont tourmentés par la soif. Cela expliquerait le fait que les enfants à la mamelle sont aussi quelquefois atteints de choléra infantile.

lois ne suffisent pas. Il importe que le sens des lois soit clair pour tous, que les Etats, les communes et les particuliers prennent des mesures pour en surveiller l'exécution.

Dans le but d'empêcher l'exportation de produits falsifiés, on s'est occupé de la question d'une loi internationale contre les falsifications.

Ce sujet a été traité, sur la proposition du professeur Brouardel, dans les congrès internationaux d'hygiène de Genève en 1882, de La Haye en 1884, de Vienne en 1887. Il fut exposé un grand nombre de faits surtout relativement à la législation des différents pays; des résolutions furent votées, mais jusqu'ici il n'en est rien résulté d'effectif.

Le moyen le plus pratique consiste à rendre dans chaque pays le marchand responsable de la marchandise qu'il vend; alors ce sera à lui à négocier avec le fabricant pour qu'il lui soit livré une marchandise non falsifiée.

Dispositions sanitaires relatives aux denrées alimentaires. — Les dispositions contenues dans les Sale of Food and Drugs Acts of 1875-1879 sont exécutoires à Londres. Les inspectors of nuisances et les medical officers of health ont la surveillance des denrées alimentaires comme il a été dit page 38.

Approvisionner une ville de 5 millions d'habitants d'une quantité suffisante de denrées alimentaires, veiller à ce qu'on n'en vende que de bonnes et non falsifiées, à ce que cet amas considérable de denrées ne produise aucune nuisance, est un problème dont la solution présente de grandes difficultés.

Il faut reconnaître que les autorités de Londres ont rempli cette tâche d'une manière satisfaisante.

Vente des denrées alimentaires. — A Londres, la vente en gros des denrées alimentaires a, comme tout commerce de gros, son siège dans la City. La Corporation of London a fait construire à Smithfield de grandes halles remarquables par leur belle architecture du style Renaissance, et par les dispositions pratiques relatives au nettoyage et à la ventilation.

Les halles de Smithfield se composent de trois grands bâtiments placés à la suite l'un de l'autre.

Le plus grand, la halle à la viande (*the central meat Market*), occupe un espace de 1 hectare et demi. L'édifice est long de 192 mètres, large de 75 mètres et haut de 9 mètres. Dans toute sa longueur, et au milieu, il est coupé par un passage, *the central avenue*, large de 8 mètres, et il est traversé au centre par une route carrossable large de 15 mètres. Des deux côtés et parallèlement à cette voie, existent trois passages de 5^{m},5 de large, espacés l'un de l'autre. La halle se trouve ainsi divisée en 16 quartiers, chacun d'eux renfermant des boutiques pour les bouchers, des locaux pour l'administration, des restaurants, des escaliers, des ascenseurs, lavoirs, water-closets et urinoirs.

Chaque boutique de boucher comprend l'étal (*shop*), une arrière-boutique (*back shop*), composée de deux pièces, dont l'une à l'étage supérieur. Celle-ci sert de comptoir, tandis que l'autre est employée pour la resserre des marchandises invendues, chaque boutique dispose de 40 mètres carrés. La location est de 1 franc par semaine et par mètre carré.

Les étaux (*shops*) n'ont point de cloisons, mais des colonnes munies transversalement de barres en fer où est accrochée la viande. Les arrières-boutiques (*back shops*) ont des cloisons à claire-voie en bois; pendant la nuit elles sont pourvues de portes de fer. Les cloisons de l'étage supérieur sont en planches. Chaque boutique a son water-closet.

Il y a quatre restaurants situés aux coins extérieurs de l'édifice. Le sol de la halle est en parquets avec joints en asphalte et reposant sur un lit de béton (*concrete*). Pendant la journée il est couvert d'une couche épaisse de sciure de bois. Il y a un grand nombre de robinets d'eau pour le lavage et le nettoyage.

L'administration s'occupe du nettoyage des voies et de la place autour des halles. C'est aux locataires à veiller eux-mêmes à la propreté de leurs boutiques.

La ventilation, selon les principes acceptés en Angleterre, repose sur la circulation naturelle de l'air. Aussi toutes les portes, qui pendant le jour sont ouvertes, sont perforées afin de permettre la libre ventilation, même pendant la nuit. La partie supérieure des fenêtres est toujours ouverte et munie de persiennes assurant l'aération continuelle. La voie centrale et la route carrossable ont un surtoit placé au-dessus du toit principal. Ces surtoits reposent sur des parois en vitres dépolies encastrées dans des châssis en fer; elles peuvent s'ouvrir et se fermer à volonté.

Au-dessus de chacun des quatre coins de la halle s'élève une tour haute de 27 mètres où se trouvent des tuyaux d'évacuation pour l'air vicié.

La halle est bâtie sur voûtes construites avec des barres et des bandes de fer. Au-dessus de cette voûte se trouve une grande gare de marchandises du chemin de fer Great Western. Dans le voisinage se trouve une station du Metropolitan Railway qui communique avec le chemin de fer Great Western.

Au sud, la halle donne sur un marché ouvert, au centre duquel se trouve une fontaine. Le chemin de la station souterraine la contourne en spirale.

Dans la halle il y a 12 monte-charges et quelques escaliers de communication avec le souterrain.

Dans le prolongement de cette halle à la viande, séparée par une rue, se trouve la deuxième halle destinée aux porcs, aux volailles, au beurre et aux fromages, etc. (*the central market for pork and poultry and provisions*). Elle est bâtie comme la précédente, mais plus petite et plus carrée; elle a 79 mètres de long sur 75 de large. Les étaux (*shops*) sont disposés le long des murs extérieurs, et dans neuf quartiers, au milieu; chaque étal a une arrière-boutique (*back shop*). Le plancher est en briques et ciment.

La ventilation et le nettoyage se font comme dans la grande halle à viande.

A l'ouest de la halle aux volailles se trouve la halle aux poissons (*the central fish market*).

Elle ne contient pas autant de boutiques que les précédentes. Au milieu est un emplacement un peu élevé où se trouvent les vendeurs avec leurs provisions de poissons, de homards, d'huîtres, etc. Dans la journée, quand le grand commerce est terminé, le reste des marchandises est vendu en détail aux enchères aux petits acheteurs.

Dans cette halle, on vend aussi des légumes et d'autres produits dont les boutiques de vente sont rangées le long des murailles.

Le sol est pavé avec des dalles en ciment.

Au-dessous des halles se trouvent des caves et des chambres de réfrigération. Dans celle du milieu chaque boutique a son passage pour aller à la cave. Les sous-sols sont éclairés par des verres épais placés dans le plafond (*skylights*). Les caves de halle au poisson s'ouvrent sur la rue.

Au sud de la halle au poisson et de la halle à la volaille se trouve une place en forme de triangle, au milieu de laquelle est une construction avec une haute cheminée. C'est par là que s'extrait l'air impur des caves; elles communiquent par des conduits avec les cheminées où existent différents foyers, de façon à activer le tirage.

Dans cette construction se trouvent encore l'appartement du chauffeur, les soutes à charbon, des water-closets et des urinoirs publics.

Le *Markets Committee* (comité des marchés), nommé par le Conseil communal de la City, est chargé de l'administration des halles et nomme lui-même tous les fonctionnaires.

Bien qu'on n'y vende que de la viande, du lard, du gibier, de la volaille, du poisson, du fromage, du beurre et des légumes, il arrive néanmoins par la gare souterraine aux marchandises d'autres denrées telles que du blé, de la farine, des grains, etc.

D'immenses magasins en sous-sol reçoivent d'abord toutes les marchandises. Pour assurer la régularité des transports, l'administration s'en charge avec les chevaux et les voitures de l'établissement.

Les halles centrales sont ouvertes tous les jours ouvrables : de 4 heures du matin à 2 heures du soir mardi et mercredi, à 3 heures du soir le jeudi, à 4 heures du soir le lundi, à 5 heures du soir le vendredi et à 8 heures du soir le samedi.

Chaque place occupée par les marchands doit être nettoyée tous les jours ; toute malpropreté à l'intérieur est punie de fortes amendes.

La halle au poisson de Smithfield, décrite ci-dessus, n'est pas le marché principal du commerce du poisson à Londres. C'est *Billingsgate* placé sur les bords de la Tamise, près du London Bridge, entre Lower Thames Street et le fleuve.

Déjà sous le règne d'Elisabeth, on y vendait des denrées alimentaires de toute espèce, mais depuis Guillaume III on n'y vend que du poisson. La halle actuelle fut achevée en 1877 d'après les plans de Horace Jones, le même architecte qui a construit les halles de Smithfield.

Bâti en pierres avec un toit vitré, cet édifice a un pavage en béton. A l'intérieur, il n'y a point de boutiques ; le local est nettoyé chaque jour. Pour cela il existe un très grand nombre de robinets d'eau et des canaux d'écoulement. La vente commence à 5 heures du matin. Les poissons sont apportés dans de grands paniers que l'on range sur le quai, hors de la halle ; c'est là qu'a lieu la vente en gros. On les transporte alors dans l'intérieur pour la vente en détail aux marchands. Le saumon, les huîtres, les crustacés se vendent au poids; les autres poissons aux pièces.

Il arrive là des masses énormes de poisson qui viennent par voie de mer et par chemin de fer. Des voitures le transportent des stations à la halle.

Les autres marchés importants de Londres sont : *Leadenhall Market* près de Leadenhall Street pour la volaille et le gibier; *Covent garden Market* pour les légumes, les fruits et les plantes vivantes (il y en a de très rares venant de tous les pays de la terre); *Farrington Street Market* pour les légumes surtout pour le cresson; *Great Eastern Railway Market* pour les poissons et légumes; *Shadwell Market*, à l'est des Docks de Londres; *Elephant and Catle Market*, à Newington; *Columbia Market* à Bethnal Green, etc.

Le commerce dans les marchés de Londres se fait essentiellement en gros. La vente en détail se fait dans les boutiques qui se trouvent généralement dans chaque rue. Les magasins pour les denrées alimentaires se distinguent par leur propreté et leur confort. L'étal des bouchers est en marbre blanc; le billot pour hacher la viande est en chêne dur; les couteaux sont tranchants et brillants. Le sol est en mosaïque ou en béton avec une couche de sciure ordinairement. Les parois sont lambrissées de marbre, d'ardoise ou de mosaïque. La boutique entière est lavée tous les jours.

La viande n'est pas examinée avant sa mise en vente; toutefois les inspecteurs tiennent un contrôle très sévère de la qualité de la viande.

Dans toute la Grande-Bretagne, il n'existe pas d'inspection de la viande de porc relativement aux trichines; il n'y a aucun laboratoire dans ce but. Les Anglais ne mangent cette viande que quand elle est bien cuite; le porc fumé même est bouilli avant d'être consommé. On prétend que jusqu'ici on n'a pas observé de trichinose en Angleterre bien que le lard américain, qui est suspect, soit importé en grande quantité.

Commerce du lait. — Comme on l'a vu (p. 39) dans les *Dairies Cow-sheds and milk shops order* de 1878-1886, les prescriptions relatives au commerce du lait sont très sévères en Angleterre. A Londres, où des règlements semblables sont en vigueur, la concurrence et l'inspection sévère des sanitary inspectors ont contribué à assurer aux habitants un lait bon et pur. Dès qu'on eut constaté que des maladies infectieuses peuvent être propagées par cet aliment, la population de Londres devint plus attentive au contrôle du lait ce qui donna naissance à des mesures plus sévères que celles qu'ordonnent les lois. C'est ainsi que se sont formées de grandes associations, dites *Dairy Reform Companies*. Les contrats de ces sociétés avec les laitiers sont basés sur des règlements des plus minutieux et des plus rigoureux.

D'après ces contrats, l'association a le droit d'inspection sur les étables et la laiterie avant qu'elle n'accepte le fermier comme fournisseur de son lait; elle prescrit si elle veut les mesures à prendre. Elle a le droit de faire examiner par un vétérinaire l'état de santé des animaux et de refuser ceux qu'il désigne; elle a le droit de donner des prescriptions relatives au fourrage, au maintien de la propreté, au traitement et au refroidissement du lait.

Pour empêcher la propagation des maladies par le lait, il est ordonné dans ces contrats d'appeler un médecin, dès que le fermier ou une autre personne employée à la laiterie tombe malade. Si la maladie est contagieuse, il faut en prévenir immédiatement l'association qui indique les mesures à prendre. En cas de grave maladie, il est défendu de livrer le lait de la ferme, cependant le fermier est payé comme s'il le livrait.

L'Association envoie des inspecteurs pour surveiller les mesures acceptées. Sur la demande de plusieurs associations, le médecin de district les prévient de chaque cas de maladie contagieuse survenue dans le district où est située la laiterie.

Deux fois par jour le lait est apporté à Londres par le chemin de fer. On prend un échantillon de chaque récipient et on examine sa température et sa densité. La densité d'un bon lait doit varier entre 1,029 et 1,033. Si on trouve une autre valeur, on examine plus exactement le lait; alors on ne le vend pas mais on en fait du beurre. Les analystes de Londres ont fixé la quantité minimum de matières grasses à 2,9 p. 100 et d'extrait sec à 11,5 p. 100.

Les récipients dans lesquels le lait parvient à la ville sont ordinairement cachetés et munis d'un robinet dans leur partie inférieure. Ils sont généralement en fer-blanc, non peints, mais toujours propres et brillants.

Outre ces grandes associations qui fournissent du lait absolument pur, il y a une quantité de petits laitiers dont un certain nombre ont une vacherie dans la ville même. C'est surtout pour ceux-là que les sanitary inspectors doivent avoir un contrôle sévère. Ces inspecteurs divisent leurs listes de laitiers en deux catégories : ceux qui mouillent le lait autant qu'il leur est possible sans qu'on puisse les atteindre et ceux qui sont punis comme falsificateurs. Ces deux catégories ne peuvent jamais exercer impunément leurs falsifications, car les inspections ont lieu à l'improviste.

L'analyse de tout échantillon de lait pris par la police est exécutée par des chimistes, selon les dispositions du *Sale of food and Drugs Act* (p. 38).

Les Médical officers of Health, dans leurs rapports trimestriels, indiquent le nombre des échantillons de lait analysés et les noms et adresses des marchands dont ils proviennent. Ceux qui ont vendu du lait falsifié ont leur nom et leur adresse publié ainsi que la nature de la falsification.

RÉSUMÉ SCIENTIFIQUE DE L'HYGIÈNE DU SOL. — Il a été constaté avec certitude que la terre joue un rôle fort important dans la propagation des maladies contagieuses. Cette importance est d'ailleurs variable suivant les différentes espèces de maladies.

La malaria ne peut se propager que quand la matière pathogène s'est développée dans un sol favorable, composé de matières végétales en putréfaction dans de l'eau. C'est pourquoi cette maladie ne règne que dans certaines localités. Si la matière infectieuse a pénétré dans l'organisme humain, elle peut être transportée ainsi à des endroits fort éloignés; mais alors la malaria n'atteint pas les individus en bonne santé et ne se propage pas.

Les matières pathogènes qui, pour produire une maladie, doivent se développer hors de l'organisme, s'appellent matières ectogènes ; les maladies qu'elles causent sont appelées *maladies miasmatiques*.

On a appelé maladies miasmatiques-contagieuses un autre groupe d'affections qui, comme les maladies miasmatiques, proprement dites, se développent ordinairement dans la terre avant d'atteindre l'homme, mais dont les matières pathogènes peuvent cependant, sous certaines conditions, avoir des qualités directement infectieuses. Elles peuvent être transportées d'une localité à une autre et s'y propager. Les types de ces affections sont la fièvre typhoïde, le choléra, la dysentérie et la fièvre jaune.

De même que la malaria ne se développe que dans certaines localités, de même ces maladies ont besoin, pour leur propagation d'un sol favorable. Celui qui convient le mieux consiste en couches perméables souillées d'excréments humains et d'autres produits de décomposition de la vie humaine.

Pettenkofer a constaté que l'accroissement et la diminution des épidémies coïncidaient avec les variations de niveau de la nappe souterraine. Quand le niveau de l'eau souterraine est élevé, les microbes ne peuvent s'échapper du sol, par suite l'infection ne peut se produire; quand le niveau baisse, la terre s'assèche, les bactéries se dispersent dans l'air et entrent dans l'organisme humain par les voies respiratoires. Telle est la théorie de Pettenkofer.

Cependant, il est plus vraisemblable que les spores des bactéries qui se trouvent dans le sol parviennent par la nappe d'eau aux puits ou autres prises d'eau et de là dans l'organisme par l'appareil de la digestion.

Un moyen important d'éviter les maladies infectieuses, est d'abaisser le niveau de la nappe souterraine par un drainage bien compris; de cette façon, l'eau ne reste pas dans les couches supérieures du sol. La terre se dessèche, l'air y pénètre, et les matières organiques se transforment en nitrites.

C'est en se filtrant dans d'épaisses couches de terre que l'eau se dégage des bactéries.

La statistique nous donne les preuves les plus convaincantes que la fièvre typhoïde diminue dans les villes où le nettoiement est effectif. Cette maladie peut donc, jusqu'à un certain point, être considérée comme indiquant l'organisation sanitaire d'une localité; aussi elle est employée comme telle par les statisticiens.

Un troisième groupe de ce genre d'affections a reçu le nom de *maladies contagieuses*. Ici la matière pathogène est transportée directement d'une personne à une autre. Elle se forme dans l'organisme et en sort apte à la propagation directe.

Il n'est pas douteux qu'il ne faille une prédisposition spéciale pour la propagation des maladies contagieuses proprement dites. S'il n'en était pas ainsi, étant donnée la rapidité des communications entre les nations civilisées, une épidémie se propagerait avec une vitesse considérable d'un pays à un autre. Mais en réalité, il n'en est pas ainsi. Une épidémie reste ordinairement longtemps dans le même endroit; et n'émigre que lorsqu'elle commence à y diminuer.

C'est pourquoi il faut admettre une influence due au temps comme on suppose une prédisposition locale. Il reste encore à examiner en quoi consiste cette prédisposition. Comme la lutte pour la vie est, peut-être, plus grande dans le monde des microbes que dans d'autres groupes d'êtres vivants, et comme on peut supposer que chaque espèce de microbe a une espèce qui est son antagoniste, il semble vraisemblable que la réunion, dans une localité et pendant un certain temps, d'une plus ou moins grande quantité de ces microbes ennemis est la cause principale des prédispositions locales et temporelles.

Nettoiement de Londres. — Pour empêcher la souillure du sol, on a pris les mesures les plus effectives. A Londres comme dans l'Angleterre tout entière, c'est aux autorités sanitaires qu'il appartient de surveiller le pavage et le nettoiement des rues, des places publiques et des cours privées.

Dans certaines parties de la ville, la Vestry ou le District Board prend soin lui-même du nettoiement; dans d'autres parties, ce sont des entrepreneurs qui en sont chargés. Comme il comprend non seulement celui des rues et des places, mais encore celui des cours privées, les meilleurs inspecteurs sont les habitants eux-mêmes. Si une cour n'est pas nettoyée, le propriétaire ou le locataire en prévient par écrit l'administration locale sanitaire Si dans les sept jours qui suivent il n'a pas été porté remède à la plainte, l'entrepreneur paye au propriétaire une amende de 6 fr. 25 au moins par chaque jour de retard.

Le système de nettoiement n'est pas le même dans tout Londres. Il est évident que le procédé doit être différent, soit qu'il s'agisse des rues de la City où le trafic est considérable, soit qu'il s'agisse des quartiers éloignés où les rues sont peu passagères.

Le pavage varie beaucoup suivant les rues, car l'hygiène réclame à juste raison non seulement une voie carrossable, unie et durable, mais encore imperméable, de façon à empêcher la souillure du sol. Actuellement, les rues les plus fréquentées sont pavées en bois sur un lit de béton. Partout où il faut renouveler le pavage on le fait ainsi, au lieu d'employer comme autrefois, de l'asphalte ou du béton.

Les morceaux de bois sont tous égaux. Leur hauteur est de 15 centimètres, leur largeur de $22^{cm},5$ leur épaisseur de $7^{cm},5$. Ils sont imbibés de goudron. On les place l'un à côté de l'autre, bois debout, on les goudronne de nouveau et on y parsème du sable. La rue forme donc une surface unie, imperméable, non glissante, qui n'est pas désagréable aux chevaux et qui amortit le bruit des voitures. Les réparations et l'entretien de ce pavage sont très faciles ; les vieux débris sont recherchés comme allume-feux.

Outre le pavage en bois, l'asphalte et le béton, on fait encore usage du macadam et du pavage en pierre. Dans les quartiers les plus éloignés, il y a encore quelques rues pavées en cailloux.

Dans les voies les plus fréquentées de la City, des enfants de dix à quinze ans se tiennent à une certaine distance l'un de l'autre avec des pelles et des balais. Ils se glissent avec une extrême habileté parmi les voitures et recueillent le crottin qu'ils versent ensuite dans des bornes creuses en fonte, hautes de 1 mètre et fermées à la partie supérieure par un couvercle. Ces bornes sont placées de distance en distance sur le bord de la chaussée. L'enlèvement de ces détritus se fait chaque nuit.

En temps sec, les rues sont arrosées[1] puis nettoyées, les petites avec un balai à main, les grandes avec un cylindre-brosse traîné par un cheval (*horse brush*). Le cylindre-brosse est oblique par rapport aux roues de la voiture de façon à balayer les immondices sur les côtés de la chaussée (voir fig. 109). L'enlèvement des ordures et de la boue se fait au moyen de tombereaux qui sont conduits au dépôt du district, situé généralement sur la Tamise, près d'une gare ou d'une briqueterie. C'est à ce même dépôt que l'on transporte les ordures ménagères et les immondices des cours. Chaque maison possède un réservoir à ordures appelé *dustbin*. Ce réservoir, soit en fer, soit en maçonnerie, est ordinairement placé dans une soute *ad hoc* sous le trottoir de la rue. La soute communique directement avec la cuisine qui, à Londres, est toujours dans le sous-sol.

L'enlèvement des ordures se fait à certains intervalles ou après une annonce

[1] Pour empêcher l'évaporation trop rapide de l'eau, on emploie dans quelques districts un peu de chlorure de calcium et de sel de cuisine.

consistant généralement en l'exposition de la lettre D à une fenêtre de la cuisine.

Aux dépôts, les ordures sont triées et utilisées suivant leur nature, ou brûlées sans triage préalable dans des fours spéciaux

Pour les districts situés dans les quartiers éloignés de la ville, il est préférable d'emporter directement à la campagne les ordures, sans qu'elles aient été triées.

Les fumiers des écuries sont ordinairement ramassés dans des *moveable wire-works gratings*, voitures à quatre roues, dont le fond et les ridelles sont en fil de fer. Quand la voiture est remplie, elle est immédiatement enlevée.

Relativement au choix des dépôts nécessaires pour les ordures, le règlement suivant a été adopté .

1° Les dépôts seront éloignés autant que possible des lieux habités;

2° Les ordures ne seront pas mises dans des fosses, mais au dessus du sol. Si cela est nécessaire, on établira un plancher spécial élevé de 8 centimètres au-dessus du sol;

3° Le sol sera drainé et couvert d'une couche imperméable ;

4° Les dépôts seront à l'abri du soleil et de la pluie, mais l'air devra y accéder librement ;

5° La route qui y conduit sera pavée afin que le sol ne se crevasse pas et ne se souille pas.

Letts Wharf et les fours pour la destruction des balayures. — Pour les besoins de la City, on a établi à Letts Wharf, Commercial Road, près du pont de Waterloo, des fours destinés à brûler les balayures. Comme ils ne peuvent détruire tout ce qui y est transporté, il faut aussi employer la méthode du triage.

Au milieu du chantier dont la surface est de 2 hectares, se dressent les fours qui sont de deux sortes. Dans les nouveaux, les balayures sont jetées par une ouverture faite dans la voûte. Un vaste grenier au niveau du haut des fours sert à l'emmagasinement des balayures qui y sont élevées au moyen de monte-charge. Les anciens ressemblent à d'énormes cheminées ou mieux aux fours à pain avec grilles; les balayures y sont jetées par l'orifice d'entrée. Communiquant avec une haute cheminée, ils sont pourvus d'appareils spéciaux pour la combustion de la fumée.

Sur leurs côtés se trouvent des places couvertes pour le triage des ordures qu'on n'a pas le temps de brûler. Les matières grossières comme le foin, la paille, les chiffons, les morceaux de bois, etc., sont d'abord séparés.

Les ouvriers ont le droit, pendant les heures de repos, de recueillir pour eux autant de morceaux de bois qu'ils le veulent.

Les matières grossières étant ainsi mises de côté, on procède de la manière suivante pour les autres :

Les ouvriers sont divisés en groupes composés d'un homme avec une pelle et de quatre à cinq femmes, ayant chacune un tamis grossier. Les ordures étant jetées dans chaque tamis, les matières poussiéreuses (cendres de houilles en général), se séparent; le reste est mis en tas ou dans des paniers, suivant la nature des ordures.

Les chiffons, papiers, vieux souliers, fer, verre, os, morceaux de porcelaine et d'argile, coquilles d'huîtres, bouteilles, écales, tiges et feuilles de légumes, forment ainsi des tas séparés. Il reste encore des petits morceaux de charbon et et de coke (*breezes*) qui sont entassés séparément.

Les chiffons et le papier sont mis en balles et expédiés à des papeteries; les vieilles chaussures sont exportées en Allemagne et en France : le fer est envoyé dans des fonderies; le verre, divisé en trois qualités différentes par de jeunes garçons, est vendu à des verreries ; les os sont expédiés à des moulins, les morceaux de porcelaine et d'argile, ainsi que les scories des fours, servent comme matériaux de construction des chaussées. Les bouteilles et les pots, surtout ceux à encre des comptoirs de la Cité, sont employés de nouveau. Le charbon et la cendre, envoyés dans des briqueteries s'emploient l'un pour le chauffage, l'autre pour être mélangée à l'argile des briques. Un broyeur spécial, composé de cylindres horizontaux tournant circulairement sur un plan, broie les coquilles d'huîtres. La poudre ainsi formée est employée dans les fabriques de porcelaine.

Les matières molles, végétales ou animales (*soft core*) sont brûlées. Quand il n'y a pas de fours, elles sont emmenées directement à la campagne.

Comme il a déjà été dit, les ordures des rues les plus fréquentées de la City sont immédiatement balayées et ramassées à part. Elles sont ordinairement employées dans les orangeries, de même que tous les fumiers des écuries. Les ordures des autres rues qui, à cause de la pluie ou de l'arrosage se trouvent dans un état semi-liquide, sont emportés à Letts Wharf, où se trouvent deux bassins peu profonds de 100 mètres carrés, qui reçoivent ces immondices. Le fond en est dallé, les côtés, en planches, d'une hauteur d'environ 30 centimètres. L'eau s'écoule par des rigoles dans le fleuve qui est tout près. Il reste une masse noire, solide, que des prames transportent à la campagne, où elle sert d'engrais.

Letts Wharf a, le long de la Tamise, un vaste quai et un grand bassin pour de nombreuses prames et d'autres bâtiments où l'on embarque les immondices.

Les logements économiques, les écuries pour trente chevaux et les remises nécessaires donnent sur la rue. Les chevaux, d'une hauteur de deux mètres environ, sont appelés chevaux éléphants; ils tirent trois fois au moins autant que les petits. La grandeur des charrettes à deux roues employées pour le transport des balayures est en proportion avec la taille de ces animaux.

Le sol des écuries est en briques ; derrière les stalles se trouve une rigole pour conduire l'urine ; elle est fréquemment lavée afin de la tenir propre.

Outre la paille qui est apportée au chantier dans les autres balayures et que l'on emploie, si elle est de bonne qualité, pour la litière, on fait encore souvent usage de tourbe importée en balles.

Dans le chantier, on ne sent pas d'odeurs désagréables. La poussière n'importune pas trop parce que les ordures ne sont pas tout à fait sèches. Dans d'autres districts, pour éviter cette poussière, on se sert de machines spéciales. Il en est ainsi à Paddington par exemple, dans la partie nord-ouest de Londres.

Marchés aux bestiaux. — On importe à Londres de la viande de boucherie et des bêtes sur pied. Les marchés pour le bétail sont *The Metropolitan Cattle Market* dans Copenhagen Fields, quartier de Isligton pour le bétail du pays et *Foreign Cattle Market* à Deptford, près de la Tamise, pour les fêtes foraines.

The Metropolitan Cattle Market occupe une superficie de 12 hectares. C'est une immense place dallée et entourée d'une haute barrière en fer. Au milieu s'élève un bâtiment circulaire surmonté d'un haut clocher. C'est là que se trouvent les bureaux des employés, la poste, le télégraphe, la banque, la bourse, les comptoirs des négociants, etc.

A l'est de cet édifice se trouvent les places du gros bétail, et à l'ouest celles du petit.

Les bêtes à cornes sont liées à de fortes barres en bois, placées dans de doubles rangées de 8 à 15 mètres de longueur; des rues larges de 6 mètres les séparent. Les bêtes sont attachées de manière que leurs têtes soient vis-à-vis les unes des autres; l'intervalle entre deux barres est de 3 mètres. Le lieu de vente des moutons est couvert de petits parcs, placés en carré, avec des passages libres entre chacun d'eux.

Un parc de 9^{m2} renferme quinze à vingt moutons.

A l'ouest de ce lieu, se trouvent les marchés couverts aux veaux et aux porcs; ils sont séparés l'un de l'autre par une rue large de 10 mètres. Les enclos des veaux ont 11^{m2}, 25, ceux des porcs 7^{m2}, 5; ils sont disposés en carrés entre lesquels existent des passages.

Le sol du marché est légèrement en pente pour faciliter l'écoulement des immondices. Ce marché peut contenir, en même temps, 10,000 bêtes à cornes, 40,000 moutons, 3,000 veaux et 2,000 porcs.

Les principaux jours de vente sont le lundi et le jeudi; pendant certaines heures des autres jours, il est cependant permis d'y vendre des bêtes.

Le nettoiement est fait avec grand soin. Tous les excréments solides sont emportés chaque jour dans des charrettes; il existe de nombreux robinets d'eau pour le lavage quotidien.

A chacun des quatre coins du marché se trouve un bâtiment rond renfermant quatre lieux d'aisances et un grand nombre d'urinoirs. Les lieux d'aisances sont au milieu; les excréments tombent dans une fosse commune remplie d'eau; le lundi et le jeudi elle est vidée et nettoyée par les gardiens. Les immondices s'écoulent directement dans l'égout par une soupape. Les urinoirs sont placés circulairement à l'intérieur du bâtiment : un courant d'eau permanent lave les parois et s'écoule dans une rigole placée au niveau du plancher. Il n'y a pas d'odeur.

Abattoirs. — Près du marché décrit ci-dessus, séparés cependant par des rues, se trouvent à l'Est les abattoirs publics pour le gros bétail et les porcs, à l'Ouest les écuries du petit bétail, et au Sud celles du gros. Des deux côtés de ces dernières sont situés les abattoirs pour le petit bétail. Plus loin, à l'Est. il y a un abattoir privé et un établissement pour la préparation de l'albumine (sérum séché) et du guano du sang.

Le sol des écuries et du terrain est dallé. Les bêtes sont affouragées et soignées par les gens de l'établissement. La vente se fait dans les écuries. Lorsqu'une bête est vendue, on coupe le poil de la queue pour la distinguer de celles non vendues

L'abattoir public est séparé de la rue par un haut mur. A gauche de la porte, il y a des stalles de tuerie pour les porcs ; il est permis d'y égorger des bêtes à corne.

Les porcs sont assommés avec une massue émoussée ; ils tombent aussitôt sans connaissance. On les échaude avant de les ouvrir. Il est défendu de les brûler à cause de l'odeur qui en résulterait.

A droite de la porte sont les cellules de tuerie pour le gros bétail, placées dans un grand bâtiment isolé.

Les abattoirs d'Angleterre sont partout divisés en cellules, comprenant ordinairement une stalle pour la tuerie et une écurie pour le bétail. Dans la stalle de tuerie qui, à Londres, a une grandeur de 200 à 400^{m2}, on suspend la viande jusqu'à ce qu'elle soit emportée. Le plancher est en béton parfaitement étanche et légèrement en pente vers les rigoles qu'on a établies afin d'évacuer les eaux et le sang dans les drains. Les murailles sont crépies en ciment parian pour qu'on puisse les laver. Il n'y a pas de plafond. Au-dessous du toit, la muraille est percée d'ouvertures pour permettre l'aération.

La tuerie se fait de la manière suivante : la bête est attachée, une personne la saisit par les cornes et lui lève la tête de manière que le front soit horizontal ; une autre, avec un merlin emporte-pièce l'abat immédiatement. Par le trou de la boite osseuse on fait pénétrer une grosse sonde pour détruire le cerveau et la moelle. Ensuite on ouvre les veines jugulaires. Le sang est ramassé dans des écuelles plates, en fer blanc puis il est versé dans de grands seaux qu'on transporte à la fabrique d'albumine. Après chaque tuerie le plancher est lavé.

Il parait que les animaux ne souffrent pas de ce procédé de tuerie ; les bêtes vivantes sont dans une chambre séparée et on n'en fait pénétrer qu'une à la fois.

Les panses sont gardées et vidées à la porte d'entrée : on transporte ces ordures ainsi que les autres déchets sur des charrettes jusqu'à une cour spéciale, close et isolée dans l'abattoir. C'est là qu'on transfère la litière, le fumier des écuries et du marché ainsi que les déchets de boucherie.

Sur une place unie, on met une couche de litière avec des bords relevés sur chaque côté ; on remplit avec des immondices qu'on couvre d'une couche de détritus secs des cours et des rues voisines. L'eau en excès est absorbée par la litière. Au bout de quelques jours. le mélange est prêt à emporter. Il n'y a pas d'odeur remarquable.

Cependant on ne peut pas dire que les abattoirs publics de Cattle Market soient des abattoirs modèles.

Cattle Market, est administré comme les halles de Smithfield par le Market Committee. Le Clerk of Cattle Market, membre du Comité, est chargé de l'inspection des abattoirs. Il a sous ses ordres deux contrôleurs pour surveiller le paiement ponctuel des impôts, et deux inspecteurs pour veiller au nettoyage et à la non-introduction des bêtes malades. Elles ont une écurie spéciale.

Il y a dans l'établissement des garçons d'écuries et des bouviers.

A Londres, il n'est permis de faire passer les bestiaux que dans certaines rues déterminées, et pas après midi. Chaque troupeau est conduit par un bouvier qui est tenu de veiller à l'exécution précise de tous règlements et prescriptions.

Le marché pour le bétail forain, *The Foreign Cattle Market*, situé au sud de la Tamise, dans le quartier de Deptford, occupe une superficie de 11 hectares. Les bêtes ne sont débarquées que douze heures après leur arrivée ; pendant ce temps, des vétérinaires les inspectent. Il y a des écuries et des abattoirs qui ressemblent à ceux de Metropolitan Cattle Market. Le fumier est emporté par eau sur des prames qui reçoivent aussi immédiatement les déchets de la boucherie.

Il n'est pas défendu d'abattre en dehors des abattoirs publics. Chaque boucher a le droit d'avoir son abattoir particulier pourvu que son emplacement et sa disposition, relativement à la construction et à la ventilation, soient approuvés par les autorités sanitaires. Il y a à ce sujet des règlements très sévères dans le Slaughter Houses Metropolis Act 1874 (loi sur les abattoirs de la ville). Les abattoirs particuliers sont surveillés avec beaucoup de sévérité ; c'est pourquoi ils sont plus propres et mieux organisés que les abattoirs publics.

D'après les dispositions générales, tous les abattoirs doivent être construits en pierre ; leurs murailles doivent être crépies et blanchies à la chaux une fois par mois ; le plancher doit être en ciment ou en asphalte : ils doivent être pourvus d'un distributeur d'eau et d'une canalisation de drainage. Les immondices doivent être enlevés chaque nuit.

Outre cela, Londres est réglementé par ce qui est prescrit pour les abattoirs dans tout le pays (voir p. 90-94).

Résumé scientifique des systèmes de vidanges. — La nature désagréable des déjections humaines avait fait inventer déjà depuis longtemps des méthodes toujours plus parfaites pour leur éloignement. Mais ce n'est que lorsqu'on a su qu'un grand nombre de matières pathogènes étaient renfermées dans les excréments, qu'on a compris l'importance de leur rapide éloignement et de leur destruction.

Plus une localité est peuplée, plus il est nécessaire de prendre à cet égard des mesures effectives.

Le plus ancien système, un puits dans le sol où l'on verse les excréments et les eaux ménagères, est trop connu pour que nous en fassions la description ; on sait qu'ainsi le sol, l'air et l'eau des puits sont souillés. Une modification de ce procédé consiste en fosses dont les parois sont en maçonnerie ou en bois.

Tous les efforts pour empêcher le sol d'être infecté par les fosses ont été inefficaces. On peut réussir pendant quelque temps, mais à la fin les murs les plus épais seront traversés par les matières. D'après les recherches de Wolffhügel, à Munich, il paraît que les immondices sortent par capillarité des fosses d'aisances même étanches. Il trouva, autour d'elles et sur une grande étendue, le sol souillé et contenant des quantités considérables de matières azotées. Les fosses cependant paraissaient étanches, et étaient crépies avec du ciment à l'intérieur comme à l'extérieur.

En Angleterre, les fosses d'aisances doivent être de 8 centimètres au moins au-dessus de la surface du sol et doivent être nettoyées au moins une fois par semaine (voir p. 67 et 83).

On imagina le système des fosses mobiles; les matières sont enlevées avec les récipients qui les contiennent. Ce procédé est préférable à celui des fosses fixes. Il ne s'est pas montré pratique dans les quartiers ouvriers, et en général parmi les populations grossières où l'on ne comprend pas l'importance de la propreté et du bon ordre et où la manière de vivre cause les plus grands dangers sanitaires.

En supposant même qu'avec beaucoup de soins on prévienne les inconvénients sanitaires de ce système, on ne pourra cependant pas enlever les qualités nuisibles des excréments. Une odeur plus ou moins forte se répand toujours; l'air est infecté. Les ouvriers vidangeurs peuvent être le véhicule des matières pathogènes. Quel que soit le lieu de transport d'un tonneau infecté, il causera toujours une nouvelle infection. La maladie n'est pas détruite, elle est transportée.

Pour remédier à ces inconvénients, on a tenté de mélanger les excréments avec des corps capables de détruire les matières pathogènes ou de leur enlever leurs propriétés nuisibles. Entre autres, on s'est servi de la méthode de désinfection ; on mélange des excréments avec des substances chimiques. Cette méthode ne s'est pas généralisée dans la pratique. Au contraire, le système de corps en poudre, tels que la terre, la cendre, la sciure, etc., s'est montré très convenable sous plusieurs rapports. En Angleterre surtout on a fait usage de la terre, procédé connu sous le nom de earth closet (voir p. 67 et 82). Tant que ce système n'a pas eu une grande extension, il s'est montré pratique surtout dans les quartiers pauvres, où il faut surveiller les latrines quelle que soit leur construction On croit en général que les mélanges, étant un bon engrais, couvriront non seulement les frais des vidanges, mais encore donneront des bénéfices; cela n'est pas entièrement juste. Si la production est plus grande que la consommation, ce procédé est impraticable, car le mélange est volumineux et ne peut supporter les frais d'un long transport, surtout depuis qu'on fabrique des engrais artificiels très concentrés.

Ce qui est remarquable, c'est que le chimiste anglais E. Frankland a trouvé que la poudrette de terre n'est pas un engrais assez puissant. 100 parties contenaient 6,671 de matières organiques, dont 0,207 d'azote; 66,782 de substances minérales, dont 0,326 d'acide phosphorique, et 25,547 d'eau. Il explique cela par ce fait que les urates s'en vont sous forme de carbonate d'ammoniaque.

Selon Kœnig, la tourbe mélangé aux excréments renferme 79,5 à 89,9 p. 100 d'eau, 10 à 17,5 p. 100 de matières organiques (0,36 à 0,76 p. 100 d'azote) et 1,2 à 5,6 p. 100 de substances minérales (0,18 à 0,51 p. 100 d'acide phosphorique et 0,17 à 0,40 p. 100 de potasse).

Le moyen le plus efficace pour enlever aux excréments infectés leurs propriétés nuisibles est sans contredit la combustion. Ce système est appliqué partiellement dans plusieurs villes; nulle part il ne l'est sur une grande échelle.

Le seul système qui remplisse actuellement les exigences de l'hygiène relativement à l'éloignement rapide et sans inconvénients des excréments est le système de water-closets usité en Angleterre. La masse d'eau (9 litres) qui se mélange avec les excréments, le mouvement perpétuel dans lequel ils se trouvent, et la basse température qui règne dans les conduites placées sous le sol, sont absolument défavorables au développement des bactéries. Les microbes pathogènes dans une masse d'eau y périssent par suite du mouvement, de la grande dilution, de leur combat contre les bactéries d'eau, peut-être encore par suite d'autres circonstances qui ne sont pas connues.

Ce système a cependant un inconvénient, il contribue à la pollution des eaux. C'est un préjugé de croire que les matières fécales des water-closets peuvent souiller l'eau d'égout à un plus haut degré que les autres immondices qui y sont jetées.

Les fèces de l'homme sont de 75 à 90 grammes en moyenne par jour. Elles contiennent 75 p. 100 (56gr,25 à 67gr,5) d'eau et 25 p. 100 (18gr,75 à 22gr,5) de matières solides. La quantité d'urine par personne et par jour s'élève à 1,300 grammes; les matières solides sont d'environ 3 p. 100 ou 39 grammes. L'urine sert donc d'émonctoire pour près du double de matières solides qu'il ne s'en trouve dans les fèces. Comme elles sont dissoutes, personne ne s'en aperçoit. En général, on n'hésite pas à envoyer dans les égouts de grandes quantités d'urines et d'eaux ménagères, mais on hésite à y envoyer des matières fécales.

L'expérience de l'Angleterre, de la plupart des grandes villes d'Europe et d'Amérique, a montré cependant l'erreur de toutes les craintes émises à cet égard. Les excréments se dissolvent dans l'eau et ne causent pas dans ces égouts plus de grands inconvénients que les autres immondices.

La dissolution est si parfaite qu'il est impossible de découvrir dans les grands collecteurs des parties solides d'excréments.

On a dit encore que ce système prive la terre de grandes masses d'engrais et qu'il cause par suite une perte nationale. Les nombreux essais, faits dans tous les pays, pour tirer profit des matières de vidange des grandes villes ont été jusqu'ici illusoires; le système d'irrigation au contraire rapporterait quelque chose.

Les systèmes pneumatiques, tels que ceux de l'ingénieur hollandais Liernur et de l'ingénieur français Berlier, sont trop compliqués pour être pratiques. Ils ont l'inconvénient de faire subir aux excréments, dans les usines où ils ont été transportés, une préparation afin de leur enlever leurs propriétés nuisibles.

Systèmes de cabinets d'aisances. — Dans Londres, il n'est permis de faire usage que des water-closets et des earth-closets.

Ces derniers, voient leur nombre diminuer de jour en jour, par suite de l'extension du réseau d'égout et de l'obligation pour les propriétaires d'y relier leurs maisons, d'après la loi sanitaire. Les closets à terre reviennent à un prix plus élevé, dans cette ville, que les water-closets.

Les conditions essentielles d'un bon état de salubrité et d'un confortable parfait sont actuellement chez les Anglais, une distribution d'eau et un réseau de drainage dans les maisons.

Les ingénieurs sanitaires ont atteint dans ce sens une perfection qui ne laisse presque plus rien à désirer.

Quant aux closets eux-mêmes, il y en a un grand nombre de constructions différentes et se surpassant les uns les autres relativement à leur commodité et à leur nettoyage.

Les anciens closets, tels qu'ils sont ordinairement sur le continent, avec une valve fermant le fond de la cuvette, et un mince filet d'eau pour nettoyer la paroi, ne sont plus en usage en Angleterre. Toute personne qui a vu un appareil semblable en connait les désavantages. L'eau coulant en mince filet ne peut pas emporter les excréments et le papier collés sur les parois. D'ailleurs, le courant d'eau est interrompu dès qu'on cesse de tirer le bouton.

Les cuvettes plus parfaites qui ont succédé à celles-là, sont connus sous le nom de *Side outlet* et de *Front outlet closets;* les excréments sont enlevés de côté ou par devant. Afin que les matières fécales ne collent pas au fond, il est disposé de façon qu'une couche d'eau y reste après chaque lavage. En tirant

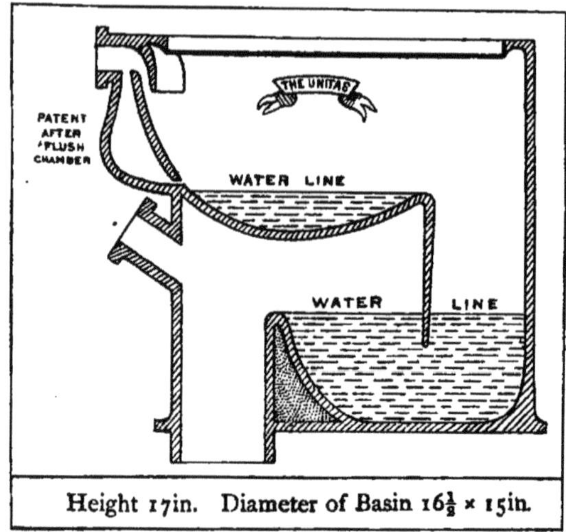

Fig. 40. — Cuvette Unitas.

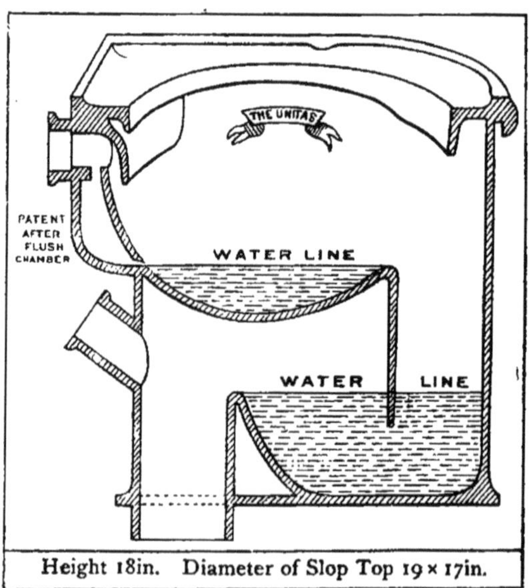

Fig. 41 A. — Cuvette Unitas.

un cordon, 9 litres d'eau, s'écoulant brusquement par un tuyau de 3 centimètres de diamètre, nettoient le closet. Le tuyau de chasse de la cuvette est siphonné et souvent muni d'un tube ventilateur.

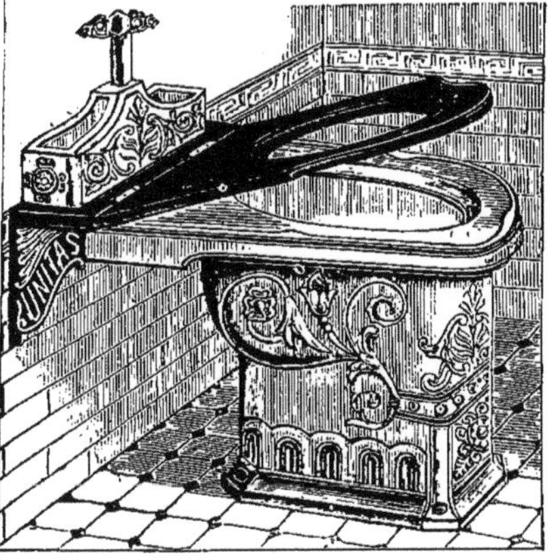

Fig. 41 B. — Water-closet *Unitas*

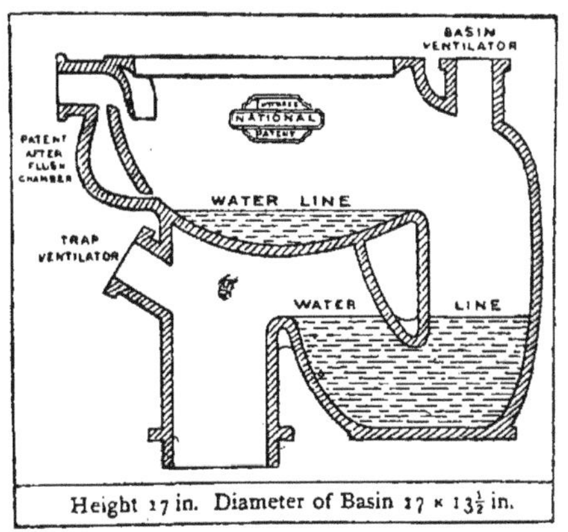

Height 17 in. Diameter of Basin 17 × 13½ in.

Fig. 42. — Water-closet *National.*

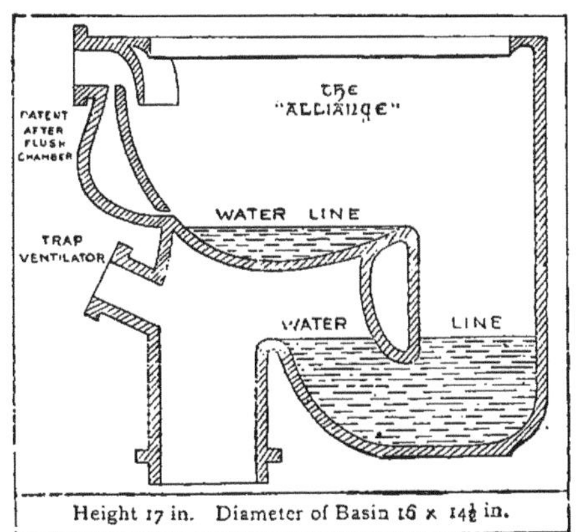

Height 17 in. Diameter of Basin 16 × 14½ in.

Fig. 43. — Water-closet *Alliance*

L'un des constructeurs les plus célèbres de ce genre d'appareil, est M. Thomas, W. Twyford qui a, à Hanley, Staffordshire, une grande fabrique. Les figures 40, 41, 42, 43 et 44 montrent les modèles qui sortent le plus souvent de cette usine.

La figure 40 est la section de l'*Unitas front closet*. Complètement isolé, ce closet est muni d'un simple siège en bois. Les joints sont tous visibles, de cette façon on découvre facilement les défauts. Le derrière de la cuvette est courbé en formant une chambre (*after flush Chamber*) ; cette construction fait, après chaque chasse, rester une quantité d'eau suffisante dans le fond de la cuvette.

La chasse d'eau est telle que les excréments et les papiers sont tous enlevés à la fois au delà du coupe-air. La hauteur du closet est de 42 centimètres; les diamètres de la cuvette sont de 41 et 37 centimètres. On peut y jeter les eaux ménagères. Pour empêcher le jaillissement de l'eau, la cuvette a un

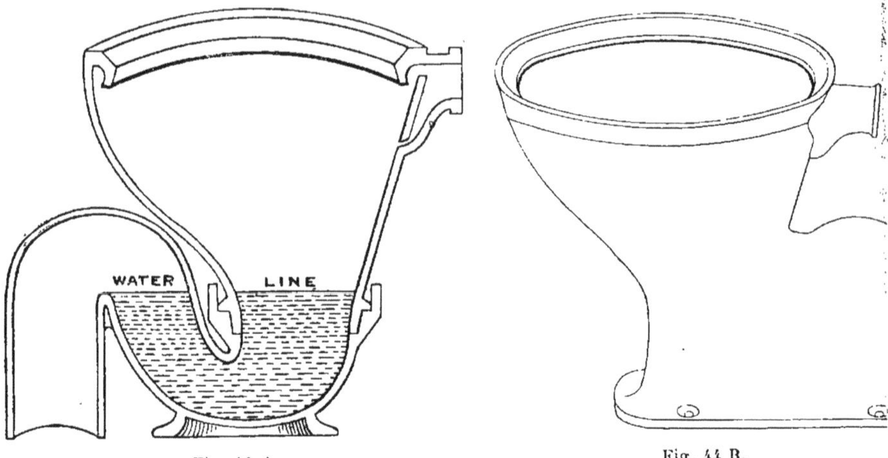

Fig. 44 A. Fig. 44 B.

Water-closet *Deluge*.

bord (fig. 41), construit de façon que l'eau ne peut mouiller le siège. Le closet est d'une seule pièce en porcelaine. Il a une hauteur de 45 centimètres.

Le closet appelé *National* et représenté figure 42 est un *Side outlet closet* (closet avec sortie sur le côté). Il a cela de particulier que la cuvette peut être munie

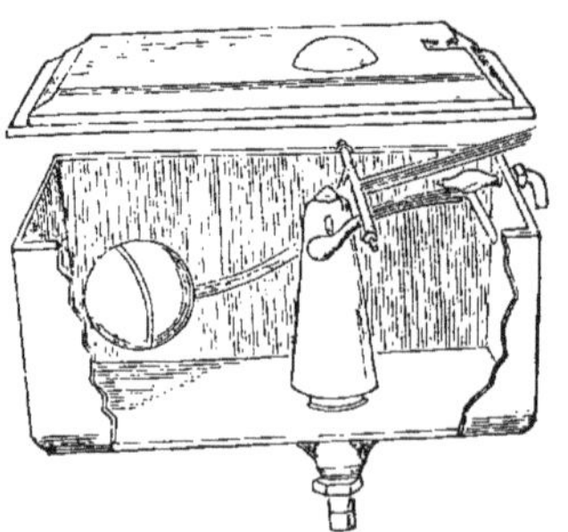

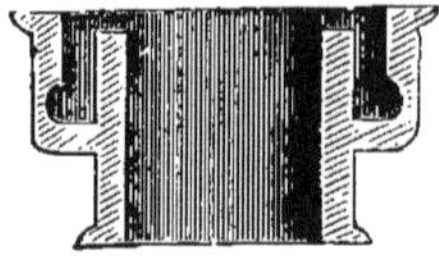

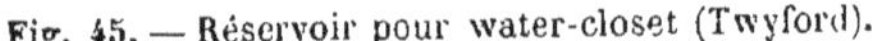

Fig. 45. — Réservoir pour water-closet (Twyford).

Fig. 46. — Joints de tuyaux.

d'un tuyau spécial pour la ventilation. Il est très en usage dans les casernes et les hôpitaux. Sa hauteur est de 42 centimètres; la cuvette a 42 centimètres sur 34.

Le closet dit *Alliance* (fig. 43) a la même forme que le précédent, mais la sortie est sur le devant. La hauteur est de 42 centimètres, la cuvette mesure 40 sur 36 centimètres.

Le closet *Deluge* ou *Wash Down* (fig. 44) est simple, pratique et bon marché (10 francs).

Chaque closet est muni d'un réservoir spécial à soupape automatique de façon à laver la cuvette et à entrainer les excréments. La disposition de ces

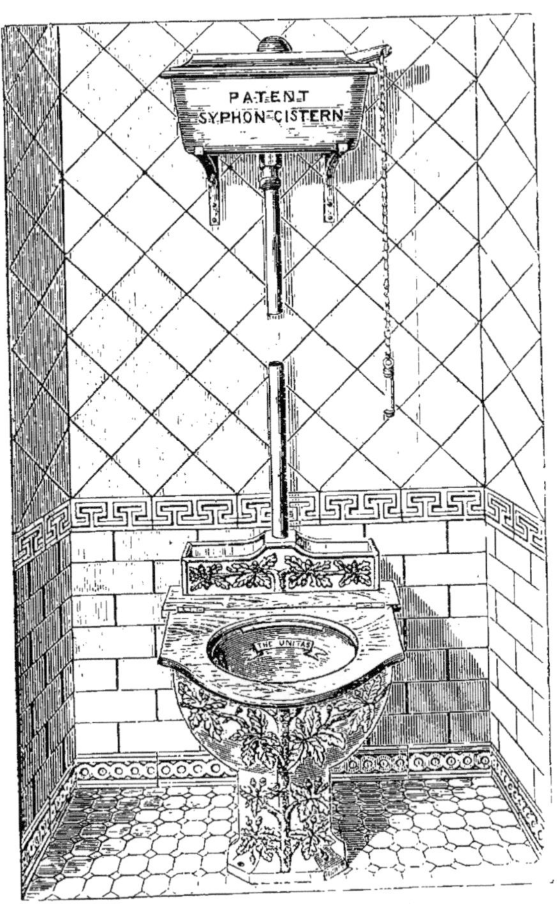

Fig. 47. — Water-closet Twyford.

réservoirs est telle qu'il suffit de tirer la chaine (fig. 47, 48 ou 49) pour que 9 litres d'eau s'échappent avec rapidité.

Ces réservoirs se remplissent à l'aide d'un robinet automatique (*Ball Cock*) (fig. 45), composé d'un levier dont une extrémité agit sur l'arrivée d'eau; l'autre extrémité porte une boule creuse qui sert de flotteur. Quand l'eau s'écoule, le flotteur descend et ouvre le robinet ; le réservoir se remplit peu à peu; quand le flotteur est revenu à son horizontalité, le robinet se ferme.

Dans certains closets, la soupape du réservoir est en relation directe avec le siège, de façon que l'écoulement de l'eau se fasse automatiquement quand on le quitte.

La figure 45 nous montre un réservoir automatique (système Twyford) : dans ce système, les joints des tuyaux d'eau et des tuyaux de ventilation sont calfatés avec du caoutchouc (fig. 46). Les closets Twyford sont absolument inodores; on les place ordinairement dans les salles de bains ou dans les cabinets de toilette (*Lavatory*).

Ils ont un aspect très luxueux : leur installation est d'une élégance tout à

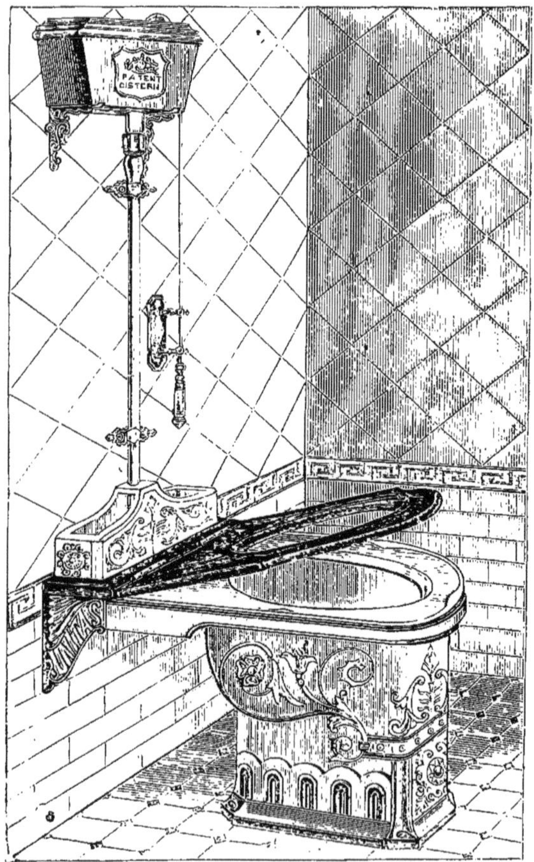

Fig. 48. — Water-closet Twyford.

fait inconnue dans le reste de l'Europe. Les figures 47, 48 et 50 les représentent. La figure 49 représente un closet de la maison Doulton and C° de Londres.

Dans les quartiers pauvres, les water-closets sont généralement dans un hangar dans la cour.

Dans les maisons particulières, les water-closets n'ont ordinairement qu'une

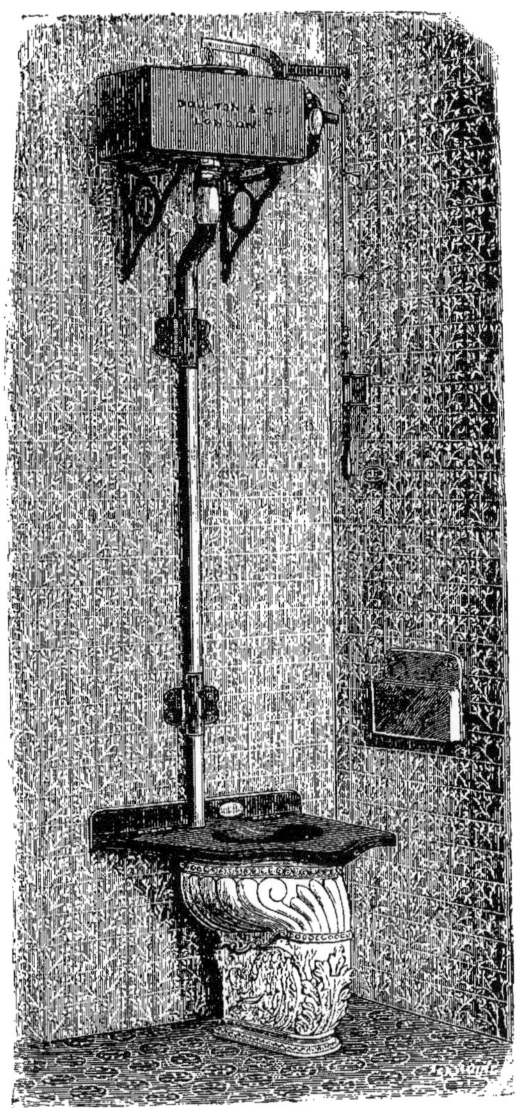

Fig. 49. — Water-closet Doulton.

cuvette; il y en a un par ménage ou quelquefois pour plusieurs ménages.

Dans les établissements publics, on emploie des water-closets à auges (Trough closets). Ils consistent généralement en un réservoir horizontal, au-dessus duquel se trouvent plusieurs sièges et qui est toujours à demi plein d'eau, de façon à ce que les excréments y flottent et ne s'attachent pas aux parois.

De temps à autre, une personne chargée du lavage de ces closets, les vide en y versant une grande quantité d'eau. Les derniers modèles de ce système, sont avec chasse automatique se produisant à des intervalles déterminés (fig. 51).

Le closet représenté figure 51 est un modèle de la maison Bowes Scott and Read de Westminster. Le réservoir automatique (Flushing Chamber) est de l'invention du célèbre ingénieur sanitaire *Rogers Field*. L'eau arrive par le

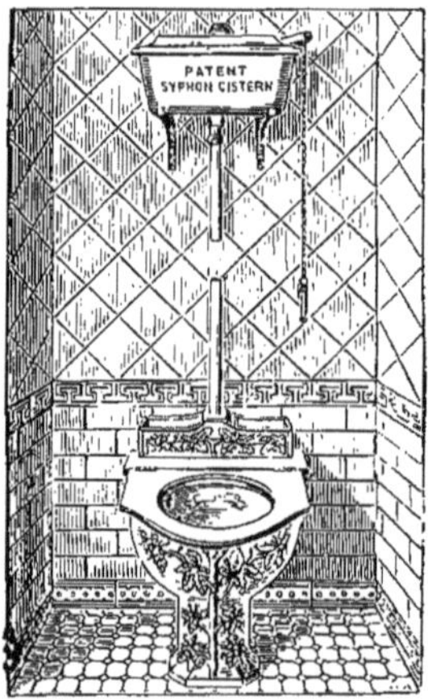

Fig. 50. — Water-closet Twyford.

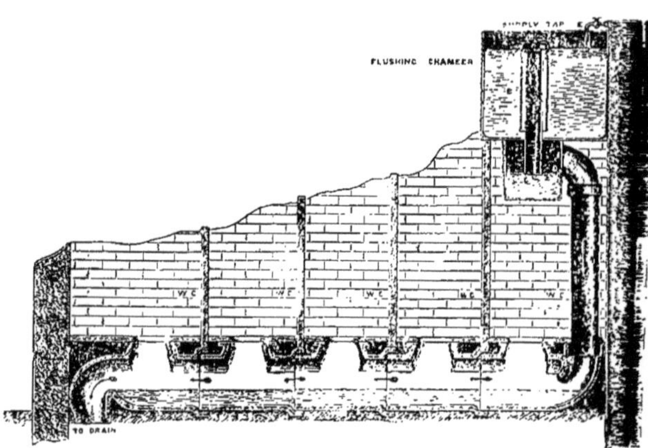

Fig. 51. — Water-closet à auges (Bowes Scottand Read).

robinet E dans le réservoir B, et quand le siphon A s'est allumé, elle s'écoule par le tuyau D de façon à enlever les excréments qui vont directement à l'égout (*to drain*).

Ce système est très ingénieux et très pratique. Il a été recommandé par le Local Government Board et a été successivement introduit dans des écoles, des casernes, des prisons, des fabriques, des ateliers, etc.

Pour l'établissement des water-closets on doit observer les règles générales suivantes :

Les cuvettes doivent être isolées sans revêtement de bois. Les meilleures sont en terre émaillée.

Chaque water-closet doit avoir son réservoir spécial. Il ne doit pas contenir plus que la quantité d'eau nécessaire à chaque lavage. Il doit être pourvu d'un tuyau de trop-plein pour le cas où le robinet ne fonctionnerait pas.

Sous la cuvette on place un terrasson en zinc pour recueillir l'eau qui pourrait y tomber par suite du mauvais fonctionnement d'un appareil quelconque Un tuyau permet à l'eau de s'échapper ; il ne doit pas déboucher dans le tuyau de chute. En Angleterre on le fait généralement décharger à l'extérieur des murs.

Drainage des maisons. — De même que le tuyau de chute des water-closets sert à l'enlèvement immédiat des excréments, de même les tuyaux de drainage

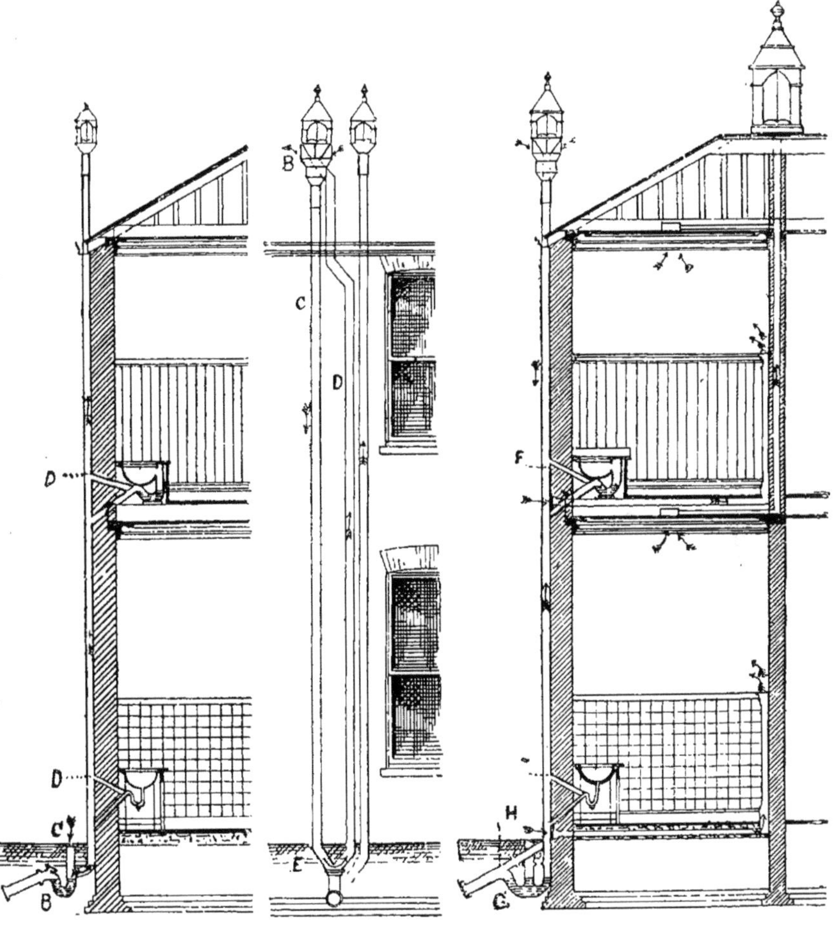

Fig. 52. Fig. 53 A. Fig. 53 B.
Tuyau de chute des water-closets et leur ventilation (Boyle and Son).

servent pour l'écoulement des eaux ménagères des cuisines, salles de bains et cabinets de toilette. La manière d'établir ce système est décrite dans les modèles de Bye Laws (voir p. 72 à 81), publiés par le Local Government Board. Voici quelques détails sur les prescriptions suivies à Londres dans les nouvelles installations.

Les tuyaux d'écoulement des maisons particulières passent en général extérieurement le long des murs afin d'éviter que des gaz nuisibles ne se répandent dans les chambres, s'il y avait des solutions de continuité. Le tuyau de chute commun doit monter directement vers le haut sans présenter de courbes ; il doit dépasser le toit et être muni à sa partie supérieure d'un ventilateur. Il doit avoir partout le même diamètre qui a environ 25 millimètres de plus que celui du tuyau de chute des W.-C. Si on négligeait cette précaution, au moment de la chasse d'un W.-C., l'air se raréfierait dans le tuyau et tous les siphons se videraient. Pour éviter cet inconvénient, on ventile le siphon en le reliant par un autre tuyau D. ou F au drain collecteur (fig. 52 et 53 B). Le tuyau de chute de chaque W.-C. qui a son siphon spécial doit se brancher à angle aigu sur le tuyau de chute principal.

Les figures 52, 53 A et B montrent les dispositions du tuyau de chute des W.-C. et leur ventilation (système des ingénieurs sanitaires Boyle and Son).

La forme la plus simple est représentée figure 52. Au bout du tuyau de chute est un *air pump ventilator* (voir p. 101) de sorte que ce tuyau sert aussi de conduite de ventilation. L'entrée de l'air C est sur la surface du sol en avant du siphon B.

La disposition représentée figure 53 est plus complexe. La vue extérieure (fig. 53 A) et la vue en coupe (fig. 53 B) montrent les détails de cette ventilation. Les deux tuyaux C et D se réunissent en E au-dessus du coupe-air près du mitron. Le tuyau d'appel D est relié à l'aspirateur pump ventilator ; le tuyau rejoint le mitron en B (downcast-ventilator) ; il sert à l'entrée de l'air. Le tuyau H sert à la ventilation du siphon de l'égout.

Les tuyaux C et D de la figure 52 correspondent aux tuyaux désignés par les mêmes lettres figure 53. La différence est que le tuyau C est prolongé jusqu'au-dessus du toit et réuni au mitron pour activer le courant d'air.

Les vidoirs des éviers et des baignoires doivent être munis de siphons disconnecteurs. Comme les W.-C., les baignoires ont un terrasson avec un tuyau pour l'écoulement du trop-plein.

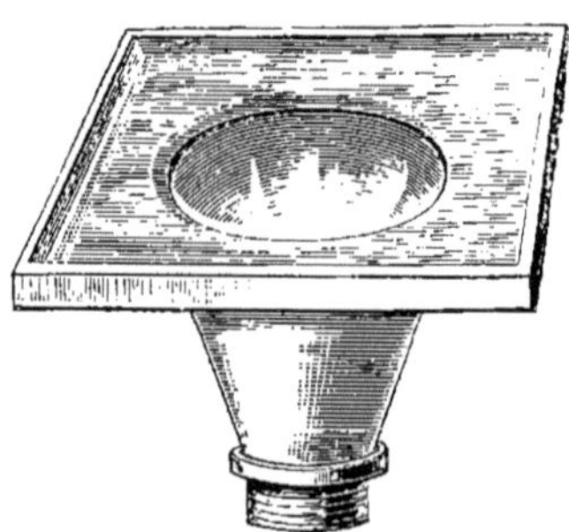

Fig. 54. — Vidoir Twyford.

La figure 54 représente un vidoir de la fabrication Twyford ; il est en faïence et est fait d'une seule pièce.

Les tuyaux de chute doivent être en ligne droite et avoir une pente suffisante ; ils doivent être ronds parce que le nettoyage en est plus facile et que le frottement des eaux y est moindre.

Les tuyaux placés sous terre sont de poterie, de grès ou de fer. Les joints des premiers sont faits intérieurement avec de l'asphalte et extérieurement recouverts de ciment[1]. Les joints des tuyaux de fer qui doivent être goudronnés à l'intérieur sont faits avec du plomb.

Deux conduites ne doivent pas se réunir à angle droit. A chaque changement de direction il doit exister un trou de visite pour permettre l'examen et le nettoyage.

Pour une maison ordinaire on emploie les tuyaux de $0^m,10$ de diamètre ; pour un hôtel des tuyaux de $0^m,15$; pour les grands édifices seulement l'emploi du tuyau de $0^m,22$ peut devenir nécessaire. Afin de prévenir autant que possible les engorgements, on doit éviter l'emploi de tuyaux d'un diamètre plus grand que $0^m,15$.

Pour ce même motif la pente doit être suffisante.

En général, il faut :

Pour des tuyaux de	$0^m,10$	de diamètre une pente de	1 sur 40
»	$0^m,15$	» »	1 sur 60
»	$0^m,22$	» »	1 sur 80

Si la pente est moindre ou s'il y a d'autrss motifs d'engorgements, on a recours, pour le nettoyage, à des dispositions spéciales. Pour laver un tuyau de drainage il faut une grande quantité d'eau à la fois ; laisser couler l'eau des robinets constituerait une dilapidation sans aucun résultat.

Si l'on dispose de beaucoup d'eau on peut en faire usage directement pour la chasse dans les conduites. Si on est limité on peut au moyen de vannes retenir les eaux sales et les envoyer ensuite en grande quantité.

Quand le courant est faible on peut placer à des endroits convenables des réservoirs de chasse automatiques.

La figure 55 nous montre un semblable réservoir connu sous le nom de *Rogers Field's self acting flush tank*. Il est identique à celui représenté figure 51.

Les ingénieurs sanitaires Doulton and C° construisent d'autres appareils basés sur le même principe. Ce sont les réservoirs Rogers Field et Doulton qui sont le plus employés et recommandés par les inspecteurs sanitaires.

Doulton a combiné son réservoir de chasse avec un intercepteur de graisse (*grease interceptor*). Avec cet appareil, les graisses qui se trouvent toujours dans les eaux de vaisselle sont retenues et ne peuvent ainsi obstruer le tuyau.

Les conduites d'eau de pluie doivent déboucher au-dessus d'une rigole ouverte, dans un gully (petit réservoir intercepteur) ou d'une autre manière, de façon toutefois que l'extrémité inférieure du tuyau d'eau de pluie soit à l'air libre.

[1] Dans quelques endroits on a commencé à se servir d'argile pour les joints, qui ainsi résistent mieux aux tassements. Cependant cela ne doit pas se faire à proximité d'arbres, parce que les racines s'introduisent dans le joint et détruisent la conduite.

Dans des cas exceptionnels, il est permis de brancher le tuyau d'eau de pluie sur un tuyau d'écoulement afin de le ventiler. Alors il est nécessaire que les joints soient imperméables aux gaz et que l'autre extrémité de la conduite de pluie ne se trouve pas à proximité de fenêtres ou d'autres ouvertures par lesquelles les gaz d'égout puissent pénétrer dans les appartements.

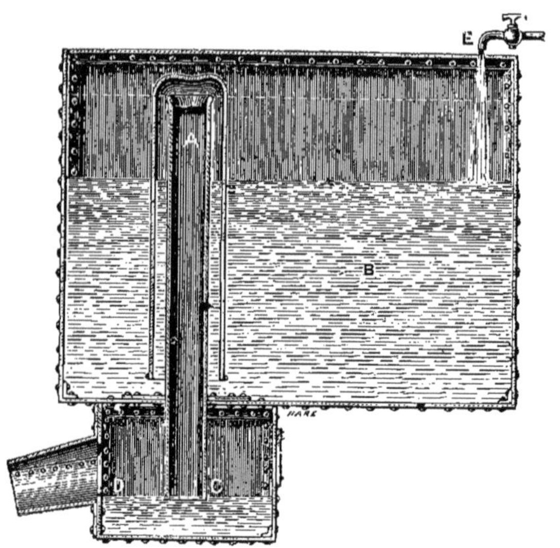

Fig. 55. — Réservoir automatique Rogers Field

A. siphon. — B. eau. — D, fermeture hydraulique. — E, robinet d'arrivée.

Tous les tuyaux, à leur jonction avec des conduites de drainage, doivent être munis de coupe-air à moins qu'ils ne servent à la ventilation.

Les gullies, qu'ils soient pour l'eau de pluie ou pour l'eau ménagère, doivent être pourvus de coupe-air. Ils doivent être placés à un mètre au moins des fenêtres. Leur superficie intérieure sera aussi petite que possible afin de diminuer l'évaporation de l'eau.

Quand ces petits réservoirs sont destinés aux décharges des eaux de vaisselle, ils seront munis d'un intercepteur de graisse.

Ces petits réservoirs disconnecteurs ne doivent pas être placés dans les appartements du rez-de-chaussée ou dans les caves, à moins toutefois de nécessité absolue. Dans ce cas, le tuyau de décharge d'un gully ne doit pas déboucher directement dans l'égout, mais doit être lui-même pourvu d'un coupe-air. Si la cave est située à une profondeur telle que ce tuyau ne peut déboucher dans l'égout, on le fait se décharger dans un puits à eaux ménagères, très étanche, que l'on vide chaque jour au moyen d'une pompe.

Les bouches d'égout qui sont à la surface du sol seront pourvues d'une grille mobile pour retenir les substances solides.

Les trous du grillage seront d'une forme qui permette facilement l'écoulement de l'eau et empêche le plus possible leur obstruction. Les trous ronds ne doivent pas être employés, car ils offrent une grande résistance au passage de l'eau.

Un récipient de retenue doit être construit de manière que le fond soit au-dessous du déversoir afin que les matières solides s'y amassent. On les enlève fréquemment. Les parois extérieures de ces réservoirs doivent être isolées avec une couche d'argile pilé.

Dans les maisons de grandeur ordinaire, les tuyaux de chute des W.-C. ont un diamètre de $0^m,10$. Quand plusieurs W.-C. sont desservis par le même tuyau de chute, on peut lui donner un diamètre de $0^m,11$ à $0^m,12$; il est rarement nécessaire qu'il soit plus grand.

Les tuyaux en plomb étiré sont les meilleurs pour cet usage. L'épaisseur doit varier entre 2 $^m/^m$ 5 et 4 $^m/^m$ au maximum, de façon à résister aux dilatations et contractions même si on y fait passer de l'eau chaude.

On emploie également les tuyaux de fer, mais les joints sont bien plus difficiles.

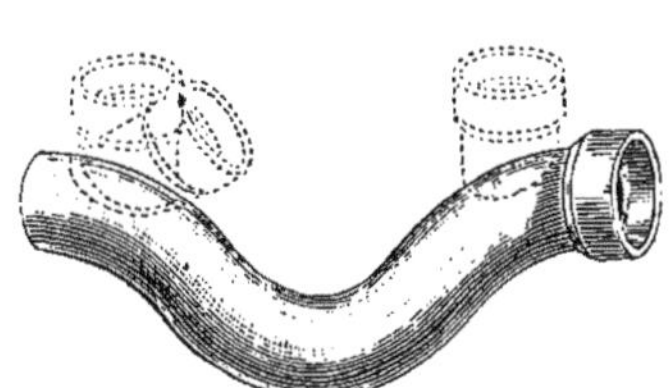

Fig. 56. — Siphon Trap Doulton.

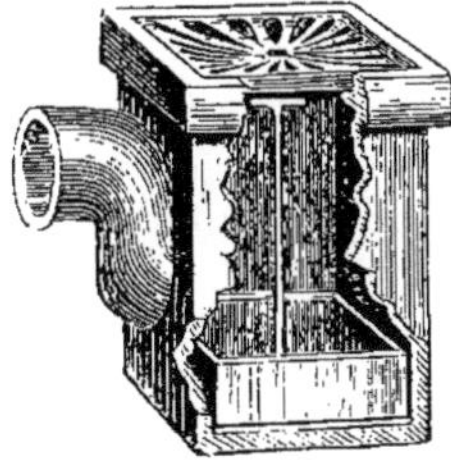

Fig. 57. — Souillard Doulton, intercepteur de substances solides.

Ils doivent être préalablement éprouvés à une pression donnée. Les joints seront calfatés au plomb et non faits avec du ciment.

Les tuyaux de chute seront fixés le long des murs afin d'éviter les déformations et les fuites. On doit donner une attention toute particulière aux joints des branchements de water-closets.

Si les tuyaux de chute sont placés en dedans des maisons, il est bon qu'il y ait pour cela des renfoncements convenables, crépis en ciment et suffisants pour qu'on puisse surveiller les joints et les réparer.

Les réservoirs d'eau des W.-C. seront nettoyés au moins une fois par mois.

Les tuyaux de vidange des baignoires doivent avoir un diamètre minimum de 5 centimètres et le tuyau de remplissage un minimum de 3,5. A la jonction entre la conduite principale et le tuyau de branchement ce dernier doit avoir une courbure permettant un libre écoulement.

Les siphons doivent avoir au moins le même diamètre que le tuyau de décharge. Il convient de les faire en plomb.

La courbure des siphons varie entre 1,25 à 9 centimètres, et dépend de la fréquence de l'usage. Un siphon qui sert souvent a une courbure plus faible que s'il sert peu à cause de l'évaporation de l'eau. Pour le nettoiement du siphon il y a une ouverture de côté, au bas du tuyau, parce qu'alors les fuites sont plus vite remarquées. Parmi les modèles les plus convenables de siphon, on trouve le *siphon trap* recommandé dans les bye-laws du Local Government Board. (Voir fig. 17, p. 76.) La figure 56 est un siphon trap de la maison Doulton.

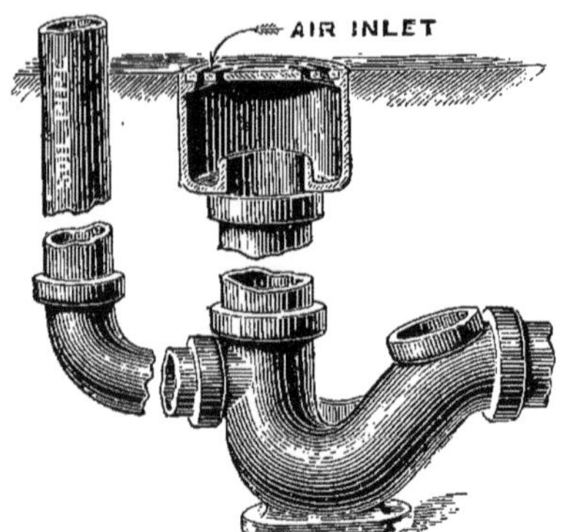

Fig. 58. — Coupe-air Doulton avec interception des matières solides.

Outre ces coupe-air, il y en a encore une infinité d'autres dont les meilleurs sont les suivants.

Le *Doultons mud-intercepting trap* (fig. 57) est un réservoir quadrangulaire couvert d'une grille. Il contient une boite mobile pour recueillir les substances solides. Le manche qu'elle porte en son milieu rend facile le nettoyage

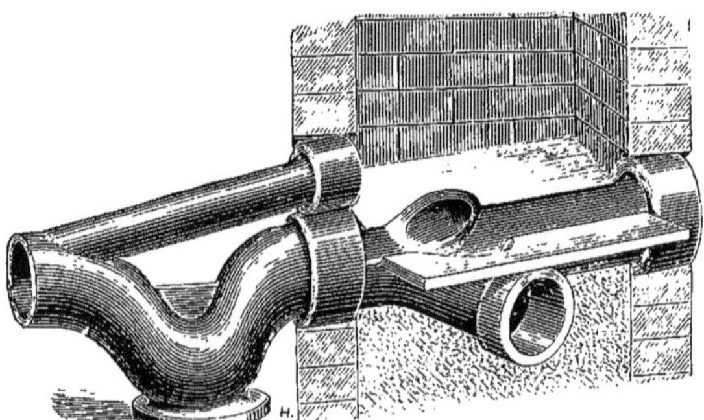

Fig. 59. — Chambre d'inspection et coupe-air Corfield-Judge.

de ce souillard. Le tuyau de décharge relevé forme siphon intercepteur. Le simple *gully trap* diffère du précédent par la suppression de la boite mobile.

Le *gregens patent air-inlet trap and ventilating pipe* de MM. Doulton and C° (fig. 58) est un appareil meilleur ; les matières solides qui pourraient tomber par la grille de la bouche de ventilation sont retenues dans la boite circulaire formée par le bord du tuyau.

L'appareil appelé *kenon air-chamber floor and trap* (fig. 59) est construit par la maison Doulton d'après les idées des professeurs Corfield et Mark Judge. Le but de cette construction est de rompre les communications entre l'égout et les tuyaux de drainage de la maison, et de faciliter en même temps l'inspection et le nettoyage

L'appareil, en une seule pièce de grès vernissé, placé au fond d'une chambre d'inspection, consiste en un canal central ouvert dans lequel s'écoulent les eaux ménagères. Le plancher de cette chambre est constitué de chaque côté par une aile inclinée vers le canal. L'extrémité supérieure regarde la maison et est joint au tuyau de chute; à l'autre bout est un siphon. Un long tube droit réunit la grande branche du siphon à la chambre. On peut ainsi inspecter et curer le siphon et le collecteur. L'ouverture de ce tube est en général fermée par un couvercle mobile. De chaque côté du canal central existent des ouvertures pour des tuyaux de branchement.

Le *Flap trap* consiste en un clapet mobile placé à l'extrémité du tuyau. L'eau sort, mais ne peut refluer. Ce système est peu utile pour empêcher les gaz de pénétrer dans les maisons, mais il intercepte bien le chemin aux rats.

Les siphons coupe-air, quelque parfaits qu'ils soient, ne peuvent cependant pas toujours empêcher avec certitude les émanations. La propriété que possède l'eau d'absorber et ensuite d'exhaler des gaz en est une preuve.

Si un orage ou une forte marée se trouve remplir les égouts, l'air est forcé de sortir et peut traverser aussi les siphons.

C'est pour cela qu'il faut que les cloaques soient bien ventilés. Les principaux moyens qui existent pour prévenir la formation des gaz d'égout sont une bonne ventilation et l'enlèvement des matières solides. Un système de tuyaux munis de bons coupe-air, bien ventilés et lavés, empêche tout inconvénient provenant des gaz de décomposition.

Règles générales concernant la construction des égouts. — Les égouts doivent avoir naturellement une grandeur différente suivant qu'ils sont destinés à la conduite des eaux vannes seules ou à la conduite de celles-ci et des eaux de pluie.

Le premier système, appelé système séparatif (Système Waring), est actuellement très recommandé pour les petites villes comme moins coûteux; il est préconisé aussi pour les grandes villes par beaucoup de gens, parce que le courant des eaux d'égout est moins grand et plus constant, par suite il est moins difficile de rendre inoffensives les eaux vannes.

Dans le système composé les conduits sont relativement larges; par un temps sec le courant est insignifiant et les arrêts sont fréquents.

Quand on fait usage de ce dernier système, il faut prendre en considération la manière dont sont construits les différents quartiers de la ville. Dans ceux qui sont remplis de maisons et dont les rues sont bien pavées, l'eau de pluie va de suite aux égouts. Au contraire, dans ceux où les maisons sont espacées, où il y a des jardins, la pluie est absorbée en grande partie par le sol et les plantes.

La vitesse du courant du sewage doit être au minimum de $0^m,60$ par seconde, afin d'empêcher les arrêts si le courant est constant; quand il est intermittent, le minimum de la vitesse doit être de $0^m,90$ par seconde.

On doit éviter une vitesse de plus de $1^m,20$ par seconde; une rapidité plus grande amène du gros sable et autres particules dures qui peuvent endommager l'intérieur de l'égout.

Si le terrain a une pente considérable, un égout des parties hautes ne doit pas être réuni à un égout des parties basses de la ville; car dans ce dernier, la vitesse est moins grande, et en cas d'averse, l'égout pourrait se crever si l'on fait usage du système combiné.

Si l'on a été forcé de placer les égouts dans un terrain bas et que à marée haute, la mer puisse y pénétrer, l'écoulement des eaux d'égouts ne se fait pas librement; il se forme des dépôts de matières solides. Dans ce cas aussi la canalisation des parties hautes doit être séparée de celle des parties basses.

La ventilation se fait par des cheminées verticales débouchant au niveau du sol et placées à de courtes distances l'une de l'autre. L'extrémité du branchement situé au point le plus élevé du terrain doit avoir une ouverture spéciale de ventilation.

La ventilation par des ouvertures au niveau du sol est un système très simple et très efficace, qui ne produit que le minimum de désagréments. Les grandes cheminées ventilatrices placées aux points les plus élevés n'ont un effet que dans le voisinage immédiat. Les tuyaux ventilateurs montant le long des maisons peuvent devenir importuns pour les habitants et les voisins.

Il est parfaitement démontré que les gaz des égouts non ventilés peuvent causer mort d'homme ; tandis que l'air des égouts bien ventilés n'est pas plus mauvais que celui d'une écurie ou d'un lieu public plein de monde.

La distance entre les ouvertures ventilatrices ne doit pas dépasser 90 mètres.

Si par une de celles ci, il s'échappait des gaz désagréables, il faut faire le nécessaire pour éloigner et prévenir les dépôts, et procurer une ventilation plus efficace.

Dans les égouts bien construits, la ventilation est suffisante pour prévenir les mauvaises odeurs; il n'en est pas de même dans ceux qui sont mal établis. Aussi d'autres mesures peuvent devenir nécessaires. Une des plus efficaces est sans contredit l'emploi des filtres de charbon de bois. Mais celui-ci gênant la circulation de l'air, la surface ventilatrice doit être plus grande. Le filtre de charbon doit avoir au moins 6,250 centimètres carrés de superficie par chaque 312 centimètres carrés de surface de l'ouverture de ventilation. Les mailles des grillages du filtre doivent avoir environ 3 millimètres. Les morceaux de charbon seront de la grosseur d'un grain de café, propres et non couverts de cendre. L'épaisseur du filtre sera de 5 à $7^{cm},5$. On doit soigneusement le préserver de l'humidité, parce que le charbon humide est moins absorbant que celui qui est sec. Deux fois par an le filtre doit être changé.

Des appareils semblables ne sont cependant que des palliatifs. Les égouts qui en ont besoin pour être inodores doivent être transformés de façon à ce que la simple ventilation suffise.

Les regards de descente doivent avoir un couvercle mobile au niveau du sol. La meilleure construction est celle avec une chambre ventilatrice à côté (fig. 60).

Ils doivent être pourvus d'échelles en fer pour les égouttiers et d'une rainure pour une vanne si cette dernière est nécessaire.

Dans le cas ordinaire, il n'y a aucun inconvénient à ventiler au moyen des regards de descente ; en ce cas les couvercles sont à jour.

A toutes les jonctions des embranchements d'égout doit se trouver une ouverture pour ventiler.

On doit veiller tout particulièrement à la ventilation des égouts exposés à la marée haute. Si les eaux de la mer montent dans les égouts, l'air y est repoussé vers le haut, s'il ne trouve pas un nombre suffisant de sorties. En pareil cas, on conseille d'établir des cheminées ventilatrices d'un diamètre au moins égal à celui de la moitié de l'égout. De nombreuses ouvertures au niveau du sol atteignent aussi parfaitement le même but.

Les embouchures des égouts collecteurs doivent être construites de façon que le vent ne s'y engouffre pas et n'y repousse pas le gaz. Dans ce but, on munit l'embouchure d'un clapet (flap valve) ou on le fait déboucher au-dessous du niveau de l'eau dans la rivière ou dans la mer.

Si la quantité d'eaux vannes qui circule dans un égout est constante, ou si le minimum de cette quantité est la moitié du maximum qui doit y passer, un égout à section circulaire convient très bien. Si, au contraire, la masse du sewage est très changeante, on doit préférer un égout à section ovoïde, car dans celui-ci, la vitesse du courant est peu modifiée même avec une quantité d'eaux vannes peu considérable.

On doit éviter dans les égouts, au moyen de gradins, une pente trop accentuée. Si on néglige cette précaution, il se produit, par de fortes averses, des ruptures du conduit et les joints se crèvent.

Les tuyaux de poterie placés dans de fortes pentes doivent reposer sur un lit de béton.

Les conduites doivent être étanches. Si l'eau fuit, il se produit des dépôts de matières et même des obstructions. La terre environnante s'imprègne de substances

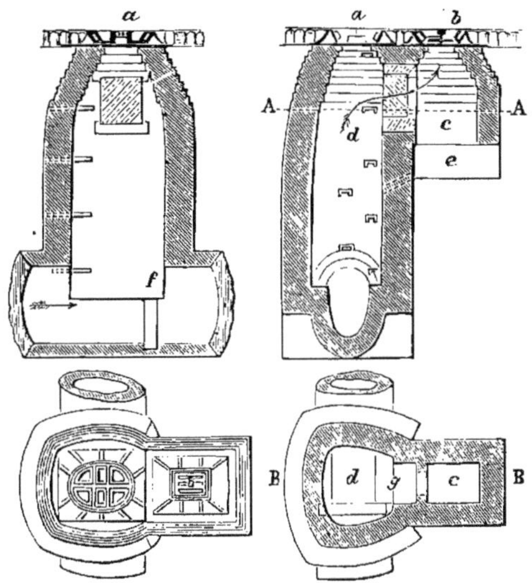

Fig. 60. — Regard de descente avec chambre ventilatrice (d'après Douglas Galton).

a, niveau de la rue. — *b*, ouverture de ventilation. — *c*, chambre à air. — *d*, regard de descente. — *e*, couche de sable pour le drainage du sol. — *f*, place pour une vanne. — *g*, filtre de charbon.

nuisibles. Pour éviter les fuites provenant de défauts accidentels, il est bon pour les tuyaux placés dans un sol poreux de leur donner un revêtement en argile.

Les égouts en brique sont cimentés. Si le sol est humide, on doit établir des tuyaux de drainage.

Les conduites en fonte de fer sont très bonnes quand le terrain est sablonneux, peu solide ou marécageux et dans les rues étroites, si une grande profondeur est nécessaire. Leur grandeur peut n'être que les deux tiers de celle des conduites en poterie ou en brique car elles peuvent servir même avec pression et à gueule bée.

Les égouts principaux doivent avoir des conduites spéciales pour l'écoulement des eaux en cas de pluies extraordinaires.

Les jonctions des égouts ne doivent pas se faire à angle droit; les branchements doivent déboucher dans l'égout principal suivant le sens du courant.

A la jonction des égouts entre eux et aux courbes, la pente doit être un peu plus accentuée de façon à détruire l'effet des frottements. Deux égouts de diamètre différents ne doivent pas se joindre au même niveau; le plus petit doit avoir à son embouchure une chute au moins égale à la différence des diamètres.

Si le branchement débouche plus bas que le niveau ordinaire du sewage dans l'égout principal, il se produit des dépôts dans le branchement.

Si le sol est mauvais, on doit placer une couche de béton aux endroits où se trouvent les joints.

Les tuyaux de poterie de plus de 45 centimètres de diamètre offrent des inconvénients pour les joints et leur maniement. Si l'on a besoin de plus grosses conduites, il est bon de les faire en brique.

On ne doit pas faire déboucher l'un dans l'autre des égouts de même diamètre, mais seulement des égouts de petit diamètre dans d'autres plus grands.

Lorsqu'on construit on doit ménager des ouvertures latérales dans les endroits où l'on suppose que des drains de maison viendront déboucher.

Il faut prendre toutes les précautions possibles pour empêcher le sewage et les gaz d'égout de pénétrer dans la terre. Si des tuyaux de drainage sont nécessaires, ils doivent être absolument indépendants des égouts ou déboucher dans leur réseau seulement à travers une chambre d'inspection bien ventilée.

Le lavage d'un égout se fait en recueillant dans un endroit *ad hoc* une quantité d'eau telle que lorsqu'on la lâche, il se produit une chasse qui entraîne tout le sédiment.

Dans un réseau d'égouts bien fait, les chasses d'eau ne seraient pas nécessaires. Cependant les difficultés d'une construction parfaite sont si grandes qu'il est presque impossible d'éviter le lavage.

Il faut prendre toutes les précautions pour empêcher que les corps solides n'entrent dans un égout. Ordinairement, on emploie dans ce cas les gullies décrits précédemment. Ils sont particulièrement nécessaires quand l'eau des ruisseaux de rue entre dans les égouts. Les trous de curage dans les égouts seront au-dessous du fond du radier, de façon à amener une interruption dans le courant. Les matières lourdes tombent alors dans ces trous. On doit les enlever aussi souvent que cela est nécessaire.

Il a été cependant reconnu comme règle générale que, dans les égouts bien disposés, avec une pente suffisante, et bien construits, avec des chambres d'inspection et des places pour réservoirs de chasse à des distances convenables, toutes les matières lourdes sont entraînées.

Les chambres d'inspection peuvent aussi servir pour réservoirs de chasse. A chaque jonction d'un branchement avec l'égout, il doit y en avoir un dont l'emplacement doit être ventilé.

L'automatic flush tank de Rogers Field, que nous avons décrit plus haut, peut s'employer aussi bien pour les égouts de moyenne section que pour les tuyaux de drainage des maisons. On peut l'alimenter avec les eaux de *trop-plein*, de fontaine, etc., qui ordinairement s'écoulent sans emploi.

Dans les villes qui ont une distribution d'eau, on peut alimenter les réservoirs de chasse directement avec l'eau de la conduite. On peut aussi les remplir en faisant usage de tonneaux d'eau.

Quelquefois des sources, des canaux, des étangs ou des rivières sont placés de manière à pouvoir les alimenter aisément.

PURIFICATION DE L'EAU D'ÉGOUT. — L'évacuation directe des eaux vannes par les égouts est, comme nous l'avons dit, le système qui remplit le mieux toutes les exigences de l'hygiène. Les matières organiques du sewage ne pourrissent pas ainsi à proximité des habitations et ne polluent ni l'atmosphère ni le sol. Ce système a toutefois un inconvénient essentiel : c'est de souiller l'eau des rivières dans lesquelles les égouts se déversent.

L'Angleterre est le premier pays qui ait adopté le système de canalisation pour se débarrasser des immondices. On commença à canaliser Londres en 1847, et les autres villes du pays ne tardèrent pas à suivre cet exemple. La maladie et la mortalité diminuèrent sensiblement, mais les fleuves furent pollués. En 1868, une commission (*the rivers pollution commissionners*) fut donc chargée de faire un projet concernant les meilleurs moyens de prévenir cette infection. Les recherches auxquelles se livra cette commission furent très nombreuses; ses rapports figurent parmi les documents les plus importants et les plus scientifiques de l'hygiène moderne.

Le fait peut-être le plus intéressant et le plus important au point de vue pratique est que l'eau d'égout a une composition très peu différente, qu'elle contienne ou non des excréments humains.

Le tableau suivant montre le résultat moyen de plusieurs analyses de sewage de 16 villes avec le *tout à l'égout* et de 15 villes où ce système n'est pas appliqué. Les quantités indiquées sont exprimées en grammes par mètre cube.

	SUBSTANCES DISSOUTES					SUBSTANCES EN SUSPENSION	
	Quantités totales	Carbone organique	Azote organique	Ammoniac	Chlore	Organiques	Inorganiques
Villes avec water-closets.	824	41,8	19,7	54,3	11,5	17,8	21,3
— sans —	722	46,9	22,0	67,0	10,6	24,2	20,5

Il résulte de ces analyses que l'eau d'égout des deux catégories doit être considérée comme de même qualité relativement à sa composition.

Si la purification s'impose, elle est par conséquent aussi importante pour le sewage avec les excréments que pour celui qui ne les reçoit pas.

La loi anglaise contre la pollution des fleuves (*the rivers pollution prevention act* 1876), qui se fonde sur les travaux de la commission ci-dessus mentionnée, ne reconnaît pas non plus de différence à cet égard.

D'après ce que nous prouve la connaissance des conditions de vie des bactéries pathogènes, on a exagéré généralement l'importance hygiénique de l'infection des fleuves par l'eau d'égout. On a constaté que les bactéries sont pour ainsi dire empoisonnées dans l'eau et qu'elles ne peuvent pas s'en dégager par évaporation. Les bactéries pathogènes sont toujours en nombre inférieur; aussi périssent-elles bientôt dans leur lutte contre les bactéries d'eau, qui jouent dans ce liquide le même rôle que celles de la putréfaction jouent sur terre.

Ces faits, démontrés par les dernières recherches de la science, donnent l'explication de ce phénomène, constaté depuis longtemps par la pratique en Angleterre et surtout à Londres, que la mortalité diminue constamment suivant l'expansion du système des égouts, quoique aucun procédé sérieux n'ait été employé pour épurer les eaux cloacales.

Il est très important toutefois d'avoir de l'eau de rivières pure tant pour les besoins du ménage que pour éviter, à l'époque de la sécheresse, les odeurs qui s'exhalent des rives couvertes de vase.

La purification de l'eau d'égout présente d'assez grandes difficultés.

Les méthodes employées à cet égard sont :

1° Traitement chimique;

2° Irrigation;

3° Filtration.

Traitement chimique. — La principale matière dont on fait usage pour le traitement chimique du sewage est la chaux que l'on emploie sous forme de lait de chaux. La chaux se combine avec l'acide carbonique des carbonates dissous dans l'eau d'égout. Le carbonate de chaux précipité entraîne avec lui environ 60 p. 100 de matières organiques en suspension et 30 p. 100 des matières dissoutes. Comme les matières organiques en suspension ne font que 1/7 des matières dissoutes, il en résulte que la plus grande partie des matières organiques reste intacte. Le sewage traité de cette manière est donc toujours soumis à la décomposition. On a essayé d'empêcher cet inconvénient par des désinfectants tels que chlorure de calcium, chlorure et sulfate de fer, goudron, acide phénique, etc., qui retardent mais ne suppriment pas la putréfaction.

Comme la science actuelle ne connait pas encore de substance capable de précipiter toutes les matieres en putréfaction, on ne doit pas se servir du traitement chimique, qui est une manière incertaine de rendre l'eau d'égout inoffensive.

Irrigation. — Le seul moyen de purifier complètement le sewage est de le faire passer à travers des couches de terre suffisamment épaisses et étendues ; on utilise le terrain irrigué pour la culture des végétaux. Ce procédé est appelé système de purification des eaux d'égout par irrigation. Dans les environs d'Edimbourg, pendant deux siècles, on a irrigué des champs avec les eaux vannes de la ville, mais c'était plutôt par motif d'économie que par raison d'hygiène.

La puissance de purification du sol pour les eaux d'égout a attiré l'attention au commencement de ce siècle, depuis les expériences de Gazzeris et de Bronner. Jusqu'en 1870, ces expériences n'ont pas eu d'applications pratiques. C'est encore la commission anglaise de Rivers Pollution qui a proposé la purification des eaux d'égout par l'irrigation des champs.

Ce système a été introduit depuis dans 145 villes d'Angleterre. Sur le continent, il n'a été adopté entièrement qu'à Berlin, Breslau et Dantzig. Cependant, ce procédé est depuis longtemps en usage à Bunzlau (Allemagne), mais dans cette ville, les excréments sont exclus du sewage qui contient seulement les eaux ménagères et de lavage public.

Une partie des eaux d'égout de Paris est utilisée pour l'arrosage de champs situés à Gennevilliers.

Jusqu'en 1870, on a cru que la purification des eaux vannes par l'irrigation des terres était un procédé mécanico-chimique. Ces dernières années ont appris qu'elle était l'œuvre des microorganismes. Les combinaisons azotées, les substances albumineuses, l'urée, etc., se décomposent sous l'action des bactéries de putréfaction en acide carbonique et ammoniaque. Par une action ultérieure des microbes, l'ammoniaque est transformé en acides nitreux et nitrique. D'après les dernières recherches sur l'action des bactéries, l'acide nitrique peut même être réduit en acide nitreux dans le sol, quand l'air y accède très difficilement.

Pour l'oxydation des composés de carbone et d'azote, la première condition est un accès facile de l'air. Outre cela, il faut une température favorable et un certain degré d'humidité du sol. Un terrain calcaire active la nitrification.

Les plantes du champ d'irrigation utilisent pour leur nutrition les corps qui se sont formés ; la terre redevient propre à recevoir de nouvelles quantités d'eaux vannes.

Les végétaux cultivés généralement sur ces terrains sont l'herbe à fourrage, les betteraves, les navets, les carottes, le colza, le blé ; à Berlin, on a fait un essai avec du chanvre et à Breslau avec du tabac. En Angleterre et à Paris, on a encore cultivé avantageusement des pommes de terre, des oignons, des haricots, des choux, des asperges, etc.

La puissance de purification du sol a des limites. On ne peut pas compter un hectare pour plus de 200 à 250 habitants au maximum.

Si l'on exige que l'eau, après filtration à travers le sol, soit pure comme de l'eau de source, il faut compter un hectare pour 60 personnes seulement.

Les composés organiques, les carbonates, nitrates, sulfates sont tous solubles dans l'eau ; s'ils se forment en trop grande quantité pour que les végétaux puissent les utiliser tous, ils retournent aux eaux souterraines.

La terre peut aussi se saturer à tel point qu'une partie des corps organiques arrive directement aux eaux souterraines sans être décomposée.

C'est pourquoi l'irrigation doit se faire avec des interruptions.

Comme l'oxydation des substances organiques dépend de l'accès de l'air, on peut supposer qu'un sol poreux est préférable pour l'utilisation des eaux d'égout. La pratique si grande de l'Angleterre a montré que toute terre peut être employée ; cependant la terre glaise a moins de puissance de purification ; pour l'augmenter, il faut drainer et travailler le sol.

Le tableau suivant donne les résultats d'analyses effectuées au laboratoire de Frankland, près du Local Government Board, relativement à de l'eau d'égout utilisée pour l'irrigation de terrains différents.

QUALITÉ DU SOL	POURCENTAGE de substances organiques dissoutes retenues par le sol.	POURCENTAGE de substances organiques en suspension retenues par le sol.
Terre glaise............	62,4	100
Idem	78,4	96
Gravier................	74,0	100
Idem	83.4	100
Sable léger	78,2	93,7
Id. dur.............	76,1	93,2
Terre argileuse mélangée.	88,6	100
Idem pure.....	75,0	100
Argile légère......... ..	75,0	100
Idem	75,0	100

Pour arriver à une purification complète des eaux vannes, il doit s'y trouver les substances nutritives organiques correspondant aux besoins des plantes cultivées. La proportion de ces substances dans le sewage et dans les végétaux est en moyenne la suivante, d'après M. Kœnig. La quantité d'azote est supposée égale à 100.

	Azote	Acide phosphorique	Potasse	Chaux	Magnésie	Acide sulfurique	Chlore
Dans le sewage contenant des vidanges de water-closets...	100	26	45	120	25	30	125
Dans les végétaux..	100	48	140	49	22	18	55

Il en résulte que les eaux vannes ne fournissent pas un aliment suffisant aux végétaux; l'acide phosphorique et la potasse y étant en quantité trop faible. Si l'on donne au sol autant d'eau d'égout qu'il faut pour couvrir ce déficit, l'excès d'azote va aux eaux souterraines, soit à l'état de combinaison organique, soit à l'état d'ammoniaque, de nitrites ou de nitrates.

Les végétaux nourris par une terre sursaturée sont d'une qualité inférieure ; les betteraves sont moins sucrées et l'herbe contient beaucoup de salpêtre.

En alternant la culture et en laissant une partie des champs en jachère, on peut diminuer cet inconvénient.

Au point de vue pratique, la manière dont les champs sont irrigués est très importante par elle-même. Ces champs doivent être divisés en pièces de 10 à 15 mètres de large, qui sont élevées en leur milieu et ont des pentes égales. Le sewage est conduit par une rigole au milieu et dans toute la longueur de la pièce. A des distances déterminées, on élève des petites digues dans ce ruisseau, ce qui force les eaux d'égout à s'écouler régulièrement sur les pentes de la pièce.

Un inconvénient inhérent à ce système, c'est que certaines substances en suspension se déposent sur les champs et y forment pour ainsi dire une couche de feutre. On la suppose être un produit de fermentation de cellulose. Elle peut couvrir entièrement le sol et étouffer ainsi la végétation.

En Angleterre, on prévient sa formation au moyen de bassins où les eaux vannes séjournent et laissent déposer les corps en suspension. On peut aussi les séparer par une grille ou les précipiter au moyen de substances chimiques.

L'hiver, surtout dans les pays froids, cause quelques difficultés à l'application de ce système. La puissance absorbante de la terre est faible quand la température est basse ; aucune végétation ne peut exister. Alors on agit comme pour le système par filtration.

En hiver, quand la température est au-dessous de 0°, le sewage est conduit dans de grands bassins creusés dans le sol où il s'infiltre. Si on n'emploie pas un procédé de séparation préliminaire des corps suspendus, la puissance absorbante du sol de ces bassins est successivement réduite par la boue qui se dépose au fond et sur les côtés. On est parvenu à diminuer cet inconvénient sur le champ expérimental de Moscou. Pour cela, on a, comme en Angleterre, élevé la terre en billons séparés par des petits fossés. L'eau d'égout est envoyée dans les fossés dont le fond se tapisse de dépôts, mais les billons restent assez longtemps perméables à l'eau. L'infiltration se continue même sous une couche de glace et de neige qui empêche la diffusion de la chaleur.

Au point de vue sanitaire, ce système d'irrigation a eu un résultat des plus satisfaisants. Des observations rigoureuses, faites particulièrement en Angleterre, ont prouvé qu'il n'avait été l'origine d'aucun cas de maladies contagieuses.

FILTRATION. — La Commission of Rivers Pollution a aussi recherché avec grand soin la puissance de différentes terres pour retenir les substances organiques des eaux d'égout que l'on fait filtrer à travers, à des intervalles déterminés. Par suite de ces recherches, il s'est créé en Angleterre un système très usité de purification du sewage, connu sous le nom de *intermittent downward filtration* [1].

Les résultats obtenus dans ces recherches sont les suivants.

QUANTITÉ de sewage filtrée par m. c. de terre.	POURCENTAGE de substances organiques dissoutes retenues.	POURCENTAGE de matières organiques en suspension retenues par le sable.	DURÉE de la filtration.
Filtration à travers du sable pur.			
16,7 litres	84,7	100	24 heures
24,8 »	84,3	100	»
33,3 »	87,7	100	»
66,6 »	65,4	100	»
Filtration à travers du sable mélangé de chaux.			
16,7 litres	87,3	100	24 heures
24,8 »	86,7	100	»
33,3 »	90,2	100	»

[1] On a essayé également de filtrer l'eau sous pression de bas en haut (upward Filtration), mais sans résultat satisfaisant en pratique.

Il en résulte que la filtration donne des résultats très satisfaisants si la quantité filtrée ne dépasse pas 33^{l},3 par mètre cube de terre.

Les phenomènes sont les mêmes qu'avec l'irrigation. Les substances organiques s'oxydent par l'accès de l'air quand la filtration a cessé. Il se forme de l'acide carbonique, de l'eau et de l'acide nitrique.

Tant qu'on ne filtre pas plus de 33^{l},3 par mètre cube de terre en vingt-quatre heures, la purification suit son cours sans s'interrompre. L'eau filtrée est claire, presque incolore ; elle abandonne de l'acide carbonique. On peut sans inconvénient l'introduire dans les rivières, car la nitrification a détruit la plus grande partie des corps organiques. Cependant il est bon de ne pas employer cette eau pour les besoins du ménage.

La puissance de purification varie suivant la nature du sol. La terre marécageuse est celle qui en possède le moins. Par un emploi longtemps suivi, on peut cependant arriver à augmenter ce pouvoir purificateur comme le montrent les résultats analytiques suivants dus à Frankland.

SUR 100.000 PARTS	CORPS dissous	CARBONE organique	AZOTE organique	Ammoniac	Nitrates	TOTAL des combinaisons azotées
Moyenne de composition du sewage avant la filtration..	64,5	4,386	2,484	5,557	0	7,060
Eau filtrée le 21e jour.	43,8	2,600	1,087	3,631	0	4,077
— 28 —	40.5	2,039	1,223	3,119	0	3,792
— 35 —	45,5	2,150	0,956	4,225	2,088	6,523
— 42 —	57,8	2,134	0,981	4,000	.2.372	6,647
— 49 —	62,7	2,122	1,071	4 740	4,675	9,079
— 56 —	69,8	2.030	1,246	4,063	4,197	8,789
— 63 —	91,7	2,292	1,172	4,042	4,884	9.385
— 70 —	64,7	1,972	0,931	3,777	4,119	8,160
— 77 —	65,1	1,971	0,388	4,550	6.677	10,812
— 84 —	60.7	1,515	0,357	3,150	4,378	7,329
— 91 —	60,5	1,894	0,217	3,200	3,621	6,473
— 98 —	57,5	1,858	6,183	2,587	3,926	6,239

Le pouvoir de purification de la terre marécageuse est maximum quand le sewage ne dépasse pas 23^{l},5 par mètre cube et par vingt-quatre heures.

Les champs employés à la filtration peuvent aussi porter des fruits. La terre est relevée en billons d'une hauteur de 0^{m},45 ; elle est drainée à une profondeur de 1^{m},50 à 2 mètres.

Le champ est divisé en cases. Chacune d'elles est employée pendant six heures à la filtration et repose dix-huit heures. La terre poreuse convient le mieux pour ce système ; on calcule un hectare par 3 à 5,000 personnes.

Le tableau suivant (d'après la Commission of Rivers Pollution) montre le résultat donné par les divers systèmes de purification du sewage.

Il est avantageux, dans la filtration comme pour l'irrigation, de laisser reposer les eaux d'égout afin que les substances en suspension se déposent. On peut aussi les filtrer préalablement au travers des détritus secs d'une ville. On obtient un résultat encore plus avantageux en les soumettant à un traitement chimique préalable.

La boue, qui se sépare par ce procédé, est portée, encore liquide, sur des champs préparés ; on laboure dès qu'elle est sèche. S'il n'y a pas de terrains disponibles pour cela, on peut presser la boue en tourteaux et la vendre comme engrais.

SYSTÈME	POURCENTAGE MOYEN des substances organiques dissoutes et retenues		POURCENTAGE MOYEN des substances organiques en suspension retenues
	Carbone organique	Azote organique	
Purification chimique			
Le meilleur résultat....	50,1	65,8	100
Le plus mauvais résultat.	3,4	0	59,6
Moyenne	28,4	36,6	89,8
Irrigation			
Le meilleur résultat....	91,8	97,4	100
Le plus mauvais résultat.	42,7	44,1	84,9
Moyenne.............	68,6	81,7	97,7
Filtration intermittente			
Le meilleur résultat....	88,5	97,5	100
Le plus mauvais résultat	32,8	43,7	100
Moyenne	72,8	87,6	100

Égouts de Londres. — Jusqu'en 1859 les égouts de Londres envoyaient directement leurs immondices dans la Tamise. Leurs bouches étaient au niveau de l'eau au moment du reflux ; par suite des dispositions du terrain, les égouts n'avaient pas partout une pente suffisante.

Cette disposition existait depuis 1847 lorsqu'un règlement ordonna que les water-closets remplaceraient les fosses fixes en usage jusqu'alors, et que les eaux ménagères seraient toutes envoyées aux égouts.

Au bout de quelques années, le fleuve fut infecté à un très grand degré ; au moment du jusant, les immondices étaient emmenées au haut de la ville ; elles redescendaient aux heures de reflux. A marée haute, l'eau entrait dans les égouts, l'écoulement du sewage était arrêté, une partie des immondices restait dans les cloaques et les obstruait en partie, de sorte que par des pluies torrentielles, au moment du flux, les eaux d'égout pénétraient dans les sous-sols.

Pour remédier à ces inconvénients, on fit un grand nombre de projets ; cet état de choses dura longtemps avant qu'on pût en approuver un. Le projet adopté, dressé par l'ingénieur de la ville, J. Bazalgette, comprenait la construction de grands collecteurs, parallèles à la Tamise et allant déboucher fort loin en aval de la ville afin que les immondices ne puissent plus, pendant le flux, remonter dans la ville. Pour mieux atteindre ce but, l'eau d'égout ne devait entrer dans la Tamise qu'au moment du reflux de façon à être entraînée dans la mer.

Cette œuvre immense fut commencée en 1859 et achevée, dès 1865, dans ses parties principales. Cependant, jusqu'en 1870, on s'occupa de la construction du collecteur inférieur, qui offrait beaucoup de difficultés, sur la rive nord de la Tamise.

Il était évident que, pour l'éloignement de l'eau d'égout, on aurait recours autant que possible à la gravitation naturelle. C'est pourquoi, vu les dispositions du terrain, on construisit des deux côtés du fleuve trois collecteurs parallèles à un niveau différent au-dessus de celui de l'eau. Ils s'appellent *High Level Sewer*, *Middle Level Sewer* et *Low Level Sewer*. La pente était suffisante pour les deux premiers ; mais pour évacuer les eaux d'égout du troisième, on a été forcé d'établir des pompes.

Les collecteurs de la rive nord se réunissent entre eux, près de Abbey Mills, dans la partie orientale de la ville. A Grosvenor Road, il existe des pompes qui élèvent de 5 m. 05 l'eau d'égout du Low Level Sewer et lui permettent ainsi de continuer son cours. A Abbey Mills elle est de nouveau élevée par le même moyen pour venir au même niveau que celle des autres collecteurs.

Les huit machines à vapeur d'Abbey Mills ont une puissance nominale de 1,200 chevaux-vapeur et actionnent seize pompes. L'eau d'égout traverse un filtre qui retient les matières solides et va dans un réservoir placé au-dessous de la maison des machines. Là elle est pompée et envoyée dans les collecteurs. Des tuyaux d'aérage vont de ce réservoir aux foyers des machines à vapeur de façon à ventiler et à brûler les gaz d'égout ; on prévient ainsi presque toute odeur désagréable.

D'Abbey Mills, les collecteurs réunis parcourent en ligne droite au-dessus du sol jusqu'à Barking Creek une longueur de 9 kilomètres. Là, ils débouchent dans la Tamise. Quoique réunis, ils forment toujours des canaux spéciaux, communiquant entr'eux par des vannes mobiles afin de partager également les eaux et de conserver ainsi une même vitesse du courant.

De London Brigde (à peu près le milieu de la ville) jusqu'à Barking Creek, la distance est de 20 kilomètres le long du fleuve.

Au jusant, les eaux d'égout, à l'extrémité des collecteurs, sont envoyées dans un immense bassin, d'une superficie de 4 hectares et d'une profondeur de 5 mètres. Au moment du reflux, le sewage des collecteurs et du bassin est envoyé au fleuve.

Ce bassin en maçonnerie est divisé en quatre parties par des cloisons. Un conduit spécial permet d'y introduire, à l'époque de la marée haute, l'eau de la Tamise dans chacun des compartiments afin de les nettoyer. Il existe des conduits de trop-plein pour les cas où cela serait nécessaire.

Il est entièrement sous voûtes en maçonnerie recouvertes d'une épaisse couche de terre.

Les collecteurs sud se réunissent à Deptford où se trouve une station de pompes. Elle comprend quatre machines d'une puissance nominale de 500 chevaux-vapeur actionnant huit pompes qui élèvent les eaux de 5 m. 50.

De Deptford, un collecteur unique, un souterrain, en maçonnerie, de section circulaire avec un diamètre de 3 m. 50, conduit les eaux d'égout sur un parcours de 12 kilomètres le long de la rive sud de la Tamise jusqu'à Crossness, situé à 3 kilomètres au-dessous de Barking.

Il existe là un bassin semblable à celui du côté nord que nous avons décrit mais seulement d'une superficie de 2,6 hectares. Les eaux d'égout y sont amenées à l'aide de pompes ; ce n'est aussi que pendant le reflux qu'on les envoie au fleuve.

Sur les voutes qui recouvrent ce bassin, il y a un grand nombre de logements pour les ingénieurs et les ouvriers. L'air y est très pur, car les gaz d'égout sont brûlés dans les foyers des machines à vapeur.

Il a déjà été dit (p. 110) que malgré ces dispositions, l'eau de la Tamise était très souillée et que le Metropolitan Board of Works voulait faire disparaître ces inconvénients.

Depuis 1888 on emploie un procédé chimique de purification de l'eau d'égout avant son envoi au fleuve. Ce procédé consiste en un mélange de 0 gr. 013 de sulfate de fer et de 0 gr. 05 de chaux par litre de sewage. Le limon qui reste est emporté dans des prames et jeté à la mer.

Avec l'expérience qu'on a du système de purification chimique, il est probable que ce procédé sera insuffisant. Déjà auparavant on a essayé de purifier l'eau d'égout de Londres en se servant d'une méthode dite A B C, d'après les principaux corps qui composaient le mélange : Alun, blood (sang), clay (argile). On mélange 1,900 parties d'argile, 600 d'alun et 1 de sang ; il y a encore de la magnésie, du manganate de potasse, du sel de cuisine, etc. Ce procédé fut en vogue pendant quelque temps; introduit à Londres et dans plusieurs autres villes, il est maintenant abandonné à cause des mauvais résultats obtenus.

On a aussi essayé à Londres la méthode d'irrigation. Vers 1860, on établit dans ce but une ferme à Barking près du déversement des collecteurs nords dans la Tamise. On n'avait pas alors grande expérience de l'application de cette méthode ; la crainte que des matières infectées ne puissent être transportées avec les plantes cultivées était si grande que les produits ne furent pas vendus. Ces résultats défavorables forcèrent à l'abandonner.

La quantité d'eau d'égout, évacuée journellement à Barking et à Crossness, s'élève environ à 600.000 mètres cubes. Quand il pleut beaucoup, la quantité d'eau augmente considérablement ; il existe des conduits qui débouchent directement dans les fleuves, partant des stations de pompes ou des collecteurs et servant à l'écoulement du trop plein des égouts.

Les collecteurs sont ordinairement circulaires avec un diamètre variant de 1 m. 20 à 3 m. 10. Ils sont généralement en brique et ciment ; quelques branchements sont en béton ; pour le passage des chemins et des rivières on a employé des conduites en fer.

Les dimensions sont évaluées d'après la quantité d'immondices qui doit être évacuée et d'après la rapidité du courant nécessaire pour empêcher les arrêts. On a réduit cette rapidité le plus possible ; celle qui a paru la plus convenable est de 0 m. 66 par seconde.

On a évalué à 142 litres par personne et par jour la quantité moyenne d'eaux ménagères qui doit être évacuée ; comme la population s'est augmentée, cette quantité est d'environ 25 p. 100 plus élevée. L'eau de pluie qui s'écoule par les mêmes collecteurs a été évaluée à trois fois autant.

Les égouts sont des conduites en poterie vernissée d'un diamètre de 0 m. 20 à 0 m. 45.

Les conduites plus grandes sont faites en briques de forme ovoïde. Les dimensions de ces égouts sont de 0 m. 60 sur 0 m. 90 et 0 m. 75 sur 1 m. 10.

Le lavage des égouts de Londres se fait en retenant l'eau d'égout et en l'abandonnant subitement ; le courant emporte les immondices adhérentes aux parois.

Dans ce but, à des endroits déterminés, se trouvent des vannes avec des ouverture en forme de Λ, fermée par une valve mobile indépendante de la vanne. Lorsqu'on ouvre cette valve, l'eau sort avec impétuosité et emporte tout ce qui est resté dans le fond.

Ce qui n'est pas éloigné de cette manière est recueilli par les fosses d'inspection et emporté sur des charrettes.

Les égouts principaux de Londres fonctionnent très bien : sur une population de 4 millions, il n'y a que 130 hommes employés au nettoyage des égouts. A Paris, avec une population de 2 millions, il y a 800 hommes, et cependant le tout à l'égout n'est pas complètement appliqué.

Les égouts sont ventilés au niveau de la rue par des regards munis de grille, placés en général à une distance de 45 mètres l'un de l'autre. Sur les hauteurs à l'extrémité des égouts, on les ventile quelquefois par les tuyaux de pluie ou des tuyaux spéciaux dirigés au-dessus du toit.

Ferme d'irrigation de Wimbledon. — L'utilisation des eaux d'égout par irrigation n'a pas lieu à Londres ; mais un des faubourgs de cette ville, Wimbledon (25,000 habitants), situé sur la rive méridionale de la Tamise, emploie ce système. Un champ de 29 hectares est irrigué depuis 1886.

L'eau d'égout est primitivement purifiée chimiquement. Pour cela on l'envoie dans de grands bassins où on la mélange avec du lait de chaux (1 gramme d'hydrate de chaux par litre d'eau d'égout) et ensuite avec de l'alun (0 gr. 75 par litre).

Le précipité est pressé et mis sous forme de pains solides contenant 50 p. 100 d'eau et pesant 1/5 de la masse totale. Par semaine il est produit 5,000 kilogrammes de semblables pains employés comme engrais.

Les frais pour la compression s'élèvent à 3 fr. 10 par 1,000 kilos.

Le sewage, ainsi clarifié, est envoyé aux champs d'irrigation. On y cultive surtout les *rye-gras* et le *mangold*. On a planté des osiers dans une partie du champ.

Ferme de filtration a Croydon. — La ville de Croydon, située à 16 kilomètres au sud de Londres, peut être considérée comme un faubourg de la capitale puisqu'elle se trouve dans les limites du territoire appelé *Greater London*.

Le sewage de 22,000 personnes environ est purifié par une filtration intermittente La ferme, nommée Beddington, est à 4 kilomètres à l'ouest de la ville ; la surface de filtration est de 9,75 hectares. Le sol consiste surtout en gravier d'alluvion et en argile. Le terrain est partagé en plusieurs soles arrosées tour à tour. Chacune d'elles sert en général de filtre pendant six jours et est laissée en repos pendant trois jours. Cependant des modifications peuvent être faites selon le temps. L'eau est filtrée deux fois par des champs différents.

Avant d'être envoyé sur les soles, le sewage passe sur une toile métallique et ensuite sur une couche de coke ; le limon est ainsi retenu puis pressé sous forme de pains et vendu. On produit environ par semaine 13,000 kilos de limon comprimé ; les frais s'élèvent à 25 francs pour cette quantité.

Dans les champs on cultive l'herbe, le chou et des tubercules.

L'eau, conduite après la filtration dans un ruisseau qui côtoie les champs, est claire et incolore ; jusqu'ici elle n'a pas été analysée.

CHAPITRE V

LONDRES (SUITE)

Résumé scientifique sur les mesures relatives à la prévention des maladies contagieuses. Vaccination, établissement pour le vaccin. — Isolement, traitement et transport des malades. — Règles pour le transport des malades par voitures ou bateaux-ambulances. — Règles concernant les rapports sur l'état du malade et les visites. — Sortie de l'hôpital. — Désinfection. — Dépôts mortuaires; enterrements, lieux de sépulture. — Prostitution.

Edifices publics. — Hôpitaux. — Palais du Parlement. — Guildhall. — Prisons. — Asiles pour les pauvres.

Logements ouvriers. — Résumé scientifique sur l'hygiène industrielle. — Surmenage. — Travail des enfants dans les fabriques. — Travail des femmes dans les fabriques. — Travail supplémentaire et exceptions aux lois en vigueur. — Des ateliers. — Inconvénients hygiéniques dus à la nature du travail des fabriques. — Accidents causés par le travail des fabriques. — Alimentation, genre de vie et habitations des ouvriers. — Inspection des fabriques. — Dispositions sanitaires relatives à l'industrie. — Mesures contre les accidents. — De l'instruction scolaire des enfants employés dans les fabriques. — Inspection des fabriques. — Résumé scientifique de l'hygiène scolaire. — Sur l'emplacement et la construction de l'école. — Mobilier scolaire. — De l'éclairage dans les écoles. — Du matériel de l'enseignement. — Des heures de classe, de repos, de repas et des exercices du corps. — Des mesures de prévention des maladies. — De la surveillance de l'hygiène scolaire. — Dispositions sanitaires relatives aux écoles.

Résumé scientifique sur les mesures relatives a la prévention des maladies contagieuses. — Les mesures générales qu'il faut prendre pour empêcher la propagation des matières pathogènes par l'air, l'eau et la terre ont été déjà indiquées, suivant l'état actuel de la science. Bien que par ces mesures on puisse espérer diminuer les maladies inhérentes à une disposition locale, elles ne sont pas suffisantes pour prévenir la propagation des maladies purement contagieuses. Il faut prendre des mesures directes.

La découverte si importante de Jenner et les résultats obtenus par Pasteur, en rendant des animaux réfractaires à certaines maladies au moyen d'inoculation de virus atténué, font espérer que dans l'avenir on pourra, par des inoculations préventives, se protéger des maladies contagieuses les plus générales.

Mais jusqu'à ce que cet avenir se réalise, nous devons recourir à d'autres mesures pour empêcher la propagation des maladies.

Ces mesures consistent en l'isolement des personnes atteintes de la contagion et la désinfection de tous les objets qui ont été en contact avec eux, ainsi que de leurs déjections et de leur chambre, de façon à détruire les virus.

Parmi toutes les nations, ce sont les Anglais qui ont le mieux compris l'importance de l'isolement des malades contagieux. Aussi ils ont introduit dans leur législation des règlements détaillés qui obligent les communes à prendre les mesures nécessaires et à être toujours prêtes à les exécuter (voir p. 29, 30, 51-66). On peut considérer ces règlements comme des modèles à cet égard.

Relativement à la désinfection, les règlements anglais sont aussi des plus détaillés.

La connaissance des conditions vitales des bactéries devenant chaque jour de plus en plus exacte, on n'a pas pu établir un système fixe de désinfection. Tous ces procédés s'améliorent chaque jour. Ce qui est important, c'est d'employer une méthode de désinfection telle que la force germinatrice des microbes soit anéantie.

Les microbes, comme tous les êtres vivants, sont détruits à la température de l'ébullition de l'eau. Pourtant leurs spores s'y sont montrées assez réfractaires; pour leur destruction, ils exigent pendant deux heures une température de 110° à 115°. Cependant, s'ils restent fort longtemps à une température de 100°, ils sont détruits de même.

Pour détruire les bactéries dans les vêtements, la vapeur d'eau s'est montrée beaucoup plus efficace que la chaleur sèche. Des bactéries dépourvues de spores meurent au bout d'une heure d'exposition dans une chaleur sèche de 100°; dans de la vapeur d'eau à la même température, elles meurent au bout de cinq minutes. Les spores peuvent supporter la chaleur sèche de 110° degrés pendant cinq heures; à 140° ils périssent au bout de trois heures. Avec la vapeur d'eau, à 150°, il suffit de une à deux heures pour qu'ils meurent. Cependant les spores de tous les microbes pathogènes connus meurent dans la vapeur d'eau à 100° La chaleur sèche ne pénètre pas si bien dans les vêtements que la vapeur. Aussi toutes les nouvelles étuves à désinfection sont à vapeur d'eau. Une dissolution carbolique de $\frac{5}{100}$ et une dissolution de sublimé de $\frac{1}{1000}$ à $\frac{1}{5000}$ a toujours détruit les matières pathogènes du linge. On se sert avantageusement d'une dissolution moins forte de sublimé pour désinfecter les parois et le plafond d'une chambre de malade.

Comme la matière pathogène peut être transmise par les cadavres, il faut prendre les mesures pour en éviter la propagation. Les lois sanitaires anglaises offrent sous ce rapport des règlements modèles. (Voir p. 30 et 66.)

Nous avons indiqué déjà le rôle important que joue le sol relativement au développement des microbes pathogènes; c'est pourquoi des mesures ont été prises pour obvier aux dangers sanitaires présentés par les cimetières. Ils seront établis à une certaine distance des villes et des maisons habitées. Le sol doit être en terre poreuse drainée, de façon que l'eau souterraine n'atteigne pas les cadavres qui y sont enterrés. Il ne devrait être permis qu'au bout d'un intervalle de dix à vingt ans de faire de nouveau usage d'une tombe[1] : chacune d'elles doit avoir une profondeur de 1m.80.

Si l'on prend ces mesures de précaution, on nitrifie peu à peu la substance organique des cadavres. Si la durée de l'enfouissement était insuffisante, les microbes pathogènes ou mieux leurs formes plus résistantes (spores) pourraient se propager. C'est pourquoi la crémation, qui aujourd'hui compte beaucoup de partisans, peut avoir une certaine importance au point de vue sanitaire.

On a dit que la prostitution était le cancer de la société moderne. On se tromperait beaucoup si l'on croyait que ce cancer ne date que d'hier. L'histoire nous parle au contraire de l'existence de la prostitution chez toutes les nations civilisées de l'antiquité, telles que les Egyptiens, les Phéniciens, les Babyloniens et les Perses. On connait encore mieux la propagation de ce mal chez les Grecs et les Romains ainsi qu'au moyen âge. La réaction qui se produit actuellement contre la prostitution a existé dans tous les temps. Les mouvements religieux et moraux en ont toujours été accompagnés. Le nombre d'essais faits pour l'extirper est considérable; ils s'accordent tous sur un point : un châtiment légal pour les coupables.

Tant que la syphilis fut peu répandue dans le monde civilisé, la question de la prostitution ne pouvait être envisagée qu'au point de vue moral; à présent, elle est très compliquée. La société a le droit de se protéger par des mesures préventives de contrôle contre la propagation de la maladie au point de vue moral; la société rejette le contrôle, le considérant comme une légalisation du mal.

[1] Cet intervalle peut varier selon les climats. En Finlande il est fixé à 20 ans.

Cette opinion est erronée. Faire surveiller par la police des individus dangereux pour la société ne peut jamais être regardé comme une légalisation de manière de vivre dangereuse. Pour remédier aux maladies syphilitiques, il faut suivre les mêmes règles sanitaires que pour les autres affections contagieuses : *Mesures préventives contre l'éruption de la maladie ; isolement ; destruction de la virulence de la matière contagieuse.*

Il n'est pas douteux que les mesures prises jusqu'ici pour combattre la syphilis ne soient insuffisantes. Mais il serait absurde pour cela de ne plus les observer ; au contraire, on doit les étendre. Voilà ce que réclame l'hygiène. Comment l'obtenir ? C'est un problème ardu dont la solution offre les plus grandes difficultés. Ainsi, il serait bon que la police demande à chaque individu soupçonné une attestation de santé ; le malade devrait être isolé des personnes bien portantes.

VACCINATION. — Les règlements des vaccination acts 1867-74 ont force de loi à Londres. Le Local Government Board est chargé de la surveillance de leur exécution.

Afin d'avoir toujours du vaccin frais, il existe à Londres le *National vaccine establishment* soumis directement au Local Government Board et dirigé par deux vaccinateurs. D'ailleurs, il y en a un autre pour le vaccin de génisse (*the Animal vaccine establishment*), où l'établissement national puise son vaccin.

Dans l'*Animal vaccine establishment*, on vaccine aussi des enfants, de génisse à bras. Le résultat est très satisfaisant ; les cas négatifs montent à peine à 1 p. 100.

La vaccination des enfants a lieu chaque mardi et jeudi, de 10 heures et demie à midi, avec des veaux inoculés le jeudi et le samedi précédents. Deux veaux sont inoculés à la fois. Pour cela, on fait environ cent incisions au ventre des animaux, inspectés préalablement par le vétérinaire. Tant que cette inspection n'a pas eu lieu, les bêtes sont isolées dans une écurie spéciale.

Pour recueillir la lymphe, on procède ainsi : chaque pustule est prise entre une pince, l'eschare est enlevée et, avec un tube capillaire, on aspire la lymphe vaccinale ou bien on la recueille sur des pointes d'ivoire. On ferme les tubes avec de la paraffine. La masse pulpeuse est raclée et mise dans des tubes en verre. Le vaccin n'est pas mélangé à la glycérine ni à aucune autre matière.

L'établissement renferme une salle d'attente et une chambre de vaccination derrière laquelle se trouvent trois écuries pour les veaux. Chacune d'elle a une superficie de 128 mètres carrés et contient quatre veaux.

Les planchers sont en béton ; dans les écuries ils ont une inclinaison dirigée vers une rigole aboutissant à un conduit muni d'un coupe-air. Les parois sont en brique, crépies en ciment jusqu'à une hauteur de 1m,30 au-dessus du sol. Les parois des stalles sont en ardoise, les abreuvoirs en fer.

L'établissement est chauffé par une distribution d'eau chaude telle que chaque chambre et écurie peut être chauffée d'une manière indépendante.

L'établissement comprend encore une cour, à l'extrémité de laquelle se trouvent les water-closets, un réceptacle pour les immondices et l'écurie isolée qui sert aux veaux avant l'inspection du vétérinaire. Dans un lieu séparé est placée la chambre où l'on fait bouillir le lait destiné à l'alimentation des animaux.

Afin de prévenir toute infection, de sévères mesures sont prises pour le transport et l'alimention des bêtes.

Le vaccin de cet établissement provient du cowpox naturel obtenu en 1881 dans une ferme du village La Forêt, près Bordeaux.

Isolement et traitement des malades. — La législation sanitaire anglaise montre que dans la Grande-Bretagne, on attache une grande importance au traitement préventif à donner aux personnes atteintes d'affections contagieuses.

A Londres, la direction et la surveillance de ces soins appartiennent au *Metropolitan Asylums Board* (conseil métropolitain de l'Assistance publique).

C'est le metropolitan Poor act of 1867-1879 qui a donné le droit à ce Board de prendre toutes les mesures qu'il jugerait nécessaires.

L'Assistance publique a établi cinq hôpitaux pour les fiévreux et un pour les convalescents. Ce sont :

Eastern	hospital à	Homerton.	avec	294	lits.
North western	—	Hampstead	—	210	—
Western	—	Fulham	—	230	—
South western	—	Stockwell.	—	278	—
South eastern	—	Deptford	—	230	—
Northern convalescing hospital à Winchmore Hill.			—	500	—

Jusqu'à la fin de 1886, chacun de ces cinq hôpitaux possédait une division spéciale avec cinquante lits pour les personnes atteintes de variole. Actuellement, ces malades ne sont soignés qu'à Plaistow, sur la rive nord de la Tamise, vers l'est, en dehors de la ville, dans des navires transformés en hôpitaux, *Atlas*, *Castalia* et *Endymion* échoués à Long Reach. On les traite aussi dans l'hôpital de Darenth à Kent, sur la rive sud de la Tamise.

Jusqu'en 1881, l'Assistance publique de chaque district était chargée du transport des fiévreux aux hôpitaux. Cette disposition présentait des inconvénients. C'est pourquoi le Metropolitan asylums Board crut devoir lui-même organiser et diriger ce transport d'une façon analogue qui présentait toutefois moins d'inconvénients pour les malades et le public. Les frais sont partagés entre les districts différents sans qu'on tienne compte de la proportion des malades afférents à chaque district.

Il existe à Londres trois stations de voitures d'ambulances, trois embarcadères sur les quais de la Tamise (wharfs), et trois bateaux à vapeur d'ambulances. Chaque station a un nombre suffisant de voitures, de chevaux et de domestiques, de sorte que les transports se font sans interruption et sans retard.

A Long Reach se trouve une quatrième station sur le quai pour les navires qui transportent les malades à Darenth ou les convalescents à Londres.

Les stations d'ambulance sont situées de la manière suivante : une à l'hospital d'Eastern, une à Western hospital, et la troisième à South Eastern hospital (voir la planche III.) Ces stations sont indépendantes des hôpitaux par leurs bâtiments et leur administration ; elles en sont séparées par un haut mur. Toutes les réparations et tout le nettoyage des ambulances y sont faits.

Pl. III

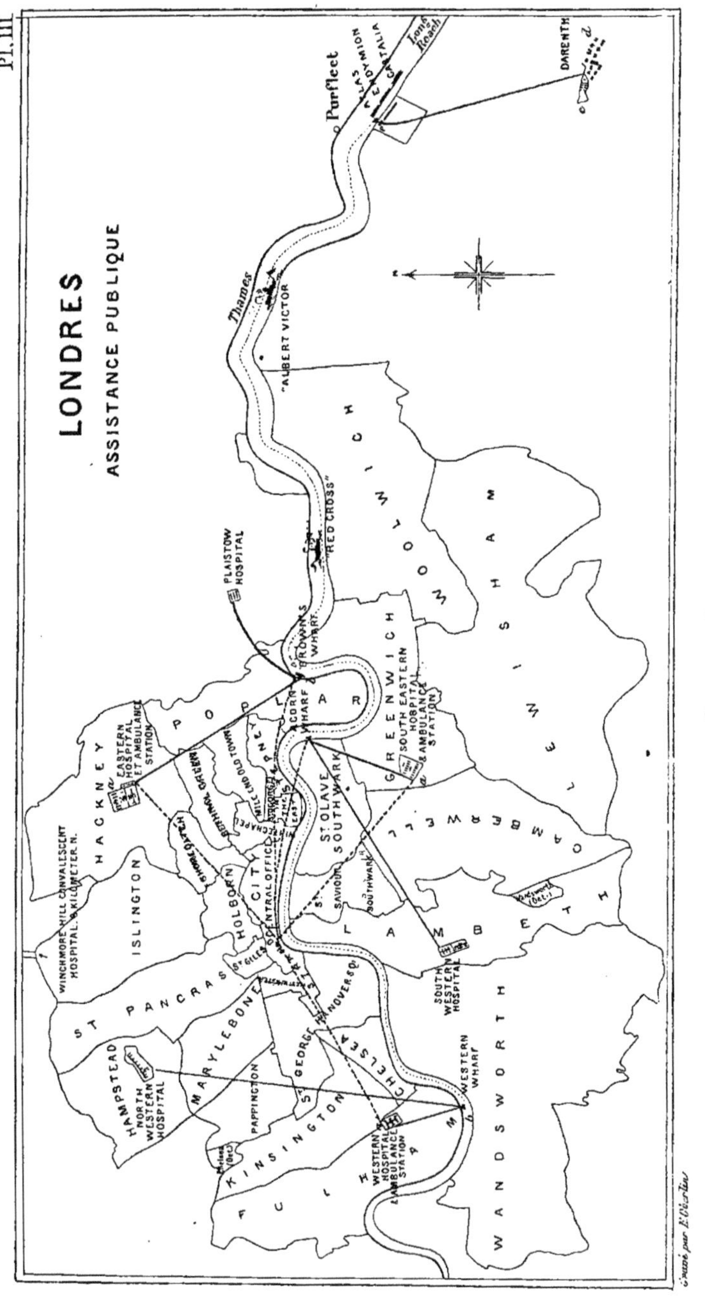

PLANCHE III

Il y a dans chaque station un nombre fixe et suffisant de chevaux loués en cas de besoin, les entrepreneurs doivent en fournir d'autres contre paiement.

L'entrepreneur a à sa charge le fourrage, la litière et le personnel; l'administration fait les frais des voitures, du harnachement et de l'uniforme du personnel.

Soixante voitures d'ambulances ont suffi jusqu'à ce jour pour le transport des malades de leur domicile aux hôpitaux. Des voitures spéciales sont employées pour conduire les convalescents aux hôpitaux *ad hoc* et pour ramener les personnes guéries à leurs domiciles.

Les voitures d'ambulances, à un ou deux chevaux, sont spacieuses, bien chauffées et ventilées; l'intérieur est revêtu de bois verni. Le malade, couché sur un brancard muni de coussins en caoutchouc remplis d'air, a un nombre suffisant de couvertures.

Une garde-malade accompagne chaque voiture; si le patient est un homme adulte, un garde-malade suit en outre.

Dans chaque voiture se trouve une boîte de pharmacie avec des remèdes dont la garde peut faire usage si besoin est.

L'intérieur des voitures est désinfecté, aussitôt l'arrivée à l'hôpital ou à la station du quai où le malade a été remis. Pour les varioleux, il y a des voitures spéciales.

Il n'est pas permis aux amis et aux parents d'accompagner le patient; les cochers ne doivent pas s'arrêter en route. En cas de désobéissance, ils perdent leur poste.

Les stations des quais sont : Western wharf à Wandsworth, Acorn wharf à Rotherhithe, Browns wharf à Blackwall et Long reach pour les navires hôpitaux. Les personnes employées dans ces stations ont un uniforme.

Les trois navires ambulances *Red Cross*, *Maltese Cross* et *Albert Victor* ont une longueur de 33 mètres, une largeur de 5 mètres, une profondeur de 2m,30 et un tirant d'eau de 1m,45. Le salon de l'avant « the hospital » est divisé en deux parties. Il peut contenir 16 personnes gravement atteintes, 50 personnes assises légèrement malades ou convalescentes. Le salon de l'arrière est arrangé pour les personnes guéries qui retournent chez elles.

Les bateaux à vapeur sont nettoyés et désinfectés de temps en temps; les literies sont lavées dans l'établissement de blanchissage des navires-hôpitaux.

Un médecin et deux garde-malades sont sur chaque bateau-ambulance, qui porte des remèdes et du lait dont on fait usage suivant les ordres du médecin. En cas d'un retard accidentel ou causé par la brume, le navire est pourvu de bouillon conservé, de thé, de café, de biscuits, etc.

Le personnel des garde-malades et l'équipage sont vaccinés; ils portent un uniforme et demeurent aux stations des quais,

La station centrale de l'Asylums Board est dans Norfolk street près de la Tamise. Elle communique par le téléphone avec toutes les stations. C'est là qu'arrivent tous les renseignements et demandes de transport; c'est de là que partent tous les ordres pour conduire les patients, par voie de terre ou d'eau, de leur domicile à l'hôpital et réciproquement.

Si le Medical officer of Health d'un district juge bon d'envoyer un malade à l'hôpital, il télégraphie à Norfolk-Street le nom, l'âge et le domicile du malade, la nature et la gravité de la maladie. La station centrale téléphone aussitôt à la station d'ambulance la plus proche et dans un espace de cinq minutes, une voiture avec la garde-malade est en route pour prendre le patient. Celui-ci est transporté sur le brancard de son domicile dans la voiture. En même temps, on donne aux parents une notice imprimée, indiquant l'hôpital où il est conduit et un extrait du règlement de l'hôpital.

Le médecin s'informe de l'état du malade dès son entrée et il envoie un rapport à ses parents. Si son état est dangereux, de pareils rapports sont envoyés chaque jour jusqu'à ce qu'il y ait amélioration ou mort. On fait cela pour éviter qu'on vienne à l'hôpital s'informer.

Tous les varioleux sont traités à Plaistow hospital, dans les navires hôpitaux et à Darenth. Là ne sont ordinairement envoyés que les convalescents. Ils y sont conduits de la station du quai de Long-Reach par la voiture d'ambulance. En cas de nécessité, on soigne aussi à Darenth les gens qui ne sont pas gravement atteints.

La guérison des malades est annoncée à la station centrale qui prend les mesures nécessaires pour les transporter chez eux.

Les pauvres, avant de quitter l'hôpital, sont pourvus de nouveaux vêtements ; ceux des autres malades sont nettoyés et désinfectés à la vapeur.

Les vieux vêtements usés sont brûlés aussitôt dans un four crématoire spécial établi à chaque hôpital de contagieux.

Les convalescents des autres maladies à fièvre sont conduits à Winchmore-Hill, au nord de la ville. Ils y restent jusqu'à complète guérison et jusqu'à ce qu'ils puissent travailler. Les personnes faibles et les enfants sont conduits chez eux dans les voitures de l'établissement.

Grâce à ce système de maisons de convalescents, les hôpitaux peuvent se charger du traitement d'un plus grand nombre de malades, et pour les patients, leur guérison est avancée par ce transport dans un air pur hors de la ville.

Ce système a déjà donné des résultats satisfaisants en ce que les maladies ont été moins nombreuses et que leur caractère a été modifié.

Règles pour le transport des malades par voitures ou bateaux-ambulances. — Le Metropolitan asylums Board a publié à ce sujet le règlement suivant :

1) Les demandes de transport d'un malade à l'hôpital d'isolement sont reçues à la station centrale tous les jours ouvrables, de 8 heures du matin à 8 heures du soir. Le reste du temps et le dimanche, c'est à l'ambulance la plus proche qu'il faut s'adresser.

2) Cette demande doit contenir le nom, l'âge et le domicile du patient, la nature et la gravité de la maladie.

3) Le bulletin d'admission d'un malade à l'hôpital doit être transmis au médecin en chef.

4) Le chef de bureau de l'Asylums Board (the clerk of the Board) peut donner au comité des Ambulances les instructions nécessaires concernant le transport des malades dans les hôpitaux et la translation d'un hôpital à un autre pour les convalescents ou pour les patients légèrement atteints.

5) Au moment de quitter le domicile du malade, la garde doit remettre à quelqu'un de la famille, où, à son défaut, à un habitant de la maison, un avis imprimé désignant l'hôpital où le malade est conduit; cet avis doit être accompagné d'un exemplaire du règlement des hôpitaux. Aussitôt après l'arrivée, la garde-malade écrit un bulletin de livraison portant en outre le nom et l'adresse de la personne susdite.

6) Dès qu'un malade a été remis à l'hôpital, le chef de l'ambulance doit en avertir la direction de l'Assistance publique du district où demeurait le malade. Cet avis doit être accompagné d'un exemplaire du règlement.

7) Lors du transport d'un malade d'un hôpital dans un autre, l'administration du premier avertira de ce déplacement la famille du patient et le bureau de l'Assistance publique de son district.

8) Tout malade ainsi transféré doit être nanti d'une copie du bulletin d'entrée.

Règles concernant les rapports sur l'état du malade et les visites. — 1) Dès qu'un malade a été reçu dans un hôpital, une lettre est expédiée au parent le plus proche pour l'informer de l'état du patient. On y joint un exemplaire du présent règlement. En cas de maladie grave, une lettre semblable est envoyée chaque jour. Si l'état du malade donne de l'inquiétude, le commissaire (steward) de l'hôpital se rend chez le parent en question pour l'engager à rendre visite au malade. Il est alors accompagné soit en allant, soit en revenant par ledit commissaire, conformément aux instructions que le médecin en chef aura jugé à propos de donner.

2) Les renseignements concernant l'état de santé du patient doivent être demandés par écrit au médecin en chef qui est tenu de répondre par lettre. Les parents du malade ne sont pas admis à demander oralement des nouvelles à l'hôpital même.

3) Les personnes dont la maladie est dangereuse ne peuvent recevoir d'autre visite que celles de leurs plus proches parents et amis; encore ces visites ne doivent-elles avoir lieu qu'une fois par jour et avec l'autorisation du médecin.

Chaque visite doit, en règle générale, durer tout au plus un quart d'heure. Dans les cas urgents, le médecin peut autoriser deux parents à la fois à visiter le patient et accorder une prolongation de la visite.

4) Les visiteurs sont prévenus des dangers auxquels ils s'exposent en entrant dans l'hôpital. Si c'est un hôpital de varioleux, personne ne peut y pénétrer avant d'avoir été revacciné. Les personnes, domiciliées aux lieux mêmes où la

variole s'est déclarée, sont expressément priées d'insister pour que tous les habitants de la maison se soumettent à cette opération.

5) Les visiteurs ne doivent entrer à l'hôpital que s'ils sont en parfaite santé et si leurs forces ne sont pas épuisées par les fatigues. Avant leur visite, ils doivent prendre un repas substantiel pour se fortifier. Ils doivent s'abstenir de tout contact avec le malade et ne pas s'exposer à son haleine et à sa transpiration. Il leur est défendu de s'asseoir sur le lit et de toucher aux draps. Les visiteurs doivent rester assis sur une chaise près du lit, mais à une certaine distance.

6) Avant d'entrer chez le malade, le visiteur doit se vêtir d'un long surtout que l'établissement lui fournit et qui recouvre entièrement son costume. A son départ, il doit se laver les mains et le visage avec du savon phéniqué ou subir quelque autre désinfection prescrite par le médecin en chef de l'hôpital.

Il est formellement recommandé aux visiteurs de ne pas monter dans un omnibus, un tramway ou une autre voiture publique immédiatement après qu'ils ont quitté l'hôpital.

Sortie de l'hôpital. — 1) Règle générale, les malades adultes sont renvoyés aussitôt qu'ils sont entièrement rétablis et ont recouvré assez de forces pour s'en retourner chez eux.

2) Le jour et l'heure du renvoi pour les enfants au-dessous de 16 ans sont annoncés à leurs familles en temps utile. Ceux qu'on n'est pas venu chercher au terme fixé sont conduits à l'asile (workhouse) de leur district.

Règles concernant les postes d'ambulances. — Les stations d'ambulance doivent être établies à proximité d'un hôpital, mais le bâtiment et l'administration en sont tout à fait indépendants. Le bureau central doit être relié téléphoniquement à tous les postes.

Les voitures d'ambulance doivent être construites d'après le meilleur modèle et le même mode d'attelage doit être adopté pour toutes.

Avant de retourner à la station, chaque voiture d'ambulance doit être complètement désinfectée à l'hôpital où le malade a été mené.

L'infirmière qui l'accompagne doit venir de l'hôpital voisin du poste. Après avoir conduit le patient, elle doit immédiatement retourner à son hôpital sans entrer dans la station.

En aucun cas, il n'est permis de se servir de la même voiture pour transporter les varioleux et les malades atteints d'une autre fièvre.

Chaque poste doit contenir : un appartement et un bureau pour le gérant, un vestiaire; une remise; une écurie; une sellerie; une forge; un local pour les désinfections; une buanderie; une cuisine ; des salles à manger; des offices; des dortoirs; des cabinets de toilette et de bain.

Le personnel de chaque station se compose : d'un gérant, responsable de tout le fonctionnement ; d'un téléphoniste ; d'un maître d'écurie; de cochers; de garçons pour nettoyer les voitures et les harnais; d'un cuisinier-intendant; d'infirmières[1]; de blanchisseuses; de servantes et garçons de cuisine.

Il n'est permis, sous aucun prétexte, aux cochers de s'arrêter devant les restaurants ni de s'attarder en chemin ; celui qui enfreint cette règle est congédié sur-le-champ.

Dans l'exercice de leurs fonctions, les gens de service, hommes et femmes, portent l'uniforme fourni par l'établissement ; en dehors du service, il n'est pas permis de le porter.

Les infirmières doivent, lorsqu'elles accompagnent une voiture d'ambulance, être pourvues d'un surtout qui, après leur arrivée à l'hôpital, est désinfecté avec le reste de l'équipement de l'ambulance.

Désinfection. — La désinfection des voitures et bateaux ambulances et de l'équipement s'effectue par le lavage à l'eau et au savon phéniqué. Le linge de l'hôpital est bouilli, lessivé et ensuite lavé avec du savon au phénol. Dans les hôpitaux, de construction récente, les vêtements sont désinfectés dans des étuves à vapeur, dans les vieux hôpitaux, la désinfection se fait au moyen de l'air sec à 110°. L'air est échauffé par de la vapeur qui circule dans un système de tuyaux.

Dans la plupart des districts sanitaires, la chambre de désinfection est organisée à l'ancienne manière. Ce qui manque généralement c'est une salle de désinfection pour les membres bien portants d'une famille atteinte de la contagion. Toutefois, ce besoin se fait moins sentir à Londres, car les logements sont séparés les uns des autres, et la population évite toute maison infectée et ses habitants aussi longtemps qu'ils peuvent être regardés comme dangereux.

A peine un malade a-t-il été amené à l'hôpital, que les désinfecteurs du Board of Health viennent fumiger le local avec du soufre ou du chlore. L'habitude qu'ont les Anglais d'aérer continuellement y supplée d'une manière efficace.

Dépots mortuaires. — Enterrements. — Lieux de sépulture. — Conformément à la loi d'hygiène publique (voir p. 31), chaque district de Londres a sa maison mortuaire pour le dépôt des cadavres des personnes mortes d'une maladie contagieuse et de ceux dont l'état offre quelque danger pour leur famille.

Les règles relatives aux enterrements, inscrites dans le *General Memorandum* et rapportées p. 66 sont suivies à Londres.

Actuellement les inhumations se font toutes hors la ville.

Prostitution. — En Angleterre, la prostitution n'est pas réglementée par une loi, bien que les hygiénistes aient plus d'une fois signalé les graves dangers de cet état de choses. Les projets qui ont été présentés ont toujours rencontré de l'opposition au sein du Parlement, soit qu'ils aient paru empiéter trop directement sur la liberté individuelle, soit qu'ils aient été jugés contraires à la morale.

[1] Ainsi qu'il a été dit, les infirmières sont ordinairement prises à l'hôpital le plus voisin ; mais s'il n'est destiné qu'au traitement d'une seule affection, telle que la variole ou autre fièvre (comme c'est le cas maintenant), le poste d'ambulance doit renfermer un nombre fixe d'infirmières pour les autres maladies.

La seule disposition légale qui se rapporte à cette plaie de l'humanité est un article des *Towns Police Act de* 1847. D'après cet article, la police a le droit d'intervenir si une prostituée accoste les passants sur la voie publique ou cause un scandale quelconque dans un lieu public, restaurant, etc. La police doit aussi intervenir si deux contribuables portent plainte, sous leur propre responsabilité et après avoir versé un cautionnement.

La syphilis ayant pris une énorme extension surtout parmi les soldats (25 sur 1000 étaient atteints) les prostituées furent soumises à l'inspection en 1864 dans quatorze villes de garnison et ports de mer, dont Woolwich, près Londres (*Contagious Diseases Acts*, 1864, 1868-1869). Le traitement des malades à l'hôpital était obligatoire.

Bien qu'à la suite de cette mesure le mal eût considérablement diminué tant parmi les prostituées que parmi les militaires, l'agitation ne s'apaisa qu'après la révocation de ces lois survenue en 1883. La situation est à présent aussi déplorable qu'auparavant.

De plus, comme les sujets notoirement malades ne sont pas forcés d'entrer à l'hôpital, la syphilis se présente sous des formes d'un caractère beaucoup plus grave dans la Grande-Bretagne que sur le continent. A Bruxelles, où l'on se ressent du voisinage, ces formes sont désignées sous le nom de *syphilis anglaise*.

Cependant pour combattre tant soit peu cette plaie, le *Towns Police Act* susdit est appliqué à Londres avec une grande sévérité. Une quantité de femmes sont arrêtées et expédiées aux maisons de correction, soit pour avoir mis trop d'ardeur à offrir leurs charmes, soit pour avoir causé un scandale public.

Édifices publics. — Hôpitaux. — Tous les nouveaux hôpitaux de Londres sont construits d'après le système des pavillons séparés. Les hôpitaux anglais diffèrent sensiblement de ceux du continent quant au mode de chauffage et de ventilation. Le chauffage s'effectue principalement au moyen de cheminées où l'on brûle de la houille. L'entretien du feu dans une cheminée, du matin au soir, durant la saison froide, fait partie du confort de la vie anglaise. On ne veut pas que les malades soient privés de cette jouissance ; d'ailleurs une cheminée forme en même temps un excellent appareil d'aération.

Outre ces cheminées, chaque pavillon, dans les hôpitaux plus vastes, possède encore un système de chauffage à l'eau. Toutefois on n'en fait usage pour les salles des malades que dans les froids rigoureux quand les cheminées ne donnent pas assez de chaleur. Les corridors et les antichambres sont chauffés exclusivement au moyen d'eau chaude.

Dans ces derniers temps, on a refait à peu près partout les cheminées d'après le système de l'ingénieur Douglas Galton; de sorte qu'une partie de l'air nouveau amené dans la chambre s'est échauffé dans la cheminée avant de s'y répandre. Les salles de l'Herbert hospital à Woolwich ne sont chauffées que par cette méthode.

Le système de ventilation usité en Angleterre a déjà été indiqué en principe; voici une description détaillée de cette installation dans l'Herbert hospital construit par Douglas Galton d'après le système des doubles pavillons (fig. 3, p. 53).

Les fenêtres, dans les salles de malade, sont placées en face l'une de l'autre; elles s'ouvrent à volonté, soit en bas, soit en haut. Dans chaque coin de la salle se trouve un tuyau d'appel de 35 centimètres sur 35 qui monte tout droit vers le toit pour la sortie de l'air vicié.

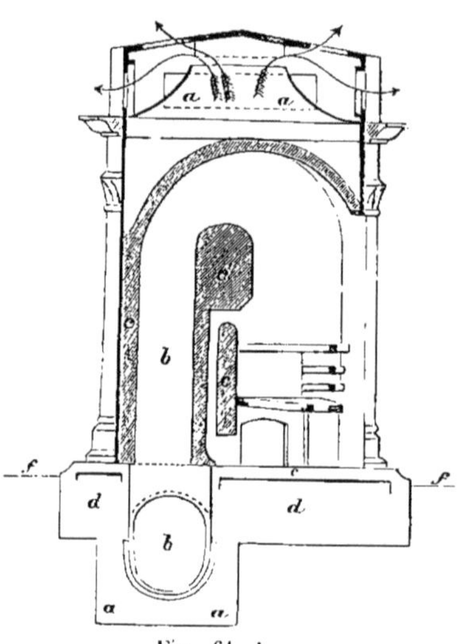

Fig. 61 A.

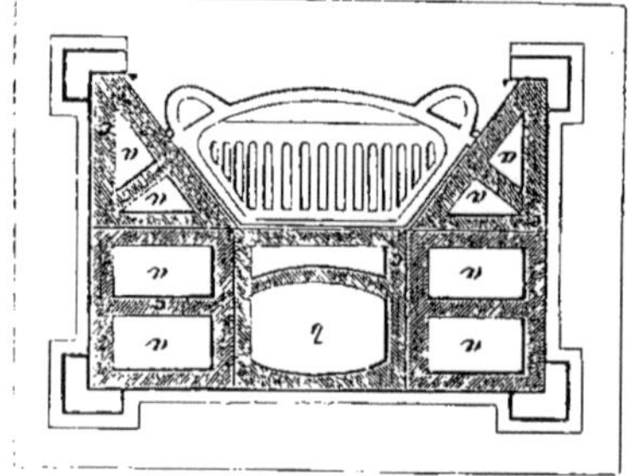

Fig. 61 B.

Cheminée Douglas Galton.

Des ventilateurs Sheringham sont posés dans l'intervalle des fenêtres afin de renouveler l'air quand elles sont fermées. Quand le temps est froid, la ventilation se fait surtout par les cheminées Douglas Galton (voir p. 59). Il y en a deux dans chaque salle placées sur la ligne médiane de la pièce, à égale distance l'une de l'autre et des murs de façade. La fumée s'échappe par le tuyau *b*, placé horizontalement sous le plancher jusqu'au mur d'où il se dirige droit en haut. L'air frais entre par les tuyaux *a* et *d* qui entourent le tuyau *b* (fig. 61) sous le plancher. L'air est donc déjà à une certaine température quand il pénètre dans la partie chaude de la cheminée *a a*; de là il se répand dans la pièce.

Le feu se trouve dans une caisse en barreaux de fer, encastrés dans les cloisons du fond et des côtés. Ces cloisons *c* sont en briques réfractaires. Le foyer entier est construit avec ces mêmes briques; le tuyau de fumée *b* passe au milieu et les tuyaux d'air pur *a* sur les côtés. Une ouverture pratiquée dans la cloison postérieure du foyer amène sur le feu un courant d'air qui active la combustion et empêche la cheminée de fumer. Cet air pénètre par *e*. Le foyer est cintré de façon que la fumée s'échappe plus facilement par le tuyau *b*, et *f* indique la surface du plancher de la salle. La largeur de la cheminée est de $1^m,20$.

La surface de section du tuyau d'air frais est de $6^{cm^2},25$ par chaque $2^{m^3},7$ d'une salle [1].

Le conduit horizontal de fumée se compose d'un double tuyau en tôle avec une mince couche de terre glaise entre les parois afin d'empêcher le surchauffage. Il a une section de $687^{cm^2},5$ et débouche dans un tuyau vertical un peu plus large que celui qui passe dans le mur. Sa longueur verticale doit être le double de sa longueur horizontale. Son autre extrémité aboutit au rez-de-chaussée pour qu'on puisse plus facilement le ramoner. Les joints de la partie horizontale et de la partie verticale sont soigneusement arrondis pour faciliter le passage de la fumée.

Le tuyau horizontal se nettoie par une ouverture pratiquée dans le plancher au moyen d'une brosse qui pousse la suie dans le tuyau vertical.

A côté de chacun de ceux-ci court un tuyau plus petit partant des foyers du rez-de-chaussée; ceux des salles conservent ainsi une certaine chaleur, même quand les cheminées sont inactives; elles peuvent ainsi appeler constamment l'air vicié de la salle.

La partie du plancher au-dessus du tuyau peut s'enlever facilement quand on veut le nettoyer.

Les cabinets de toilette, les water-closets et les antichambres (fig. 5, p. 57) sont chauffés par des conduits d'eau chaude.

L'air vicié en est enlevé par des tuyaux d'appel placés dans chaque pièce, qui montent droit au-dessus du toit. L'air pur pénètre par des ouvertures pratiquées dans la muraille derrière les tuyaux d'eau chaude où il s'échauffe pendant son passage.

Les escaliers et les corridors sont chauffés et aérés à part au moyen d'une circulation d'eau chaude, suivant le même système.

Chacune des parties de l'hôpital a donc son chauffage et sa ventilation à elle seule.

Dans le célèbre *Saint-Thomas Hospital*, le chauffage et la ventilation sont organisés d'après les mêmes principes. Les ouvertures d'échappement de l'air vicié sont à des hauteurs différentes dans les murs; elles communiquent avec des tuyaux qui se rejoignent et débouchent dans de grands tuyaux d'appel. Ceux-ci sont chauffés par le tuyau de fumée du calorifère et aussi par les réservoirs d'eau chaude placés au grenier, ce qui augmente le tirage.

Dans l'hôpital flottant *Castalia*, qui est ancré près de Long Reach, sur la Tamise, en aval, avec les navires *Atlas* et *Endymion*, qui servent aussi d'hôpitaux pour les varioleux, les arrangements et la ventilation sont d'une nature particulière qui exige une explication spéciale.

Le *Castalia* est un navire composé de deux parties égales, jumelles, sous un seul et même pont. Etant destiné à transporter les voyageurs de l'autre côté du canal de la Manche, il avait été construit de cette façon singulière pour que le roulis y fût moins sensible que sur les autres navires, et que les passagers fussent ainsi préservés du mal de mer. Mais comme il ne réalisait qu'imparfaitement ces espérances, il fut vendu au Metropolitan Asylums Board, qui en fit un hôpital pour les varioleux.

[1] Dans les pays froids, cette proportion peut être réduite.

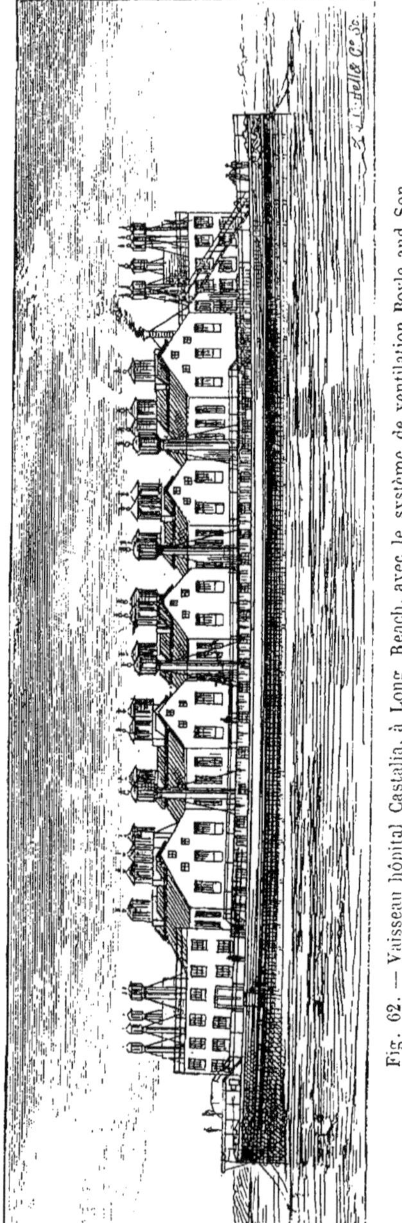
Fig. 62. — Vaisseau hôpital Castalia, à Long Reach, avec le système de ventilation Boyle and Son.

Par suite de cette nouvelle destination on construisit obliquement sur le pont 5 pavillons pour les malades ; ils sont placés parallèlement les uns aux autres et séparés par un espace de $3^m,5$. Ils ont 16 mètres de longueur, ceux de l'avant et de l'arrière sont larges de 8 mètres, ceux du milieu de 3 mètres.

Tous les pavillons communiquent entre eux par des couloirs. Aux deux extrémités du navire il y en a encore deux, renfermant chacun des salles de bain, de toilette, des water-closets et une chambre isolée.

L'aération a été établie d'une manière aussi simple qu'ingénieuse par la maison Boyle and Son. L'air vicié s'échappe par des tuyaux verticaux en fer, d'un diamètre variant de 75 centimètres à $1^m,26$. Chacun d'eux se termine en haut par un *air pump ventilator* (voir les fig. 28, 29 et 30, p. 101) de $1^m,80$ de diamètre. Les deux grands pavillons en ont chacun trois ; les plus petits n'en ont que deux.

Dans chaque intervalle entre les pavillons, se trouvent deux ventilateurs pour renouveler l'air du pont inférieur.

Les salles de bain, de toilette, les water-closets et les pièces isolées sont ventilées par 16 mitrons semblables de 90 centimètres de diamètre.

Les ouvertures pour l'air frais sont placées près du plancher, sur toutes les parois. L'air en y pénétrant passe à travers les tuyaux d'eau chaude logés dans un lambris qui court le long des murs à l'intérieur. Dans le haut, à peu de distance du plancher, ce lambris est recouvert d'un treillis de fil de fer par lequel l'air extérieur entre continuellement et insensiblement dans la chambre. Le tirage se règle au moyen de registres ou de soupapes qui s'ouvrent et se ferment par vissage.

Il résulte des expériences faites avec le plus grand soin que la quantité d'air renouvelé par ces ventilateurs s'élève à 13,000 mètres cubes par heure, et cela sans qu'il se produise un courant d'air fâcheux. Une pareille ventilation fait changer l'air des salles des malades toutes les cinq minutes. On n'y a jamais remarqué le moindre vent coulis vers le bas.

Le *Castalia* peut contenir 150 malades.

Les hôpitaux sont tous éclairés au gaz. Chaque bec est surmonté d'un tuyau qui emporte directement hors de la chambre les produits de la combustion en même temps qu'une bonne partie de l'air vicié de la salle. Ce tuyau s'élargit au-dessus de la flamme en forme d'entonnoir. Dans quelques hôpitaux la flamme est libre, dans d'autres, tels que le *Homerton fever hospital*, elle est entourée d'une lanterne en verre dont le fond est percé à jour pour livrer passage à l'air. Ces lanternes sont placées près du plafond afin de mieux expulser l'air vicié.

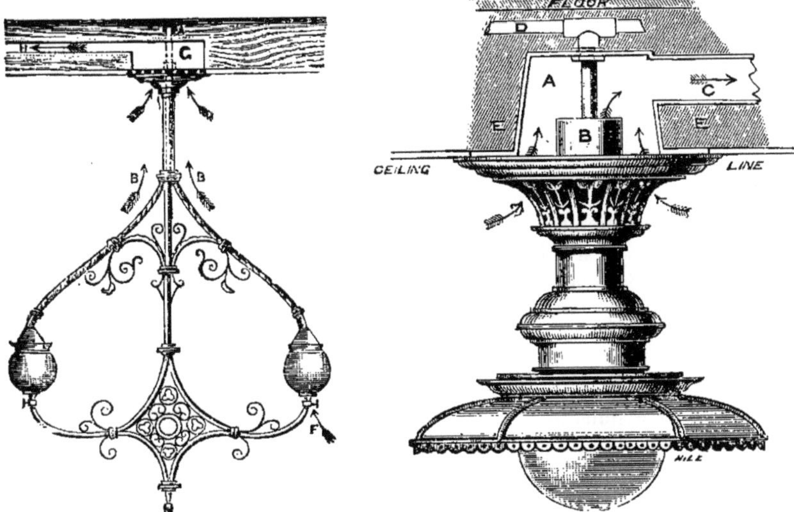

Fig. 63. — Lampe ventilatrice Boyle and Son.

Fig. 64. — Lampe ventilatrice Wenham.

La chaleur se trouve ainsi moindre, puisque les produits de la combustion s'en vont. On a cherché à réduire encore celle dégagée par le gaz en appliquant un double tuyau aux lampes. La figure 63 représente une lampe de ce système de la maison Boyle and Son. L'air arrive en F dans le bec; l'air vicié de la chambre sort en G, les produits de la combustion s'échappent par les tuyau B.

La Wenham Company, renommée pour la fabrication des lampes à gaz, a aussi construit des lampes ventilatrices qui sont d'une autre forme (fig. 64 et 65).

Une cage en fer A est fixée entre les chevrons du toit; les produits de la combustion y arrivent par le tuyau B. D est le conduit du gaz, C est un tuyau d'échappement qui débouche dans la cheminée; au point de jonction de ce tuyau et de la cheminée, on a adapté un clapet en tôle pour empêcher la fumée de pénétrer de la cheminée dans la chambre, en cas d'un courant d'air venant vers le bas. E est une masse de matière non conductrice, telle que l'amiante ou autre substance semblable.

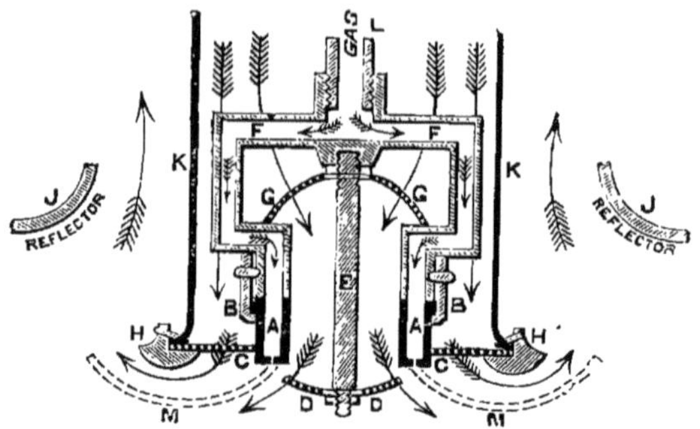

Fig. 65. — Coupe d'un bec ventilateur Wenham.

La figure 65 représente la coupe d'un bec Wenham. Le gaz qui descend par F au bec A rencontre en C et en D un double courant d'air qui rend la combustion plus complète et la lumière plus intense. B est un anneau qui retient le bec A à sa place. H est un autre anneau qui s'ouvre et se ferme au moyen d'une serrure à baïonnette pour régler la pression du bec au point B.

A chaque hôpital est joint un lieu de désinfection. Plusieurs hôpitaux, en particulier ceux des varioleux, possèdent aussi un endroit où l'on brûle les débris de la cuisine, les balayures et les vêtements des malades lorsqu'ils ne valent plus rien.

Palais du Parlement. — Dans la House of Commons (Palais du Parlement), l'air frais pénètre dans une pièce de sous-sol où il s'échauffe au contact de tuyaux de vapeur. Afin d'accroître la quantité de chaleur, ils sont munis, à certaines distances, d'ailettes qui ont toutes la même puissance calorifique.

Le nombre des personnes présentes au Parlement étant très variable, il est nécessaire que l'on y puisse régler la chaleur. On y parvient en couvrant avec de la laine un nombre plus ou moins grand de tuyaux. On se base sur le thermomètre pour régulariser la température.

L'entrée de l'air frais se fait par la cour qui est asphaltée et doit être tenue bien propre.

Une fois échauffé, l'air monte dans quatre grands tuyaux d'environ 1 mètre de diamètre. Ils débouchent au-dessous du plancher de la salle, fait en treillis et recouvert d'une natte poreuse. De cette façon, la chaleur traverse le plancher.

Le plafond est en verre, avec des ouvertures de sortie pour l'air vicié qui, par le tuyau *d* (fig. 66), est conduit au tuyau *c*. Un foyer placé au bas de ce dernier active le tirage.

Les expériences directes ont montré qu'il passe ainsi 40,000 mètres cubes d'air par heure. Si le palais était complètement rempli, il y aurait 53 mètres cubes d'air par heure et par personne.

L'éclairage au gaz se fait par des becs placés au-dessus du toit, en verre.

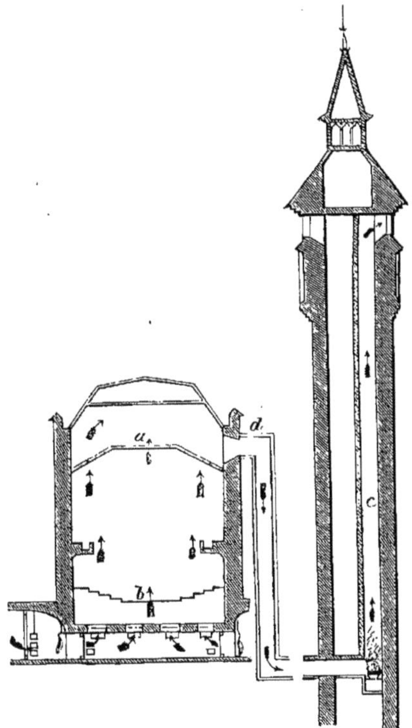

Fig. 66.— Coupe du Palais du Parlement (ventilation). (D'après Douglas Galton.)

a, toit en verre, percé. — *b*, plancher en forme de gradins. — *c*. tuyau d'appel, chauffé, traversant le clocheton — *d*, tuyau près du mur pour conduire l'air impur au tuyau *c*.

Guildhall. — A Guildhall, dans la City, se trouve la salle des séances du conseil communal. La ventilation de cette salle a été installée par MM. Boyle and Son de la façon suivante.

L'air impur sort par neuf tuyaux en tôle de fer qui vont du plafond au toit. Ils se terminent à des hauteurs différentes au-dessus de celui-ci, par un air pump ventilator (voyez les fig. 28, 29 et 30, p. 101).

Quatre de ces tuyaux, deux de chaque côté de la salle, ont un diamètre de 33 centimètres. Chacun d'eux, un peu au-dessus du plafond, se sépare en deux tuyaux de 25 centimètres, reliés à des ouvertures de 60 centimètres faites dans le plafond sur les bas-côtés et couvertes d'ornements en forme de rosettes. A l'extrémité de chaque tuyau est un mitron de 60 centimètres de diamètre.

Au bout de la salle, côté Est, se trouve un tuyau de 45 centimètres avec un mitron de 75 centimètres. Au plafond, ce diamètre s'élargit jusqu'à 68 centimètres, correspondant à une ouverture égale dans le plafond.

Du côté Ouest, il y a un conduit de 51 centimètres de diamètre, relié à une ouverture du plafond de 76cent. 5, Le mitron a 90 centimètres de diamètre.

Au milieu de la coupole, au-dessus du gaz, est une bouche qui conduit à un tuyau de 40 centimètres. Il est relié à celui de 51 centimètres dont nous avons parlé.

De cette coupole, partent encore trois tuyaux de 33 centimètres, munis de mitrons de 50 centimètres.

L'air pur pénètre par seize tubes rectangulaires dont les dimensions sont 60 sur 90 centimètres et 45 sur 60 centimètres. Ils sont en communication directe avec l'extérieur par des trous dans les murs, fermés en dehors par un grillage en fer.

L'air entre dans la salle à des hauteurs inégales au-dessus du plancher.

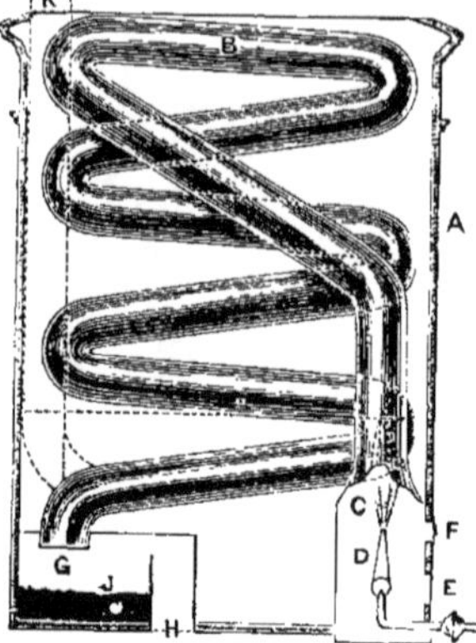

Fig. 67. — Chauffeur de l'air pour la ventilation à Guildhall.

Chaque tube est muni d'un chauffeur spécial breveté, pour chauffer l'air pendant la saison froide.

Le chauffeur représenté figure 67 est construit et fonctionne de la manière suivante :

Le tube ventilateur A renferme un brûleur Bunsen D, contenu dans une boîte métallique C. En E, est une ouverture, close par une plaque de zinc perforée, pour l'introduction de l'air au brûleur. On allume le gaz par l'ouverture F, que ferme un clapet. La boîte C est jointe à un tuyau B de 4 centimètres de diamètre et courbé comme le montre la figure. Il débouche dans une boîte G où se recueillent les produits de la condensation ; de là, l'air sort par l'ouverture H, tandis que la vapeur d'eau condensée s'échappe par le tuyau J. Le tuyau K, indiqué en pointillé, est une autre position que l'on peut donner au tuyau B. La boîte C a un fond mobile L pour son nettoyage.

Le brûleur, étant allumé, chauffe l'air qui circule dans le tuyau B ; celui-ci, à son tour, échauffe l'air du tube A.

Avec cet appareil, on peut porter la température de l'air du tube A jusqu'à + 40° C. On règle la température par la puissance de la flamme Bunsen au moyen d'un robinet ordinaire sur le tuyau de gaz.

Avec ce système d'aération, on envoie dans la salle 13.158 mètres cubes d'air pur par heure, sans qu'il se produise de courant désagréable.

Prisons. — Comme il est nécessaire de tenir les cellules complètement isolées les unes des autres, la ventilation des prisons présente beaucoup de difficultés. MM. Boyle et Son les ont résolues d'une façon fort simple et pratique.

Ils en décrivent la construction comme suit (fig. 68) :

Supposons qu'il s'agit de la ventilation d'une aile de prison contenant trois rangs de 30 cellules, sur chaque côté, soit 180 cellules.

Trois cheminées en briques, quadrangulaires, de 75 centimètres, sont placées à distance égale l'une de l'autre, le long de chaque mur latéral de la prison. Elles se terminent au-dessus du toit par un air pump ventilator de 1m 35 de diamètre. Sur la figure 68, une de ces cheminées est désignée par *main exhaust shaft* (principal tuyau d'épuisement).

Au-dessous du plafond, près du mur ou dans le mur, se trouvent à chaque étage des tuyaux horizontaux.

Figure 68, on en voit la section dans le mur, une d'elles est désignée par *ventilating flue for five cells*, tuyau de ventilaton pour 5 cellules.

Chacun de ces tuyaux est relié avec 10 cellules au moyen de tuyaux spéciaux (*separat flue for one cell*) de grandeur variable suivant la distance entre eux et la sortie dans la cheminée. Cette grandeur est telle que la quantité d'air enlevée est la même dans chaque cellule. Trois de ces tuyaux (un à chaque étage) communiquent avec une cheminée. Le diamètre des tuyaux horizontaux varie suivant la distance qui les sépare du haut de la cheminée, de manière à avoir un tirage égal à chaque étage de cellules. Une couronne de gaz (*Ring of gas jets*, fig. 68), fixée au bas des cheminées, chauffe l'air et active le tirage.

Il n'est employé aucun clapet ni appareil, de sorte que la ventilation ne peut être interrompue par suite de négligence.

L'air pur, qui vient du corridor, est amené dans chaque cellule au moyen de tuyaux verticaux, encastrés dans le mur et fermés à leurs deux extrémités par de solides grilles de fer. L'air frais entre dans le corridor, à ses extrémités, par deux larges ouvertures. L'hiver, on le fait circuler au-dessus de tuyaux d'eau chaude.

Cette figure 68 est la reproduction d'un cliché original de MM. Boyle et Son. Le texte anglais signifie :

Separate flue for one cell. — Tuyau de ventilation pour une cellule.

These dotted lines shew method of fixing flues in existing prisons. — Les lignes pointillées montrent la disposition de ce système dans les anciennes prisons.

Double casing filled with sound eadening substances. — Double revêtement en matières mauvaises conductrices isolant le tuyau de la cellule.

Un autre système de ventilation, employé dans les prisons est dû à M. Joshua Jebb (fig. 69).

D'après ce système, comme on le voit sur la figure, les bouches d'entrée de l'air

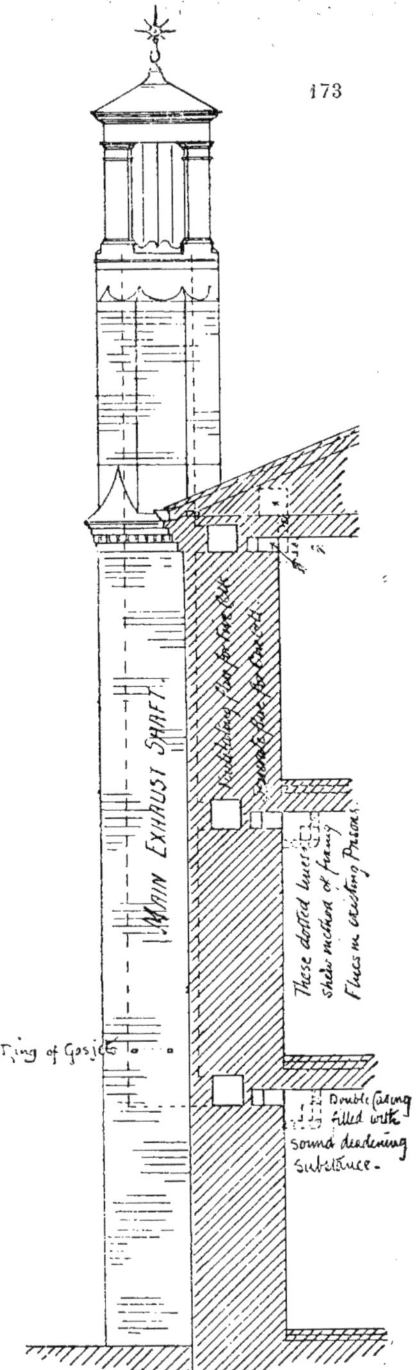

Fig. 68. — Schéma de la ventilation d'un prison. (Système Boyle and Son.)

sont placées au-dessous du plafond. L'air impur s'échappe par des ouvertures au niveau du plancher.

Cette méthode de ventilation a été proposée pour la première fois par le célèbre ingénieur français, général Morin. Ce système a pour but de maintenir une température uniforme dans une salle pendant la saison froide. Pour atteindre ce but et avoir une ventilation irréprochable, il est nécessaire que

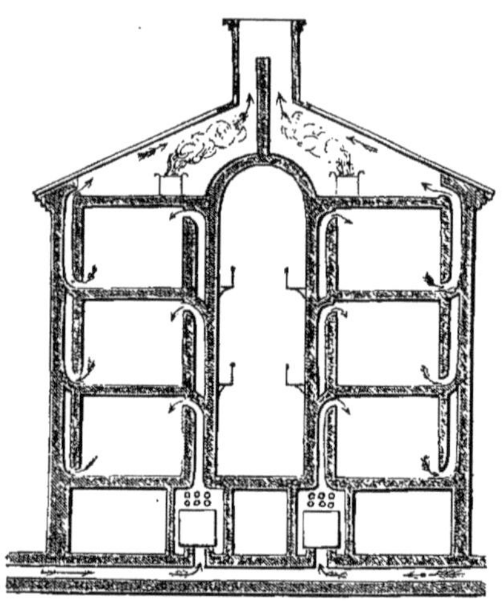

Fig. 69. — Schéma de la ventilation d'une prison. (Système Joshua Jebb.)

le courant dans le tuyau de sortie soit suffisamment fort. Si ce courant s'affaiblit, la ventilation devient insignifiante.

Pour éviter le chauffage de l'air dans la cheminée d'extraction, pendant la saison chaude, on a, en ces derniers temps, dans chaque chambre, muni les tuyaux de sortie de deux ouvertures avec clapets, l'une à hauteur du plancher, l'autre au-dessous du plafond. En hiver l'air impur s'échappe par celle-là, et en été il s'échappe par l'autre. Ce système de ventilation est assez employé, même dans des maisons de santé, écoles, etc.

Cependant comme on force le courant d'air à suivre une direction contraire à celle donnée par les lois de la physique, on ne peut jamais arriver à une ventilation absolument satisfaisante.

Dans la ventilation des prisons, il faut veiller à ce que le tuyau d'air vicié de chaque cellule soit d'une longueur suffisante avant de déboucher dans la cheminée commune afin d'éviter tout retour de l'air. Si ce tuyau débouche directement dans un tuyau commun longeant les cellules, il peut arriver facilement que l'air vicié de l'une passe dans l'autre.

Asiles pour les pauvres. — Un système ingénieux de ventilation de ces asiles et maisons de correction est dû à la maison Boyle and Son. On obtient un perpétuel changement d'air, dans chaque chambre et sans aucun courant.

Cela est très important, car la crainte du spectre du refroidissement est encore si grande que, si l'on sent le moindre courant d'air, on s'empresse de boucher toutes les ouvertures par tous les moyens.

L'air pump ventilator A (fig. 70) de 40 centimètres de diamètre est placé au faite de la cheminée B de 20 centimètres de diamètre. Elle est divisée en son milieu par une planche afin que le contact des courants des tuyaux de branchement ne gêne pas la sortie de l'air. Les branchements C ont $12^{cm},5$ de diamètre ; ils sont reliés aux tuyaux E placés dans les murs dont le diamètre est $11^{cm},25$. Dans les appartements des étages supérieurs, il existe en outre des

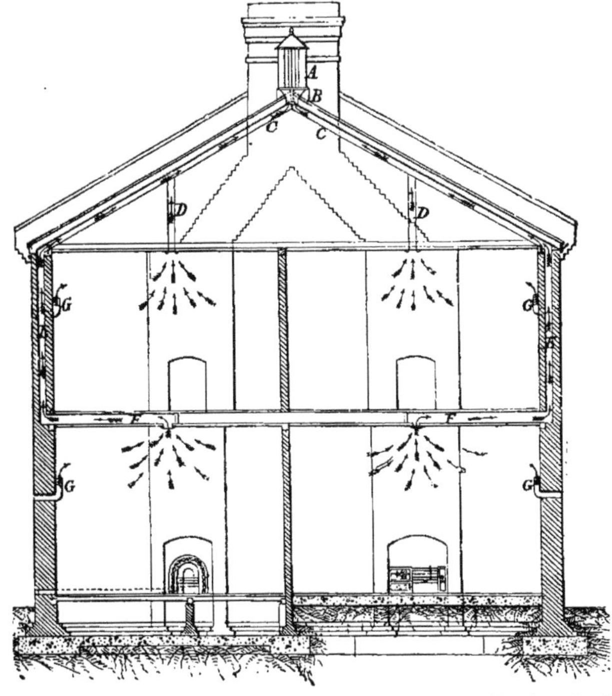

Fig. 70. — Schéma de la ventilation d'un asile pour les pauvres. (Système Boyle and Son.)

tuyaux D de 10 centimètres, partant d'une ouverture égale faite dans le plafond et allant aux branchements C. Des tuyaux F, entre le plafond et le plancher, débouchent dans les tuyaux E. Ils conduisent l'air impur qui y pénètre par une ouverture de $12^{cm},5$ faite dans le plafond. L'air pur pénètre dans les salles par les tuyaux G, construits comme le montrent les figures 37 A et 37 B, p. 105. Ils sont placés dans un coin de la pièce, aussi loin que possible des ouvertures de sortie et à environ $1_{m},80$ au-dessus du plancher.

Chacun de ces tuyaux a 25 centimètres de longueur et mesure $12^{cm},5$ sur $7^{cm},5$.

Ce système de ventilation a été employé aussi avantageusement pour les bâtiments particuliers et des ateliers. Il est remarquable par sa simplicité, son bon marché et la possibilité de ventiler chaque pièce indépendamment des autres.

Logements ouvriers. — Depuis qu'on a compris l'importance de l'organisation de l'hygiène publique, la question des logements ouvriers, dans les grandes villes et dans les centres industriels, a justement préoccupé l'esprit des hygiénistes. Cette préoccupation est absolument légitime quand on songe que les maladies naissent et se propagent par la malpropreté, l'encombrement, l'absence d'air et de lumière solaire, etc.

Aussi cette question a été soulevée dans la législation sanitaire. Cependant les lois y relatives concernent plutôt les domiciles mêmes que la construction des maisons. En général, on a exigé que toutes les maisons ouvrières fussent enregistrées par la police sanitaire, qui y surveille la propreté, l'ordre, l'aération, l'alimentation d'eau, le nombre d'habitants, etc. D'autres lois établissent la surface et le cube d'air minima nécessaires à chaque habitant. Il y a en outre différents règlements pour empêcher la propagation des maladies contagieuses qui pourraient y éclater.

Toutefois, on comprend aisément que toutes ces mesures, quelle que soit leur importance, ne sont que palliatives quand il s'agit de constructions défectueuses au point de vue de l'hygiène. Si jamais les prescriptions sanitaires doivent être observées rigoureusement, ce doit être surtout dans les maisons destinées à servir d'habitations ouvrières.

Dans les pays qui, en cette question, nous servent d'exemples, il est ordonné que les plans des constructions soient examinés au bureau d'hygiène par les médecins et architectes compétents qui en font partie. Ils veillent d'abord à ce que :

— Il se trouve un espace suffisant autour du bâtiment pour que l'air y circule librement ;

— Des mesures soient prises pour le dessèchement et le drainage du terrain de construction ;

— La ventilation soit effective dans les maisons dont chaque logement doit être séparé des autres ;

— Il existe des cabinets convenables, en nombre suffisant, et des installations pour déposer les ordures ménagères, telles qu'il n'en résulte aucun inconvénient pour la santé.

Il est clair qu'il est d'autant plus difficile d'observer ces prescriptions que les maisons sont plus grandes. Aussi, partout où l'on recherche le mieux, on commence à abandonner ces grandes cités-casernes pour préconiser le système dit *cottage*. Ce sont des petites maisons isolées pour une, deux ou tout au plus quatre familles. Actuellement, dans tous les pays, se trouve un nombre plus ou moins considérable de ces cottages qui constituent le type des maisons ouvrières de l'avenir.

Par des motifs faciles à comprendre, les états et les communes n'ont pas pu dresser un type bien déterminé d'après lequel tous les logements ouvriers pourraient être construits ; mais ils doivent exiger un contrôle pour ces maisons de façon à ce qu'elles soient construites suivant les exigences de l'hygiène.

Londres, outre qu'elle est la ville la plus peuplée de l'univers, est aussi une des premières villes industrielles. Il en résulte que la question des habitations ouvrières y est des plus difficiles.

Dans le chapitre de la législation sanitaire nous avons cependant vu avec quelle énergie, on cherche à améliorer légalement l'état de choses existant. Comme en Angleterre, les lois sont observées consciencieusement, les habitations ouvrières de Londres s'améliorent chaque année.

Ce résultat n'est pas seulement obtenu en rasant des quartiers, en élargissant des rues et en construisant des logements salubres dans les vieux quartiers, mais encore par les nombreuses communications qui ont permis de construire de vastes maisons ouvrières en grande partie dans les faubourgs éloignés.

Certaines industries, comme dans toutes les grandes villes, sont, à Londres, localisées dans certains quartiers. La rive N. de la Tamise *Long Shore*, à l'E. de la City, est occupée en plus grande partie par des chantiers, des magasins et des fabriques de machines. Il est habité par des charpentiers, des matelots et des mécaniciens.

Whitechapel, plus près à l'E. de la City, renferme surtout des raffineries de sucre; une grande partie des ouvriers sont des Allemands.

Dans *Bethnal green*, *Spitalfields* et *Shoreditch* au N. de Whitechapel, la filature de la soie est l'industrie proéminente. Les ouvriers sont en majeure partie des Français, protestants établis là depuis la révocation de l'Édit de Nantes en 1685.

Dans *Clerkenwell*, entre Islington et Hatton garden, ce sont surtout des établissements d'horlogerie et de métallurgie avec leurs ouvriers.

Pater Noster Row, dans la City près de la cathédrale Saint-Paul, est entièrement occupée par les libraires et les relieurs.

Houndsditch et *Leaden hall street* sont des quartiers juifs.

Sur la rive S. du fleuve, à *Southwark* et *Lambeth*, se trouvent surtout les fabriques de céramique, de poterie, de verrerie, de machines et les brasseries; à *Bermondsey*, ce sont les tanneries.

La mortalité de ces districts est très inégale. En 1884, elle était dans Whitechapel de 30,7 p. 1,000 ; dans la City, de 27,2 ; dans Shoreditch, de 22,7 ; dans Bethnal green, de 22,4 ; dans Bermondsey, de 18,2 ; dans Spitalfields, de 1,74. Cette inégalité paraît dépendre en grande partie des conditions du logement.

Les logements ouvriers les plus nouveaux et les mieux construits consistent en maisons d'habitation à deux étages divisées verticalement en deux. Chaque logement est séparé par un vestibule spécial devant lequel se trouve un petit jardin.

Dans beaucoup de logements, la conduite d'eau vient dans la chambre; d'autres n'ont l'eau que dans la cour. L'impôt de l'eau, fixé généralement à un certain pourcentage du loyer, est payé par le propriétaire; la consommation est de cette façon libre et illimitée pour les locataires.

Les W.-C. sont placés dans des constructions spéciales dans la cour. Il en est de même pour les dustbins (réservoirs à ordures ménagères) et pour les réservoirs à eaux ménagères. Les dustbins, généralement en tôle de zinc sont placés sur le sol loin de la maison et munis d'un couvercle.

Les logements ouvriers de Londres peuvent se diviser en trois catégories: 1° ceux construits et loués par des particuliers; 2° ceux construits par la commune; 3° ceux construits à la suite de legs.

La donation la plus grandiose a été faite par l'américain Georges Peabody, [illegible]gué 15 millions de francs.

ne peu[illegible]bitations Peábody, qui se trouvent dans plusieurs quartiers de la On [illegible]nt divisés en 1, 2 ou 3 pièces louées bon marché. L'état sanitaire dans ces habitations a été remarquablement bon.

Miss Burdett Coutts, les ducs de Northumberland et de Bedford, etc., ont aussi donné des sommes considérables pour la construction de maisons ouvrières.

Conformément aux règlements en vigueur, les communes, aussi, ont construit un grand nombre de logements à bon marché. Ils sont bâtis, en partie, suivant le type décrit précédemment; en partie ce sont des maisons à plusieurs étages avec des corridors et des logements séparés entre eux.

Un grand nombre d'associations sont aussi propriétaires de logements ouvriers. Les principales sont : *Metropolitan Association for improving the dwellings for the industrial classes ; Society for improving the condition of the Labouring classes ; the improved industrial dwellings Company; the Marylebone Association* et *Prince Albert Cottages.*

Quelques-unes de ces Sociétés construisent des maisons neuves, tandis que d'autres ont pour but l'amélioration des conditions hygiéniques dans les vieilles maisons. Toutes ont moins le but de faire de grands bénéfices que d'améliorer le bien-être de l'ouvrier.

La statistique est des plus favorables relativement à l'état sanitaire de ces maisons ouvrières. La Metropolitan Association a une moyenne de 14 p. 1,000 pour la mortalité et 36 p. 1,000 pour la natalité; la Society for improving the condition of the labouring classes a eu une moyenne de mortalité de 20 p. 1,000.

La construction des logements ouvriers varie beaucoup. Les anciennes maisons sont de véritables casernes, où d'ailleurs les logements sont séparés, autant que possible, les uns des autres par des corridors et des escaliers.

On a abandonné ce système, mauvais au point de vue hygiénique, pour construire des maisons en deux parties, chacune avec deux logements séparés. On construit aussi des cottages pour une ou deux familles quand le terrain est moins cher et la place favorable.

On trouve alors ces maisons groupées avec une école, une buanderie et des boulangeries au centre.

Quel que soit le mode de construction, chaque famille doit avoir son logement séparé, la maison doit être bien ventilée et pourvue d'eau.

Dans les anciennes maisons ouvrières, y compris les maisons Peabody (de trois étages), les murs sont blanchis à la chaux ; il est interdit d'y mettre des papiers de tentures.

Dans les maisons de la Société Prince Albert Cottages, on a établi des tuyaux dans les murs pour la sortie de l'air vicié ; l'air pur entre chaud pendant l'hiver à travers la cheminée décrite p. 59.

Une partie des petites maisons ouvrières sont construites en béton, matière qui a été jugée très convenable. Les logements sont secs, et les murs peuvent être lavés et maintenus très propres.

Résumé scientifique sur l'hygiène industrielle. — Les dangers sani les habita-
résultent du travail dans les fabriques sont universellement reconnus. Cela
une branche importante de la science sanitaire : l'hygiène industrielle.

A mesure que l'industrie s'est développée, les gouvernements se sont vus obligés de prévenir par la loi les inconvénients sanitaires qui en résultent et d'accorder aux travailleurs la protection nécessaire et possible.

Il n'existe cependant pas de conformité dans la législation sanitaire industrielle des différentes nations. Le pays qui possède l'organisation la plus complète à ce sujet est sans conteste l'Angleterre. Toutefois, à cet égard, la Suisse et l'Autriche se distinguent d'une façon remarquable.

Les dangers auxquels est exposée la santé des ouvriers sont les suivants :

1° *Ceux causés par le surmenage ;*
2° *Ceux provenant des conditions défectueuses des ateliers ;*
3° *Ceux qui ont pour origine le travail même (poussière, gaz, poisons, etc.)* ;
4° *Ceux causés par les machines (explosions, etc.)* ;
5° *Ceux inhérents à l'ouvrier (alimentation, conduite, logement).*

Surmenage. — Il a pour cause aussi bien le travail trop prolongé, le repos trop court, ou le travail de nuit qu'une constante position du corps, contraire aux exigences de la nature ou qu'une activité partielle et par moment outrée des muscles.

En général, dans la législation il n'existe pas de réglementation pour les heures de travail des hommes au-dessus de dix-huit ans. On a estimé que patrons et ouvriers s'entendraient ensemble à cet égard. L'expérience a démontré que ces derniers étaient impuissants.

Les conséquences du surmenage provenant d'un travail trop prolongé sont : moindre résistance contre les influences morbides, inertie, indifférence, défauts moraux, ivrognerie, vieillesse prématurée. L'expérience a aussi démontré qu'avec un travail trop prolongé, le nombre des accidents augmente par suite de la diminution de l'attention et de l'affaiblissement de l'élasticité des muscles.

Puisqu'il est de l'intérêt de l'Etat que toutes les classes de ses citoyens conservent leurs forces et leur santé afin d'être utiles à la Société et non à sa charge, il semble opportun de faire des lois relatives au maximum des heures quotidiennes de travail. En Suisse et en Autriche, il en existe ; la journée de travail ne doit pas dépasser onze heures. Dans ces deux pays, les fabricants ont déclaré ne pas avoir perdu par cette application. Le repos pour les repas doit être d'au moins une heure à chaque fois.

Le travail de nuit devrait être interdit. Les conséquences sont les mêmes que celles d'un travail diurne excessif. Il est également prouvé que le travail nocturne est inférieur à celui du jour, tant en qualité qu'en quantité. Le nombre des industries où des raisons techniques rendent nécessaire le travail de nuit est tellement faible qu'une loi prohibitive ne rencontrerait pas de sérieuses difficultés. En Suisse, on s'occupe d'une loi semblable.

Les vieilles méthodes mauvaises de fabrication, qui demandent des positions corporelles fatigantes, contraires à la nature ou des efforts excessifs des muscles, doivent être changées pour des meilleures.

L'industrie, fiévreusement progressive, s'est aussi emparée du repos du dimanche. Ceci est un empiétement inadmissible qui ne saurait être toléré nulle part. L'industrieuse Angleterre ne s'est jamais rendue coupable d'une pareille faute et a fourni de cette manière la preuve que l'industrie ne souffre aucunement du repos dominical accordé aux ouvriers. Il n'y a que les patrons âpres au gain qui, pour masquer leur cupidité, prétendent le contraire.

L'exemple donné par l'Angleteterre a été suivi par la Suisse ; dans ces deux pays la suspension du travail le dimanche n'a produit aucun inconvénient.

Le vieux commandement divin, que le septième jour doit être un jour de repos, renferme une vérité si conforme aux lois de l'hygiène que les gardiens de la religion ne peuvent que trouver de l'appui auprès de tous les hygiénistes.

On insiste sur la nécessité que le peuple soit moral et religieux ; mais en même temps, on force l'ouvrier à capituler avec sa conscience ; on exige de l'ordre, de la propreté, du goût pour la vie domestique, mais sans lui laisser une seule journée qu'il puisse consacrer à son foyer et à sa famille !

Travail des enfants dans les fabriques. — Le travail des fabriques offrant de nombreux dangers pour la santé des adultes, il est évident que l'organisme de l'enfant doit en souffrir encore plus. Son travail ne mettant en jeu qu'une partie de ses muscles, il en résulte une perturbation dans son développement physique, une déviation de la taille et une déformation du thorax. Les maladies des yeux sont deux fois et demi plus fréquentes parmi ces enfants que parmi les autres du même âge. Le travail prématuré dans les fabriques est également la source d'une foule de maladies chroniques des organes de la respiration et de la digestion.

C'est pourquoi dans tous les pays on s'est vu obligé de régler l'emploi des enfants dans les fabriques par des dispositions spéciales.

Ces règlements varient beaucoup quant au minimum d'âge. En Angleterre et en France il est permis, sous certaines réserves, de placer des enfants dans les fabriques dès l'âge de dix ans. L'Allemagne et l'Autriche exigent douze ans ; en Suisse le minimum est de quatorze ans.

Dans les pays qui permettent l'emploi des enfants au-dessous de quatorze ans, la journée est limitée par la loi ; en Angleterre, elle est de six heures pour les enfants de dix à quatorze ans, de dix heures pour ceux de quatorze à dix-huit ; en France, les enfants au-dessous de douze ans ont six heures de travail, et ceux de douze à seize ans, douze heures ; en Allemagne le travail est de six heures de douze à quatorze ans, et de dix heures de quatorze à seize. En Autriche, les enfants de douze à quatorze ans travaillent huit heures, et au-dessus de quatorze ans, onze heures par jour. En Suisse où les enfants âgés de plus de quatorze ans peuvent seuls être admis dans les fabriques, la durée du travail journalier est la même que pour les adultes, soit onze heures. Dans certains pays, on a statué légalement sur les heures de repos qui doivent être affectées aux enfants pendant la journée de travail.

Outre que la durée du travail est réduite pour les enfants, le travail de nuit et celui de certaines industries leur est interdit dans tous les pays.

Toutefois les enfants ne peuvent pas disposer librement de leurs moments de loisir ; en Angleterre et en Allemagne, les enfants de douze à quatorze ans doivent employer trois heures de ces repos à fréquenter une école ; en France, les enfants au-dessous de douze ans disposent de deux heures. En Suisse, les enfants qui, à quatorze ans, n'ont pas achevé leur instruction scolaire sont tenus de la continuer après leur entrée dans une fabrique, mais alors ces heures d'école sont comprises dans les onze heures de travail réglementaire. L'expérience a démontré que les enfants employés dans les fabriques étant déjà fatigués par leur travail, l'instruction de l'école est pour eux d'une utilité fort problématique ; les instituteurs comme les hygiénistes devraient donc insister pour que les enfants eussent, dans la mesure du possible, terminé leur instruction scolaire avant de pouvoir être engagés comme ouvriers.

Travail des femmes dans les fabriques. — L'expérience a constaté que l'organisme féminin résiste plus difficilement que celui des hommes aux effets pernicieux du travail des fabriques.

Suivant les observations faites en Suisse, où l'on a sur ce point des données statistiques fort exactes, les cas de maladies dans les établissements industriels où travaillent en commun des hommes et des femmes sont de 100 pour ceux-là et de 127 pour celles-ci. Le nombre des journées de maladie est de 150 pour les femmes et de 100 pour les hommes. La durée moyenne des maladies est de 117 pour celles-là contre 100 pour ceux-ci (Schuler).

Si l'on compare sous ce rapport les individus des deux sexes âgés de moins de dix-huit ans, la proportion pour les cas de maladies est de 174 contre 100 dans la totalité des fabriques ; les filatures de coton à elles seules donnent les chiffres de 156 contre 100.

C'est la preuve la plus convaincante de la nécessité qu'il y a de prendre par voie législative des mesures spéciales destinées à protéger les femmes occupées dans les diverses industries.

Il a été proposé de n'admettre dans les fabriques aucune femme âgée de moins de dix-huit ans, et d'en exclure aussi les femmes mariées qui d'ailleurs, pensait-on, devaient consacrer tout leur temps au soin de leur famille. Mais nécessité n'a point de loi, dit le proverbe. Beaucoup d'industries, en outre, ne peuvent subsister sans le concours du travail féminin. En Suisse, le quart du personnel employé dans les fabriques se compose de femmes ayant moins de dix-huit ans ; leur renvoi équivaudrait, d'après Schuler, à une diminution de 12 francs par personne dans les revenus de la population.

Le travail temporaire, c'est-à-dire qui n'existe qu'en certaines saisons, serait impossible sans une augmentation accidentelle de bras, fournis surtout par des femmes occupées en temps ordinaire à leurs travaux domestiques.

On conçoit que la législation relative au travail des femmes dans les fabriques doit être semblable à celle qui concerne les enfants, c'est-à-dire : *Réduction de la journée de travail, prohibition absolue de tout travail nocturne, et interdiction complète de certaines industries.*

Une réduction des heures de travail est nécessaire pour les femmes, non seulement afin d'empêcher un excès de fatigue, mais surtout pour leur laisser le temps de remplir leurs devoirs de famille.

Aux termes de la loi anglaise, les femmes et les enfants doivent être libérés de tout travail le samedi à midi, disposition que tous les pays feraient bien d'adopter. En outre, il faudrait que chaque femme mariée eût encore à l'heure des repas, afin de les préparer, une demi-heure de repos en sus de celle de son mari.

Relativement à la réduction de la journée de travail pour les femmes, l'Angleterre et la Suisse ont également devancé les autres pays. Dans la plupart des autres, tout reste encore à faire à cet égard. Le travail de nuit est plus généralement prohibé pour la femme.

Il en est ainsi en Angleterre, en Suisse et en Autriche ; cette défense n'existe en France que pour les femmes âgées de moins de vingt et un ans ; par contre, en Allemagne, il n'y a rien de statué à ce sujet.

Des prescriptions particulières sont nécessaires pour protéger les femmes enceintes et les accouchées, vu que la statistique a constaté une quantité énorme de fausses couches et d'enfants mort-nés. Tandis que dans la Suisse tout entière, sur 100 naissance, il y a 3,9 de mort-nés, ces derniers étaient au nombre de 8,2 parmi les ouvrières des fabriques. La mortalité dans le cours de la première année est plus grande parmi les enfants dont les mères reprennent leur travail peu de temps après l'accouchement que parmi les enfants des autres classes du peuple. Dans le canton de Glaris, cette mortalité était de 20 p.100 ; depuis la loi de 1864 défendant d'employer comme ouvrières les femmes pendant six semaines après l'accouchement, la mortalité des enfants de ces femmes n'a pas excédé la moyenne ordinaire en Suisse (Schuler).

Un travail prématuré après l'accouchement engendre des désordres dans la région abdominale. Ce sont surtout certaines industries, telles que la fabrication des indiennes et le tissage du coton, qui ont une grande influence sur la santé de ces femmes.

Autant il est facile d'empêcher par des prescriptions légales que les accouchées ne reprennent trop tôt leur travail, autant il est difficile de trouver des dispositions convenables pour empêcher les femmes enceintes de se surmener. La grossesse n'est visible que dans un temps avancé. On sait par expérience que les femmes qui vont devenir mères sont justement celles qui, pour cette raison même, tiennent à travailler avec plus d'ardeur qu'auparavant. La Suisse est le seul pays où une loi défende aux femmes de travailler pendant les quinze jours qui précèdent l'accouchement Mais cette loi a été reconnue illusoire, parce que les femmes en cachent l'époque ou se livrent chez elles à des travaux encore plus pénibles.

La législation devrait en conséquence se borner à interdire aux femmes enceintes un travail dans les fabriques qui serait de nature à compromettre leur santé par l'effet de substances vénéneuses ou par des inconvénients mécaniques, et à statuer qu'aucune femme grosse ne peut être, contre son gré, astreinte à ce travail.

Travail supplémentaire et exceptions aux lois en vigueur. — Dans beaucoup d'industries, il peut se présenter des cas qui exigent momentanément de la part des ouvriers un surcroît de travail. Pour éviter les abus, on a jugé nécessaire de régler ce travail exceptionnel par des dispositions spéciales et bien précises.

Il va sans dire qu'un semblable travail ne peut être imposé sans une autorisation qui, dans les cas d'urgence, doit pouvoir être accordée par l'autorité compétente la plus proche. Si ce travail est de courte durée, de quelques jours seulement, on doit pouvoir l'obtenir d'une autorité inférieure.

S'agit-il d'un espace de temps plus long, par exemple d'un ou plusieurs mois, il faut le consentement de l'autorité supérieure.

Sont considérés comme motifs valables : les accidents et les désastres causés par la nature, le manque d'eau, la crainte de la détérioration des matières premières, (par exemple dans la préparation des conserves de poisson), les ouvrages de la saison, etc.

Des ateliers. — L'hygiène des fabriques exige nécessairement que les plans de construction des ateliers soient soumis à l'examen et à l'approbation des autorités sanitaires. Dans les villes, il est généralement de règle que tous les bâtiments soient examinés par l'administration, relativement à leur solidité et aux garanties qu'ils offrent contre les incendies. D'ailleurs, les fabricants sont eux-mêmes intéressés à prendre des mesures à cet égard. Par contre, dans ces constructions, ils négligent ou méconnaissent le côté hygiénique ; aussi la loi doit nécessairement s'en occuper.

L'emplacement doit être salubre. Une fabrique ne doit jamais être mise dans un sous-sol ou autre lieu malsain. L'atelier doit être suffisamment éclairé ; il faut donc qu'il ne soit ni trop long ni trop large. Les fenêtres doivent être hautes et atteindre presque la hauteur du toit, afin que le jour entre par le haut. On trouvera plus loin, dans le chapitre qui traite de l'hygiène scolaire, des indications plus détaillées concernant l'éclairage des écoles, indications également applicables aux ateliers. Il est toutefois plus difficile d'établir pour ces derniers des règles précises, attendu que la clarté y dépend de la situation. Il faut donc, dans chaque cas particulier, considérer si le bâtiment est à découvert ou situé dans une rue étroite à maisons hautes, si les murs sont blancs ou sombres, s'il y a des piliers, des machines, etc., qui jettent de l'ombre sur la place où l'on travaille. Dans ces derniers temps, on a commencé dans plusieurs établissements, où l'on possède une force motrice suffisante à employer la lumière électrique. On doit avoir soin alors d'entourer la lumière d'un verre dépoli, afin qu'elle n'éblouisse pas. Même avec les autres modes d'éclairage, il faut se garder d'une lumière trop vive en recouvrant le verre avec du lait de chaux ou au moyen d'abat-jour, de globes, etc. Les corridors, les escaliers et les cabinets d'aisances doivent être éclairés.

Partout où l'on emploie les machines à vapeur comme puissance motrice, le chauffage des ateliers se fait par la vapeur ; c'est d'ailleurs un bon système. Les tuyaux doivent être placés de telle façon que tout danger d'incendie soit écarté et qu'en même temps aucune place ne soit exposée à un rayonnement trop fort. Quand on ne se sert pas de la vapeur, il faut adopter de préférence les poêles ventilateurs ou le chauffage à l'eau chaude. Quant à la température nécessaire pour la fabrication, il règne dans beaucoup d'industries un fort préjugé qui se montre surtout par le fait que des industriels différents obtiennent le même résultat avec des températures très inégales. C'est ainsi que dans certaines filatures de coton, on regarde une chaleur de 24° à 25° comme nécessaire, tandis que dans d'autres 18° à 20° paraissent suffire. Dans les usines où l'on veut obtenir un prompt séchage, on tâche d'y parvenir en élevant la température, au lieu de le faire en renouvelant l'air abondamment.

. Comme l'on vise à économiser le combustible, tout en maintenant la même température, il est clair que l'air dans les ateliers finit par n'être plus supportable pour les ouvriers. Des instructions et des règlements concernant la ventilation indispensable deviennent alors nécessaires.

Mais, lorsqu'il s'agit de déterminer le minimum d'espace pour chaque ouvrier et la quantité d'air qu'il faut lui ménager par heure, il se présente certaines difficultés. L'air des fabriques n'est pas seulement vicié par la respiration et les émanations produites par l'éclairage, mais encore par les exhalaisons des matières employées, par les saletés et l'humidité des planchers, des murs et des toits, par l'odeur des vêtements malpropres, etc. Toutes ces causes varient considérablement dans les diverses industries; on conçoit alors qu'il faut laisser aux autorités sanitaires ou aux inspecteurs de fabrique le soin de statuer sur chaque cas particulier. Toutefois, il importe de fixer un minimum qui est de 12 mètres cubes d'air par personne qu'il faut renouveler au moins trois fois par heure. Quand il y a des dégagements de poussière, de gaz, etc., l'air doit être renouvelé six fois par heure.

Dans les industries à travail manuel, l'encombrement et la viciation de l'air se rencontrent beaucoup plus fréquemment que dans celles où l'on emploie des machines, car elles prennent une large place qui empêche ces inconvénients.

Pour contrôler la qualité de l'air respiré. il faut que les inspecteurs de fabrique déterminent souvent, par des méthodes simples et facilement applicables, la quantité d'acide carbonique qu'il contient. L'un des inspecteurs les plus distingués de la Suisse, le Dr Schuler, a fait remarquer que ces analyses donnent souvent des résultats qui ne s'accordent pas avec l'impression reçue directement par les organes des sens; c'est quand la température est élevée qu'on peut le plus facilement se tromper.

Schuler a trouvé les quantités suivantes d'acide carbonique sur 10,000 parties d'air :

Dans les salles où l'on presse les étoffes. .	4,7 — 6,3.	Moyenne	5,5
— imprimeries d'indiennes.	4,0 — 12,6.	—	8,0
— filatures de coton	5,4 — 14,8.	—	9,0
— carderies —	» »	—	9,5
— tissages —	7,4 — 17,6.	—	15,0
— blanchisseries de coton	12,6 — 22,0.	—	17,0
— fabriques de bas tricotés	8,0 — 28,4.	—	17,5
— — tricots.	» »	—	17,6
— — cigares.	30,0 — 44,0.	—	39,0

La ventilation par les fenêtres étant la plus efficace et la plus simple, surtout pendant la saison chaude, il faut que dans une fabrique toutes les fenêtres puissent s'ouvrir. Les vitres d'en haut doivent pouvoir s'ouvrir en dedans, afin que l'aération puisse se faire aussi par le mauvais temps. Comme la ventilation doit être maintenue sans interruption dans toutes les saisons, il doit exister dans les ateliers des conduites pour l'entrée et la sortie de l'air. Lorsqu'on construit un atelier en maçonnerie, il est bon de pratiquer des tuyaux d'appel dans les murailles, car ils produisent très bon effet. En cas de besoin, on devra aussi recourir aux forces mécaniques pour obtenir la ventilation nécessaire. Relativement à la ventilation des fabriques, il importe que le soin de la régler ne soit pas abandonné aux mains des ouvriers eux-mêmes, car l'expérience a prouvé que partout, sous l'empire de préjugés enracinés, ils sont ennemis déclarés de toute ventilation. Etant obligés par la modicité de leurs ressources d'économiser le combustible dans leurs demeures, ils n'éprouvent aucun besoin d'air pur; la crainte des refroidissements joue aussi un grand rôle.

A cause de leur constitution débilitée et anémiée, ils sont particulièrement sensibles aux changements de température. C'est pourquoi la ventilation doit être organisée de manière qu'il ne se forme pas de courant d'air froid ; ce qu'on obtient facilement en échauffant l'air avant qu'il ne pénètre dans les salles (poêle ventilateur). Ce mode n'est pas plus coûteux que si l'on chauffe l'air dans la salle même par les moyens ordinaires.

Le degré d'humidité de l'air est également d'une certaine importance pour le bon état de la santé. Dans les habitations, cette humidité varie entre 50° et 60° hygrométriques; elle peut être beaucoup moindre, soit 35° à 22°, dans les fabriques où l'on travaille des matières qui absorbent l'eau, telles que le coton et la soie. Si l'air introduit est surchauffé, il devient trop sec, ce qui le rend désagréable et même nuisible.

Plus un local est bien ventilé, plus le degré hygrométrique se rapproche de celui de l'air extérieur.

L'entretien de la propreté dans les ateliers joue aussi un rôle sanitaire fort important. Cependant on la néglige totalement dans un grand nombre d'usines. La possibilité de la maintenir dépend beaucoup des matériaux de construction. Dans la plupart des cas, il est impossible d'avoir un plancher propre ; l'eau s'y infiltre, les matières grasses et toutes sortes de débris s'y attachent. Il s'y forme aussi une couche qui, en se décomposant, exhale des odeurs désagréables. C'est pourquoi on doit recommander les planchers d'asphalte, ou de ciment, qui sont imperméables, et par conséquent les meilleurs.

Les murs doivent être de préférence crépis à la chaux ou peints à l'huile. Dans le premier cas. ils doivent être blanchis à neuf une fois par an ; dans l'autre cas, il faut les laver avec de l'eau de savon. Une exception à cette règle peut être faite en faveur de certaines industries.

Les machines doivent également être maintenues propres et débarrassées d'huile et de graisse.

De même, il faut surveiller avec soin le nettoyage des latrines, et pour cela employer le système le plus pratique pour empêcher la décomposition fétide des excréments. L'un des meilleurs procédés est l'emploi du earth-closet. Dans plusieurs industries, les rebuts sans valeur qui sont produits peuvent être utilisés comme substances de mélanges avec les excréments.

Inconvénients hygiéniques dus a la nature du travail des fabriques. — Aux inconvénients déjà mentionnés que présente le travail des fabriques viennent s'ajouter dans certaines industries, divers accidents occasionnés par les produits insalubres qui naissent du travail même.

Ces produits peuvent être inoffensifs, en eux-mêmes, comme la poussière, les corps pulvérulents, etc. ; ils peuvent consister en substances infectieuses transportées avec les matières brutes ou encore en produits chimiques vénéneux.

Un fait constaté depuis longtemps par l'expérience est que des substances inoffensives pulvérulentes peuvent être l'origine de maladies. Cela n'a lieu que d'une manière médiate ; les membranes muqueuses, principalement celles des organes de la respiration, s'irritent et s'écorchent, ce qui laisse le champ libre aux microbes morbifiques pour pénétrer dans le corps. Aussi la phtisie pulmonaire est-elle fréquente dans les fabriques dont l'air est imprégné de poussière ; plus celle-ci est acérée et dure, plus elle est dangereuse.

L'expérience a prouvé que la poussière provenant de matières organiques est moins nuisible que celle des substances inorganiques. Relativement à leur nocuité, les poussières organiques sont classées dans l'ordre suivant : farine, sucre, bois, os, cornes. L'action de la poussière est d'autant plus grande que le courant de l'air qui la renferme est plus violent ; cela semble prouver que la lésion et l'irritation des tissus muqueux est la cause principale des funestes effets produits. Il est de même évident que plus l'air contient de poussière, plus il est insalubre.

Des observations dignes de confiance ne permettent plus de douter que la variole et le charbon ont été transmis dans des usines, la première par des chiffons utilisés pour la fabrication du papier, le second par des peaux. On est donc fondé à conclure que d'autres maladies contagieuses peuvent se propager par la même voie.

Dans un grand nombre d'industries, il se dégage des gaz nuisibles qui compromettent la santé des ouvriers ; cependant les observations recueillies jusqu'ici ne permettent pas de fixer le degré de nocuité des différents gaz.

On admet généralement qu'il y a danger pour la santé quand l'air est mélangé de gaz étrangers de manière à irriter les membranes muqueuses des yeux, du nez et des voies respiratoires ; il en est de même si l'air est désagréable à l'odorat. Il existe cependant des gaz délétères qui ne causent aucune irritation et n'ont aucune odeur particulière tels que l'oxyde de carbone produit en abondance dans les fonderies.

La santé des ouvriers court des risques encore plus graves dans les usines où les substances vénéneuses sont employées ou fabriquées. Les établissements de cette sorte nécessitent donc les précautions les plus rigoureuses qu'il est possible d'appliquer afin d'amoindrir le danger.

Pour protéger les ouvriers contre la poussière, on a inventé une foule de respirateurs, masques, lunettes, etc. ; mais on s'est convaincu par l'expérience que des lois même étaient impuissantes à les faire employer par les ouvriers, sans doute parce que ces moyens sont incommodes et les gênent plus ou moins dans leur travail. Des appareils d'appel d'air à chaque place sont plus pratiques, en ce qu'ils attirent et emportent immédiatement la poussière qui s'est formée. On s'est aussi servi avantageusement de pulvérisateurs à eau pour précipiter la poussière. Ces appareils sont en général confectionnés spécialement pour chaque cas particulier.

Dans ces sortes d'industries, les principales mesures à prendre sont de fournir à chaque ouvrier un grand cube d'air et de ventiler soigneusement l'atelier. Toute matière première suspecte doit être désinfectée, afin d'empêcher, par celles qui sont contaminées, la propagation directe des maladies. Depuis que l'on sait que la vapeur est le moyen le plus efficace de désinfection, il est permis d'espérer que l'on découvrira des moyens de la pratiquer à peu de frais sur une grande échelle.

Les gaz nuisibles doivent être ou neutralisés chimiquement ou expulsés.

Les fabriques où l'on traite des substances toxiques doivent satisfaire à toutes les exigences de l'hygiène relatives à leur construction, à leur ventilation et à des mesures spéciales de précaution, en même temps qu'elles doivent être soumises à une surveillance rigoureuse. Il importe aussi, au point de vue sanitaire, que la journée de travail dans ces sortes d'industries soit réduite. Quand l'emploi des substances vénéneuses entraîne des dangers inévitables, on doit les prohiber si possible. Le Danemark et la Finlande, entre autres pays, ont prouvé que cela peut se faire, puisqu'ils ont défendu qu'on emploie du phosphore jaune dans la fabrication des allumettes chimiques ; l'emploi de l'arsenic dans l'industrie est également interdit dans plusieurs pays.

En Suisse, la loi sur les fabriques renferme une disposition fort pratique qui devrait être adoptée dans tous les pays. Elle enjoint à tous les établissements où la vie et la santé des ouvriers courent quelque danger, de réduire les heures de travail jusqu'à ce que les mesures préservatrices nécessaires aient été prises. Cette prescription a produit d'excellents effets.

En cas de danger imminent, comme celui d'une explosion, tout travail doit pouvoir être suspendu jusqu'à ce que le danger ait disparu.

Accidents causés par le travail des fabriques. — Les accidents qui menacent l'ouvrier des fabriques sont généralement de moindre importance que les dangers que fait courir à sa vie et à sa santé, la nature même de son travail. Mais ceux-là sont subits, imprévus et ont un grand retentissement ; tandis que ceux-ci, approchant furtivement, consumant peu à peu les forces vitales, échappent à l'attention.

Les accidents les plus graves, dans les fabriques, sont ceux qui ont pour cause l'explosion de chaudières ; c'est pourquoi leur contrôle a été dans la plupart des pays l'objet d'une loi particulière. Le mieux est de laisser cette surveillance à des ingénieurs spéciaux.

Les accidents arrivent le plus souvent aux ouvriers qui travaillent dans des ateliers où existent des machines, des organes de transmission, etc. Toutes les parties des machines qui offrent un danger direct doivent donc être recouvertes. Les avis pouvant différer quelquefois sur l'existence du danger, la loi anglaise statue que les fabricants ont le droit de soumettre cette question à l'arbitrage de trois personnes. Cela paraît fort juste.

On doit aussi interdire qu'un trop grand nombre de machines ne soient placées dans une même salle ; elles ne doivent pas être trop proches l'une de l'autre, et il faut qu'il y ait entre elles assez d'espace pour qu'on puisse s'y mouvoir sans gêne.

A cet effet, toutes les fois qu'on veut établir une nouvelle fabrique, le plan devra indiquer l'emplacement de chaque machine par rapport les unes aux autres.

Dans beaucoup d'industries, il est nécessaire d'établir des règles relatives au costume des ouvriers pour les empêcher d'être saisis par les machines, brûlés, imprégnés de substances nocives, etc.

Comme souvent les ouvriers ont montré de la répugnance à se conformer aux règlements de ce genre, il faut prendre soin de leur en démontrer l'importance, et de les instruire des dangers auxquels ils s'exposent en les négligeant. D'ailleurs, il faut que ces moyens préservateurs soient, autant que possible, organisés de telle façon que leur usage ne dépende pas de la volonté personnelle des ouvriers.

Un règlement avec des dispositions pénales pour chaque infraction, ainsi qu'une surveillance active de la part des contremaîtres, devrait exister partout.

Alimentation, genre de vie et habitations des ouvriers. — Il ne doit pas être permis aux ouvriers de prendre leurs repas dans l'usine. Ce serait, dans certaines industries, telles que la fabrication de la céruse et des allumettes, une cause directe d'empoisonnement. D'ailleurs, même dans les autres fabriques, l'air est plus ou moins impur et chargé de corps étrangers, ce qui justifie cette défense.

Partout où les ouvriers prennent leurs repas à l'endroit où ils travaillent, il doit y avoir des salles à manger spéciales. Il est même à désirer dans l'intérêt de l'hygiène qu'ils puissent y réchauffer leurs aliments, ce qui est chose facile et occasionne peu de frais dans les fabriques où l'on emploie la vapeur.

On sait que l'alimentation des ouvriers de fabriques est en général mauvaise. Cela provient moins de l'insuffisance de leurs moyens que du manque de temps pour apprêter leurs aliments et de leur ignorance des soins du ménage. Dans plusieurs endroits on a l'usage d'établir des pensions alimentaires communes. Mais l'expérience a prouvé que les ouvriers ne s'en servent pas longtemps, bien que la nourriture y soit incontestablement meilleure et plus substantielle que celle qu'ils se préparent eux-mêmes. C'est une affaire de goût ; peut-être la cuisine est-elle trop uniforme et les mets trop différents de ceux auxquels les ouvriers sont habitués dès leur enfance ?

La création de sociétés de consommation serait par conséquent un bienfait autant pour les ouvriers que pour les patrons; ceux-ci, pour conserver un personnel robuste, devraient prêter tout leur concours à cette institution. Procurer à bon marché du lait et du fromage à l'ouvrier, c'est contribuer efficacement à sa santé. Il est aussi de toute nécessité qu'il puisse avoir de bonne eau ou de la petite bière. Les spiritueux de toutes sortes, même la bière ordinaire, doivent être prohibés ; on doit aussi défendre de fumer pendant le travail.

Afin que les ouvriers puissent entretenir la propreté de leur personne, chaque usine doit posséder des lavabos et un local isolé comme vestiaire pour que les vêtements soient à l'abri des poussières et des émanations malfaisantes.

Il doit être sévèrement interdit aux ouvriers de passer la nuit dans les usines ou ateliers.

Quand les patrons couchent les ouvriers, les inspecteurs des fabriques doivent exercer un contrôle à cet égard. Chaque ouvrier doit avoir un lit pour lui seul avec un certain cube d'air (12 mètres cubes au minimum et $3^{m2}.5$ de plancher). La ventilation doit être organisée de manière à ce que l'air soit renouvelé au moins trois fois par heure. Relativement aux logements ouvriers, on se reportera page 176, et suivantes. Le patron doit aussi prendre souci de la morale des ouvriers mineurs qui n'ont pas de famille. Pour cette raison, la fabrique doit tenir un registre *ad hoc ;* on y inscrit, outre leur nom et leur âge, leur domicile et les noms des personnes qui prennent soin d'eux. Ce registre doit être contrôlé tous les mois et présenté à l'inspecteur de la fabrique. Tout changement de domicile doit être immédiatement déclaré et noté. La direction de l'usine est obligée de contrôler ces indications et de veiller à ce que les enfants soient logés chez des personnes d'une moralité reconnue. C'est aussi la direction qui doit encourager la création de jardins d'enfants et d'écoles afin d'éviter que les petits enfants ne séjournent auprès de leurs parents dans la fabrique même.

La fondation de caisses de secours en cas de maladie devrait être rendue obligatoire ; un médecin devrait être attaché à chaque fabrique, avec mission de consigner dans un journal tous les cas de maladie et de rechercher jusqu'à quel point ils sont en rapport avec le métier des malades. Un rapport annuel avec des données statistiques devrait en outre être remis par lui à l'inspecteur des fabriques.

Inspection des fabriques. — L'expérience a montré que, partout, les lois sur les fabriques, aussi bonnes soient-elles, demeurent sans effet lorsqu'il n'y a pas d'inspecteur compétent qui veille à leur observation. A l'égard de cette compétence même, il règne encore une certaine incertitude. Primitivement, avant qu'on se fût rendu un compte exact des circonstances qui méritent le plus d'être prises en considération dans le travail industriel, on pensait que les inspecteurs devaient être des hommes du métier, car ainsi ils seraient plus à même de contrôler les mesures de précautions à prendre pour prévenir les accidents. Mais lorsqu'on eut reconnu que les accidents sont presque insignifiants auprès des dangers qui atteignent sans bruit l'ouvrier sous forme de maladies chroniques, provenant de l'industrie qu'ils exercent et que ces affections ne peuvent être appréciées et combattues que par un médecin, on s'est dit que pour être inspecteur des fabriques, dans toute l'étendue du terme, il fallait nécessairement posséder des connaissances médicales.

Les progrès de la science sanitaire ont fait naître une classe spéciale de médecins qu'on pourrait nommer « techniciens hygiénistes ». Il est hors de doute que ceux-là sont seuls compétents pour diriger et surveiller avec succès l'hygiène des fabriques. Ce sont les médecins qui ont fait de l'hygiène une science et indiqué les défauts qu'il est nécessaire de faire disparaître dans les fabriques, dans les écoles ou partout ailleurs, afin de mettre les individus à l'abri des dangers compromettants pour leur santé. On ne peut nier que les fonctions d'inspecteur des fabriques ne puissent être remplies par des personnes dépourvues d'instruction médicale. Mais alors, elles ne formeront jamais qu'une police de santé, agissant d'après certaines règles fixes, incapable d'en apprécier les effets ou de rechercher les causes de certains désordres.

La pathologie des fabriques, qui sert de base à l'hygiène de ces établissements, doit naturellement être confiée aux soins de techniciens hygiénistes, spécialistes versés dans la médecine, de même que la direction de l'hygiène publique ne peut être mise en d'autres mains que celles d'un médecin.

Il n'y a que les gens qui ignorent les conditions de l'hygiène industrielle aux yeux desquels elle consiste uniquement à prévenir les accidents, qui puissent être d'un autre avis.

De nos jours, d'un médecin hygiéniste, en particulier de celui qui a étudié spécialement l'hygiène des fabriques, on doit exiger des connaissances techniques assez variées pour qu'il soit à même de signaler les dangers auxquels le travail expose, et d'indiquer les moyens de les supprimer.

L'application de ces moyens est l'affaire des techniciens de profession et doit être exécutée par le fabricant. L'inspecteur est chargé seulement de veiller à ce que les mesures adoptées aboutissent au résultat désiré. L'essentiel sera toujours de savoir ce qu'il faut faire et d'indiquer la voie à suivre pour atteindre le but qu'on se propose.

Dans les pays où il existe des inspecteurs de fabrique, chacun d'eux a un district spécial. Cependant, on s'est aperçu que là où l'inspection est décentralisée complètement, il n'existe aucune conformité ni dans les mesures exigées, ni dans les résultats obtenus.

Il faut donc qu'il y ait un point de ralliement entre les divers inspecteurs, une autorité supérieure chargée de veiller à ce que tous agissent suivant le même plan. Cette autorité doit rassembler leurs rapports et faire connaître au gouvernement et à la nation les résultats obtenus. Elle doit en outre soumettre aux inspecteurs les questions importantes qu'ils sont appelés à étudier et à résoudre. En concentrant ainsi leur commune attention sur un but déterminé, on parviendra à faire de précieuses expériences.

Centraliser l'inspection des fabriques, voilà donc le but qu'il s'agit de poursuivre. En Angleterre et en Autriche, elle est déjà organisée d'après ce système ; aussi l'hygiène industrielle y a-t-elle fait d'immenses progrès. En Allemagne et en Suisse, l'hygiène est entièrement abandonnée aux soins des divers inspecteurs. La conséquence en est, pour l'Allemagne, des plaintes et des résistances de la part des fabricants et aucun progrès. En Suisse, les défauts de ce système se font moins sentir, parce que chaque canton a son inspection spéciale et que les inspecteurs se réunissent souvent, de plus ils ont, dans l'un des membres du gouvernement fédéral, une sorte de chef auquel ils peuvent recourir.

La question de savoir quelle doit être l'étendue d'un district à inspecter n'est pas facile à résoudre. Pour éclaircir certaines questions, les inspecteurs sont obligés de faire des études détaillées qui leur prennent beaucoup de temps ; d'autre part, il est nécessaire qu'un inspecteur de fabrique, pour être en mesure d'établir des comparaisons, ait un grand nombre d'industries différentes à surveiller. L'inspection d'une fabrique, en effet, ne doit pas seulement se borner au contrôle de l'exécution des lois, mais encore l'inspecteur doit recueillir des observations et étudier jusqu'à quel point des améliorations sont possibles. La première de ces deux tâches peut être remplie par des hommes capables et consciencieux appartenant à n'importe quelle classe de la société ; la seconde ne peut l'être que par des hommes compétents, c'est-à-dire par des médecins hygiénistes.

Il y a un grand nombre de voies pour arriver au but en question. Chaque pays réussira sans doute le mieux en prenant pour base de ses efforts l'ordre de choses déjà existant. Les institutions nouvelles, inconnues auparavant, ont besoin d'un certain temps pour être comprises ; en attendant, on ne peut guère espérer obtenir de suite les résultats que l'on a en vue.

Comme les meilleures lois ne sont d'une réelle utilité que si ceux qu'elles concernent en reconnaissent la valeur, l'hygiène générale et celle des fabriques devraient faire partie de l'enseignement dans toutes les écoles industrielles.

On a voulu faire entrer dans l'hygiène industrielle la protection des habitants voisins des fabriques contre les influences funestes qu'elles exercent. Bien que cette question ne soit pas ici à sa place, elle est cependant de la plus haute importance et les gouvernements des différents pays n'ont pas manqué de s'en occuper.

Dans les règlements qui s'y rapportent, on a établi comme principe général que tout établissement industriel pouvant entraîner des inconvénients ou des désagréments pour le voisinage, doit être placé en plein air, à une distance suffisante des habitations et des localités habitées, et fonctionner de telle sorte que personne ne soit incommodé par sa présence.

Dispositions sanitaires relatives a l'industrie. — La loi générale des fabriques de la Grande-Bretagne (the Factory and Workshop Act. 1878) est applicable à Londres ainsi que l'amendement de 1883, mentionné p. 43.

Voici encore quelques détails importants sur l'hygiène industrielle :

La loi anglaise classe les établissements industriels d'après les groupes suivants : établissements textiles (*textile factories*) ; non textiles (*non textile factories*) ; ateliers (*workshops*) ; ateliers dans lesquels des enfants et des jeunes filles ne sont pas employés pour le travail ; métiers domestiques (*domestic workshops*).

On appelle généralement fabrique (*factory*) un établissement où des machines à vapeur ou autres forces mécaniques sont en usage.

Certains ateliers sont également considérés comme fabriques, même lorsque aucune force mécanique n'y est employée. Par exemple : imprimeries, blanchisseries, teintureries, poteries avec des ouvriers salariés, fabriques d'allumettes, de capsules, manufactures de tabacs, ateliers de reliure, etc.

Les règlements concernant les établissements textiles sont les plus rigoureux, parce qu'une grande partie de leurs ouvriers sont des enfants et des femmes.

Les exigences de l'hygiène sont pour les ateliers les mêmes que pour les fabriques, mais certains règlements en vigueur pour les uns ne sont pas obligatoires pour les autres, à moins que leur nécessité n'ait été constatée par le secrétariat d'Etat.

Les métiers domestiques (*domestic workshops*) sont de petites industries exercées dans des habitations privées par des personnes appartenant à la même famille et demeurant ensemble.

Quelques métiers faciles, exercés à domicile, comme par exemple le tressage de paille, la couture des gants, etc., sont exempts des règlements en vigueur pour les fabriques.

Les fabriques textiles et non textiles, ainsi que les ateliers où sont employés des enfants et des jeunes filles, sont soumis à la surveillance des inspecteurs de fabriques; l'hygiène des ateliers qui n'emploient ni enfants, ni jeunes filles, est surveillée par la commission de salubrité, et les métiers domestiques par les medical officers of health.

Ainsi que dans les hôpitaux, la ventilation des fabriques et ateliers est remarquable par sa simplicité. On emploie toujours les fenêtres pour cela. L'ouvrier anglais ayant peur du courant d'air, presque tout autant que celui du continent, on cherche à établir une ventilation de façon à éviter ces désagréments.

Un procédé des plus simples est celui appelé « *Hinches Bird's costless ventilation* ».

Les fenêtres anglaises ne s'ouvrent pas comme celles du continent au dehors ou au dedans, mais en deux parties se coulissant respectivement vers le haut et vers le bas. Quand la fenêtre est fermée, les cadres des deux châssis se joignent exactement. S'ils sont posés l'un sur l'autre, il y a un espace entre eux.

La ventilation du système Hinches Bird se fait en élevant le châssis inférieur de cinq à huit centimètres et en fermant par un liteau de bois l'ouverture ainsi formée dans le bas. L'air frais entre dans l'espace existant entre les vitres, y monte grâce à leur disposition et pénètre dans la pièce où il se mêle à l'air chaud.

Comme ouvertures de sortie, on se sert généralement des tuyaux de cheminées ; mais comme l'air chaud ne s'échappe que difficilement par l'ouverture de la cheminée qui se trouve placée près du plancher, on a encore pratiqué des ouvertures dans le tuyau près du plafond. Afin d'empêcher qu'elles ne laissent pénétrer la fumée, elles sont munies de clapets mobiles, se fermant sous l'effort d'un courant d'air descendant.

Les tuyaux de cheminée ainsi employés pour la ventilation ne doivent pas être beaucoup plus étroits dans le haut qu'au foyer ; dans le cas contraire il n'y aurait pas de courant et les cheminées fumeraient parce que le tuyau ne pourrait pas contenir la quantité de fumée et d'air qui y serait introduite.

On fait aussi beaucoup usage de tuyaux de sortie spéciaux munis de mitrons. On emploie d'ailleurs tous les ventilateurs dont il est fait mention pages 102-107.

D'après la loi générale des fabriques (p. 43, 44), aucun enfant au-dessous de seize ans ne doit être employé comme travailleur sans un certificat médical constatant sa bonne santé. A cet effet, le pays entier est divisé en districts qui sont soumis à la surveillance de médecins spéciaux et appelés « *certifying surgeon's districts* ».

Un des médecins pratiquant dans le pays est généralement chargé de ces fonctions par l'inspecteur principal des fabriques (*the chief inspector*).

Toute personne au-dessous de dix-huit ans désirant être employé dans une fabrique, doit posséder un certificat constatant son âge ; examinée par le médecin, si elle est acceptée, on l'inscrit sur un registre spécial (*register of young persons*) que l'inspecteur de fabrique a le droit d'examiner lors de ses visites.

Le certificat du médecin est payé par le fabricant d'après un tarif fixé.

En ce qui concerne l'espace réservé pour chaque ouvrier dans les établissements industriels, aucune règle générale ne se trouve dans les lois anglaises. Il appartient aux inspecteurs d'établir des dispositions selon les conditions locales et le genre de l'industrie. Il y a toutefois dans l'instruction pour les inspecteurs un passage où on fait remarquer que le minimum d'espace ne doit pas être au-dessous de 7 mètres cubes pour le travail à la lumière du jour et 11 mètres cubes pour le travail à la lumière artificielle. Trois becs de gaz doivent être considérés comme équivalant à une personne.

Mesures contre les accidents. — Suivant le degré de danger présenté par les machines, les Anglais, gens pratiques, les ont divisées en deux groupes : *mill-gearing* et *machinery*. L'on considère comme appartenant à *mill-gearing* tout axe vertical, incliné ou horizontal, toute roue, tube ou bloc auxquels la force de la machine est transmise pour mettre en mouvement un autre appareil de la fabrique.

Toutes ces parties doivent être garanties pendant que le travail s'effectue.

Ensuite, doivent être protégés : toute courroie se trouvant dans un endroit où des personnes sont forcées de passer, tout balancier en relation directe avec la puissance mécanique, toute partie de machine à vapeur ou d'une roue à eau et toute transmission.

Comme *machinery*, est considérée toute machine ou partie de machine qui n'est pas comprise dans l'appellation de *mill-gearing*. Tout ce qui concerne la *machinery* doit-être protégé dans le cas seulement où l'inspecteur de fabrique l'exige, et s'il y a des différends, un arbitre est appelé à se prononcer. Il en est de même pour les chaudières remplies d'eau en ébullition ou de métal fondu, placées de telle manière que des enfants pourraient passer à leur proximité

Des prescriptions existent aussi pour se protéger contre les meules à aiguiser mises en mouvement par une force mécanique. Il est défendu aux enfants de nettoyer des machines en mouvement, appartenant au groupe *machinery* et aux femmes et jeunes gens de nettoyer celles du groupe *mill-gearing*. Il est également défendu aux enfants, jeunes gens et femmes de travailler entre des parties fixes et d'autres mobiles d'une machine mue par une force mécanique.

Quand un ouvrier, dans une fabrique ou un atelier, a été blessé par une machine mise en mouvement par la force mécanique, ou s'il a été brûlé par une chaudière remplie de matière en ébullition, de façon à ne pouvoir travailler pendant au moins quarante-huit heures, le fabricant est tenu d'en informer par écrit l'inspecteur de fabrique. Il doit aussi faire appeler le médecin de fabrique qui, sans aucun retard, doit examiner toutes les circonstances ayant trait à la blessure, et avant vingt-quatre heures faire son rapport.

Les honoraires du médecin pour ces rapports sont payés par l'État.

Ce système a été reconnu très pratique, parce qu'il porte à la connaissance de la direction générale une multitude de faits qui peuvent renseigner sur les accidents qui arrivent le plus souvent et sur leurs causes.

Les mesures prises à ce sujet ont, pendant les quatre années (1883-1887), réduit le nombre des accidents dans les fabriques d'Angleterre de 10,000 à 6,000 (Whymper). Ce système sert en même temps de contrôle pour s'assurer de l'activité des inspecteurs de districts.

De l'instruction scolaire des enfants employés dans les fabriques. — Relativement à l'enseignement des enfants employés dans les fabriques, les règlements suivants sont en vigueur :

Les enfants ne pourront être acceptés pour travailler qu'après avoir subi un examen prescrit, devant le conseil de l'école de l'endroit.

Les enfants qui travaillent chaque jour pendant la moitié de la journée [1], doivent, pendant l'autre moitié, se rendre à l'école, sauf le samedi, qui est libre. Les heures de travail et d'école doivent changer chaque semaine.

Les enfants, qui travaillent tous les deux jours pendant toute la journée, doivent aller à l'école l'autre jour, mais non le samedi. Les jours de travail et d'école doivent également changer chaque semaine.

L'instruction des enfants est surveillée par le conseil d'école (School Board) qui est placé sous la direction générale des écoles (Government education Department).

Cette dernière autorité a dressé pour les enfants employés dans les fabri-

[1] Voir p. 44.

ques une série de cours contrôlés par des examens. Il n'est toutefois pas obligatoire de les passer tous. Comparant la valeur du travail scolaire de chaque demi-journée ou de tous les deux jours, on a trouvé que le premier système est plus facile pour les enfants. Seulement si la distance entre la fabrique et l'école est grande, la dernière alternative mérite la préférence.

INSPECTION DES FABRIQUES. — Lorsque, en 1833, on a établi l'inspection des fabriques en Angleterre, quatre inspecteurs supérieurs et huit inspecteurs subalternes étaient employés. A la suite de l'expérience des années, on a réduit le nombre des premiers en ne remplaçant pas les titulaires des places devenues vacantes, tandis que l'on a augmenté le nombre et le grade des autres.

Actuellement l'inspection des fabriques en Angleterre est administrée par un inspecteur principal (*chief inspector*), 5 superintendants (*superintending inspectors*), 50 inspecteurs (*inspectors*) et 10 inspecteurs assistants (*junior inspectors*).

L'inspecteur principal est responsable des inspections faites et de l'obéissance aux lois de fabrique dans tout le royaume. Sa résidence est Londres, et il dépend du secrétaire d'Etat auquel il doit rendre compte de tous les détails concernant l'application des lois.

Ses bureaux se trouvent dans le Ministère de l'intérieur (*home office*)[1] ; il a comme personnel de bureau une multitude de secrétaires (*clerks*) et d'écrivains (*writers*).

Les superintendants sont soumis à l'inspecteur principal et surveillent les inspecteurs. Ils doivent résider chacun dans leur district. Les inspecteurs envoient leurs rapports chaque semaine au superintendant, qui les remet avec son propre rapport, à l'inspecteur principal.

Les superintendants visitent les fabriques et les écoles de fabrique dans leur district, soit seuls, soit accompagnés des inspecteurs locaux. Dans toutes les circonstances graves ils doivent demander les instructions de l'inspecteur principal.

Les inspecteurs sont directement soumis aux superintendants. Ils doivent employer cinq jours de la semaine à l'inspection des fabriques dans leurs districts et le sixième à la correspondance. Chaque semaine ils envoient au superintendant un rapport détaillé de leur travail. Sur l'ordre de celui-ci, leur supérieur, ils sont aussi tenus de porter les accusations pour délit contre les lois de fabrique. Si l'inspecteur a pour aide un inspecteur assistant, il arrange et surveille son travail, reçoit et remet ses rapports au superintendant.

Les inspecteurs assistants exécutent tous les ordres que leur donnent les inspecteurs.

Les inspections s'effectuent conformément aux règlements spéciaux.

RÉSUMÉ SCIENTIFIQUE DE L'HYGIÈNE SCOLAIRE. — L'hygiène des écoles est à la fois publique et privée. L'hygiène publique comprend :

1° La situation du local, la construction, la ventilation, le chauffage, l'éclairage,

[1] Les différents ministères sont, depuis 1870, sur un terrain commun, The Government Office. Le palais, qui a coûté 12.000.000 de francs, construit par Sir G. Scott en un style Renaissance très riche, est situé près Whitehall entre Downing Street et Charles Street.

le nettoyage, les cabinets d'aisances, le mobilier scolaire et le matériel d'enseignement;

2° Les heures de classe, le temps pour le repos, les repas, les exercices, du corps;

3° Mesures pour prévenir le développement des maladies contagieuses et autres désordres de la santé.

L'hygiène privée comprend la surveillance de l'état de santé de chaque élève et de sa force individuelle de résistance contre les efforts que l'instruction peut nécessiter et les mesures nécessaires pour chaque cas particulier.

Il y a peu de pays où la loi réglemente en détail toutes les parties de l'hygiène générale des écoles.

Les hygiénistes doivent par conséquent exiger que la législation se complète à cet égard.

Sur l'emplacement et la construction de l'école. — Le terrain doit être libre, sec, situé autant que possible sur une élévation; il ne doit pas être placé près d'une eau dormante, d'hôpitaux, de cimetières, de fabriques ou de rues trop fréquentées; il doit avoir une cour à l'air libre pour les exercices du corps.

En ce qui concerne la construction du bâtiment, il est à remarquer que les chambres de classe doivent avoir la forme rectangulaire avec une superficie minimum de 1^{m2},25 de plancher par élève. La hauteur ne doit pas être au-dessous de 4 mètres. La proportion la plus convenable entre la largeur et la longueur est comme 3 est à 5. Le cube d'air par élève doit être de 5 à 6 mètres cubes avec une ventilation permanente.

Les ouvertures des fenêtres doivent être arrangées de façon que la lumière du jour éclaire chaque place. L'intervalle entre les fenêtres doit être aussi petit que possible. Leur superficie totale doit être au moins 1/7 ou 1/6 de celle du plancher. Elles doivent être rectangulaires ou très peu arquées. Elles doivent commencer à 1^m,20 au-dessus du plancher, se terminer à 0^m,20 au-dessous du plafond et en général, n'être établies que sur un des longs côtés. Tous les carreaux supérieurs doivent s'ouvrir avec facilité et vers le dedans.

Chaque pièce servant de classe doit avoir une entrée séparée et, si cela est possible, son tambour.

Le plafond, dans les chambres, doit être uni et de couleur blanche. Les corniches ne sont pas permises, car elles ne servent qu'à cacher la poussière.

Les murs doivent, jusqu'à la hauteur de 1^m,20, être lambrissés, crépis ou peints à l'huile. La couleur doit être claire.

Le plancher doit être ou du parquet dur et ciré ou, s'il est fait de planches, cimenté, peint et verni.

Les portes doivent, de préférence, être simples et avoir une largeur de 0^m,90.

Si la maison comprend plusieurs étages, les escaliers doivent être droits. Après chaque espace de 13 à 16 marches, il doit y avoir un palier. L'escalier doit avoir une largeur minimum de 1^m,50 à 2^m; la hauteur des marches ne doit pas dépasser 0^m,16, et leur largeur 0^m,30 à 0^m,40.

Il faut pouvoir chauffer et ventiler chaque pièce séparément; le chauffage local est par conséquent préférable au chauffage central. Plus les arrangements sont simples, meilleurs ils sont. La ventilation d'été doit être différente de celle d'hiver.

Afin d'empêcher l'expansion possible de toute maladie contagieuse, aucune chambre, dans la maison qui sert d'école, ne doit être habitée.

Les cabinets d'aisances doivent être établis d'après un système sans inconvénients. Les water-closets ou les earth-closets sont les plus recommandables. On peut encore employer le système de fosses mobiles à condition que la surveillance soit sévère. Dans les écoles de garçons, il doit se trouver par chaque classe un cabinet d'aisance; dans les écoles de filles, deux. Dans les écoles de garçons, il doit aussi y avoir des urinoirs. Les sièges doivent avoir une hauteur de 0^m,30 à 0^m,40. Les lunettes sont oblongues; elles ont les mesures de $0^m,20 \times 0^m,14$ et de 0^m,10 du bord de devant.

Les cabinets sont séparés par des cloisons allant du plancher au plafond. Les mesures qui conviennent le mieux pour ces lieux sont $1^{m},10$ de longueur sur $0^{m},70$ de largeur. Les portes s'ouvrent en dehors.

Le sol doit être imperméable; toute charpente doit être peinte ou vernie.

Les cabinets doivent être bien ventilés et placés de façon à ce que l'odeur ne puisse entrer dans les classes ou la cour de récréation.

Mobilier scolaire. — Depuis qu'on s'occupe de l'hygiène scolaire, un grand nombre de meubles pour écoles ont été construits; tous ces modèles se surpassent les uns les autres en perfection, et tous ont pour but d'empêcher le corps de se déformer et d'arrêter le progrès de la myopie, conséquence fatale d'un travail fatigant. Les bases principales de la construction de ces meubles sont les suivantes. Ils doivent être faits au moins de trois grandeurs différentes; les élèves doivent être placés non d'après leur savoir, mais d'après leur taille. Les bancs doivent être installés de telle sorte que l'élève puisse écrire assis et répondre debout aux interrogations sans aucune difficulté. La largeur du siège doit être de $0^{m},23$ à $0^{m},28$. La hauteur au-dessus du plancher doit être à peu près 2/7 de la longueur du corps $0^{m},30$-$0^{m},45$, mesurée de façon à ce que la cuisse et le bas de la jambe forment presque un angle droit quand les pieds reposent sur le sol. Les bancs doivent être pourvus d'un dossier.

Le pupitre doit avoir une largeur de $0^{m},38$ à $0^{m},45$, et une inclinaison de $0^{m},04$ à $0^{m},05$. La place réservée sur le banc à chaque élève doit être de $0^{m},50$ à $0^{m},60$.

La hauteur du pupitre au-dessus du banc est généralement 1/6 de la longueur du corps, ou pour être plus exact 1/7 de la longueur plus $0^{m},06$.

Banc et pupitre doivent être fixés l'un à l'autre. La distance entre les bords du siège et du pupitre est ordinairement $= 0$. Il y a cependant beaucoup de gens qui croient avantageux que cette distance soit négative $(-)$; c'est-à-dire que le bord du devant du pupitre excède celui du siège de $0^{m},03$ à $0^{m},06$; dans ce dernier cas, le siège ou le dessus du pupitre doivent être mobiles pour permettre à l'élève de rester debout. C'est à cause de cela que cette construction est souvent peu pratique.

Se tenir debout quand la distance est 0 est déjà peu commode; aussi beaucoup de personnes préfèrent une distance positive $(+)$, qui doit être aussi petite que possible, parce que autrement la position du corps en écrivant est trop penchée en avant.

Les bancs d'école à deux places sont considérés comme les meilleurs.

En plaçant les bancs et les tables, il faut faire attention à ménager un espace de $0^{m},25$ entre les rangs et une distance d'au moins $0^{m},60$ du mur.

De l'éclairage dans les écoles. — Une partie importante de l'hygiène scolaire est la prévention de la myopie. Un semblable désordre de la vue est surtout préjudiciable pour les classes pauvres, qui ont des difficultés à se procurer des lunettes convenables et qui sont souvent dans l'impossibilité de remplir avec elles certains travaux. C'est surtout depuis que l'instruction est obligatoire que cette partie de l'hygiène doit être bien observée.

La myopie fort avancée peut produire, à une période d'âge postérieure, de sérieux désordres, tels que trouble du cristallin, inflammation de la rétine, etc., toutes choses qui démontrent la nécessité des mesures ayant pour but de conserver la vue des écoliers.

La myopie peut certainement être héréditaire; de même les enfants de parents myopes sont plus disposés à la contracter. Mais l'expérience a montré que, dans un grand nombre de cas, des enfants à la vue normale, nés de parents doués d'une vue normale aussi, ont été atteints de myopie durant les années de classe. Il n'est donc plus permis de douter maintenant que la fatigue des yeux, par suite d'un mauvais éclairage, est une des principales causes de ce désordre de la vue.

L'éclairage dans l'école joue un rôle important. En examinant la situation de l'école, nous avons exposé comment il faut procéder pour obtenir les meilleurs résultats.

Les bancs dans les classes doivent être placés de telle sorte que la lumière tombe du côté gauche; de chaque place on doit pouvoir apercevoir le ciel.

La commission d'hygiène scolaire de Paris a édicté la règle suivante : si l'œil est tenu à la même hauteur que la table, le ciel doit se voir du bord supérieur de la fenêtre vers le bas dans une étendue d'au moins $0^{m},30$.

L'ophtalmologue bien connu, le professeur Cohn, de Breslau, a constaté, à la suite de recherches, que, afin d'éviter la fatigue des yeux, l'intensité lumineuse minimum qui doit éclairer chaque place doit avoir pour mesure 10 mètres de lumière [1].

A la lumière du jour, 10 mètres de lumière répondent à un angle [2] (Raumwinkel), de 50° carré [3].

Les classes doivent de préférence avoir lieu pendant le jour.

Si l'éclairage artificiel est nécessaire, il doit, comme on l'a déjà dit, y avoir pour chaque place une intensité de 10 mètres de lumière au minimum.

La flamme doit être entourée d'un verre et la lampe doit avoir un abat-jour.

Il faut remarquer, lors de l'établissement de l'éclairage, que la lumière est facilement limitée en plusieurs endroits par les têtes des élèves. Il faut également remarquer que même les meilleures lampes, avec abat-jour à une hauteur de $0^{m},75$ au-dessus des têtes des élèves, ne fournissent pas les 10 mètres de lumière nécessaires à une distance dépassant $0^{m},50$ de tous côtés.

Toutes les lampes doivent être placées de façon que la chaleur, aussi bien que les gaz de la combustion, soient éloignés et que la ventilation soit favorisée (voir p. 169, 170).

La lumière du soleil ne doit jamais tomber directement sur aucune place; afin de l'empêcher il faut avoir des rideaux. Mais, puisque les places les moins favorisées sont éclairées par la partie supérieure de la fenêtre, il ne faut pas employer de marquises ou stores. Les plus convenables sont les rideaux se tirant par côté ou de bas en haut. Ils doivent être d'une seule couleur mate. La toile non blanchie est une bonne matière. M. Cohn propose, comme un bon abri contre le soleil, des verres dépolis.

Du matériel de l'enseignement. — Relativement au matériel, les livres doivent être imprimés en caractères nets et grands. La hauteur de l'*n* ne doit pas être moindre de $1^{mm},5$ et l'épaisseur du trait de 25 millimètres. La distance entre les mots doit être au minimum de $2^{mm},5$ et entre les lettres de $0^{mm},75$. Les lignes ne doivent pas avoir plus de 10 centimètres de longueur.

La commission française des écoles a adopté la proposition suivante due au Dr Gariel : Les lignes des livres scolaires ne doivent pas dépasser 8 centimètres; l'impression ne doit pas contenir plus de 7 lettres par centimètre, et elle doit être si grosse qu'on la puisse lire avec une vue normale à une distance de 80 centimètres sous l'éclairage d'une lumière placée à un mètre du livre.

Il est de règle générale que plus les caractères sont épais dans les livres scolaires, meilleurs ils valent.

Une bonne forme est celle des caractères appelés *Danziger* ou *Schneller*, dans lesquels chaque trait de la lettre et l'espace entre deux traits sont si grands qu'on l'aperçoit à la distance d'un mètre sous un angle d'une minute.

Il ne doit pas y avoir d'annotations en petit caractère. L'impression sur les cartes et planches murales doit être grosse et claire, de façon que les traits s'aperçoivent de l'autre bout de la salle sous l'angle d'une minute. La surface ne doit pas être brillante.

[1] Un mètre de lumière est l'intensité d'une lumière normale à la distance d'un mètre.

[2] C'est l'angle qui est formé par les rayons de lumière venant du ciel à travers la fenêtre et la surface de la table de travail.

[3] Un degré carré est un carré dont les côtés sont égaux à un degré.

Le papier des livres doit être blanc ou nuancé de jaune, d'une épaisseur égale, satiné et non transparent.

Le papier à écrire ne doit être ni pâteux ni rugueux ni quadrillé. L'encre doit être noire. L'élève ne doit pas en écrivant tenir son cahier du côté droit, mais juste devant le milieu du corps, cette position étant la seule qui permette de ne pas rester assis de biais. Si l'on tient le cahier droit, l'écriture devient droite et ronde.

On ne doit faire dans l'école aucun travail manuel obligeant à tenir l'objet à moins de 30 centimètres.

Des heures de classe, de repos, de repas et des exercices du corps. — L'organisme de l'enfant a un besoin impérieux de mouvement corporel; être assis pendant longtemps et sans interruption fatigue aussi bien sa pensée que son corps et peut même être cause de troubles et de maladies. Le trop peu de mouvement pendant les années d'étude produit un désordre général de l'alimentation et du développement. Les conséquences sont une mine fatiguée et relâchée, une peau pâle, des muscles peu développés, une position du corps déprimée et une démarche traînante; en un mot tout ce qui est si bien caractérisé par l'expression de *jeunes vieillards*.

La législation récente des écoles, dans tous les pays, a fait des efforts pour prévenir ces tristes résultats de l'éducation intellectuelle. On n'est cependant pas encore arrivé à une entente complète relativement à ces règlements.

Il paraît que la proposition des Américains appelée *les trois huit* approche le plus près du but. Ils exigent pour les élèves 8 heures de sommeil, 8 heures de travail et 8 heures de récréation.

En Allemagne, on considère les dispositions de la *Strasburger Commission*[1] comme les meilleures. D'après celle-ci, le travail à domicile pour les écoles supérieures de garçons doit être réduit :

Pour la neuvième jusqu'à la septième (inclus) à 6 heures par semaine;
Pour la sixième et la cinquième, à 8 heures;
Pour la quatrième et la troisième, à 12 heures;
Pour la deuxième et la première, 12 à 18 heures.

Il est évident qu'avec si peu de travail à domicile on doit exiger des professeurs des capacités plus grandes. C'est à cause de cela qu'on demande en Allemagne de n'accepter pour précepteur qu'une personne ayant reçu une instruction soignée et ayant la vocation de l'enseignement. L'hygiène concernant l'instruction même doit aller en conformité avec le reste de l'hygiène scolaire.

L'instruction ne doit pas se faire pendant plusieurs heures de suite; chaque heure d'étude doit être suivie d'une récréation.

D'après l'expérience faite en Finlande, la concentration des heures de classe dans la première moitié de la journée a été trouvée moins fatigante pour la santé générale des élèves, ainsi que pour les yeux, puisque les études se font à la lumière du jour.

Il faut quatre repas par jour aux enfants : un premier déjeuner avant de se rendre à l'école; le second, à un moment convenable entre les heures de classe: le troisième, lors de la clôture de l'école ; et enfin le soir, une heure, avant de se coucher.

La gymnastique et les exercices corporels réguliers devraient dans les études occuper beaucoup plus de place qu'à présent. Les exercices tels qu'ils existent en France et en Suède constituent, après la gymnastique, un moyen très efficace de perfectionnement du corps pendant les années de classe. Il faut toutefois remarquer que les exercices doivent avoir lieu en plein air, sur une place, qu'il ne doit pas y avoir de poussière, qu'ils doivent se faire par petits groupes afin d'avoir suffisamment d'air frais pour chacun.

Des mesures de prévention des maladies. — On sait que les maladies contagieuses

[1] Aertzliches Gutachtes über das höhere Schulwesen Elsass-Lothringens, Strassburg. 1882.

se répandent avec grande facilité par les écoles. Des mesures législatives détaillées pour prévenir cette propagation sont donc de toute nécessité.

Les maladies contre lesquelles des mesures s'imposent sont :

1° La variole, le typhus exanthématique, le typhus recurrens, la rougeole, la scarlatine, la diphtérie, la dysenterie et le choléra;

2° La fièvre typhoïde, l'inflammation contagieuse des yeux, la coqueluche, la gale et le favus.

Les enfants frappés d'une des maladies désignées aux n°s 1 et 2 ne doivent pas venir à l'école. Il en est de même des enfants en bonne santé dans la famille desquels se trouvent des malades du groupe 1 ou 2.

Les enfants ne doivent être reçus de nouveau à l'école que lorsque le danger de contagion peut être considéré comme passé. Comme durée normale de la variole et de la fièvre scarlatine, on compte six semaines, et pour la rougeole quatre semaines.

Avant de retourner à l'école, les enfants des familles malades doivent avoir pris un bain, et leur domicile ainsi que leurs vêtements doivent avoir subi une désinfection.

Il ne faut pas transporter les enfants malades d'un endroit à un autre; ce n'est permis que lorsque le danger est passé.

Les mêmes prescriptions doivent être valables aussi pour les instituteurs.

Si quelque personne domiciliée dans l'école vient à tomber malade, le médecin compétent doit décider si on doit fermer l'école ou si d'autres mesures paraissent suffire.

En temps d'épidémie, une propreté minutieuse doit être observée dans tous les locaux et sur tout le terrain de l'école ; les pièces doivent être soigneusement aérées et les cabinets désinfectés journellement si cela paraît nécessaire.

Si, malgré toutes ces précautions, de nouveaux cas de maladies se produisent ou si une épidémie grave menace de se propager, l'école ou certaines classes infectées doivent être fermées.

Si l'école a été fermée par suite du mauvais état général de la salubrité, il ne faut la rouvrir qu'après nettoyage complet, désinfection et avis des médecins compétents.

Les Directeurs des écoles, les parents et les tuteurs doivent, chacun en ce qui les concerne, être responsables de l'observation de ces prescriptions.

De la surveillance de l'hygiène scolaire. — La situation que l'hygiène scolaire occupe maintenant dans tous les pays civilisés n'a pas été acquise sans une lutte souvent acharnée entre les pédagogues et les administrateurs d'un côté, et les médecins de l'autre. Les instituteurs n'ont pas voulu permettre l'invasion d'une puissance étrangère sur leur territoire, et les administrateurs ont souvent méconnu de justes exigences. Ils considéraient que, si l'on en tenait compte, toute l'institution et l'école en subiraient un dommage bien plus grave que si quelques individus faibles en souffraient. Au lieu d'une réforme lente et successive dans le système scolaire, on avait craint une révolution complète, une fermeture de tous les vieux locaux servant d'écoles, etc., etc.

Les hygiénistes se sont trompés en faisant une différence marquée entre l'hygiène publique et l'hygiène privée des écoles.

En examinant de plus près l'hygiène publique des écoles, chacun doit convenir que des médecins spéciaux ne sont pas absolument nécessaires. Car, bien que les médecins se soient aperçu les premiers des imperfections et aient pris l'initiative des améliorations, l'hygiène publique scolaire est si liée à l'instruction que c'est aux maîtres à surveiller son application. Ils ne doivent pas en charger les autres, ils doivent être eux-mêmes compétents.

Il va sans dire que les médecins de l'Etat et des communes doivent intervenir pour surveiller la construction des bâtiments et pour prévenir les maladies contagieuses. Les écoles doivent être, comme tous les établissements publics et particuliers, sous la surveillance des autorités hygiéniques; c'est pourquoi, au point de vue sanitaire, des inspections régulières doivent avoir lieu avec le directeur de l'école; un rapport doit être ensuite adressé aux autorités supérieures.

Il est à souhaiter que des instructions spéciales soient publiées pour ces inspections.

L'état sanitaire des élèves ne doit pas être compris dans cette inspection, à moins qu'il ne soit en rapport immédiat avec les dispositions des locaux scolaires.

Le soin de l'état sanitaire des élèves appartient à *l'hygiène privée*.

On peut se demander si cette partie de l'hygiène scolaire ne doit pas être de la dépendance des familles elles-mêmes, ce qui est le cas dans la plupart des pays.

Si toutes les mesures qui appartiennent à l'hygiène publique des écoles ont été prises, il semble que l'Etat et l'école ont fait tout ce qu'on peut exiger pour préserver les enfants des influences nuisibles de l'instruction. L'hygiène scolaire ne peut viser que la protection générale qui est égale pour tous. L'hygiène individuelle des élèves, qui ont chacun une constitution différente, des dispositions héréditaires pour certaines maladies, etc., doit appartenir toujours aux familles, sauf dans les internats, d'autant plus que les enfants ne sont à l'école qu'un tiers de la journée.

Les mesures bienfaisantes que l'Etat, les communes ou les particuliers ont prises pour secourir les élèves pauvres et maladifs, pour les fortifier par les soins médicaux, par les colonies de vacances, etc., sont des choses qui appartiennent plutôt à l'assistance des malades, qu'à l'hygiène scolaire.

Dispositions sanitaires relatives aux écoles. — A Londres et en Angleterre en général, c'est aux *medical officers of health* et aux *inspectors of nuisances* de surveiller l'hygiène publique des écoles. Le premier doit prévenir la propagation des maladies contagieuses et s'enquérir de tout ce qui peut influer sur l'état sanitaire dans les écoles mêmes. Le second doit, tout en visitant les écoles, veiller à ce que la ventilation, le chauffage, l'éclairage, le nettoyage, les lieux d'aisances, etc., se trouvent dans un état satisfaisant. S'il a remarqué quelques défectuosités, il doit en référer au bureau d'hygiène. Si les autorités communales ne veulent pas prendre des mesures pour les améliorations nécessaires, l'administration a le droit de diminuer, de retenir même les contributions d'Etat. En cas de refus, l'école peut être fermée.

L'hygiène privée scolaire, ou le soin de l'état sanitaire des élèves, appartient, dans les écoles primaires, au conseil de l'école et aux familles. Dans les écoles secondaires il y a des médecins, engagés par les administrations des écoles; c'est eux qui doivent surveiller l'hygiène publique et privée, mais ils n'ont rien à faire avec le bureau d'hygiène ni avec l'administration. On doit plutôt les considérer comme des médecins particuliers.

Les classes ne sont chauffées dans la saison froide que par des poêles, construits en général d'après le système de Douglas Galton (voir la p. 59) avec l'introduction de l'air chaud et pur par des tuyaux spéciaux; en même temps l'air vicié est évacué par le tuyau de fumée. L'air frais est introduit d'ailleurs par des tuyaux de Tobin.

Dans les nouvelles maisons d'école, on trouve, outre lesdits établissements de ventilation, une corniche métallique longeant la salle entière au-dessous du plafond. Elle est construite d'après le système de M. Patt, et consiste en un tuyau en tôle divisé dans toute sa longueur en deux canaux par une plaque horizontale. L'air frais est introduit dans le canal inférieur, par des ouvertures faites dans le mur ; il sort dans la salle par de petits trous innombrables percés dans le tuyau. Le canal supérieur est aussi perforé pour recevoir l'air vicié qui sort par des tuyaux d'évacuation spéciaux, montant verticalement des deux côtés du tuyau de fumée qui les échauffe. Les tuyaux d'évacuation sont munis en haut d'un aspirateur de ventilation, auquel en Angleterre on attache une grande importance (voir p. 101).

Les vitres supérieures, qui s'ouvrent obliquement en dedans, s'emploient

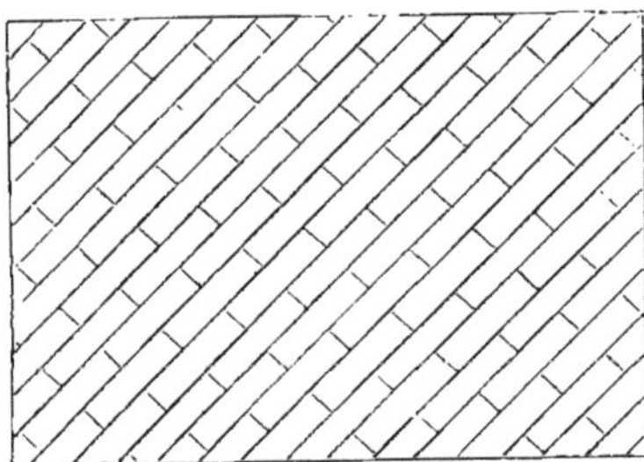

Fig. 71. — Plancher avec joints asphaltés

aussi pour le changement d'air toutes les fois que le permet la température [1].

Pour l'éclairage on se sert partout du gaz; chaque bec contribue aussi à la ventilation, comme dans les hôpitaux.

Ce qui est important, surtout dans les écoles, c'est que les planchers ne résonnent pas et qu'ils renvoient le son aussi peu que possible. La meilleure construction à cet égard, employée à Londres, non seulement dans les écoles, mais aussi dans les hôpitaux et dans d'autres bâtiments publics, consiste en un plancher de lames en bois, avec des joints asphaltés, posé sur une couche de béton (fig. 71).

[1] Le changement complet de l'air se fait entre les heures de classes par l'ouverture des portes et des fenêtres.

ÉCOSSE

CHAPITRE PREMIER

LÉGISLATION SANITAIRE

GÉNÉRALITÉS. — LÉGISLATION SANITAIRE. — Conseil d'hygiène et commissions de salubrité. — Destruction des nuisances. — Prévention des maladies au sujet desquelles le Privy Council a le droit de réglementation. — Prescriptions générales relatives à la prévention des maladies. — Règlements pour les garnis. — Cloaques, égouts et conduites d'eau. — Loi sur la vaccination. — Dispositions hygiéniques relatives aux écoles. — Règlement général de police pour l'Ecosse. — Règles concernant l'assistance publique et le soin des malades dans les communes : *communes non subventionnées par l'Etat. Communes subventionnées par l'Etat. Spécimen du registre de maladie des pauvres.* — Règlement des laiteries, étables et crèmeries : *Enregistrement des personnes faisant le commerce des laitages. Règles pour les autorités locales. De l'inspection.* — Autres lois sanitaires. — Résultats produits par les lois sanitaires et modifications proposées.

Généralités. — Le Royaume de Grande-Bretagne date, comme on sait, de Jacques Ier, fils de Marie Stuart. Depuis le règne de la reine Anne, l'Écosse n'a pas eu de Parlement particulier, ses députés siègent à Londres. Cependant l'Écosse et l'Angleterre ne sont pas encore parfaitement unies. Il existe dans la première un très grand patriotisme local, difficilement explicable pour les étrangers, mais qui repose toutefois sur les bases les plus nobles et n'est qu'une lutte honorable, stimulante pour la liberté, l'intelligence et l'élévation de la nation.

Cet antagonisme tourne souvent à l'avantage des Écossais, ainsi que le montre le proverbe anglais suivant : « Si un Anglais réussissait à atteindre le pôle arctique, il y trouverait probablement déjà un Écossais sur le sommet (a Scotchman on the top). »

Les Écossais ont embrassé la religion réformée. La sévérité du culte et le caractère sérieux de la nation donnent au pays entier une empreinte extérieure religieuse. Sans doute cette stricte observation de la religion dans la vie journalière a beaucoup influé sur la morale des Écossais, dont on ne saurait dire que du bien.

Comme la manière de vivre et la morale d'un peuple ont une très grande importance au point de vue de l'hygiène, on peut conclure de ce qui précède que la mortalité, en Écosse, ne doit pas être grande. Elle n'est que de 19 sur 1,000 bien que la population soit dense et que le pays soit rempli de manufactures.

Relativement à l'administration, l'Écosse a conservé, jusqu'à ce jour, une position presque indépendante. Elle a son Conseil et son Code d'hygiène particuliers. Pourtant il n'est pas dit par là que son organisation sanitaire diffère beaucoup de celle de l'Angleterre. Comme un Parlement commun approuve et autorise ces lois, il va sans dire qu'elles doivent être identiques autant que le permet la nature des différents pays.

L'organisation sanitaire de l'Écosse est analogue surtout à celle de Londres.

On avait d'abord eu l'intention d'appliquer à la Grande-Bretagne tout entière le code sanitaire anglais de 1866, en vigueur à Londres. Mais comme certaines de ses parties n'étaient pas applicables à l'Écosse, *the Board of supervision* (voir ci-dessous) obtint par le lord avocat de l'Écosse, en 1867, l'acceptation par le Parlement du code d'hygiène publique, en vigueur actuellement. (Public Health (Scotland) Act, 1867 ; Amendements, 1871-1882.)

Législation sanitaire. — CONSEIL D'HYGIÈNE ET COMMISSIONS DE SALUBRITÉ. — Le conseil supérieur d'hygiène en Écosse est le *Board of supervision*. Il dépend, comme le Metropolitan Board of works de Londres, sous certains rapports, du conseil privé (*Privy Council*), qui est chargé, au moment de graves épidémies, de publier des règlements provisoires exécutoires en Écosse même.

L'hygiène et l'assistance publiques sont intimement liées car les services de celle-ci dépendent aussi du *Board of supervision*.

Ce conseil est composé d'un chef, avec traitement fixe, des doyens (*lord provost*) d'Edimbourg, de Glascow, Aberdeen et Dundee, des sheriffs (gouverneurs) de Perth, Renfrew, Ross et Cromarty, et d'un juriste engagé par l'Etat (*law officer of the Crown*). En cas de graves épidémies et de prescriptions spéciales du Privy Council, un sheriff d'un autre comté se joint aux membres du Board of supervision.

Ce Conseil a sous ses ordres un certain nombre d'inspecteurs (cinq actuellement) qui, dans des voyages, contrôlent le fonctionnement de la vaccination et de l'assistance de l'hygiène publique. Ces inspecteurs, qui sont tous des hygiénistes, adressent des rapports au Board of supervision. Celui-ci publie des rapports annuels d'après les précédents et ceux des autorités sanitaires locales.

Les conseils municipaux des villes et des communes rurales remplissent le rôle d'autorités sanitaires locales. Le Board of Supervision décide si des paroisses voisines d'une ville ou appartenant au même diocèse doivent être comptées, entièrement ou pour quelqu'une de leurs parties, comme formant un district sanitaire urbain ou rural. Ce Conseil, selon les circonstances, change la nature de pareilles communes.

Quand une autorité locale le juge à propos, elle peut charger de ses pouvoirs une commission sanitaire spéciale.

Chaque commune *peut*, — si la population est de plus de 2,000 âmes, *doit* — avoir un ou plusieurs inspecteurs sanitaires, tous médecins. Ils ont des instructions publiées par la commune et acceptées par le Board of supervision qui possède les noms, adresses et appointements de tous les inspecteurs. Ces fonctionnaires ne peuvent être révoqués que par le Board of supervision, sauf dans les villes de plus de 10,000 habitants, où c'est la commune qui en décide. Ce Conseil a le droit de les charger de rapports annuels et de rapports spéciaux.

Si deux ou plusieurs personnes se plaignent par écrit d'inconvénients sanitaires dans une commune rurale, le Board of supervision doit envoyer ses inspecteurs pour l'examen et écouter des témoins sous serment. Il a le même droit dans les communes urbaines de moins de 10,000 habitants; pour les grandes villes, il lui faut demander l'autorisation au secrétaire d'Etat de Sa Majesté, qui doit demander des explications à la localité en question. Dans de semblables cas, le Conseil supérieur d'Hygiène a le droit d'appointer momentanément un juriste, médecin, architecte, ingénieur, ou deux d'entre eux qui sont alors délégués avec pouvoir d'écouter les témoins sous serment. S'il le juge convenable, e secrétaire d'Etat de Sa Majesté ou le lord avocat de l'Écosse peut charger le Board of supervision de faire faire de semblables inspections.

Le Conseil supérieur d'Hygiène a le droit de nommer et de révoquer les assistants nécessaires pour la surveillance de l'hygiène publique. La nomination et la révocation doivent être pourtant soumises au jugement du secrétaire d'Etat. Les traitements de ces fonctionnaires doivent être autorisés par le trésorier de Sa Majesté (*the commissioner of Her Majesty treasury*).

DESTRUCTION DES NUISANCES (*Removal of Nuisances*). — Les *nuisances* sont :

a). Relativement aux bâtiments : Encombrement, mauvaise construction, insuffisance de ventilation, absence de drainage, lieux d'aisances peu convenables, puits d'eaux ménagères ou autres choses pouvant rendre une maison, une cour ou une partie de la cour nuisibles à la santé des habitants.

b). Etang, fleuve, fossé, ruisseau, rigole, tuyau de drainage, égout, lieu d'aisance, urinoir, puits d'eaux ménagères ou réservoir à ordures si mal disposés qu'ils puissent être nuisibles au point de vue sanitaire; puits ou autres prises d'eau alimentaire dans lesquelles l'eau est souillée ou nuisible à la santé d'une autre manière, ou soupçonnée d'avoir produit ou aggravé des maladies épidémiques.

c). Ecurie, étable, porcherie ou autre local pour animaux, dans un état qui peut être nuisible à la santé.

d). Accumulation de fumier ou d'une autre matière insalubre, à moins de 45 mètres d'un logement dans une ville, et dans tous les lieux où cela peut produire des inconvénients sanitaires. Dépotoir situé à moins de 400 mètres d'une ville; dépôt de fumier ou de détritus solides d'une ville ou d'un village à 45 mètres d'une route ou d'un logement.

e). Atelier, fabrique, commerce ou autre établissement nuisibles à la santé des habitants; dépôt d'os et de chiffons.

f). Maison ou partie de maison dont l'encombrement peut être nuisible à la santé des habitants.

g). Fabrique ou atelier, ne dépendant pas de la loi générale des fabriques ou de boulangerie (*Factory or Bakehouses Acts*) et insuffisamment ventilés pour prévenir les dangers pour la santé des ouvriers, des gaz, vapeurs, poussières ou autres impropretés; fabrique ou atelier si encombrés d'ouvriers que leur santé peut en souffrir.

h). Foyer ou poêle ne consumant pas autant que possible sa propre fumée et employé dans une ville soit pour chauffer une machine à vapeur, un moulin, une fabrique, teinturerie, brasserie, boulangerie ou usine à gaz, soit dans une fabrique quelconque.

i). Cheminée (sauf celle d'une maison particulière) produisant beaucoup de fumée (toutes ces cheminées doivent être construites de façon à brûler leur fumée).

j). Cimetière pouvant donner naissance à des inconvénients sanitaires par sa situation, son encombrement ou son mauvais entretien.

Si l'autorité locale ou l'inspecteur sanitaire soupçonne des nuisances dans une cour, le chef de la police et le médecin ont le droit d'y pénétrer ainsi que les autres personnes pouvant être chargées de l'inspection par l'autorité sanitaire.

Relativement aux §§ *e*) et *g*), on ne peut prendre des mesures qu'après un jugement par écrit d'un médecin, ou à la suite d'une plainte signée par dix habitants du district.

Si le coupable n'obéit pas aux prescriptions dans un certain délai, il paie une amende de 12,50 à 25 francs par jour jusqu'à exécution desdites prescriptions. Dans quelques cas, on impose encore une amende fixe, doublée à chaque infraction; toutefois elle ne dépasse jamais 5,000 fr. Si les travaux ordonnés ne sont pas exécutés, ils le sont d'office aux frais du délinquant après jugement du shériff, du magistrat ou du juge.

Un ruisseau, un fossé ou une rigole, situés près d'une grande route ou rue et servant à l'éloignement des eaux sales, doivent être transformés en égout. Le projet de cette transformation doit être soumis à l'autorisation du Board of supervision.

L'inspecteur sanitaire a le droit de visiter la viande, la volaille, le gibier, le lard, le poisson, les fruits et les légumes qui sont à vendre. Il peut confisquer et détruire ceux qu'il trouve malsains. Alors le vendeur est cité en justice pour payer tous les frais du procès et une amende n'excédant pas 250 francs.

Il est défendu sous peine d'amende de rendre sale l'eau d'une distribution, d'une rivière, puits ou autre prise d'eau pour les besoins du ménage, d'une usine à gaz, d'une fabrique de naphte, de vitriol, de paraffine, de couleurs ou autres substances semblables.

Il n'est pas permis, sans autorisation spéciale, d'établir dans une ville, un village ou à une distance de ces lieux moindre de 460 mètres, des établissements où l'on emploie le sang et les os, des tanneries, abattoirs, savonneries, fonderies de suif ou autres industries pareilles, dangereuses pour la salubrité. Les autorités locales ont le droit de publier des règlements locaux pour lesdits métiers.

Prévention des maladies, au sujet desquelles le Privy Council a le droit de réglementation. — Si une grave maladie épidémique, endémique ou contagieuse menace une partie du Royaume uni ou a déjà envahi une localité, le Privy Council donne l'ordre de prendre dans l'Écosse entière ou dans une partie les mesures nécessaires pour prévenir la maladie. Elles sont en vigueur pendant six mois au moins, selon qu'il en est décidé ; pour être exécutoires, elles doivent être publiées dans l'*Edinburgh Gazette*.

Le Board of supervision est obligé d'exécuter les prescriptions et d'engager dans ce but les fonctionnaires nécessaires.

Le Parlement doit avoir connaissance de toutes les prescriptions publiées par le Privy Council et des mesures prises par le Board of supervision.

C'est à ce dernier conseil de publier en de semblables cas des prescriptions relatives à l'inhumation hâtive des morts, aux visites des maisons, à la distribution des médicaments, aux soins des malades, et enfin aux autres mesures jugées nécessaires pour prévenir la maladie.

Les autorités locales sont obligées de faire exécuter les prescriptions données. Celui qui s'y refuse est immédiatement cité en justice.

Si l'inspecteur sanitaire, le medical officer ou deux autres médecins font connaître à l'autorité locale l'encombrement d'une maison ou d'une partie d'une maison, elle a le droit de lui appliquer les règlements de la loi des garnis (*common lodging houses*) (voir p. 209).

Tous lesdits règlements sont applicables aux navires dans les eaux et ports écossais.

Prescriptions générales relatives a la prévention des maladies. — C'est aux autorités locales qu'il appartient d'établir des hôpitaux permanents ou temporaires pour les malades d'un district ; elles peuvent faire dans ce but des emprunts amortissables en trente-cinq ans. Le plan de la position et de la construction des hôpitaux doit être soumis à l'approbation du Board of supervision. Elle n'est pas nécessaire quand il s'agit, pour l'autorité locale, de louer un vieil hôpital ou une partie d'un autre.

Si le Board of supervision l'autorise, deux districts voisins peuvent construire un hôpital commun.

L'autorité locale doit veiller à ce que la désinfection des vêtements et de la literie se fasse gratuitement et ce qu'il existe des voitures convenables pour le transport des malades contagieux.

Sur une demande écrite par un médecin, l'autorité locale peut imposer à un propriétaire la désinfection de sa maison dans un délai fixé. Si la prescription n'est pas exécutée, la désinfection se fait aux frais du propriétaire qui en outre paie une amende. Si le propriétaire est pauvre, la désinfection a lieu aux frais de la commune.

Un malade sans domicile ou habitant une chambre avec d'autres personnes ou se trouvant sur un vaisseau, doit être transporté à l'hôpital, aux frais de la commune, si le médecin le trouve nécessaire. Mais s'il le juge plus convenable, les gens qui ont habité avec le malade prennent une autre chambre pour eux et il reste seul dans la demeure.

Il faut qu'il y ait des maisons mortuaires où doivent être transportées, aux frais de la commune, les personnes mortes d'une maladie contagieuse, d'après la déclaration du médecin. Tout cadavre se trouvant dans un état qui peut être nuisible aux personnes qui l'entourent, doit aussi y être transporté. Si le défunt n'a plus de parents ou d'amis, l'autorité doit prendre soin de l'enterrement.

Les autorités locales ont aussi le droit d'établir des lieux d'aisances et des urinoirs publics ; elles doivent les entretenir et faire les frais de leur nettoyage quotidien. L'autorité doit aussi obliger un propriétaire, un directeur d'école, un fabricant, etc., qui occupe en même temps plus de dix personnes, à établir un nombre suffisant de lieux d'aisances pour les deux sexes.

Dans les villes et localités de plus de 1,000 habitants, l'autorité doit publier des règlements concernant :

1° Le nombre de personnes qui peuvent louer ensemble partie ou totalité d'une maison, à moins qu'elles n'appartiennent toutes à la même famille ;

2° L'enregistrement des maisons louées ;

3° L'inspection de semblables maisons qui doivent être propres et salubres ;

4° Les lieux d'aisances convenables et autres établissements selon le nombre des habitants, ainsi que le nettoyage et la ventilation des corridors et des escaliers communs ;

5° Le nettoyage et le blanchiment, périodiques, à la chaux de ces immeubles ;

6° Les amendes jusqu'à 50 francs pour infractions aux stipulations des règlements ci-dessus ; en outre des indemnités de 25 francs par chaque jour de retard dans leur exécution.

Un rez-de-chaussée ne peut être employé comme domicile que s'il a une hauteur de $2^m,40$ au moins dont $0^m,90$ au-dessus de la surface du sol. D'ailleurs un espace ouvert, large de $0^m,75$ doit se trouver entre lui et la rue, il doit être creusé jusqu'à la surface du plancher des chambres. Ce logement doit avoir un water-closet spécial. Les chambres doivent avoir des fenêtres d'au moins $0^{m2},80$, non compris le cadre ; la moitié au moins doit s'ouvrir. Elles doivent avoir un foyer. Dessous, le sol est bien drainé ; les tuyaux de drainage doivent être au moins à $0^m,30$ au-dessous du plancher.

Mais si la commission de salubrité trouve un pareil logement insalubre, elle a le droit d'interdire son usage.

Il est défendu à toute personne atteinte d'une maladie contagieuse de faire usage d'une voiture publique sans en avoir préalablement averti le cocher qui, n'est pas obligé d'effectuer ce transport. Si une voiture sert dans ce cas, elle doit être désinfectée avant d'être employée de nouveau.

Si un malade contagieux va, volontairement ou conduit par son gardien, dans une rue, une place ou une voiture publique sans prendre les mesures nécessaires de précaution contre la propagation de la maladie, le coupable sera puni.

Il en est de même de celui qui, sans désinfection préalable, donne, prête, vend ou expose d'une manière quelconque, les choses employées par ces malades.

Si quelqu'un loue une maison, une chambre, habitée avant par un malade contagieux, sans qu'il y ait eu de désinfection constatée par un médecin spécial, il paie 500 francs d'amende.

Toute personne qui n'enlève pas régulièrement le fumier de sa cour est punie d'une amende.

Un vaisseau dans le port doit être considéré comme une maison, et le capitaine comme un propriétaire, excepté ceux de l'Etat, sous drapeau national ou étranger.

Tous les navires placés à 4,75 kilomètres de la côte, sont soumis à la même loi. Le Board of supervision décide de quel district ils font partie.

Si un malade contagieux est sur un navire, celui-ci tombe sous le coup de la loi des Quarantaines (*Quarantine Regulations*). (Voir p. 35, 36.)

Les autorités locales sont obligées de procurer et d'entretenir des lieux de divertissement.

Règlements pour les garnis (*common lodging houses*). — L'autorité locale doit enregistrer tous les logements garnis, leur situation, le nom et le domicile du logeur, le nombre d'hôtes à la nuit qui y est reçu, en totalité et dans chaque chambre. Pour obtenir l'autorisation de louer en garnis, il faut avoir un certificat de bonne conduite signé de trois propriétaires de la commune. L'autorité locale, d'accord avec le Board of supervision, fixe le prix perçu par le logeur ; pour une nuit, il ne doit pas dépasser 60 centimes. Il n'est pas permis de louer sans que le logement ait été inspecté et enregistré.

L'autorité locale a le droit de publier des règlements en détail concernant :

a). Le bon ordre ;

b). La séparation des deux sexes ;

c). Le nombre de personnes pour chaque chambre ;

d). Le nettoyage et la ventilation ;

e). L'inspection ;

f). Les amendes ne devant pas dépasser 125 francs pour infractions à ces règlements, et 50 francs par chaque jour de retard dans l'exécution des prescriptions.

Ces règlements peuvent être modifiés selon les circonstances, mais ils doivent être approuvés chaque fois par le Board of supervision. Dans chaque chambre, il doit s'en trouver un exemplaire.

Si l'autorité locale le juge nécessaire et que cela puisse se faire à un prix modéré, le possesseur d'une maison garnie doit y établir une distribution d'eau.

L'autorité a le droit d'obliger le logeur à donner régulièrement les listes des personnes qui ont demeuré de jour ou de nuit dans la maison ; il possède dans ce but des cartes blanches qu'il remplit.

Si quelqu'un des hôtes est atteint d'une maladie contagieuse, il est transporté dans un hôpital par les soins des autorités ; puis on procède à la désinfection pour prévenir toute propagation. Si la nécessité l'exige, les vêtements et la literie du malade sont détruits ; une compensation est donnée à leur propriétaire.

Le logeur doit avertir immédiatement les autorités de l'éruption d'une fièvre quelconque ; le médecin examine ensuite la nature de la maladie et fait un rapport à l'autorité locale.

Les autorités ont toujours le droit de pénétrer dans un garni.

Le logeur est obligé de nettoyer à fond, aussi souvent que le prescrit le règlement, toutes les chambres, tous les corridors, escaliers, planchers, fenêtres, portes, murs, plafonds, lieux d'aisances, dépôts d'ordures, conduites et puits d'eaux ménagères, de manière que tout soit approuvé par l'inspecteur sanitaire. Il doit blanchir à la chaux tous les murs et plafonds dans les huit premiers jours d'avril et d'octobre de chaque année et plus souvent même, si l'autorité l'ordonne.

Si un logeur est convaincu légalement d'avoir commis trois fois des infractions aux règlements en vigueur, il perd pour cinq ans le droit de tenir un garni ou d'y occuper un emploi. Toutefois, après une demande spéciale, ce terme peut être abrégé s'il y a des raisons plausibles ; mais une autorisation accordée dans ces conditions peut être retirée d'un moment à l'autre.

Cloaques, égouts et conduites d'eau. — L'autorité locale a le droit d'établir des égouts dans son district ou au dehors pour l'évacuation ou l'utilisation des eaux vannes. Elle peut, suivant ses besoins, les agrandir, les diminuer ou les changer.

Les autorités sont dans l'obligation de maintenir les égouts dans un état tel qu'ils ne puissent devenir une *nuisance*. A cet effet, ils doivent les munir de bouches d'inspection, de vannes ou autres arrangements nécessaires pour les nettoyer et les vider. Les eaux d'égouts peuvent être vendus comme engrais à condition qu'il n'en résulte aucun inconvénient sanitaire pour la salubrité publique.

L'autorité locale peut dans ce but passer un contrat avec des particuliers, mais seulement pour cinq années de suite au plus. Toutefois, si le Board of supervision le permet, le contrat peut être fait pour vingt-cinq ans.

Tout propriétaire a le droit de faire communiquer les tuyaux de drainage de sa maison avec les égouts publics ; mais il doit en faire la déclaration vingt jours à l'avance et se soumettre aux conditions réglementaires prescrites pour cette sorte de travail.

Tous les égouts publics et particuliers doivent être munis de siphons et d'appareils de ventilation, afin de prévenir les mauvaises odeurs.

Les propriétaires ou directeurs de distilleries et autres fabriques doivent ménager un endroit pour y déposer les détritus, et user des moyens les plus énergiques pour que ces matières ne puissent nuire avant de s'écouler dans une rivière, étang ou autre lieu.

Quand une autorité locale le juge nécessaire, elle a le droit de placer la décharge des égouts au niveau de la marée basse ; il lui faut pour cela cependant la permission du Board of supervision.

Si une habitation, une distillerie, une fabrique ou un enclos pour animaux vivants n'ont pas d'écoulement, ou si ce dernier est insuffisant, le propriétaire doit en établir un qui débouche dans l'égout de rue, pourvu que celui-ci soit à 30 mètres au plus. Si la distance est plus grande, il est tenu de faire creuser une fosse couverte, conformément aux règlements. Dans le cas où cet ouvrage n'est pas exécuté au terme fixé, il est effectué par l'autorité aux frais du délinquant.

Deux ou plusieurs communes peuvent, avec le consentement du Board of supervision, s'entendre pour établir en commun une canalisation d'égouts.

Les villes de plus de 10,000 habitants peuvent traiter avec une Compagnie, légalement constituée, pour leur approvisionnement d'eau. A défaut d'une telle société, les communes elles-mêmes peuvent s'en charger. Les localités moins peuplées peuvent également avoir une distribution d'eau potable, et pour cela elles peuvent :

Amener les eaux d'un lac, d'une rivière, creuser des puits;

Construire et entretenir des réservoirs;

Acheter et poser les tuyaux, faire les constructions nécessaires ainsi qu'entreprendre tous autres ouvrages indispensables; ou bien passer contrat avec une personne qui se charge de ces travaux.

Là où il existe une distribution d'eau, les propriétaires d'immeubles sont obligés de s'y relier. Si la provision d'eau excède les besoins des ménages, le surplus peut être employé :

a). Pour les bains et lavoirs publics;

b). Pour les besoins des fabriques, suivant convention.

L'autorité compétente veillera à ce que tous les réservoirs, pompes, citernes, puits, tuyaux et autres constructions du service gratuit des eaux, soient constamment tenus en bon état et amplement pourvus d'eau. Elle pourra aussi, quand elle le jugera nécessaire, livrer gratuitement l'eau aux établissements de bain et de blanchissage qui n'ont pas pour but un bénéfice particulier ou qui sont entretenus aux frais publics.

Deux ou plusieurs communes peuvent aussi s'associer pour établir en commun une distribution d'eau.

LOI SUR LA VACCINATION (*Vaccination Act* 1863). — La vaccination est obligatoire en Ecosse depuis 1863, en vertu d'une loi adoptée alors par le Parlement.

Tous les enfants doivent être vaccinés avant d'avoir atteint l'âge de six mois. Chaque commune est obligée d'appointer un vaccinateur public; toutes les personnes peu aisées sont inoculées gratuitement. Il doit exister un établissement central pour la préparation et la distribution du vaccin.

Le reste de cette loi est identique à celle d'Angleterre.

DISPOSITIONS HYGIÉNIQUES RELATIVES AUX ÉCOLES. — Outre les prescriptions sanitaires générales contenues dans la loi d'hygiène et dans les règlements particuliers de chaque localité (bye laws), la loi scolaire générale (*education act* 1872) renferme encore par rapport à l'hygiène des écoles les dispositions suivantes :

Les écoles doivent être situées dans un endroit salubre, éloigné de tout bruit, ayant une superficie à découvert d'au moins 1,000 mètres carrés.

Chaque école doit être bien éclairée, tenue avec la plus grande propreté, chauffée pendant la saison froide, munie de tuyaux de drainage, d'une bonne ventilation et de tout ce qui est nécessaire.

Dans les salles de classe, chaque enfant doit avoir 2^{m3},16 d'air[1] et 0^{m2},75 de plancher; dans les nouvelles écoles, construites après 1874, chaque élève doit avoir 0^{m2},90 de plancher.

L'Etat accorde des subventions soit pour la construction des bâtiments scolaires, soit pour leur entretien annuel. Le paiement de ces subsides dépend de l'exactitude avec laquelle les susdites dispositions ont été suivies.

Règlement général de police pour l'Ecosse (*General police Act for Scotland*, 1862). — Cette ordonnance avait pour but de régler l'administration des finances et l'hygiène publique des petites villes qui n'ont pas de bureau de police, et des villages ayant plus de 700 habitants. Ses avantages pratiques la firent adopter par la plupart des grandes villes. Ces règlements sont en partie compris dans la loi d'hygiène publique de 1867; d'autres, surtout les plus détaillés, sont encore en vigueur. Les principales dispositions qu'ils contiennent se rapportent à l'éclairage, au nettoyage et au pavage des rues, au drainage, aux égouts, à l'approvisionnement d'eau potable, etc. Les plus importantes de ces dispositions sont les suivantes :

Tout propriétaire est obligé de distribuer dans sa maison l'eau du service, au moyen de tuyaux d'au moins 12 millimètres de diamètre;

Les éviers et leurs tuyaux de décharge doivent être tenus bien propres de façon qu'il ne se produise ni fuite ni obstruction;

La cour, la rue et autre place, dépendant de la maison, doivent être nettoyées trois fois par semaine;

Les escaliers et corridors communs doivent être bien ventilés; ils seront blanchis à la chaux ou peints à neuf aussi souvent que l'autorité l'ordonnera. Les locataires sont tenus de laver et de balayer les paliers et l'entrée de leur logement au moins une fois par semaine. Les immondices accumulées dans une cour ou une maison seront enlevées par les soins des autorités et la place nettoyée aux frais du propriétaire.

Dans les églises, théâtres et autres édifices destinés à servir de lieux de réunion à un grand nombre de personnes, la ventilation doit être organisée d'une manière satisfaisante. A cet effet, le plan en sera présenté aux autorités avant le commencement des travaux de construction.

Règles concernant l'assistance publique et le soin des malades dans les communes. — On regarde, en Ecosse, une bonne organisation de l'Assistance publique comme une des conditions essentielles d'un service sanitaire bien constitué. Chaque commune est obligée de prendre soin de ses pauvres. Les frais sont couverts, en partie par les dons, en partie par la taxe des pauvres, en partie par les subventions de l'Etat. L'Assistance publique étant considérée comme une des questions les plus importantes de l'organisation sociale, l'Etat croit devoir aussi intervenir. Il le fait en soutenant les communes par des

[1] Dans ces derniers temps, on a commencé à réclamer un espace cubique de 4 mètres cubes par élève, car avec le cube actuellement disponible, une bonne ventilation est insuffisante pour renouveler l'air.

secours pécuniaires ou en surveillant et contrôlant, au moyen d'une direction générale nommée par lui, le fonctionnement des commissions locales d'assistance publique. Les secours de l'Etat sont délivrés sous forme d'allocations annuelles et sous forme d'emprunt amortissable à rente minime, qu'il accorde pour la construction d'hospices, d'hôpitaux et d'asiles.

Les communes subventionnées par l'Etat pour l'assistance de leurs pauvres sont par cela même astreintes à certaines obligations, principalement à des rapports statistiques et des compte rendus que l'on ne croit pas avoir le droit d'exiger de la part des communes qui se suffisent à elles-mêmes.

Les obligations des communes à l'égard du gouvernement relativement aux conditions sanitaires des pauvres sont les suivantes :

Communes non subventionnées par l'Etat. — Tous les pauvres qui ont besoin de secours médicaux doivent être soignés convenablement par un médecin, et, s'il est nécessaire, ils doivent recevoir gratuitement tous les médicaments et appareils de pansement dont ils ont besoin.

De plus, l'Assistance publique est tenue de fournir aux malades et aux convalescents une nourriture substantielle, des vêtements, le logement et tout ce qu'il faut pour le lit d'un malade, selon que les circonstances l'exigent dans chaque cas particulier.

Le médecin, rétribué par la commune, doit informer, par écrit, l'inspecteur des pauvres de tout ce qu'il juge être nécessaire pour le traitement du malade selon les dispositions précédentes. L'inspecteur, aussitôt cet avis reçu, donne immédiatement des ordres dans le sens proposé, ou refuse d'accorder la demande, s'il pense qu'il n'y a pas lieu d'intervenir. La commission communale de l'Assistance publique est alors prévenue sans retard afin qu'elle donne une décision. Si l'inspecteur refuse de prendre aucune mesure, il en est rendu responsable.

Le médecin qui s'est chargé de soigner les pauvres dans un district doit, en personne, remplir cette fonction et, s'il est nécessaire, il va visiter les malades à domicile. Dans le cas où il se fait assister par un aide, il est personnellement responsable des actes de ce dernier.

Communes subventionnées par l'Etat — Toute commune qui reçoit, pour l'assistance publique, une subvention de l'État, doit engager un ou plusieurs médecins des pauvres, avec une rétribution annuelle fixe.

Tous les semestres, il sera dressé une liste des vieillards et malades secourus par l'Assistance publique et faisant partie d'un même district médical. L'inspecteur doit remettre une copie de cette liste au médecin qui doit donner à ces personnes des soins et des secours dès qu'elles présentent un billet délivré par la direction de l'Assistance publique.

Le médecin doit tenir un registre journalier des pauvres qu'il a traités. Ce registre doit être présenté à chaque réunion de la commission de l'Assistance. Il doit toujours être aussi à la disposition de l'inspecteur communal et des inspecteurs délégués par le Board of Supervision. Le médecin est tenu de fournir à ce conseil supérieur tous les renseignements qu'il trouvera bon de demander relativement aux malades pauvres. Il est tenu de donner de même ces renseignements à la direction communale de l'Assistance et à l'inspecteur communal. Lorsqu'une maladie règne parmi les pauvres, le médecin doit, par écrit, en donner connaissance au conseil supérieur et aux autorités communales. Si on le désire, le médecin devra assister aux séances de la commission des pauvres. De même, à la requête des autorités, il doit donner des certificats de maladie.

Le médecin ne peut être en même temps inspecteur des pauvres ni avoir droit de vote dans les assemblées communales.

Spécimen du registre de maladie des pauvres. — Les dispositions ci-dessus mentionnées concernant les secours à donner aux pauvres par le médecin sont imprimées sur le formulaire suivant.

Enregistrement N° Age..........................	Nom.......... Domicile.............. Indication de la maladie....
Date des jours de visite	Traitement

Règlements des laiteries, étables et crémeries (*Regulations of dairies, cow-sheds and milk-shops*, 1885-87). — La loi concernant les maladies contagieuses des animaux (Contagions diseases (animals) Act 1878) conférait au Privy Council le pouvoir d'établir et de publier les règlements généraux et particuliers qu'il jugerait nécessaires, relativement aux points suivants :

1° Enregistrement de toutes les laiteries et ventes de laitage ;

2° Inspection du bétail de ces maisons, nettoyage, drainage et approvisionnement d'eau de ces commerces ;

3° Nettoyage de la cave au lait, du magasin de vente et des ustensiles employés ;

4° Précautions à prendre pour préserver le lait de toute corruption ;

5° Faculté accordée aux directions locales de rendre des arrêts, selon les conditions de chaque localité, concernant un ou plusieurs des points sus-indiqués.

En vertu de ce pouvoir, le Privy Council promulgua en 1885 un règlement général, connu sous le nom de *The dairies, cow-sheds and milk-shops order* 1885, ayant force de loi pour la Grande-Bretagne entière. Toutefois, s'il était jugé trop rigoureux ou inapplicable pour une autre cause dans une localité, celle-ci pourrait en demander l'abrogation jusqu'à nouvel ordre.

En 1886, un acte du Parlement (Contagious diseases (animals) Act 1886) transféra les pouvoirs du Privy Council au Local Government Board pour l'Angleterre et au Board of Supervision pour l'Écosse.

Ce dernier conseil, se basant sur cette modification, publia en 1887 une nouvelle ordonnance (*The dairies, cow-sheds and milk-shops amending-order* 1887) qui règle l'exercice du contrôle des laiteries en Écosse. Voici les dispositions qu'elle renferme :

Enregistrement des personnes qui font le commerce des laitages. — Nul n'a le droit de vendre du laitage, s'il n'est pas inscrit en cette qualité sur les registres de l'administration communale.

Toutefois, sont exemptés de cette obligation : les personnes qui vendent exclusivement le lait de leurs propres vaches à leurs ouvriers ou à leurs proches voisins; celles qui emploient leur lait pour faire du beurre ou du fromage.

Cet enregistrement se fait selon le formulaire ci-après :

THE CONTAGIOUS DISEASES (ANIMALS) ACTS 1878 AND 1886

AND THE DAIRIES, COW-SHEDS AND MILK-SHOPS ORDER 1885

A l'autorité locale de..

Le soussigné demande par la présente à être inscrit dans le registre réglementaire.

Nom du requérant.......... ... Profession...................... Domicile.................... .	
Situation des bâtiments	
En qualité de Éleveur de vaches............... Laitier.......................... Marchand de laitage............	

(Signature du postulant)

Lieu et date..........................

Les marchands de lait ambulants sont astreints aux mêmes formalités.

Règles pour les autorités locales. — En outre des dispositions générales précitées, les communes peuvent, aux termes de la loi, adopter des prescriptions détaillées au sujet du commerce du laitage. Elles doivent ensuite être publiées dans les journaux du pays.

L'administration locale a toujours le droit de modifier ou d'annuler ces règlements particuliers. La promulgation de ces changements doit se faire de la même manière que ci-dessus.

De l'inspection. — Dans tout district où le lait est un objet de commerce, l'autorité locale nomme un inspecteur chargé de surveiller l'observation des règlements généraux et particuliers. En thèse générale, il est bon que l'inspecteur sanitaire contrôle aussi le laitage. Partout où il en est ainsi, le traitement de ce fonctionnaire doit être augmenté en proportion du surcroît de ses attributions.

Toute infraction à la loi sur le lait est passible d'une amende ne pouvant dépasser 125 francs.

Autres lois sanitaires. — Outre les lois d'hygiène que nous venons de mentionner, les suivantes sont les mêmes pour l'Angleterre et l'Écosse :

Loi sur la pollution des rivières (Rivers pollution prevention Act 1876).

Loi sur les aliments et produits médicaux (Sale of food and drugs Acts 1875-1879 [1]).

Loi sur les boulangeries (Bakehouses regulation Act 1863).

Lois sur les fabriques de produits chimiques (Alcali Acts 1863-74).

Loi sur les fabriques et les métiers (Factories and workshops Acts 1878-83).

Loi sur les mines de houille (Coal mines regulation Acts 1872-75).

Lois sur les logements ouvriers (artizans and Labourer dwellings Act 1868; idem improvment Act 1875).

Loi sur les quarantaines (quarantine regulations).

Lois sur les navires (Merchant shipping Acts 1867-76).

Lois sur l'enregistrement des naissances, des mariages et des décès (Registration Acts). Cette loi, en vigueur en Angleterre depuis 1836, vit sa juridiction étendue à l'Ecosse en 1855.

Résultats produits par les lois sanitaires et modifications proposées. — En Écosse, on se plaint que les lois sanitaires ne sont pas assez strictement observées, car plusieurs communes, de la région septentrionale surtout, n'ont pas encore d'inspecteur sanitaire. Cependant on peut fournir des chiffres qui prouvent d'une manière évidente les grands progrès que le pays a faits depuis l'adoption de la loi sur l'hygiène de 1867.

Trois ans après sa promulgation, en 1870, les dépenses pour l'hygiène publique s'élevaient à 336,925 francs; en 1881 elles atteignaient 5,903,250 francs.

En 1870, les frais pour approvisionnement d'eau étaient de 219,775 francs, en 1881, ils montaient à 2,378,025 francs.

Depuis 1867 jusqu'à 1881, l'Écosse a dépensé pour ses services sanitaires 39,310,425 francs. Dans ce total, les égouts figurent pour une somme de 4,975,700 francs, les distributions d'eau pour 13,074,550 francs, les hôpitaux d'isolement pour 6,163,525 francs,

Dans ces chiffres, on ne comprend que les dépenses occasionnées par le service sanitaire en vertu de la loi d'hygiène publique de 1867, et non celles qui proviennent de l'exécution des ordonnances locales. Les contributions pour les besoins sanitaires des villes d'Écosse se sont élevées en 1881 à 7,994,825 francs,

[1] Cette loi n'est pas toutefois entièrement obligatoire pour l'Ecosse.

dont 874,775 francs pour les égouts, 6,698,850 pour l'eau, 1,140,625 francs pour divers et 392,900 francs pour les cimetières.

Le budget sanitaire de l'Écosse, en 1883, s'élevait en nombre rond, à 25 millions de francs pour une population de 3,825,744 habitants, soit un peu plus de 6 fr. 50 par tête. Cette somme est encore considérée comme trop faible ; on réclame davantage. Dans ce pays, on ne connait pas de plus grands malheurs, pour la société, que les maladies et la misère qu'elles engendrent. On considère un bon état de la salubrité publique comme la base du bien-être économique, ainsi que l'exprime clairement le dicton : « Public Health is public Wealth? »

Les recherches, faites dans le but de découvrir les causes de l'indifférence témoignée par certaines localités pour l'application de la loi sanitaire, ont conduit le Board of supervision aux considérations suivantes, bonnes pour tous les pays :

« La raison de cette apathie dans un grand nombre de communes rurales est l'idée que la loi de l'hygiène n'est pas obligatoire et que par conséquent nul n'est obligé de se préoccuper de la propreté s'il veut vivre dans la malpropreté. Il est clair que ces indifférents doivent être contraints, la loi à la main, d'abandonner cette idée fausse. Un autre cause importante, c'est que les conseils de l'Assistance publique sont généralement peu compétents pour diriger l'hygiène publique. Incapables souvent d'apprécier les funestes effets de la malpropreté et des nuisances dans la propagation et l'aggravation des maladies contagieuses que le peuple considère comme rebelles à toutes les mesures, ils s'opposent aux dépenses qui mettraient fin à un état de choses fort dangereux pour la santé. Habitués à vivre dans ces conditions, ils ne peuvent les considérer comme mauvaises. En de semblables cas, les autorités communales reculent de peur de soulever le mécontentement par des contributions imposées dans ce but. Les hommes qui, sans se laisser intimider par le mécontentement public, entreprennent de faire du bien au peuple contre son gré, ne se trouvent nulle part en grand nombre. Lorsque cette réprobation entraîne la perte d'un emploi et de son traitement, ils se rencontrent encore plus rarement.

L'influence que l'hygiène publique bien comprise exerce sur la mortalité est visible quand on compare entre elles les communes rurales et les huit principales villes de l'Écosse pour une période de dix ans, 1869 à 1878. Pendant ce temps, la mortalité *diminua* de 12 p. 100 dans les villes où existent des autorités sanitaires énergiques et intelligentes, et *augmenta* de 4 p. 100 dans les communes rurales.

C'est là la preuve la plus concluante des conséquences nuisibles pour la santé de l'inobservation des lois sanitaires.

Afin d'améliorer encore l'état sanitaire de l'Écosse, on a jugé bon de modifier la loi de l'hygiène publique sur les points suivants :

1° Relativement à la construction des habitations, on exige qu'il soit laissé un espace libre tout autour pour que l'air y circule ;

2° Chaque district doit posséder un hôpital d'isolement spécial, avec buanderie et établissement de désinfection. Il devra aussi se trouver dans ce bâtiment un local pour recevoir les gens sains dont la demeure doit être désinfectée par ordre des autorités ;

3° L'obligation formelle de déclarer à l'autorité sanitaire chaque cas de maladie ;

4° La réglementation du commerce du lait, avec obligation pour les vendeurs de déclarer tous les cas de maladie survenus dans leur maison [1] ;

5° L'autorisation de décider ce qui est nuisible au point de vue sanitaire, selon les *Nuisances Removal Act*, n'appartient pas aux autorités locales mais aux médecins hygiénistes.

Relativement à l'administration sanitaire, on demande qu'auprès du Board of supervision, comme pour le Local Government Board d'Angleterre, il y ait un homme compétent pour chacune des branches du service sanitaire : un médecin, un chimiste, un ingénieur, un statisticien, un jurisconsulte, chacun comme chef de leur département.

On fait, en outre, observer que les communes écossaises sont trop petites pour appointer des hygiénistes compétents et prendre des mesures efficaces; aussi, on devrait procéder à une reconstitution des districts sanitaires.

En attendant que ces propositions deviennent des lois, plusieurs d'entre elles ont été introduites dans les règlements locaux de certaines villes, de Glascow, par exemple.

[1] Cela est déjà réalisé en partie par la nouvelle loi de 1887. (Voir plus haut.)

CHAPITRE II

ÉDIMBOURG

GÉNÉRALITÉS. — Division sanitaire de la ville. — Organisation et législation sanitaires. — Dispositions sanitaires relatives à l'air. — Dispositions sanitaires relatives à l'eau. — Dispositions sanitaires relatives au sol. — Nettoiement. — Canalisation. — Lieux d'aisances. — Etables. — Abattoirs. — Mesures contre la propagation des maladies contagieuses. — Vaccination. — Isolement et soin des malades. — Désinfection et sépulture. — Prostitution. — Edifices publics. — Habitations ouvrières. — Hygiène industrielle. — Hygiène scolaire.

GÉNÉRALITÉS. — La magnifique capitale de l'Écosse est située sur la rive sud de la vaste embouchure du Forth. Son territoire ne s'étend pas jusqu'à la mer, quoiqu'il n'y ait aucune séparation entre elle et la ville de Leith qui lui sert de port.

Le sol est très accidenté. Dans l'intérieur de la ville, s'élèvent à l'est les hauteurs de Castle Hill (117 m.) avec l'ancien et fameux château, à l'ouest les Calton Hill (92 m.). Tout près d'Édimbourg, du côté sud-est, se dresse l'Arthurs Seat (240 m.) dont le prolongement est formé par les Pentland Hills (550 m.) qui s'étendent à l'intérieur du pays sur une longueur de 25 kilomètres.

La ville occupe une superficie d'environ 13 kilomètres carrés ; deux vallées, de direction ouest à est, la divisent en trois parties. Au midi et sur les flancs de Castle Hill, c'est la vieille ville. Elle offre un très grand intérêt à l'historien et à l'archéologue ; pour l'hygiéniste elle est un objet de sérieuses méditations sur la question de savoir comment il est possible de satisfaire aux exigences de l'hygiène sans porter atteinte aux vénérables souvenirs historiques.

La vallée qui borne au nord la vieille ville, est en grande partie couverte de magnifiques jardins (*Princes street Gardens*), avec le superbe monument de Walter Scott et plusieurs statues des hommes illustres de ce pays. De l'autre côté des jardins est la nouvelle ville, fondée en 1768, située sur un plateau qui se prolonge du côté est et se termine par le Calton Hill. Au nord, la nouvelle ville est bornée par une vallée qui traverse la petite rivière, *Water of Leith* dont les bords escarpés et couverts de jardins offrent le coup d'œil le plus pittoresque.

Au nord de la Water of Leith se trouve un faubourg de nouvelle date, et bien bâti.

C'est du côté du midi que la ville a pris la plus grande extension; c'est là que se trouvent les grands faubourgs de Newington et de Morningside (Southern Suburbs). Depuis la destruction, en 1800, des remparts de la vieille ville, ces faubourgs en font partie tout en constituant un quartier séparé.

En 1888, Édimbourg comptait 262,733 âmes, s'élevant à 350,000 si on y comprend la population de Leith. Ce port est une ville spéciale avec une administration et une organisation sanitaires particulières.

Les parties les plus basses d'Édimbourg sont à 30 mètres, et les parties les plus élevées à 60-75 mètres au-dessus du niveau de la mer.

Cette ville n'est ni commerçante ni industrielle; c'est un centre artistique et scientifique. Aussi, l'imprimerie et les professions qui s'y rattachent constituent-elles la principale industrie de la cité.

Son Université et sa Faculté de médecine sont les plus renommées de la Grande-Bretagne ; on y trouve encore un grand nombre d'écoles en tout genre.

Le climat est agréable ; la couche hygrométrique annuelle a une épaisseur moyenne de 0 m. 65.

La mortalité y est maintenant d'un peu moins de 19 p. 1,000. Les chiffres suivants montrent l'influence des améliorations accomplies dans le service sanitaire :

En 1863, la mortalité était de	....	25,8	1,000.
De 1875-1879, —	....	21,7	—
De 1880-1884, —	....	20,0	—
De 1885-1888, —	....	18,8	—

Division sanitaire de la ville. — Édimbourg forme trois grands districts sanitaires (Old-Town, New-Town et Southern Suburbs), qui se confondent avec ceux de l'Assistance publique.

Pour avoir une idée plus exacte du service sanitaire, le Dr Littlejohn, medical officer of health très actif, a divisé la ville en 19 sous-districts. Il a fait une statistique pleine de renseignements sur la salubrité, non seulement de chaque district, mais encore de chaque rue et de chaque maison. Cette statistique a été poursuivie régulièrement pendant vingt-cinq ans. On comprend donc combien la salubrité de chaque maison est connue du bureau de santé. Aussi, avec le temps, il s'est formé cette pratique intelligente de ne louer une habitation qu'après s'être informé de sa salubrité près du Board of Health. Cela a eu pour conséquence de faire améliorer les conditions sanitaires de leurs maisons par tous les propriétaires soucieux de louer.

Organisation et législation sanitaires. — Le service sanitaire est dirigé par un seul bureau dont le chef est un Medical officer of Health. Les autres employés sont un secrétaire et trois inspecteurs sanitaires.

Les instructions à l'usage de ces employés sont les mêmes qu'en Angleterre.

Le surveyor ou ingénieur sanitaire fait aussi partie du service de salubrité;

mais il a un bureau spécial ; ses rapports avec le bureau de santé ont un caractère purement consultatif.

La surveillance de l'observation des lois d'hygiène appartient du reste à la police. Pour rendre sa tâche plus facile, elle a divisé son service d'une façon pratique.

L'inspection supérieure des garnis (Common lodging houses) est faite par l'officier le plus âgé de la police (senior lieutenant), un autre a les logements ouvriers, et ainsi de suite.

Les questions les plus importantes du service sanitaire sont décidées en dernier lieu par le Town Council (conseil municipal).

Outre la loi d'hygiène publique, il y a des ordonnances municipales sur l'hygiène; elles se trouvent en partie dans l'*Edinburgh municipal and police Act of* 1879, où elles constituent des ordonnances particulières telles que : *Edinburgh slaughter houses Act*, 1850 ; *Edinburgh markets and customs Act*, 1874, etc.

Ces ordonnances, se rapportent aux descriptions des différentes dispositions de la loi générale.

Dispositions sanitaires relatives a l'air. — Les conditions concernant l'hygiène de l'air dans les différentes parties de la ville, diffèrent entre elles plus que dans n'importe quelle autre cité. Cela est dû à la position accidentée, à l'ancienneté et à l'inégalité des constructions des quartiers de la ville.

L'ancienne ville, sur les flancs de la colline du château qui, au commencement de ce siècle, était encore environnée de murailles, manque absolument de jardins publics et de places plantées d'arbres. Les maisons y sont étroites et souvent sans cour.

La hauteur des bâtiments (quelques-uns atteignent dix étages) est un obstacle essentiel à la pénétration du soleil et de l'air jusqu'au sol de la rue, souvent humide. De plus ces maisons, autrefois demeures de la noblesse, sont maintenant presque exclusivement habitées par les classes les plus pauvres, ce qui contribue à rendre encore plus difficile la purification de l'air de ce quartier.

Toutefois, dans ces derniers temps, en élargissant des rues et en rasant bon nombre de vieilles maisons, on a amélioré d'une façon remarquable les conditions de salubrité de l'air.

La preuve que ces mesures ont été couronnées de succès est la faible mortalité générale, à laquelle d'ailleurs les autres améliorations sanitaires ont contribué.

Les habitants de la Grande-Bretagne, beaucoup plus que les autres peuples, ont une notion juste de l'importance de la ventilation, de sorte qu'ils réagissent contre les dangers de la mauvaise construction des bâtiments. Même quand il fait froid, les fenêtres des hautes maisons s'ouvrent ; enfants et adultes, sans crainte des refroidissements, respirent l'air plus pur des couches supérieures.

La vieille ville, cependant, est entourée de trois côtés par des places grandioses. Au nord, les magnifiques *Princes street gardens* s'étendent de l'ouest à l'est, à travers la ville ; à l'est, est le *Queens Park*, près du palais Holyrood

Ce parc se continue sur les grandes hauteurs de *Arthurs Seat*, qui est entouré d'une belle promenade, *Queens Road.* Au sud, se trouvent des prairies (*meadows*), d'immenses champs où le public se livre à toutes sortes de distractions en plein air; l'équitation pour les riches et le jeu du *foot ball* pour les moins favorisés de la fortune.

La ville neuve, où habite maintenant la fashion, possède de larges rues bien aérées, coupées par des places rondes, ovales ou carrées, appelées *circus*, *crescents* et *squares*, bien plantées d'arbres et avec du gazon. Il existe de belles

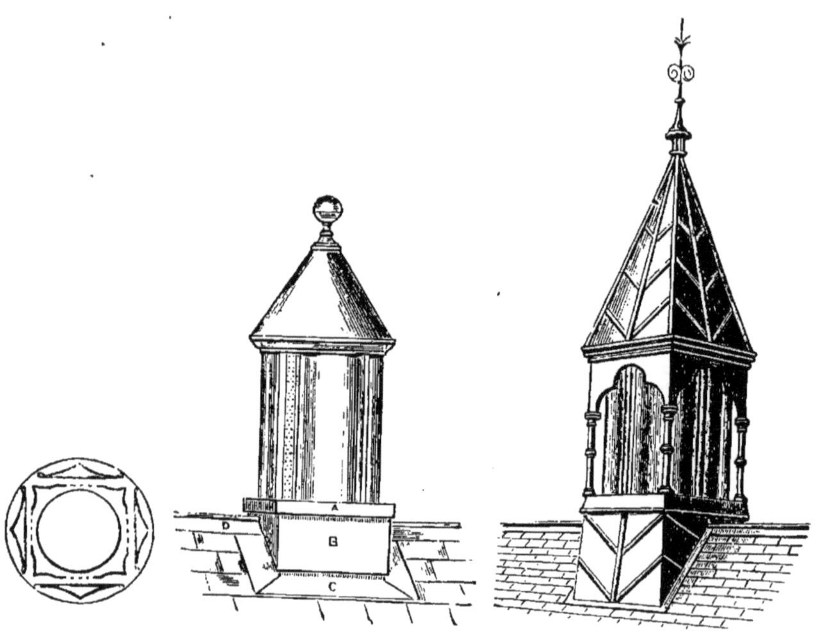

Fig. 72. — Coupe. Fig. 73. — Élévation. Fig. 74. — Autre élévation.

Ventilateur de Buchan.

promenades en différents endroits des rives du *Water of Leith ;* l'imposant *Calton Hill* avec sa magnifique vue se trouve à l'est de la ville neuve.

Dans les faubourgs, les maisons sont plus rares, elles ont des jardins, et donnent aux habitants un avant-goût de la campagne avec son air pur et frais.

Dans la ville neuve, les maisons n'ont jamais une hauteur supérieure à la largeur de la rue ; généralement elle est moindre. On ne peut bâtir des maisons, avec des cours closes par des murs, et encore moins avec des courettes. Les maisons comme dans toute la Grande-Bretagne, ne sont jamais bien grandes, car elles sont pour une seule famille. Chacune doit avoir une cour ouverte sur le derrière ; il en résulte qu'au centre de chaque groupe existe une grande place libre, divisée, pour chaque habitation, par des murs de la hauteur d'un homme. Ces places ou cours intérieures, présentent souvent un tapis de verdure avec ou sans arbres; elles sont fort bien tenues. Vues d'une fenêtre d'un étage supérieur, elles offrent un curieux coup d'œil, en dévoilant certains épisodes bien intimes de la vie de famille.

La ventilation des maisons est en Écosse la même qu'en Angleterre. L'amélioration imaginée dans l'un de ces pays trouve facilement son adoption dans l'autre. Un appareil équivalent de l'air pump ventilator de MM. Boyle and Son est l'*exhaust ventilator* de l'ingénieur Buchan, de Glascow.

La fig. 72 est une coupe de ce ventilateur représenté fig. 73; sa base A est posée sur un cadre en bois B, placé sur le faite C.

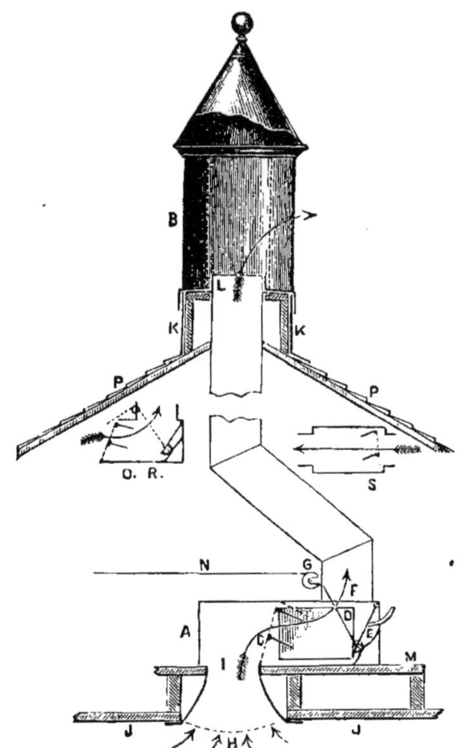

Fig. 75. — Ventilateur Buchan avec l'anti-down draught valve box.

Il est beaucoup employé pour la ventilation des églises, des salles de conférence, écoles, hôtels, fabriques, hôpitaux, etc.

La figure 74 est une forme plus ornementale du même appareil.

Pour éviter que le courant d'air ne soit repoussé vers le bas, et afin de supprimer les inconvénients qui en résulteraient pendant la saison froide ou par des vents violents, M. Buchan a construit son *anti-down draught valve box*, qui peut être joint à son ventilateur. Sa disposition est représentée en coupe figure 75.

B est le ventilateur breveté Buchan, placé sur l'échafaudage K du faîte. L F est le tuyau de sortie, partant de la chambre à soupapes A (valve box), posée sur une planche M au-dessus des chevrons, J est le plafond. C sont des valves se fermant seules et équilibrées de façon à s'ouvrir au plus faible courant d'air ascendant et à se fermer au courant descendant. D est une vitre existant de chaque côté de la boule A afin de voir le fonctionnement des valves. E est une plaque d'un certain poids, à laquelle est fixée une corde N passant sur le bloc G. Par ce moyen le ventilateur peut être fermé pendant que l'on chauffe, et le courant peut être réglé.

Les proportions relatives du mitron et du tuyau de sortie sont généralement telles que le diamètre du premier est le double de celui du second. La proportion diminue cependant pour des tuyaux au-dessus de $17^{cm},5$. Ainsi, par exemple, un tuyau de 20 centimètres n'a besoin que d'un mitron de $37^{cm},2$, un de 30 centimètres un mitron de 55 centimètres, et un de 50 centimètres un de 90 centimètres. Pour des tuyaux au-dessous de $6^{cm},5$, le mitron au contraire doit être d'une grandeur un peu supérieure au double du diamètre.

La puissance de la ventilation dépend naturellement de la force du vent et de la différence de température entre l'intérieur et l'extérieur. Les bâtiments en plein air n'ont besoin que de la moitié des ventilateurs nécessaires pour les bâtiments élevés dans les rues étroites. Pour les églises contenant plus de 300 personnes, on compte en moyenne une ouverture de sortie de $6^{cm^2},25$ par personne, ou d'après un autre calcul, par $3^{m^2},55$ d'espace. Plusieurs petits tuyaux sont préférables à un gros et peuvent déboucher ensemble dans un grand. Dans ce cas, l'aire du tuyau principal peut être moindre de un quart que celle des petits tuyaux.

Pour les bâtiments sans entretoit, il suffit d'avoir des ventilateurs sur le faîte, directement sans tuyaux de sortie, Seulement. si on veut les réunir à une boîte à soupapes (valve box), il faut entre le ventilateur de cette boîte un tuyau d'une longueur de $0^{m},60$ à $0^{m},90$. La valve box est établie comme il est montré en O R dans la figure 75.

Pour les écoles, petites églises, salles de réunion et en général chambres dont on fait usage quotidiennement et pendant assez longtemps, on a besoin d'une superficie de sortie de 15 à 25 centimètres carrés par personne.

Dans les hôpitaux, ou chaque malade a 40 à 50 mètres cubes, il faut 12 à 16 fois plus de superficie de sortie de l'air que dans les écoles.

Pour les chambres ordinaires, il faut compter des tuyaux de section de 626 centimètres carrés, et en plus, pour chaque personne, 25 à 100 centimètres carrés.

Un autre appareil très ingénieux est celui appelé *ventilateur Honeyman* ou *Diaphragma*, imaginé par le célèbre architecte écossais John Honeyman, de Glascow.

Cette construction, représentée par les figures 76 et 77, consiste en une longue boîte à air, placée horizontalement entre les chevrons dans l'entretoit, et s'ouvrant à l'air libre à travers les murs des deux côtés opposés. Elle peut aussi être fixée au-dessus de l'entretoit, s'ouvrir de chaque côté du toit, ou passer d'un mur faîtier à l'autre.

Le fond de la boîte à air est en pente à l'extérieur, et est couvert de plomb et de zinc afin que la pluie puisse facilement s'écouler.

Au milieu de la boîte à air, communiquant avec l'ouverture de la chambre, se trouve le diaphragme.

La figure 76 montre un diaphragme convenable pour ventilateur au-dessus de l'entretoit. La figure 77 en représente un semblable ajusté dans l'entretoit.

Quand le vent souffle dans le ventilateur par A, les valves B se ferment; l'air passant par l'ouverture D augmente de vitesse et produit un courant ascendant

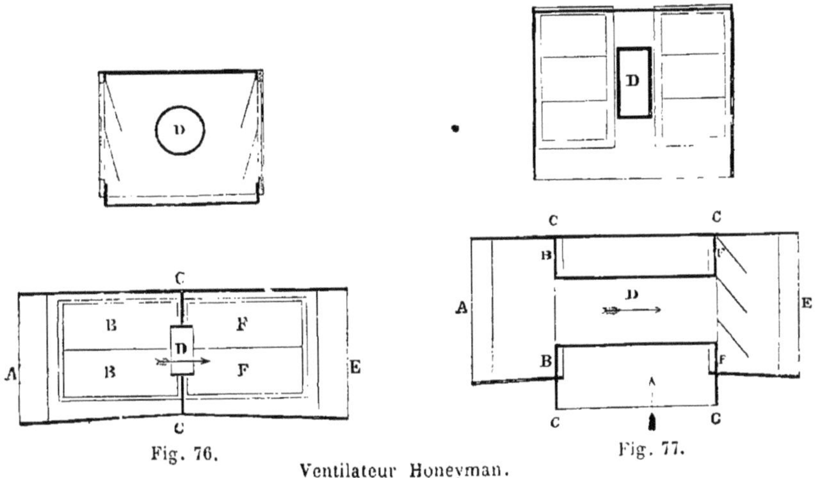

Fig. 76. Fig. 77.
Ventilateur Honeyman.

allant vers l'extérieur E. L'air des chambres est ainsi aspiré et passe par F.

Les valves sont en soie huilée ou imperméable, elles sont disposées de telle façon qu'elles sont ouvertes quand l'atmosphère est calme; alors l'air impur de l'appartement sort des deux côtés.

Ce ventilateur paraît présenter des avantages sous beaucoup de rapports. On peut le placer sans qu'il soit besoin d'arrangements décoratifs à l'extérieur; il a une large ouverture de sortie sans causer de courant d'air ni en haut ni en bas. Contrairement aux autres ventilateurs qui créent des courants d'air dans des petits tuyaux par l'action du vent dans de grands tubes, ici le courant est produit dans un grand tube par l'action du vent sur un petit.

Dispositions sanitaires relatives a l'eau. — Édimbourg possède une distribution d'eau depuis 1681. Jusqu'à cette date, l'eau employée dans la ville, était uniquement fournie par des sources jaillissantes des flancs de Castle Hill. Aujourd'hui même, il en existe encore un grand nombre dont on se sert, La première distribution d'eau amenait celle-ci de sources diverses aux alentours de la ville par des tuyaux en bois.

La Compagnie des eaux actuelle a été fondée en 1819; l'eau venait des puissantes sources Crawley Springs, dans les montagnes de Pentland. Comme celles-ci étaient insuffisantes, la Compagnie a construit un aqueduc amenant l'eau de Morfoot Hills à 60 kilomètres de distance. L'eau vient de la montagne à une telle hauteur (650 mètres), qu'on n'a pas besoin de pompes élévatoires.

Cette eau est cependant trouble, surtout pendant les temps pluvieux, et il faut la filtrer. Les bassins de filtration, à Colington, sont à environ 5 kilomètres au sud de la ville.

L'eau amenée au moyen de tuyaux en fonte de fer est reçue à Colington dans un grand bassin collecteur. De là elle s'écoule dans les bassins de filtration puis dans un réservoir, d'où elle se dirige vers la cité. Colington occupe une position si élevée au-dessus d'Édimbourg que l'eau, par simple gravitation, atteint les points les plus hauts de la ville, même le vieux château construit au sommet de Castle Hill.

Le filtre se compose, comme d'habitude, de quelques couches de pierres par ordre décroissant de grosseur, de gravier, et enfin de sable. Les pierres occupent le fond du filtre. Les immondices restent dans la couche supérieure de sable, aussi doit-on enlever celle-ci de temps à autre. Quand l'épaisseur de la couche a été amoindrie jusqu'à un certain point, on y ajoute du sable purifié. Ordinairement, ce nettoyage est long et très coûteux, car on enlève manuellement le sable, on le nettoie et on le reporte dans le bassin. Comme chaque bassin d'eau a une superficie de 3000 mètres carrés, on comprend quelles grandes quantités de sable doivent être remuées à chaque lavage, même lorsque la couche supérieure seule est nettoyée.

A Édimbourg (Colington), on emploie pour laver et purifier le sable un moyen aussi simple que pratique. C'est dans le bassin même que l'opération se fait.

Au-dessus de l'ouverture d'un tuyau qui amène l'eau du collecteur au filtre, est ajustée une caisse en tôle placée de manière que le tuyau débouche au milieu du fond de la caisse. Au-dessus de cette ouverture, on place un espèce de couloir à travers lequel passe l'eau en jets. La caisse mesure 2 mètres de longueur et 1 mètre de largeur; un des petits côtés est un peu plus bas que les autres.

On remplit la caisse partiellement avec du sable sali et on ouvre le robinet : l'eau venant du fond met le sable en mouvement; celui-ci tourbillonne et est ainsi lavé. L'eau sale s'écoule par le bord le plus bas de la caisse et est évacuée au moyen de canaux. Afin de purifier le sable d'une façon égale, on le remue de temps en temps dans la caisse.

Deux tuyaux semblables existent dans chaque bassin pour que le transport du sable à la caisse soit plus facile.

Il est aisé de comprendre quelle grande économie de travail présente cette méthode de nettoyage.

On a même su employer l'eau sale du lavage. On la recueille dans deux grands bassins et on l'emploie à l'arrosage des champs situés plus bas.

Toutes les maisons d'Édimbourg ont actuellement une distribution d'eau. On ne peut construire aucune maison sans se conformer à cette règle. Dans les quartiers pauvres où les maisons sont habitées par plusieurs familles et où il n'y a pas de water-closets (voir plus loin), des robinets d'eau se trouvent sur le palier à chaque étage.

Dans les rues et sur les places publiques il existe un grand nombre de fontaines avec des coupes au service des passants. Quarante-neuf anciens puits sont encore en usage.

L'impôt pour l'eau est payé partout dans la ville par le propriétaire de l'immeuble.

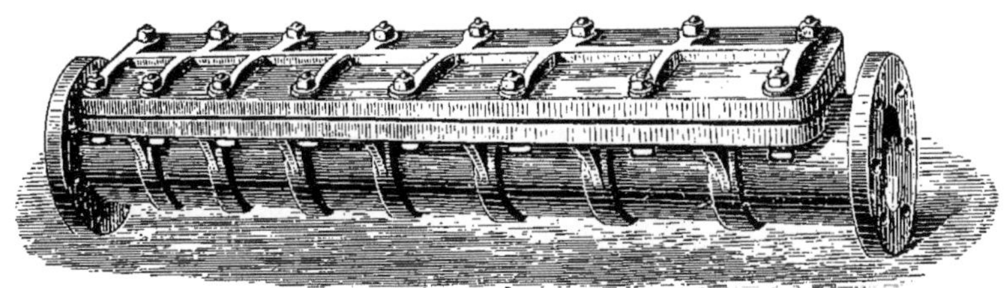

Fig. 78. — Boîte Glenfield pour le nettoiement des conduites d'eau.

Il est d'un certain pourcentage du loyer. On évite ainsi, de la part des locataires, une consommation trop économique. Les compteurs d'eau ne sont pas permis.

L'expérience a démontré que, dans les tuyaux de conduite, il se forme, avec le temps, des inscrustations et des dépôts de boue qui obstruent les tuyaux. On a construit des appareils spéciaux pour enlever ces dépôts.

Les figures 78 et 79 montrent un appareil très ingénieux, imaginé par la maison Glenfield and C°, de Kilmarnock (Écosse), pour le nettoiement des grands tuyaux de fer. A chaque courbe de la conduite est ajusté sur elle-même un tuyau de la forme montrée fig. 78. Lorsqu'on veut nettoyer, on enlève le couvercle et on introduit l'appareil (fig. 79) dans cette boîte, l'extrémité

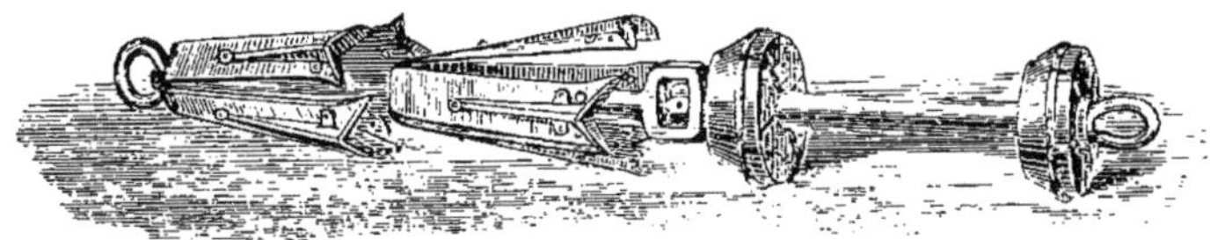

Fig. 79. — Appareil Glenfield pour le nettoiement des conduites d'eau.

pointue dans la direction du courant. On ferme; l'appareil est poussé par la pression de l'eau et fonctionne en grattant les dépôts.

Cet appareil est en usage dans plusieurs endroits d'Écosse.

Pour les tuyaux plus petits, la même maison a construit un appareil plus simple, c'est une sorte de pelle ovale en tôle, de la forme du tuyau, et fixée contre lui à l'aide d'un ressort. Un manche en bois permet de la pousser en avant et en arrière pour gratter les dépôts.

Dispositions sanitaires relatives aux aliments. — Ainsi qu'il a déjà été dit, les *Sale of food and drugs Acts* sont en vigueur en Écosse. Une des fonctions les plus importantes des inspecteurs sanitaires d'Édimbourg est le contrôle de l'observation de ces règlements. La confiscation et l'examen de ce qui est saisi s'opèrent de même qu'il a été décrit pour l'Angleterre et Londres.

Outre ces règlements généraux relatifs à la vente d'aliments gâtés ou falsifiés, Édimbourg possède encore dans le même but des dispositions assez rigoureuses. Les mesures contre la vente de viande d'animaux malades sont ici plus sévères que dans aucun autre endroit du monde. La tuerie ne peut se faire que dans l'abattoir pour la ville et les alentours dans un rayon de 3 kilomètres [1].

Avant de les abattre, on examine tous les animaux et la viande après l'abatage. Toute chair d'animaux malades est détruite ou rendue impropre à l'alimentation.

Les bêtes qui sont trouvées à l'abatage atteintes de pleuropneumonie, sont remboursées aux trois quarts de leur valeur comme dédommagement à leur propriétaire.

Les viandes foraines doivent être portées à l'abattoir, et être examinées avant la mise en vente. Le propriétaire de chaque bête ou partie de bête paye à l'abattoir les mêmes impôts que si l'animal y avait été tué. Il ne peut introduire en ville ni peau, ni cornes, ni ongles.

Ces règlements, rendant la viande importée plus chère que celle abattue en ville, ont atteint le but voulu, c'est-à-dire qu'on amène presque uniquement des bêtes vivantes; par suite le contrôle est plus exact.

Pas plus qu'à Londres, on ne recherche les trichines dans la viande de porc. La population ne la mange que bien cuite et des cas de trichinose n'ont jamais été constatés. Le commerce de viande est libre; les magasins et les marchandises sont cependant soumis à une surveillance rigoureuse de l'inspection sanitaire.

En sus des règlements cités précédemment, le commerce du lait est soumis aux prescriptions suivantes :

Tous les locaux destinés au commerce du lait doivent être approuvés au point de vue sanitaire par le bureau de santé.

Des cas de maladie dans la famille du vendeur ou parmi ses domestiques doivent être signalés. Les prescriptions données alors pour éviter le développement de la maladie par le lait doivent être suivies avec une exactitude absolue.

Les inspecteurs sanitaires sont chargés du lait. Ils prélèvent de temps en temps des échantillons et les remettent au chimiste de la ville (public analyst)[2], pour l'examen prescrit par la loi.

Dispositions sanitaires relatives au sol. — Nettoiement. — Relativement à la construction et au nettoyage des rues et places publiques, on a, à Édimbourg comme partout où l'on cherche à arriver à quelque perfection, remis ces soins

[1] Ces environs appartiennent encore sous d'autres rapports au district sanitaire d'Édimbourg. (Voir les lois sanitaires pour l'Écosse.)

[2] Ce chimiste, un des pharmaciens de la ville, touche 2,500 francs par an et est en outre payé pour chaque analyse faite dans son laboratoire.

à l'administration de la ville. Les rues principales sont généralement pavées en pierres; les plus récentes le sont en bois sur une couche de béton, comme à Londres. Les rues secondaires sont pour la plupart macadamisées. Le long de la voie des tramways, les espaces entre les pavés sont remplis d'asphalte.

Les trottoirs des rues principales sont en *granolithe*, sorte de pierre artificielle en blocs de 1 à 2 mètres carrés.

Les principales rues sont balayées de très bon matin, et toutes les boues sont enlevées avec les immondices. Dans les autres rues, le nettoiement se fait même pendant la journée.

Les ordures ménagères sont emportées tous les jours. Il est défendu d'avoir dans les maisons des réservoirs à ordures (*dustbin*) comme ceux de Londres. On met les ordures dans un récipient qu'on place dans la rue le soir et qui est vidé le matin de bonne heure. Les immondices sont emmenées par des voitures soit à l'abattoir municipal pour les mélanger aux ordures de cet établissement, soit à un dépôt hors la ville près du chemin de fer qui les transporte plus loin.

Canalisation. — Dès le commencement de 1860, Édimbourg possédait un réseau complet d'égouts. D'après les règlements locaux, chaque maison dans la ville doit évacuer ses eaux sales directement aux égouts. Le terrain de la ville est particulièrement favorable à l'écoulement des eaux vannes. Les deux vallons qui coupent la cité vont en pente vers la mer ; les égouts de chaque partie d'Édimbourg peuvent facilement être reliés aux collecteurs dans ces terrains favorables.

Le collecteur principal, suivant la vallée au nord de la vieille ville, va à la ferme d'irrigation de Craigentinny. Les eaux vannes y servent à fumer de grands champs; c'est une entreprise privée. Le propriétaire de la ferme a fait un contrat avec la ville.

Les arrangements sont très primitifs, dès que le collecteur est sorti de la ville, il devient un fossé ouvert qui conduit les eaux dans les champs. Là, il se ramifie avec un grand nombre de petits canaux servant à répandre l'eau sur le sol. En certains endroits, les ruisseaux latéraux sont munis de petites écluses d'endiguement, pour permettre à l'eau de s'épandre sur certaines parties des champs; le superflu est envoyé à la mer. Dans les environs de la ville, il y a d'autres champs arrosés de la même façon par les eaux vannes des autres égouts.

Dans l'autre vallon, qui coupe Édimbourg coule le *Water of Leith*. Cette rivière recevait autrefois l'eau des égouts des parties de la ville allant en pente de ce côté. Mais dès 1863, la rivière est devenue si sale, qu'on s'est vu obligé de ne plus y envoyer l'eau d'égout. Elle est maintenant recueillie dans un grand collecteur en fonte de fer qui le conduit directement à la mer, à environ un demi-kilomètre au sud des nouveaux docks de Leith. Le conduit débouche, dans un réservoir intercepteur, à une hauteur suffisante pour que les eaux vannes puissent s'écouler librement, même à marée haute. De ce réservoir part un tuyau qui suit le fond de la mer jusqu'au niveau de l'eau à marée basse.

Les égouts de rue sont le plus souvent des tuyaux en terre cuite vernissée. Leur forme a été perfectionnée de diverses manières dans ces derniers temps. Les figures 80 et 81 représentent deux des plus nouveaux types construits par l'ingénieur sanitaire, W. Buchan.

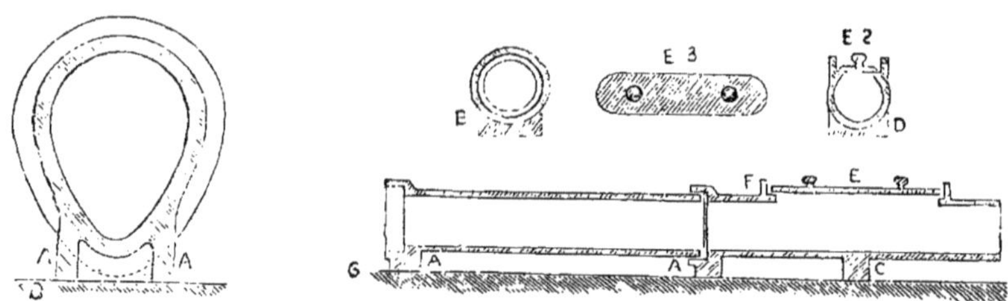

Fig. 80. — Coupe d'un tuyau de drainage elliptique avec nervures.

Fig. 81. — Coupes d'un tuyau de drainage cylindrique.

La figure 80 est la coupe d'un tuyau appelé *egg-shaped ribbed drain pipe* (tuyau de drainage elliptique avec nervures). On sait que la vitesse du courant est plus égale dans les tuyaux de forme ovale que dans ceux cylindriques, même quand la quantité d'eau est moindre. Ils exigent aussi moins d'eau pour leur curage. Les nervures A A sont dans toute la longueur du tuyau et servent à le faire tenir dans une position fixe. L'espace intermédiaire est rempli soit avec du ciment, pour rendre les tuyaux plus solides, soit avec du gravier qui sert de drain pour les dessèchements. On fabrique aussi des tuyaux cylindriques avec des nervures semblables.

Il y en a d'autres munis de traverses (fig. 81) qui soutiennent les joints et les tiennent en place; traverses et tuyaux sont d'une seule pièce.

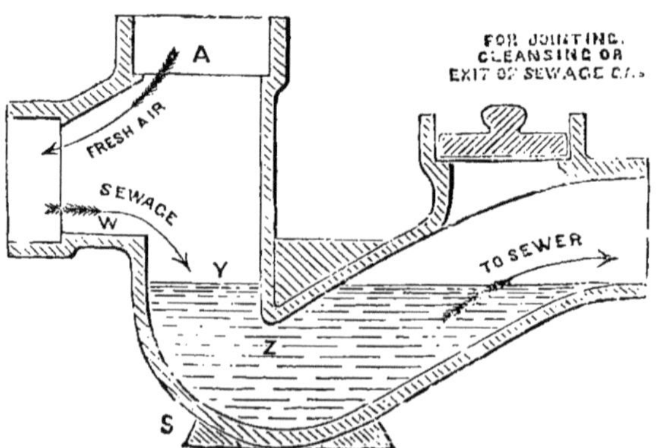

Fig. 82. — Coupe-air Buchan.

L'ouverture ovale E permet d'examiner et de nettoyer le tuyau, elle a 45 centimètres de longueur. Le couvercle, en fonte de fer de 1^cm^, 25 d'épaisseur, est luté au ciment ou à la terre glaise afin de fermer hermétiquement.

Les tuyaux d'écoulement des eaux de la surface des rues débouchent dans les égouts. Ils sont au niveau de la chaussée, munis d'une grille qui empêche la chute des immondices solides. Ces ouvertures servent aussi pour la ventilation. A certains endroits, on a aussi employé pour la ventilation des

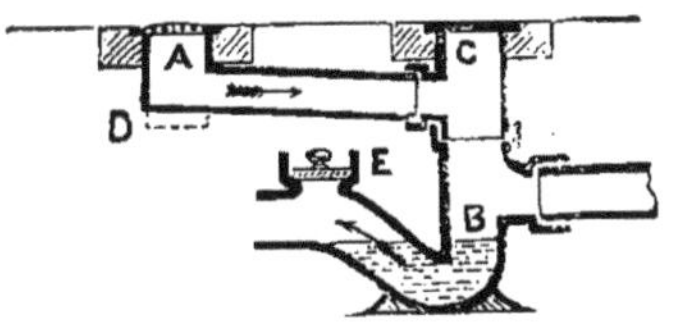

Fig. 83. — Coupe-air Buchan.

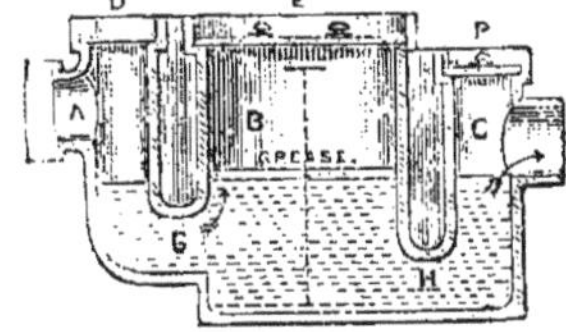

Fig. 84. — Appareil Buchan pour recueillir les graisses.

égouts, les gouttières des maisons ou des tuyaux spéciaux montant jusqu'au-dessus des toits.

Les tuyaux placés hors de la terre sont généralement en fer; ils passent le long des murs extérieurement se déversant dans la cour. Les tuyaux d'eau de

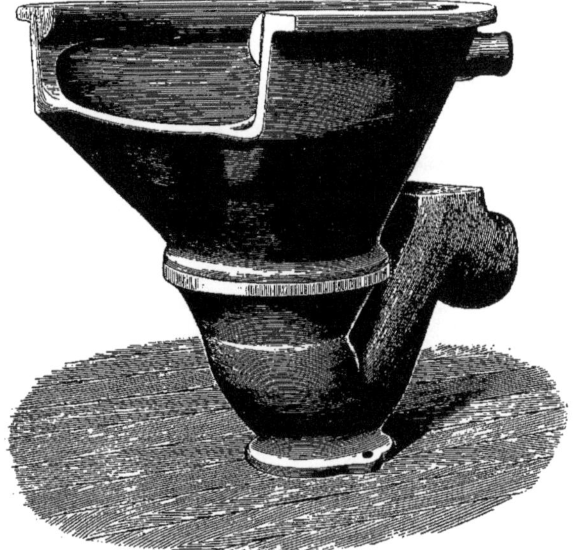

Fig. 85. — Vidoir de Robert Brown and Son.

pluie servent fréquemment à la décharge des water-closets, des baignoires, etc. Les dispositions sont du reste les mêmes que celles décrites pages 72 et 135.

Ainsi que nous l'avons dit plus haut (p. 75), tous ces tuyaux doivent être séparés des égouts par des coupe-air. Ceux employés généralement en Ecosse sont construits par l'ingénieur Buchan; ils sont représentés figures 82 et 83.

Ces siphons sont faits d'après le même modèle que le type proposé par le

Local Government Board (fig. 17 A.). Ils en diffèrent en ce que les parois de l'ouverture descendent verticalement et forment des angles très marqués. Cette disposition produit une chute d'eau aidant à la désagrégation des matières solides; c'est pourquoi on lui donne aussi le nom de *Cascad-Action drain trap*.

La figure 84 est celle d'un appareil inventé par M. Buchan pour recueillir les matières grasses (Grease trap).

On l'adapte aux tuyaux de décharge des cuisines afin de séparer des eaux ménagères la graisse liquide qui s'écoule avec elles et qui en se refroidissant se dépose sur les parois des conduites et finit par les obstruer.

Un vidoir pour évier, usité en Ecosse, est représenté figure 85. Il a été inventé par Robert Brown and Son de Paisley qui le fabriquent en terre cuite vernissée.

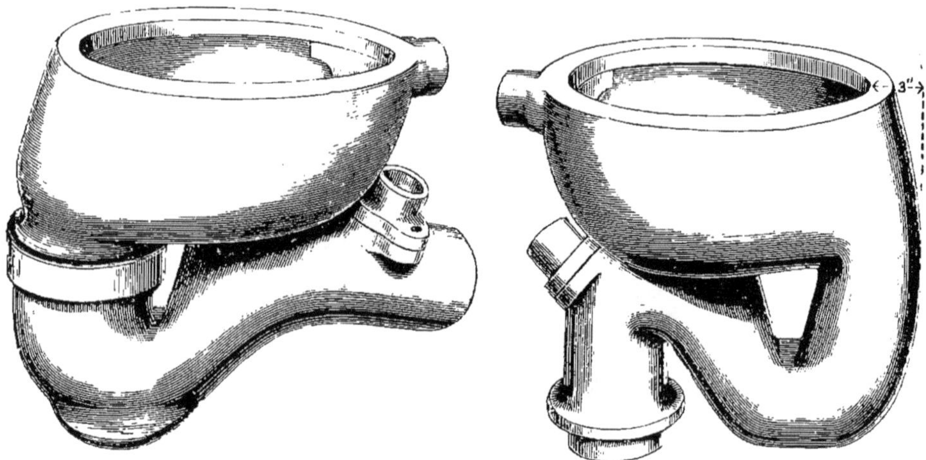

Fig. 86. Fig. 87.

Cuvette et siphon du *Perfect front outlet Closet*.

Lieux d'aisances. — Dans toutes les habitations de la classe aisée à Edimbourg on fait usage de water-closets. Ils sont semblables à ceux d'Angleterre, avec quelques petites différences dans la forme de la cuvette, comme on le voit dans les figures ci-jointes représentant des types de la maison Robert Brown and Son.

Les figures 86, 87 représentent le *Perfect front outlet Closet*. Il se compose soit de deux pièces, cuvette et siphon (fig. 86), soit d'une seule pièce (fig. 87). Comme son nom l'indique les excréments sont aspergés par devant, mais l'ouverture de chute est placée de manière qu'on ne la voit pas, ce à quoi on tient beaucoup en Grande-Bretagne. La quantité d'eau nécessaire est de neuf litres comme pour les autres water-closets. Le tuyau de chasse a 3 centimètres de diamètre.

Le tuyau de ventilation est adapté de manière à être enlevé facilement quand le siphon a besoin d'être nettoyé.

Les cuvettes, représentées figures 88 et 89, appelées *The Ferguslie Pedestal*

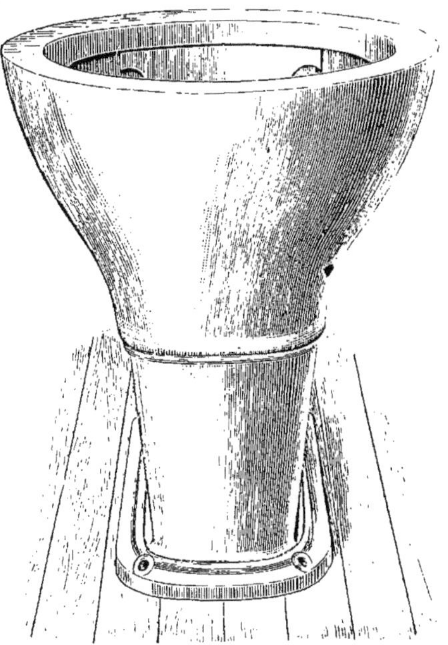

Fig. 88. — Cuvette du closet *the Ferguslie pedestal*.

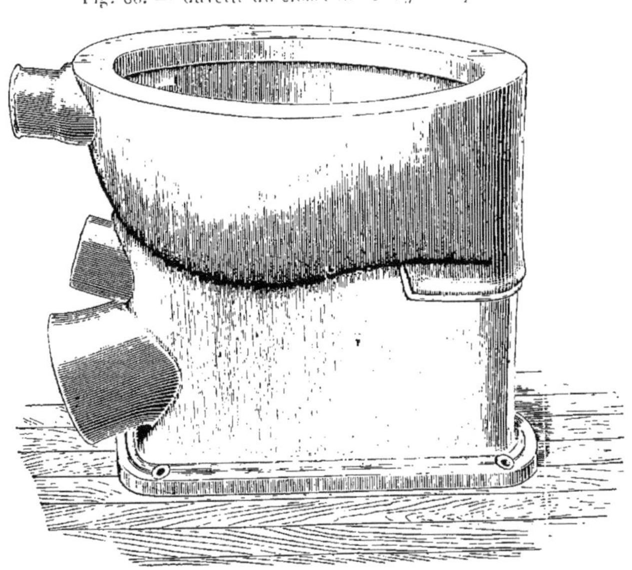

Fig. 89. — Autre vue de la même cuvette.

se recommandent par leur bon marché et leur simplicité ; elles peuvent aussi servir d'urinoirs et d'éviers. Pour toutes ces cuvettes, il n'y a besoin que d'un simple siège en bois à charnières pouvant se relever.

Le water-closet de la figure 90 est d'une forme plus élégante; il en existe de toutes les couleurs, même dorés en dedans et en dehors.

Dans les logements ouvriers à Edimbourg, chaque famille ne peut avoir des privés particuliers; aussi les water-closets ont-ils été reconnus peu pratiques surtout dans les vieilles maisons qui n'ont pas de cour où l'on puisse, comme à Londres, y placer les latrines.

Dans ces demeures, on fait usage de tonneaux, qui chaque nuit sont vidés,

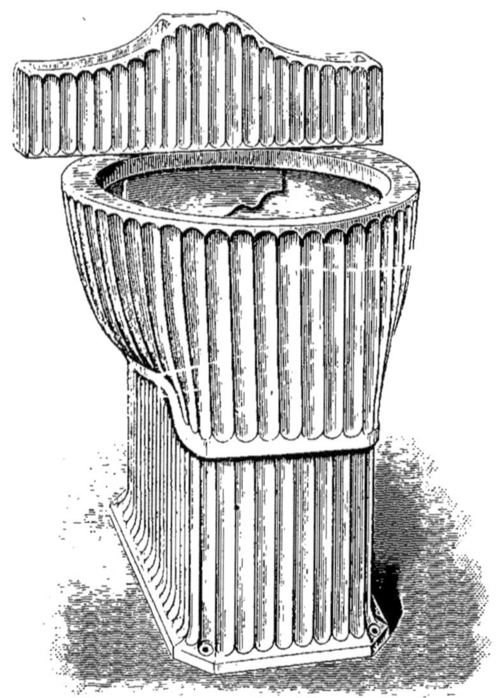

Fig. 90. — Nouvelle forme du closet *the Ferguslie pedestal.*

nettoyés et désinfectés. Toutes ces maisons ont dans la rue une bouche à eau, et une conduite à l'égout; les tonneaux y sont vidés directement, curés et enduits intérieurement d'acide phénique.

Étables. — La coutume, existante à Edimbourg, de tenir des vaches dans l'intérieur de la ville remonte sans doute au temps où c'était une place forte. En 1863, le nombre de ces animaux s'élevait à 2,015 et l'on se plaignait à juste titre des inconvénients qui en résultaient, Depuis lors, l'inspection du bétail et le nettoyage des étables (*Byres*) ont été exercés avec tant de rigueur que le nombre des vaches, selon toutes probabilités, ne s'est pas accru en même temps que la ville et que toute nuisance provenant de là est empêchée dans la mesure du possible.

Le droit d'entretenir des vaches dans l'enceinte de la ville, est soumis, outre les règlements de la loi générale, aux dispositions suivantes :

Toutes les étables doivent être enregistrées et mesurées ; c'est d'après leur grandeur que l'on détermine le nombre des vaches qu'il est permis d'y loger.

Elles doivent être de temps à autre inspectées par l'architecte de la ville (*Superintendant of Streets and Buildings*). Toutes les fois que le plancher ou les tuyaux de drainage ont des fissures ou donnent lieu à quelque autre observation, le dommage doit être immédiatement réparé, après simple avertissement.

Chaque étable doit avoir un robinet d'eau pour la laver et la nettoyer. Le fumier doit être enlevé chaque jour.

Dès qu'une vache est morte, il en sera donné avis à l'inspecteur qui devra rechercher la nature de la maladie.

Les porcs ne peuvent être entretenus que dans les quartiers situés aux extrémités de la ville. La demande devra être faite à part, elle ne sera accordée que si le local et les autres arrangements ont été approuvés par le Bureau d'hygiène.

Abattoirs. — L'abattoir public d'Edimbourg est situé près de *Fountain Bridge* et fait d'un côté face au canal qui, parcourant une des contrées les plus fertiles du pays, relie Edimbourg à Glasgow. Cette position a été choisie à cause des facilités qu'elle offre pour faire emporter les débris par la voie du canal.

L'abattoir est entouré d'une haute muraille; l'entrée en est interdite au public. Au milieu du terrain, on a construit deux bâtiments parallèles, divisés en cellules précédées chacune d'un espace où l'on place les bêtes destinées à être abattues. Le sol est en pente vers le dehors. Une rigole, qui longe les bâtiments conduit aux égouts les eaux sales. Chaque cellule est pourvue d'un robinet d'eau, le sol est pavé en dalles de granolithe exactement jointes.

Le sol est partout pavé de pierres carrées.

A proximité des abattoirs, il y a dans le même enclos :

1° Des hangars couverts pour le bétail ; le sol est jonché d'une grande quantité de tourbe formant litière;

2° Une étable isolée pour les bêtes malades avec un endroit pour le dépôt de leur viande ;

3° Un bâtiment pour le traitement des intestins, du suif, des cornes, des sabots, des peaux, etc. ;

4° Un séchoir pour la préparation de l'albumine (sérum desséché).

La préparation de ce produit est fort simple bien que le plus souvent, on veuille le tenir secret. Dès que le sang est coagulé, on le coupe en morceaux avec un couteau à large lame, et on le met dans des récipients en fer-blanc dont le fond est percé. Le sérum liquide passe alors dans une boîte placée au-dessous, puis est ensuite séché à une température de 40°. L'albumine ainsi obtenue forme un précieux article de commerce qu'on emploie dans les teintureries et manufactures d'indiennes, où elle remplace le blanc d'œuf sec qui est encore plus cher et qu'autrefois on employait exclusivement à cet usage.

Le sang caillé (fibrine), reste de la préparation de l'albumine, est emporté dans un établissement particulier;

5° Cet établissement sert à la préparation du guano de sang. Il s'y trouve une chaudière à vapeur dans laquelle se vaporise la plus grande partie de l'eau contenue dans le sang. La masse est ensuite desséchée complètement à la vapeur, après qu'elle a été épandue sur une plate-forme. Le produit est une poudre employée comme engrais;

6° Le bureau, près la porte d'entrée, avec comptoir et cabinet pour le chef de l'établissement et le vétérinaire.

L'abatage se pratique de la même manière qu'à Londres. Les juifs tuent, là aussi, à leur manière, c'est-à-dire en tranchant par une forte incision transversale les vaisseaux du cou de l'animal.

Devant chaque cellule sont placées deux brouettes, l'une pour le sang, l'autre pour les intestins et autres issues non utilisables. Elles ne doivent pas entrer dans l'abattoir même.

Les détritus sont emportés ainsi jusqu'à une place derrière l'abattoir; là on les charge dans un tombereau à un cheval. Quand il est rempli, il est conduit au dépôt près du canal, en dehors de l'enceinte de l'abattoir.

On y apporte chaque jour une assez grande quantité d'immondices de la ville. Elles sont étendues en couches de 0m,50 d'épaisseur, sur lesquelles on dépose les débris de l'abattoir, puis on recouvre le tout d'immondices sèches, Cette masse, ainsi mélangée, n'a plus rien de dégoûtant; on la charge immédiatement sur des toues qui l'emportent dans la campagne. Les détritus recueillis dans la matinée sont ainsi enlevés dans la même journée.

On paie 200 francs de loyer annuel pour une cellule. Plusieurs bouchers peuvent s'associer pour la location en commun.

Il est payé en outre pour chaque pièce de bétail abattue :

Bête à corne	60	centimes.
Porc	30	—
Veau	30	—
Mouton	10	—
Cerf ou chevreuil. . . .	30	—

Les personnes qui n'ont pas de cellule paient le double.

Mesures contre la propagation des maladies contagieuses. — Vaccination. — La vaccination se fait à Edimbourg dans trois dispensaires publics (*dispensaries*), où les malades pauvres reçoivent gratuitement des consultations et des médicaments. C'est aussi là que les étudiants en médecine sont instruits dans la pratique de la vaccination qui dans la Grande-Bretagne ne peut être exécutée que par un médecin.

Isolement et soin des malades. — Edimbourg est peut-être la seule ville du monde où la déclaration des maladies contagieuses ait reçu le plus complet développement possible. L'expérience a prouvé que pour de semblables notifications, les prescriptions légales ne suffisent pas. Le Dr Littlejohn, pensant avec raison que pour arrêter la propagation d'une maladie contagieuse, il est absolument nécessaire de connaitre tous les cas qui se sont manifestés, a fait adopter le décret suivant qui se trouve dans l'*Edinburgh Municipal and Police Act* 1879 :

« Pour pouvoir aviser aux mesures les plus efficaces contre la propagation des maladies contagieuses, tous les médecins pratiquants de la ville doivent, sous peine d'une amende de 50 francs, prévenir dans un délai de vingt-quatre heures, le Medical officer of Health de tout cas de choléra, typhus, fièvre typhoïde, diphtérie, variole, fièvre scarlatine et rougeole qui s'est présenté dans sa clientèle. Il doit donner en même temps l'adresse du malade. Le médecin touche 3 francs par chaque notification dont le diagnostic est juste.

« Afin de faciliter la déclaration, il sera remis à chaque médecin par le Medical officer of Health des formulaires imprimés et portant le timbre postal officiel. »

Ces formulaires fournis par le médecin de la ville se composent d'un carnet de feuilles et d'enveloppes timbrées avec suscription imprimée. Les feuilles ont la forme suivante :

	Edinburgh municipal and Police Act 1879.
N°......	N°........ ....
	Au Medical officer of Health.
Cas de	
	.... 18 ......
au n°	
	Il y a un cas de ....
déclaré	
	au .... étage.
.... 18	
	Age : .... Sexe : ....
	Nulle mesure immédiate nécessaire.
	(Nom.) ....

On détache la partie droite et on la met dans l'enveloppe timbrée qui porte l'adresse :

Edinburgh Municipal and Police Act 1879.

Dr LITTLEJOHN.

MEDICAL OFFICER OF HEALTH.

Police Chamber.

Les cahiers de formulaires et les enveloppes sont remises à chaque médecin avec une lettre imprimée dans laquelle se trouve le paragraphe du règlement municipal mentionnée plus haut. En outre, on y lit ce qui suit :

« Si un cas quelconque vous paraît exiger le transport à l'hôpital; ou si la demeure du malade, son voisinage ou quelque autre circonstance vous paraît exiger l'attention de l'autorité sanitaire, vous n'avez qu'à rayer le mot « nulle » dans la phrase « nulle mesure immédiate nécessaire ». Aussitôt après avoir reçu la feuille ainsi conçue, un inspecteur sanitaire prendra sous ma direction les mesures nécessaires.

« Si par contre, vous conservez le mot « nulle », cela veut dire que vous jugez inutile ou inopportune toute démarche de la part de l'autorité sanitaire. En pareil cas cependant vous recevrez quinze jours plus tard une demande d'information émanant du Bureau d'Hygiène pour savoir si vous jugez son concours nécessaire ou désirable pour désinfecter les chambres et les vêtements du malade. »

Cette mesure est entrée en vigueur en 1879. Depuis on a commencé à déclarer aussi d'autres maladies contagieuses que celles spécifiées dans le *Municipal Act*.

Aussitôt qu'un cas de maladie contagieuse est annoncé, les inspecteurs sanitaires en recherchent soigneusement les causes probables. On examine particulièrement si l'agent de propagation est l'eau, le lait, d'autres substances alimentaires, ou le contact avec d'autres malades. On examine aussi de quelle manière cela a lieu, ainsi que l'état de la demeure, de la propreté, etc. On procède sans retard autant que possible, aux mesures propres à faire disparaître les causes de la contagion et à empêcher son extension.

Edimbourg possède pour le traitement des maladies contagieuses un hôpital de 200 lits déjà ancien ; mais grâce à sa situation sur une place ouverte, sa cour spacieuse et à l'espace considérable dont jouit chaque malade (environ 50 mètres cubes) il répond parfaitement au but auquel il est destiné. Il y règne en outre une extrême propreté et l'aménagement en est somptueux.

La ventilation se fait, comme d'ordinaire en Angleterre, par les fenêtres, dont le vitrage supérieur s'ouvre en dedans et par les cheminées, système Douglas Galton. On y a aussi un système de chauffage par l'eau chaude; on fait passer l'air pur sur les batteries.

Les déjections contenues dans les vases de nuit sont seules désinfectées au moyen d'acide phénique ; celles des water-closets sont chassées, à chaque visite, par 13,5 litres d'eau. Dans l'hôpital se trouve une étuve de désinfection à chaleur sèche d'ancienne construction. Elle est en tôle, cylindrique ; on y suspend des paniers en fil d'archal, pleins des pièces à désinfecter.

Le médecin en chef et son adjoint ont leur domicile dans l'hôpital.

La garde des malades est confiée ici, comme dans tous les hôpitaux de la Grande-Bretagne, à une infirmière en chef (*superintendent nurse*) et à des aides (*nurses*).

L'importance de l'isolement dans les maladies contagieuses a tellement pénétré dans l'esprit de la population que des malades aisés sollicitent même leur admission à l'hôpital. Il est permis à chaque malade de s'y faire soigner par son médecin particulier. Le transport des malades s'effectue par les soins du bureau sanitaire.

Les autres hôpitaux de la ville ont des locaux isolés pour les cas suspects.

Dès que le caractère contagieux d'une maladie est constaté, celui qui en est affecté est immédiatement transféré à l'hôpital des fiévreux.

Désinfection et sépulture. — Elles sont organisées conformément aux prescriptions des lois sanitaires et ne présentent aucun intérêt particulier.

Prostitution. — En Écosse, pas plus que dans le reste du pays, la prostitution n'est soumise à une surveillance préventive. Selon l'Edinburgh Municipal and Police Act, il est interdit aux femmes de rôder et d'importuner les passants (*loiter and importune passengers*). Une première infraction à ce règlement est punie d'une amende et la récidive entraîne l'emprisonnement.

Les individus atteints de la syphilis ne sont ici soumis à aucune contrainte. Les formes primaires et secondaires de ce mal se présentent rarement dans les hôpitaux. Par contre, les formes tertiaires s'y rencontrent très fréquemment. Il est très rare d'observer des cas aussi graves que ceux que l'on trouve dans les hôpitaux de la Grande-Bretagne.

Édifices publics. — Le grand hôpital d'Édimbourg, *the Royal Infirmary*, dispute à l'hôpital Saint-Thomas, de Londres, l'honneur de posséder la construction la mieux comprise au point de vue de l'hygiène parmi les hôpitaux de la Grande-Bretagne. Commencé en 1870, il fut terminé en 1879.

Il contient 660 lits; les frais de construction se sont élevés à 10 millions de francs.

Il est bâti dans un magnifique style gothique écossais, et a trois étages. Il se compose d'un corps central et de huit pavillons séparés dont quatre sont placés, deux par deux, de chaque côté du bâtiment principal. Les quatre autres, à 60 mètres de distance des premiers, en sont séparés par une cour ouverte que traverse une galerie couverte reliant les deux constructions.

Les quatre pavillons avoisinant le bâtiment central communiquent ensemble par des corridors couverts et à deux étages. Les autres pavillons ne sont reliés entre eux que par une galerie à un seul étage.

Des bâtiments spéciaux renferment les salles d'anatomie, d'isolement pour les cas douteux et pour les cas d'érysipèle ainsi qu'un logement pour le personnel d'administration.

Les pavillons sont construits comme celui de la figure 5, page 57. Les salles des malades ont 28,5 mètres de longueur; 7,8 mètres de largeur; 4,2 mètres de hauteur. Chacune d'elles renferme 28 lits, de sorte qu'il y a par lit un peu plus de 32 mètres cubes.

La ventilation et le chauffage sont du même système que ceux des hôpitaux Herbert et Saint-Thomas (p. 166 et suivantes). Cependant les cheminées sont placées, non au milieu de la salle, mais contre les murs.

Le rez-de-chaussée est occupé par la cuisine, les magasins de provisions, les salles à manger des infirmières et des gens de service, etc.

Tous les aliments sont cuits à la vapeur, et les viandes selon la mode anglaise, sont rôties devant le feu.

Entre les pavillons et tout autour, on a aménagé de vastes places libres, employées comme jardin, jeu de paume ou autres divertissements des gardes-malades et des convalescents.

L'hôpital possède pour ces derniers un grand établissement situé au nord de la ville sur les collines de Corstorphine.

Habitations ouvrières. — Depuis qu'Édimbourg a cessé d'être une place forte et a pu s'étendre à mesure que sa population s'accroissait, les familles aisées ont abandonné les hautes maisons et les rues étroites de la vieille ville; les pauvres les y ont remplacés. Moins les rues sont larges et les logements confortables, plus le prix en est modique et par suite plus la population qui y habite est pauvre et entassée.

Afin d'améliorer cet état de choses, quelques-unes des maisons les plus délabrées de la cité furent démolies et remplacées par des habitations ouvrières plus conformes aux besoins de notre temps. Cependant ces changements n'améliorèrent que peu l'état sanitaire parce que ces maisons n'étant construites que dans un but de bénéfice, les logements y étaient trop petits, la ventilation défectueuse, etc.

La bienfaisance intervint alors. A l'exemple de Londres, des sommes considérables furent données par des particuliers et il se forma une société pour construire des logements ouvriers à bon marché. Un grand nombre de familles ouvrières se trouvèrent ainsi dans une meilleure situation qu'auparavant. Mais les misérables demeures qu'ils quittaient furent occupées par de plus pauvres encore.

Ces nouveaux logements étaient encore trop chers pour certains. Aussi un généreux philanthrope, le Dr Foulis, tenta un autre essai. Il acheta un groupe de maisons dans la partie la plus pauvre de la ville, les fit nettoyer, restaurer, et les transforma en demeures très petites, mais très utiles pour les misérables.

Ce ne fut pas tout. Les logements furent surveillés de manière à apprendre l'ordre et la propreté aux habitants. On a beaucoup de patience sous ce rapport, mais si l'un ne veut pas s'y accommoder il est obligé de déménager.

L'heureux résultat obtenu par cet essai donne lieu à beaucoup de réflexions et peut servir partout de modèle.

A Édimbourg, on trouve un grand nombre de garnis (common lodging houses), et il n'y a pas beaucoup de villes où ils soient aussi bien tenus.

Chaque lit est pourvu de deux draps propres et de matelas. Sur le mur est affiché « il n'est pas permis de fumer et de cracher ». Ce qui augmente encore l'agréable impression que l'on a de ces garnis, c'est qu'on y trouve des cabinets de toilette (*lavatories*) et des water-closets très propres placés dans ces dits cabinets.

La location, fixée par les autorités, ne doit pas dépasser 30 centimes par jour.

Hygiène industrielle. — Comme il a déjà été dit, le *Factory and Workshop Act* 1878 est en vigueur dans toute la Grande-Bretagne. Quant à l'hygiène industrielle en Écosse et à Édimbourg on se reportera à la page 188 et suivantes.

Hygiène scolaire. — Les règlements la concernant sont rapportés page 211. Leur application est surveillée par le directeur, l'administration scolaire (*School Board*), les inspecteurs sanitaires et les Medical officers of Health. Les familles sont chargées de l'hygiène scolaire privée.

BELGIQUE

CHAPITRE PREMIER

LÉGISLATION SANITAIRE

Administration sanitaire. — Législation sanitaire. — Mesures sanitaires appartenant au gouvernement. — Mesures sanitaires appartenant aux autorités provinciales. — Mesures sanitaires appartenant aux communes. — Règlements spéciaux. — Règlement général sur les bâtisses. — Commerce des denrées alimentaires. — Législation des fabriques. — Mesures sanitaires. — Inspection des fabriques. — Travail dans les mines.

Administration sanitaire. — L'autorité sanitaire supérieure en Belgique est le Ministre de l'intérieur. Auprès de lui existe le *Conseil supérieur d'Hygiène publique* dont les attributions consistent à donner des avis sur les affaires importantes qui lui sont soumises concernant la santé et la salubrité publiques et à délibérer sur toutes les questions d'hygiène qu'il lui paraît opportun de signaler à l'attention du gouvernement.

Ce conseil supérieur fut établi par arrêt royal du 15 mars 1849, modifié par celui du 28 mars 1883.

Il comprend cinq médecins, un vétérinaire, trois chimistes, un ingénieur, un architecte et quatre fonctionnaires publics. Les membres sont nommés par le roi et appointés par l'Etat. Ce conseil n'est pas une commission médicale permanente, mais bien une autorité consultative dont les membres ont d'autres fonctions en même temps.

Une autre autorité consultative semblable est l'*Académie Royale de médecine*, créée par arrêté royal du 19 septembre 1841 ; ses statuts revisés ont été approuvés par un décret royal du 7 avril 1881.

Cette académie a pour mission de répondre aux demandes qui lui sont faites par le gouvernement, de s'occuper de toutes les études et de toutes les recherches qui peuvent contribuer au progrès des différentes branches de la science médicale, surtout en thérapeutique et en hygiène. L'Académie comprend une section s'occupant spécialement de l'hygiène publique, de la police sanitaire et de la médecine légale.

Outre ces deux corps consultatifs, la loi du 12 mars 1818 a créé au chef-lieu et dans chaque province une *Commission médicale provinciale*.

Les attributs de ces Commissions ont été réglés en détail par l'arrêté royal du 31 mai 1880. Elles ont la surveillance de tout ce qui intéresse la santé publique ; elles signalent aux autorités compétentes toutes les infraction-

aux préceptes de l'hygiène publique et aux dispositions législatives et réglementaires.

Elles doivent donner sur toutes les pièces ou affaires concernant la salubrité, les renseignements et avis qui leur sont demandés par le ministre de l'intérieur, l'autorité provinciale ou judiciaire.

En cas d'apparition, dans la province, d'une maladie contagieuse, le président doit immédiatement se transporter sur le lieu de la maladie pour déterminer avec l'administration locale les mesures à prendre.

Le président doit rendre immédiatement compte au préfet, qui prévient le gouvernement de ses constatations et des mesures prises.

Il appartient aussi aux Commissions de répandre l'usage de la vaccine et de surveiller les manufactures, les abattoirs, dépôts d'os, de chiffons, etc., qui pourraient occasionner des inconvénients sanitaires, de surveiller le nettoiement des voies publiques et les garnis.

Quand une eau stagnante, un étang, causent des malaises ou répandent des émanations malsaines, la commission peut en ordonner le dessèchement.

La commission doit adresser annuellement au ministre de l'intérieur un rapport sur ses travaux. Ces rapports contiennent les divisions suivantes :

I. Personnel.
  a). Dans les villes : Médecins,
  Chirurgiens,
  Pharmaciens,
  Vétérinaires,
  Sages-femmes,
  Dentistes,
  Droguistes.
  b). De même à la campagne ;
  c). Nombre desdits employés en proportion de la population ;
  d). Commission de salubrité locale ;
  e). Membres correspondants.
II. Recherches faites.
III. Inspection d'établissements divers.
IV. Surveillance de l'exécution des lois et règlements. Police médicale.
V. Vaccination.
VI. Épidémies et épizooties.
VII. État sanitaire de la province et cause de la morbidité.
  Inspection des commissions de salubrité dans les diverses localités de la province.
VIII. Topographie médicale.

Les rapports annuels sont réunis par le Conseil supérieur, qui présente au Ministre ses délibérations et ses projets relatifs à leur contenu.

Outre ces Commissions médicales provinciales, il doit exister dans chaque ville et localité importante une *Commission médicale locale*. Elle est l'autorité consultative dans les questions hygiéniques de la commune et correspond intimement avec les Commissions provinciales.

Dans les localités, pas assez importantes pour organiser des comités, il y a des membres correspondants des Commissions provinciales.

Les membres des Commissions locales et les membres correspondants sont nommés par le roi et rémunérés par l'état.

Les *associations de bienfaisance* en Belgique sont fort importantes au point de vue de l'hygiène. Ce sont des sociétés privées, mais leur grande activité leur a donné un certain caractère officiel. Elles possèdent et entretiennent tous les hôpitaux de Belgique, entre autres ceux de Saint-Jean et de Saint-Pierre, à Bruxelles, qui ont coûté des millions. Elles se chargent aussi de toute l'assistance publique, rémunèrent les médecins des pauvres et font les frais des médicaments pour les indigents.

Selon le règlement communal, tous les médecins de l'Association doivent être approuvés par le conseil communal. Les hôpitaux et les établissements de bienfaisance de ces associations sont sous le contrôle de l'administration communale. L'Etat et les communes contribuent pour beaucoup à ces sociétés.

Comme toute l'assistance publique dépend de leur existence, les conseils sont obligés de créer de ces associations de bienfaisance dans les localités où il n'y en a pas encore.

Chaque année, le gouvernement dispose de certains crédits qu'il affecte en partie aux frais d'administration du service général de l'hygiène publique, en partie en des subsides aux communes pour les aider dans l'exécution des travaux d'assainissement ou dans la prévention des épidémies. Il possède encore des crédits spéciaux importants pour l'exécution des grands travaux d'assainissement. Il intervient surtout d'après les indications fournies par les Commissions de salubrité.

Le gouvernement donne des subsides aux communes dans les cas suivants :

— Mesures à prendre en temps de choléra ;
— Amélioration des logements ouvriers ;
— Construction et amélioration des hôpitaux et des hospices ;
— Bains publics ;
— Inondations ;
— Cimetières ;
— Prévention de la rage ;
— Vaccination ;
— Établissements de vaccin animal ;
— Participation dans les expositions et les congrès d'hygiène.

Le résultat le plus important peut-être que le gouvernement atteint par l'emploi de ces crédits, c'est d'avoir chaque année des indications statistiques exactes sur les décès dans chaque commune. Ces indications comprennent : l'âge, le sexe, l'état civil et la profession des décédés, les symptômes de la maladie, la déclaration du médecin traitant en regard du nom de la maladie, les circonstances qui ont précédé et causé la mort ; pour les accidents, la cause et les faits qui s'y rapportent.

Il va sans dire que rien n'éclaire mieux le gouvernement que de semblables relevés des causes de la mort, continués régulièrement pendant des années.

Ce n'est que grâce à ces statistiques qu'il est possible de prendre des mesures vraiment utiles pour l'amélioration de l'état sanitaire.

Législation sanitaire. — En Belgique, il n'existe pas encore une loi générale d'hygiène publique. La salubrité du pays repose sur les anciennes lois du 14 novembre 1789, du 16-24 août 1790 et du 28 septembre 1791.

Ces vieilles lois françaises, introduites en Belgique lors de la conquête en 1794, imposent aux communes le nettoiement, la surveillance du commerce des denrées, les mesures pour prévenir et combattre les accidents comme incendies, épidémies et épizooties.

C'est pourquoi les principaux règlements sanitaires consistent en un grand nombre de *règlements* et d'*ordonnances* publiés par les autorités communales. D'ailleurs, il existe des règlements spéciaux pour certaines branches de l'hygiène dont l'application est confiée au gouvernement ou aux autorités provinciales.

Mesures sanitaires appartenant au gouvernement. — La loi du 19 juillet 1831 donne à l'Etat le pouvoir de surveiller les hôpitaux et les asiles et de prendre les mesures extraordinaires que nécessiterait l'invasion ou la crainte d'une épidémie.

C'est aussi le gouvernement qui réglemente l'hygiène industrielle.

Selon la loi du 30 décembre 1882, c'est à l'Etat qu'il appartient de prendre des mesures en temps d'épizooties.

C'est lui qui, selon le règlement du 30 avril 1881, a la police des grands cours d'eau relativement à leur sécurité et à leur salubrité. Les commissions provinciales sont chargées de la surveillance des petits cours d'eau.

En vertu de la loi du 16-26 septembre 1807, il appartient au gouvernement d'ordonner le dessèchement des marais nuisibles à la salubrité.

La loi du 26 décembre 1876 autorise le gouvernement à publier des règlements relatifs au transport des matières toxiques et nuisibles et à empêcher qu'elles ne soient jetées sur le sol, dans les fleuves, canaux, etc.

En outre, il lui appartient d'approuver et d'autoriser certains règlements, émanant des autorités provinciales ou communales.

Mesures sanitaires appartenant aux autorités provinciales. — Les autorités provinciales sont obligées d'exécuter et de surveiller les travaux d'assainissement qui intéressent à la fois plusieurs communes de la province. Leur obligation à cet égard est indiquée page 244.

La police des cours d'eau non navigables appartient aux provinces en vertu de la loi du 7 mai 1877.

Les conseils provinciaux doivent faire des règlements empêchant la pollution des eaux.

L'approbation des autorités provinciales est aussi nécessaire dans tous les projets d'expropriation pour l'assainissement des quartiers insalubres (lois des 1er juillet 1858, 15 novembre 1867 et 27 mai 1870).

Mesures sanitaires appartenant aux communes. — Il a déjà été dit que les anciennes lois françaises de 1789, 1790 et 1791 imposent aux communes de réglementer leur salubrité.

Pour améliorer la salubrité, elles peuvent exproprier des maisons ou des cours insalubres. De semblables arrêtés communaux doivent cependant être soumis aux conseils sanitaires provinciaux et être autorisés par le roi.

Selon le règlement communal de 1836, les communes sont chargées de la surveillance des personnes et des lieux notoirement livrés à la débauche. Ce règlement a été, dans certaines villes, la cause d'une surveillance parfaite de la prostitution.

Les codes civil et pénal de 1867 contiennent des dispositions relatives aux inhumations. Elles supposent implicitement pour les conseils communaux le droit de réglementation en cette matière.

Règlements spéciaux. — Règlement général sur les bâtisses. — Depuis le 1er février 1844, un règlement général sur les bâtisses est en vigueur dans toutes les villes de plus de 2,000 habitants. Ce règlement interdit d'établir, d'élargir ou de construire une place, rue, ruelle ou passage sans la décision du conseil communal, du conseil provincial et du roi.

Il n'est permis à personne de faire un changement, une reconstruction ou une réparation à son habitation sans la permission des bourgmestres et échevins. Avant le commencement de toute construction ou modification, les plans doivent en être autorisés. La décision de l'autorité doit être donnée dans un délai de quinze jours.

. Le code civil contient encore des déterminations relatives au droit des voisins et une défense de construire des habitations près des écuries, des magasins de sel, etc.

Commerce des denrées alimentaires. — Des dispositions relatives à la vente des denrées alimentaires se trouvent dans les lois du 19 mai 1829, du 17 mars 1856 et dans le code pénal (8 juin 1857), article 454. Cet article punit d'emprisonnement et d'amende celui qui mélange ou fait mélanger à des comestibles ou à des boissons des matières toxiques ou nuisibles. Celui qui vend des comestibles ou des boissons, sachant qu'ils contiennent de pareilles matières, sera puni desdites peines.

Celui qui aura vendu ou mis en vente des denrées alimentaires et des boissons falsifiées sera puni de même, mais moins sévèrement.

Tous les produits falsifiés seront saisis et confisqués. Ceux qui sont nuisibles sont détruits, les autres sont donnés aux bureaux de bienfaisance.

Il en est de même des denrées alimentaires et des boissons altérées.

Le règlement communal de 1836 charge les autorités communales d'engager les inspecteurs nécessaires à la surveillance de la vente de ces produits.

En vertu d'un règlement du 20 septembre 1883, le gouvernement a organisé une surveillance spéciale des foires et marchés pour prévenir la propagation des maladies contagieuses des animaux (loi du 30 décembre 1882).

La viande des animaux morts ou atteints d'une maladie ne peut être livrée à la consommation. Il en est de même du lait des animaux atteints ou suspects de rage.

La Belgique n'a pas de loi générale qui punisse l'ivresse. Mais les autorités locales ont le droit de publier des prescriptions à cet égard. Il existe des règlements locaux qui défendent de servir des alcools aux personnes ivres et aux enfants.

Législation des fabriques (*Arrêtés royaux sur les établissements dangereux, insalubres et incommodes, des* 29 *janvier* 1863, 27 *décembre* 1886, 31 *mai* 1887). — Mesures sanitaires. — La législation belge divise les fabriques, relativement aux inconvénients qui en proviennent, en deux classes ayant chacune deux divisions.

Pour fonder des établissements faisant partie de la première classe, il faut adresser une requête à la Députation permanente du conseil provincial qui doit demander l'avis du bourgmestre et des échevins. Pour en fonder une de deuxième classe, il faut la permission de la dernière autorité. La demande pour la première classe doit être accompagnée de deux plans, l'un des locaux de la fabrique, magasins, etc., l'autre de la position de la fabrique par rapport aux maisons voisines, champs cultivés, voies de communication, cours d'eau, etc., dans un rayon de 200 mètres (classe 1 A), de 100 mètres (classe 1 B) et de 50 mètres (classe 2 A). Rien n'est prescrit à cet égard pour les fabriques appartenant à la classe 2 B.

Les enquêtes doivent comprendre aussi la nature des matières brutes, le système de fabrication, la quantité fabriquée des produits et celle maximum à emmagasiner. Il faut y ajouter encore les mesures qui seront prises pour conserver la santé des ouvriers.

Dans ce but, le gouvernement a publié la formule suivante :

	Nombre d'ouvriers		Temps de travail — Commencement		Temps de travail — Fin		Temps de repos	
	Jour.	Nuit.	Jour.	Nuit.	Jour.	Nuit.	Jour.	Nuit.
Hommes...........................								
Femmes............................								
Garçons } âgés de moins de 16 ans...								
Filles } âgés de moins de 16 ans...								

Chauffage, éclairage et aérage des locaux.
Mode de nettoyage :
Des locaux ;
Des ouvriers.

Cube d'air pour chaque ouvrier dans chaque atelier.

De quelle manière s'assure-t-on de médecins et de médicaments en cas d'accidents ?

Quelles mesures sont prises contre l'explosion et l'incendie ?

— — la poussière, les gaz et les vapeurs nuisibles ?

— — les machines et les transmissions ?

Autres mesures pour conserver la santé des ouvriers comme : changement de travail, repas, bains, lieux d'aisances, désinfection, etc.

L'autorité qui reçoit l'enquête, en avertit par écrit les possesseurs d'immeubles et autres intéressés dans le rayon fixé; ils peuvent faire leurs remarques dans un délai de quinze jours.

L'affaire est remise alors à un fonctionnaire ou à un comité compétent qui donne son jugement sur les mesures sanitaires proposées.

En vertu de ce jugement, l'autorisation peut être refusée ou donnée avec ou sans les conditions jugées nécessaires pour la santé des ouvriers : comme dispositions des heures de travail, exclusion des enfants au-dessous d'un certain âge, etc.

Se basant sur un règlement des mines du 28 avril 1884, qui défend le travail dans les mines, aux garçons âgés de moins de 12 ans et aux jeunes filles de moins de 14 ans, les autorités ne permettent pas depuis 1886 aux enfants de cet âge de travailler dans les fabriques de la première classe.

Des plaintes peuvent être faites, elles doivent se baser sur des déclarations des fonctionnaires compétents. L'autorité (conseil provincial ou gouvernement), à laquelle elles sont adressées, doit les faire examiner par d'autres fonctionnaires compétents.

La permission aux établissements de première classe n'est valable que pour trente ans ; elle peut être renouvelée.

Elle peut être retirée, si l'impétrant n'observe pas les conditions faites ou s'il refuse de se soumettre aux obligations nouvelles que l'autorité compétente a toujours le droit de lui imposer. Il en est de même si le travail n'a pas commencé dans le temps prescrit, s'il s'est arrêté pendant deux années de suite, ou si la fabrication a été interrompue par suite d'un accident pendant le travail.

Inspection des fabriques. — Les commissions sanitaires communales sont chargées, en Belgique, de l'inspection des fabriques. Le conseil provincial composé de médecins et d'ingénieurs surveille aussi les fabriques et l'inspection des commissions.

Auprès du ministre se trouvent des inspecteurs des établissements dangereux, insalubres et incommodes et un inspecteur de l'hygiène. C'est à eux de veiller à ce que chacun fasse son devoir ; ils sont chargés des plaintes adressées au Gouvernement.

Les machines à vapeur et les chaudières sont sous la surveillance des ingenieurs des mines.

Un inspecteur spécial est chargé des fabriques de produits chimiques.

Les usines métallurgiques (hauts fourneaux, forges, usines) sont sous la surveillance des ingénieurs des mines. On a cependant voulu les classer comme les autres fabriques.

Les fabriques situées sur des cours d'eau navigables sont soumises à la surveillance des ingénieurs des ponts et chaussées.

Travail dans les mines. — Le travail dans les mines est réglementé spécialement par la loi du 28 avril 1884. Elle renferme les prescriptions hygiéniques les plus complètes à cet égard : plans des mines ; mode d'installation des puits ; conditions à observer pour la descente et la montée des personnes ; aérage, éclairage et usage des explosifs ; dispositions spéciales pour empêcher les accidents : mesures à prendre en cas d'accidents arrivés.

Le contrôle, la discipline du personnel, et la surveillance des travaux y sont organisés avec le plus grand soin.

Un ou deux médecins chirurgiens doivent être attachés à chaque mine.

Aucune personne ne peut pénétrer ni être admise dans les mines si elle est en état d'ivresse ou atteinte de maladie ou d'infirmité.

Il est défendu de laisser descendre ou travailler dans les mines des garçons de moins de 12 ans et des filles de moins de 14 ans.

CHAPITRE II

BRUXELLES

GÉNÉRALITÉS, construction et conseil communal. — Organisation et règlements du service sanitaire. — Constatation des naissances et des décès. — Statistique démographique et médicale. — Secours en cas d'accident et de maladie subite. — Règlements sur les bâtisses : — *Demandes d'autorisation et règles à suivre dans les constructions.* — *Hauteur des maisons et des appartements.* — *Cours, cheneaux, gouttières*, etc. — *Puits, citernes, fosses, puisards, puits d'absorption.* — *Latrines et égouts.* — *Constructions menaçant ruine.* — Ordonnance sur la police de la voirie. — Ordonnance sur le débit des viandes. — Dispositions sanitaires relatives à l'air. — Dispositions sanitaires relatives à l'eau. — Contrôle des denrées alimentaires. — Marchés aux denrées alimentaires. — Service du nettoiement de la ville. — Abattoir de Bruxelles : — *Dispositions générales.* — *Personnel.* — *Inspection.* — *Abatage.* — *Triperies.* — *Fondoirs.* — *Mesures spéciales de police.* — Marché au bétail. — Lieux d'aisances. — Drainage des maisons. — Egouts publics. — Collecteurs et émissaire. — Mesures contre les maladies contagieuses. — Vaccination. — Déclaration des cas de maladies contagieuses. — Isolement et soins donnés aux malades. — Désinfection. — Dépôts mortuaires, inhumations et cimetières. — Prostitution. — Habitations ouvrières. — Hygiène scolaire.

GÉNÉRALITÉS, CONSTRUCTION ET CONSEIL COMMUNAL. — Bruxelles, fondée au xe siècle, est située près de la rivière la Senne, affluent de l'Escaut. Cette ville comprend une partie inférieure de la vallée de cette rivière au nord-ouest, et une partie supérieure sur un terrain qui monte peu à peu à l'est et au sud.

Autour de la ville proprement dite et réunis avec elle se trouvent neuf faubourgs qui étaient autrefois des villages. Peu à peu, ils sont devenus des villes, si intimement liées avec Bruxelles qu'il est tout à fait impossible pour un étranger de les distinguer. Cependant, chacun de ces neuf faubourgs a un conseil communal spécial, ce qui a été l'origine de beaucoup d'embarras, surtout dans les questions d'hygiène publique.

En vertu d'un règlement des lois de 1789 et 1790 qui prescrit aux communes contiguës de prendre des mesures communes contre les épidémies, les faubourgs et la ville s'entendent ensemble pour ce qui regarde les questions sanitaires. Les eaux et les égouts sont aussi communs.

A Bruxelles, comme dans les autres villes belges, les bourgmestres et les échevins sont chargés de l'administration communale.

Le bourgmestre y a conservé presque la même grande autorité qu'il avait au moyen âge. A Bruxelles, son pouvoir pour tout ce qui regarde les affaires communales est plus étendu que celui même du roi.

Il est le chef de toutes les administrations, y compris celle du service sanitaire. Lui seul est le maître de faire détruire les maisons insalubres, de faire visiter les demeures privées dans l'intérêt de la salubrité, etc.

Le bourgmestre est en communication directe avec le ministère.

Pour l'exécution des affaires courantes, il dispose d'un secrétariat très nombreux.

Il lui est adjoint cinq échevins; chacun d'eux est chef de sa division.

Le bourgmestre et les échevins sont choisis parmi les habitants de la commune pour une période de quatre années. Ils peuvent être réélus. Les échevins sortent de charge par moitié tous les deux ans.

Depuis 1794, un conseil communal aide au gouvernement de la ville pour décider les questions d'une importance majeure, pour examiner le budget, etc. Les vingt-cinq membres de cette assemblée sont élus pour un temps déterminé par les habitants de la commune. Le bourgmestre est de droit le président de ce conseil. Il est tenu de lui présenter chaque année un compte rendu de l'administration de la ville. Ce rapport doit aussi contenir une relation de l'état sanitaire et tout ce qui a été fait au point de vue de l'hygiène pendant l'année écoulée.

Organisation et règlements du service sanitaire. — La capitale de la Belgique est, de toutes les villes du continent, celle qui possède l'administration sanitaire la plus complète.

A Bruxelles, la salubrité publique est confiée à une autorité spéciale, créée en 1874 et désignée sous le nom de *Service d'hygiène*.

Il se compose : d'un médecin inspecteur, chef du service; d'un médecin inspecteur adjoint; de cinq médecins divisionnaires; de cinq médecins divisionnaires suppléants; de deux médecins auxiliaires; de deux médecins inspecteurs de la prostitution; d'un médecin adjoint pour ce même service; d'un dentiste pour les écoles; d'un agent de salubrité [1]; de deux agents pour la désinfection.

La section de la comptabilité comprend un chef de bureau, deux teneurs de livres et deux autres commis.

Le Service d'hygiène possède aussi un laboratoire avec un chimiste en chef, un préparateur principal et un autre adjoint.

Les obligations du Service d'hygiène sont :

a). La délivrance des certificats en cas de maladie, de demandes de congé ou de retraite pour le personnel de la ville; l'examen de l'état de santé de ceux qui veulent entrer au service de la ville; les secours médicaux en cas d'accident et de maladie subite; la surveillance de la prostitution; l'observation des gens soupçonnés d'être aliénés; les soins médicaux aux employés de la police, du service des eaux, etc.

b). L'établissement d'une statistique démographique et médicale.

c). La surveillance de l'hygiène scolaire.

d). L'examen des plans de construction au point de vue sanitaire; la surveil-

[1] La police administrative surveille en outre l'observation des lois sanitaires et compte, parmi ses fonctionnaires, des experts chargés spécialement du contrôle des denrées alimentaires.

lance de l'hygiène des habitations, des fabriques, de la voirie, et enfin de tout ce qui peut avoir une influence sur la salubrité publique ; la prise des mesures convenables contre les maladies infectieuses ; la vaccination gratuite.

e). Le contrôle de la qualité de l'eau potable et des denrées alimentaires.

Ce fait singulier que chaque membre du personnel médical a son adjoint tient à diverses causes dont la principale est que, aux termes du Code civil, tout décès et chaque naissance (ordonnance communale du 1er octobre 1880[1]) doivent être constatés à domicile par un médecin. Une autre raison est que tout fonctionnaire de la ville a droit à un mois de congé par an ; il a paru nécessaire pour la marche régulière et sans interruption des affaires communales que, en cas de congé ou de vacances, il y ait là tout de suite un remplaçant familiarisé avec les fonctions.

Toutefois, les médecins adjoints ne sont pas seulement nommés pour remplir les postes vacants. L'assistant de l'inspecteur en chef préside à la vaccination et dirige le service médical en cas d'accidents ; les médecins divisionnaires suppléants sont chargés de l'hygiène scolaire.

Constatation des naissances et des décès (*Instructions pour MM. les médecins délégués pour la constatation à domicile des naissances et des décès*). — Les prescriptions essentielles qui s'y rapportent sont les suivantes :

Aucun enterrement ne peut avoir lieu avant que le décès n'ait été constaté par le médecin divisionnaire après un examen complet et attentif du cadavre.

Cette constatation, ainsi que l'identité du défunt doit être certifiée selon un formulaire établi.

Pour les mort-nés, cette déclaration doit indiquer s'ils sont morts avant, pendant ou après l'accouchement, et dans ce dernier cas, combien de temps l'enfant a vécu après sa naissance.

Le médecin divisionnaire doit joindre à sa déclaration un certificat du médecin ou de la sage-femme, présent à la naissance de l'enfant.

En temps d'épidémie, et toute les fois que la nature du cas l'exige ou que la famille en fait la demande, le médecin doit avertir la police afin que le cadavre soit immédiatement transporté au dépôt mortuaire.

Si la mort a été causée par une maladie contagieuse, le médecin doit en informer sans délai le chef du bureau d'hygiène et donner, en conformité de ses ordres, toutes les instructions nécessaires pour empêcher la propagation de la contagion. En même temps la police sera prévenue, elle surveillera la désinfection et fera observer les autres prescriptions.

Lorsqu'un médecin divisionnaire a soigné le défunt, c'est à son suppléant de constater le décès. Celui-ci doit aussi constater les naissances quand le médecin divisionnaire a procédé à l'accouchement.

Chaque jour ouvrable de trois à quatre heures, au bureau d'hygiène, les médecins s'informent des naissances et des décès à constater ; les dimanches et

[1] Cette loi est maintenant en vigueur dans toute la Belgique. Dans les communes dépourvues de médecin, cette formalité doit être accomplie par un membre de l'autorité communale.

jours de fêtes, c'est chez le concierge de l'hôtel de ville. Lorsqu'il n'y a aucun cas à constater, ils en sont avertis.

La constatation des décès et des naissances doit s'effectuer au plus tard avant dix heures du matin le jour suivant.

Lorsqu'un cas est annoncé comme urgent, la constatation a lieu immédiatement.

La naissance d'un enfant doit être déclarée dans les trois jours qui suivent. Sont obligés de faire cette déclaration : le père de l'enfant ou en son absence, le médecin, la sage-femme ou quelque autre personne présente à l'accouchement. Si la mère a été délivrée, hors de son domicile, la déclaration doit être faite par ceux chez qui elle séjourne.

Les médecins divisionnaires sont tenus de rapporter chaque jour, au chef du bureau d'hygiène, tous les cas constatés et de lui en remettre chaque semaine un résumé.

L'administration communale fournit les formulaires requis pour ces sortes de constatations.

Statistique démographique et médicale. — La constatation des naissances et des décès, effectuée avec la plus grande exactitude, a fourni les matériaux d'une statistique fort précieuse sur l'état sanitaire de Bruxelles. Ils ont été utilisés avec un talent remarquable par le chef du bureau d'hygiène, le Dr Janssens, qui en a fait la base de toutes les mesures à prendre.

Une statistique ainsi établie fait dès à présent partie intégrante de l'hygiène publique et se publie régulièrement dans toutes les grandes villes. Bruxelles, à cause de l'abondance, de l'exactitude et de l'ancienneté de ces statistiques (depuis 1860) occupe la première place parmi les villes du continent.

Le bulletin hebdomadaire, que le bureau d'hygiène publie sur la situation démographique et médicale de Bruxelles, renferme aussi des données semblables relatives à la plupart des villes belges et à un grand nombre de cités des autres pays civilisés.

Ce bulletin hebdomadaire est devenu un organe international de l'état sanitaire dans toutes les contrées du globe.

Les renseignements qu'il contient ne peuvent manquer de provoquer une noble émulation entre les peuples pour faire disparaître les inconvénients qui engendrent les maladies, la misère et une mort prématurée.

On a aussi établi à Bruxelles une topographie médicale indiquant la morbidité et la mortalité dans les différents quartiers de la ville.

Outre les bulletins hebdomadaires, le bureau d'hygiène publie annuellement un annuaire démographique contenant un résumé des variations de la population et des tableaux statistiques indiquant les causes des décès. Il y a des tableaux relatant les décès suivant les quartiers, les mois de l'année et d'autres suivant les âges, sexes et positions sociales des décédés.

Dans cet annuaire sont encore consignés les cas de suicide, de meurtre, d'assassinat et d'accident.

La statistique sanitaire forme dès à présent partout la base de l'hygiène publique. C'est à elle qu'il appartient de montrer les points faibles et le résultat des améliorations déjà faites. La manière dont cette statistique est rédigée permet aussi de mesurer le développement de l'hygiène publique.

Dans Bruxelles, la mortalité par mille habitants a été la suivante :

De 1865 à 1869.	31,96
De 1870 à 1874.	28,50
De 1875 à 1879.	27,34
De 1880 à 1884.	25,22
De 1885 à 1888.	21,92

Secours en cas d'accident et de maladie subite. — Bruxelles possède huit postes de secours pour les accidents. Dans chacun d'eux se trouve une chambre avec un lit tout près et disposé de façon à pouvoir servir de brancard. Il y a aussi une civière très légère, formée d'une pièce de toile dans un cadre en bois, une charrette sur ressorts pour y placer ledit cadre et une boite de pansement pouvant être fixée à l'essieu de la charrette.

Outre ces postes complets, on trouve quatre endroits où l'on a placé une boîte de pansement et un brancard.

Des boîtes semblables se trouvent dans toutes les écoles primaires.

Le chef des postes de secours est l'adjoint du médecin inspecteur; la police et le corps des sapeurs-pompiers en ont la garde. Un exemplaire du *Manuel des premiers secours en cas d'incendie*, etc., est remis à chaque sapeur-pompier.

Règlement sur les batisses (8 *janvier* 1883). — Nous ne donnons place ici qu'aux dispositions intéressant l'hygiène publique.

Demandes d'autorisation et règles à suivre dans les constructions. — Aucune construction ou reconstruction ne peut être entreprise sans l'autorisation préalable du bourgmestre et des échevins. La demande doit être accompagnée des plans et coupes du bâtiment projeté; les autorités ont le droit d'y faire les changements qu'elles jugent nécessaires dans l'intérêt de la salubrité, Ces plans doivent être dressés à l'échelle de 2 centimètres par mètre.

Il faut également une autorisation pour creuser un puits, réparer ou supprimer une fosse d'aisances, construire un égout ou un embranchement d'égout.

Aucun bâtiment ne peut être enduit avant qu'il n'ait été inspecté. La peinture ainsi que la forme de la façade doivent être approuvées par l'administration.

Le collège des bourgmestres et échevins doit être informé, par écrit, du jour où l'on se propose de mettre la main à l'œuvre.

L'emplacement de toute construction, reconstruction ou démolition doit être entouré d'une barrière en planches avec retours de la hauteur de deux mètres au moins ; les portes doivent s'ouvrir en dedans.

Pour garantir les ouvriers de tout accident, la peinture et autres ouvrages de cette sorte ne peuvent être effectués qu'à l'aide d'échelles volantes, d'échafauds ou de tel autre appareil dont l'emploi a été autorisé par le collège des bourgmestres et échevins.

Un ouvrier doit stationner au bas de toute échelle appuyée sur le sol.

Les poulies, cordes et tous autres objets ou ustensiles servant aux travaux doivent être solides et en bon état.

Les échelles qui dépassent le premier étage doivent être élevées et maintenues debout au moyen de cordes avec poulies fixées à une hauteur suffisante de la façade.

En cas de suppression de fosses, de puisards ou de puits d'absorption, égouts, etc., ceux-ci, avant d'être comblés, doivent être curés à vif fond et désinfectés. Le collège peut exiger, en outre, la démolition partielle ou totale des maçonneries et l'enlèvement des terres qui seraient imprégnées de matières organiques. Pendant l'exécution de ces travaux, les propriétaires sont tenus de se soumettre à toutes les mesures que l'administration juge devoir leur prescrire dans l'intérêt de la salubrité publique et pour éviter les accidents aux ouvriers.

En cas de réparation ou de démolition des égouts, les vases provenant de ces égouts ne peuvent être déposés sur la voie publique. Si leur dépôt momentané est inévitable, il ne peut se faire que moyennant l'addition d'un désinfectant efficace. Les vases doivent d'ailleurs être enlevées immédiatement.

Les pierres sont transportées à l'atelier toutes taillées, de manière à pouvoir être mises en œuvre immédiatement.

Aucun ravalement, aucune taille ou sculpture ne peuvent être faits sur place que moyennant l'établissement, de chaque côté de la façade et sur toute sa hauteur, d'une cloison bien jointe, empêchant la poussière et les déchets de se répandre sur les maisons voisines ou de tomber sur la voie publique.

Les décombres et autres débris doivent être enlevés chaque jour.

Les matériaux employés pour les constructions doivent être de bonne qualité.

Les agents de l'administration doivent avoir constamment libre accès aux chantiers de construction. S'ils y trouvent quoi que ce soit à reprendre, les travaux sont suspendus et il en est donné avis au collège des bourgmestres et échevins qui statue en cas de contestations.

Les murs de fondation doivent être construits sur un bon sol, soit naturellement, soit rendu tel par des moyens artificiels. Toutes les mesures nécessaires doivent être prises pour les garantir contre l'humidité.

Hauteurs des maisons et des appartements. — Cours, cheneaux, gouttières, etc. — La hauteur des façades longeant les voies publiques est déterminée par la largeur de ces voies.

Le maximum de la hauteur des façades est :

1° De 21 mètres sur les places publiques, les boulevards et les rues de 15 mètres de largeur et au delà.
2° De 20 mètres dans les rues de 14 mètres.
3° De 19 » » » 13 »
4° De 18 » » » 12 »
5° De 17 » » » 11 »
6° De 16 » » » 10 »

7° De 15	mètres dans	les rues de	9 mètres	
8° De 14	»	»	»	8 »
9° De 13	»	»	»	7 »
10° De 12	»	»	»	6 »
11° De 11	»	»	»	5 »
12° De 10	»	»	»	4 »
13° De 8	»	»	»	3 mètres et en deçà.

La hauteur des façades est prise au milieu des bâtiments et mesurée à partir du dallage du trottoir jusques et y compris les entablements ou corniches de couronnement, ainsi que les attiques construits aplomb des façades et les mansardes tenant lieu d'attiques.

La largeur des voies publiques est mesurée sur le nu des murs de face.

La hauteur des étages, des rez-de-chaussée et des mansardes servant à l'habitation, doit être respectivement d'au moins 2^{m},80 et 2^{m},60 ; celle des entresols doit être de 3 mètres.

Les mansardes dont les fenêtres ont leur bord supérieur à moins de 2 mètres au-dessus du plancher doivent être munies de moyens de ventilation agréés par le collège des bourgmestres et échevins.

Toute habitation doit être pourvue d'une cour, dont l'étendue est déterminée par le collège des bourgmestre et échevins[1], selon les circonstances.

Les cheneaux doivent être en métal, de grandeur suffisante et se diriger perpendiculairement jusqu'au niveau du sol où ils se déchargent sur le trottoir.

Quiconque veut faire établir contre un mur mitoyen ou non, une étable, un magasin de sel ou amas de matières corrosives, doit laisser 10 centimètres au moins de vide entre ce mur et les constructions projetées.

Puits, citernes, fosses, puisards, puits d'absorption. — Art. 72. — Les puits doivent être construits en briques spéciales, dites *briques de puits;* la maçonnerie doit reposer sur un rouet en bois de chêne ou de hêtre ayant au moins 0^{m},08 d'épaisseur ou sur un anneau en fonte ayant au moins 0^{m},025 d'épaisseur.

Art. 73. — Les murs des puits, citernes et fosses quelconques, à fumier, à purin ou autres, doivent être indépendants des murs servant de fondation aux bâtiments et être isolés de ceux-ci par un intervalle vide de 0^{m},10 au moins.

Art. 74. — Entre un puits ou une citerne et une fosse, on doit laisser une distance de 2 mètres au minimum.

Art. 74. — Le fond et les murs de toute fosse doivent avoir une épaisseur de 0^{m},28 au moins; en outre, ils sont garnis, à l'intérieur, d'un revêtement étanche formé de ciment ou de carreaux posés au ciment ; tous les angles rentrants doivent être arrondis.

Art. 76. — Toute fosse doit être couverte d'une voûte de 0^{m},18 d'épaisseur au moins, revêtue d'une chape étanche en mortier éminemment hydraulique.

[1] Qui en réfère au Bureau d'Hygiène.

Art. 77. — Les ouvertures des puits, citernes et fosses doivent être fermées par des couvercles solides en pierre, en fonte ou en fer. Toutefois les puits creusés dans les cours et jardins ou dans des locaux ne servant pas d'habitation peuvent être ouverts, mais ils doivent, en ce cas, être entourés d'un garde-corps de 1 mètre au moins de hauteur et formé de murs en briques ayant $0^m,28$ d'épaisseur au moins, de dalles en petit granit de $0^m,10$ d'épaisseur au moins, ou de clôtures métalliques équivalentes.

La fermeture des fosses doit être parfaitement étanche.

Art. 78. — Il ne peut être établi aucune fosse d'aisances, aucun puisard pour eaux sales, ménagères ou autres, aucun puits perdu ou d'absorption.

Latrines et égouts. — Art. 79. — Tout bâtiment servant d'habitation ou de lieu de réunion doit être pourvu en nombre suffisant de latrines alimentées d'eau, ouvrant sur l'air libre par la porte ou par une fenêtre et disposées de façon à ne compromettre en rien la salubrité.

L'établissement de latrines communes pour plusieurs maisons peut être autorisé par le Collège, dans les cas où il est reconnu impossible de pourvoir chacune des habitations de latrines séparées. Le nombre de sièges doit être dans tous les cas d'au moins 1 par 25 habitants.

Art. 80. — Tout bâtiment servant d'habitation ou de lieu de réunion doit être pourvu d'un système de conduits assurant l'évacuation directe, vers les égouts publics, des eaux sales, ménagères ou autres, et des matières fécales liquides et solides.

Toute maison nouvellement construite doit avoir une canalisation séparée et être raccordée à l'égout public par un embranchement spécial à la maison.

Art. 81. — Les conduits sont construits en tuyaux de grès, en briques du canal ou en d'autres matériaux agréés par l'administration. Ils doivent être assis sur des fondations solidement établies, de manière à prévenir tout tassement et toute disjonction, et être parfaitement étanches.

Art. 82. — Les conduits principaux, faits en tuyaux, doivent avoir au minimum $0^m,225$ de diamètre intérieur. Les tuyaux sont en grès de bonne qualité et vernissés à l'intérieur. Les différents tronçons doivent être bien emboîtés les uns aux autres, sans saillies intérieures ; les joints sont garnis de mortier de ciment et rendus parfaitement étanches.

Les conduits principaux, faits en briques, sont composés de deux piédroits d'une brique d'épaisseur, d'un radier courbe ayant une flèche d'au moins $0^m,06$ et une épaisseur minimum d'une brique, et de dalles de recouvrement à battées bien jointives de $0^m,07$ d'épaisseur au moins. Ils sont maçonnés avec du mortier éminemment hydraulique et la surface intérieure est recouverte d'un enduit parfaitement lissé en mortier de ciment. Les dimensions en œuvre doivent être au minimum de $0^m,30$ pour la largeur et de $0^m,36$ pour la hauteur.

Art. 83. — Les conduits secondaires doivent avoir $0^m,125$ au moins dans œuvre et être exécutés dans les mêmes conditions que le conduit principal.

Art. 84. — Au point de jonction de deux conduits, le dessus du conduit embranché ne peut être plus bas que le dessus du conduit auquel il s'embranche ; la liaison doit se faire suivant un angle de 135° au moins.

Art. 85. — Les changements de direction des conduits se font soit au moyen de courbes, soit au moyen de coudes présentant un angle de 135° au moins.

Art. 86. — Des regards permettant la visite et le curage doivent être établis partout où la formation de dépôts paraît à craindre, soit à l'intérieur des propriétés, soit sous le trottoir.

Ces regards sont disposés de façon à présenter une étanchéité complète aussi bien pour l'air que pour l'eau.

Art. 87. — Les agents de l'administration déterminent la position et le niveau du point où devra se faire la jonction du conduit principal avec l'égout public.

Partout où la chose est possible, ce niveau est tel que le débouché de l'égout privé reste libre, en totalité ou en partie, lors des plus hautes eaux dans l'égout public. Généralement la jonction doit se faire immédiatement en dessous de la naissance de la voûte de l'égout public; en tous cas, à $0^{m},30$ au moins au-dessus du radier de cet égout.

Art. 88. — La pente des conduits doit être régulière et autant que possible de $0^{m},03$ au moins. A cet effet, les bâtiments doivent être établis à une hauteur suffisante par rapport au niveau des égouts publics, ou bien les conduits privés doivent être élevés sur des banquettes au-dessus du pavement des souterrains.

Dans ce dernier cas, l'administration impose les mesures nécessaires pour assurer une imperméabilité complète des parois et éviter tout suintement.

Art. 89. — Les tuyaux de descente pour eaux ménagères et matières fécales et pour eaux pluviales des cours et jardins doivent avoir $0^{m},10$ au moins de diamètre. Ils sont en plomb de $0^{m},006$ d'épaisseur au moins ou en grès vernissé à l'intérieur et doivent être disposés de façon à pouvoir être aisément visités et réparés, et non pas maçonnés dans les murs.

Les raccords avec les égouts se font à l'aide de courbes ou de pièces coudées sous un angle de 135° au moins.

Art. 90. — Les décharges versant aux égouts le trop-plein des citernes doivent déboucher à l'air libre et non directement dans les égouts.

Art. 91. — Chacun des orifices destinés à introduire dans les conduits et tuyaux les eaux ménagères, matières fécales, etc., doit être muni d'une fermeture hydraulique, dite *coupe-air*, placée aussi près que possible de l'orifice.

Art. 92. — Les coupe-air placés à l'intérieur des habitations doivent présenter une immersion de $0^{m},06$ et être conformes à des modèles agréés par le collège. Les coupe-air placés dans les cours et jardins doivent présenter une retenue moindre que ceux de l'intérieur des bâtiments.

Art. 93. — Dans le cas où, par suite de circonstances locales, le débouché d'un égout privé dans l'égout public ou celui d'un égout public dans un autre égout public, est exposé à être immergé en temps de crue, un tuyau d'évent doit être établi vers l'extrémité amont de la canalisation intérieure. Ce tuyau d'évent, muni d'une fermeture hydraulique à faible immersion, doit déboucher au-dessus des combles de la maison.

Pareil tuyau d'évent doit également être établi dans tous les cas où il y a deux coupe-air sur le trajet d'un même égout. Il est placé immédiatement en dessous du coupe-air supérieur.

Art. 94. — Dans tout bâtiment qui n'est pas établi par rapport aux égouts publics à une hauteur suffisante pour éviter le reflux des eaux dans les souterrains, l'embranchement d'égout doit être muni d'une vanne, d'un robinet, d'un clapet automobile ou de tout autre appareil de fermeture contre les eaux de crue. En même temps, les tuyaux de décharge des eaux pluviales des toitures, cours et jardins doivent être disposés de telle façon que ces eaux puissent, en cas de besoin, s'écouler directement dans les égouts publics, sans l'intermédiaire des égouts passant par les souterrains.

Art. 95. — Tout propriétaire, avant de commencer une nouvelle construction, soumet à l'examen de l'Administration un projet, en double expédition, figurant l'ensemble des conduits et tuyaux depuis les étages supérieurs jusqu'à l'égout public, avec latrines, citernes, puits, pompes, robinets d'eau de la ville, coupe-air et autres détails.

Après examen et modifications, s'il y a lieu, l'une des deux expéditions est restituée au propriétaire, l'autre est conservée par l'Administration.

Le collège peut exiger la production de ces plans avant d'accorder toute autorisation de modifier des bâtiments existants.

Art. 96. — A raison de circonstances spéciales, le collège des bourgmestre et échevins peut autoriser ou prescrire des dérogations aux diverses stipulations du présent titre.

Constructions menaçant ruine. — Art. 98. — Lorsqu'un bâtiment, un mur de clôture, ou toute autre construction contiguë à la voie publique menace ruine, le bourgmestre en fait constater l'état par un des agents chargés de la surveillance des bâtisses, assisté d'un commissaire de police. Un procès-verbal de l'état des lieux est dressé par eux et transmis au bourgmestre, qui en donne immédiatement avis au propriétaire.

Art. 99. — Si le péril est reconnu imminent, le bourgmestre intime au propriétaire l'ordre de faire procéder, sans délai, à la démolition des constructions menaçant ruine.

En cas de refus ou de retard dans l'exécution de cet ordre, le bourgmestre fait réparer ou démolir lesdites constructions aux frais du propriétaire.

Si le péril ne nécessite pas de mesures immédiates, l'état des lieux est dénoncé au propriétaire, avec injonction de démolir, de réparer ou d'étayer provisoirement les constructions dans un délai déterminé.

Le propriétaire qui n'a pas commencé et achevé les travaux dans les délais fixés est traduit devant les tribunaux.

En cas d'absence du propriétaire, les travaux de réparation ou de démolition sont effectués d'office et à ses frais, sur l'ordre du bourgmestre.

Ordonnance sur la police de la voirie (25 *octobre* 1865). — Tout propriétaire ou locataire est tenu de faire balayer tous les jours, avant 8 heures du matin en été et avant 9 heures en hiver, la moitié de la largeur de la rue devant sa maison, jardin et enclos et de faire rassembler en tas les boues et immondices qui s'y trouvent. En temps de sécheresse, le balayage doit être précédé d'un arrosage suffisant pour abattre la poussière.

Il est défendu de jeter ou de déposer sur la voie publique des immondices, résidus de ménages, débris de poteries, verres cassés et généralement toutes choses de nature à gêner la circulation ou à occasionner des exhalaisons nuisibles.

Il est également défendu de laisser écouler, de l'intérieur des maisons, des eaux ménagères ou des matières insalubres.

Les ouvriers de la ferme des boues enlèveront, tous les matins, les immondices et résidus des ménages que les habitants leur apporteront ou placeront devant leurs maisons dans des baquets ou paniers.

Il est défendu d'uriner sur la voie publique ailleurs que dans les pissoirs qui s'y trouvent établis.

Les cafetiers, cabaretiers et débitants de boissons sont tenus d'avoir chez eux et d'entretenir dans un état de propreté des pissoirs à l'usage des personnes qui fréquentent leurs établissements.

Il est défendu de rien jeter dans les canaux, rivières, étangs et fontaines. Dans cette défense sont particulièrement compris les résidus des ménages, les débris de poteries, verres cassés et les animaux morts ou vivants.

Il est défendu de laver dans les canaux, étangs et fontaines de la ville des linges ou autres choses de nature à en altérer l'eau.

Il est interdit de jeter sur la glace, sous quelque prétexte que ce soit, de la terre, des pierres ou des immondices.

Le collège des bourgmestre et échevins est autorisé à interdire l'habitation des maisons, logements et bouges dont la malpropreté, le défaut d'aérage ou d'écoulement des eaux compromettent d'une manière permanente la salubrité publique.

Toute résolution en interdiction d'habitation sera précédée d'un rapport de la commission médicale locale et d'un avis motivé donné, un mois à l'avance, aux propriétaires aussi bien qu'aux locataires.

Dans le cas où les propriétaires se mettraient à l'œuvre immédiatement après avoir reçu l'avis prescrit ci-dessus d'assainir leurs propriétés, il leur sera accordé un délai pour se conformer aux prescriptions du collège.

Ordonnance sur le débit des viandes (31 *mai* 1878). — L'abatage du bétail ne peut se faire que dans les abattoirs de la ville.

La viande y est soumise à une inspection suivant le règlement de 1877 (voyez ci-après) et est marquée d'une estampille.

A moins d'une autorisation spéciale, le transport des viandes doit toujours être effectué pendant le jour.

Les viandes abattues introduites dans la ville, tant fraîches que salées, sont examinées et estampillées dans des bureaux *ad hoc*. Les frais de cette inspection sont de 3 centimes par kilogramme.

Le possesseur de la viande, présentée à l'inspection, doit déclarer son nom, sa demeure et l'endroit où la viande doit être transportée.

Cette déclaration est consignée sur le certificat d'inspection avec l'indication du jour et de l'heure où cette dernière a été faite.

La viande doit être portée immédiatement au lieu de destination.

Pendant le trajet, on doit montrer l'estampille et le certificat à toute réquisition.

Les viandes introduites dans la ville par des particuliers, pour leur propre consommation, sont exemptées de l'inspection. Néanmoins ils sont aussi tenus de déclarer leur nom et leur domicile si on le réclame.

Il n'est pas permis de transporter aucune viande par d'autres rues que celles désignées.

L'introduction des issues toutes préparées est permise aux mêmes conditions que celles de la viande. Les issues non préparées sont assimilées aux viandes fraîches, elles ne peuvent être préparées qu'à l'abattoir.

Toute viande reconnue malsaine ou de mauvaise qualité sera saisie et détruite, conformément aux ordonnances concernant l'abattoir (voyez ci-après).

Il y a en tout trois bureaux d'inspection des viandes : un à la porte de Namur, un autre près de l'abattoir et le troisième aux Halles Centrales.

Dispositions sanitaires relatives a l'air. — Il est naturel que, dans une ville aussi ancienne que Bruxelles, on trouve encore des rues étroites et tortueuses, bordées de hautes maisons qui empêchent plus ou moins l'air pur de pénétrer jusqu'au sol. Elles disparaissent peu à peu ; le bureau d'hygiène et son chef si plein de zèle, le Dr Janssens, ne se lassent pas, en effet, de répéter au bourgmestre qu'il est nécessaire d'améliorer cet état de choses.

Les vieux quartiers habités par la classe ouvrière ont fait place à d'élégants boulevards qui s'étendent, sans interruption, tout autour de la ville et la limitent presque des faubourgs. Un autre boulevard traverse le centre de la ville du sud-ouest au nord-est ; un grand nombre de larges et nouvelles rues courent dans différentes directions.

Ces boulevards sont plantés d'une double rangée d'arbres sur tout le parcours ; en quelques endroits, il y en a une triple ou quadruple rangée.

Bruxelles n'est pas riche en places ; il en existe cependant quelques-unes remarquablement belles. Nous citerons, en premier lieu, la place de l'Hôtel-de-Ville où se trouve d'un côté cet admirable palais, et de l'autre la maison des anciennes corporations de métiers ; ces constructions rivalisent entre elles par l'ancienneté et l'élégance de leur architecture ; la place du Sablon, ornée d'un émouvant groupe représentant les martyrs Egmont et Horn ; la place du Congrès où se trouve la colonne érigée en commémoration de la Révolution de 1830.

Bruxelles possède plusieurs beaux parcs, situés les uns aux extrémités de la ville, les autres au delà des limites même. Néanmoins ils procurent aux habitants un air frais et pur ; l'art et la nature ont concouru à les rendre aussi attrayants que possible. Ces parcs sont : le jardin botanique situé près du boulevard au nord de la ville ; le parc royal à proximité du palais ; enfin le bois de la Cambre et la forêt de Soignes, à une petite distance de la ville. Ces derniers forment des parcs boisés des plus grandioses.

Les Belges sont loin d'égaler les Anglais relativement à l'idée qu'ils se font de l'importance sanitaire d'un air pur.

Dans l'intérieur des maisons, la crainte des courants d'air continue de jouer un grand rôle. Les dispositions pour la ventilation, en faisant pénétrer de l'air pur, font généralement défaut. On se calfeutre avec soin afin de ne pas prendre froid. Les hôpitaux et les établissements publics sont le plus souvent réduits à la ventilation par les fenêtres et les cheminées. L'éclairage, ici comme en Angleterre, se fait au gaz, mais les becs ne servent pas en même temps pour la ventilation.

Dans les écoles nouvellement construites, on a pourtant introduit une meilleure aération en établissant un chauffage central disposé en même temps pour le renouvellement de l'air. Pourtant, ce système semble ici, comme ailleurs, trop compliqué pour être dirigé par des personnes dépourvues de connaissances techniques. D'ailleurs, il n'a d'effet que pendant la saison froide.

Les classes dirigeantes belges sont bien d'accord en théorie sur l'utilité de la ventilation ; mais cette manière de voir n'a pas encore pénétré dans l'esprit du peuple. Ici, comme dans les autres pays du continent, on ne se soucie pas d'employer les moyens et les appareils les plus simples qui sont cependant à la portée de tout le monde.

Dispositions sanitaires relatives a l'eau. — Grâce à la nature géologique du sol de Bruxelles et de ses environs, on reçoit de grandes quantités d'eau de source pure. Autrefois, la ville était renommée pour sa richesse en sources (*copia fontium*). Une partie d'entre elles jaillissent sur des coteaux plus élevés que la ville ; c'est la raison pour laquelle dès les XIIIe et XIVe siècle les habitants construisirent des fontaines publiques. Quelques-unes existent encore.

Des recherches ont montré que la contrée a trois couches aquifères. La couche supérieure est à une profondeur variant de 2 à 20 mètres et sort par des sources naturelles. La deuxième couche est à 50 mètres et la troisième 10 mètres au-dessous.

Par suite de cette richesse d'eau naturelle, on a basé l'approvisionnement sur l'eau souterraine qui possède toutes les qualités d'une bonne potabilité. On ne la filtre donc pas artificiellement. Elle est claire, fraîche et inodore. Sa température est de + 10° à + 12° C.

Les travaux pour l'hygiène publique à Bruxelles datent de 1830. Peu de temps après, on sentit le besoin d'un approvisionnement public d'eau, parce qu'on soupçonnait que celle des nombreux puits — il y en avait presque dans chaque cour — était une des causes des graves épidémies continuelles. Mais pour des raisons économiques on ne se mit à l'œuvre qu'en 1852 [1].

Il y a trois systèmes d'approvisionnement d'eau. Dans le premier, *anciennes*

[1] Depuis 1601, il existait toutefois une petite distribution d'eau dans le quartier riche, autour du parc royal.

eaux alimentaires, l'eau de la couche supérieure, située plus haut que Bruxelles est conduite directement à la ville dans un réservoir près de la colonne du Congrès. Elle est distribué aux quartiers situés plus bas. Bruxelles possède ainsi 1,000 mètres cubes par jour.

Dans le second système, *les eaux du Hain*, l'eau est captée aux sources de cette rivière, située à 22 kilomètres au sud et à 120 mètres au-dessus de la ville. Elle est recueillie dans de petits réservoirs en maçonnerie, munis de trous et placés à quelques décimètres au-dessous de la surface du sol. Des tuyaux en maçonnerie conduisent l'eau de là à un *collecteur général*, en maçonnerie aussi, sur lequel viennent, de temps en temps, se joindre des branchements. Il s'agrandit peu à peu jusqu'à ce qu'il s'appelle le *grand aqueduc* dont la section a 1^{m},70 de diamètre et 1^{m},10 d'épaisseur. La pente est de 2/10 de millimètre par mètre. Il débouche dans un réservoir en maçonnerie de 20,000 mètres cubes ; son radier est à la cote 87,5 m. et le trop-plein à 2^{m},5 plus haut.

Une autre conduite, appartenant aux *eaux du Hain*, doit amener l'eau des parties situées plus bas, ce qui rend nécessaire l'élévation au moyen de pompes. On a construit pour cela un réservoir de 10 mètres de profondeur. L'eau y est amenée de 3 groupes de sources par 3 collecteurs. De ce réservoir elle est pompée et envoyée dans le grand aqueduc.

Dans le cours des années, on trouva que ce système était défectueux sous plusieurs rapports : les petits réservoirs et leurs conduites étaient, par suite de leur voisinage de la surface du sol, souvent détériorés ; la bonne qualité de l'eau n'était pas constante ; les conduites étaient souvent bouchées. On remarqua aussi que l'eau diminuait dans les sources situées plus haut : un grand nombre d'entre elles disparaissaient dans le voisinage des réservoirs collecteurs pour reparaître plus bas en de nouveaux points d'émergence. Ces inconvénients résultaient surtout de ce que le réseau des tuyaux avait une pente trop grande, car il était placé trop près de la surface du sol. Partout où cela fut possible, les tuyaux collecteurs furent placés plus profondément, presque horizontalement et transformés en drains (tuyaux poreux).

L'eau recueillie dans les drains est ensuite menée aux collecteurs par des tuyaux en fonte.

Par ces travaux, la quantité d'eau provenant du *Système du Hain*, s'est élevée de 19,000 à 29,000 mètres cubes par jour.

Par suite de l'accroissement de la population, il fut nécessaire, pour la distribution d'eau de construire un troisième réservoir, le *Château-d'Eau*, situé près du parc Léopold. L'eau y est pompée par deux machines de 50 chevaux.

Les conduites dans la ville consistent en des tuyaux de fonte de diamètre variant entre 6 et 60 centimètres, pourvus de vannes, d'ouvertures de décharges aux points les plus bas et aux points les plus hauts. Dans les rues, à une distance moyenne de 60 mètres, il y a des bouches d'incendie.

La quantité d'eau devint cependant insuffisante au bout de quelque temps. On fut donc obligé d'établir un troisième système, appelé *les eaux du bois et de la forêt*.

Dans le paragraphe précédent, on a mentionné les grands parcs, bois de la Cambre et forêt de Soignes, situés au nord de la ville ; ce fut par leur drainage que l'on se procura l'eau de ce système.

On reçoit actuellement, de là, 8,300 mètres cubes d'eau par jour. Il reste encore dans ces parcs une surface si grande non drainée que l'on pense pouvoir obtenir ainsi en tout 18,000 mètres cubes.

L'eau arrive place Jourdan, dans un réservoir d'une contenance de 20,000 mètres cubes; son radier est à la côte 53 mètres, et le trop-plein à 5 mètres plus haut.

La consommation moyenne par jour a lieu de la manière suivante :

Abonnements particuliers.	9.530^{m3}
Services publics.	7 500 »
Dissipations et pertes.	7.960 »
Total. . . .	25.000^{m3}

Les frais d'établissement ont monté à 11,734,357 francs.

Les frais annuels se répartissent ainsi :

Intérêts 5 p. 100 du capital.	568.700 fr.
Personnel.	133.000 »
Fonctionnement et entretien.	105.000 »
Total. . . .	824.700 fr.

Un mètre cube d'eau prêt à être livré à la consommation revient donc à 6,1 centimes, si on le rapporte à la quantité que peut livrer l'aqueduc, c'est-à-dire à 37,000 mètres cubes par jour.

Si on le rapporte à la consommation moyenne (25,000 mètres cubes), il revient à 9,4 centimes.

Si c'est à la quantité payée (9,530 mètres cubes), le mètre cube d'eau revient à 22,3 centimes.

Contrôle des denrées alimentaires. — Un laboratoire de chimie existe, comme on l'a dit, près du Bureau d'Hygiène.

Annuellement, les analyses et examens s'y élèvent en moyenne au nombre de 1,500.

En moyenne, on compte 700 examens de denrées alimentaires, 350 d'eau, et 450 d'autres objets.

Dans ces quatorze dernières années, 8,226 analyses de denrées ont été faites, 605 ont montré qu'elles étaient falsifiées.

La plupart des falsifications provenaient du lait; sur 539 échantillons, 224 étaient adultérés; sur 276 de beurre, 81 falsifiés; sur 178 de vins, 25 falsifiés. Le café (220 analyses) et le thé (242) ont été reconnus toujours purs. Il n'en était pas de même du chocolat et de la chicorée.

La surveillance des denrées alimentaires, à Bruxelles, appartient surtout à la police administrative qui, du reste, fonctionne aussi comme police sanitaire. C'est à cause de cela que le Bureau d'Hygiène ne peut avoir qu'une personne pour ces fonctions.

Pour la surveillance des denrées, la police a un personnel spécial qui comprend :

Un inspecteur en chef du service de la vérification des viandes;

Quatre experts inspecteurs;

Un expert inspecteur pour la volaille et le gibier;

Quatre experts inspecteurs pour le poisson;

Deux experts inspecteurs pour le beurre.

La vérification des viandes est préventive, comme on l'a vu au règlement, page 262.

En Belgique comme en Angleterre, on ne recherche pas les trichines dans la viande de porc qui est toujours mangée cuite. On n'a pas observé de cas de trichinose.

Marchés aux denrées alimentaires. — A Bruxelles, il existe deux grands marchés des produits d'alimentation. Dans un, le *marché couvert* ou le *marché de la Madelaine*, on vend des légumes, des fruits et de la volaille. Les entrées sont rue Duquesnoy et rue Saint-Jean; à cause de la différence de niveau de ces rues, la halle est à deux étages.

L'autre marché, plus grand, est les *Halles Centrales*. Il est en fer et verre, avec des sections pour la viande, la volaille, les légumes et le poisson. Le sol est dallé; il y a des robinets d'eau pour le lavage; cependant sa propreté n'est par comparable à celle de *Meat market* de Londres.

La vente de la viande est libre; il est permis à qui que ce soit d'en vendre; mais la boutique et son agencement doivent être approuvés par les autorités sanitaires avant l'ouverture de la vente.

L'intérieur de ces boutiques est arrangé de la manière suivante: le plancher est en asphalte ou en ciment; lés parois sont en marbre, verre, ardoise ou crépies et peintes à l'huile; le plafond est crépi et peint à l'huile. Sur le plancher on sème de la sciure en couche légère; chaque jour on la renouvelle. La viande est suspendue librement à des crochets. La cloison qui ferme la boutique du côté de la rue est enlevée durant le jour de façon à laisser la boutique complètement ouverte; la plus belle viande est exposée là.

L'étal et la table sont en marbre ou autre pierre.

Dans chaque boutique il y a une distribution d'eau et un tuyau d'évacuation des eaux de lavage; de cette façon, la plus grande propreté est possible.

Le lait est vendu en boutiques ou porté dans des voitures que trainent des chiens. Les récipients où on le met sont en fer-blanc.

Il y a deux espèces de boutiques pour le lait: *laiteries* et *vacheries*. Dans les premières, le lait vient de la campagne; dans les secondes, il provient des vaches qui y sont entretenues.

Pour avoir des vaches en ville, il faut en solliciter l'autorisation au Bureau d'Hygiène qui oblige à l'exécution des prescriptions sanitaires.

Il en est de même si l'on veut ouvrir une laiterie; le lait qui s'y vend peut être consommé sur place ou transporté.

Service du nettoiement de la ville. — Bien que le règlement de police de 1865 impose aux propriétaires le nettoiement de la rue devant leurs maisons, c'est un service municipal qui en est chargé, car cette partie du règlement est tombée en désuétude.

Depuis 1881, le service du nettoiement est surveillé par une commission spéciale consultative. Elle est composée de l'échevin des travaux publics, président, et de quatre membres choisis par le conseil communal dans son sein.

Outre la surveillance, cette commission propose au collège des bourgmestre et échevins toutes les améliorations qu'elle juge nécessaires.

Les membres de la commission sont chargés tour à tour, pendant un mois, de l'inspection générale. Le membre en fonction public, à la fin du mois, un rapport sur les travaux. Le rapport annuel sur les travaux de la commission est remis en même temps que le projet de budget.

Le personnel du service de nettoiement se compose de :

Un directeur ;
Un chef de bureau ;
Deux chefs de dépôts ;
Trois employés ;
Un vétérinaire ;
Trois inspecteurs surveillants ;
Un magasinier ;
Quatorze surveillants et piqueurs ;
400 à 450 ouvriers.

Dans ce nombre, sont compris non seulement ceux qui s'occupent du nettoyage proprement dit, mais encore des ouvriers charrons, forgerons, selliers, mécaniciens, débardeurs, etc.

Le matériel se compose notamment de :

100 chevaux ;
21 voitures balayeuses mécaniques, à traction de chevaux ;
81 tombereaux ;
75 voitures d'arrosage ;
17 prames pour l'enlèvement des immondices.

Les rues sont balayées à la main ou au moyen de balayeuses mécaniques. On les arrose avant de balayer, afin d'éviter la poussière.

Le personnel est divisé en brigades ; une brigade complète comprend :

2 tonneaux-arrosoirs ;
4 tombereaux à gadoues ;
10 chevaux ;
10 charretiers ;
1 surveillant.

L'arrosage, qui se fait à Bruxelles avec beaucoup de soin, fait partie du nettoiement. Il a lieu surtout à la lance, cependant on se sert aussi beaucoup de tonneaux. Des ruelles étroites et certaines rues sont arrosées avec tant d'abondance, qu'elles sont toujours parfaitement propres.

Les immondices des cours sont enlevées à 7 heures du matin, du 1er octobre à fin février ; à 6 h. 30 en mars et septembre ; à 6 heures du 1er avril au 31 août.

Dans ces dernières années, il y a eu 110,000 mètres cubes d'immondices ménagères et 6,300 mètres cubes de gadoues (immondices de balayage).

Les urinoirs publics, au nombre de 200 environ, sont régulièrement nettoyés chaque jour.

Toutes les immondices sont, à l'aide de tombereaux, transportées chaque jour au dépôt de la voirie sur le quai du canal de *Willebroeck*. Elles sont chargées sur des bateaux et envoyées directement chez les cultivateurs ou au dépôt situé à Evère, hors de la ville, sur le bord du canal de Willebroeck.

Les eaux ménagères et celles des water-closets s'en vont directement aux égouts.

Les fumiers d'écuries sont déposés en des fosses étanches, en briques (voir p. 257).

Les écuries et leurs fosses doivent être approuvées par le Bureau d'Hygiène.

Il est permis d'entretenir des porcs dans la ville, mais en petit nombre dans le même lieu.

La construction des porcheries est déterminée par le Bureau d'Hygiène, leur propreté est surveillée par la police.

Abattoir de Bruxelles. — L'abattoir public et le marché au bétail sont situés près des boulevards qui entourent la ville ; cette partie s'appelle boulevard de l'Abattoir.

L'abattoir se compose de deux lignes de constructions, divisées en cellules comme en Angleterre.

Près de chaque cellule à gros bétail, se trouve une pièce pour le dépôt de la viande abattue et des peaux. Les animaux pour l'abatage y sont amenés successivement; s'il y en a plusieurs en même temps, ils sont attachés à la muraille extérieure.

Le petit bétail se trouve dans une stalle près de la cellule de tuerie. Le gros et le petit bétail sont abattus ordinairement dans des endroits différents.

La cellule de la tuerie consiste en une grande salle de 50 mètres carrés avec deux grandes portes vis-à-vis l'une de l'autre. Le plancher est dallé et en pente vers son centre où se trouve une ouverture d'écoulement pour l'eau. Les parois sont en briques et crépies intérieurement.

A droite des abattoirs, dans une direction transversale, est un long bâtiment qui renferme des ateliers pour échauder les cochons, fondre le suif et traiter les tripes.

Du côté opposé et séparées des abattoirs par une vaste cour se trouvent deux lignes d'écuries pour le bétail.

Au milieu de la cour est située l'habitation de l'inspecteur ; près de l'entrée, il y a une autre maison renfermant les bureaux et les demeures des gens de service.

La cour est pavée, il y a des robinets d'eau et des tuyaux d'évacuation dans tous les endroits nécessaires.

L'abatage se fait par un coup dans le front au moyen d'un marteau émoussé ; l'animal tombe sur-le-champ. Les vaisseaux jugulaires sont ouverts puis le sang est recueilli dans des vases plats en fer-blanc et vidés dans des tonneaux placés hors de l'abattoir. Il est transporté à une usine spéciale pour la préparation de l'albumine et du guano de sang. Cette usine appartient à une société privée qui a acheté pour quelques années la concession de tout le sang de l'abattoir.

Les intestins sont recueillis et transportés dans la cour près des ateliers pour la cuisson. Ils y sont ouverts et la fiente est jetée à terre. Les panses sont alors traités dans les ateliers et préparés sous le nom de *tripes*.

Le contenu des intestins est emmené par les soins du service municipal du nettoiement et transporté aux bateaux du canal de Willebroeck.

L'abattoir appartient à la ville ; nous donnons ci-après les règlements les plus importants qui le concernent.

Dispositions générales. — Il est défendu d'abattre et de dépecer des animaux destinés à la consommation, de procéder à la fonte du suif brut, de préparer et de cuire les issues, ailleurs que dans l'abattoir public.

Les fabricants de tripes et fondeurs ont le droit d'établir dans leurs ateliers, les fourneaux, poêles, tuyaux, rafraîchissoirs et autres appareils nécessaires à la cuisson des issues et à la fonte du suif. Mais ils soumettent au préalable les plans à l'approbation des bourgmestre et échevins. Ils sont responsables de tous les dégâts commis dans les locaux qu'ils occupent. Ils doivent faire gratter, laver et blanchir annuellement les murs intérieurs des échaudoirs et des ateliers, tenir les locaux et leurs abords dans un parfait état de propreté.

Personnel. — Le personnel attaché à l'abattoir se compose d'un inspecteur en chef choisi exclusivement parmi les vétérinaires ; d'experts inspecteurs, choisis parmi les vétérinaires ou les anciens bouchers ; d'un receveur, d'un chef de service et de préposés.

Les inspecteurs, chef et experts, sont chargés de la visite des animaux sur pied présentés à l'abatage et de la vérification des viandes avant leur sortie.

L'inspecteur en chef fait un rapport des cas de maladie qu'il a constatés et généralement de tous les faits concernant la salubrité publique ou celle de l'abattoir.

En cas de contestation et de contre-expertise, deux experts arbitres sont appelés. Ils sont, chaque année, désignés par le collège des bourgmestre et échevins.

Avant d'entrer en fonctions, l'inspecteur en chef, les experts inspecteurs et les experts arbitres prêtent serment de remplir bien et fidèlement leurs fonctions.

Inspection. — Les animaux destinés à l'abatage sont préalablement visités par les experts inspecteurs.

Ceux qui sont reconnus ou même seulement soupçonnés être atteints d'une maladie contagieuse, ou être impropres à la consommation sont mis en fourrière pour qu'il soit procédé à leur égard conformément aux lois et règlements en vigueur. Après la tuerie, les parties internes du corps sont visitées ; si cela est nécessaire, les inspecteurs peuvent entailler la viande pour s'assurer de leur état réel.

L'état de santé est constaté par l'apposition d'une estampille.

Les viandes et issues suspectes ou nuisibles sont provisoirement saisies et enfermées dans un local spécial. Il est dressé un procès-verbal motivé de la saisie, de l'état des viandes et de leur quantité ; ce procès-verbal est immédiatement envoyé au commissaire en chef de la police.

Toute viande saisie est enterrée ou dénaturée, s'il n'y a aucune réclamation, dans les vingt-quatre heures.

En cas de réclamation, un inspecteur et les arbitres experts procèdent immédiatement à une nouvelle visite. Leur décision est définitive. Les frais d'expertise sont supportés par la partie condamnée.

Ceux qui, procédant à l'abatage, découvriraient sur une bête des symptômes de maladie, doivent en aviser aussitôt l'un des inspecteurs. S'ils trouvent un fœtus, ils préviennent de même un inspecteur qui le fait enfouir ou dénaturer.

La dénaturation se fait à l'abattoir, en présence d'un préposé, selon le mode prescrit par l'administration communale.

Abatage. — Il peut avoir lieu à toute heure du jour et de la nuit. Ceux qui veulent tuer la nuit doivent, dans la journée, prévenir l'inspecteur en chef.

Le sang des animaux abattus est recueilli dans des baquets, versés dans des barils bien étanches mis sur des charrettes. Les fûts peuvent, pendant le travail, se trouver à l'entrée des échaudoirs; mais immédiatement après, ils sont placés aux endroits désignés par l'inspecteur en chef. On les enlève de l'abattoir tous les deux jours en été et une fois par semaine en hiver.

Les porcs ne peuvent être grillés; il est seulement permis de les échauder.

Il est expressément enjoint aux bouchers de laver à grande eau les tueries et leurs abords après l'abatage et de tenir en un état constant de propreté les ustensiles dont ils font usage.

Les issues des bestiaux sont enlevées des tueries et transportées aux triperies après qu'elles ont été visitées aussitôt l'abatage.

Les vidanges et autres résidus sont enlevés dès que le travail est terminé. On les transporte directement aux endroits désignés par l'inspecteur en chef.

Triperies. — Il est défendu dans les triperies de se servir d'ustensiles quelconques en cuivre, en plomb et en zinc. Ils doivent être en fer battu ou étamé.

On ne peut laisser écouler dehors les eaux sales ni déposer dans les cours les résidus de la cuisson.

Fondoirs. — Les plans des appareils pour la fonte doivent être approuvés par l'administration communale.

Il est défendu, sans une autorisation spéciale du collège échevinal, de mêler à la fonte du suif aucune matière étrangère autre que l'acide sulfurique.

Mesures spéciales de police. — Nul ne peut être admis à l'abattoir sans une permission de l'inspecteur en chef.

Il est défendu de coucher dans les cellules d'abatage, bouveries ou tous autres locaux dépendant de l'abattoir.

Les bouchers et ouvriers ne peuvent sortir avec leurs vêtements de travail maculés de sang.

Les voitures de viandes, abats ou issues doivent être couvertes et munies du numéro de l'échaudoir de leur propriétaire.

Il est expressément défendu de faire subir des tortures aux animaux.

Marché au bétail. — Le marché au bétail appartient à l'abattoir, mais il en est séparé par une rue. Il comprend deux vastes halles, couvertes et séparées par une rue transversale. Le sol est pavé. L'intérieur est divisé au moyen de barrières convenables pour retenir les animaux.

Les toits du marché au bétail proviennent d'une exposition établie sur ce même terrain, concédé par la ville à la condition qu'ils seraient conservés pour le marché au bétail.

Des jours spéciaux sont fixés pour le marché des différentes espèces de bétail.

A l'exception des vaches laitières entretenues dans la ville, il n'est permis de faire circuler le bétail que dans des rues déterminées. Chaque troupeau ne peut compter plus de 15 bœufs, vaches ou génisses. Un troupeau de plus de 8 bêtes à cornes doit être accompagné de deux conducteurs ayant au moins dix-huit ans.

Les règlements suivants y sont en vigueur :

Il est défendu d'exposer au marché des bêtes malades.

Les bêtes à cornes doivent être attachées séparément. Des garçons chargés de placer les bêtes au marché et de les mener à l'abattoir sont désignés par le collège échevinal et munis d'une plaque numérotée.

Le marché aux peaux se tient une fois par semaine dans des lieux déterminés, couverts d'un toit et dallés.

Le marché au suif a lieu deux fois par semaine. Il est aussi permis de faire venir le suif du dehors.

Tout suif corrompu est immédiatement saisi et dénaturé.

Le suif amené les jours où il n'y a pas marché est déposé à l'abattoir.

Lieux d'aisances. — Comme on l'a vu dans le règlement des bâtisses de 1883, les water-closets sont obligatoires à Bruxelles. Aussi il ne reste qu'un très petit nombre de fosses d'aisances usitées autrefois.

Bruxelles, par son changement d'opinion relativement aux water-closets, donne un exemple très instructif.

En plusieurs endroits du continent, par ignorance des processus des transformations subies par les matières fécales mélangée d'eau, on s'oppose encore à l'introduction du système des water-closets qui est le meilleur de tous les systèmes de latrines. C'était aussi le cas de Bruxelles. En 1857, en effet, un règlement sur les latrines fut promulgué ; on y défendait l'établissement de water-closets sans une autorisation spéciale de l'autorité municipale qui devait en fixer les conditions.

Dès 1865, le collège échevinal exprimait l'espérance que l'ancien système serait bientôt remplacé par des water-closets. La même année, un règlement parut, il ne permettait que ce seul système dans les maisons des rues étroites et des ruelles. Depuis 1883, c'est le seul système permis.

Les water-closets bruxellois sont construits d'après un modèle anglais. Une forme ordinaire est celle que montre la figure 91 [1].

DRAINAGE DES MAISONS. — Les branchements d'égouts de maison sont pour la plupart en briques et maçonnerie, ovoïdes de 0^{m},30 à 0^{m},36 de diamètre. D'autres, sont en poterie vernissée avec un diamètre de 0^{m},23.

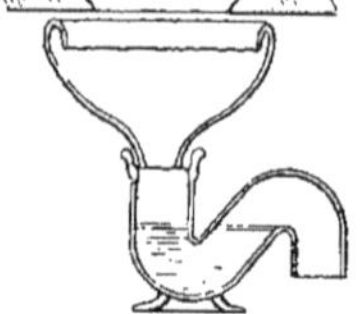

Fig. 91. — Water-closet belge.

Les coupe-air des cuisines, buanderies, cours, etc., consistent le plus souvent en une sorte de petits puits en pierre (*sterfput*) dont la forme est représentée figure 92. La cloison du côté de l'orifice est immergée de 2 à 6 centimètres. De cette façon les gaz d'égout ne peuvent pénétrer dans la maison.

La figure 93 montre de nouveaux modèles de coupe-air. Ils sont utilisés pour les water-closets, les tuyaux de décharge des cuisines, buanderies, etc.

ÉGOUTS PUBLICS. — La canalisation d'une ville étant une des principales conditions d'une bonne salubrité publique, on a trouvé que la construction des égoûts est un problème dont la solution est des plus délicates et des plus difficiles pour les ingénieurs sanitaires.

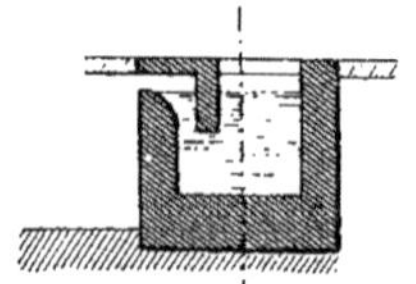

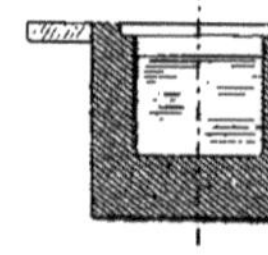

Fig. 92. — Coupe-air des cuisines.

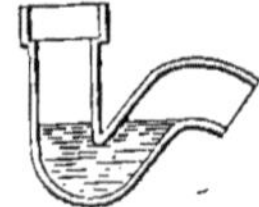

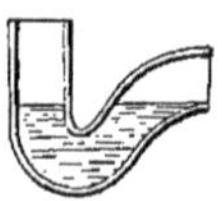

Fig. 93. — Coupe-air de water-closets. Echelle de 4 centimètres par mètre

Précédemment, p. 141-144, on a indiqué les principes généraux d'après lesquels on construit à présent les égouts. Le système de ceux de Bruxelles offre cependant plusieurs singularités très intéressantes et diffère beaucoup de celui appliqué en Angleterre.

La canalisation a été commencée en 1847. Les premiers égouts n'étaient destinés qu'à recevoir les eaux ménagères. On ne fit pas, malheureusement, un système général, ce qui est encore le cas en plusieurs endroits. Ils furent construits sans aucun plan; des conduits à forte pente furent réunis à d'autres placés presque horizontalement; la disposition d'une rue déterminait exclusivement la forme et la place d'un nouvel égout public.

Les inconvénients ne tardèrent pas à se montrer; des dépôts se formaient dans les canaux et des gaz infects de la décomposition en montaient. Quand il

[1] Les clichés des figures 91 à 101 ont été prêtés à l'auteur par l'aimable intermédiaire de M. Janssens, chef du service d'hygiène.

pleuvait fortement, les conduits principaux ne pouvaient pas évacuer toute l'eau ; les parties inférieures étaient submergées; les gaz et l'eau d'égout pénétraient dans les maisons par les conduites. Le curage nécessitait beaucoup de peine et de grands frais sans donner de résultats satisfaisants.

On nomma une commission chargée de rédiger un projet complet d'un

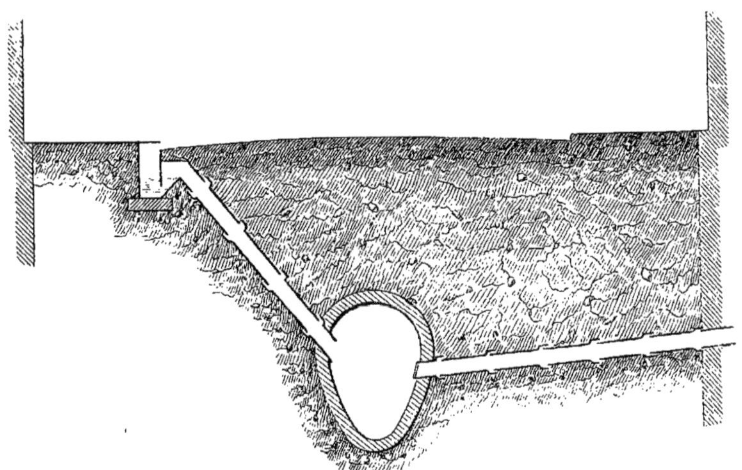

Fig. 94. — Egout du nouveau système.
Echelle 1 centimètre par mètre.

nouveau réseau d'égouts. Tous ceux établis depuis 1875 sont du nouveau système et la plupart des anciens égouts ont été transformés.

En adoptant le nouveau système, on a eu surtout en vue : d'empêcher la stagnation des eaux vannes sur tout leur parcours ; d'obvier le plus possible à la formation des dépôts ; de faciliter l'écoulement des vases dont le dépôt,

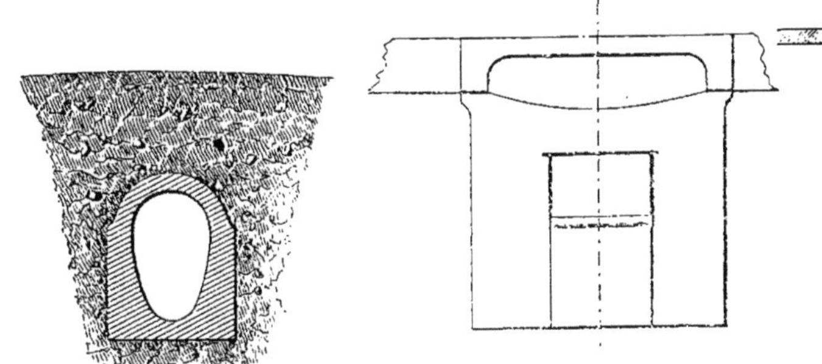

Fig. 95. — Egout d'avant 1875.
Echelle 1 centimètre par mètre.

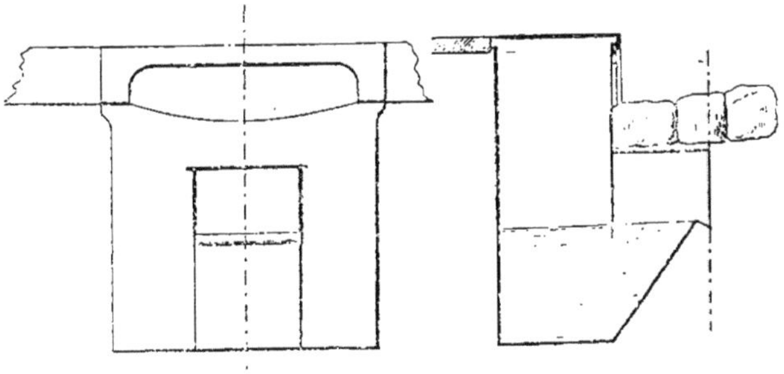

Fig. 96. — Puisards de retenue des sables.
Echelle 1 centimètre par mètre.

dû à des circonstances locales, ne peut pas toujours être évité ; et d'assurer la circulation de l'air dans les égouts.

Pour obtenir ce résultat, les égouts ne sont pas comme autrefois, dirigés en droite ligne, de bas en haut, jusqu'au point le plus élevé de la rue, mais ils suivent une ligne brisée continuée même le long des rues parallèles à la partie la plus basse de la ville. Dans les rues fortement inclinées, les égouts ont une pente moindre que celle de la rue ; dans celles qui sont presque horizontales, la déclivité des égouts est plus grande. De cette façon, on a réparti le mieux possible toute la pente dont on pouvait disposer et évité par la régularité du courant toute formation de dépôts.

Tous les égouts du nouveau système ont la forme ovoïde et une hauteur de 2 mètres. La maçonnerie est en briques de 0,18 centimètres d'épaisseur, hourdées et égalisées intérieurement par du ciment. Ils sont généralement placés à 4 mètres au-dessous du sol (voir fig. 94).

La figure 95 montre un des grands égouts d'avant 1875.

Dans les anciens égouts, il y avait des puisards placés de distance en distance ; mais depuis 1852, ce système a été abandonné.

Les ouvertures, pratiquées à côté du trottoir, pour l'écoulement des eaux pluviales, sont toutes munies d'un coupe-air ayant 2 à 5 centimètres d'immersion ainsi que de puisards qui retiennent les sables et autres matières solides.

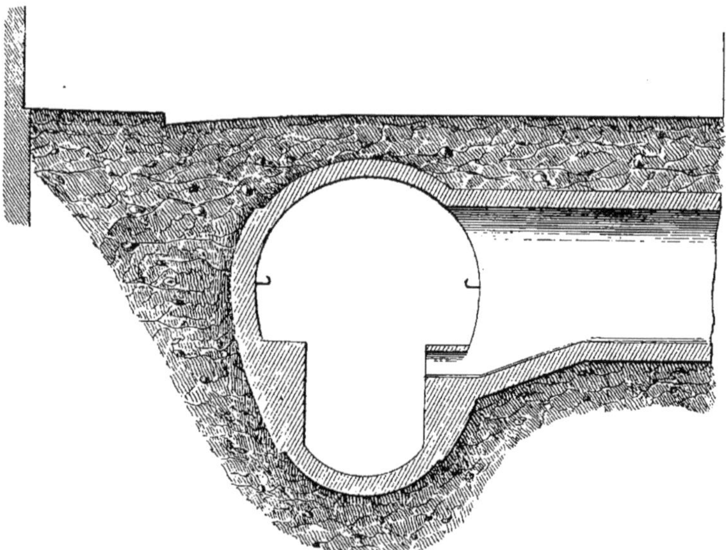

Fig. 97. — Collecteur de droite.

Les détails de leur construction se voient figure 96. Dans certains endroits, ces ouvertures ont de plus une grille horizontale pour arrêter les feuilles, brins d'herbe, de paille, etc.

Les regards des égouts sont placés droit au-dessus d'eux ; ils sont recouverts d'un grillage pour la ventilation et pour que les gaz d'égout, en cas de grande pluie, ne puissent être chassés jusque dans les maisons.

Collecteurs et émissaire. — Les égouts débouchent dans deux collecteurs généraux qui courent le long de chaque rive de la Senne jusqu'à l'extrémité de la ville, où ils se rejoignent sous le carrefour de l'avenue de la Reine et de la rue Masui ; le collecteur de la rive gauche passe auprès du pont Masui, sous

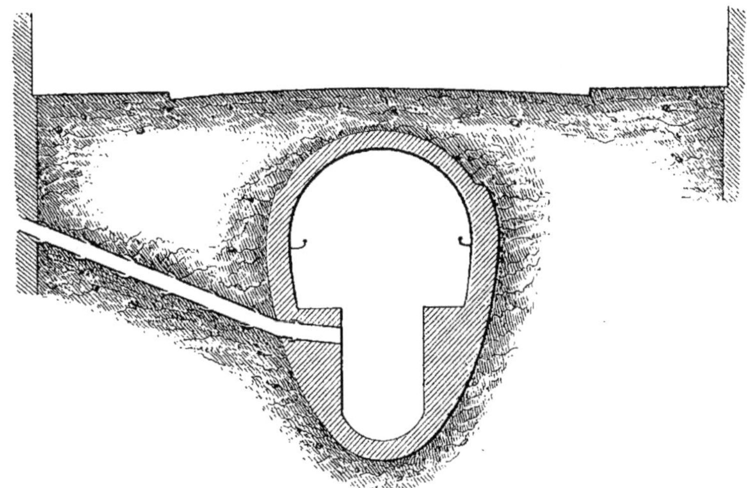

Fig. 98. — Collecteur de gauche.

la rivière, pour gagner l'autre rive. Les deux collecteurs réunis portent le nom de *grand collecteur* ou *émissaire*. Il se dirige parallèlement à la voie ferrée

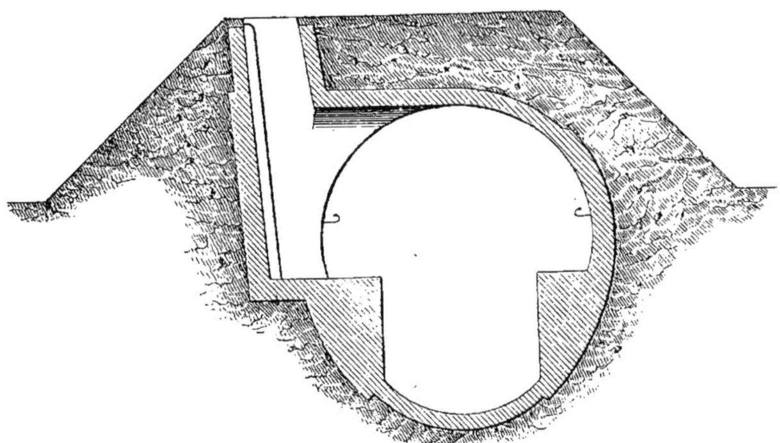

Fig. 99. — Emissaire.

jusqu'à Haeren, au nord de Bruxelles, sur un parcours de 5 kilomètres ; là ses eaux sont envoyées à la Senne.

Les deux collecteurs ont la forme d'une cuvette, bordée d'un trottoir de chaque côté et couverte dans toute sa longueur par un cintre, d'une hauteur suffisante pour que l'on puisse y circuler librement. Le radier a 2 mètres de profondeur et est placé plus bas que les égouts des rues.

Le collecteur de droite (fig. 97) a une largeur de 1,70 m.; celui de gauche (fig. 98) de 1,20 m. L'émissaire (fig. 99) a la même forme que les collecteurs, seulement il a 2,20 m. de largeur.

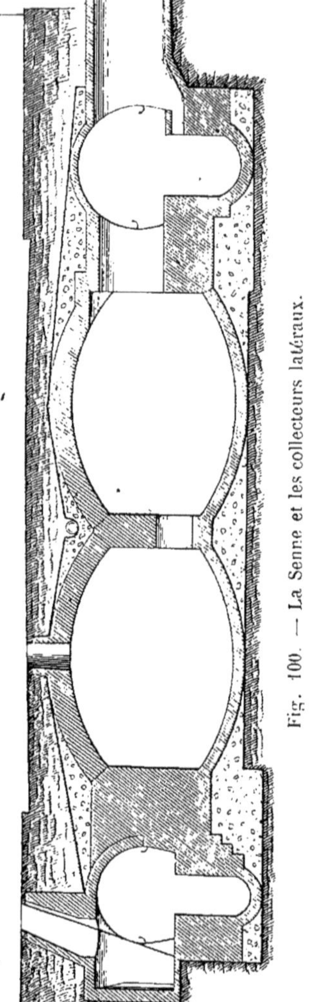

Fig. 100. — La Senne et les collecteurs latéraux.

Jusqu'en 1867, tous les égouts des rues de Bruxelles débouchaient dans la Senne dont les rives étaient habitées par la classe indigente de la population. Pendant la saison sèche, cette rivière n'était guère qu'un vaste cloaque découvert dont les bords étaient transformés en dépôts fétides. En temps de grosses pluies, l'eau, montant de la rivière, pénétrait dans les égouts débouchant au-dessous de son niveau, chassait les gaz dans l'intérieur des maisons, arrêtait l'écoulement des eaux vannes, inondait les sous-sols peu élevés et laissait après elle, en reprenant son cours, un énorme dépôt de vase dans la canalisation.

En même temps qu'on introduisait le nouveau système d'égouts, on prenait des mesures contre les inconvénients sanitaires dont la Senne était la cause. Les maisons construites sur ses bords furent démolies ; des boulevards, des places et de larges rues remplacèrent les ruelles étroites et tortueuses. Le lit de la rivière fut creusé plus profond, rectifié et canalisé dans toute la traversée de la ville. En même temps on isola les égouts pour les garantir contre les variations de niveau de la rivière.

Son lit est voûté sur une longueur de 2,150 mètres; la construction en est représentée figure 100. La rivière est resserrée entre deux voûtes séparées par un mur. Les collecteurs courent de chaque côté.

Les trottoirs qui longent le lit des égouts sont garnis de rails en fer sur lesquels circulent des wagons de forme singulière et employés au curage. Des anneaux de fer, placés de 25 en 25 mètres, servent à les attacher.

Des rampes en fer galvanisé sont encastrées dans le mur à 0,90 m. au-dessus du trottoir.

A chaque intervalle de 50 mètres, il y a alternativement sur l'un et l'autre trottoir, un regard, muni d'une échelle de fer.

Entre les collecteurs parallèles à la Senne et la rivière, on a pratiqué des ouvertures munies du côté de la rivière d'une soupape. Ces ouvertures sont placées au niveau des trottoirs de l'égout et sont destinées à déverser dans la rivière une partie des eaux des égouts au moment des fortes pluies. D'autres ouvertures mettent les collecteurs en communication avec la Senne dont l'eau sert à laver les égouts.

Ces ouvertures sont munies de vannes.

Les collecteurs ont généralement une pente de 30 centimètres par kilomètre : à certains endroits seulement elle augmente jusqu'à 50 centimètres. La pente étant très minime, il est nécessaire de débarrasser les égouts de leurs dépôts.

Ce curage se fait au moyen de vannes d'une construction particulière, appelées *wagons-vannes* (fig. 101). Ils sont entièrement en fer et consistent en une vanne s'adaptant à la cuvette de l'égout et suspendue par des charnières à un

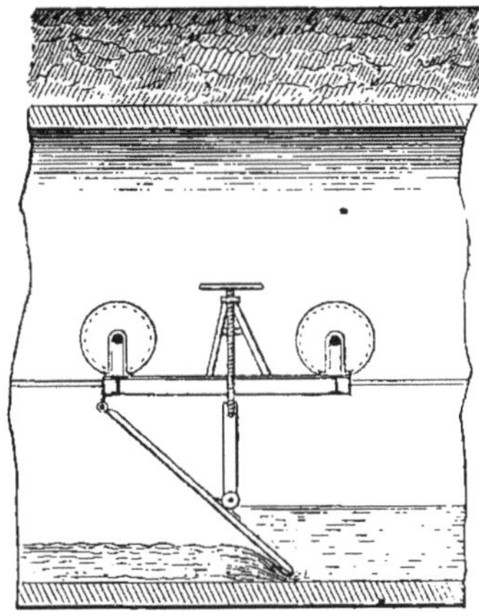

Fig. 101. — Wagon vanne.

wagon placé sur quatre roues et courant sur les rails des trottoirs. Une vis permet de hausser ou de baisser la vanne selon les besoins.

Quand elle est baissée considérablement, l'eau est arrêtée, et, passant avec rapidité sous la vanne, entraîne tous les dépôts.

On fait usage, pour le curage des collecteurs, de neuf wagons de cette espèce.

Les dépôts étant continuellement enlevés, ils ne peuvent se décomposer et produire des gaz fétides. Aussi, l'air des collecteurs n'est pas trop désagréable.

Dès 1872, on a proposé d'utiliser l'eau des égouts à l'irrigation des champs de Loo et de Peuthy, près de Vilvorde, où il y a un terrain convenable d'environ 4.000 hectares. Les frais d'un pareil travail sont si considérables qu'on n'a pas encore pu se résoudre à le mettre à exécution.

Depuis quelque temps, on emploie une petite partie des eaux d'égout à l'irrigation d'un terrain de 39 hectares, aux environ de Machelen.

Le grand collecteur se déverse à Haeren, dans la rivière, à 50 centimètres sous l'eau, ce qui fait monter l'eau sur les trottoirs de la dernière partie de cet émissaire ; aussi le nettoyage est impossible. Pour obvier à cet inconvénient, on a établi, à l'embouchure, des machines hydrauliques qui font, à certains intervalles, baisser l'eau suffisamment pour que les wagons-vannes puissent fonctionner. Cette opération doit se faire une fois par semaine.

Ces machines consistent en trois pompes centrifuges de 1,80 m. de diamètre, actionnées par trois machines à vapeur, chacune d'une puissance de 100 chevaux.

Le curage des collecteurs exige l'emploi de vingt hommes, y compris ceux employés aux pompes. Un nombre égal d'ouvriers sont occupés au curage des égouts de rues.

La longueur totale des collecteurs est de 18 kilomètres.

Les dépenses de cette grandiose canalisation se sont élevées à 27 millions de francs, y compris l'expropriation des 1,100 vieilles maisons situées sur le bord de la rivière et des autres terrains.

La voûte de la Senne et les collecteurs qui longent la rivière ont coûté 3,500 francs par mètre. La dépense s'est élevée de 350 à 400 francs pour les collecteurs dans la partie où ils ne la suivent pas. Les égouts des rues, de 2 mètres de hauteur, ont coûté 50 francs par mètre, y compris tous les travaux accessoires.

Les travaux, commencés en 1867, furent achevés en 1874.

Mesures contre les maladies contagieuses. — Vaccination. — La vaccination n'est pas obligatoire en Belgique, bien que son utilité soit reconnue par les médecins et l'administration. Le Gouvernement fait son possible pour engager la population à se faire vacciner de plein gré.

Afin d'obtenir de bon vaccin, on a créé, à Bruxelles, aux frais de l'Etat, un Etablissement de vaccin animal. Il est adjoint à l'Ecole vétérinaire et a pour chef le directeur même de cette école ; au-dessus de lui, existe une Commission de quatre membres nommés par le Ministre de l'intérieur. Elle se réunit une fois par mois dans le local de la vaccination pour en contrôler la comptabilité, l'exercice, etc.

A chaque séance, le directeur doit présenter un rapport sur les opérations de l'établissement et la Commission est tenue, chaque année, d'en rendre compte au Gouvernement.

Pour inoculer les veaux et en extraire le vaccin, on attache l'animal à une table spéciale. On rase le poil de la région abdominale et on lave cette place avec une solution d'acide phénique au 2 p. 100: on l'essuie ensuite soigneusement. On fait 80 incisions de deux à trois centimètres de longueur, à deux ou trois centimètres de distance l'une de l'autre.

Les pustules mûrissent en cinq ou six jours; si elles ne sont pas développées toutes simultanément, on recueille le vaccin en deux jours de suite.

Pour le récolter on saisit la pustule avec une pince *ad hoc*, puis on détache la croûte extérieure qu'on rejette. La masse pulpeuse et la lymphe sont raclées avec une lancette, recueillies dans un mortier en porcelaine, broyées avec un peu de lactine (sucre de lait) et un tiers de glycérine. Avec une spatule d'ivoire, on presse la masse à travers un tamis fin en laiton pour la faire tomber dans un mortier d'agate où on la broie une seconde fois.

Le vaccin ainsi préparé est mis dans de petits tubes de verre de deux à trois centimètres de longueur et munis de bouchon, ou bien entre deux lames de verre dont l'une, a une petite cavité dans laquelle on le dépose

Le tube ou les verres sont ensuite enveloppés dans des feuilles d'étain. Le vaccin que l'on veut conserver quelque temps est placé dans une glacière. On ne le délivre qu'après avoir abattu les veaux et les avoir reconnus sains.

Les enfants ne sont pas vaccinés dans l'Etablissement même.

L'origine de cet Etablissement vaccinal remonte à 1883.

En vertu des anciennes lois de 1789 et 1790 qui enjoignent aux autorités communales de prendre les mesures nécessaires contre les épidémies, plusieurs communes ont organisé la vaccination d'une manière digne d'éloges. Bruxelles, incontestablement, mérite d'être mise au premier rang.

La vaccination est sous la dépendance de l'adjoint du Bureau d'Hygiène, elle s'opère tous les jours ouvrables dans un local, attenant audit bureau Elle est, ainsi que la revaccination, tout à fait gratuite.

Dès qu'un cas de variole se déclare, les autorités font distribuer, dans tous les quartiers infectés, des milliers de circulaires où sont indiqués l'action préservatrice de la vaccination et le lieu où on l'effectue.

La vaccination est même obligatoire jusqu'à un certain point, puisque tous les enfants, pour être admis dans les écoles publiques, doivent produire un certificat de vaccine. De même tous les pauvres assistés sont obligés, ainsi que leurs enfants, de se faire vacciner.

Les enfants des écoles doivent être revaccinés à l'âge de dix ans.

Les personnes qui fréquentent les cours du soir (écoles professionnelles) doivent aussi fournir un certificat de revaccination récente. La même obligation est imposée à ceux qui sollicitent un emploi municipal. Du reste, le clergé a été invité à engager les enfants, qui font leur première communion, à se faire vacciner ou revacciner.

Déclaration des cas de maladies contagieuses. — Isolement et soins donnés aux malades. — En vertu d'un décret royal du 31 mars 1818, tous les médecins, en Belgique, doivent porter, à la connaissance du Bourgmestre ou du Bureau d'Hygiène, chaque cas de maladie contagieuse qui s'est présenté dans leur district. Une semblable ordonnance, avec des dispositions plus rigoureuses, fut promulguée par l'autorité communale de Bruxelles le 18 novembre 1824. Les asiles, prisons, hôtels, garnis, auberges, etc., sont soumis à la même obligation.

Les maladies qui doivent être notifiées sont : la variole, la scarlatine, la rougeole, la fièvre typhoïde, le typhus, le choléra, la diphtérie et la dysenterie.

Dès qu'un cas a été dénoncé au Bureau, le médecin municipal procède à une enquête sur l'état sanitaire de la demeure du patient, sur les causes probables de la maladie ; il s'informe s'il y a d'autres cas dans la maison ou dans le voisinage, si les personnes en question ont été vaccinées, s'il y a des enfants, dans la maison, qui fréquentent l'école, etc.

Si le médecin traitant a indiqué tous ces points dans sa déclaration, il n'y a pas lieu à une enquête de la part du médecin municipal.

Aussitôt en possession des renseignements ci-dessus le médecin municipal fait son rapport au Bureau de santé qui ordonne les mesures jugées nécessaires.

La notification des cas de maladie se fait au moyen de formulaires dressés par le Bureau et fournis par lui à chaque médecin.

Par suite d'une convention faite le 26 décembre 1874 entre les autorités de Bruxelles et celle de ses faubourgs, elles se font mutuellement part chaque semaine des cas de maladie signalés. De même chaque commune est avertie sur-le-champ lorsqu'un de ses habitants est tombé malade dans une commune étrangère.

Bruxelles ne possède pas encore d'hôpitaux d'isolement pour les maladies infectieuses. Elles sont traitées dans les deux grands hôpitaux généraux de Saint-Pierre et de Saint-Jean. Le premier est surtout consacré au traitement des fièvres typhoïdes, le second aux autres maladies. Les typhoïdiques ne sont nullement isolés ; les malades atteints d'une autre affection contagieuse le sont autant que possible. Pour les varioleux, il y a un local spécial, séparé, à l'étage le plus élevé d'un pavillon de l'hôpital Saint-Jean.

L'importance de l'isolement est toutefois pleinement reconnue, attendu que les médecins municipaux ont l'obligation, chaque fois que l'isolement à domicile est impraticable, d'engager les patients à se laisser transporter à l'hôpital.

Selon une décision du conseil communal de 1880, il est interdit de transporter des personnes affectées d'une maladie infectieuse, dans une voiture publique.

Dans ce but, il existe au Bureau d'Hygiène une voiture spéciale qui est mise à la disposition du public après demande à la police. Les pauvres sont transportés gratis ; les autres paient une redevance de 50 p. 100 plus élevée que celle des voitures ordinaires.

La voiture est désinfectée après chaque transport.

Il est interdit au cocher des voitures publiques de transporter aucun malade non muni d'un certificat de médecin constatant qu'il ne souffre pas d'une maladie infectieuse.

Les enfants des écoles, malades ou non, qui demeurent dans une maison où il y a une maladie infectieuse, ne doivent pas fréquenter l'école aussi longtemps que leur domicile est considéré comme contaminé.

Le Dr Janssens, directeur du Bureau d'Hygiène, emploie une méthode fort ingénieuse pour avoir un tableau net des maladies contagieuses. Un plan de la ville, à une grande échelle, collée sur du carton mince est placé sur un chevalet. Des épingles de couleurs différentes sont plantées sur toutes les maisons où se sont déclarés des cas de maladies contagieuses. Les épingles noires désignent la variole, les rouges la scarlatine, les jaunes le typhus et ainsi de suite. Pour distinguer les cas du jour d'avec les précédents, on ne fait entrer les épingles nouvelles que jusqu'à la moitié.

DÉSINFECTION. — Les fumigations sulfureuses jouissent à Bruxelles d'un si grand crédit que l'on s'est abstenu jusqu'à ce jour d'employer la vapeur d'eau généralement en usage ailleurs. La désinfection se fait directement à domicile; il n'existe pas d'établissements publics pour cela, sauf un Poste sanitaire où l'on ne fait que désinfecter les gens bien portants qui viennent de localités contaminées.

On procède à la désinfection d'un local et de son contenu, dès que le malade est guéri, décédé ou transporté à l'hôpital. Elle est toujours exécutée par des désinfecteurs appointés par le Bureau d'Hygiène.

Les fumigations se font suivant la méthode déjà décrite à la page 65; toutefois, la quantité de soufre brûlée est de 20 à 30 grammes par mètre cube.

On défait les matelas et les oreillers; leur contenu est étalé pour que la fumigation soit plus complète.

Les effets sans valeur sont brûlés, les plus petits dans la cheminée même du malade, les autres dans l'usine à gaz de la ville où on les transporte dans une charrette recouverte.

Pendant toute la durée de la maladie, les déjections sont désinfectées avec une solution concentrée de sulfate de fer ou une d'acide phénique au 2 ou 3 p. 100.

Tout le linge qui a servi au malade est bouilli avec une solution de chlorure de zinc ou avec un mélange de 240 grammes de sulfate de zinc et de 120 grammes de sel de cuisine, dissous dans un seau d'eau (le sel de zinc brut ne peut être employé à cet usage, car il contient du fer et forme des taches de rouille).

Les latrines et les égouts de la maison infectée sont également désinfectés régulièrement avec du sulfate de fer ou de l'acide phénique en solution. On informe, en outre, le service de la voirie qui fait désinfecter de la même manière les égouts publics du voisinage.

Afin d'avoir sous la main une quantité suffisante de sulfate de fer en solution, on suspend, dans un tonneau plein d'eau, une corbeille contenant 50 kilogrammes de ce sel.

Les cadavres des personnes mortes d'une maladie contagieuse sont ensevelis dans des draps imbibés d'eau phéniquée (2 à 3 p. 100). Le corps est ensuite immédiatement transporté à la chambre d'observation du dépôt mortuaire situé au cimetière d'Evere, en dehors de la ville. On l'y enterre dès que des signes certains de la mort se sont manifestés.

Chaque désinfection accomplie fait l'objet d'un rapport particulier.

DÉPÔTS MORTUAIRES, INHUMATIONS ET CIMETIÈRES. — Bruxelles possède deux dépôts mortuaires où l'on transporte les personnes décédées dans des logements trop étroits. L'un d'eux, situé dans l'intérieur de la ville, ne reçoit que les cadavres des personnes dont le décès n'est pas dû à une maladie contagieuse; les autres sont transportés au dépôt mortuaire du cimetière d'Evere.

Dans la ville, le transport se fait sur un brancard à roues porté par les hommes du service des inhumations, après réquisition du médecin municipal et consentement de la famille. A moins d'urgence, ce transport n'a lieu que le soir.

En temps d'épidémie, le transport des cadavres au dépôt mortuaire est obligatoire, ainsi que dans les autres cas où le médecin municipal le jugerait nécessaire.

Aucun cadavre, sans autorisation expresse, ne peut être gardé dans ce dépôt au delà de quarante-huit heures après le décès.

L'ensevelissement et la mise en bière se font au dépôt. Pour le transport à ce local, il suffit qu'ils soient enveloppés dans un drap de lit.

Les dépôts mortuaires sont placés sous la surveillance du Bureau d'Hygiène qui veille à ce qu'ils soient bien aérés, désinfectés et proprement tenus.

Aux termes du règlement communal, l'inhumation des cadavres doit avoir lieu au bout de quarante-huit heures. Ce délai peut, au besoin, être réduit ou prolongé par l'autorité municipale.

Prostitution. — La prostitution est sévèrement contrôlée et réglementée à Bruxelles. Un commissaire et deux agents, faisant partie de la police, sont chargés de ce service. Des médecins spéciaux sont chargés des visites.

Les prostituées sont soumises à l'inspection ordinaire deux fois par semaine et à une visite extraordinaire s'il y a lieu. Les médecins inspecteurs relèvent du Bureau d'Hygiène et ne doivent recevoir aucun paiement des femmes visitées, ni des logeurs. Il leur est interdit aussi de donner des soins à ces femmes ou à leurs domestiques, quelle que soit l'affection dont elles sont atteintes.

Chaque mois les médecins remettent au Bureau d'Hygiène un relevé des cas de maladie observés avec indication du genre de l'affection et de l'organe attaqué.

Toutes les femmes qui se livrent notoirement à la débauche, sont obligées de se faire inscrire et visiter.

Avant l'inscription elles sont citées devant le Bureau de police pour y subir un interrogatoire. Il est dressé un procès-verbal de l'enquête; il doit contenir les accusations et les réponses. On le transmet ensuite au Bourgmestre et au Collège échevinal qui seuls ont pouvoir de décréter l'inscription.

Lorsqu'il s'agit de mineures, on doit d'abord informer les parents et les exhorter à ramener leur enfant dans la bonne voie. S'il s'agit d'une femme mariée, on avertit le mari. Dans l'un et l'autre cas, la femme est cependant, jusqu'à nouvel ordre, soumise à l'inspection et placée sous la surveillance de la police.

Dès qu'une de ces femmes désire ne plus être rangée dans la catégorie des femmes inscrites, elle en fait la demande près du Bourgmestre et des Echevins qui en apprécient les raisons. Le mariage est un motif absolu de radiation sur les listes d'inscription.

Habitations ouvrières. — La question des logements ouvriers a été l'objet d'un vif intérêt de la part du Gouvernement et de plusieurs villes belges. Dans quelques-unes, Mons, Anvers, Nivelles, le Bureau de bienfaisance a élevé des cités importantes pour la classe ouvrière. Dans d'autres, à Liège, Tournai, Bruxelles, ce sont des compagnies particulières qui ont construit des logements de ce genre. Toutefois, les Sociétés de bienfaisance y participent pour des sommes considérables. Les autorités municipales ne manquent pas d'encourager et de faciliter ces entreprises, de toutes les manières possibles. C'est à elles que, dans les dernières villes nommées ci-dessus, on doit la formation de compagnies particulières pour l'étude de la question des habitations ouvrières.

C'est en 1868 que fut constituée, à Bruxelles, la première grande société pour la construction de logements ouvriers. Elle dispose d'un capital de cinq millions de francs. L'administration charitable s'y est intéressée pour 1,300,000 francs.

Les maisons bâties par cette compagnie se divisent en deux catégories, qui sont :

1° Des petites maisonnettes groupées quatre par quatre, entourées de jardins et destinées à l'habitation d'une ou deux familles;

2° Des maisons plus vastes contenant plusieurs logements.

Les habitations de la première catégorie sont de deux sortes : il y en a qui occupent une surface de 22 mètres carrés et se composent d'une cave, d'une cuisine au rez-de-chaussée, de deux pièces à l'étage supérieur et d'un grenier; d'autres couvrent 28 mètres carrés de surface et comprennent une cave, une cuisine et une chambre au rez-de-chaussée, deux pièces à l'étage supérieur et une mansarde. Chacune de ces maisons a un jardin de 100 mètres carrés.

Les habitations de la première catégorie ne se louent qu'à une seule famille, les autres peuvent être occupées par deux ménages.

Dans les grandes maisons ouvrières, les logements se composent d'une cuisine et d'une ou deux chambres. Chaque locataire a encore un grenier à sa disposition, s'il en a besoin.

Depuis sa fondation jusqu'en 1888, la compagnie a fait construire six cités ouvrières comprenant 306 maisons habitées par 526 familles.

Les logements ouvriers disséminés dans Bruxelles se louent à la semaine; ils sont, comme ceux des cités ouvrières, sous la surveillance du Bureau d'Hygiène.

Toutes les maisons en location doivent avoir un approvisionnement d'eau suffisant pour les besoins des locataires.

On trouve, en outre, à Bruxelles, des logements à la nuit ou garnis ; le règlement exige que chaque personne y puisse disposer de 14 mètres cubes. L'autorisation d'ouvrir des logements de ce genre doit être demandée aux autorités ; c'est le Bureau d'Hygiène qui les surveille.

S'il déclare un d'eux dangereux pour la santé, la Commission médicale locale peut obliger le propriétaire à exécuter les améliorations nécessaires. En cas de refus ou de négligence de sa part, le Bourgmestre peut interdire l'occupation du garni.

Hygiène scolaire. — En Belgique, il n'existe pas de lois spéciales à l'hygiène scolaire. Le soin de surveiller l'état sanitaire des écoles incombe aux commissions provinciales et locales d'hygiène publique.

A Bruxelles, Anvers, Liège et Louvain, où il y a des Bureaux d'Hygiène, ce sont eux qui ont la surveillance de l'hygiène scolaire dans leurs communes respectives.

Bruxelles possède, sous la direction du Dr Janssens, une hygiène scolaire si bien organisée qu'elle a pu servir de modèle dans plusieurs autres pays.

Relativement à l'hygiène générale des écoles, elle est surveillée par le Bureau d'Hygiène dans les écoles de l'État et de la commune. Dans les premières, toutefois, le contrôle ne s'exerce pas régulièrement ; il se borne aux inspections relatives à l'état sanitaire et aux mesures à prendre contre les maladies contagieuses que la loi impose à la commission locale. Le Bureau d'Hygiène est pour cela le mandataire de cette commission. Par contre, dans les écoles communales, la surveillance concerne l'hygiène scolaire publique et privée, et a lieu avec les soins les plus minutieux.

Tous les projets et plans d'écoles, concernant leur situation, construction, installation, ventilation, chauffage, éclairage, drainage, lieux d'aisances, etc., doivent être examinés et approuvés par le Bureau d'Hygiène. Comme dans toutes ces questions, ce Bureau agit de concert avec l'administration des bâtiments publics, les plans de toutes les nouvelles écoles ont été en partie élaborés par lui.

Pour le chauffage, on emploie dans les écoles nouvelles un système central à air, au moyen de batteries à vapeur ; la ventilation a lieu aussi par ce système. Les latrines, placées dans la cour, sont divisées en plusieurs cabinets contigus, ayant chacun une porte particulière. Les matières fécales sont recueillies dans des réservoirs placés au-dessous, on les nettoie tous les soirs. Les ordures vont directement à l'égout.

Le Gouvernement établit, dans toutes les écoles subventionnées par l'État, le programme des études et les heures de classe.

La gymnastique est l'objet d'une grande sollicitude. Pour surveiller l'hygiène dans les écoles communales, il y a cinq médecins adjoints de la ville ayant chacun un district.

Il y a une inspection au moins tous les dix jours ; les classes et autres parties de l'école doivent être examinées au point de vue de la propreté, de la ventilation, du chauffage, etc.

Dès qu'on soupçonne un enfant d'être atteint d'une maladie contagieuse, on l'envoie chez le médecin de l'école.

Tous les cas de semblables maladies doivent, sans retard, être portés à la connaissance du Bureau d'Hygiène et du Directeur de l'école. Le Bureau prend les mesures mentionnées p. 282, et le chef de l'institution est tenu de veiller à ce que les enfants bien portants domiciliés dans les maisons infectées cessent de fréquenter l'école et à ce que les enfants guéris ne rentrent pas sans un certificat portant que toutes les mesures ont été prises pour empêcher la propagation de la maladie.

Outre les affections énumérées plus haut, les enfants affectés d'une ophtalmie contagieuse ou de la coqueluche ne doivent pas non plus fréquenter l'école. Cependant ceux qui, habitant avec des enfants atteints de coqueluche, l'ont déjà eue, peuvent continuer à aller à l'école.

Le soin de traiter les enfants à domicile ne rentre pas dans les attributions du médecin de l'école ; c'est la famille ou les associations de bienfaisance qui s'en acquittent.

Cependant, dans quelques cas particuliers, il est du devoir des médecins des écoles de se charger du traitement médical des écoliers. C'est le cas pour les enfants de faible constitution, anémiques, scrofuleux ou affectés d'un autre mal chronique tel qu'ils ne sont pas empêchés d'assister aux leçons. Les médecins des écoles sont obligés de leur faire subir un traitement dans l'école même. Les médicaments sont fournis par les associations de bienfaisance. Mais pour bien marquer qu'il ne s'agit pas dans ce cas de soins proprement dits, on désigne cette sorte de traitement sous le nom de *médication préventive.*

Lors de l'entrée à l'école d'un enfant, on doit examiner sa constitution physique, sa taille, son poids, etc. Les résultats de cet examen sont contrôlés de temps en temps et inscrits sur un bulletin dont voici le formulaire :

VILLE DE BRUXELLES

N° .... *Ecole* .... *Observations médicales.*

Nom de famille...........
Prénoms................
Nationalité des parents....
Langue parlée............
Lieu de naissance.........
Date de naissance.........

Défauts de constitution.
Etat des fonctions visuelles.
Etat de la dentition.
Opérations dentaires pratiquées à l'école.

Examen médical.

Date des observations.....			
Age......................			
Taille....................			
Poids....................			
Circonférence de la tête ...			
Diamètre de la tête			
Circonférence de la poitrine.			
Diamètre de la poitrine....			
Capacité des poumons.....			
Force....................			
Couleur des cheveux			
» des yeux			
Classement n°...........			

Revaccination pratiquée à l'école
sans / avec } succès.
Médication préventive commencée le
terminée le
Résultats

OBSERVATIONS

Tous les enfants qui ont une mauvaise dentition doivent se présenter une fois par mois au Bureau d'Hygiène, où ils reçoivent d'un dentiste les soins nécessaires.

Après chaque inspection, le médecin d'école doit faire un rapport au Bureau d'Hygiène suivant un formulaire donné par celui-ci. A la fin de l'année, il doit lui donner un résumé de ses travaux.

Une fois par mois, le médecin doit faire aux classes supérieures de l'école une courte leçon sur quelque sujet d'hygiène indiqué par le chef du Bureau d'Hygiène. Cette conférence ne doit pas durer plus de dix minutes. Pour donner une idée des sujets traités, nous citerons les suivants : de l'utilité de la vaccine, de l'isolement dans les cas de maladie contagieuse, de la désinfection et autres semblables. On espère que les notions ainsi acquises par les enfants et transmises par eux dans leurs familles se répandront et profiteront à d'autres.

Tous les instituteurs et institutrices reçoivent, en matière d'hygiène, une instruction solide. Ils doivent la surveiller dans les écoles. Le médecin n'a plus ainsi qu'à les contrôler et à les diriger.

Les instituteurs sont tenus de noter sur un tableau imprimé la température de chaque classe, quatre fois par jour : à 8 h. 30, 11 heures, 2 heures et 3 h. 30. Ce tableau est accroché dans la salle à côté du thermomètre ; à chaque inspection le médecin doit l'examiner.

Afin que toute maladie contagieuse soit découverte à temps, le directeur de l'école doit prendre garde à toute indisposition qui se déclare chez les élèves. Les symptômes qui marquent le début des diverses maladies infectieuses sont exposés dans un imprimé que le Bureau d'Hygiène a publié à l'usage des écoles.

FRANCE

CHAPITRE PREMIER

Généralités. — Administration sanitaire. — Direction générale de l'hygiène publique. — Conseils et commissions locales d'hygiène publique. — Académie nationale de médecine. Législation sanitaire. — Commerce des aliments et boissons. — Loi des logements insalubres. — Protection des enfants du premier âge. — Législation des établissements insalubres, incommodes ou dangereux : *ouverture et création de ces établissements*. — Lois sur la durée du travail. — Inspection des fabriques. — Travail des enfants et des filles mineures dans l'industrie. — Législation quarantenaire. — Autres dispositions sanitaires.

Généralités. — Les Français regardent la fondation de la *Société royale de médecine* en 1776, comme le premier pas fait, en France, pour l'établissement d'un service d'hygiène publique. Bien que cette association de médecins ne puisse être considérée que comme une autorité consultative, indépendante des pouvoirs publics, elle n'en avait pas moins exercé une très grande influence sur toutes les questions sanitaires au sujet desquelles le Gouvernement a fréquemment réclamé son concours.

Cependant, c'est à la grande Révolution qu'il était réservé de doter la France d'une législation sanitaire. Elle fut établie par les lois des 14 novembre 1789, 16 et 24 août 1790 et 28 septembre 1791. Ce sont ces mêmes lois qui, après la conquête de la Belgique par la France en 1794, y furent introduites et qui ont continué de servir de base à l'administration sanitaire de ce pays.

Ces lois étaient toutefois insuffisantes pour améliorer l'état général de la santé publique. Si la principale cause en était qu'à cette époque l'hygiène n'était pas une science complètement constituée, il faut aussi convenir que l'abandon complet de l'hygiène publique aux soins des communes ne pouvait guère donner de résultats satisfaisants. Car, d'un côté, il est impossible, même dans les circonstances les plus favorables, de trouver, dans chaque commune, des personnes compétentes, capables d'organiser le service sanitaire; et d'un autre côté, l'expérience a, depuis, démontré jusqu'à l'évidence qu'une décentralisation excessive de l'administration sanitaire ne mène pas au but que l'on veut atteindre. L'ignorance et l'intérêt personnel sont des forces qui s'opposent avec trop d'énergie aux mesures nécessaires.

Cependant ces lois déterminèrent quelques communes à s'intéresser à l'hygiène publique.

C'est ainsi que des *Conseils d'hygiène publique* furent institués à Paris en 1802, à Lyon en 1822, à Marseille en 1825, à Lille et à Nantes en 1828, à Troyes en 1830, à Rouen et à Bordeaux en 1831.

Ces Conseils ont évidemment accompli tout ce qui était possible alors. C'est seulement dans ces derniers temps qu'on devait mettre à profit les dispositions des anciennes lois, en créant dans plusieurs villes des Bureaux d'hygiène analogues à celui de Bruxelles. Il y en a à Nancy, Reims, Lille, le Havre, Pau, etc.

En 1822, on créa de même le *Conseil supérieur de santé* rattaché au Ministère de l'intérieur. La France était en bonne voie pour arriver à posséder une organisation sanitaire bien ordonnée; mais ce Conseil ne paraît pas avoir déployé une grande activité.

Ce fut la Révolution de 1848 qui dota la France de son organisation sanitaire actuelle par le décret du 10 août 1848, signé par Cavaignac et contresigné par Thouret.

Ce décret supprimait le Conseil supérieur de santé et le remplaçait par le *Comité consultatif d'hygiène publique de France* dépendant du Ministère du commerce[1]. Le 18 décembre de la même année, il fut décrété la création dans chaque département et arrondissement d'un *Conseil d'hygiène publique et de salubrité.*

Le système actuel serait excellent si la police administrative n'avait pas conservé la haute main sur la direction et le contrôle de l'hygiène, et si les Conseils n'étaient pas réduits à n'être que de simples comités consultatifs sans droit d'initiative.

Ils n'ont pas même la faculté de se réunir, si ce n'est quand ils sont convoqués par le préfet. Celui-ci n'est point compétent en ces matières et cependant c'est son appréciation sur l'importance hygiénique des questions qui décide si elles seront ou non examinées par une autorité compétente. Dans certains départements, il est arrivé que les Conseils d'hygiène n'ont pas été réunis une seule fois dans le cours d'une année.

La France est toujours privée d'une loi sanitaire générale. La plupart des prescriptions sanitaires se composent de décrets ministériels, d'ordonnances préfectorales ou communales.

Il y a dans les Facultés et Ecoles de médecine, en France, des chaires d'hygiène publique; mais cette science n'est pas obligatoire pour les futurs médecins. Il en résulte que le pays manque de personnes capables de prendre en mains la direction de l'hygiène publique.

Administration sanitaire. — DIRECTION GÉNÉRALE DE L'HYGIÈNE PUBLIQUE (*Décrets des* 10 *août* 1848, 30 *septembre et* 30 *décembre* 1884, 5 *janvier* 1889). — Le chef suprême de l'hygiène publique en France est le Ministre de l'intérieur depuis le 1er janvier 1889[2].

Auprès de lui existe un *Comité consultatif d'hygiène publique* qui a pour

[1] La direction suprême de l'hygiène publique a, depuis le 1er janvier 1889, été transférée au Ministère de l'intérieur.

[2] Avant c'était le Ministre du commerce.

mission de donner son avis, après étude, sur les questions qui lui sont soumises par le Ministre et se rapportent :

1° Aux quarantaines et à leur organisation ;

2° Aux mesures à prendre pour prévenir et combattre les épidémies, pour améliorer les conditions sanitaires des populations manufacturières et agricoles.

3° A la propagation de la vaccine ;

4° A l'amélioration des établissements d'eaux minérales et aux moyens d'en rendre l'usage de plus en plus accessible aux malades pauvres et peu aisés ;

5° A l'institution et à l'organisation des conseils et commissions de salubrité dont le comité examine les rapports annuels pour en présenter un résumé au ministre ;

6° A la police médicale et pharmaceutique ;

7° A la salubrité des ateliers et manufactures ;

8° Aux questions qui concernent les laboratoires dans les villes et les départements.

Il entre encore dans les attributions du Comité de désigner au Ministre les questions qu'il juge devoir être soumises à l'Académie nationale de médecine.

Chaque année, il doit être publié un rapport sur les travaux du Comité et les améliorations sanitaires qui ont été réalisées.

Les membres de ce Comité consultatif, primitivement au nombre de sept, se sont augmentés peu à peu. Aux termes du décret du 30 septembre 1884, il y en a vingt-trois.

Sont de droit membres de ce Comité :

1. Le directeur des consulats et des affaires commerciales au Ministère des affaires étrangères ;
2. Le président du Conseil de santé de l'armée ;
3. Le président du Conseil de santé de la marine ;
4. Le directeur général des douanes ;
5. Le directeur de l'administration générale de l'assistance publique ;
6. Le directeur du commerce intérieur au Ministère du commerce ;
7. L'inspecteur général des services sanitaires ;
8. L'inspecteur général des écoles vétérinaires ;
7. L'architecte inspecteur des travaux publics.

Les autres membres, dont huit au moins doivent être médecins, sont choisis par le Ministre. Lorsqu'un de ces derniers membres se retire, le Comité présente une liste de trois personnes parmi lesquelles le Ministre choisit à son gré.

Le président et le vice-président sont désignés chaque année par le Ministre parmi les membres du comité.

C'est aussi le Ministre qui choisit le secrétaire qui, dans les séances, a voix consultative.

Le Ministre a le droit, s'il le juge nécessaire, d'appeler des spécialistes au Comité avec voix consultative.

Le Comité siège au moins une fois par semaine.

Les membres se divisent en commissions pour étudier les questions. La composition et le nombre des membres de ces commissions sont réglés par le président.

Pour la direction des affaires sanitaires courantes, le Ministre a auprès de lui un conseil composé du président du Comité consultatif d'hygiène publique, de l'inspecteur général des services sanitaires, du professeur d'hygiène de la Faculté de médecine de Paris et du directeur du commerce intérieur.

Les membres du Comité touchent une indemnité par chaque séance.

Actuellement, on a mis à la disposition du Comité un laboratoire destiné à former des hygiénistes et à donner des instructions aux agents de salubrité.

Conseils et commissions locales d'hygiène publique (*Arrêté du 18 décembre* 1848). — Dans chaque arrondissement il doit y avoir un Conseil d'hygiène publique et de salubrité.

Le nombre des membres varie de sept à quinze; ils sont nommés par le Préfet pour quatre années consécutives et tous les deux ans la moitié est renouvelée.

Des Commissions d'hygiène peuvent aussi être instituées dans les chefs-lieux de canton, si le Préfet en décide ainsi, après avoir pris l'avis du Conseil d'hygiène de l'arrondissement.

Au chef-lieu de chaque département existe un Conseil départemental d'hygiène publique et de salubrité dont les membres sont également nommés par le Préfet. Dans les départements et les arrondissements c'est le Préfet ou le sous-préfet qui préside les Conseils. Dans les chefs-lieux de canton le président de la commission est le maire. Le Conseil ou la Commission choisit lui-même pour deux ans son vice-président et son secrétaire. Les séances ordinaires doivent avoir lieu tous les trois mois au moins et en général toutes les fois que les autorités le réclament.

La Commission d'un chef-lieu de canton peut être appelée à siéger avec le Conseil d'hygiène d'arrondissement; ses membres y ont voix délibérative.

Les Conseils d'hygiène d'arrondissement sont chargés de l'étude des questions relatives à l'hygiène publique de l'arrondissement, qui leur sont renvoyées par le Préfet ou le sous-préfet. Ils peuvent être spécialement consultés sur les sujets suivants :

1. Assainissement des localités et des habitations.
2. Mesures à prendre pour prévenir et combattre les maladies endémiques et épidémiques.
3. Mesures à prendre pour prévenir et combattre les épizooties et autres maladies du bétail.
4. Propagation de la vaccine.
5. Organisation et distribution de secours médicaux aux malades indigents.
6. Moyens d'améliorer les conditions sanitaires des populations industrielles et agricoles.
7. Salubrité des ateliers, écoles, hôpitaux, maisons d'aliénés, établissements de bienfaisance, casernes, arsenaux, prisons, dépôts de mendicité, asiles, etc.

8. Questions relatives aux enfants trouvés.

9. Qualité des aliments, boissons, condiments et médicaments livrés au commerce.

10. Amélioration des établissements d'eaux minérales appartenant à l'Etat, aux départements, aux communes ou aux particuliers; moyens d'en rendre l'usage accessible aux malades pauvres.

11. Demandes en autorisation d'ouverture, de déplacement ou de fermeture des établissements incommodes, insalubres et dangereux.

12. Grands travaux d'utilité publique, sous le rapport de la salubrité, tels que constructions d'édifices, écoles, prisons, casernes, ports, canaux, réservoirs, fontaines, halles, marchés, égouts, cimetières, voirie et places pour le rouissage du chanvre, etc.

Les Conseils d'hygiène publique d'arrondissements doivent réunir et coordonner les documents relatifs à la mortalité, à ses causes, à la topographie et à la statistique sanitaires de l'arrondissement. Ils adresseront régulièrement ces pièces au Préfet qui en transmettra une copie au Ministre de l'interieur.

Le Conseil d'hygiène du département est appelé à se prononcer sur les questions sanitaires qui intéressent le département tout entier ou plusieurs arrondissements. Il doit de même présenter annuellement un rapport de ses travaux, accompagné d'un résumé de ceux des arrondissements. Ce rapport est transmis au ministère par le préfet, avec les pièces à l'appui.

Le personnel de ces Conseils doit autant que possible être composé de 4 à 6 médecins, 2 à 4 chimistes, 1 à 2 vétérinaires et 3 personnes choisies parmi les plus notables agriculteurs, négociants ou industriels. En outre les ingénieurs, architectes et autres spécialistes du département peuvent être consultés dans certaines questions ; ils ont alors voix délibérative.

Quelques départements ont, pour contrôler l'hygiène publique, créé des *inspecteurs sanitaires.*

Ce sont des hygiénistes ayant reçu une instruction scientifique; ils font généralement beaucoup de bien par les avis et les conseils qu'ils ont l'occasion de donner. Mais une décision prise par le Conseil d'Etat, a considérablement réduit leur champ d'activité et diminué l'envie de les utiliser. Cet arrêt porte que ces inspecteurs ne peuvent exercer leurs fonctions qu'avec le consentement des communes et des autorités locales.

Aux termes de l'ordonnance du 2 mai 1805, chaque arrondissement doit avoir un médecin des épidémies, nommé par le Préfet. Il est tenu de rendre compte chaque année au Gouvernement, de l'exercice de sa charge et de l'état sanitaire de son district. Ces rapports, transmis à l'*Académie de médecine*, sont résumés par elles dans un exposé de l'état sanitaire général du pays.

En vertu de la loi du 1er septembre 1851, le médecin des épidémies est de droit membre du Conseil d'hygiène de l'arrondissement.

L'inspection des pharmacies et drogueries est, selon la loi, confiée à quelques membres du Conseil d'hygiène, désignés par lui-même. A Paris et à Montpellier seulement, ce soin est laissé aux *Ecoles supérieures* de pharmacie.

Académie nationale de médecine. — De même qu'en Belgique, l'Académie nationale de médecine de Paris, fait partie de l'administration sanitaire. Elle fut créée par l'État en 1820 ; c'est la plus haute autorité scientifique au point de vue médical et hygiénique. Elle prend souvent l'initiative de l'étude de ces questions ; le Ministre lui renvoie les questions sanitaires pour qu'elle émette son avis.

L'Académie de médecine a la direction suprême de la vaccination et possède un local pour la pratiquer. Elle dispose en outre d'un laboratoire, d'une bibliothèque, etc.

Lorsqu'elle en est chargée par le gouvernement, l'Académie désigne quelques-uns de ses membres pour visiter les localités infectées par une épidémie ou une épizootie, les établissements d'eaux minérales et autres établissements publics, etc.

L'Académie de médecine distribue un grand nombre de prix pour des travaux scientifiques.

Législation sanitaire. — Commerce des aliments et boissons (*Lois des* 16-24 *août* 1790 ; 19-22 *juillet* 1791 ; 18 *juillet* 1837 ; 27 *mars* 1851 ; *codes pénal, de justice militaire, de justice maritime*).— Il est défendu sous peine d'amende de falsifier ou de mettre en vente toutes denrées alimentaires falsifiées, corrompues, avariées ou impropres de quelque autre manière à l'alimentation. La même défense a lieu pour toute fraude sur la qualité de la marchandise

Si les falsifications sont de nature à compromettre la santé, la peine est plus sévère.

Il est également défendu, sous peine de confiscation, de garder, sans motif légalement valable, des aliments ou des boissons corrompues ou falsifiées, dans des magasins, boutiques, ateliers ou autres lieux de vente. Les denrées confisquées qui peuvent encore servir sont remises par l'administration à quelque établissement de bienfaisance ; celles qui ne valent plus rien sont détruites aux frais du coupable. Le tribunal peut dans ce cas ordonner que la destruction ait lieu publiquement devant la boutique ou le domicile du délinquant. Si le tribunal le juge à propos, le jugement peut être affiché publiquement à des endroits convenables, et inséré intégralement ou sommairement dans les journaux, le tout aux frais du condamné, suivant qu'il en est décidé dans chaque cas particulier.

Les voituriers ou bateliers qui falsifient les substances qui leur sont confiées, sont passibles d'une amende et de prison.

C'est le Maire de l'arrondissement qui est chargé de veiller à l'observation des lois sur la vente des denrées et des boissons. Dans Paris et le département de la Seine, c'est au Préfet de police que cette obligation incombe.

Loi des logements insalubres du 13 avril 1850. Modifications du 25 mai 1864. — Dans toute commune où le Conseil municipal l'aura déclaré nécessaire, il nommera une Commission chargée de rechercher et d'indiquer les mesures indispensables d'assainissement des logements et dépendances insalubres, mis en location ou occupés par d'autres que le propriétaire, l'usufruitier ou l'usager.

Sont réputés insalubres les logements qui se trouvent dans des conditions de nature à porter atteinte à la vie ou à la santé de leurs habitants.

La Commission des logements insalubres se compose de cinq à neuf membres. Dans les communes dont la population dépasse 50.000 âmes, le Conseil municipal pourra soit nommer plusieurs Commissions, soit porter jusqu'à vingt le nombre des membres de la Commission existante. A Paris, le nombre peut être porté jusqu'à trente. Parmi ces membres se trouvent nécessairement un médecin, un architecte ou tout autre homme de l'art, ainsi qu'un membre du Bureau de bienfaisance et du *Conseil des prudhommes* s'il en existe dans la commune. La présidence appartient au maire ou à l'adjoint; à Paris, au Préfet de la Seine.

Le médecin et l'architecte peuvent être choisis hors de la commune.

La commission se renouvelle tous les deux ans par tiers ; les membres sortants sont rééligibles.

La Commission visitera les lieux signalés comme insalubres. Elle déterminera l'état d'insalubrité, en indiquera les causes et les moyens d'y remédier. Elle désignera les logements non susceptibles d'assainissement.

Les rapports de la Commission seront déposés au secrétariat de la mairie et les parties intéressées mises en demeure d'en prendre connaissance et de produire leurs observations dans le délai d'un mois.

A l'expiration de ce délai, les rapports et observations sont soumis au Conseil municipal qui détermine : les habitations non susceptibles d'assainissement, les travaux d'assainissement, les lieux où ils devront être exécutés partiellement ou en totalité, et les détails de leur exécution.

Un recours est ouvert aux intéressés devant le Conseil de préfecture dans le délai d'un mois à dater de la notification de l'arrêté municipal.

S'il est reconnu que le logement ne peut être assaini et que les causes d'insalubrité sont dépendantes de la maison même, l'autorité municipale pourra en interdire provisoirement la location à titre d'habitation. L'interdiction définitive ne peut être prononcée que par le Conseil de préfecture; dans ce cas on a recours devant le Conseil d'État.

Lorsque par suite de cette loi il y aura lieu à la résiliation des baux, elle ne comportera en faveur du locataire aucuns dommages-intérêts.

Lorsque l'insalubrité est le résultat de causes extérieures et permanentes ou lorsqu'elles ne peuvent être détruites que par des travaux d'ensemble, la commune peut acquérir la totalité des propriétés comprises dans le périmètre des travaux.

Toutes les amendes prononcées en vertu de cette loi sont attribuées en entier au bureau ou à un établissement de bienfaisance de la localité où sont situées les maisons à cause desquelles les amendes ont été encourues.

Protection des enfants du premier age (*Loi du* 23 *décembre* 1874). — Tout enfant, âgé de moins de deux ans, qui est placé, moyennant salaire, en sevrage ou en garde, hors du domicile de ses parents, devient, par ce fait, l'objet d'une surveillance de l'autorité publique, ayant pour but de protéger sa vie et sa santé.

La surveillance instituée par la présente loi est confiée, dans le département de la Seine, au Préfet de police, et, dans les autres départements, aux Préfets.

Ces fonctionnaires sont assistés d'un Comité ayant pour mission d'étudier et de proposer les mesures à prendre, et composé comme il suit :

— Deux membres du Conseil général, désignés par ce conseil ;

— Dans le département de la Seine, le directeur de l'Assistance publique, et, dans les autres départements, l'inspecteur du Service des enfants assistés ;

— Six autres membres, nommés par le Préfet, dont un pris parmi les médecins membres du Conseil départemental d'hygiène publique, et trois pris parmi les administrateurs des sociétés légalement reconnues qui s'occupent de l'enfance, notamment des *Sociétés protectrices de l'enfance*, des *Sociétés de charité maternelle*, des *Crèches* ou des *Sociétés des crèches*, ou, à leur défaut, parmi les membres des commissions administratives des hospices et des bureaux de bienfaisance.

Des commissions locales sont instituées, par un arrêté du Préfet, après avis du comité départemental, dans les parties du département où l'utilité en sera reconnue, pour concourir à l'application des mesures de protection des enfants et de surveillance des nourrices et gardeuses d'enfants.

Deux mères de famille font partie de chaque commission locale.

Les fonctions instituées par le présent article sont gratuites.

Il est institué près du Ministère de l'intérieur un Comité supérieur de protection des enfants du premier âge, qui a pour mission de réunir et coordonner les documents transmis par les Comités départementaux, d'adresser chaque année au Ministre un rapport sur les travaux de ces Comités, sur la mortalité des enfants et sur les mesures les plus propres à assurer et étendre les bienfaits de la loi, et de proposer, s'il y a lieu, d'accorder des récompenses honorifiques aux personnes qui se sont distinguées par leur dévouement et leurs services.

Un membre de l'Académie de médecine, désigné par cette Académie, les présidents de la *Société protectrice de l'enfance de Paris*, de la *Société de charité maternelle* et de la *Société des crèches*, font partie de ce comité.

Les autres membres, au nombre de sept, sont nommés par décret du Président de la République.

Les fonctions de membre du Comité supérieur sont gratuites.

Il est publié, chaque année, par les soins du Ministre de l'intérieur, une statistique détaillée de la mortalité des enfants du premier âge et, spécialement, des enfants placés en nourrice, en sevrage ou en garde.

Le Ministre adresse, en outre, chaque année, au Président de la République, un rapport officiel sur l'exécution de la présente loi.

Dans les départements où l'utilité d'établir une inspection médicale des enfants en nourrice, en sevrage ou en garde est reconnue par le Ministre de l'intérieur, le Comité supérieur consulté, un ou plusieurs médecins sont chargés de cette inspection.

La nomination de ces inspecteurs appartient aux Préfets.

Toute personne qui place un enfant en nourrice, en sevrage ou en garde, moyennant salaire, est tenue d'en faire la déclaration à la mairie.

Toute personne qui veut se procurer un nourrisson ou un ou plusieurs enfants en sevrage ou en garde, est tenue de se munir préalablement des certificats exigés par les règlements pour indiquer son état civil et justifier de son aptitude à nourrir ou à recevoir des enfants.

Toute personne qui veut se placer comme nourrice sur lieu est tenue de se munir d'un certificat du maire de sa résidence, indiquant si son dernier enfant est vivant et constatant qu'il est âgé de sept mois révolus, ou, s'il n'a pas atteint cet âge, qu'il est allaité par une autre femme remplissant les conditions qui seront déterminées par le règlement d'administration publique.

Toute personne qui a reçu chez elle, moyennant salaire, un nourrisson ou un enfant en sevrage ou en garde, est tenue, sous les peines portées à l'article 346 du Code pénal :

1° D'en faire la déclaration à la mairie de la commune de son domicile, dans les trois jours de l'arrivée de l'enfant ;

2° De faire, en cas de changement de résidence, la même déclaration à la mairie de sa nouvelle résidence ;

3° De déclarer, dans le même délai, le retrait de l'enfant par ses parents ou la remise de cet enfant à une autre personne, pour quelque cause que cette remise ait lieu ;

4° En cas de décès de l'enfant, de déclarer ce décès dans les vingt-quatre heures.

Il est ouvert dans les mairies un registre spécial pour les déclarations ci-dessus prescrites.

Ce registre est coté, paraphé et vérifié tous les ans par le juge de paix. Ce magistrat fait, sur les résultats de cette vérification, un rapport annuel au Procureur de la République, qui le transmet au Préfet.

En cas d'absence ou de tenue irrégulière du registre, le maire est passible de la peine édictée à l'article 50 du Code civil.

Nul ne peut ouvrir ou diriger un bureau de nourrices, ni exercer la profession d'intermédiaire pour le placement des enfants en nourrice, en sevrage ou en garde, et le louage des nourrices, sans en avoir obtenu l'autorisation préalable du Préfet.

Un règlement[1] d'administration publique déterminera :

1° Les modes d'organisation du service de surveillance institué par la présente loi, l'organisation de l'inspection médicale, les attributions et les devoirs des médecins-inspecteurs, le traitement de ces inspecteurs, les attributions et devoirs de toutes les personnes chargées des visites ;

2° Les obligations imposées aux nourrices, aux directeurs des bureaux de placement et à tous les intermédiaires du placement des enfants ;

[1] Ce règlement fut promulgué le 7 février 1877.

3° La forme des déclarations, registres, certificats des maires et des médecins et autres pièces exigées par les règlements.

Le Préfet peut, après avis du comité départemental, prescrire, par un règlement particulier, des dispositions en rapport avec les circonstances et les besoins locaux.

Les dépenses auxquelles l'exécution de la présente loi donnera lieu sont mises, par moitié, à la charge de l'État et des départements intéressés.

La portion à la charge des départements est supportée par les départements d'origine des enfants et par ceux où les enfants sont placés en nourrice, en sevrage ou en garde, proportionnellement au nombre desdits enfants.

Législation des établissements insalubres, incommodes ou dangereux. — La législation française des établissements industriels les divise en trois classes par rapport à l'insalubrité, à l'incommodité et aux dangers qu'ils présentent.

La première classe comprend les établissements qui ne doivent pas être construits dans le voisinage des habitations particulières.

La deuxième classe comprend ceux qui ne doivent pas nécessairement être éloignés des habitations, mais où des mesures spéciales doivent être prises pour que les voisins n'en soient pas incommodés.

La troisième classe comprend ceux qui ne provoquent pas de désagréments spéciaux, mais doivent cependant être contrôlés.

Ouverture et création de ces établissements (*Décrets des* 15 *octobre* 1810 *et* 3 *mai* 1886). — La demande de l'établissement d'une fabrique de première classe est remise au Préfet qui la transmet au Maire de la commune ; elle doit être accompagnée d'un plan à l'échelle de 1/2500, comprenant un circuit de 500 mètres. Le Maire est obligé d'afficher cette pétition pendant un mois dans toutes les communes situées à 5 kilomètres de la place destinée à la fabrique. Tous ceux qui le veulent peuvent, pendant ce temps, présenter au maire leurs plaintes verbalement ou par écrit.

Le mois écoulé, le Maire doit envoyer au Préfet un procès-verbal des avis exprimés et du jugement du Conseil de salubrité de l'arrondissement.

En cas de plainte, le Conseil de préfecture est consulté, puis le Préfet prend une décision.

Si le Préfet accorde l'ouverture, cette autorisation doit désigner les mesures à prendre au point de vue sanitaire, pour éviter les accidents des ouvriers et des voisins.

On peut appeler au Conseil d'État de la décision du Préfet.

Les demandes pour l'ouverture des fabriques de la deuxième classe sont adressées au Sous-Préfet qui les envoie au Maire : elles doivent être accompagnées de plans représentant le voisinage dans un rayon de 200 mètres. Elles ne sont affichées et annoncées que dans la commune où l'on veut établir la fabrique. Ce n'est que cette commune qui peut présenter des plaintes. Le Préfet décide dans tous les cas sans consulter le Conseil de préfecture. Cependant le Conseil d'hygiène donne son avis.

La permission d'ouvrir une fabrique de troisième classe est donnée par le Sous-Préfet après avis du Maire et de la police locale. Les demandes doivent être accompagnées de plans du voisinage dans un rayon de 100 mètres. Les plaintes contre l'autorisation sont jugées par le Conseil de préfecture.

Si le fabricant ne remplit pas les conditions énoncées dans sa permission, si les travaux de la fabrique s'arrêtent pendant plus de six mois, l'autorisation est nulle.

Si la fabrique cause de grands inconvénients non prévus, l'autorisation peut être retirée par une décision spéciale du Conseil d'État.

Par suite du décret du 9 février 1867, des règlements spéciaux aux usines à gaz sont en vigueur relativement à la ventilation suffisante de la fabrique et à la purification effective du gaz.

Lois sur la durée du travail (9 *septembre* 1848, 16 *février* 1883). — La durée du travail des ouvriers de fabrique ne doit pas dépasser douze heures par jour.

En cas de force majeure, l'administration fixe les exceptions à cette règle.

Les infractions à cette loi sont punies par des amendes de 5 à 100 francs par chaque ouvrier: elles ne doivent pas, cependant, dépasser 1,000 francs à la fois. L'article 463 du Code pénal peut toujours être appliqué en même temps.

Les commissions locales et les inspecteurs sont obligés de veiller à l'exécution de cette loi (voir ci-dessous).

Inspection des fabriques. — Sauf dans le département de la Seine, il n'existe pas en France d'inspection des fabriques. C'est au Préfet et au maire de surveiller l'exécution des conditions prescrites pour chaque fabrique particulière. Ils sont assistés par les autorités communales.

Si les inconvénients sanitaires sont trop grands, le Conseil de salubrité est consulté. Son avis ne constitue qu'un simple conseil. Si l'on n'a pas pris encore, en France, des mesures effectives relatives à l'hygiène des fabriques, c'est qu'il est très rare qu'on se plaigne d'inconvénients sanitaires autres que ceux qui frappent les voisins.

Le travail des enfants dans les manufactures est surveillé par des inspecteurs spéciaux.

Les ingénieurs des mines ont la surveillance des machines à vapeur.

Travail des enfants et des filles mineures dans l'industrie (*Loi du 3 juin* 1874). — Il n'est pas permis d'employer dans l'industrie des enfants de moins de douze ans; ils ne peuvent travailler plus de douze heures par jour.

Les enfants au-dessous de quinze ans qui ne peuvent attester qu'ils ont fréquenté l'école, ne peuvent travailler plus de six heures. Ils doivent aller à l'école.

Les autorités administratives peuvent déterminer certains travaux dans lesquels il est permis d'employer des enfants de dix à douze ans. Alors, on doit veiller à ce que l'enfant aille à l'école pendant deux heures au moins. La durée du travail, interrompu par un repas, ne doit jamais excéder six heures.

Jusqu'à ce qu'ils aient atteint l'âge de seize ans, il n'est pas permis aux enfants de travailler de nuit, c'est-à-dire de 9 heures du soir à 5 heures du matin.

Il en est de même pour les jeunes femmes, jusqu'à vingt et un ans, qui travaillent dans les usines et manufactures.

Des exceptions à cette règle peuvent être faites par suite de causes accidentelles.

Il n'est pas permis aux enfants de moins de seize ans et aux femmes de moins de vingt et un ans de travailler les dimanches et jours de fête.

Il est interdit d'employer les femmes pour le travail dans les mines; les garçons de moins de seize ans n'y peuvent être employés qu'à certaines conditions.

Les Maires sont obligés de remettre aux parents et tuteurs un livret sur lequel sont portés les noms et prénoms de l'enfant, sa demeure, la date et le lieu de sa naissance, et le temps pendant lequel il a suivi l'école.

Les chefs d'industrie ou patrons doivent inscrire sur le livret la date de l'entrée et de la sortie de leurs ateliers. Ils doivent aussi avoir un registre avec les mêmes inscriptions.

Cette loi est affichée dans l'atelier, ainsi que les règlements publiés par le Gouvernement, relativement aux travaux que les enfants ne doivent pas exécuter à cause des accidents qui en résultent.

Les ateliers doivent être toujours propres et bien ventilés; toutes les mesures doivent être prises pour protéger les enfants contre les accidents et les inconvénients sanitaires. Dans les usines à moteurs mécaniques, les roues, les courroies, les engrenages ou tout autre appareil, dans le cas où il aura été constaté qu'ils présentent une cause de danger, seront séparés des ouvriers de telle manière que l'approche n'en soit possible que pour les besoins du service. Les puits, trappes et autres ouvertures de descente doivent être clôturés.

Les patrons ou chefs d'établissement doivent, en outre, veiller au maintien des bonnes mœurs et à l'observation de la décence publique dans leurs ateliers.

Pour assurer l'exécution de cette loi, il y a quinze inspecteurs divisionnaires rétribués par l'État.

Si l'inspecteur s'aperçoit qu'il existe une cause de danger ou d'insalubrité, il prendra l'avis de la Commission locale.

Les inspecteurs sont obligés de publier annuellement des rapports.

Il doit être institué dans chaque département une Commission locale qui surveille l'exécution de la loi et contrôle le service de l'inspection.

A cet effet, les Commissions locales visitent, avec ou sans médecin, les ateliers et les manufactures.

Chaque arrondissement doit posséder au moins une semblable Commission.

Elle publie annuellement un rapport sur ses travaux qu'elle adresse au Ministre de l'intérieur.

Le conseil général a le droit de nommer un inspecteur spécial, rétribué par le département qui sera subordonné à l'inspecteur divisionnaire.

Près du Ministre de l'intérieur existe une Commission supérieure composée de neuf membres choisis par le Président de la République.

Elle est chargée de :

1° Veiller à l'application uniforme et vigilante de cette loi ;

2° Donner son avis sur les règlements à faire et généralement sur les diverses questions intéressant les travailleurs protégés ;

3° Enfin, d'arrêter les listes de présentation des candidats pour les nominations des inspecteurs divisionnaires.

Chaque année, le président de la Commission supérieure doit adresser au Gouvernement un rapport général sur les résultats de l'inspection et sur les faits relatifs à l'exécution de cette loi. Ce rapport doit être publié dans le *Journal Officiel* et communiqué aux Chambres avec les règlements d'administration publique qui complètent la loi.

LÉGISLATION QUARANTENAIRE (*Décrets des* 27 *mai* 1853, 22 *février* 1876, *Règlement* de 1874). — La législation quarantenaire française est très prolixe ; le règlement de 1874 ne contient pas moins de 138 articles.

Les prescriptions sont relatives à trois maladies : la peste, la fièvre jaune et le choléra.

Parmi ces prescriptions se trouve la quarantaine à la frontière.

Pour régler la quarantaine maritime, qui est la seule possible maintenant, la côte est divisée en 11 districts possédant chacun les fonctionnaires nécessaires. Le chef du district ou *Directeur de santé* est médecin. Le service comprend des *officiers*, *employés et gardes* dont le nombre varie suivant la nécessité. Dans les ports il y a des *agents principaux*, des *agents ordinaires* et des *sous-agents*.

Chaque district de quarantaine a un *Conseil sanitaire*, représentant les intérêts locaux. De semblables Conseils peuvent être créés dans chaque port important.

Le Préfet, avant d'envoyer au Ministre les projets de mesures à prendre, les présente à ces Conseils sanitaires.

AUTRES DISPOSITIONS SANITAIRES. — Aux lois sanitaires rapportées ci-dessus, on peut ajouter :

La vente des poisons et des remèdes secrets (loi du 19 juillet 1845 ; décrets des 3 mai et 18 juillet 1850). La loi du 14 juillet 1856 sur les eaux minérales. Le décret du 29 décembre 1851 sur les débits de spiritueux. La circulaire ministérielle du 24 décembre 1866 sur les inhumations. Les décrets des 12 juin 1804, 7 mars 1806 et 6 décembre 1843 sur les cimetières et sépultures. La circulaire du 30 janvier 1856 sur le transport des cadavres. Les lois des 22 décembre 1789, 12 et 20 août 1790, 6 octobre 1791 contre les souillures des cours d'eau. La circulaire ministérielle du 15 mars 1873, l'ordonnance de mars 1834 sur le rouissage du chanvre.

CHAPITRE II

PARIS

Généralités. — Organisation sanitaire. — Conseil et commissions d'hygiène et de salubrité. — Administration préfectorale de l'hygiène. — Assistance publique. — Observatoire municipal de Montsouris. — Laboratoire municipal. — Service de la statistique municipale. — Législation sanitaire. — Ordonnance du préfet de police du 24 octobre 1881 concernant les dépôts d'engrais et d'immondices dans les communes rurales. — Règlements relatifs aux constructions à élever. — Ordonnance du préfet de police concernant les logements loués en garni. — Dispositions sanitaires relatives à l'air. — Dispositions sanitaires relatives à l'eau. — Dispositions sanitaires relatives aux aliments. — Contrôle des viandes. — Leur introduction. — Réglementation des abattoirs. — Viandes saisissables; caractères qui les décèlent. — Halles centrales. — Commerce du lait.

Généralités. — Aucune ville autant que Paris n'a exercé une aussi grande force attractive sur tout le monde civilisé. Pour ce qui regarde la beauté, l'élégance, le luxe et l'esprit, Paris occupe toujours la première place parmi les grandes villes. Au point de vue de l'hygiène, il faut constater que la plupart des capitales du monde, aussi grandes que Paris, peuvent à peine se mesurer avec cette ville quant à sa situation et son climat; pas une ne lui est comparable pour sa richesse en parcs, jardins, places et grandes rues.

Paris est situé sur les deux rives de la Seine, à 180 kilomètres de la mer. Il couvre une surface de 8,000 hectares environ. Le sol monte lentement du fleuve à la périphérie. Il coule, pendant tout son parcours dans la ville, avec assez de rapidité pour empêcher toute stagnation.

Le climat est doux, l'air serein et transparent; il y a fort rarement des brouillards. Comparé avec un grand nombre d'autres villes, Paris jouit, au point de vue sanitaire, de plusieurs avantages naturels. Mais contrairement à ce qui a eu lieu dans les autres capitales de l'Europe, les grandes améliorations sanitaires n'ont pas été suivies à Paris d'un décroissement constant de la mortalité.

Paris compte actuellement environ 2,500,000 âmes.

La mortalité sur 1,000 habitants était :

En 1865-1869...............	25,3
En 1870-1874..	30,4
En 1875-1879...............	23,5
En 1880-1884...............	25,2
En 1885-1888...............	23,5

Organisation sanitaire. — Conseil et commissions d'hygiène et de salubrité (*Décrets des* 15 *décembre* 1851, 19 *janvier* 1852, 5 *janvier* 1861, 26 *novembre* 1878, 7 *juillet* 1880, 7 *mars* 1881). — Pour enlever les difficultés qui existent toujours si les environs d'une ville sont soumis à une administration spéciale, le département de la Seine a été réuni, au point de vue de l'hygiène, à Paris sous une administration commune.

L'organisation sanitaire du département de la Seine et de Paris diffère sous certains rapports de celle des autres départements.

Le Préfet de police exerce son autorité sur Paris et tout le département de la Seine. Auprès de lui est le *Conseil d'hygiène publique et de salubrité du département de la Seine*. Il est composé de onze membres permanents qui sont : le doyen de la Faculté de médecine, les professeurs d'hygiène publique et de médecine légale, le chef du bureau de salubrité (4e bureau, 2e division, Préfecture de police), l'architecte en chef de la préfecture, l'ingénieur en chef, etc. Il compte encore vingt-quatre membres titulaires choisis par le Préfet et approuvés par le Ministre de l'intérieur.

Le chef du bureau de salubrité remplit les fonctions de secrétaire du Conseil. Il ne se réunit que sur l'invitation du Préfet comme dans les autres départements.

Dans chaque arrondissement de Paris existe une *Commission d'hygiène et de salubrité* ressemblant par sa composition aux Conseils d'hygiène des arrondissements en province. Ces Commissions n'ont cependant pas la même autorité que ces Conseils; elle est restreinte comme celle des Commissions d'hygiène des chefs-lieux de canton. Le Conseil d'hygiène de la Seine a, dans tout le département, la même autorité que les Conseils d'arrondissement dans leurs districts respectifs.

L'Hygiène publique est donc ici plus centralisée.

S'il le juge nécessaire, le Préfet de police peut désigner des membres du Conseil d'hygiène du département pour prendre part aux délibérations des commissions d'hygiène des arrondissements.

Celles-ci s'assemblent une fois par mois au moins.

C'est à elles qu'il appartient de s'informer de tout ce qui concerne l'hygiène publique de l'arrondissement et de présenter au Préfet les projets d'améliorations sanitaires qu'elles jugent nécessaires. Elles doivent aussi concourir à l'application de la loi du 13 avril 1850 relativement aux logements insalubres (p. 295).

Elles provoqueront la formation de Commissions spéciales dans les communes pour l'inspection des logements, et leur signaleront les défauts et les inconvénients sanitaires.

En temps d'épidémie, elles sont obligées de prêter leur assistance autant que possible. C'est à elles qu'il appartient de faire annuellement une statistique de la mortalité et de ses causes, du nombre des habitants de l'arrondissement par quartiers et rues, des métiers, habitudes, manières de vivre, salaires, consommation des spiritueux, etc. Ces rapports sont envoyés au Préfet qui les remet au Conseil d'hygiène départemental.

Grâce au droit d'initiative qui appartient aux Commissions et au Conseil départemental, l'hygiène est, dans le département de la Seine, mieux dirigée que dans les autres départements où toutes les mesures dépendent surtout du Préfet. Cependant les réunions du Conseil n'ont lieu que sur l'invitation du Préfet.

Administration préfectorale de l'hygiène. — La direction et la surveillance directes de l'hygiène appartiennent à la Préfecture de la Seine et à la Préfecture de police. La première est chargée de la surveillance des logements insalubres, du transport des cadavres, des inhumations et cimetières, de l'eau potable et de la voirie. La seconde est chargée de la surveillance des établissements classés, des garnis, des abattoirs, du laboratoire municipal, des malades indigents, des dispensaires, des hospices d'aliénés, des asiles, des établissements d'eaux minérales, des écuries et étables.

Pour chacun de ces *dits détails*, il y a un service spécial avec un chef et des employés.

Le contrôle des naissances et des décès se fait dans chaque arrondissement par des médecins de l'état civil, rétribués par la commune.

Assistance publique. — Le soin des pauvres et des malades appartient, à Paris, à l'Assistance publique qui, à proprement parler, est une administration communale. Par suite de son activité, elle communique cependant avec l'administration statale ; elle dépend de la Préfecture de la Seine.

Dirigée par un Directeur responsable, elle comprend trois divisions :

1re Hôpitaux, soin des malades, assistance des pauvres ;

2e Tenue des livres ;

3e Enfants abandonnés.

Comme les associations de bienfaisance belges, l'Assistance publique accomplit son œuvre en partie avec des dons et des contributions libres ; elle lève cependant des impôts sur les théâtres et autres représentations ; le déficit du budget est comblé par la caisse municipale.

On peut se figurer l'extension colossale de cette administration lorsqu'on sait que son budget annuel s'élève à plus de 30 millions dont 13 millions fournis par la ville.

Ce qui coûte le plus, ce sont naturellement les hôpitaux, hospices et asiles, contenant ensemble 22,000 places.

Le nombre des personnes secourues hors des hôpitaux s'élève à 250,000 environ.

Chaque hôpital est dirigé par un directeur, fonctionnaire de l'administration, ayant des connaissances du droit. Il a sous ses ordres un économe et les employés nécessaires. Les médecins ne s'occupent que des soins des malades.

Les malades sont reçus directement dans les hôpitaux, aux consultations quotidiennes et au bureau central de l'Assistance publique (avenue Victoria) ; les médecins et chirurgiens du bureau central viennent donner ces consultations.

Les médecins de bienfaisance soignent les pauvres et malades qui se présentent à la consultation aux bureaux de bienfaisance.

Tous les hôpitaux et asiles de l'Assistance publique sont sous une direction centrale commune. Ils ont aussi une administration commune comprenant sept divisions :

1° *Approvisionnement des halles.* — L'Assistance publique a dans les Halles centrales (voir ci-dessous) un bureau spécial avec des employés, des pourvoyeurs, des magasins, caves, etc.

Tous les matins, les hôpitaux envoient chacun des voitures pour recevoir leur part.

2° *Abattoir.* — L'Assistance publique a son abattoir dans l'abattoir municipal de Villejuif.

3° *Boulangerie.* — Elle fait les achats pour les boulangeries et fait moudre tout le blé qui lui est nécessaire.

4° *Vins.* — Dans les Halles aux vins, se trouve une cave spéciale à l'Assistance publique. Le vin est analysé et gardé par les soins de la direction.

5° *Droguerie* qui fournit les médicaments à la pharmacie de chaque hôpital.

6° *Magasins* pour les matières sèches comme le blé, les gruaux, le sucre, etc., le chauffage, les meubles, vêtements, literie, matériels de bandages, etc. Ces derniers sont généralement fabriqués par les malades des hôpitaux et asiles, qui peuvent encore travailler.

7° *Bureau central* pour l'inspection des malades et blessés.

Observatoire municipal de Montsouris. — En 1871, un Observatoire météorologique fut établi aux frais de l'Etat à Montsouris, dans Paris, pour examiner l'influence des variations atmosphériques sur la culture et sur l'état sanitaire.

Il contient trois sections principales :

1° Météorologie ;

2° Analyses chimiques de l'air et de l'eau ;

3° Analyses microscopiques et micrographiques de l'air et de l'eau.

En 1876, l'administration de la ville de Paris pria cet Observatoire de faire des analyses dans les différents quartiers de la ville, au point de vue sanitaire. Les travaux furent exécutés sous le contrôle d'une Commission choisie par la municipalité. Ils comprenaient des analyses chimiques et micrographiques de *l'eau potable*, *l'eau du sous-sol*, *l'air souterrain*, *l'air des égouts* et *l'air des différents quartiers de la ville.*

Afin de donner encore plus d'importance à ces études, l'administration municipale mit, en 1879, à la disposition de l'Observatoire un terrain situé à Gennevilliers, pour y étudier au double point de vue de la salubrité et de l'agriculture, l'emploi de l'eau d'égout pour la fumure et l'irrigation des champs.

Ces études météorologiques, chimiques et micrographiques prirent peu à peu une si grande extension, qu'en 1884, une nouvelle station fut établie au centre de la ville, à proximité de l'Hôtel-de-Ville, rue Lobau, afin d'observer les changements de la qualité de l'air et de l'eau, que la vie produit dans une ville comme Paris.

Ces études sur les conditions hygiéniques de la ville finirent par absorber entièrement les occupations de l'Observatoire de Montsouris. Depuis le 1er janvier 1887, il a cessé d'être un établissement de l'Etat. Il forme actuellement l'une des parties les plus importantes des institutions sanitaires de Paris, et dépend du Préfet de la Seine. La Commission dont nous avons parlé continue de contrôler et de surveiller, au nom de la ville, le fonctionnement de l'observatoire.

Laboratoire municipal. — En 1876, un Laboratoire spécial fut créé, près la Préfecture de police, pour l'inspection des aliments et des boissons. Deux ans plus tard, on l'annexa au contrôle des substances alimentaires.

Ce Laboratoire est maintenant un grand établissement occupant 55 personnes, dont 25 chimistes et 20 inspecteurs. La ville est partagée en dix districts, de sorte qu'il y a deux inspecteurs par district. Ils ont pour mission d'inspecter les marchés et autres lieux de vente de comestibles, dont ils prennent des échantillons, surtout de ceux qui leur paraissent suspects, pour en faire opérer l'analyse au Laboratoire. Le public est autorisé à y apporter des échantillons à analyser ; les denrées dont ils proviennent sont contrôlées ultérieurement par les échantillons que les contrôleurs ont eux-mêmes emportés.

Ces analyses sont qualitatives et quantitatives. Les premières sont effectuées gratuitement et leurs résultats sont consignés par les notes : *bon*, *passable*, *non nuisible* ou *mauvais*, *falsifié*, *nuisible*.

Ceux qui désirent avoir les résultats quantitatifs paient une redevance de 5 à 20 francs.

Outre les analyses susdites, le Laboratoire effectue toutes les recherches qui lui sont demandées par la Préfecture, l'octroi, les prisons, les asiles, les écoles, l'armée, etc.

Cependant toutes les analyses concernant l'eau et l'air se font dans les labotoires de l'Observatoire de Montsouris.

Service de la statistique municipale. — Depuis 1880, Paris possède un service spécial de statistique municipale, relevant de la Préfecture. Il publie régulièrement un annuaire de statistique complet, embrassant toutes les branches de l'administration.

A proprement parler, le Bureau de statistique ne rédige directement que la partie démographique. Pour rassembler toutes les données nécessaires, il a été fait une quantité de formulaires destinés à être remplis soit par les mairies, soit par les médecins chargés de la constatation des naissances et des décès. Le contrôle des causes de décès se fait également au moyen de bulletins en blanc où chaque médecin note les morts survenus dans sa clientèle. Ces bulletins sont ensuite comparés avec ceux fournis par les médecins de l'état civil. Sur ces formules en blanc, se trouve notamment cette question : *Le logement est-il insalubre ?*

Le Bureau de statistique publie toutes les semaines un bulletin de statistique municipale et chaque mois un bulletin mensuel. On y inscrit : la météréologie la démographie, les causes de décès par âge et par sexe; le nombre des malades en traitement dans les hôpitaux et atteints de graves maladies contagieuses ; les mariages, les naissances, les mort-nés, le nombre des enfants mis en pension par arrondissement ; les cas de maladies contagieuses déclarés par les médecins; les décès par causes et par quartiers, en indiquant la population, la surface en hectares, le nombre d'habitants par hectares dans chaque quartier ; le plan de la ville, divisée en quartiers, montrant le nombre de décès par maladies contagieuses dans chacun d'eux ; enfin un résumé de ces décès avec un tableau comparatif de la semaine précédente.

Le directeur du Bureau de statistique doit être docteur en médecine ; il a vingt-quatre employés.

Une Commission permanente de statistique municipale, composée du Préfet comme président, de quelques conseillers municipaux, de quelques membres de l'Académie de médecine et de l'Institut de France, est chargée de donner des conseils pour l'amélioration des publications et du fonctionnement. Elle se réunit une fois par mois.

Législation sanitaire. — Ordonnance du préfet de police du 24 décembre 1881 concernant les dépôts d'engrais et d'immondices dans les communes rurales. — Pour empêcher l'accumulation des immondices aux environs de Paris, le Préfet a publié l'ordonnance suivante, en vigueur dans tout le département de la Seine.

Tout amas d'ordures dans les cours, jardins et autres enclos attenant à une habitation, est interdit.

Les cultivateurs, qui veulent avoir des dépôts de fumier, ne peuvent le faire qu'avec l'autorisation du Préfet de police et le consentement de la municipalité. En aucun cas, ces dépôts ne doivent être situés à moins de 200 mètres des habitations et de 100 mètres de la voie publique.

Au moment du fumage, le fumier doit être enterré le plus vite possible.

Cette ordonnance ne s'applique pas aux dépôts publics d'immondices dans les villes. Ils sont soumis aux prescriptions de la loi sur les établissements dangereux, insalubres et incommodes, d'après laquelle ils sont rangés dans la première classe.

Règlements relatifs aux constructions a élever (*Décrets des 26 mars* 1852, 23 *juillet* 1884 ; *ordonnance de police du* 23 *novembre* 1853). — Tout constructeur de maison, avant de se mettre à l'œuvre, devra demander l'alignement et le nivellement de la voie publique au-devant de son terrain et s'y conformer.

Il devra pareillement adresser à l'administration un plan et des coupes cotés des constructions qu'il projette et se soumettre aux prescriptions qui lui seront faites dans l'intérêt de la sûreté publique et de la salubrité.

Vingt jours après le dépôt de ces plans et coupes au secrétariat de la Préfecture de la Seine, le constructeur pourra commencer les travaux d'après son plan, s'il ne lui a été notifié aucune injonction.

Une coupe géologique des fouilles pour fondation de bâtiment sera dressée par tout architecte-constructeur et remise à la préfecture de la Seine.

La hauteur des bâtiments bordant les voies publiques dans la ville de Paris est déterminée par la largeur légale de ces voies pour les bâtiments alignés et par la largeur effective pour les bâtiments retranchables.

Cette hauteur, mesurée du trottoir ou du revers pavé au pied de la façade du bâtiment et prise au point le plus élevé du sol, ne peut excéder, y compris les entablements, attiques et toutes constructions aplomb des murs de face, savoir :

12 mètres pour les voies publiques au-dessous de 7m,80 de largeur ;

15 mètres pour les voies publiques de 7m,80 à 9m,74 de largeur ;

18 mètres pour les voies publiques de 9m,74 à 20 mètres de largeur ;

20 mètres pour les voies publiques (places, carrefours, rues, quais, boulevards, etc.), de 20 mètres de largeur et au-dessus.

Le mode de mesurage indiqué ne sera applicable pour les constructions en bordure des voies en pente que pour les bâtiments dont la longueur n'excède pas 30 mètres : au delà de cette longueur, les bâtiments seront abaissés suivant la déclivité du sol.

Si le constructeur établit plusieurs maisons distinctes, la hauteur sera mesurée séparément pour chacune d'elles suivant les règles énoncées ci-dessus.

Les hauteurs des bâtiments établis en bordures des voies privées, des passages, impasses, cités et autres espaces intérieurs, seront déterminées d'après la largeur de ces voies ou espaces conformément aux règles fixées pour les bâtiments en bordure des voies publiques.

Dans les bâtiments, de quelque nature qu'ils soient, il ne pourra, en aucun cas, être toléré plus de sept étages au-dessus du rez-de-chaussée, entresol compris.

Dans les bâtiments, de quelque nature qu'ils soient, la hauteur du rez-de-chaussée ne pourra jamais être inférieure à 2m,80, mesurés sous plafond. La hauteur des sous-sols et des autres étages ne devra pas être inférieure à 2m,60, mesurés sous plafond. Pour les étages dans les combles, cette hauteur de 2m,60 s'applique à la partie la plus élevée du rampant.

Dans les bâtiments, de quelque nature qu'ils soient, dont la hauteur ne dépasserait pas 18 mètres, les cours sur lesquelles prendront jour et air des pièces pouvant servir à l'habitation, n'auront pas moins de 30 mètres de surface, avec une largeur moyenne qui ne pourra être inférieure à 5 mètres.

Dans les bâtiments élevés sur la voie publique à une hauteur supérieure à 18 mètres, mais dont les ailes ne dépasseraient pas cette hauteur, les cours devront avoir une surface minimum de 40 mètres avec une largeur moyenne qui ne pourra être inférieure à 5 mètres.

Lorsque les ailes de ces bâtiments auront également une hauteur supérieure à 18 mètres, les cours n'auront pas moins de 60 mètres de surface, avec une largeur moyenne qui ne pourra être inférieure à 6 mètres.

Toute courette qui servira à éclairer et aérer des cuisines devra avoir au moins 9 mètres de surface et la largeur moyenne ne pourra être inférieure à 1m,80.

Toute courette sur laquelle seront exclusivement éclairés et aérés des cabinets d'aisances, vestibules ou couloirs, devra avoir au moins 4 mètres de surface avec une largeur qui ne pourra en aucun point être moindre de $1^m,60$.

Au dernier étage des corps de logis, on pourra tolérer que des pièces, servant à l'habitation, prennent jour et air sur les courettes à la condition que lesdites courettes aient une surface de 5 mètres au moins.

Il est interdit d'établir des combles vitrés dans les cours et courettes au-dessus des parties sur lesquelles sont aérés et éclairés, soit des pièces pouvant servir à l'habitation, soit des cuisines, soit des cabinets d'aisances, à moins qu'ils ne soient munis d'un châssis ventilateur à faces verticales dont le vide aura au moins le tiers de la surface de la cour ou courette et $0^m,40$ de hauteur, et qu'il ne soit établi, à la partie inférieure, des orifices prenant l'air dans les sous-sols ou caves et ayant au moins $0^{m2},08$ de surface.

Le châssis ventilateur ne sera pas exigé pour les cours et courettes sur lesquelles ne seront aérés ni éclairés, soit des pièces pouvant servir à l'habitation, soit des cuisines, soit des cabinets d'aisances ; mais les courettes dont la partie inférieure ne sera pas en communication avec l'extérieur devront être ventilées.

Lorsque plusieurs propriétaires auront pris, par acte notarié, l'engagement envers la ville de Paris de maintenir à perpétuité leurs cours communes, et que ces cours auront ensemble une fois et demie la surface réglementaire, les propriétaires pourront être autorisés à élever leurs constructions à la hauteur correspondant à ladite surface réglementaire.

En cas de réunion de plusieurs cours, la hauteur des clôtures ne pourra excéder 5 mètres.

Dans aucun cas, les surfaces des courettes ne pourront être réunies pour former soit une courette, soit une cour d'une dimension réglementaire.

Les maisons devront être pourvues de tuyaux et cuvettes en nombre suffisant pour l'écoulement et la conduite des eaux ménagères. Ces tuyaux et cuvettes seront constamment en bon état ; ils seront lavés et nettoyés assez fréquemment pour ne donner jamais d'odeur.

Les eaux ménagères devront avoir un écoulement constant et facile jusqu'à la voie publique, de manière qu'elles ne puissent séjourner ni dans les cours ni dans les allées ; les gargouilles, caniveaux, ruisseaux destinés à l'écoulement de ces eaux seront lavés plusieurs fois par jour et entretenus avec soin. Dans le cas où la disposition du terrain ne permettrait pas de donner un écoulement aux eaux sur la rue ou dans un égout, elles seront reçues dans des puisards dont la construction devra être conforme aux prescriptions.

Les cabinets d'aisances seront disposés et ventilés de manière à ne pas donner d'odeur. Le sol devra être imperméable et tenu dans un état constant de propreté. Les tuyaux de chute seront maintenus en bon état et ne devront donner lieu à aucune fuite.

Les sous-sols ne sont pas communs à Paris ; ce n'est que depuis les trente dernières années qu'on a commencé à en établir. Dans les règlements relatifs aux constructions, il n'y a aucune disposition à leur égard.

Les affaires importantes qui regardent les constructions sont réglées par le Conseil général des bâtiments civils.

Sur la proposition de ce Conseil, le Ministre de l'intérieur peut accorder des exceptions pour la hauteur, en faveur des édifices d'un caractère monumental.

Les hygiénistes sont unanimement d'avis que, pour ce qui regarde l'air et la lumière des appartements, le moins que l'on doive exiger c'est que la lumière arrive directement, sous un angle de 45° au plus avec le plan horizontal. Il est évident que les règles ci-dessus mentionnées ne satisfont pas à ces conditions. Aussi le mode de construction en usage à Paris a-t-il rencontré de l'opposition particulièrement de la part de l'architecte E. Trélat qui, dans une communication au Congrès de Vienne, en 1887, a déclaré que le seul remède efficace aux erreurs commises était l'expropriation des étages les plus élevés.

Ordonnance du préfet de police du 25 octobre 1883 concernant les logements loués en garnis. — La location des garnis, qu'il s'agisse d'une maison ou d'une partie seulement, n'est permise qu'après déclaration faite à la Préfecture.

A cette déclaration doivent être joints :

L'extrait de naissance du requérant ;

Un certificat de bonnes vie et mœurs délivré par le commissaire de police ou le maire ;

L'indication du nombre de chambres, de leur grandeur et du nombre de lits qu'elles contiennent chacune.

Toutes les maisons garnies doivent avoir une enseigne bien visible ; les chambres doivent être numérotées.

Le propriétaire du garni doit tenir un registre où il inscrit immédiatement chaque locataire. Ce registre doit être paginé par le commissaire de police.

Il est défendu de loger, dans ces maisons, des vagabonds, des mendiants et des femmes de mauvaise vie.

Les chambres doivent avoir au moins 2m,50 de haut ; chaque locataire doit pouvoir disposer de 14 mètres cubes d'air.

Le nombre des personnes pouvant occuper chaque chambre doit être affiché sur le mur.

Les planchers doivent pouvoir être lavés facilement ; les joints doivent y être exactement faits. Les planchers en bois seront peints à l'huile ou cirés. Les murs et les plafonds seront crépis au plâtre ou au mortier, peints à l'huile ou blanchis à la chaux, chaque année si cela est nécessaire.

Les chambres à un ou deux lits peuvent seules être tapissées de papier ; elles doivent l'être aussi souvent qu'il est besoin.

Les chambres habitées par plus de deux personnes doivent recevoir directement la lumière du jour.

Un sous-sol ne peut être employé comme logement à moins d'autorisation spéciale.

Il doit y avoir un cabinet d'aisances par 20 personnes au moins. Il doit être peint à l'huile et au blanc de zinc, proprement tenu, bien aéré et éclairé directement ; le plancher doit y être imperméable. Le siège du cabinet doit être pourvu d'une fermeture hermétique.

Chaque garni doit être approvisionné d'eau en quantité suffisante.

Tous les garnis sont sous la surveillance d'inspecteurs sanitaires (médecins ou architectes) [1], qui ont le droit d'y pénétrer quand ils veulent.

Si quelqu'un y est atteint d'une maladie épidémique ou contagieuse, le logeur en avertit sur-le-champ la police ; un médecin est alors envoyé sur les lieux pour aviser aux mesures nécessaires. Le logeur est tenu de s'y conformer.

Les inspecteurs adressent à la Préfecture un rapport sur chaque visite et un compte rendu annuel des résultats obtenus dans leur service. Ils doivent visiter tous les garnis de leurs circonscriptions au moins une fois par an. Le nombre des garnis pour la ville de Paris est actuellement de 17,000.

Dispositions sanitaires relatives a l'air. — Pendant l'année 1860, alors que le célèbre Haussmann, ami de Napoléon III, était Préfet de la Seine, les travaux les plus vastes et les plus grandioses furent entrepris pour faire pénétrer l'air pur et la lumière jusque dans les quartiers les plus étroits du vieux Paris. Les labyrinthes séculaires des rues et ruelles étroites et tortueuses, firent place à de magnifiques boulevards plantés d'arbres, tels qu'il ne s'en trouve dans aucune autre ville d'Europe.

Depuis cette époque, le système des grandes percées a continué avec persévérance. Paris est maintenant traversé par un double cercle de boulevards; l'un intérieur entoure le centre de la ville sur les deux rives de la Seine, l'autre embrasse un espace infiniment plus étendu et forme à peu près la limite entre l'ancienne ville et les quartiers dont elle s'est agrandie de suite.

Outre ces boulevards circulaires, il y en a d'autres qui coupent la ville en diverses directions. et de superbes avenues par lesquelles, comme par d'immenses tubes ventilateurs, l'air pur pénètre dans l'intérieur de la cité.

Il a naturellement été impossible de remédier par ce moyen à tous les inconvénients qui proviennent de l'ancien mode défectueux de constructions. Cependant, on a accompli à Paris de si grandes choses sous ce rapport, que nulle autre ville ne peut lui être comparée.

Le nombre des places et des parcs est aussi plus considérable et mieux réparti que dans la plupart des autres villes. Les places de la Concorde, Vendôme, de la Bastille, le jardin des Tuileries, les Champs-Élysées, le Trocadéro le parc Monceaux, le jardin du Luxembourg, des Plantes et d'autres encore, sont connus du monde entier. Dans le quartier ouvrier se trouve le parc des Buttes-Chaumont, et à l'extrémité sud le parc de Montsouris. Aux portes de la ville, les bois de Boulogne et de Vincennes invitent les habitants à venir respirer l'air pur de la campagne.

Malgré tous ces avantages, l'air dans certains quartiers de Paris est loin d'être pur ; il faut en attribuer la cause à l'excessive hauteur des maisons, d'ailleurs trop serrées les unes contre les autres, et au système de latrines peu conforme aux exigences actuelles de l'hygiène.

Pour la ventilation, on a le plus ordinairement appliqué, dans les bâtiments publics, le système central de chauffage et de ventilation, générale-

[1] Il y a actuellement dix-neuf inspecteurs titulaires, quinze pour la ville de Paris, quatre pour la banlieue et quatre inspecteurs suppléants.

ment suivi sur le continent. Ce procédé étant trop compliqué, les résultats n'en sont pas toujours satisfaisants. Dans les mains de personnes habiles et soigneuses, il pourra sans aucun doute rendre les services qu'on en attend, mais abandonné aux soins de gens ordinaires, il donnent lieu à des désagréments qui dépassent souvent les avantages. C'est ce qui a été depuis longtemps reconnu par les Anglais, gens pratiques. Chez eux pour cette raison, ce système n'est employé qu'exceptionnellement.

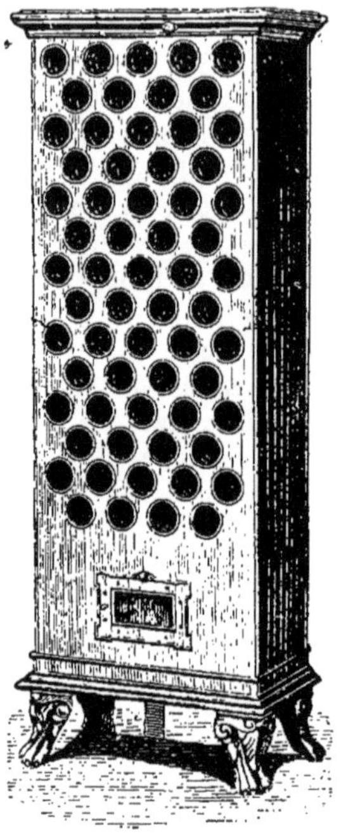

Fig. 102. — Poêle à gaz de P. et E. Sée.

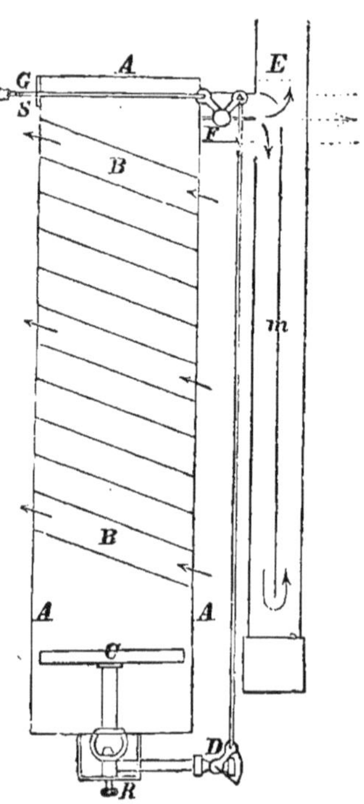

Fig. 103. — Coupe de ce poêle à gaz.

Toutefois ce sont les Français qui, après leurs voisins d'Outre-Manche, comprennent le mieux l'importance d'une bonne ventilation.

Dans toutes les habitations privées, les hôtels, les restaurants et autres établissements de ce genre l'air est excellent. Un sentiment inné de propreté fait que même les gens peu aisés entretiennent dans leur demeure un air aussi pur que les circonstances le permettent.

Les fenêtres descendent généralement presque jusqu'au plancher; il suffit d'un seul tour de main pour les ouvrir. Le tuyau de la cheminée monte tout droit et n'a point de clef. Il est vrai que dans ces conditions, la chaleur des appartements en hiver, selon les idées des habitants du Nord, laisse beaucoup à désirer ; mais ce défaut est compensé par la quantité et la pureté de l'air, ce qui est incontestablement plus nécessaire à la santé.

Dans ces derniers temps, on a commencé à faire usage de divers poêles mobiles en tôle, transportables d'une pièce à l'autre. Ils sont munis d'un court tuyau de fumée que l'on introduit dans l'ouverture de la cheminée.

On fait aussi usage de poêles à gaz ; les figures 102 et 103 en représentent un de ce genre construit par les ingénieurs sanitaires E et P. Sée à Lille.

Il consiste en une caisse de tôle *A* fermée hermétiquement de tous les côtés sauf par le bas où elle est percée d'ouvertures pour laisser pénétrer l'air nécessaire à la combustion. Des tuyaux *B*, dans lesquels l'air circule librement et se réchauffe, la traversent obliquement d'arrière en avant. *C* est une rangée de bec Bunsen à gaz ; *R* une vis pour régler le courant du gaz ; *D* le robinet ; E le tuyau de sortie des produits de la combustion ; *m* est une cloison intérieure dans ce tuyau E ; *F* la clef du poêle ; G la tige actionnant la clef F qui est reliée par une autre tige au robinet D. De cette façon l'entrée du gaz et la sortie des produits de la combustion sont réglées en même temps. *S* est un crochet servant à maintenir la tige G dans la position voulue.

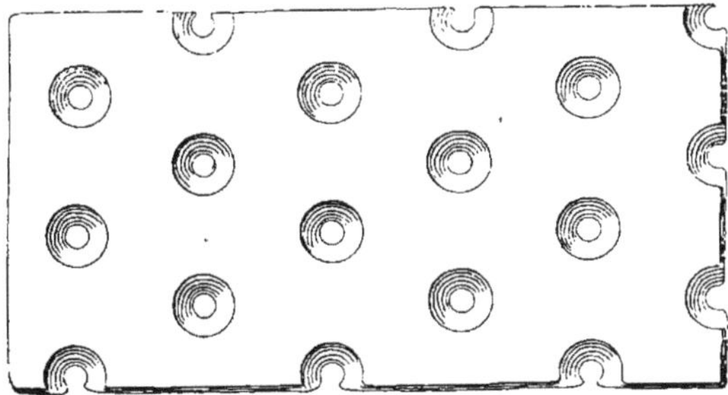

Fig. 104. — Verre perforé.

Les avantages de ces appareils de chauffage consistent en ce qu'ils offrent

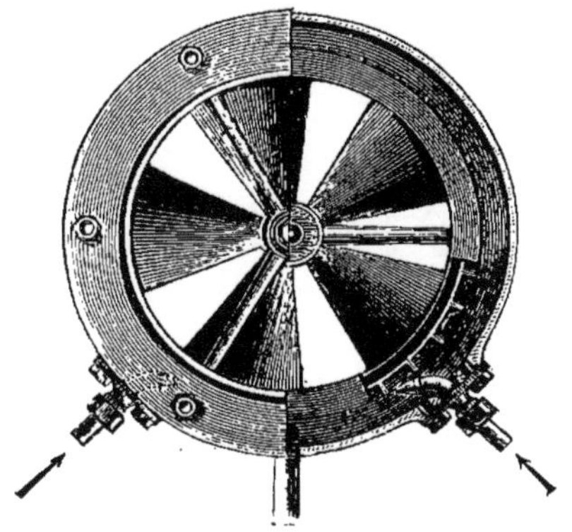

Fig. 105. — Ventilateur hydraulique Cosmos.

sous un volume comparativement petit une grande surface calorifique. L'air y est échauffé rapidement sans toutefois l'être à l'excès.

Pour l'introduction de l'air frais, il existe un mécanisme simple et fort pratique. Ce sont les *verres perforés* dont la figure 104 représente une des formes inventée par les frères Appert et construite par la maison Geneste, Herscher et Cie. Ces verres se composent de lames de verre percées de trous coniques, la petite base est en dehors et la grande en dedans. Il résulte de cet arrangement que le courant d'air se ralentit au passage et que l'air se répand insensiblement dans la chambre. Il y a 5,000 trous par mètre carré.

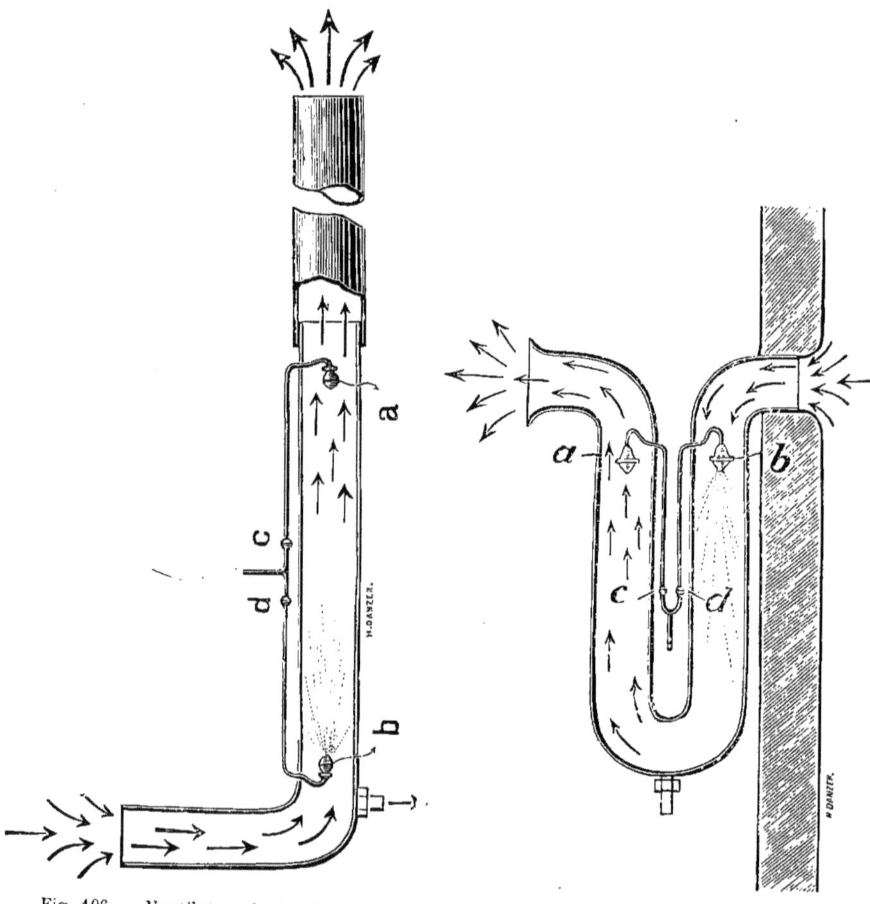

Fig. 106. — Ventilateur hydraulique à colonne.

Fig. 107. — Autre forme d'un ventilateur hydraulique à colonne.

Ces verres sont adaptés aux fenêtres, à $2^{m},50$ au moins au-dessus du plancher.

La pluie qui a pu entrer par les trous s'écoule par une petite rainure pratiquée dans le châssis au bord inférieur du vitrage. La vitre ventilatrice peut d'ailleurs être garnie d'une autre vitre imperforée assujettie par des charnières et pouvant être fermée au besoin.

Un autre système pratique de ventilation par les fenêtres est celui qui a été imaginé par l'ingénieur Th. Sterné. Il se compose d'un châssis auquel sont fixée, en haut, au moyen de petites charnières, des clapets en mica pouvant s'ouvrir et se fermer facilement. Ce châssis peut être placé soit à la place d'un des carreaux du haut soit dans une ouverture spéciale du mur. Pour que la ventilation soit complète, il faut employer deux ventilateurs semblables disposés de façon à ce que les clapets de l'un s'ouvrent en dehors (*expirateur*) et ceux de l'autre en dedans (*aspirateur*). Pour que l'air entrant puisse se répandre de tous les côtés, l'aspirateur est muni d'un disque de verre placé devant les clapets. Avec une vis on peut le rapprocher et l'éloigner des clapets, de façon à les fermer plus ou moins ou même complètement.

Les appareils suivants sont plus compliqués et certainement moins efficaces; savoir : *ventilateur hydraulique cosmos* (fig. 105) consistant en un soufflet mis en mouvement par la pression de l'eau. On peut le placer verticalement ou horizontalement et lui donner la direction que l'on veut en laissant échapper l'eau par différents tuyaux. Cet appareil mérite d'être recommandé pour les restaurants, les salles de réunion, les cuisines, les cabinets d'aisances, etc. L'eau écoulée peut être employée à d'autres usages. Il va sans dire qu'il doit se trouver dans la salle des ouvertures pour faire entrer ou laisser échapper une quantité d'air correspondante.

Les *ventilateurs hydrauliques à colonne* (fig. 106 et 107) sont, comme le précédent, mis en mouvement par un jet d'eau, qui se divise sous l'effet de la pression, en un jet d'une extrême ténuité. L'air se raréfie dans le tuyau et il se produit une aspiration. On peut les employer comme expirateurs ou comme aspirateurs. La consommation d'eau est d'environ 15 litres par 100 mètres cubes d'air.

La figure 108 représente l'*aspirateur Fromentel* fort en usage. Il est construit d'après le même principe que le ventilateur Honeyman. Un courant d'air rapide dans un tuyau étranglé, posé horizontalement sur le tuyau de sortie, produit un appel d'air de bas en haut dans ce dernier. L'aspirateur Fromentel

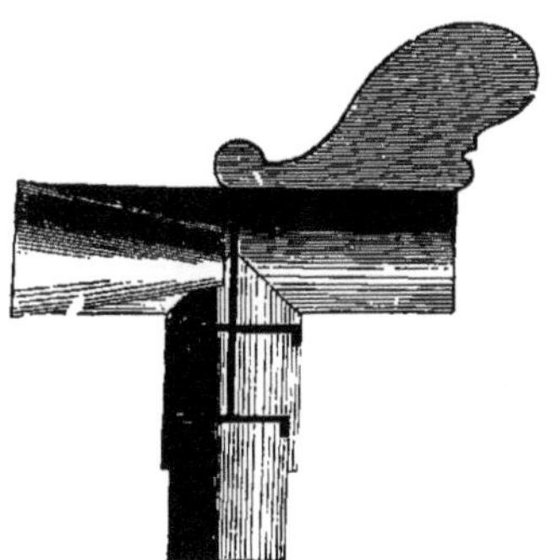

Fig. 108. — Aspirateur Fromentel.

paraît cependant agir avec beaucoup moins d'énergie que le ventilateur Honeyman. Il exige de forts courants d'air; c'est pourquoi on en fait surtout usage dans les wagons de chemin de fer. Cet appareil est mobile et tourne d'après le vent.

Dispositions sanitaires relatives a l'eau. — La question de savoir comment on pourrait approvisionner Paris d'eau potable a de tout temps préoccupé le Gouvernement et les autorités municipales. On trouve encore à Belleville et à Arcueil des vestiges d'aqueducs romains; les nombreuses ordonnances rendues à ce sujet témoignent de l'intérêt que l'on prend à cette question de l'eau et de l'importance que l'on y attache au point de vue de la santé.

Avant la Révolution de 1789, Paris possédait deux espèces d'eaux : les eaux du Roi et les eaux de la ville. Les premières devinrent par un décret du 4 septembre 1807, la propriété légale de la ville et elles furent placées sous la même administration que les autres.

Les eaux du Roi étaient alimentées par des sources situées au sud de la ville dans les environs d'Arcueil, d'où partait aussi autrefois l'un des aqueducs romains.

L'eau était conduite à un grand réservoir près de l'Observatoire d'où elle était distribuée à plusieurs fontaines établies sur la rive gauche de la Seine et sur la rive droite à la fontaine de la Croix du Trahoir, à l'angle de la rue de l'Arbre-Sec et de la rue Saint-Honoré. Ce conduit existe encore, mais l'eau qu'il amène est réunie au système général de distribution d'eau de la Seine.

Près du Pont-Neuf, il y avait aussi une pompe, la *Samaritaine*, construite en 1606 et démolie en 1812. Elle puisait l'eau dans la Seine au Louvre et aux Tuileries. A Chaillot et au Gros-Caillou, les frères Périer avaient établi, en 1782, les premières pompes à vapeur pour distribuer l'eau de la Seine dans les différentes parties de la ville. Celle de Chaillot, remise à neuf depuis, est encore en usage pour le service de la ville; celle du Gros-Caillou sert aux fabriques de tabac du quai d'Orsay.

Les eaux de la ville, provenant de sources situées aux environs de Belleville, de Saint-Gervais et de Romainville, étaient amenées à de nombreuses fontaines établies dans Paris.

Une partie de ce conduit est encore employé au service du quartier de Belleville; une autre section a été abandonnée à la commune de Pantin; mais la plus grande partie est hors d'usage depuis que le terrain des sources a reçu une autre destination.

Au reste, autrefois, on prenait l'eau à la Seine même et dans une quantité considérable de puits, dont 30,000 subsistent encore, bien que l'eau n'en soit bonne à rien.

Le service actuel de l'approvisionnement d'eau potable, basé primitivement sur l'eau tirée de la Seine et du canal de l'Ourcq, fut établi par une compagnie particulière, mais depuis 1860 il est devenu la propriété de la ville.

La contamination croissante des eaux fluviales en rendait cependant l'emploi trop dangereux.

On avisa donc à approvisionner Paris d'eau de source pure, mais comme il était impossible de s'en procurer une quantité suffisante pour tous les besoins, on adopta deux systèmes de distribution : l'un avec l'eau de rivière non filtrée, pour les usages publics : fontaines, arrosage des rues, bains, lavoirs, etc. ; l'autre avec de l'eau de source pure, pour les besoins du ménage.

L'eau de source, provenant de la Dhuis et de la Vanne, arrive de deux côtés différents. La Dhuis est un petit cours d'eau qui se jette dans le Surmelin, un des affluents de la Marne. C'est de l'unique grande source de la Dhuis, à 130 kilomètres de Paris, que part l'aqueduc qui conduit chaque jour 20,000 mètres cubes d'eau dans le réservoir de Ménilmontant sur la rive droite de la Seine. Ce réservoir a une contenance de 100,000 mètres cubes.

Le second système d'eau de source recueille les eaux de plusieurs sources dans la vallée arrosée par la Vanne, un des tributaires de l'Yonne qui est un affluent de la Seine. L'eau est puisée directement aux sources ou recueillie par des drains. Entre Paris et la source la plus éloignée il y a plus de 150 kilomètres de distance.

L'aqueduc de la Vanne amène à Paris 110,000 mètres cubes d'eau par jour; il se déverse dans un réservoir d'une contenance de 250,000 mètres cubes, situé à Montsouris, sur la rive gauche de la Seine. Les aqueducs et les réservoirs comptent parmi les ouvrages les plus remarquables que les ingénieurs aient produit. L'aqueduc de la Dhuis n'a dans toute l'étendue de son cours (130 kilomètres) que 20 mètres de pente, ce qui lui donne une pente moindre de $15^{cm},4$ par kilomètre. Il est en maçonnerie, mais au passage des vallées il se compose de siphons en fonte. Les eaux arrivent à la ville par simple gravitation.

Les eaux de la vallée de la Vanne sont recueillies à des hauteurs différentes, ce qui nécessite l'emploi de pompes. Elles sont pour la plupart actionnées par l'eau qui vient des sources plus élevées. Cette eau après avoir ainsi servi pénètre dans l'aqueduc avec celle puisée par les pompes et s'écoule par gravitation jusqu'à la ville. L'aqueduc traverse des vallées et des ravins au moyen de siphons ou sur des arcades.

Les réservoirs, y compris celui de Montsouris, qui couvre une superficie de 3 hectares, sont en maçonnerie, à deux étages et entièrement recouverts de terre. L'étage supérieur contient l'eau de source, l'étage inférieur peut au besoin être rempli d'eau de rivière.

Il y a 15 réservoirs de moindre dimension, contenant ensemble 110,000 mètres cubes. Ils reçoivent de l'eau de rivière.

Les usines élévatoires sont au nombre de six sur la Seine, deux sur la Marne et une sur le canal de l'Ourcq.

Il y a en outre trois puits artésiens qui fournissent de l'eau, l'un à Grenelle, un autre à Passy et le troisième à La Chapelle. Cette eau, dont la température est + 28°, est amenée par les conduits d'eau de rivière. Il en est de même de l'eau d'Arcueil dont la qualité est inférieure à cause de la quantité de chaux qu'elle contient. Elle a une trop faible pression pour arriver jusque dans l'intérieur des maisons.

La consommation quotidienne d'eau à Paris est en moyenne de 510,000 mètres cubes, dont 130,000 proviennent de la Dhuis et de la Vanne. Les

380,000 autres mètres cubes sont fournis par la Seine, la Marne, l'Ourcq, les puits artésiens et l'aqueduc d'Arcueil. Cette quantité totale donne environ 200 litres d'eau par personne et par jour.

Dans les rues, il y a environ 600 bornes-fontaines qui distribuent de l'eau de source ; la plupart sont munies d'un robinet automatique (fontaines à repoussoir).

Les tuyaux dans l'intérieur des maisons n'amènent généralement que de l'eau de source ; chaque habitant en reçoit 45 litres par jour.

La distribution a lieu au robinet libre, au compteur ou à la jauge, le réservoir étant placé dans les combles.

La consommation au robinet libre est calculée à raison de 45 litres par personne pour les logements qui n'ont qu'un seul robinet et de 33 litres pour les autres robinets lorsqu'il y en a plusieurs.

Dans l'un et l'autre cas, c'est le propriétaire qui paie l'eau et les locataires peuvent en user à discrétion.

Le prix annuel de l'eau de source pour une consommation d'un mètre cube par jour est de 120 francs ; de 60 francs par 500 litres : de 40 francs par 240 et de 20 francs par 120 litres.

Les propriétaires ne sont point obligés d'établir une distribution d'eau dans leurs maisons ; mais s'ils y consentent, la ville y fait placer les tuyaux à ses frais. Ce sont alors les locataires qui paient la consommation par famille à raison de 16 fr. 20 par an pour trois personnes et de 4 francs en sus par chaque personne de plus. Toutefois il faut, pour que cette distribution soit exécutée, que les redevances des locataires représentent un total d'au moins 32 fr. 40 par an.

Les conduites d'eau dans l'intérieur des maisons sont généralement en plomb.

Une ordonnance du 20 juillet 1838 interdit de creuser ou de forer un puits sans avoir préalablement prévenu le Préfet à Paris et le Maire dans les communes.

La quantité d'eau distribuée par personne et par jour à Paris (200 litres), peut passer pour considérable comparativement à celle donnée dans beaucoup d'autres villes. A Edimbourg, elle est de 180 litres ; à Londres, de 135 ; à Vienne de 100 ; à Bruxelles, de 100 ; à Berlin de 75 ; à Leipzig de 150. Il est vrai qu'aucune de ces villes n'emploie relativement des quantités aussi énormes pour les besoins industriels et publics ; aussi à Paris la quantité d'eau disponible pour l'usage des particuliers est moins considérable que celle des autres villes. Cette quantité sera réduite à un trop grand minimum dès que le système de W. C., autorisé depuis 1887, sera plus généralement répandu. Aussi on a pris des mesures pour augmenter de 240,000 mètres cubes la provision d'eau de Paris. Chaque personne pourra disposer alors de 170 litres d'eau pure par jour.

L'emploi des tuyaux de plomb pour la distribution de l'eau dans les maisons est nuisible, sans aucun doute, bien que, vu la quantité minime de plomb qui pénètre ainsi dans l'organisme, les symptômes d'un empoisonnement aigu se manifestent fort rarement. Il est de même rare que l'on puisse attribuer avec certitude aux tuyaux de plomb les symptômes d'intoxication saturnine chronique. Cependant, il est certain qu'un grand nombre de dérangements dyspeptiques et de troubles de la nutrition, dont les causes paraissent obscures peuvent ne pas avoir d'autre origine, tout comme ils peuvent provenir aussi d'aliments falsifiés.

Au Congrès de Vienne de 1887, M. A. Hamon (de Paris) a exposé d'une façon très instructive une multitude de faits relatifs aux dangers des tuyaux de plomb.

Dispositions sanitaires relatives aux aliments. — A Paris, la vente des denrées alimentaires est soumise à un contrôle plus sévère et plus efficace que partout ailleurs. Ce que nous avons dit du Laboratoire municipal (p. 306) fait comprendre en partie comment ce contrôle est organisé. Les viandes et les champignons sont l'objet d'un examen préventif de la part d'inspecteurs spéciaux.

Ce qui facilite considérablement le contrôle des denrées alimentaires à Paris, ce sont les bureaux d'octroi, par lesquels passent toutes les matières à leur entrée dans la ville. Les marchandises qui doivent subir l'inspection préventive sont conduites directement, sous l'escorte d'employés de l'octroi, des bureaux de l'octroi à ceux de l'inspection.

Contrôle des viandes. — Leur introduction (*Ordonnance de police du 13 octobre* 1879). — Toutes les viandes fraîches excédant 3 kilos, toute viande salée ou fumée dépassant 5 kilos sont soumises à l'inspection à leur entrée dans la ville. A cet effet, des bureaux d'inspection ont été établis aux portes de Saint-Cloud, des Ternes, de Clichy, de la Villette, de Vincennes, de Charenton, d'Italie et d'Orléans.

Si quelqu'un veut introduire dans Paris de la viande, en dehors des heures fixées, par d'autres portes que celles que nous venons de nommer, par chemin de fer ou par bateau, il peut le faire à condition que la viande soit conduite, aux frais de l'introducteur, sous escorte d'agent de l'octroi, à l'abattoir le plus proche ou aux Halles Centrales, pour y subir l'inspection réglementaire.

Les viandes, reconnues impropres à l'alimentation, sont immédiatement saisies et détruites aux frais de leur propriétaire ; ce dernier a le droit de réclamer devant les tribunaux s'il croit la saisie illégale.

Si le propriétaire de la viande saisie désire la garder pour la fabrication du suif ou autre industrie, il peut en recevoir l'autorisation ; mais, en pareils cas, la viande est dénaturée en présence de l'inspecteur et aux frais du requérant. On y fait de nombreuses coupures en tous sens, on l'asperge de poudre de charbon et d'essence de térébenthine ou d'ammoniaque.

Si le propriétaire des viandes proteste contre la saisie et demande une contre-expertise, la viande sera amenée au bureau d'inspection des Halles Centrales où elle est de nouveau examinée par un des vétérinaires du service de la Préfecture de police, désigné par le propriétaire lui-même.

Si la viande est confisquée en totalité ou en partie, les frais de l'expertise sont à la charge du propriétaire.

Toutes les viandes qui se débitent dans les abattoirs, sur les marchés ou dans les boucheries sont également soumises à l'inspection.

La même obligation existe pour les issues et leurs produits de fabrication. Cette inspection doit avoir lieu dans chaque boutique au moins deux fois par mois.

Les inspecteurs des viandes sont également chargés de l'examen de la volaille, du gibier et du poisson.

Ces mesures rigoureuses, en vigueur à Paris, ont fait surgir dans la banlieue un grand nombre d'abattoirs particuliers. Depuis 1883, ils sont placés sous la surveillance de dix inspecteurs spéciaux dont la juridiction s'étend sur tout le département de la Seine.

Réglementation des abattoirs (*Ordonnances des 18 octobre* 1829, 25 *mars* 1830, 23 *octobre* 1854*; ordonnance de police du* 29 *août* 1879). — Il est défendu d'abattre le bétail et d'en apprêter les produits ailleurs que dans les abattoirs construits et organisés à cet effet. Cela a lieu sous la surveillance de la Préfecture de police.

Les porcs atteints de ladrerie ne doivent pas sortir des abattoirs.

Les bêtes mortes pendant le transport, tuées à la suite d'accident survenu au marché, aux gares des chemins de fer, sur la voie publique ou chez l'éleveur, doivent être transportées à l'abattoir le plus proche. Un inspecteur les examine et décide si la viande doit être mise en vente ou détruite.

Dans tous les cas, la chair des animaux morts naturellement est détruite aux frais de leur propriétaire.

Aucune bête ne peut être abattue dans une étable ou dans une cour à moins d'extrême urgence constatée par l'inspecteur.

Les veaux et les agneaux morts naturellement sont détruits dans l'abattoir même et ne peuvent sous aucun prétexte être emportés de là.

Les bêtes suspectes de maladie et placées, pour cette raison, en observation dans les étables de l'abattoir, ne peuvent être abattues qu'en présence d'un inspecteur qui doit en examiner les viscères.

Il est défendu de conserver la viande et les abats ailleurs que dans le local assigné à cet usage; il est aussi défendu de les soustraire à l'inspection de quelque manière que ce soit.

La viande des animaux abattus est examinée, celle que l'on juge mauvaise est confisquée.

En cas de protestation, la chair et les intestins de l'animal sont transportés dans un endroit spécial où ils sont examinés par un expert. Si les intestins manquent, la protestation est nulle et non avenue.

Au bout de vingt-quatre heures, si aucune réclamation n'a été faite, la viande est détruite aux frais du propriétaire.

La viande saisie ou consignée par les inspecteurs reste à leur disposition et ne peut être enlevée ou détruite que sur un ordre de leur part.

Tout procédé de nature à tromper l'acheteur sur la qualité de la marchandise, par exemple celui de souffler la viande, est passible d'une amende.

VIANDES SAISISSABLES ; CARACTÈRES QUI LES DÉCÈLENT. — Les dispositions légales qui servent de base au contrôle des viandes à Paris, sont les articles 475, 477 et 479 du Code pénal, et en outre la loi du 27 mars 1851 en vertu de laquelle est interdite toute vente de denrées alimentaires falsifiées ou nuisibles.

Sont considérées comme telles : les viandes d'animaux fiévreux.

Elles se reconnaissent aisément aux abattoirs, car on examine les bêtes sur pied et après l'abatage, leur organes internes. Par contre l'appréciation des viandes foraines présente de sérieuses difficultés. Les caractères établis par les inspecteurs-vétérinaires de Paris, dont l'instruction scientifique est parfaite, reposent sur des observations poursuivies avec soin durant de longues années.

Ces caractères sont les suivants :

1. La viande est rouge plus ou moins foncé et d'un ton mat.
2. Le muscle adducteur de la cuisse a une teinte grisâtre, terreuse ou cereuse.
3. Les séreuses abdominales et pectorales sont sillonnées d'arborisations d'un gris plombé ou d'une teinte livide produite par l'hypostase.
4. Le suif et la graisse présentent une plus ou moins forte injection vasculaire, ce qui leur donne l'apparence lie de vin. D'autres fois la graisse a une coloration singulière, semblable à celle de la cire qui a pris en vieillissant une teinte fuligineuse. On la remarque surtout dans les sillons entre les papilles de la graisse.
5. Une coloration plus ou moins violacée des reins ; c'est un signe qui fait rarement défaut.
6. Une coloration brunâtre ou noirâtre des parties spongieuses des vertèbres que l'on a sciées.
7. Les veines peuvent contenir du sang en plus ou moins grande quantité.
8. Le tissu musculaire est moins ferme.

Dès que l'on découvre l'un ou l'autre de ces indices, le sang doit être examiné au microscope.

S'il n'y a qu'une légère injection vasculaire de teinte rosée dans le tissu sous-cutané, si la graisse est blanche en dedans, la chair ferme, de bonne apparence, sans infiltration ni odeur anormale, la vente en est permise.

Une odeur repoussante quelconque dénote que la viande n'est pas dans un état normal. Elle est le plus sensible à l'incision des muscles, particulièrement des adducteurs de la cuisse et de la jambe et du grand muscle dentelé sous l'omoplate.

Si l'on coupe un muscle de couleur terne, brune ou grisâtre, la section prend au contact de l'air une teinte rouge-pâle (saumon ou brique) qui se conserve même après cuisson de la viande.

En même temps que ce changement de couleur a lieu, la section se couvre d'une sérosité gluante. Souvent on remarque aussi dans le tissu cellulaire, entre les muscles, des infiltrations séro-sanguinolentes.

Un autre signe constant fort important c'est que le changement de couleur en question s'opère avec des tons divers de sorte que la viande paraît marbrée. Les couleurs dominantes sont le rose pâle, le rouge foncé et le gris. Ce dernier se remarque surtout sur le bord des muscles. C'est à la section des muscles couturiers et pectoraux que ces changements de tons sont les plus visibles.

Les faisceaux de muscles, voisins des os, ont une teinte rose pâle, tandis que les autres sont rose foncé.

La présence d'exsudations et d'altérations dans les glandes lymphatiques sont encore des indices importants.

Relativement à la tuberculose, il est de règle que, si les glandes lymphatiques sont attaquées, s'il y a hydroémie, la saisie est impérieusement commandée. Il en est de même si la tuberculose est la cause de l'amaigrissement. Autrement la saisie se bornera aux organes envahis par les tubercules.

Vu la difficulté de constater la tuberculose uniquement par l'examen de la viande, il faudrait prescrire que les pièces de viande introduites eussent au moins la grosseur d'un quartier et que les poumons fussent adhérents à l'une d'elles [1].

Il n'existe pas à Paris d'examen des viandes au point de vue des trichines. Les inspecteurs ont bien, à un moment dans un intérêt scientifique, opéré des recherches microscopiques, mais comme sur 3,000 bêtes examinées, il ne s'est présenté aucun cas de trichinose, on y a renoncé. En France, comme en Angleterre et en Belgique, la population ne mange pas du porc cru, c'est pourquoi il n'y a pas lieu de craindre cette maladie.

Halles centrales. — A Paris, comme à Londres, la vente en gros des denrées alimentaires nécessitant une surveillance particulière est concentrée dans un seul lieu, les Halles Centrales.

Telles qu'elles sont actuellement, elles couvrent un espace de 40,390 mètres carrés, mais on ne tardera pas à les agrandir.

Il y a dix pavillons séparés par des allées couvertes. Ils sont disposés en deux groupes, l'un de quatre et l'autre de six, séparés par la large rue Baltard. Pavillons et groupes, ont la forme d'un carré parfait. Chaque pavillon est divisé en une multitude de boutiques pour la vente ; dans le sous-sol se trouvent des magasins et des caves.

Le groupe de quatre pavillons est à gauche de la rue Baltard ; ils sont consacrés à la vente des viandes et issues, du gibier, des volailles, des fruits et légumes.

Les six pavillons de l'autre groupe plus grand sont affectés aux plantes à tubercules et aux légumes, aux poissons et crustacés, aux beurres et aux fromages.

Près des Halles se trouve la Bourse. La vente en gros se fait par des courtiers ou par enchères. Elle s'ouvre, en hiver, à six heures du matin, en été, à cinq heures et se termine à neuf heures. Un coup de cloche annonce alors la vente au détail.

[1] Il en est ainsi à Bordeaux.

L'inspection des viandes se fait aux Halles de la manière suivante :

Chaque pièce de viande est marquée d'un numéro d'ordre et suspendue à un crochet. Toutes sont ensuite examinées par inspecteurs. Les bonnes pièces sont marquées d'un V (à vendre), les suspectes sont emportées dans un endroit séparé, le découpage, pour y subir un examen attentif. Après des recherches fort exactes, soit anatomiques, soit microscopiques, les parties inoffensives sont rendues, mais toutes les parties avariées ou malades sont saisies. On se sert de la viande confisquée pour la nourriture des bêtes féroces des jardins zoologiques, ou bien on la détruit comme nous l'avons dit précédemment.

Après les Halles Centrales, c'est le marché Saint-Germain, près l'église de Saint-Sulpice, qui est la plus vaste place de vente de produits alimentaires. Le marché de la Porte-Saint-Martin est principalement destiné à la vente des volailles.

Les boucheries particulières établies dans chaque quartier sont organisées sur le même pied que celles de Londres et de Bruxelles, précédemment décrites.

Mais nulle part, on ne s'entend mieux qu'à Paris pour étaler sa marchandise; là, les viandes même sont ornées de fleurs et de verdures.

Commerce du lait. — Le lait consommé à Paris est produit en grande partie dans la ville même et provient de vacheries. Elles rentrent dans la catégorie des établissements classés pour lesquels il faut une autorisation spéciale et qui sont placés sous la surveillance d'inspecteurs chargés de veiller à l'observation des règles prescrites lors de la concession et relatives au nombre des vaches, à la ventilation, à la propreté, etc.

La vente au détail du lait a lieu surtout dans des crémeries qui reçoivent le lait, soit des laiteries situées dans la ville, soit des négociants en gros, soit des grandes compagnies qui font transporter le lait par chemins de fer.

Les grandes laiteries sont comprises dans la deuxième classe des établissements insalubres, incommodes et dangereux. Elles sont soumises aux prescriptions suivantes:

Elles doivent être bien aérées.

Le sol doit y être dallé ou cimenté imperméable et avoir un tuyau souterrain pour l'écoulement des eaux de lavage à l'égout.

Les murailles doivent être revêtues de marbre, de faïence ou cimentées.

Toutes les boiseries doivent être peintes à l'huile.

Les laiteries doivent être abondamment approvisionnées d'eau; les planchers et les murs souvent lavés.

Il est défendu d'y nourrir des porcs. Le contrôle du lait est confié à des inspecteurs, dépendant du Laboratoire municipal. Ils ne font aucune analyse, mais prélèvent des échantillons qu'ils remettent au Laboratoire.

Voici les instructions que le Préfet de police a données à ces inspecteurs:

Les échantillons de lait doivent généralement être pris de grand matin, car la principale vente est terminée à neuf heures.

Ils doivent être prélevés dans les vacheries, chez les marchands en gros, dans les crémeries et chez les détaillants. Les débitants de lait suspect sont soumis à une surveillance spéciale.

Si l'inspecteur arrive sur les lieux au moment où le négociant en gros apporte le lait au détaillant, il devra prendre un échantillon de la provision de l'un et de l'autre.

Ces échantillons seront d'un litre au plus et d'une bouteille au moins.

L'inspecteur devra porter son attention sur le goût et sur l'odeur du lait; il prendra un échantillon dans les vases qui lui paraîtront suspects.

Avant de le prendre, le lait devra être agité avec une grande cuillère, surtout de haut en bas ou on le versera de manière que toutes les parties en soient mélangées. L'échantillon sera pris ensuite dans le milieu du vase.

Les échantillons seront prélevés dans les vases intacts autant que dans ceux dont on a déjà vendu une partie du lait. Le mieux est de prendre un échantillon dans chaque vase.

Si le détaillant affirme que son lait est tel qu'il lui a été livré par le fournisseur, l'inspecteur devra revenir le jour suivant, au moment où le lait est apporté. Il se fera donner par le fournisseur des échantillons pris dans les vases avant qu'ils aient été ouverts. Il devra alors noter comment les vases sont fermés et marqués, ainsi que tous les renseignements qui peuvent êtres utiles en cas d'enquête judiciaire.

Si le débitant avoue sur-le-champ que son lait est falsifié, il ne sera pris aucun échantillon, mais on dressera un procès-verbal dont il devra certifier l'exactitude. Ce procès-verbal est ensuite remis à l'autorité compétente.

Dans les cas où l'aveu du vendeur paraîtrait insuffisant, on prendra en outre un échantillon qui servira à vérifier sa déclaration.

Tous les échantillons devront être rendus au Laboratoire le jour même avant midi.

CHAPITRE III

PARIS (SUITE)

Dispositions sanitaires relatives au sol. — Pavage et nettoiement des rues. — Enlèvement des ordures ménagères. — Les égouts — Les collecteurs : (*Bassin de la rive gauche. — Bassin du nord. — Bassin central de la rive droite.*) — Forme et but des égouts. — Les égouts au point de vue sanitaire. — Pente et nettoyage des égouts. — Drainage des maisons. — Branchements particuliers d'égouts. — Dispositions relatives aux tuyaux d'évacuation des maisons. — Lieux d'aisances. — Water-closets. — Evacuation des vidanges, système Berlier. — Fosses fixes. — Utilisation des vidanges. — Champs d'irrigation de Gennevilliers et d'Achères. — Ecuries et vacheries. — Les abattoirs. — Marché aux bestiaux de La Villette. — Mesures préventives contre les maladies contagieuses. — Vaccination. — Isolement et soins des malades. — Stations d'ambulances. — Hôpitaux. — Désinfection, — Dépôts mortuaires. — Cimetières. — Habitations ouvrières. — Hygiène des fabriques. — Hygiène des écoles. — Ecole Monge.

Dispositions sanitaires relatives au sol. — Pavage et nettoiement des rues. — Paris a devancé toutes les autres villes pour le pavage des rues. Suivant l'historien Rigord, ce travail fut commencé sur l'ordre de Philippe-Auguste, en 1185. Le pavage ne fut d'abord composé que de gros blocs de grès d'environ 1 mètre carré placés à côté les uns des autres. Cela avançait si lentement que sous Louis XIII, la moitié des rues de Paris n'étaient pas encore pavées.

Ce n'est que depuis le commencement de ce siècle que le pavage est devenu général et qu'il a été établi d'après un système plus rationnel. Le plus ancien système est celui avec des pavés de pierre; il existe encore dans la plupart des rues des vieux quartiers et dans beaucoup de celles des nouveaux.

Le bruit occasionné par le roulement des voitures sur le pavé fut cause que l'on se mit à macadamiser les rues les plus fréquentées. Les ordures, la poussière, la cherté de l'entretien et surtout la grande quantité de sable enlevé qui pénétrait dans les égouts firent adopter d'abord l'asphalte sur lit de béton et dans ces dernières années le pavage en bois, comme à Londres (voir p. 120). Ce mode de pavage paraît devoir supplanter tous les précédents. Les interstices des pavés en bois sont comblés avec du mortier de ciment.

Comme les immondices des rues de Paris sont jetés directement dans les égouts, cette ville peut en être débarrassée en moins de temps que les autres. Mais cela nécessite une consommation d'eau très considérable et des égouts d'un diamètre très grand. Leur nettoyage oblige à une somme de travail notablement élevée (voyez plus bas).

Les regards des égouts se trouvent au bord des trottoirs à une petite distance les uns des autres ; les bouches d'arrosage sont placées à peu près de même. Pour arroser les rues un peu larges et les places publiques, on adapte aux bouches d'eau de longs tuyaux mobiles à joints et posés sur roulettes.

Dans les rues où l'arrosage à la lance ne se fait pas, on se sert de tonneaux (fig. 110).

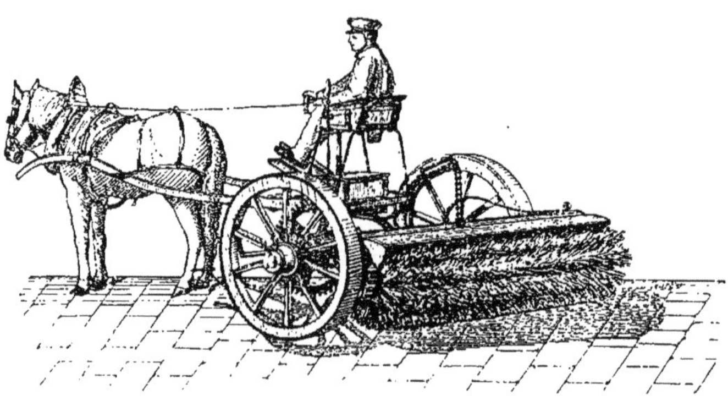

Fig. 109. — Machine balayeuse.

Dans les rues étroites pour laver les bords de la chaussée, on pratique un petit barrage dans le ruisseau, près de la bouche d'eau, et on balaie l'eau et les ordures qui s'écoulent à l'égout. Le lavage des rues a lieu au moins une fois par jour.

Le balayage des rues se fait à la main, au moyen de balais, de râteaux pleins en fer ou avec lame de caoutchouc, ou mécaniquement avec des machines balayeuses (fig. 109) semblables aux hor.ebrush de Londres (voir

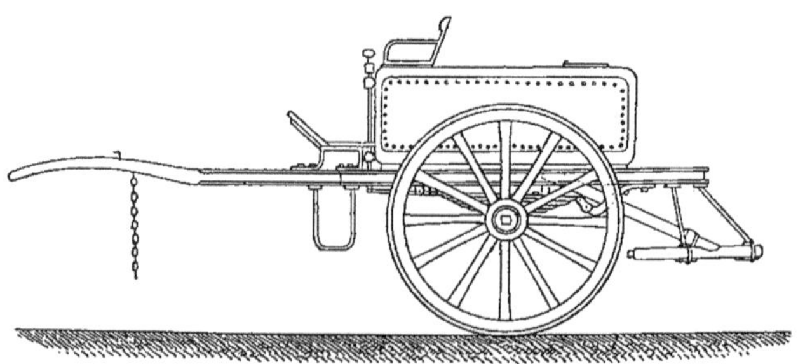

Fig. 110. — Tonneau d'arrosage.

p. 120). Celle qui est représentée ici est de la construction de l'ingénieur Léon Blot ; le même modèle est en usage à Bruxelles (voir p. 267).

Dans les rues, où le réseau d'égouts n'est pas complet, les gadoues sont enlevées par des charrettes.

La figure 110 est celle d'un tonneau d'arrosage de l'ingénieur Blot; il est muni d'une manivelle placée près du cocher qui peut ainsi, suivant qu'il est besoin, ouvrir ou arrêter le jet de l'eau.

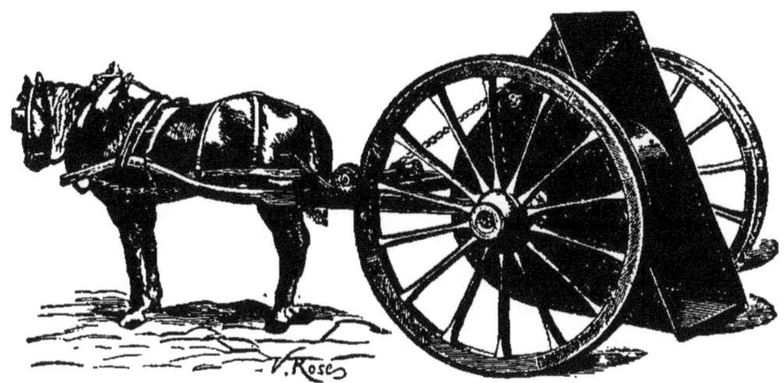

Fig. 111. — Tombereau métallique pour immondices.

La figure 111 représente un tombereau métallique, système Blot, pour recevoir les immondices des rues et les gadoues. Il est également employé dans la Grande-Bretagne et en Belgique[1].

ENLÈVEMENT DES ORDURES MÉNAGÈRES. — La méthode suivie à Paris pour enlever ces ordures est la même que celle d'Edimbourg et de Bruxelles. Les immondices recueillies dans des boites sont déposées le matin de bonne heure, sur le trottoir devant les maisons; des charrettes passent et on y vide les boîtes.

Avant la fin de 1884, toutes ces ordures étaient déposées le soir dans la rue. Les chiffonniers venaient y faire une ample récolte de chiffons, papiers, os, verre, cuir, etc. Les ordures se répandaient dans la rue, ce qui rendait le nettoiement plus difficile. Ce système fut défendu par un arrêté préfectoral du 7 mars 1887.

Les immondices sont en majeure partie transportées à des dépôts hors de la ville où on les laisse se putréfier pendant cinq à six mois. Au bout de ce temps, ils forment un précieux engrais, qui, vu son énorme quantité, trouve difficilement son emploi. Une partie est emportée par des bateaux, surtout à Corbeil en amont, et à Pontoise, en aval de Paris. Le chemin de fer en transporte l'autre partie.

Ces masses, qui s'accumulent chaque année, occasionnent à la ville des frais considérables. Il y a quelques années, on pouvait les vendre avec profit; actuellement elles imposent à la cité une dépense annuelle de deux millions de francs.

Le moyen le plus pratique et le moins dispendieux pour Paris d'être débarrassé de ces ordures serait peut-être de les brûler comme on le fait à Londres.

[1] Cette charrette est particulièrement propre au transport des débris demi-liquides des intestins des bêtes abattues. Elle est généralement en usage dans les abattoirs, comme on l'a vu dans la description de ceux d'Edimbourg (p. 236).

(voir p. 121). Actuellement ce sont des entrepreneurs qui sont chargés de les enlever ; l'adjudication de ce service a lieu tous les trois ans.

Les égouts. — L'établissement des égouts de Paris remonte à 1663 ; cependant les plus anciens de ceux qui sont encore en service ne datent que du commencement de ce siècle.

Avant la grande épidémie de choléra en 1832, la longueur totale des égouts n'était que de 35 kilomètres. Les affreux ravages causés par cette épidémie démontrèrent l'urgence de mesures sanitaires énergiques. L'une de celles, qui furent exécutées immédiatement, fut de donner une plus grande extension aux égouts. De 1833 à 1839, on n'en construisit pas moins de 8 kilomètres par an. Jusqu'en 1856 il en fut fait annuellement 3 à 4 kilomètres, de sorte qu'à cette époque leur longueur totale atteignait 140 kilomètres.

L'année 1856 fait généralement époque dans les progrès sanitaires de Paris, car ce fut alors que l'énergique Préfet de la Seine, Haussmann, commença la réalisation des idées grandioses qu'il avait conçues pour l'embellissement et la salubrité de la Capitale.

Il eut un aide compétent dans la personne du Directeur des travaux, Belgrand, qui avait dressé les plans des aqueducs et des égouts et fait exécuter tous ces travaux.

De 1860 à 1869, on construisit chaque année une moyenne de 35 kilomètres d'égouts. Ces travaux se continuent encore aujourd'hui d'après les plans de Belgrand, suivant les besoins et les ressources dont dispose la ville.

La plupart des égouts d'avant 1856 se déchargeaient dans la Seine par le plus court chemin. Belgrand prit à tâche, non seulement d'empêcher le déchargement de nouveaux égouts, mais encore de supprimer celui de ceux qui s'y jetaient. Dans ce but, le nouveau réseau fut organisé de façon à recueillir dans de grands collecteurs toutes les eaux vannes des petits égouts et à les emporter hors les murs.

Les collecteurs. — La ville fut divisée, d'après la nature du terrain, en trois zones pour la canalisation : bassin de la rive gauche, bassin du nord et bassin central de la rive droite.

1° *Bassin de la rive gauche.* — La rive gauche de la Seine est une plaine assez unie près des bords de la rivière et coupée de hauteurs vers son extrémité méridionale. L'une d'elles, aux environs de la cité, n'est séparée du fleuve que par une bande étroite de terrain plat. La rive gauche est coupée par une profonde vallée servant de lit à la Bièvre, petit cours d'eau qui autrefois se jetait dans la Seine près du Jardin des Plantes.

Pendant des siècles, la Bièvre a recueilli toutes les ordures de la contrée qu'elle traverse ; par suite, elle est devenue un véritable cloaque ; elle forme proprement à l'heure actuelle le point de départ du collecteur de la rive gauche (2) (fig. 112). La Bièvre a sa source à 30 kilomètres de Paris ; la masse d'eau qu'elle apporte est parfois si considérable que l'on s'est vu forcé d'en dériver le trop-plein directement dans la Seine, près du pont d'Austerlitz.

Le grand collecteur, après avoir reçu la Bièvre, suit une direction oblique vers le Nord-Ouest, en aval du fleuve dont il atteint la rive près de la place Saint-Michel. De là, il se dirige sans solution de continuité le long du quai jusqu'au pont de l'Alma. Là les eaux vannes passent la Seine dans un siphon. Cette partie porte le nom de collecteur de la rive gauche (1).

L'une de ses branches, le collecteur des quais (3), qui commence à l'extré-

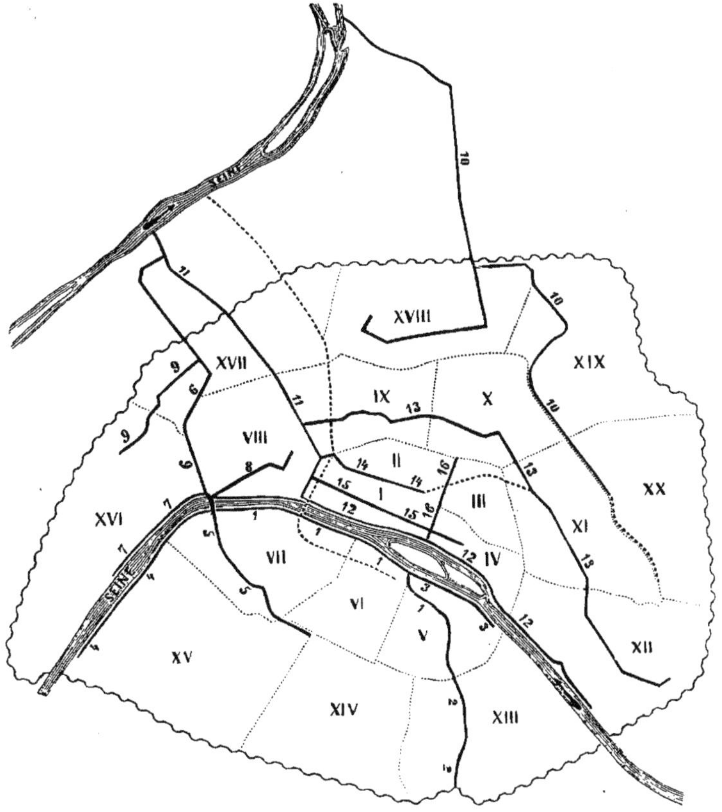

Fig. 112. — Plan de Paris, figurant le tracé des collecteurs principaux et des nouveaux proposés (d'après Humblot).

Collecteurs existants.
Collecteurs projetés.

1, Collecteur de la rive gauche. — 2, Bièvre. — 3, Collecteur des quais rive gauche. — 4, Collecteur de Grenelle. — 5, Collecteur Bosquet. — 6, Collecteur Marceau. — 7, Collecteur de Billy. — 8, Collecteur Montaigne. — 9, Collecteur Pereire. — 10, Collecteur du Nord. — 11, Collecteur d'Asnières. — 12, Collecteur des quais rive droite. — 13, Collecteur des Coteaux. — 14, Collecteur des Petits-Champs. — 15, Collecteur de Rivoli. — 16, Collecteur Sébastopol.

mité Est de la ville près du pont d'Austerlitz, longe la Seine et rejoint le grand collecteur près de la place Saint-Michel. Le collecteur de Grenelle (4) suit les quais, à l'Ouest, depuis les fortifications jusqu'au pont de l'Alma où il se réunit au collecteur principal (1).

Un troisième collecteur, le collecteur Bosquet (3), part de Montrouge, court en biais vers le Nord-Ouest, longe l'avenue Bosquet et va se joindre au collecteur principal, près du pont de l'Alma.

Après que les divers collecteurs de la rive gauche se sont réunis près du pont de l'Alma dans le grand collecteur, il traverse la Seine au moyen d'un siphon et se continue vers le Nord-Ouest sous le nom de collecteur Marceau (6). Il rejoint à Clichy-Levallois, hors de Paris, le grand collecteur de la rive droite, collecteur d'Asnières (11), qui se déverse dans la Seine en aval du pont d'Asnières.

Le collecteur Marceau reçoit des branchements secondaires : collecteur du quai de Billy (7), réceptacle des immondices d'Auteuil et d'une partie de Passy; collecteur Montaigne (8) qui évacue les eaux vannes du faubourg Saint-Honoré, etc., ces deux collecteurs secondaires débouchent dans le collecteur Marceau, près du pont de l'Alma. Le collecteur Pereire (9) servant à Passy et aux Ternes, rejoint le collecteur Marceau, tout près des fortifications, aux Batignolles.

2° *Bassin du nord.* — La rive droite de la Seine, au bord de laquelle s'étend une vaste plaine, est occupée à la périphérie par des collines dépassant le niveau de la plaine de 25 mètres environ; les collines de Montmartre et de Ménilmontant sont un peu plus élevées que les autres. Tout le terrain compris entre ces deux collines et ayant plus de 25 mètres d'élévation déverse ses eaux vannes dans le collecteur du nord (10). Il se compose de deux bras dont le plus grand reçoit les immondices de Ménilmontant, et le plus petit celles de Montmartre. Ils se réunissent près de la porte de La Chapelle, et ne forment qu'un seul collecteur qui se dirige à peu près en ligne droite au Nord jusqu'à Saint-Denis où il se déverse dans la Seine, en aval du pont.

3° *Bassin central de la rive droite.* — La plus grande partie du sol de la rive droite est desservie par le collecteur principal d'Asnières, qui est rejoint par le collecteur Marceau près de la Seine. Le collecteur d'Asnières part de la place de la Concorde, se dirige en ligne droite vers le Nord-Ouest et franchit les limites de la ville près de la porte d'Asnières.

Ce collecteur a trois grands affluents principaux. L'un, le collecteur du quai de la rive droite (12), longe le fleuve de l'Est à l'Ouest, et reçoit les eaux qui autrefois s'écoulaient dans la Seine.

Le plus long des affluents est le collecteur des coteaux (13), qui prend naissance à l'Est aux fortifications, traverse toute la ville, suivant une ligne légèrement courbe et débouche boulevard Malesherbes dans le collecteur principal.

Entre les deux affluents précédents, courent, dans la même direction Est-Ouest, le collecteur des Petits-Champs (14) et le collecteur Rivoli (15).

Le collecteur Sébastopol (16) suit du Nord au Sud le boulevard du même nom, passe sous le collecteur Rivoli et aboutit au collecteur des quais.

Malgré ces immenses ouvrages, quelques parties de la ville déchargent encore leurs eaux sales directement dans le fleuve; toutefois, il existe plusieurs projets pour les faire se déverser dans les grands collecteurs.

Les eaux de tous les collecteurs coulent par gravitation, bien que leur pente soit excessivement faible en plusieurs endroits. A Bercy, seulement, des pompes élèvent une partie des eaux vannes pour les déverser dans le collecteur des quais.

Forme et but des égouts. — Les égouts de Paris ne sont pas seulement des tuyaux d'écoulement; ils forment de véritables galeries souterraines où les ouvriers peuvent circuler librement.

Les plus grands mesurent jusqu'à $4^{m},40$ en hauteur et $5^{m},60$ en largeur; les plus petits ont $0^{m},90$, $1^{m},05$ ou $1^{m},30$ de haut. Leurs formes sont généralement semblables à celles de Bruxelles. Dans les plus grands égouts, l'eau coule au milieu ; de chaque côté, il y a des trottoirs. Dans les plus petits, de forme ovoïde, il n'y a pas de trottoirs ou il en existe un d'un côté seulement.

Les égouts suivent le milieu de la rue ; ils n'ont pas de regards dans la chaussée même, mais sur le trottoir. On pénètre dans les égouts par de petites galeries latérales qui y débouchent.

La raison pour laquelle on a donné aux égouts ces dimensions colossales est que, non seulement ils doivent servir à emporter les eaux vannes, mais encore donner place aux conduites d'eaux potables, aux fils télégraphiques et téléphoniques, aux tubes pneumatiques destinés au transport des dépêches, aux horloges pneumatiques, à la distribution de la force à domicile, etc. La crainte des explosions a fait qu'on n'y a pas placé les conduites de gaz.

On ne saurait nier que la diversité de ces usages n'offre de grands avantages. Ainsi, les conduites d'eau peuvent être surveillées facilement et chaque défaut peut être aisément réparé. Le sol sur lequel Paris est bâti est en grande partie miné par les catacombes, anciennes carrières, qui ont fourni les pierres des vieux édifices de la ville. Avec un pareil terrain, des fuites dans les conduites d'eau pourraient occasionner de graves accidents.

Avec ces égouts, on n'est pas obligé de dépaver les rues pour les réparations aux conduites d'eau, etc. ; il n'y a pas de poteaux télégraphiques avec des fils aériens dont les bourdonnements continuels sont si désagréables.

En outre, les égouts de Paris ont, relativement à l'enlèvement des immondices, une destination plus étendue que ceux des autres pays. Ce n'est pas seulement, en effet, les eaux ménagères et industrielles qu'ils doivent emporter, mais aussi toutes les immondices des rues.

Cet arrangement a permis d'entretenir constamment les rues de Paris dans un parfait état, et en même temps de rendre fort peu sensibles les inconvénients de l'arrosement et du balayage, car tout, en un clin d'œil, disparaît dans les égouts par les regards placés sous les trottoirs à une courte distance les uns des autres.

La galerie du trottoir à l'égout s'élargit à tel point, avec une pente si forte, qu'aucun engorgement ne peut s'y produire, ce qui fait que le curage y est opéré sans difficulté (fig. 113). C'est par ces ouvertures que s'effectue aussi la ventilation des égouts.

Ce système accroît évidemment à un très haut degré les difficultés que rencontre le maintien de la propreté dans les égouts. Mais c'est une chose dont un Parisien s'inquiète fort peu, ne pouvant jamais comprendre que si l'on est placé dans l'alternative d'avoir des égouts sales ou des rues malpropres, on puisse hésiter sur le choix.

Les égouts au point de vue sanitaire. — Au point de vue sanitaire, il faut, avant tout, se poser la question suivante : Quel est le système le plus propre à garantir parfaitement une ville contre les effets pernicieux des immondices ?

Est-ce le système ordinaire, dans lequel les ordures des voies publiques ne

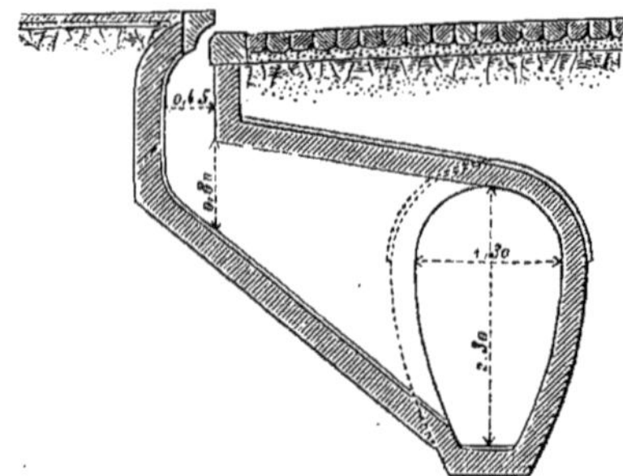

Fig. 113. — Regard d'égout.

pénètrent pas dans les égouts ? Est-ce le système parisien qui les fait enlever par ces derniers ?

La réponse dépendra des circonstances suivantes :

1° De la nature des matières dont les rues sont débarrassées par le nettoiement ;

2° De la possibilité de conserver les égouts à l'abri de tout dépôt, d'éviter les décompositions qui s'y produisent et les gaz qui s'en dégagent ;

3° De la difficulté que l'on éprouve pour rendre inoffensives les matières solides enlevées dans les égouts ;

4° Des risques plus ou moins grands que courent les ouvriers qui travaillent dans les égouts.

Les gadoues des rues se composent surtout de sable, provenant du macadam ou de celui qu'on répand sur le sol, de crottin de cheval et d'autres ordures en moindre quantité. Ces matières ne paraissent pas être de nature à compromettre la santé publique, si on a soin de les enlever dans des tombereaux comme cela se fait communément.

Transporté dans un lieu convenable, le sable mélangé de crottin et autres détritus ne peut occasionner aucun inconvénient sanitaire. D'ailleurs, rien n'est plus facile que d'en assurer l'innocuité en le soumettant à l'action du feu ; après quoi on peut même s'en servir pour faire des remblais.

Par contre, le sable introduit dans les égouts devient dangereux. Il présente, en effet, un obstacle sérieux pour le libre écoulement des eaux et provoque des dépôts qui, selon les expériences faites à Paris, ne peuvent être complètement évités, quelque soin que l'on mette à tenir propres les égouts.

Les grains de sable se meuvent au milieu d'eau sale; des particules organiques d'origine obscure s'y attachent; il se forme une masse puante et graisseuse. Il est clair que si l'on est obligé de transporter en un lieu une semblable masse infecte, son dépôt sera d'une toute autre importance sanitaire que celui des gadoues qui n'ont pas été dans les égouts.

Relativement au quatrième point, les chiffres suivants, cités par Humblot sont les seuls connus :

TABLEAU DE MORBIDITÉ

ANNÉES	NOMBRE des ouvriers	VARIOLE total	VARIOLE par 1000 ouvriers	FIÈVRE TYPHOÏDE total	FIÈVRE TYPHOÏDE par 1000 ouvriers	CHOLÉRA total	CHOLÉRA par 1000 ouvriers
1882	850	2	2,35	7	8,24	—	—
1883	id.	—	—	12	14,11	—	—
1884	id.	—	—	7	8,24	3	3,53
1885	id.	1	1,18	2	2,35	—	—

TABLEAU DE MORTALITÉ

ANNÉES	NOMBRE des ouvriers	MALADIES des poumons	DÉCÈS par affections pulmonaires par 1,000	FIÈVRE TYPHOÏDE	DÉCÈS TYPHIQUES par 1,000	CHOLÉRA	DÉCÈS par choléra par 1,000	MALADIES DIVERSES	DÉCÈS des maladies diverses par 1,000	TOTAL DES DÉCÈS	DÉCÈS PAR 1,000
1882	850	8	9,41	—	—	—	—	2	2,35	10	11,77
1883	id.	5	5,88	2	2,35	—	—	—	—	7	8,24
1884	id.	5	5,88	1	1,18	1	1,18	1	1,18	8	9,41
1885	id.	7	8,24	1	1,18	—	—	7	8,24	15	17,65
Moyenne.	850	6,25	7,35	1	1,5	0,25	0,29	2,50	2,94	10	11,77

Les chiffres ci-dessus ne permettent pas, il est vrai, de tirer des conclusions positives. Le temps des observations est trop court; on ignore les conditions de vie de chaque individu; ce tableau de mortalité ne fait pas connaître si les affections pulmonaires ont été aiguës ou chroniques et dans ce dernier cas quelle était la constitution physique des décédés. On n'y trouve aucune indication de l'âge des égoutiers ni de la durée de leur travail dans les égouts, ni du temps qu'ils sont employés à cette sorte de travail, ni s'ils travaillent dans des galeries bien aérées, ou étroites, etc. Ce sont là des points qui doivent être pris en considération dans des questions de cette nature.

Ces chiffres montrent pourtant une mortalité de fièvre typhoïde deux fois aussi haute que pour tout Paris, et, en tout cas, on est autorisé à soutenir que l'air des égouts et l'obscurité altèrent les fonctions normales de l'organisme humain et que, par conséquent, il faut autant que possible éviter de faire travailler des hommes dans les égouts.

En comparant les systèmes des égouts de Paris et des autres villes, on est amené à conclure que ce dernier est préférable au point de vue sanitaire.

Pente et nettoyage des égouts. — Afin de prévenir, autant que possible, les dépôts dans les égouts, il faut leur donner une pente d'autant plus grande que la masse d'eau est moins considérable.

D'ailleurs, cette chute dépend naturellement des conditions du terrain et de la quantité de matières solides évacuées par les égouts; mais elle ne doit jamais être ni trop forte ni trop inégale, comme nous l'avons expliqué page 142.

A Paris, les collecteurs principaux ont communément une pente de $0^m,26$ à $0^m,30$ par kilomètre; pour les collecteurs secondaires, elle est de $0^m,30$ à $1^m,50$. Cette inclinaison donne une vitesse d'écoulement de $0^m,25$ à $0^m,45$ par seconde dans les grands collecteurs, et de $0^m,30$ à $0^m,90$ dans les autres.

Dans les égouts ordinaires, la pente varie beaucoup; suivant la conformation du sol, elle est de 1 à 7 mètres par kilomètre.

Il est certain qu'une aussi grande variété de pentes doit déterminer des dépôts, surtout avec l'introduction de matières solides et de sables des rues.

Le curage est alors aussi pénible que coûteux; le nombre des ouvriers employés à ce travail est à Paris de 850.

Dans les collecteurs principaux, la vitesse du courant varie entre $0^m,25$ et $0^m,90$ par seconde; l'expérience a prouvé que si elle descend au-dessous de $0^m,30$, il se forme des dépôts de limon, et des dépôts de sables si elle est moindre de un mètre.

C'est pourquoi les collecteurs doivent être continuellement nettoyés afin que les eaux sales puissent couler librement. On se sert pour cela de bateaux vannes dans les grands collecteurs et de wagons vannes dans les petits.

Les premiers sont des bateaux munis d'une vanne placés à l'un des bouts; On l'abaisse au moyen d'une vis de façon à barrer le passage à l'eau. Les seconds sont des voitures courant sur des rails posés sur les trottoirs de chaque côté du canal; ils ont également une vanne. C'est donc le même système qu'à Bruxelles, sauf que les bateaux et wagons sont plus grands, plus compliqués et plus solidement construits que ceux représentés figure 101. Ceux qui à Paris ressemblent à ceux-là portent le nom de wagonnets.

La quantité de sable mise en mouvement par le barrage de l'eau au moyen d'un bateau vanne, peut s'élever jusqu'à 200 mètres cubes; pour un wagon vanne elle est de 50 mètres cubes et de 10 mètres cubes pour un wagonnet.

A mesure que le sable est entraîné le bateau ou le wagon se porte en avant mais il faut pour cela que la hauteur de l'eau derrière la vanne atteigne $0^m,20$ à $0^m,40$. Si la masse d'eau est trop faible ou le dépôt trop grand, il arrive que les machines ont la plus grande peine à fonctionner.

Il a donc fallu prendre des mesures pour débarrasser d'une autre façon les égouts d'une partie de leur sable. On y a procédé en pratiquant au fond du radier des excavations ou réservoirs collecteurs. Le sable vient s'y déposer. Ces bassins de désablement sont formés de deux bassins parallèles accolés dont le fond est à 1 mètre en contre-bas du radier de l'égout (fig. 114). On les vide alternativement en fermant le passage de l'eau au-dessus de l'un d'eux.

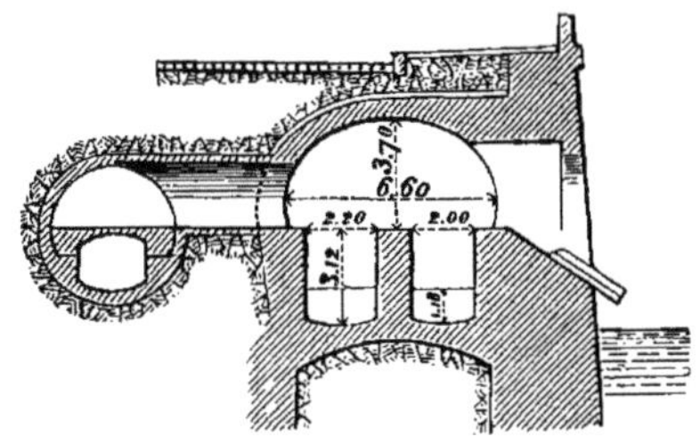

Fig. 114. — Bassins de désablement dans les égouts.

A cause des difficultés qu'offre l'enlèvement de ce sable nauséabond, il n'a pas été possible d'établir de ces réservoirs ailleurs qu'à proximité de la Seine ou du canal Saint-Martin. Le chargement de leur contenu sur des bateaux est là beaucoup plus aisé. Quand ils sont un peu éloignés des quais, on charge d'abord le sable sur des wagons poussés sur les rails des cunettes jusqu'au point d'embarquement.

Il existe des galeries spéciales entre le collecteur de Billy et la Seine, entre le collecteur du Nord et le canal Saint-Martin, où se meuvent des wagons servant à l'enlèvement des sables. Ces collecteurs n'ont pas de réservoirs ; le sable est recueilli directement au fond de la cuvette quand le courant des eaux vannes est peu abondant; on retient les eaux pendant quelques heures et on charge les sables sur les wagons en question.

La quantité de sable recueillie uniquement par les réservoirs atteint chaque année le chiffre énorme de 10,000 mètres cubes, ce qui peut donner une idée des masses de sable qui passent par les égouts.

Sur la rive gauche de la Seine, près du pont de l'Alma, des bassins de désablement ont été établis afin d'empêcher le sable de pénétrer dans le siphon qui fait passer les eaux d'égout à l'autre rive. Ils rendent de grands services en diminuant la quantité de sable qui entrait dans le collecteur Marceau ; cependant on prévient maintenant l'obstruction du siphon, d'une façon très ingénieuse, au moyen d'une boule en bois qu'on fait périodiquement circuler d'une rive à l'autre. Cette boule, arrêtée dans sa marche par les sables, retient les eaux et provoque ainsi entre elle et la base du siphon un courant si rapide que le sable est emporté par l'eau à mesure que la boule avance (fig. 115)[1].

Dans les égouts de deuxième et de troisième ordre, où la quantité d'eau est minime, on a pratiqué à certaines places des vannes; l'eau s'y amasse en amont, et s'échappant avec force, nettoie la partie située en aval. Ces vannes

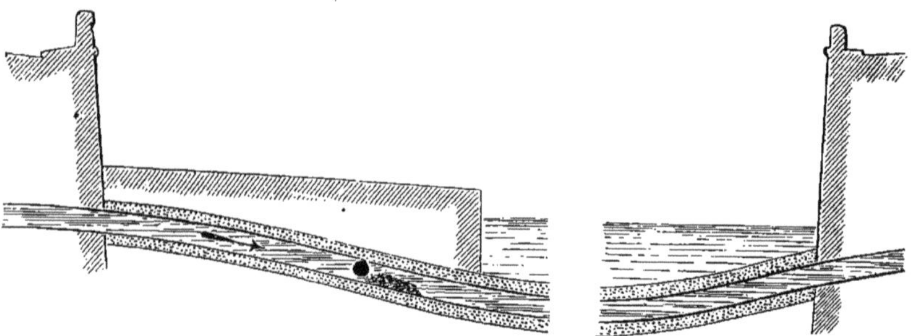

Fig. 115. — Siphon de l'Alma.

sont au nombre de 350; quelques-unes peuvent retenir jusqu'à 100 mètres cubes d'eau.

Ce système ayant des inconvénients, car, au moment où l'eau s'échappe, de la vase reste attachée à la paroi supérieure de l'égout, on a commencé à établir, pour le curage, des réservoirs de chasse alimentés par un mince filet d'eau venant de la distribution.

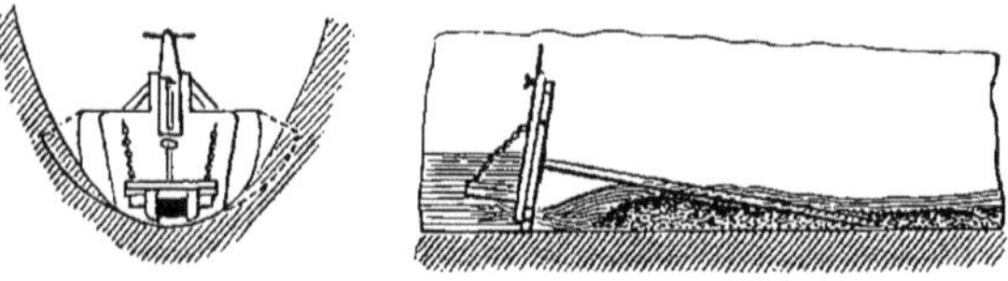

Fig. 116. — Mitrailleuse à main.

Pour enlever le sable des égouts pourvus d'une quantité d'eau suffisante (60 litres par seconde au moins), on fait usage de vannes portatives appelées « mitrailleuses à main » (fig. 116). Quand la masse d'eau est un peu plus con-

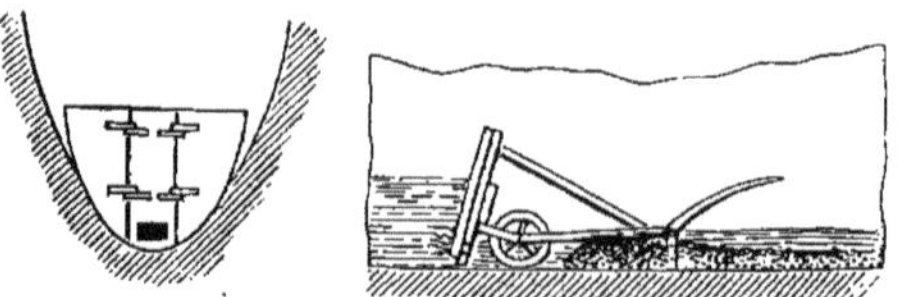

Fig. 117. — Brouette mitrailleuse.

sidérable, on emploie la « brouette mitrailleuse » (fig. 117). Ces engins marchent avec une vitesse d'environ 60 mètres à l'heure.

[1] L'usine de Clichy, d'où les eaux vannes sont envoyées aux champs d'irrigation près de Gennevilliers (voir plus loin), possède des modèles extrêmement intéressants et instructifs du système d'égouts de la ville de Paris. On peut les faire fonctionner à son gré.

Dans les égouts où la masse d'eau ne suffit pas pour emporter le sable, il faut le tirer à la main au moyen de rabot. Si la distance n'est pas trop grande, l'égouttier traîne ainsi le sable jusqu'au collecteur. Autrement on le monte dans des seaux, par les regards, jusque sur la voie publique et on l'emporte dans des tombereaux (fig. 111) jusqu'aux points d'embarquement sur la Seine ou le canal Saint-Martin.

Dans les rues, les plus fréquentées, pavées ou macadamisées, on a placé, aux bouches d'égouts, des caisses en tôle pour retenir le sable et le gravier. On les vide ensuite dans des tombereaux qui emportent leur contenu.

C'est par le moyen des bateaux et wagons-vannes que, dans les circonstances ordinaires, les collecteurs principaux sont débarrassés de toutes les immondices solides. Dans les égouts plus petits, il faut employer des méthodes différentes pour enlever toutes les ordures. Les ingénieurs classent les immondices solides des égouts en trois catégories : 1° vases composées de toutes sortes de particules ténues ; 2° fumiers, consistant en brins de paille et débris végétaux un peu gros ; 3° sables formés de détritus minéraux ayant une densité double de celle de l'eau.

Le procédé employé pour enlever le sable a été décrit précédemment.

Quant à la vase, il est en général facile de l'enlever, quand elle est sans mélange, au moyen d'un léger courant d'eau, ou à la pelle si l'eau manque. Si la vase est mélangée aux fumiers ou aux sables, on l'agite avec des rabots pour en faire la séparation.

Il y a cependant certains égouts où les vases ne peuvent être enlevées qu'avec certaines difficultés. C'est le cas des égouts à pente faible, affluents de collecteurs qui y déterminent souvent un courant de sens contraire. En ce cas, l'eau est toujours haute et sans vitesse dans ces égouts. Les lâchures d'eau et le rabot n'y produisent aucun effet. Alors on les débarrasse de leurs vases après avoir épuisé l'eau entre deux batardeaux.

Aussi, pour échapper à cette difficulté, on va donner aux égouts une pente convenable.

Les fumiers, réunis toujours plus ou moins aux vases et sables, forment facilement des barrages étanches qui exigent pour leur destruction des chasses d'eau énergiques.

Dans les égouts voisins des halles, on a placé, sous les bouches mêmes, des paniers à ordures en tôle de fer percés de trous. Les immondices y sont reçues et y restent tandis que les sables, les vases et l'eau s'échappent. Ces paniers, d'une contenance de 210 à 240 litres, sont retirés au moyen d'une grue et vidés dans des charrettes qui en emportent le contenu.

On conçoit aisément que le frottement des énormes masses de sables, qui passent dans les collecteurs, nécessite inévitablement des réparations. Il faut alors diriger les eaux dans d'autres conduits, où il se forme, car ils sont remplis outre mesure, des dépôts qui montent jusqu'au niveau des trottoirs. Cela arrive aussi, de temps à autre, dans les grandes pluies d'orage. On a songé pour y remédier à établir plusieurs collecteurs nouveaux dont le tracé est indiqué en ponctué sur la figure 112.

Les difficultés du nettoyage des égouts à Paris empêchent les dépôts d'être enlevés aussi vite qu'il le faudrait. Par suite, ils entrent en décomposition et dégagent des gaz fétides dont la présence se trahit par les bouches et les regards des rues.

On a cru, pendant un certain temps, que l'on pourrait obvier à cet incon-

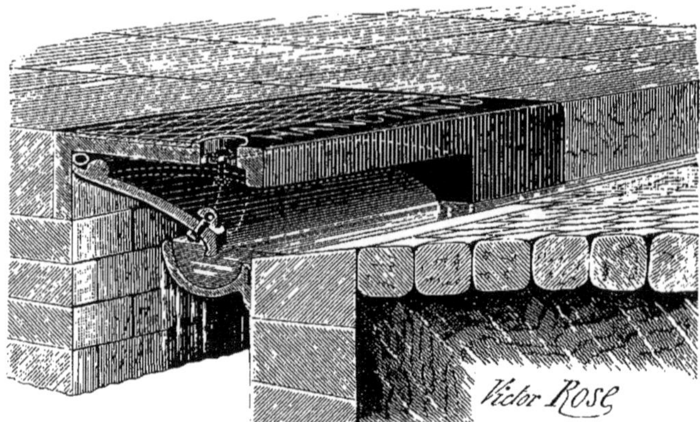

Fig. 118. — Bouche d'égout Hanctin.

Le clapet dont le bord intérieur plonge dans l'eau et intercepte la communication est mobile. Il peut, étant soulevé, être maintenu dans cette position au moyen d'un crochet fixé dans un creux de la plaque de fer placée au-dessus.

vénient en fermant les bouches sous trottoir au moyen de clapets *ad hoc* mobiles. Les figures 118 et 119 en offrent des modèles construits, le premier

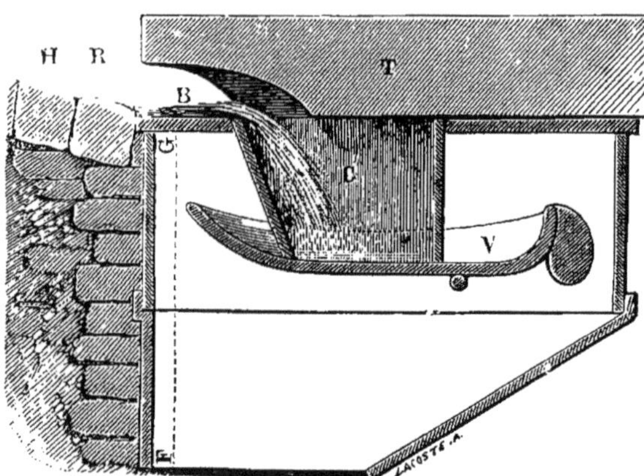

Fig. 119. — Bouche d'égout Rogier-Mothes.

T, trottoir. — R, ruisseau. — B, entrée de l'égout, — H, chaussée. — C, réservoir recevant l'eau du ruisseau. — V, clapet mobile s'ouvrant quand le réservoir C est plein.

par la maison Hanctin ; l'autre, par la maison Rogier et Mothes. Mais par défaut d'autres ouvertures de ventilation, ces appareils produisent un effet opposé à celui qu'on avait en vue.

Les égouts n'étant pas ventilés, les gaz des matières en décomposition s'amassaient à un tel point qu'ils pénétraient dans les maisons ; le travail dans les galeries était rendu extrêmement dangereux et la puanteur devenait insupportable dès qu'on ouvrait les bouches d'égout.

Les expériences faites à Paris ont confirmé pleinement cette vérité que, pour empêcher les égouts de répandre de mauvaises odeurs, il faut les préserver des dépôts, les laver et les ventiler soigneusement.

On a proposé de fermer les bouches des rues et d'employer des cheminées d'appel et des ventilateurs pour renouveler l'air. Il est cependant notoire que des appareils de ce genre, d'ailleurs fort compliqués et difficiles à manier, n'exercent leur action que sur une petite portion des égouts; c'est pourquoi des ouvertures nombreuses et de grandeur suffisante seront toujours le meilleur mode de ventilation [1].

Si donc on veut faire usage de coupe-air pour les bouches sous trottoirs, les ouvertures de ventilation doivent être placées dans la chaussée au-dessus de l'égout.

Drainage des maisons. — Branchements particuliers d'égouts (*Décrets du* 26 *mars* 1852. *Arrêtés des* 19 *décembre* 1854, 4 *mai* 1860, 24 *avril* 1866,

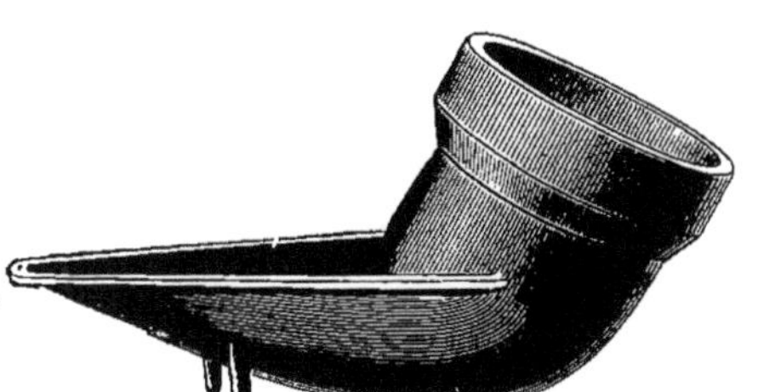

Fig. 120.
Siphon déversoir N. Chadapaux.

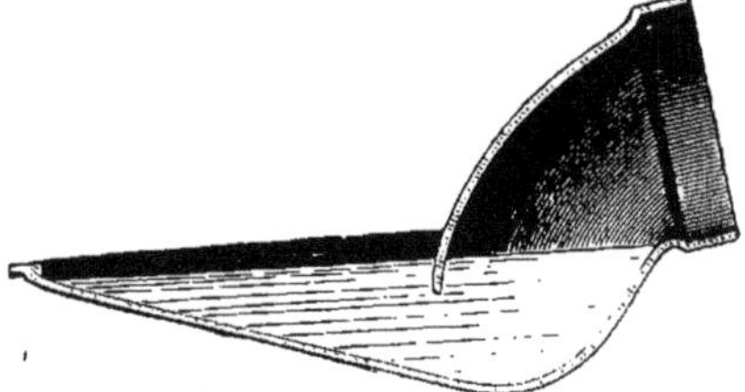

Fig. 121.
Coupe du siphon déversoir N. Chadapaux.

14 *février* 1872, 2 *juillet* 1879, 28 *octobre* 1881). — Toutes les maisons, situées dans une rue où il y a un égout, doivent y être reliées directement pour l'évacuation de leurs eaux pluviales et ménagères.

Ces branchements particuliers d'égouts sont établis aux frais des propriétaires. Ce sont des galeries en maçonnerie, avec une hauteur d'au moins $1^{m},80$ et une largeur de $0^{m},90$. Dans les petites maisons des rues peu fréquentées, il est permis d'employer des tuyaux de fonte ou de poterie vernissée ayant un diamètre d'au moins $0^{m},30$ et une pente de $0^{m},075$.

Les branchements particuliers doivent aussi renfermer les tuyaux de distribution des eaux potables.

[1] On a récemment proposé en Angleterre la ventilation des égouts par des tuyaux débouchant aux becs du gaz des rues. L'expérience est encore insuffisante. Il semble cependant que l'effet ne peut pas être grand avec des tuyaux d'un diamètre aussi petit. En tout cas cette ventilation ne peut se faire que lorsque le gaz est allumé.

L'égout particulier se termine au mur extérieur des habitations ; le tuyau d'évacuation des eaux ménagères passe à travers le mur. Dans les vieilles installations, il se termine par un siphon déversoir, dont une des formes sortant de chez M. Noël Chadapaux est représentée figures 120 et 121[1]. Pour les appareils plus récents, on se reportera à la page 345.

Le plan des égouts particuliers est dressé aux frais de l'administration par les ingénieurs des eaux et égouts. Le propriétaire a le droit de faire exécuter les travaux par un entrepreneur de son choix pourvu toutefois qu'il soit accepté par l'administration chargée de la surveillance de la bonne exécution des travaux. Si le propriétaire néglige de faire exécuter les travaux, l'administration y procède à ses frais. Le paiement de la dépense est fait directement par le propriétaire à l'entrepreneur, mais il a le droit d'exiger la vérification du compte par l'ingénieur de la section.

Les propriétaires sont tenus de pourvoir à leurs frais au curage de leurs branchements particuliers d'égouts ; cet ouvrage ne peut être exécuté que par des personnes autorisées par l'administration. Celle-ci peut, sur le désir du propriétaire, se charger du curage contre une redevance fixe.

Dispositions particulières relatives aux tuyaux d'évacuation des maisons. (*Arrêtés préfectoraux des* 10 *novembre* 1886 *et* 20 *novembre* 1887). — Dans ces arrêtés se trouvent aussi les conditions prescrites pour le système de water-

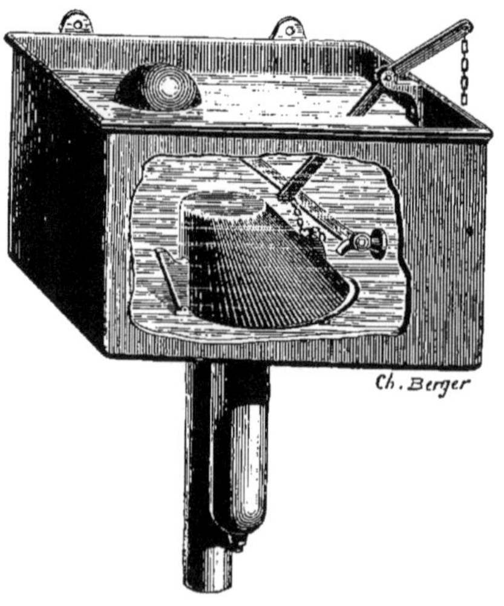

Fig. 122.
Réservoir de chasse N. Chadapaux.

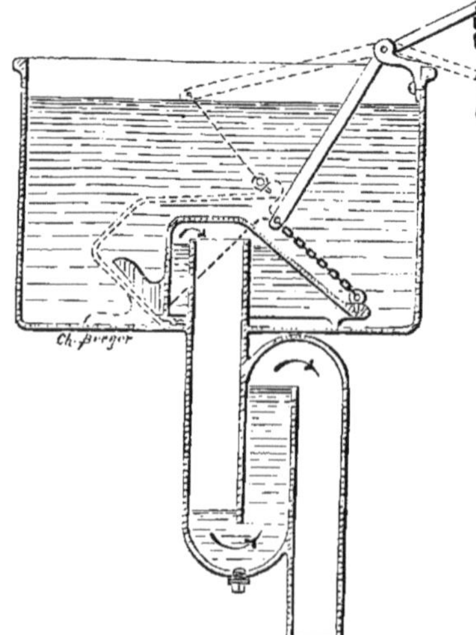

Fig. 123
Coupe du réservoir de chasse N. Chadapaux.

closets en usage à Paris. Nous les mentionnons ici dans leur ensemble, bien que les systèmes des cabinets d'aisances ne soient décrits que plus loin.

Aux termes de l'arrêté du 10 novembre 1886, il est permis contre une

[1] Ils sont défendus maintenant à cause de leur fermeture défectueuse et incertaine.

redevance annuelle fixe, d'envoyer à l'égout public toutes les eaux pluviales et ménagères, et les vidanges si la maison est située près d'un collecteur de première ou de deuxième classe, ou près d'un égout pourvu d'un appareil de chasse.

Il faut, de plus, que la maison possède une distribution d'eau et un branchement particulier d'égout aboutissant à l'égout public.

En vertu du règlement du 20 novembre 1887, les maisons situées dans les rues où se trouve un égout peuvent y déverser leurs vidanges à condition que le système diviseur y soit appliqué et que la construction du tuyau d'évacuation et de l'appareil diviseur ait été approuvée par l'administration.

Ces appareils doivent être placés dans un caveau bien ventilé, dont le sol doit être imperméable et creusé en forme de cuvette.

Les dispositions suivantes sont communes aux deux arrêtés :

Tout lieu d'aisances doit être pourvu d'un réservoir de chasse ou de quelque autre appareil alimenté par la distribution d'eau, qui doit lui fournir, au minimum, 10 litres d'eau par personne et par jour.

Pour le nettoyage des cuvettes, la chasse d'eau doit avoir une force suffisante.

Ces appareils et leurs dispositions doivent être approuvés avant leur mise en place et examinés par l'administration avant leur mise en activité.

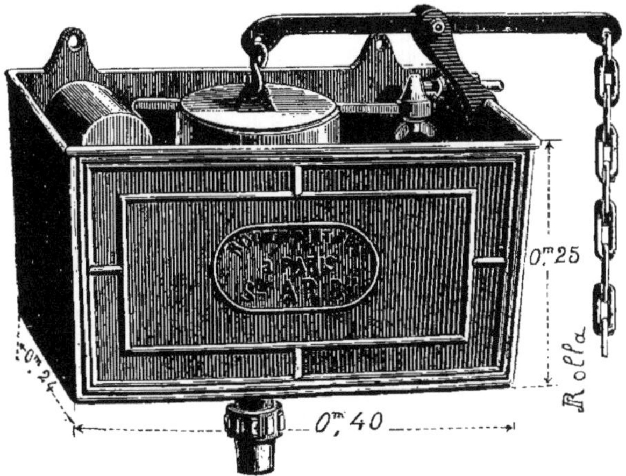

Fig. 124. — Réservoir de chasse Rogier et Mothes.

Les figures 122, 123 et 124 représentent des réservoirs de chasse approuvés par l'Administration. Les deux premiers sont construits par la maison Noël Chadapaux et le troisième par MM. Rogier et Mothes. Ces réservoirs qui se remplissent au moyen d'un flotteur à robinet, sont du même système que les réservoirs anglais (voir p. 130), mais plus compliqués.

Tout cabinet d'aisances doit être muni d'une fermeture hydraulique et permanente.

Des appareils de ce genre peuvent aussi s'employer dans les latrines publiques, dans celles des ateliers, magasins et de tout autre local fréquenté par un grand nombre de personnes.

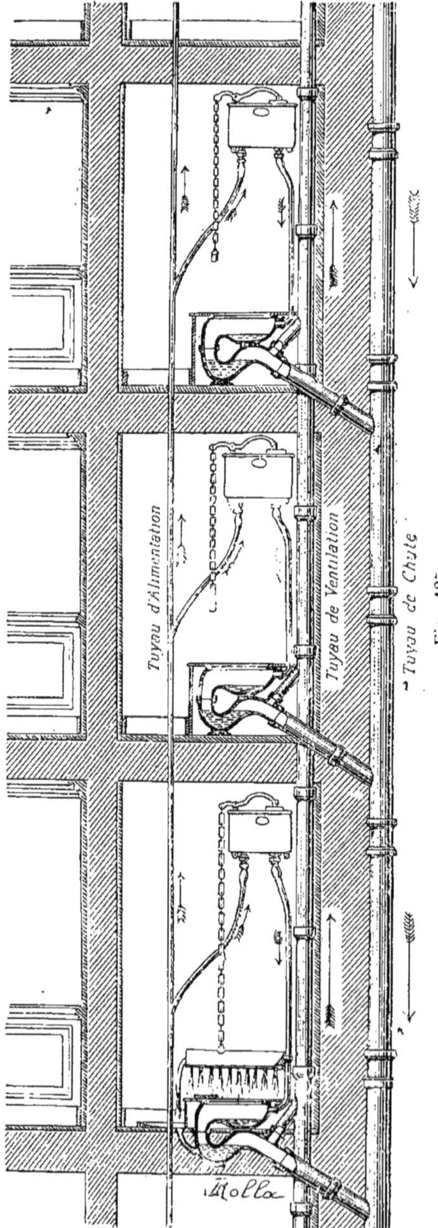

Fig. 125.
Disposition (système Rogier-Mothes) des water-closets dans une maison parisienne.

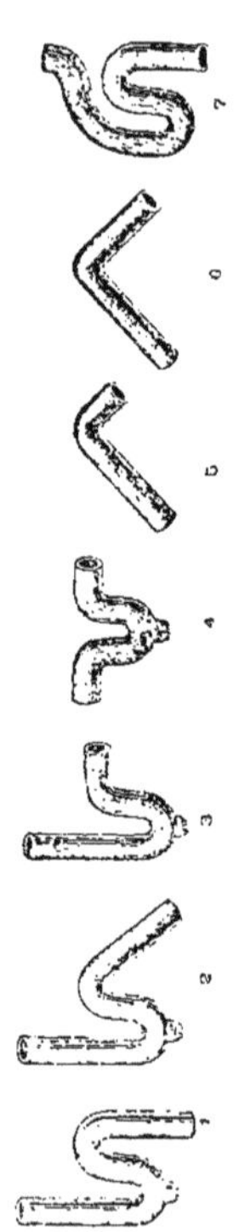

Fig. 126.
Modèles de siphons hydrauliques en plomb, système Pocock.

Tous les tuyaux d'eaux ménagères doivent avoir sous l'orifice de l'évier une fermeture hydraulique siphoïde.

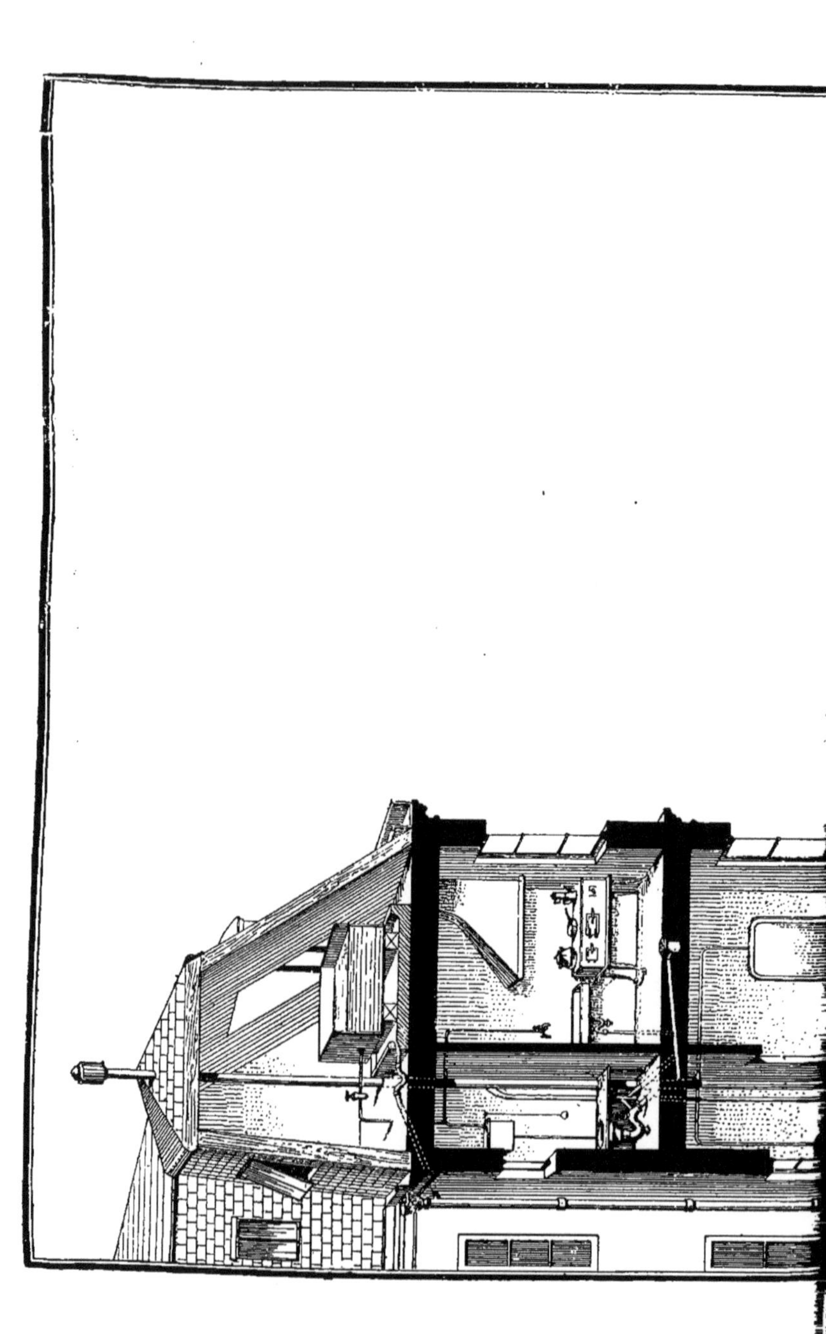

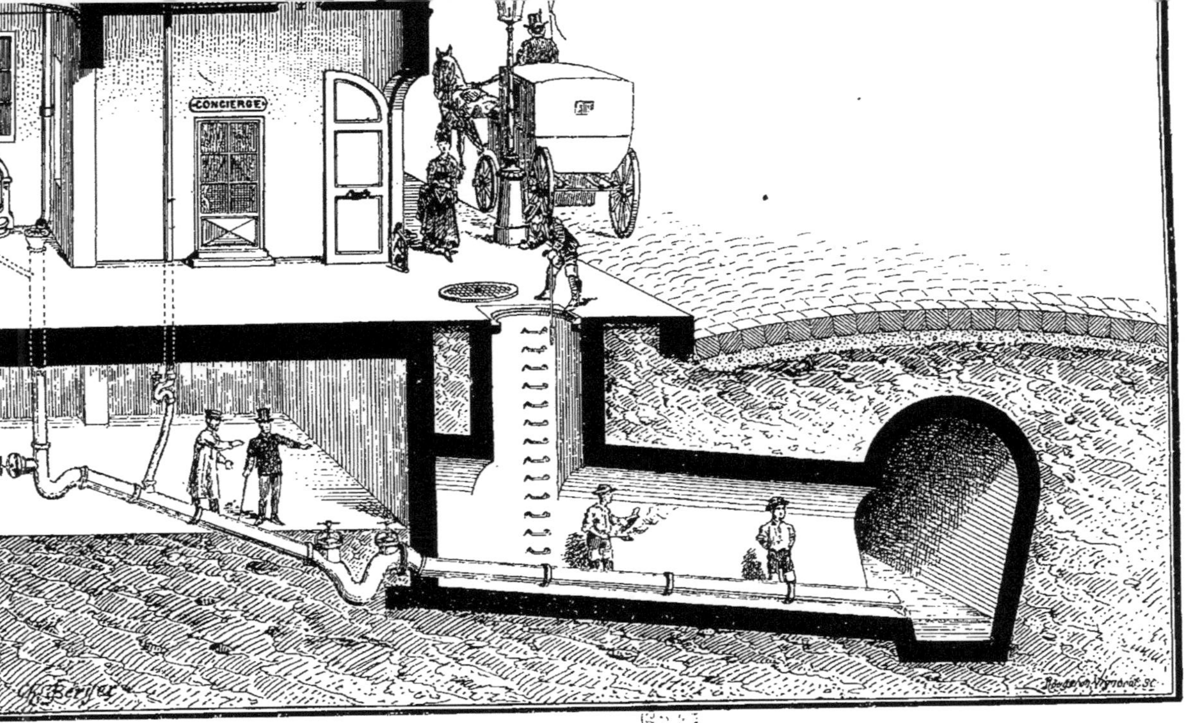

Fig. 134.
Ensemble de la disposition du drainage d'une maison, système N. Chadapaux.

Les tuyaux de décharge en plomb, d'un usage général en Angleterre (voyez p. 143), ont été adoptés en France.

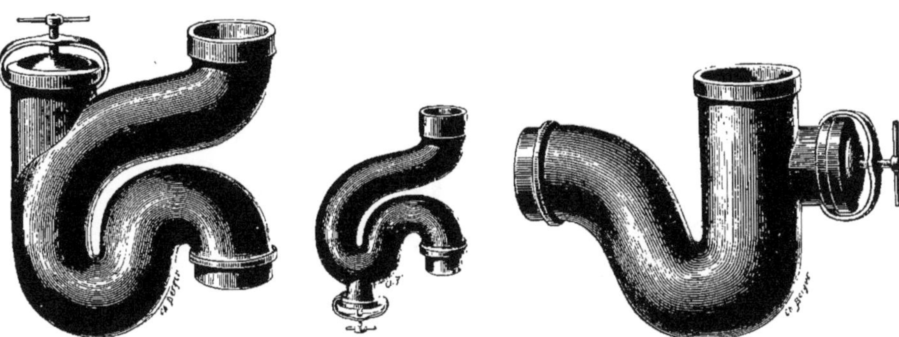

Fig. 127. Fig. 128. Fig. 129.
Siphons hydrauliques pour tuyaux de chute verticaux.

Les siphons représentés fig. 127, 128 et 129 sont d'invention purement française (système Noël Chadapaux) et sont munis d'un regard d'inspection.

Les tuyaux d'écoulement des eaux pluviales doivent être préservés de toute communication directe avec les égouts; toutefois l'air doit pouvoir toujours circuler dans ces tuyaux.

L'écoulement des eaux de pluie dans les cours se fait par des puisards à fermeture hydraulique, empêchant l'air des égouts de se répandre dans ces cours. Ils servent aussi à intercepter la communication des gouttières avec les égouts.

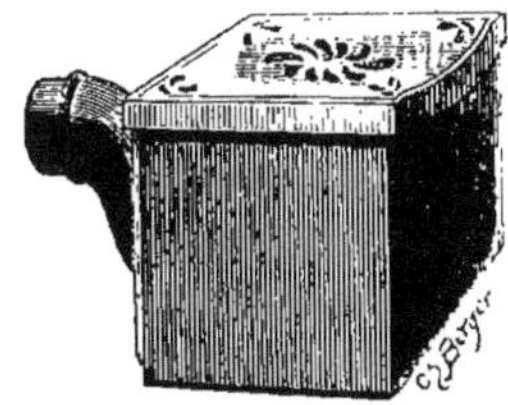

Fig. 130. — Puisard, système N. Chadapaux.

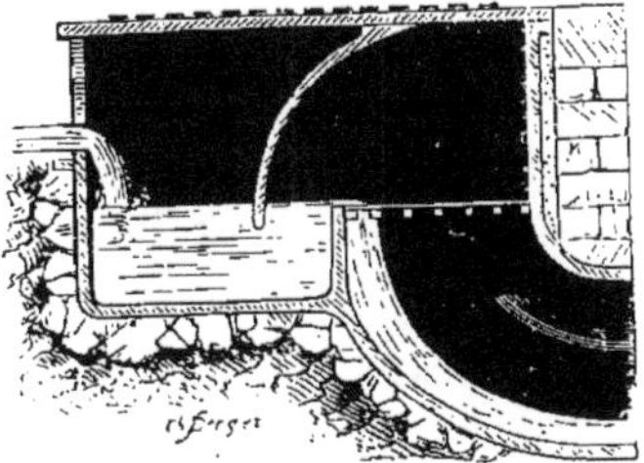

Fig. 131. — Coupe du puisard, système N. Chadapaux représenté figure 132 ou 133.

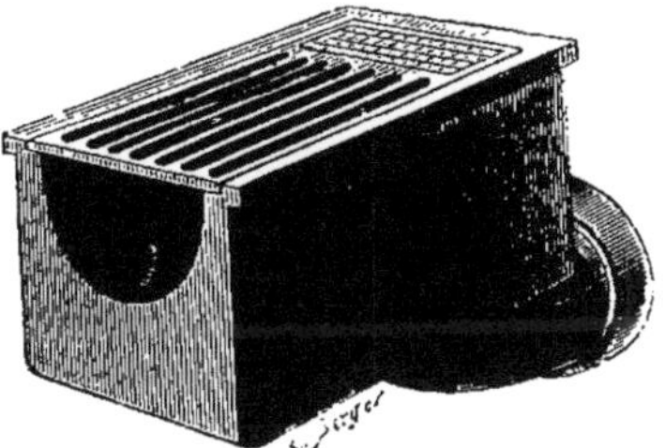

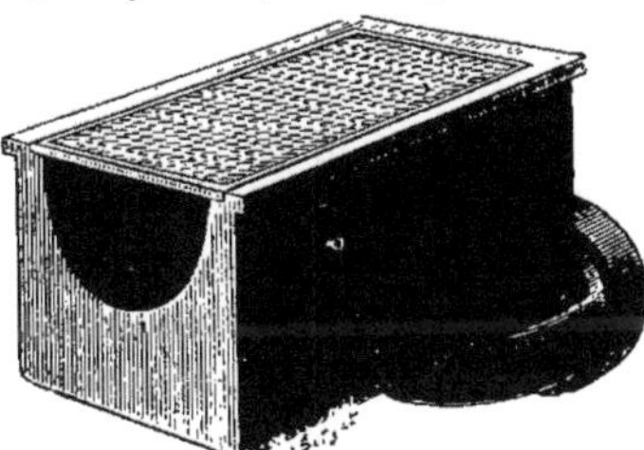

Fig. 132. Puisards, système Noël Chadapaux Fig. 133.

Les tuyaux de vidanges, des eaux ménagères et pluviales doivent avoir un diamètre d'au moins 0m,08 à 0m,16 au maximum.

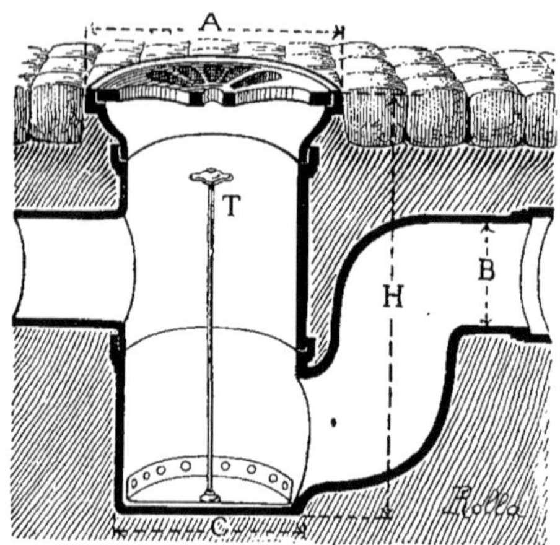

Fig. 135. — Puisard, système Rogier-Mothes, avec son tuyau d'évacuation.
A, grille sur la cour. — T, tige servant à enlever la boite C qui recueille les matières solides. — B, tuyau de sortie.

Les tuyaux de chute des cabinets d'aisances ne peuvent former avec la verticale un angle supérieur à 45°.

Chaque tuyau de chute doit être prolongé au-dessus du toit jusqu'au faitage et s'ouvrir librement à son extrémité (fig. 134).

Les ordures solides des cuisines et autres semblables ne doivent pas être jetées dans les tuyaux de chutes et autres conduits.

Les tuyaux collecteurs au bas des tuyaux de chute doivent être prolongés jusqu'à l'égout (fig. 134). Ils doivent être en ligne droite; à chaque changement de direction ou de pente, il se trouvera un trou d'inspection facilement accessible.

Les tuyaux de drainage doivent avoir une pente minimum de 0m,03 par mètre. Dans les cas exceptionnels où il ne peut en être ainsi, l'administration peut autoriser une pente plus faible à condition qu'il soit établi, dans ces endroits-là, des réservoirs de chasse ou quelque autre moyen semblable.

Le diamètre des tuyaux de drainage est fixé suivant la pente et la quantité d'eau qu'ils déversent. En aucun cas, il ne doit être inférieur à 0m,16.

Tout tuyau collecteur de drainage doit être muni à sa sortie de la maison d'un coupe-air hydraulique, forme siphon, ayant une plongée d'au moins 0m,07 afin d'assurer l'occlusion entre les conduits intérieurs et l'égout public.

Chacun de ces siphons doit avoir à sa partie supérieure un regard de visite; ils doivent être approuvés par l'administration.

Les tuyaux de drainage peuvent être en poterie vernissée ou autres matières semblables. Les joints doivent être étanches et sans saillie intérieure.

L'emploi des tuyaux de fonte de fer est également autorisé sur demande spéciale.

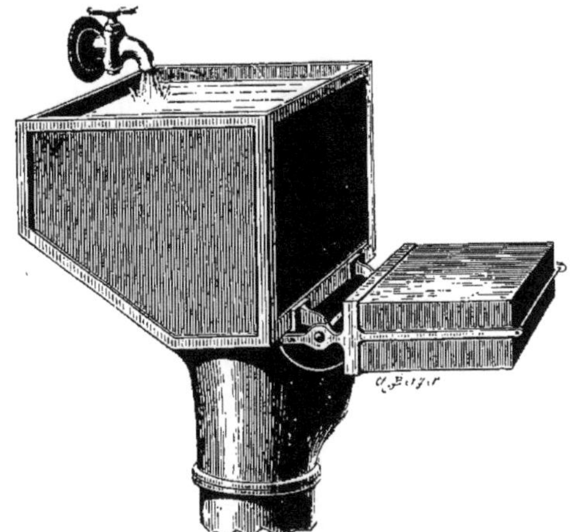

Fig. 136. — Réservoir de chasse N. Chadapaux pour tuyaux de drainage.

La figure 136 représente un appareil, système N. Chadapaux, applicable en pareil cas. La boîte carrée, à droite du réservoir, représente la partie extérieure d'un clapet formant le fond du réservoir. Dans cette boîte est une boule en fer; le tout pèse un peu moins que la quantité d'eau contenue dans le réservoir. Dès que celui-ci est rempli, le fond cède et la boîte se relève; la boule roule en bas. Le clapet reste ouvert jusqu'à ce que toute l'eau soit écoulée. Alors le poids de la boîte et de la boule fait refermer le clapet.

Dans les maisons où existent des water-closets, les fosses doivent être comblées ou converties en caves.

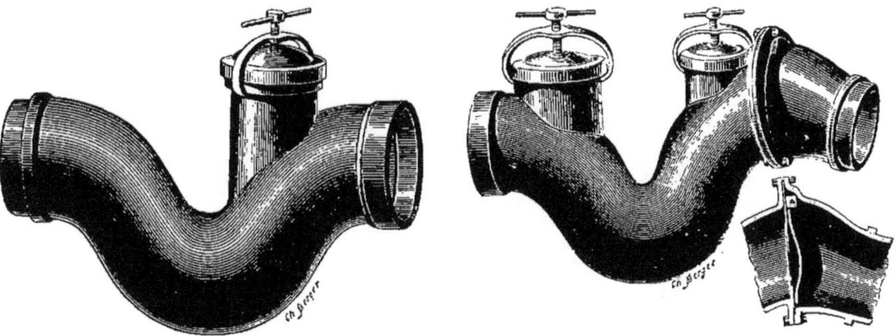

Fig. 137. — Siphon N. Chadapaux. Fig. 138. — Siphon N. Chadapaux.

Les figures 137 et 138 montrent des siphons horizontaux, système N. Chadapaux approuvés par l'administration. Le système de la figure 138 contient en outre un clapet en verre fixé à une pièce de caoutchouc. Il a pour but d'empêcher les gaz d'égouts de pénétrer violemment par le siphon quand l'eau monte.

Tous les travaux mentionnés ci-dessus doivent être exécutés sous la surveil-

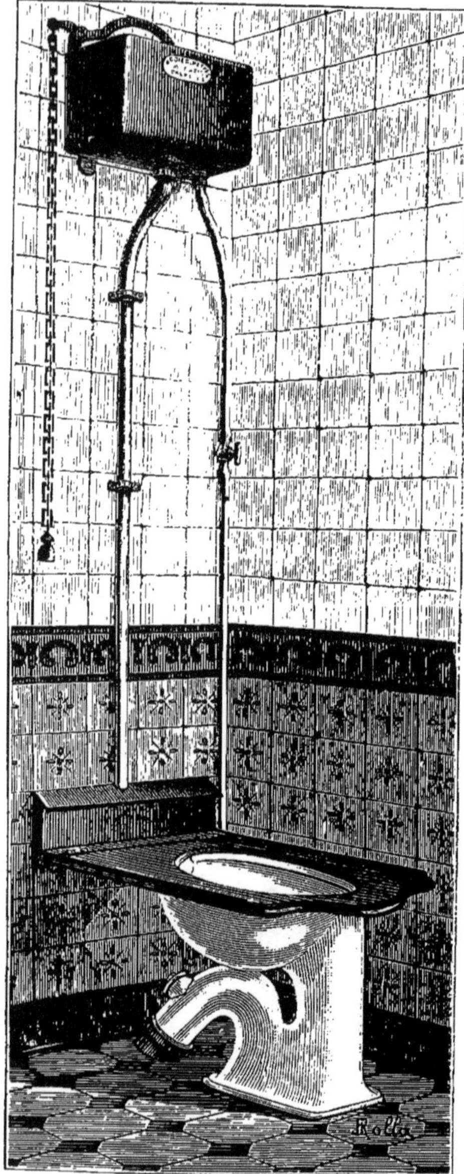

Fig. 139. — Water-closet Rogier-Mothes.

lance et le contrôle de l'administration qui est aussi chargée de l'inspection.

LIEUX D'AISANCES. — Le système des cabinets d'aisances en usage à Paris laisse beaucoup à désirer au point de vue de l'hygiène. Si cette ville est demeurée sous ce rapport dans un état d'infériorité, comparativement à d'autres

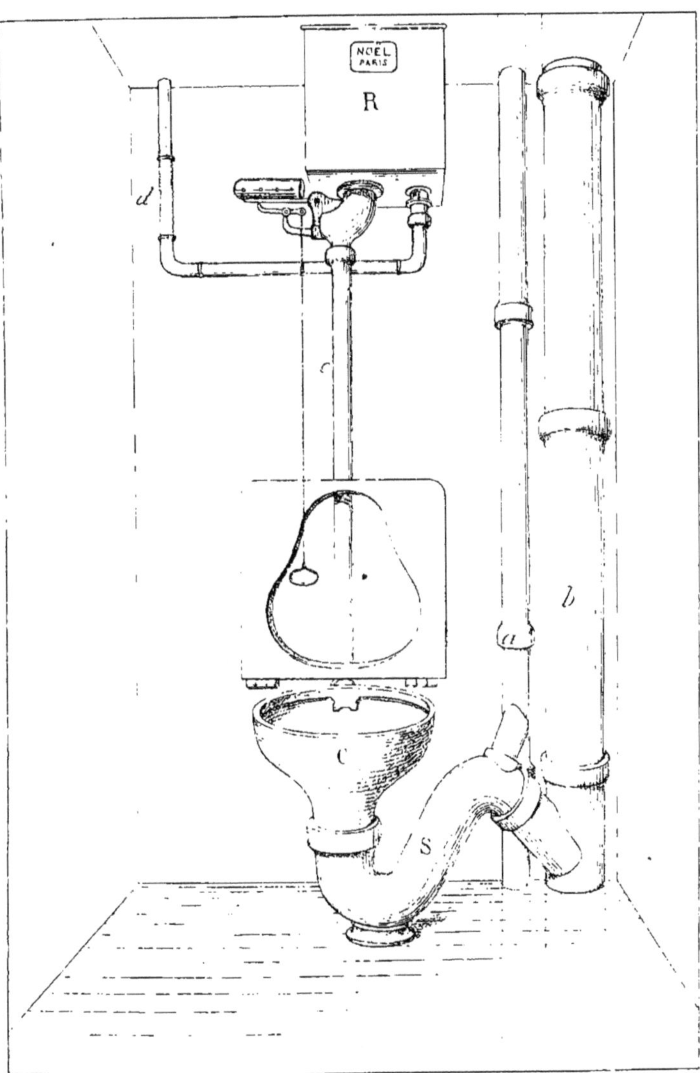

Fig. 140. — Water-closet N. Chadapaux.

cités moins importantes, c'est surtout parce que l'hygiène publique est abandonnée aux soins de la police. Les temps sont loin où l'on pensait qu'il suffisait, pour régler l'hygiène publique, de posséder du bon sens et des capacités administratives. On n'avait cependant jamais douté qu'il ne fallut des connaissances techniques spéciales pour bien diriger les autres branches de l'administration.

La salubrité publique se trouve dans les mêmes conditions, comme le prouve parfaitement la statistique.

Les améliorations sanitaires n'ont pas produit à Paris sur la mortalité géné-

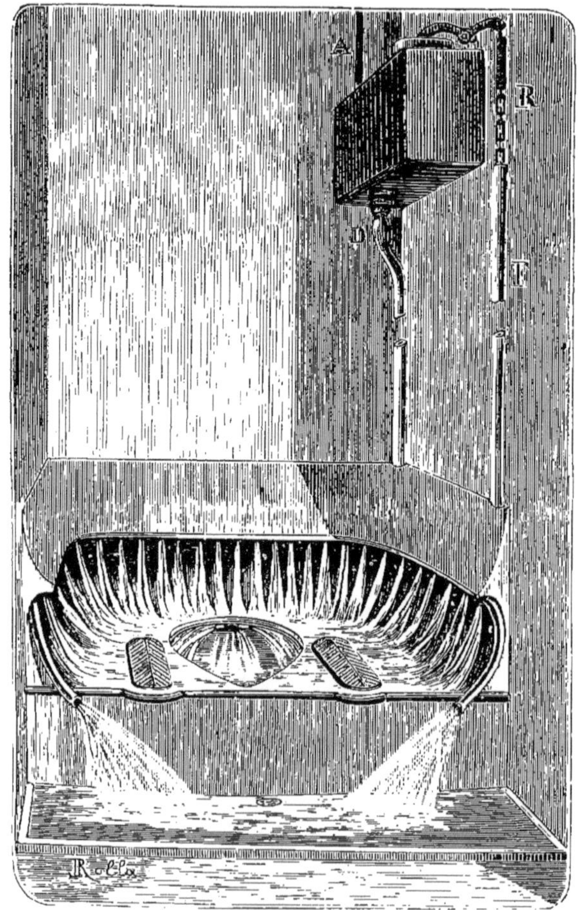

Fig. 141. — Water-closet à la turque.

rale et les décès par fièvre typhoïde, les mêmes effets que dans d'autres villes. (Voir le chapitre qui traite de l'importance de l'hygiène publique.)

Water-closets. — Ces cabinets d'aisances ont été admis, en quelque sorte à Paris, en vertu d'une ordonnance du 2 juillet 1867 rendue par le célèbre Haussmann.

Elle a été remplacée par celle de 1887, mentionnée plus haut. Elle contenait des dispositions relatives à l'emploi des appareils diviseurs ou tinettes filtrantes qui ont été maintenues pour certains cas. Ces tinettes se composent d'un cylindre métallique percé de trous et renfermé dans un tonneau. Les matières solides sont retenues dans le cylindre ; les liquides s'écoulent dans le tonneau et de là à l'égout.

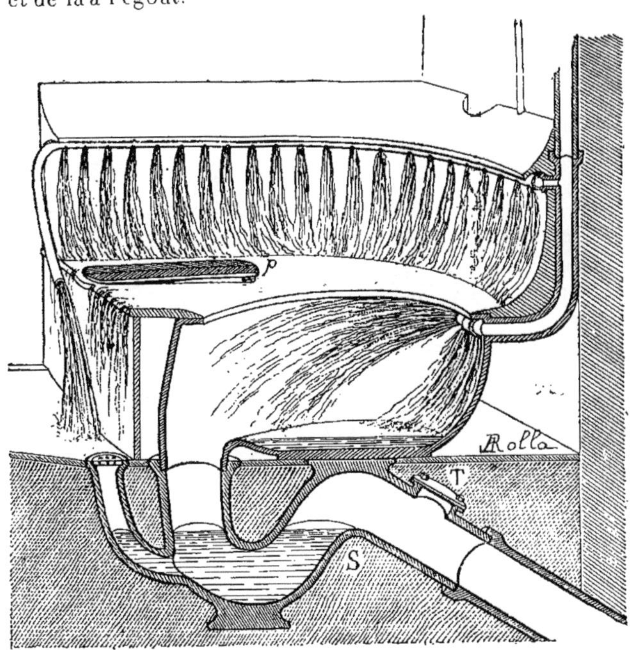

Fig. 142. — Coupe d'un water-closet à la turque.

Cependant il arrive que lorsqu'on change la tinette, on n'y trouve plus guère que des restes de papier. C'est donc une erreur de croire que l'on peut par ce moyen empêcher les excréments solides de pénétrer dans l'égout.

Quant aux water-closets en usage maintenant, quelques-uns offrent le type anglais, comme on le voit figure 139 (système Rogier-Mothes) et figure 140 (système Chadapaux). Leur forme et leur apparence sont cependant inférieures aux water-closets anglais (voyez p. 131 à 133).

Par contre, les water-closets de construction essentiellement française présentent des types tout à fait originaux.

Par une contradiction étrange, la nation la plus policée a obstinément conservé le mode le plus primitif de défécation ; elle se fait généralement dans la position accroupie, *à la turque*, comme on dit. Les nouveaux water-closets français sont disposés de la manière représentée figures 141 et 142.

Il est certain qu'avec une construction semblable, il n'est guère possible de maintenir la propreté nécessaire ; les 10 litres d'eau dont on dispose ne peuvent fournir une chasse suffisante, car ils sont projetés comme on le voit figures 141 et 142.

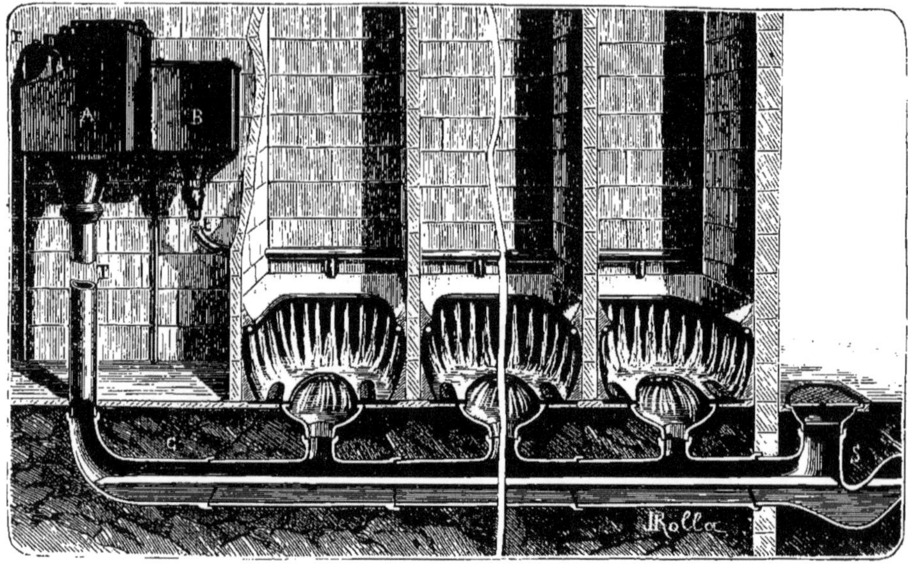

Fig. 143. — Suite de sièges de water-closet Rogier-Mothes.

La figure 143 représente une suite de sièges à l'usage des écoles, fabriques, casernes, etc. Le lavage est automatique.

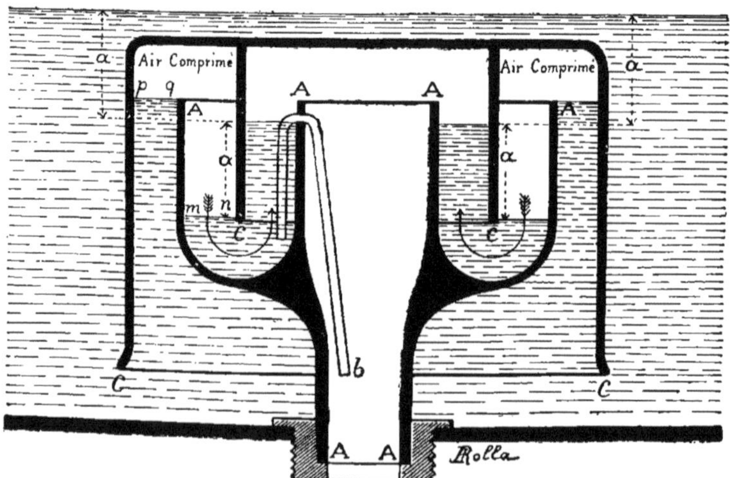

Fig. 144. — Réservoir de chasse automatique Rogier-Mothes, en usage dans les water-closets (fig. 143 où on le voit en A. et B).

Les appareils des figures 141, 142 et 143 sont du système Rogier-Mothes.

Évacuation des vidanges. — Système Berlier. — La crainte d'introduire les vidanges dans les égouts de Paris donna lieu à des essais d'évacuation de ces

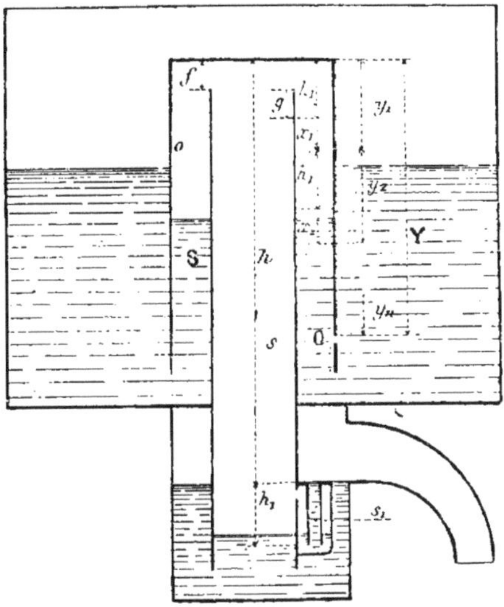

Fig. 145. — Réservoir de chasse automatique Geneste Herscher.

matières excrémentitielles au moyen de conduites spéciales, mais placées néanmoins dans les galeries des grands égouts publics. On en a fait une application

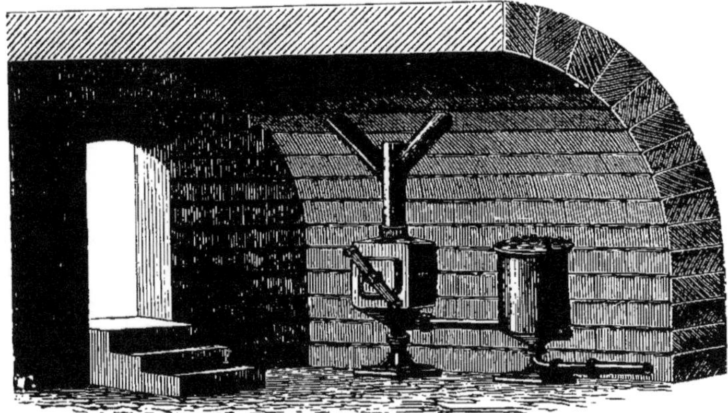

Fig. 146. — Disposition de l'appareil Berlier dans une cave.

partielle dans des endroits du réseau d'égouts où la pente était insuffisante et le courant faible.

Dans les systèmes pneumatiques de Liernur, en Hollande, et de Berlier, en

France, on se propose, par la raréfaction de l'air des tuyaux au moyen de pompes aspirantes, de transporter les matières fécales dans une usine où on les transforme en poudrette et en sels ammoniacaux. On peut aussi les refouler de l'usine, sous leur forme naturelle, au moyen de pompes refoulantes, jusqu'à des champs d'irrigation.

Le système Berlier se distingue de celui de Liernur, principalement en ce que le second a un réservoir commun pour plusieurs maisons tandis que, dans le premier, chaque tuyau de chute d'une maison débouche dans un réservoir séparé relié à la canalisation générale.

Le système Berlier est mis en pratique depuis 1883-1884 dans la caserne de la Pépinière et dans trois cents maisons particulières des 8e et 9e arrondissements. Voici comment il est installé.

Dans la cave[1], sous la maison, est installé un double appareil en fer, à fermeture hermétique (fig. 146[2] et 147).

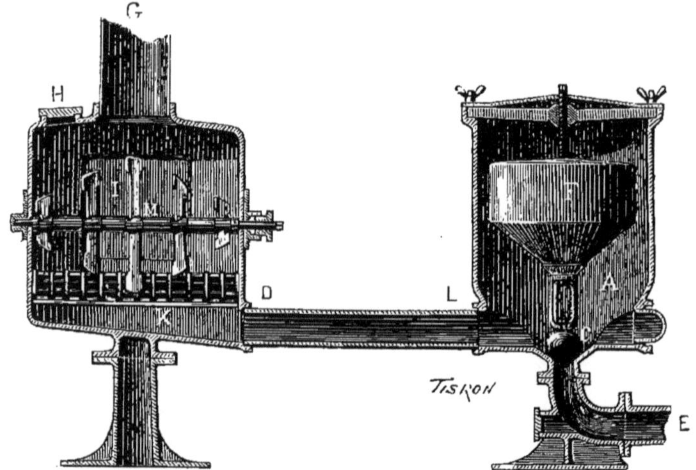

Fig. 147.— Détail de l'appareil Berlier (coupe).

L'appareil récepteur communique directement avec le tuyau de chute G des cabinets; la grille K empêche les corps durs et volumineux de passer dans la canalisation. Leur présence est constatée par un employé qui fait tourner l'arbre à palettes M. Les corps durs sont enlevés par la porte que l'on peut voir figure 146.

Tout ce qui passe à travers la grille arrive à l'évacuateur par le tuyau D L. L'évacuateur consiste en un cylindre A, dont le fond est un tuyau d'évacuation E aboutissant à la canalisation. Ce tuyau se ferme par un clapet formé

[1] Partout des caves sont disposées de manière qu'on puisse y installer des réservoirs pour latrines (fosses mobiles, tinettes filtrantes, etc.).

[2] Les clichés des fig. 146 et 147 nous ont été obligeamment prêtés par le Sécrétaire général de la Société française d'hygiène, le Dr de Pietra Santa, qui voudra bien recevoir ici l'expression de notre gratitude.

d'une boule C fixée à un flotteur F que les matières excrémentitielles soulèvent, de sorte que la soupape C s'ouvre et laisse partir les matières. Aussitôt après la soupape se referme et toute communication entre les tuyaux de la maison et la canalisation publique est interceptée.

La canalisation publique se compose de tubes en fer de $0^m,12$ à $0^m,15$ de diamètre placés dans l'égout public. Les vidanges aspirées sont amenées dans un grand réservoir à l'usine élévatoire de Levallois-Perret.

Fosses fixes. — Dans la plupart des maisons de Paris, on continue à em-

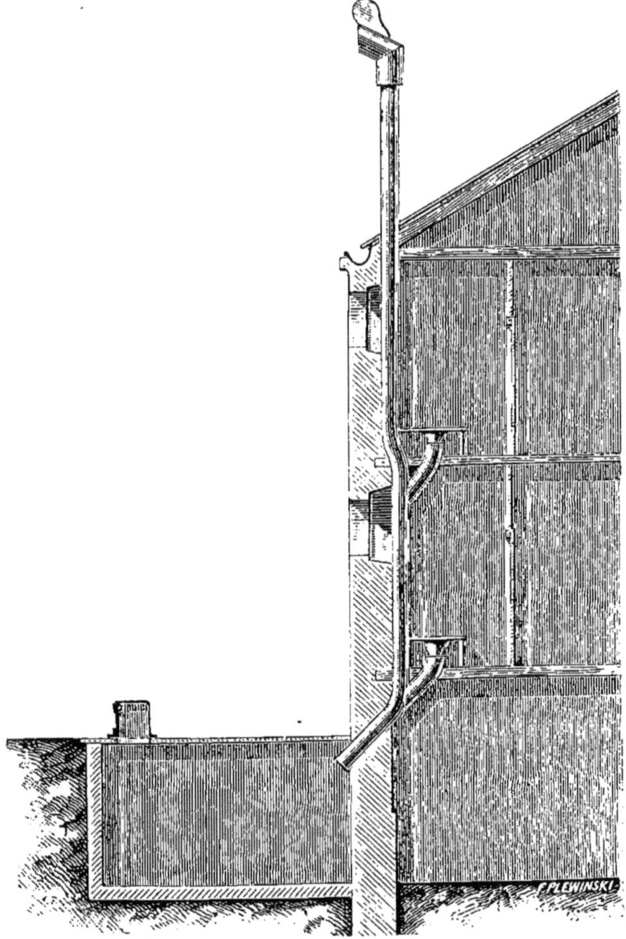

Fig. 148. — Disposition ordinaire d'une fosse fixe et ventilateur Montupet.

ployer des fosses fixes. Il est vrai qu'on s'est appliqué sans cesse à en diminuer les inconvénients autant que possible. Néanmoins, le système dans son ensemble offre des inconvénients si graves et si difficiles à surmonter que les améliorations les plus ingénieuses sont impuissantes à y remédier.

La figure 148 montre une disposition améliorée des fosses d'aisances. Le tuyau de chute commun aux garde-robes de tous les étages de la maison, monte jusqu'au-dessus du toit et se termine par un ventilateur Montupet. La fosse est en maçonnerie et crépie au ciment. La vidange s'effectue dans un tonneau étanche en tôle de fer. Les matières fécales y sont aspirées par une pompe ; un tuyau plongeant dans la fosse les conduit au tonneau. A mesure que la pompe aspire l'air du tonneau, le contenu de la fosse s'élève dans le tuyau et vient se déverser dans le tonneau. Les gaz fétides qui s'échappent pendant l'opération sont conduits et se consument dans un petit fourneau placé près de la pompe.

On fait aussi usage de fosses mobiles, c'est-à-dire de tonneaux placés dans la cave sous le tuyau de chute. Ce système a été reconnu si peu pratique qu'on a proposé de l'interdire. Il est impossible de prévoir le moment où les tonneaux sont pleins, et, dans les habitations ouvrières, il en résulte de graves désagréments.

Ce fut la cause qui, du temps d'Haussmann, en 1867, les fit remplacer par des tinettes filtrantes précédemment décrites. Le public fut invité à jeter ses eaux ménagères dans les latrines; le tuyau de chute était ainsi nettoyé et le contenu des tonneaux dilué. Plus tard il fut ordonné d'établir dans les lieux d'aisances un conduit d'eau avec robinet (fig. 149). En cela, on ne voulait pas

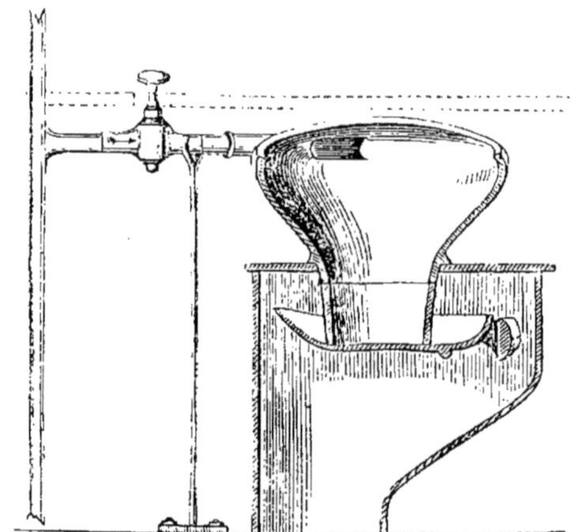

Fig. 149. — Garde-robe Rogier-Mothes ; la valve s'ouvre et se ferme automatiquement.

obtenir une chasse pareille à celle des water-closets (la disposition du système ne s'y prêtait pas), mais on voulait seulement rendre possible le nettoyage de la cuvette même, qui se fait avec un balai semblable à un gros pinceau de peintre.

En vertu d'une ordonnance de police plus récente, le fond des cuvettes des garde-robes a été pourvu d'un clapet (fig. 149).

Ce n'est toutefois que dans les grandes maisons et les hôtels que l'on trouve des garde-robes à siège. La masse du public préfère, comme nous l'avons déjà dit, la position à la Turque.

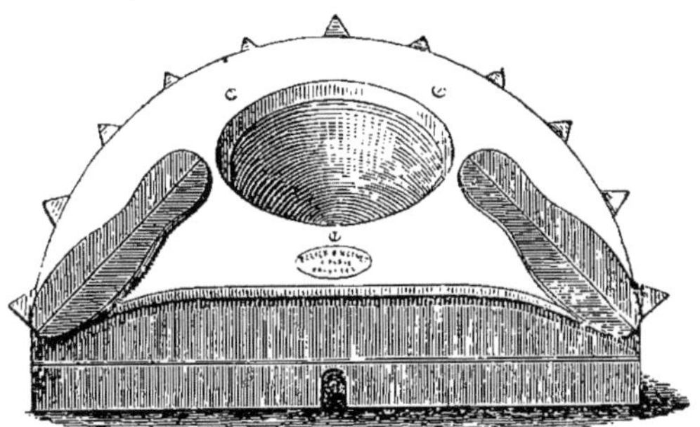

Fig. 150. — Garde-robe à la turque de Rogier-Mothes.

Dans les cabinets d'aisances de cette espèce, le sol est revêtu d'asphalte et incliné vers une petite ouverture, placée en bas sur le devant de la cuvette, par laquelle l'urine répandue sur le sol s'écoule dans le tuyau de chute. Parmi les obligations du concierge, celle de nettoyer ces lieux d'aisances est une des plus importantes.

Utilisation des vidanges. — L'un des principaux désavantages des fosses fixes et mobiles est l'obligation d'avoir des lieux de dépôt des vidanges à proximité de la ville. Il y en a une vingtaine dans les environs de Paris. On a essayé d'atténuer autant que possible les inconvénients qui en résultaient, en établissant dans ces dépôts, des fabriques de poudrette et de sulfate d'ammoniaque. Le plus vaste de ces établissements est celui de Bondy à 13 kilomètres de Paris. Il possède de grands réservoirs pour les vidanges qui y sont conduites dans des tuyaux *ad hoc* par la pression d'une pompe refoulante placée au dépôt de la Villette, à l'extrémité Nord de Paris. Pour détruire les gaz délétères, on les dirige sur le foyer de la chaudière où ils sont brûlés.

La vidange des fosses et le transport des matières sont faits par des entrepreneurs.

A Bondy, les vidanges sont soumises à la distillation. Le gaz ammoniac qui se dégage est absorbé par l'acide sulfurique. Le résidu, mêlé avec de la chaux, est tamisé à travers une étoffe de laine et vendu comme poudrette.

Champs d'irrigation de Gennevilliers et d'Achères. — Les essais d'irrigation ont commencé en 1867 à Clichy, tout près de Paris. Les résultats obtenus furent jugés si favorables que l'on expérimenta sur un terrain plus étendu situé de l'autre côté de la Seine (rive gauche) à Gennevilliers. On y établit en même temps une station météorologique pour y faire des observations régulières. On fit régulièrement l'analyse de l'eau d'égouts et de l'eau des drains des champs irrigués. Ces analyses faites chaque mois depuis 1887 sont à la fois chimiques et bactériologiques. En prenant la moyenne de ces analyses, on voit qu'il y a[1] :

DANS L'EAU DES ÉGOUTS				DANS L'EAU DES DRAINS	
AZOTE			TOTAL des matières combustibles	AZOTE en totalité	TOTAL des matières combustibles
Fixe	Volatil	Total			
8,2	9,4	17,6	389,8	0,4	130,6

Le célèbre bactériologue Miquel procéda dans le même temps à des recherches relatives à la quantité de bactéries contenues dans les mêmes eaux. Par centimètre cube d'eau, il a trouvé en moyenne :

Eau d'égout.	Eau des drains.
23.000.000.	1.500.

Cette dernière quantité est la même que dans l'eau de source de la Vanne.

Parmi les différentes formes de microbes que l'on découvre dans l'eau des égouts, il y a environ 20 p. 100 de bacilles, 40 p. 100 de microcoques et autant d'autres formes bactériennes.

Miquel évalue le nombre des bactéries pathogènes contenues dans l'eau d'égout à un peu plus de 1000 par centimètre cube.

Les champs d'irrigation de Gennevilliers ont actuellement plus de 600 hectares. Le sol est partout drainé au moyen de tuyaux poreux qui conduisent l'eau dans cinq grands collecteurs d'où elle se jette dans la Seine.

L'eau de ces cinq drains principaux n'est pas d'une égale pureté. La plus pure est celle du drain d'Asnières qui traverse le champ d'expérimentation de la station météorologique. Son eau contient 0,2 d'azote et 89,8 de matières combustibles.

Dans un centimètre cube de cette eau, il y a en moyenne 54 bactéries, ce qui prouve d'une manière péremptoire la propriété que possède la terre de retenir les bactéries.

Dans son trajet à travers le jardin attenant à la station météorologique, ce drain forme un canal découvert dont le lit est garni de petits cailloux. Cela donne à ce ruisseau un charme tout particulier ; l'eau est limpide et miroitante ; on en boit souvent.

Ces milliards de microbes ainsi arrêtés par la terre, n'offrent-ils pas de grands dangers? Les observations poursuivies depuis que l'irrigation est pra-

[1] Les résultats publiés ici dérivent des analyses chimiques qui nous ont été communiquées par M. Ferdinand Marié-Davy, auquel nous adressons nos vifs remerciements.

tiquée à Gennevilliers, ont montré qu'il n'a pas été possible de constater, pas plus là qu'en Angleterre et ailleurs, des cas de maladies dont la cause puisse être attribuée à la méthode employée.

On n'est pas encore parvenu à expliquer ce fait d'une manière satisfaisante. On admet que la lutte pour l'existence joue en ceci le principal rôle et que les microorganismes, qui transforment les matières azotées organiques en composés inorganiques, détruisent en même temps toutes les autres bactéries, inférieures en nombre. Un terrain bien préparé pour que cette opération puisse s'effectuer régulièrement paraît donc être un des moyens les plus sûrs pour détruire les microorganismes pathogènes.

Les expériences faites en Allemagne, où l'on a essayé d'introduire des cultures de microbes du choléra dans des fosses d'aisances, ont démontré qu'ils y périssaient en peu de temps.

Les belles recherches de Miquel ont de plus établi la certitude que les bactéries ne peuvent s'évaporer avec l'eau et qu'elles sont retenues par l'humidité. L'air filtré dans de la terre, humectée avec de l'eau d'égout, est complètement dépourvu de microbes; de même l'eau remplie de matières en décomposition, évaporée et condensée dans un récipient stérilisé, ne contient pas trace de bactéries.

Les champs d'irrigation de Gennevilliers reçurent d'abord les eaux vannes du collecteur du Nord, dont un branchement se dirige vers Saint-Ouen où il franchit la Seine. On avait choisi cette direction afin que l'eau d'égout s'écoule par simple gravitation. Mais dans ces derniers temps on a établi à Clichy, non loin de l'embouchure du collecteur d'Asnières, une puissante usine élévatoire qui alimente une grande partie des champs de Gennevilliers et est surtout destinée à refouler l'eau jusqu'à Achères quand l'irrigation sera commencée.

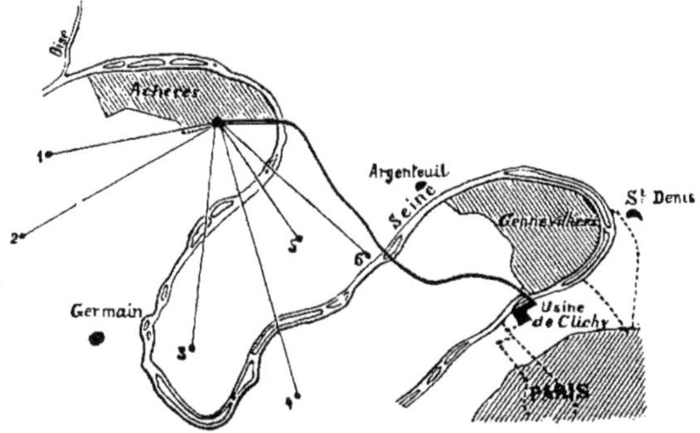

Fig. 151. — Plan de Gennevilliers et d'Achères

1. Achères, 6 kilomètres. — 2, Poissy, 8 kil. — 3, Le Vésinet, 8 kil. — 4, Rueil, 10 kil. — 5, Houilles, 5 kil. — 6, Bezons, 7 kil.

La figure 151 montre la disposition des champs de Gennevilliers et des nouveaux champs près d'Achères où aboutira le grand collecteur de Clichy. Les lignes qui partent de son extrémité montrent la distance entre le champ d'irrigation et les localités voisines.

C'est à Alfred Durand-Claye, Directeur du Service des égouts et de l'Assainissement de Paris, que cette ville doit cet agrandissement des champs d'irrigation. C'est à lui aussi qu'elle doit l'adoption définitive des water-closets.

Les champs de Gennevilliers appartiennent à des particuliers qui les cultivent ; la ville supporte les frais des installations du drainage. Les champs d'Achères, propriété de l'Etat, sont destinés à être divisés et loués à des agriculteurs.

A Gennevilliers, le sol se compose de sable mêlé d'argile. La culture y est très variée ; il y a surtout des légumes : choux (20 à 40,000 par hectare), artichauts (60,000 par hectare), betteraves (100,000 kilogrammes par hectare). De vastes vergers, dont les arbres sont chargés de fruits savoureux, occupent un espace immense. Une place assez considérable est consacrée à la culture des fleurs. Une autre partie des champs est convertie en prairies qui alimentent 800 vaches.

L'irrigation des prairies et des champs ensemencés se fait par le colmatage. Les légumes croissent sur des billons au bas desquels l'eau coule. L'arrosement des terres à culture maraîchère a lieu tous les deux ou trois jours. Les prés ne sont arrosés qu'après chaque récolte, ce qui arrive en moyenne 7 fois dans l'été.

Des expériences sur une vaste échelle poursuivies pendant longtemps finiront certainement par vaincre tout à fait la résistance que l'on oppose à l'irrigation. La surface du terrain dont Paris dispose actuellement est beaucoup trop restreinte. En comptant un hectare par 250 personnes, il faudrait pour Paris 10,000 hectares. Quand cette ville aura toute cette superficie et que le système des water-closets sera imposé par la loi, les améliorations sanitaires seront telles que Paris sera une des villes les plus salubres du monde.

Ecuries et vacheries. — A Paris, comme dans toutes villes de plus de 5,000 habitants, on est tenu, selon la loi sur les Etablissements insalubres, incommodes et dangereux, de se conformer pour les écuries et vacheries aux dispositions suivantes :

Une écurie doit avoir au moins 3 mètres de hauteur, mesurée du sol au plafond.

Le sol doit être imperméable et en pente, pour que les urines s'écoulent à l'égout ou, à son défaut, dans un puits étanche qui doit être vidé de la même manière qu'il est prescrit pour les fosses d'aisances.

Le plafond, qui est obligatoire, doit être hourdé à plein et plafonné ; si on habite au-dessus, il doit être en fer.

Dans les écuries, la ventilation doit se faire par des cheminées d'aération montant au-dessus du toit et ayant au moins $0^{m},40$ de côté.

Les murs doivent être blanchis à la chaux une fois par an.

L'eau doit être employée en abondance pour le lavage des étables et écuries, des cours et des ruisseaux.

Chaque vache doit disposer de 20 mètres cubes d'air et d'un espace de $1^{m},50$ de large au moins.

L'étable doit avoir au minimum 4 mètres de largeur pour les vacheries à un seul rang, et 7 mètres pour les vacheries à deux rangs si les mangeoires sont adossées au mur, 8 mètres si elles sont au milieu.

Le fumier doit être déposé dans une fosse étanche ou sur un sol imperméable. Il sera enlevé au moins trois fois par semaine l'été, et deux fois l'hiver.

Si les fosses à fumier sont contiguës à des habitations, il faut construire un contre-mur ou mur mitoyen.

Si les dépôts des fourrages sont placés à côté des étables, il faut les séparer par un mur en maçonnerie. S'ils sont placés en dessus, l'aire du plancher doit être en ciment ou carrelée. Les réservoirs à drèches ou autres substances alimentaires fermentescibles doivent être fermés hermétiquement et placés sous un toit muni d'une cheminée d'évent.

Les abattoirs. — A Paris, il est défendu maintenant d'abattre le bétail ailleurs que dans les abattoirs municipaux. Ils sont au nombre de quatre : l'abattoir de la Villette, ceux de Grenelle, de Villejuif et des Fourneaux.

A Pantin, il existe un abattoir spécial pour les chevaux; dans l'abattoir de Villejuif, il existe aussi un local séparé pour l'abatage de ces animaux. Un vétérinaire qui y demeure est chargé de la surveillance et de l'inspection des bêtes avant, pendant et après l'abatage. La viande est utilisée presque uniquement pour la fabrication des saucissons.

L'abattoir le plus nouveau et le plus vaste est celui de la Villette, route de Flandres, entre le canal de l'Ourcq et le canal Saint-Denis.

Les abattoirs sont organisés sur le même plan que les halles; ils se composent de longs bâtiments parallèles les uns aux autres. L'espace qui les sépare est couvert d'un vitrage et forme la cour de travail; le sol est cimenté et en pente vers le centre. Là se trouve une rigole où, pendant toute la durée du travail, coule un courant continu d'eau qui emporte à l'égout les immondices liquides et autres. Des bouches d'eau sont établies là où c'est nécessaire.

Les bâtiments des deux côtés de la cour de travail sont divisés en cellules, nommées échaudoirs, ayant deux portes l'une donnant sur la rue, l'autre sur la cour. Dans chaque échaudoir, il y a deux poutres de fer pour y suspendre les viandes. Le sol est en ciment comme dans les cours de travail.

L'abatage peut aussi se faire dans les échaudoirs.

Au-dessus de chaque échaudoir, se trouve un compartiment pour placer l'outillage de la boucherie et les habillements des bouchers.

Les intestins sont portés dans une cour couverte; ceux qui sont destinés au commerce y sont débarrassés de leur contenu. Le reste ainsi que le fumier est transporté sur des chalands ou dans des charrettes hors de la ville sans avoir subi de préparation préalable.

L'abattoir renferme aussi des étables pour le bétail. Le sol y est pavé en pierres; des rigoles creusées derrière les stalles conduisent l'urine directement à l'égout. Les matières fécales sont emportées avec le contenu intestinal des bêtes abattues. D'abondants lavages y entretiennent la propreté.

Du reste, il y a sur les lieux tous les établissements nécessaires à l'exploitation des produits de boucherie tels que : local pour la fabrication des boudins, charcuterie et triperie, local pour l'extraction de l'albumine et la préparation du guano de sang, fonderie de suif, etc.

La provision d'eau est partout abondante; l'ordre et la propreté font l'admiration des visiteurs.

Le sol de la cour est pavé en pierres.

Marché aux bestiaux de la Villette. — Ce marché, le plus considérable de Paris, est situé tout près du grand abattoir de même nom. Il n'en est séparé que par le canal de l'Ourcq; deux ponts les font communiquer. Plusieurs portes de ce marché s'ouvrent rue d'Allemagne, et des passages conduisent de là à la gare et au canal.

Il est ouvert tous les jours, mais les lundi et jeudi sont les principaux jours de vente en gros. Une quantité énorme de bétail y arrive la veille et est placée dans les nombreuses stalles. Les jours de marché, les animaux sont conduits de grand matin aux préaux de vente réservés à chaque espèce. Ce sont trois vastes hangars couverts; celui du milieu reçoit les bêtes à cornes et peut en contenir environ 5,000; celui de droite est occupé par les veaux et les porcs; celui de gauche par les moutons dont le nombre peut s'élever à 25,000.

Les taureaux, dont la valeur comme viande de boucherie est beaucoup moindre que celle des autres bêtes à cornes, sont placés à part dans l'abattoir même; leur nombre dépasse rarement 200.

Le fumier déposé dans un endroit spécial, près du canal Saint-Denis, est transporté ailleurs par voie d'eau. L'approvisionnement d'eau est abondant pour le lavage des écuries, des hangars, etc. Le sol est pavé.

Chaque jour de marché, le bétail est examiné par les vétérinaires avant l'ouverture de la vente. Ils sont assistés dans cette besogne par des bouviers, qui amènent les bêtes suspectes, leur ouvrent la bouche, etc.

Si l'on trouve quelque bête atteinte d'une maladie contagieuse, on inscrit sur-le-champ sur un bulletin *ad hoc* le nom et l'adresse du propriétaire de l'animal. Cette note accompagne la bête à l'abattoir et doit être retournée au vétérinaire avec la signature de l'inspecteur de boucherie attestant que les sujets malades ont été abattus.

Les inspecteurs veillent également à ce que les étables, les quais de débarquement et les wagons soient désinfectés.

Cette inspection rigoureuse des animaux sur pieds a pour effet d'en faire acheter un grand nombre par des gens de la campagne. Des vaches laitières s'y vendent aussi pour les laiteries de la ville.

Mesures préventives contre les maladies contagieuses. — Vaccination. — La France est un des pays où la vaccination n'est pas encore obligatoire; toutefois elle y jouit d'un grand crédit, et le Gouvernement encourage de toutes les manières le public à se soumettre à cette opération. Elle est exigée pour l'admission dans certains établissements publics.

Selon la législation sanitaire, le Comité Consultatif d'Hygiène publique de France est tenu de propager la vaccination et les Conseils d'Hygiène sont chargés de la surveiller. Plusieurs grandes villes ont même fondé des Instituts vaccinogènes.

La haute direction de la vaccine appartient à l'Académie de médecine de Paris. Trois fois par semaine, la vaccination y est pratiquée gratuitement. Elle envoie aussi du vaccin à tous les médecins qui en font la demande.

La Société française d'Hygiène à Paris, sous les auspices de son zélé secrétaire général le Dr P. de Pietra Santa, a déployé la plus grande activité pour propager l'usage de la vaccine dans toutes les classes de la société. Elle a pendant longtemps pratiqué gratuitement des vaccinations avec du vaccin animal, et en envoie abondamment en province.

En outre, il existe à Paris des Etablissements particuliers de vaccination. Le plus ancien et le plus important, fondé en 1871, est celui de M. Chambon qui ne fait usage que du vaccin de génisse. L'inoculation se fait directement du veau au bras de l'homme.

En vertu d'une convention avec les autorités, M. Chambon pratique la vaccination dans les asiles et hôpitaux infantiles et militaires. Dans ce cas, le veau est transporté dans une charrette à chaque hôpital.

Le vaccin est aussi sur demande envoyé en province.

L'opération sur les veaux se fait au côté droit de l'abdomen. On rase, à partir du milieu jusqu'à la naissance du cartilage des côtes, toute la partie comprise entre les jambes de devant et celles de derrière. Là on pratique 150 à 175 incisions longues de 2 centimètres et distantes de 3 à 4. On y introduit le virus en les écartant un peu avec les doigts.

On recueille le vaccin en serrant chaque pustule avec une pince; on en met de 8 à 20 à chaque fois. On enlève la croûte externe et le vaccin est récolté dans des tubes capillaires. Quand on veut le conserver longtemps on y mêle un tiers de glycérine. Le virus vaccinal est d'abord recueilli dans des tubes larges et ensuite on le met dans d'autres plus étroits. On les bouche en les trempant dans un mélange composé d'une partie de graisse et de deux parties de paraffine, après quoi, on plonge le tout dans du collodion.

On n'expédie que la lymphe; par contre la vaccination sur place se fait avec la pulpe que l'on recueille sur la lancette en grattant les pustules.

Au printemps, la vaccination est opérée dans chaque arrondissement de Paris aux frais de la Ville; des affiches préviennent le public et l'invitent à se présenter. Pour engager les familles pauvres à y amener leurs enfants, on leur accorde une petite gratification en argent.

Isolement et soins des malades. — De toutes les branches de l'hygiène publique, la prévention des maladies contagieuses est celle qui fait le plus regretter l'absence d'un Code d'hygiène et d'une direction sanitaire centrale. Les mesures préventives sont à Paris du ressort de la Préfecture de police, de la Préfecture de la Seine, de l'Assistance publique et des municipalités; il est évident que dans ces conditions le système doit beaucoup laisser à désirer.

Il n'est exigé aucune déclaration des cas de maladies contagieuses, sauf pour les garnis. Le bureau de statistique, attaché à la Préfecture de la Seine, distribue, il est vrai, des bulletins de notification à tous les médecins; mais en admettant même qu'ils soient envoyés régulièrement, ils n'ont cependant qu'une valeur statistique. Ils ne donnent pas nécessairement lieu à des mesures quelconques, à moins toutefois que la Préfecture de police ne le juge à propos, car cela la regarde. Le transport des malades et la désinfection dépendent des autorités municipales, tandis que le traitement des malades est à la charge de l'Assistance publique.

Les personnes atteintes d'une affection contagieuse sont reçues dans tous les hôpitaux, sauf les varioleux qui ne sont admis qu'aux hôpitaux Saint-Louis et Saint-Antoine où existent des pavillons séparés, spéciaux pour la variole. Dans les autres hôpitaux, les contagieux sont, à la vérité, isolés aussi, mais l'expérience a prouvé que les mesures, prises à cet effet, étaient insuffisantes, et que trop souvent l'infection se propageait dans l'intérieur de ces établissements. La statistique constate aussi à Paris une augmentation dans les décès par maladies infectieuses tandis que, dans d'autres villes où l'isolement est mieux organisé, le nombre de ces morts a sensiblement diminué. Ainsi à Paris de 1865 à 1869, la mortalité par affection infectieuse est de 3,20 pour 10,000 habitants; de 1879 à 1883 elle est de 5,78. A Londres, pendant les mêmes époques elle tombe de 3,62 à 2,64.

Pour transporter les contagieux, il existe à Paris une station établie à l'Hôtel-Dieu. Son matériel se compose de deux chevaux, deux voitures et d'un cocher.

Lorsqu'une personne atteinte d'une affection contagieuse doit être transportée à l'hôpital, avis en est donné au poste de police le plus proche d'où on le transmet par télégraphe à la Préfecture, qui ensuite donne ses ordres à l'Hôtel-Dieu. La désinfection des voitures est prescrite par le règlement, mais ce soin est abandonné au cocher sans aucun contrôle.

Un vaste projet relatif aux ambulances et aux hôpitaux d'isolement a été élaboré cependant par une Commission spéciale qui avait visité à cette intention la ville de Londres.

Ce projet a été présenté au Conseil municipal par son rapporteur le Dr Chautemps, et adopté le 17 juin 1887.

Avant que la décision du Conseil puisse avoir force de loi il faut qu'elle soit acceptée par le Conseil de salubrité d'une part, et que de l'autre l'emplacement des constructions soit fixé.

La question est toutefois assez avancée pour garantir que dans un avenir très prochain la ville de Paris se trouvera en possession d'un régime sanitaire parfaitement organisé.

Stations d'ambulances. — Le projet mentionné établit deux infirmeries, l'une sur la rive droite près de l'hôpital Saint-Antoine, l'autre sur la rive gauche près de l'hôpital des Enfants malades.

Chacune de ces stations possédera douze voitures pour le transport des malades. Deux seront spécialement affectées au service de la variole, deux à celui de la rougeole, de la diphtérie, de la scarlatine et de la fièvre typhoïde. Les deux dernières enfin seront réservées aux autres maladies : coqueluche, érysipèle, etc.

La voiture destinée à une maladie déterminée ne devra en aucun cas être employée pour une maladie différente et afin d'éviter toute méprise chaque remise sera divisée en six compartiments.

L'écurie devra être aménagée pour six chevaux. Toutefois deux seulement y seront entretenus en permanence dans les circonstances ordinaires.

A chaque ambulance seront attachées un certain nombre d'infirmières chargées d'accompagner les malades; elles seront logées dans l'hôpital voisin et feront le service à tour de rôle.

Le personnel de la station se composera d'un chef, de deux cochers dont l'un marié et d'une femme de service qui pourrait être la femme de ce dernier. Toutes ces personnes auront leur domicile dans l'établissement même.

Le personnel ainsi que les infirmières devront être nourris gratuitement.

Les frais d'entretien de chaque station sont évalués à 70,000 francs; les voitures reviennent chacune à 25,000 francs.

Ces dernières seront construites comme celles de Londres, avec une place pour l'infirmière, au chevet du malade, et devront avoir comme à Bruxelles un tiroir pour les vêtements et le linge.

Après chaque course elles devront être lavées à grande eau.

Les stations seront reliées par téléphone avec l'Assistance publique et la Préfecture.

Les hôpitaux. — Dans le projet en question, on construirait près des barrières, à l'entrée de la ville, quatre hôpitaux dont deux affectés aux varioleux, un aux diphtéritiques, et un enfin aux malades atteints de rougeole.

Les deux premiers devront contenir chacun 70 lits et il sera réservé, à proximité, un terrain pour élever, en cas de besoins, des baraques supplémentaires pouvant donner place chacune à 80 malades.

Le sol devra être nivelé, recouvert d'asphalte et pourvu de tuyaux d'écoulement, de façon à ce que les locaux temporaires puissent être installés dans l'espace de quelques jours.

Au cas où il faudrait disposer d'un nombre de places encore plus grand, on projette d'établir à Créteil, au S.-O. de la ville, sur un terrain appartenant à l'Assistance publique, un hospice pour les convalescents. L'emplacement convenable serait même déjà choisi et le terrain préparé éventuellement.

A l'hôpital des Enfants malades, qui possède un pavillon séparé pour la diphtérie, il ressort des expériences faites, que ce mode d'isolement ne préserve nullement de la contagion les malades d'une autre catégorie. La maladie se propage par l'intermédiaire des médecins, des étudiants et du personnel.

Le nombre des places étant aussi insuffisant, on voudrait élever un hôpital d'isolement, afin d'y transporter les malades chaque fois qu'on pourrait le faire sans danger.

Cet établissement serait placé près de Bicêtre, sur la limite méridionale de la ville.

Les pavillons d'isolement actuels seraient en outre détachés des hôpitaux pour avoir un personnel et une alimentation séparés.

La nécessité de mesures énergiques contre les progrès de la diphtérie, à Paris, ressort clairement des données statistiques ci-jointes.

Moyenne des décès de diphtérie par 10,000 habitants :

de 1865 à 1869	4,32
1870 à 1874	4,72
1876 à 1879	8,88
1880 à 1884	9,26
en 1885	7,40

A l'égard de la rougeole, les observations les plus concluantes ont été faites récemment par Antoine Béclère à l'Hôpital des Enfants-malades.

Elles démontrent que cette maladie se communique surtout, sinon exclusivement, pendant la période prodromique et durant l'éruption. C'est ce qui explique pourquoi elle se propage si facilement dans les écoles, et plus le nombre de celles-ci s'accroît, plus la rougeole devient fréquente.

A Paris, les décès ont augmenté dans la proportion suivante :

Moyenne des décès de rougeole par 10,000 habitants :

de 1865 à 1869	3,18
1870 à 1874	3,35
1875 à 1879	3,72
1880 à 1884	4,90
en 1885	6,80

Ces chiffres démontrent la nécessité d'arriver promptement à isoler les malades.

Dans le projet cité plus haut, il serait question aussi d'établir à Ivry un hôpital de 80 lits, contenant un local séparé pour les cas douteux.

La fièvre scarlatine est comparativement rare en France et Paris semble être un terrain peu favorable à cette maladie.

Sur 10,000 habitants, la mortalité moyenne par scarlatine n'a été que de 0,9 dans la capitale de la France; tandis qu'à Londres elle était de 1,7 ; à Edimbourg de 1,2 et à Berlin de 3,2.

Aussi a-t-on jugé suffisant à Paris d'avoir un pavillon séparé auprès de chaque hôpital d'enfants.

Dans le but d'atténuer la propagation de la coqueluche, on a songé à fonder un vaste établissement d'isolement, comprenant une école et un hôpital. Mais ce n'est là qu'un projet d'avenir et il suffirait pour le moment d'organiser pour cette maladie des pavillons isolés.

Pour éviter la contagion dans les Dispensaires et les salles de consultation des hôpitaux, on a proposé de réserver trois salles pour les maladies contagieuses. Les malades sont inspectés à leur arrivée, envoyés dans les pavillons d'isolement lorsque la maladie est franchement déclarée et dans les différents services lorsque les sujets sont suspects.

La désinfection. — A Paris, le service de la désinfection rentre dans les attributions de la Préfecture de police qui reçoit chaque jour des mairies une liste des décès avec l'indication des causes de la mort.

Lorsqu'on se trouve en présence d'un cas de maladie contagieuse, la Préfecture avertit télégraphiquement le commissaire du quartier. Celui-ci remet à la famille une notice rédigée par le Conseil d'hygiène publique et de salubrité en faisant connaître les moyens à employer pour la désinfection. Il l'informe, en outre, que, si elle le désire, la désinfection sera opérée gratuitement par le service des désinfecteurs.

Si la famille accepte cette proposition, le commissaire de police adresse à la Préfecture une dépêche mentionnant le nom et l'adresse de la personne chez qui la désinfection doit être faite. Quelques heures après, les désinfecteurs procèdent à l'opération qui est faite au moyen de l'acide sulfureux obtenu par la combustion du soufre.

Pendant que les pièces condamnées restent soumises aux fumigations (quarante-huit heures), les habitants du logement, s'ils sont indigents, sont placés dans un hôtel du voisinage, par les soins et aux frais de l'administration.

La quantité de soufre brûlé est de 20 grammes au moins par mètre cube.

La désinfection ainsi opérée par des agents spéciaux, est évidemment plus efficace que celle qui peut être faite par les particuliers eux-mêmes, n'ayant pas l'expérience nécessaire; mais comme elle n'est pas obligatoire, les résultats sont insuffisants.

Actuellement, il y a dans la plupart des hôpitaux de Paris des étuves à désinfection par la vapeur d'eau sous pression ; dans la banlieue, il y en a qui sont transportables, et qui, sur la réquisition du médecin, sont mises gratuitement à la disposition du public.

En adoptant le projet relatif aux stations d'ambulances et aux hôpitaux d'isolement, le Conseil municipal a approuvé également celui qui lui était présenté par la même Commission en vue de régler la désinfection à Paris.

Ce projet consistait à construire deux Etablissements de désinfection, l'un au Nord, l'autre au Sud de la ville, qui se composeraient de deux sections entièrement séparées, l'une destinée aux objets infectés, l'autre aux mêmes objets purifiés.

Les étuves encastrées dans le mur de séparation des deux sections seraient construites de façon à s'ouvrir de chaque côté. Les objets contaminés entreraient d'un côté et sortiraient de l'autre.

A l'extrémité serait un local pour le surveillant qui pourrait de ses fenêtres examiner les deux côtés à la fois.

L'établissement renfermerait aussi une salle de bains pour les désinfecteurs obligés de se nettoyer après l'opération, et une buanderie.

Le personnel comprendrait : un surveillant, deux désinfecteurs, un chauffeur qui aurait la garde des objets purifiés; une personne chargée de la réception des objets infectés et de leur introduction dans le fourneau : deux cochers pour amener et reconduire les effets infectés et désinfectés; un teneur de livres, et une servante mariée avec un des hommes de service.

Tout ce personnel serait nourri et logé dans l'établissement du côté salubre. Les employés de la partie infectée seraient tenus de se nettoyer avant les repas et, la journée terminée, de prendre un bain en soignant tout particulièrement la barbe et la chevelure. Ils quitteraient leurs vêtements de travail avant de passer du côté des logements.

L'étuve à désinfection reconnue en France comme la meilleure, est celle que représente la figure 152. Elle a été construite par deux ingénieurs sanitaires de Paris, MM. Geneste et Herscher.

L'étuve consiste en un gros cylindre de métal E enveloppé d'une couche isolatrice et disposé de façon à s'ouvrir à ses extrémités. Le fond du cylindre est garni de rails sur lesquel glisse, de l'extérieur à l'intérieur et réciproquement, un chariot fait de lattes C, où l'on place les objets contaminés.

A la sortie on fait repasser ce chariot sur un chevalet VV' pourvu de rails.

A l'intérieur du cylindre en haut et en bas se trouvent des batteries de chauffe formées de tuyaux en fer de petites dimensions.

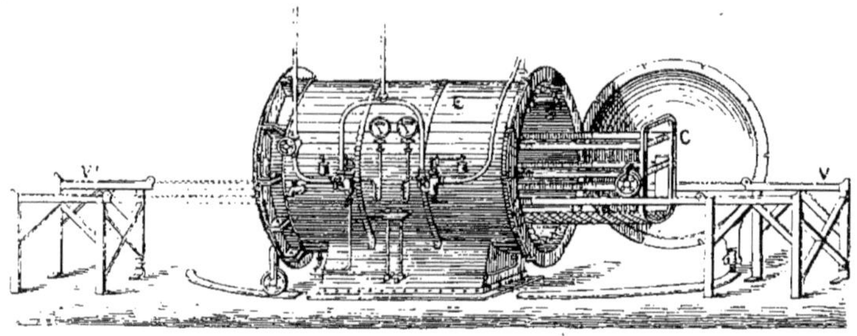

Fig. 152. — Etuve à désinfection Geneste Herscher.

La batterie supérieure munie d'un écran vers le bas, empêche la vapeur de se condenser et de faire des taches aux vêtements en tombant dessus goutte à goutte. Elle active le séchage des effets désinfectés. Ces batteries sont chauffées par un tuyau particulier.

L'appareil est mis en jeu par la pression, sa soupape de sûreté supporte un poids de 0.7 kilogramme, la température peut aller jusqu'à 115° C.

La désinfection s'opère dans quinze minutes, le séchage exige vingt minutes. Cinq minutes après introduction de la vapeur, on l'intercepte pendant une demi à une minute.

La figure 153 représente un autre appareil de désinfection sans chaudière; il a été inventé par le Dr Gibier et construit par Pierron et Dehaître.

Il se compose d'un chaudron avec son foyer, de trois segments de tôle galvanisée, appliqués l'un sur l'autre et d'un couvercle qui, de même que les segments, est joint hermétiquement au moyen de vis de pression.

Au-dessus du chaudron est placée une grille en tôle galvanisée, comme les parois qui sont recouvertes d'une substance isolatrice.

Cet appareil se composant de plusieurs pièces est transportable et susceptible d'être installé dans une chambre ordinaire. Dans ce dernier cas le tuyau d'échappement de la fumée est conduit dans la cheminée de la chambre.

Quand le feu est allumé et que les vêtements sont disposés dans l'appareil, on visse le nombre de segments nécessaires ; lorsque la vapeur commence à se dégager avec abondance, on tient le robinet de dégagement fermé jusqu'à ce que le thermomètre arrive à 100° C.

La désinfection est opérée en une heure ou deux.

Pour que les vêtements ne soient pas tachés par l'eau condensée dans la

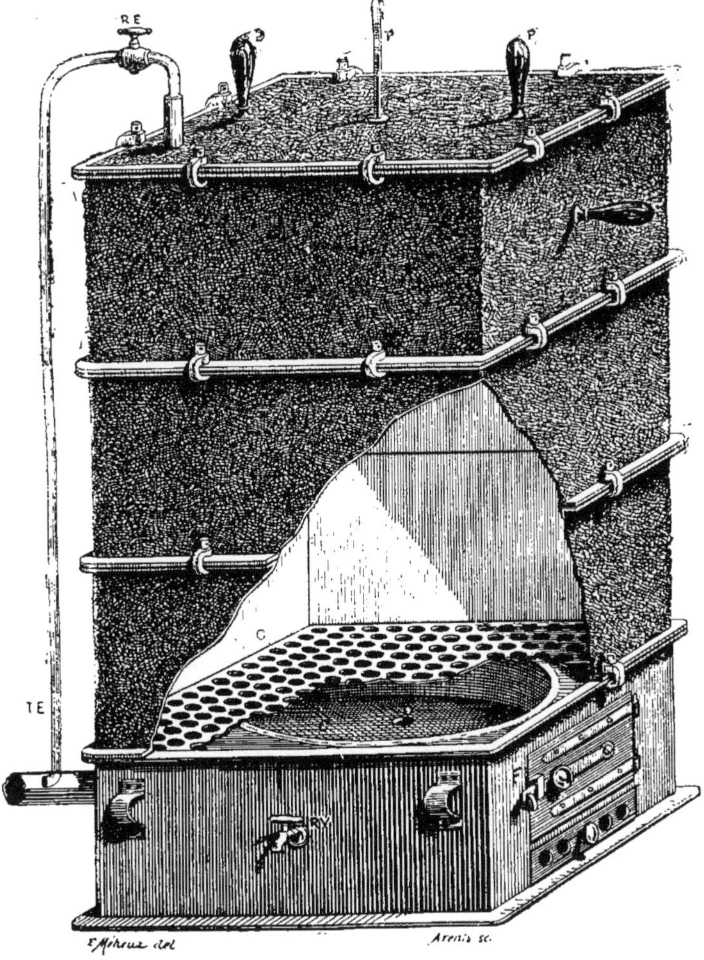

Fig. 153. — Etuve à désinfection du Dr Gibier.

partie supérieure de l'appareil, on les recouvre d'une épaisse pièce d'étoffe Ils sont séchés ensuite au grand air.

Un appareil de ce modèle est en usage depuis 1886, dans le refuge de nuit de la rue de la Bucherie ; il y a rendu de grands services, vu le peu de frais qu'il exige.

Telles sont les mesures proposées en vue de combattre l'extension des maladies contagieuses. Au point de vue hygiénique, il ne faut guère s'attendre à des résultats bien satisfaisants avant la déclaration obligatoire des cas de maladies infectieuses et la désinfection surveillée par des médecins hygiénistes.

Le seul système qui conduirait droit au but, serait la création d'un Bureau d'hygiène ayant pour chef un médecin qui tiendrait dans ses mains tous les fils de l'hygiène publique et auquel seraient subordonnés les bureaux d'hygiéne des arrondissements.

De même que l'administration de la justice ne pourrait être confiée à des personnes étrangères aux lois, de même des hommes, dépourvus de connaissances spéciales, sont incapables de diriger une organisation hygiénique.

Dépôts mortuaires. — Les mesures préventives ayant pour but d'empêcher la propagation des maladies étant encore très imparfaites à Paris, il s'ensuit naturellement que les Dépôts mortuaires n'existent pas.

Un projet dans ce sens a été élaboré par une Commission du Conseil municipal et a été présenté en 1887, par son rapporteur, le Dr Chassaing. Les membres de ladite commission avaient étudié en Angleterre, en Belgique et en Allemagne, les institutions similaires.

Ce projet n'a pas encore été exécuté. Il ne donnerait que des résultats insuffisants, parce que le transport des morts hors de leur domicile n'y est dans aucun cas rendu obligatoire et n'aurait lieu que sur le désir exprimé par la famille du défunt.

Le dépôt recevrait les morts sans distinction de maladies et serait divisé en cellules, de telle sorte que chaque corps soit séparé des autres.

Il n'est question dans ce projet pour Paris tout entier, que d'un seul dépôt contenant dix cadavres.

Le seul dépôt connu actuellement est la Morgue, située derrière Notre-Dame; elle ne reçoit que les cadavres devant être soumis à une autopsie et les corps de personnes inconnues, déposés là jusqu'à leur reconnaissance.

Dans la salle d'exposition des cadavres, la température est maintenue à plusieurs degrés au-dessous de zéro, par un système de réfrigération qui retarde la putréfaction.

Cimetières. — En vertu d'un décret du 7 mars 1886, les cimetières doivent toujours être hors des centres de population et à une distance de 100 mètres au moins de tout puits ou de toute habitation.

Les fosses doivent avoir 2 mètres de longueur sur 0m,80 de largeur et 1m,50 de profondeur.

On peut obtenir une place distincte, concession perpétuelle ou temporaire, moyennant une rétribution spéciale. A défaut de concession, les corps sont inhumés dans une fosse commune ayant les mesures précédemment indiquées et dans laquelle un espace de 0m,20 doit être ménagé entre chaque cercueil.

Les rangées de tombes doivent être distantes de 0m,50 les unes des autres; au bout de cinq années la fosse commune peut être employée à nouveau.

Les familles qui possèdent des concessions perpétuelles, y font souvent construire des caveaux murés en maçonnerie, et ayant une grande profondeur. Ces caveaux sont recouverts par des dalles en pierre que l'on soulève lorsqu'un nouveau membre doit être enseveli.

Les cercueils reposent ainsi l'un sur l'autre, mais le dernier doit toujours se trouver à $1^m,50$ de profondeur.

Des règlements spéciaux sont établis pour obvier aux accidents et aux incommodités que l'ouverture répétée des tombes pourrait occasionner.

L'administration est saisie d'un nouveau projet concernant l'établissement d'un cimetière particulier pour les concessions perpétuelles.

Au cimetière du Père-Lachaise, on a récemment établi un four d'incinération qui a été livré au public en 1889.

La prostitution. — A Paris, l'on a reconnu que, cinq fois sur six, la syphilis avait pour origine la prostitution clandestine, ce qui démontre péremptoirement la nécessité de soumettre à un contrôle sévère les personnes qui se prostituent pour gagner leur vie.

Les filles inscrites, qui ont un domicile privé, sont examinées tous les quinze jours et celles qui logent dans une maison de tolérance, une fois par semaine. Celles qui sont malades ou suspectes, sont transférées à la prison de Saint-Lazare où elles sont détenues jusqu'à ce que tout danger de contamination ait disparu.

Constructions publiques. — Les hôpitaux. — La plupart des hôpitaux de Paris datent des anciens temps, ils ne sauraient offrir, par conséquent, aucun intérêt particulier au point de vue hygiénique.

Les nouveaux établissements, tels que l'hôpital Tenon, l'Hôtel-Dieu, l'hôpital Lariboisière, la maison d'accouchement, l'hôpital des cliniques, etc., etc., sont construits d'après le système des pavillons isolés et possèdent un chauffage central combiné avec la ventilation. Celle-ci s'opère généralement par aspiration, l'air étant appelé au dedans : par extraction, l'air vicié étant chassé au dehors.

Les hôpitaux sont, pour la plupart, construits luxueusement. L'Hôtel-Dieu, qui contient 450 lits, a coûté 40 millions de francs.

Sous le rapport de l'hygiène et de l'organisation pratique, ils ne peuvent cependant soutenir la comparaison avec les hôpitaux anglais que nous avons décrits plus haut.

Habitations ouvrières. — La question des habitations pour la classe ouvrière a depuis longtemps, en France, attiré l'attention de l'Administration et des particuliers.

En 1852, dix millions furent alloués par le Gouvernement dans le but d'améliorer les logements ouvriers. Cette somme fut donnée sous la forme de subventions pouvant s'élever au tiers des frais de constructions dont le mode devrait être approuvé par l'autorité.

C'est aussi une subvention de 300,000 francs qui a donné naissance aux cités ouvrières de Mulhouse (Alsace) si renommées dans le monde entier. La Compagnie, qui fut constituée alors, a fait bâtir, depuis cette époque, environ 986 maisons, rangées soit par groupe de quatre, soit sur une seule ligne.

Les groupes ont été jugés plus avantageux; chacune des habitations forme un carré, séparé des autres par une plantation d'arbres. Les latrines sont placées en dehors de la maison et les excréments sont reçus dans une fosse étanche.

Les ruelles, séparant les habitations, sont larges, bien pavées, pourvues de trottoirs et plantées d'arbres. De distance en distance, sont installées des fontaines dont l'eau est excellente.

Ces maisons ont coûté de 1,850 à 2,800 francs; le prix de location ne représente que le 8 p. 100 de cette somme. En payant un bail un peu plus élevé, l'ouvrier peut acquérir la maison qu'il occupe.

Pour les célibataires des deux sexes, il existe des maisons particulières avec chambres meublées; mais ces derniers ne peuvent devenir propriétaires.

Aucun ouvrier ne peut vendre sa maison, sans que l'acquéreur soit agréé par la Compagnie.

Il doit s'engager en outre à maintenir l'ordre et la propreté dans sa demeure, à cultiver son jardin. Il ne lui est pas permis de sous-louer.

Une colonie ouvrière fort remarquable est celle qui a été fondée à Guise par un maître de forges, M. Godin.

C'est un vaste établissement habité par M. Godin et ses deux cents ouvriers formant ainsi une seule famille, ce qui a fait donner à la colonie le nom de Familistère de Guise.

Chaque habitant est, depuis sa naissance jusqu'à sa mort, l'objet de soins attentifs. Une nourricerie est spécialement affectée aux enfants. Dès qu'un enfant vient au monde, son nom est inscrit au-dessus du berceau qui lui est destiné. Chaque fois que la mère est obligée de s'éloigner, elle n'a qu'à porter son enfant à la place qui lui est réservée. Elle a la certitude qu'il recevra tous les soins nécessaires.

Les enfants plus âgés reçoivent jusqu'à 14 ans une excellente instruction. Des instituteurs choisis appliquent les meilleurs méthodes.

Les jeunes gens ont ensuite le choix de participer au travail de la fabrique, d'entrer en apprentissage, ou de choisir une autre profession plus en rapport avec leurs aptitudes personnelles.

Chaque famille a son ménage à part et peut se procurer au détail, avec les prix de gros, tout ce dont elle a besoin. Les soins médicaux et les médicaments sont fournis gratuitement.

A ce vaste établissement sont annexés un théâtre, une bibliothèque, une salle de jeux de toute espèce, pour occuper l'ouvrier à ses moments de loisir.

M. Godin a monté son usine par actions : les ouvriers peuvent ainsi en acquérir et devenir intéressés dans les affaires de la maison.

Les premières tentatives ayant pour but d'améliorer les conditions sanitaires des logements ouvriers à Paris ont été faites par M. Valladon, qui fit construire en 1848, dans un passage qui portait son nom, un certain nombre de maisonnettes qu'il vendit à des ouvriers par annuités.

Le passage a fait place à une rue et les petites maisons sont remplacées par de vastes constructions qui n'appartiennent plus à des ouvriers.

Sur les 10 millions alloués en 1852, l'État a fait bâtir, sur le boulevard Diderot, dix-sept maisons qui ont coûté deux millions de francs. Elles sont à plusieurs étages, contenant chacun deux logements de trois pièces avec cuisine et un de deux pièces avec cuisine également.

Une somme de 1,200,000, prise sur ladite allocation, fut accordée à titre de subvention à des particuliers qui s'engageaient à bâtir pour le triple de cette somme.

Il était stipulé que le prix de location n'excéderait pas 8 francs par mètre carré. Les plans devaient être approuvés par l'architecte du Ministère des travaux publics.

Des particuliers et des compagnies firent construire plus tard une série de maisons d'après le système adopté à Mulhouse. Le locataire était mis à même de s'en rendre propriétaire peu à peu.

Près de l'avenue Daumesnil, l'empereur Napoléon III fit élever quarante-cinq maisons qu'il céda pour 100.000 francs à une compagnie formée d'ouvriers propriétaires d'une action de 100 francs de ladite compagnie. Cette compagnie contracta ensuite un emprunt pour agrandir le cercle de ses opérations, mais l'entreprise rapporta si peu de profit, qu'on renonça bientôt à ce genre de spéculations.

Parmi les hommes qui ont rendu le plus de service dans cette question des habitations il faut citer M. E. Cacheux, qui en a fait une étude approfondie. De concert avec M. E. Muller, il a publié un grand ouvrage intitulé « Habitations ouvrières en tous pays », qui a obtenu une médaille d'or à l'Exposition hygiénique de Londres.

M. Cacheux acheta des terrains et construisit des groupes d'habitations qu'il vendit ensuite par annuités. Il a calculé qu'il faudrait encore 100.000 logements pour que les ouvriers de Paris puissent avoir une demeure salubre.

M. Cacheux, ne reculant devant aucun obstacle, avait formé le projet de constituer une Société qui s'imposerait la tâche de réaliser son programme. Il faut espérer que ses efforts seront couronnés de succès.

Hygiène des fabriques. — Outre les règlements déjà mentionnés plus haut (p. 298) concernant l'hygiène des fabriques qui s'applique au pays tout entier, il existe encore des dispositions particulières édictées pour la ville de Paris et le département de la Seine, relatives à l'inspection de ces sortes d'établissements.

Celle-ci est confiée à douze inspecteurs chargés de visiter au moins deux fois par an, dans un district déterminé, tous les établissements classés. Ces inspections doivent avoir lieu à des époques fixes.

L'inspecteur doit signaler les infractions aux arrêtés d'autorisation et proposer toutes les mesures qu'il juge nécessaires, dans l'intérêt de la santé et de la sécurité des ouvriers.

Si des changements importants ont été exécutés dans le mode de fabrication des produits ou dans les dispositions du local, l'inspecteur doit en donner avis, pour peu que ces changements soient de nature à nuire à la salubrité générale.

L'inspecteur doit signaler à l'administration tout établissement installé sans autorisation légale.

Il donne son avis sur les demandes en autorisation de nouvelles fabriques et sur les réclamations de toutes espèces se rapportant aux établissements de son district.

Les douze inspecteurs ont à leur tête un inspecteur principal.

Hygiène des écoles. — Les écoles françaises diffèrent essentiellement de celles des autres pays parce qu'elles sont en général des internats. Dans les écoles primaires où ce n'est pas le cas, on a tenu compte des besoins matériels de l'enfant auquel on fournit à bas prix la nourriture dans l'école. Ceux qui apportent leurs provisions les font réchauffer dans la cuisine de l'établissement.

Les internats renferment des pensionnaires, des demi-pensionnaires et des externes.

Le contrôle sanitaire des écoles incombe au maire de chaque arrondissement et au Conseil d'hygiène et de salubrité qui lui est adjoint. C'est la loi du 30 octobre 1886 qui a rendu obligatoire la surveillance de l'état hygiénique des écoles par des médecins-inspecteurs.

L'inspection s'effectue d'après un règlement spécial comprenant des dispositions relatives à la santé des enfants et aux conditions du local.

Elle comprend aussi les écoles privées.

Les inspecteurs sont recrutés parmi les médecins de la commune ou du département; leur nomination doit être approuvée par le Préfet.

Dans le département de la Seine et à Paris, l'inspection médicale des écoles a été réglée par une ordonnance du 13 juin 1879. Le règlement actuel a été sanctionné le 15 décembre 1883 et renferme les prescriptions suivantes :

Les écoles de Paris sont divisées par groupes ayant chacun son médecin et soumis à une revision tous les trois ans.

Les écoles fondées dans cet intervalle sont rattachées au groupe le plus voisin.

Les inspecteurs doivent être docteurs en médecine; ils sont nommés par le Préfet de la Seine sur une liste de présentation dressée par le maire de l'arrondissement. La liste doit porter deux noms par poste, et les inspecteurs sont nommés pour trois ans.

Chaque école sera visitée régulièrement deux fois par mois, et même plus, sur la réquisition du maire.

L'inspecteur visitera chaque mois les vestibules, préaux, lieux de récréations, latrines, urinoirs, etc., avec le Directeur, auquel il devra faire part de ses observations, s'il y a lieu, et des améliorations utiles à apporter.

On passera ensuite à l'examen des classes; l'éclairage, le chauffage, la ventilation et le mobilier seront examinés soigneusement, puis on procédera à la visite des élèves, particulièrement de ceux désignés par la direction comme plus faibles ou plus souffrants. L'inspecteur examinera les dents, les yeux, les oreilles et se rendra compte de l'état général de chaque enfant.

Le résultat de l'examen sera consigné sur un registre spécial contenant un questionnaire précis sur la propreté, l'éclairage, etc.

L'inspecteur inscrira dans une colonne séparée les noms des élèves qu'il trouvera nécessaire de renvoyer à leurs parents pour cause de maladies et notera la nature ou le caractère contagieux de ces dernières. Il marquera le nombre des enfants absents pour cause de maladie et en général toutes les causes morbifiques.

Si l'état d'un élève réclame des soins spéciaux, la famille sera avertie par écrit.

Les enfants atteints d'une maladie contagieuse sont renvoyés sur-le-champ dans leur famille, avec une lettre prévenant qu'après guérison l'enfant ne pourra rentrer avant d'être passé à la visite médicale.

L'inspecteur lui délivrera alors, s'il y a lieu, une attestation déclarant que son retour n'offre plus aucun danger.

Le Comité supérieur d'hygiène remettra à tous les chefs d'institution une liste des maladies contagieuses et des signes diagnostiques qui aideront à les reconnaître.

Si le directeur remarque chez un élève des symptômes alarmants, il devra le renvoyer de suite dans sa famille avec une lettre expliquant les motifs du renvoi et recommandant d'aller à la visite du médecin de l'école.

L'enfant guéri ne retournera à l'école qu'avec un certificat du médecin. Pareille formalité est exigée des enfants manquant à l'école volontairement; dans ce dernier cas le directeur prendra des informations sur la maladie et si elle est reconnue contagieuse, veillera à ce que les prescriptions soient observées.

Le médecin de l'école examine chez lui, aux heures de consultation, les enfants qui ont besoin de certificat.

L'inspection terminée, le médecin, dans les vingt-quatre heures, devra rédiger un rapport sur l'état sanitaire des écoles de son ressort et envoyer au maire des formulaires destinés à cet usage.

Les rapports des médecins seront examinés par le maire; s'il en ressort quelques particularités urgentes, l'autorité supérieure devra en être instruite sans retard. Les affaires de moindre importance seront portées devant le Conseil scolaire.

En cas d'épidémie et sur la demande expresse du médecin-inspecteur, le maire a le droit de faire fermer l'école d'urgence; ce dernier préviendra alors la direction et les autorités administratives.

Le maire présente au Conseil scolaire les rapports trimestriels contenant le résultat des inspections, et à la fin de chaque semestre ledit Conseil rédige un rapport détaillé sur l'inspection effectuée dans chaque groupe. Il signalera les améliorations proposées par le médecin, en y joignant son avis motivé.

Dans ces derniers temps, l'opinion publique s'est élevée avec force contre le surmenage intellectuel des écoles. Cette question a été brillamment et sérieusement traitée par la Société française d'hygiène et l'Académie de médecine de Paris.

Dans l'espoir que le Gouvernement prendra promptement des mesures

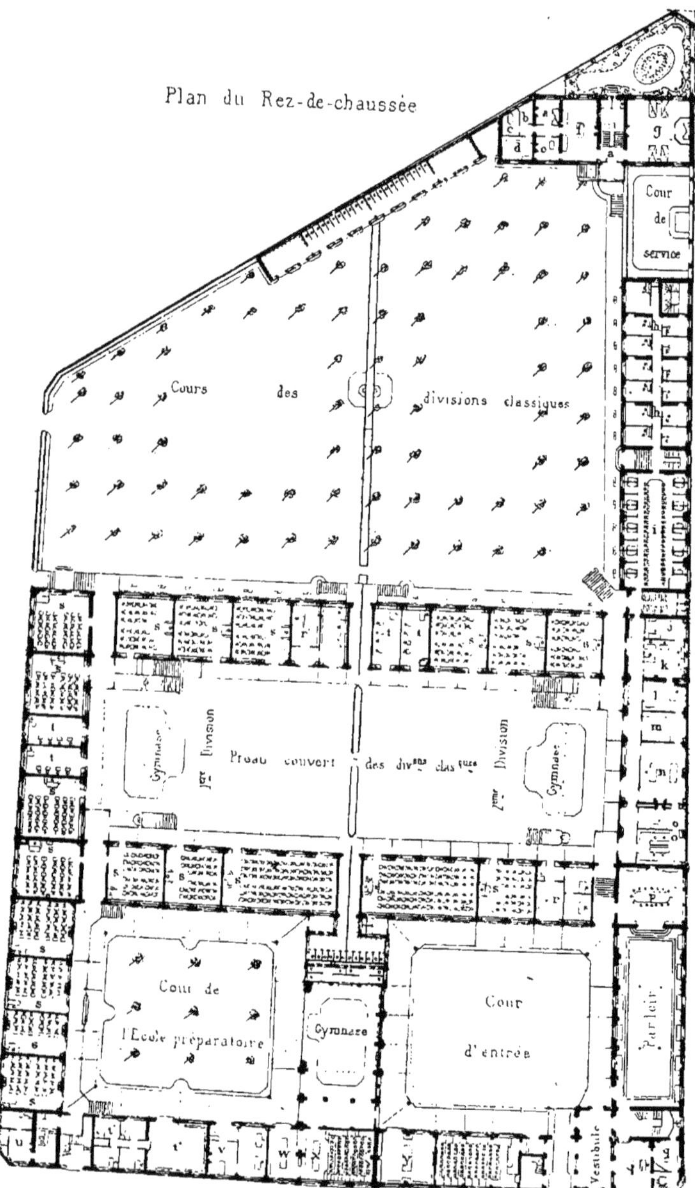

Fig. 154. — Plan de l'Ecole Monge.

générales contre ce surmenage exagéré, quelques écoles privées se son empressées de mettre à profit les nouvelles idées.

La première entrée dans cette voie est l'école Monge, que l'on regarde avec juste raison comme le modèle-type du système en France : aussi allons-nous lui consacrer ici une description étendue, accompagnée de figures que nous devons à l'obligeance de l'éminent Directeur de l'école, M. Godart.

Ecole Monge. — A l'instar de la plupart des écoles françaises, l'école Monge est un internat où l'on reçoit des pensionnaires, des demi-pensionnaires et des externes. Les enfants peuvent y entrer dès l'âge de cinq ans dans une division spéciale, et les jeunes gens qui ont fini leurs classes passent dans l'Ecole préparatoire aux Ecoles du Gouvernement.

Située sur le boulevard Malesherbes, dans un des nouveaux quartiers de Paris, l'école Monge est bâtie sur un espace ouvert de tous côtés et occupe une surface de 11,128 mètres carrés. La nature du terrain et la disposition des bâtiments sont représentées figure 154. Ces derniers sont à trois étages avec rez-de-chaussée.

Toute la partie centrale est occupée par un vaste espace à toiture vitrée, un espèce de préau couvert, de 2,800 mètres carrés, où les élèves prennent leurs récréations en cas de mauvais temps. Le long du premier et du second étage court un grand balcon donnant sur le préau qui est partagé en deux par une barrière séparant les deux divisions (petits et grands), qui ont chacune leur gymnase.

Le toit vitré porte au milieu un surtoit dont les côtés verticaux, d'une hauteur de $1^m,50$, peuvent facilement s'ouvrir pour aérer le préau.

Il y a encore, en fait de cours, celle d'entrée pour les omnibus, la cour spéciale de l'École préparatoire, celle des divisions classiques, celle de service et celle de l'infirmerie.

Cette dernière, installée dans le coin le plus reculé du terrain, est complètement séparée des autres bâtiments.

L'infirmerie renferme au rez-de-chaussée, une chambre (*a*) pour les domestiques malades et une cuisine ; les bains (*c*), la pharmacie (*d*), une chambre de consultation (*e*) et une salle pour les convalescents (*f*). Une grande chambre de malades (*g*) se trouve à l'extrémité du bâtiment.

L'étage supérieur comprend une salle pour les maladies contagieuses, avec un local pour la mère qui désirerait soigner elle-même son enfant.

Les autres lettres marquées sur le plan désignent : salles de musique *h*; salles de bains *i*; caisse, comptabilité, agent administratif, *j*, *k*, *l*; un salon d'attente *m*; cabinet du directeur *n*; secrétariat *o*; salle du conseil *p*; concierge *q*; directeur des études, censeur, *r*; classes, *s*; salles de répétition, d'interrogation, de jeux, *t t' t''*; chambre de l'inspecteur *u*; logement de la direction, *v*; laboratoire, *w*; grand amphithéâtre, *x*; et enfin cabinet de physique, *y*.

Le premier étage est occupé par les classes, les salles de dessin, les cabinets des professeurs et les dortoirs. Le second, par des appartements et des chambres à coucher.

La cuisine, l'office, le cellier et les salles à manger occupent le sous-sol.

Classes. — Les classes ont 10 mètres de longueur sur 8 de largeur et

4 de hauteur : le nombre des élèves est pour chacune d'elles de trente au maximum. Les murs sont peints à l'huile jusqu'à la hauteur de un mètre, puis recouverts de papier jaunâtre, couleur de maïs.

Elles reçoivent la lumière des deux côtés, mais plus directement de gauche, car sur la droite le jour vient du préau couvert autour duquel la plupart sont installées. Dans les classes n'ouvrant pas sur le préau les vitres des fenêtres de droite sont dépolies pour adoucir la lumière.

Le châssis supérieur des croisées se meut verticalement en glissant dans des rainures, de façon à pouvoir être baissé (fenêtres à guillotine).

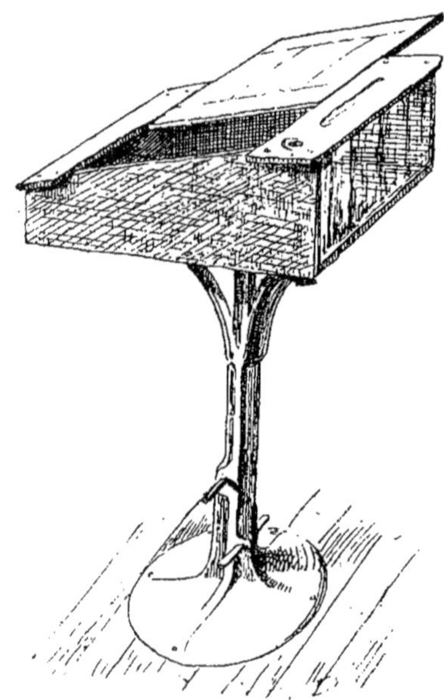

Fig. 155. — Pupitre de l'École Monge.

Un système de chauffage central à l'eau chaude est combiné pour l'aération du local tout entier.

L'air vicié est attiré dans deux pièces sous le toit, la température y est maintenue élevée par des batteries d'eau chaude et par les tuyaux des chaudières. En été, elles sont chauffées par deux chaudières de petite dimension.

Les bouches de ventilation sont calculées pour fournir par heure, à chaque élève, 25 à 30 mètres cubes d'air frais. La température est maintenue à 14-16 degrés centigrades.

L'éclairage artificiel se fait au moyen de lampes à gaz fixées au plafond. Celui-ci étant divisé par deux lignes se coupant à angle droit, on obtient quatre surfaces de grandeur égale au milieu desquelles est suspendue une lampe, pourvue d'un abat-jour en forme de cône et incliné vers le plan horizontal sous un angle de 30 degrés. Au centre du plafond est placé un bec de gaz couvert d'un cylindre en verre dépoli. Devant le tableau une lampe avec un réflecteur vertical projette la lumière sur le fond noir.

Chaque bec est muni d'un régulateur (rhéomètre Giroux) qui assure à la flamme une intensité régulière. Le gaz n'entre pour rien dans la ventilation.

Chaque élève a son pupitre qui repose sur un pied en fonte vissé au plancher, et sa chaise à dossier qui est mobile (fig. 155).

Les cabinets d'aisances, qui se trouvent les uns à côté du préau et les autres au bout des cours de récréation près des dortoirs, sont divisés en cellules. Les parois sont entièrement revêtues de faïence et le plancher est en bois de chêne.

Le siège est un cylindre de fonte auquel est adaptée une cuvette en porcelaine aboutissant directement au tuyau de chute qui débouche dans une tinette filtrante. La lunette se compose uniquement d'un cercle ovale en bois d'acajou verni que l'on peut enlever facilement pour le nettoyer.

Le peu de largeur de cet anneau empêche que l'élève n'y pose les pieds, et on s'applique à apprendre aux enfants la manière d'être assis convenablement. Tout l'appareil est complètement isolé.

Au-dessus de la lunette en bois, court un tuyau de cuivre percé de trous, communiquant à un réservoir dont l'eau vient laver la cuvette. Le mince filet d'eau qui découle du tuyau ne produit pas un lavage suffisant et, selon l'usage en France, une personne chargée du nettoyage le complète au moyen d'une brosse.

Le tuyau de chute n'a pas de siphon et ne se trouve fermé par aucun mécanisme. Chaque cuvette a son tuyau d'évent qui part du tuyau de chute, ayant le même diamètre, et se dirige vers une conduite pratiquée dans le mur en communication avec un tuyau d'appel chauffé au gaz.

Ce système est tenu pour satisfaisant, il est cependant trop compliqué pour pouvoir servir de modèle ; en outre, il rend indispensable la présence d'une personne chargée du nettoyage de la cuvette après chaque évacuation.

L'eau y est amenée sans doute abondamment comme dans les water-closets anglais, mais non de façon à empêcher tout dégagement d'odeurs.

Les urinoirs établis contre la paroi opposée des cabinets, constamment arrosés par un filet d'eau, sont parfaitement construits.

En aucun pays peut-être l'accusation du surmenage des élèves n'est aussi justifiée qu'en France. A l'école Monge, malgré les idées nouvelles adoptées, les classes durent de 8 heures et demie du matin à 5 heures et demie du soir. Il y a une interruption d'une heure et quart pour le déjeuner, entre 11 heures et midi ; trois récréations, la première d'une demi-heure, les deux autres d'un quart d'heure, soit en tout deux heures et quart seulement de loisir depuis le matin jusqu'au soir.

Les petits élèves de la division préparatoire sont assujettis à peu près au même régime, car leur temps de récréation n'est que de deux heures et demie.

Tous les jeudis, l'après-midi est consacrée à une promenade qui n'est pas obligatoire pour les demi-pensionnaires et les externes. Les enfants sont conduits à la campagne dans les voitures de l'Ecole ; si le temps est mauvais, on les mène aux Musées. Chacune de ces promenades a encore un but pédagogique.

L'efficacité de ces promenades au point de vue sanitaire a engagé le Directeur à les rendre journalières, en envoyant ses élèves passer trois heures sur les pelouses du bois de Boulogne. Ce régime, qui est suivi depuis plus d'un an, a amené les meilleurs résultats tant au point de vue de la santé qu'à celui du travail plus productif, l'organisme des enfants étant moins surmené.

Pendant les vacances, les élèves entreprennent, sous la conduite d'un professeur, des excursions plus lointaines et même hors de France, afin de visiter les pays étrangers.

L'école, étant un internat aussi bien qu'un externat, présente naturellement une certaine quantité d'arrangements inconnus aux écoles des autres pays.

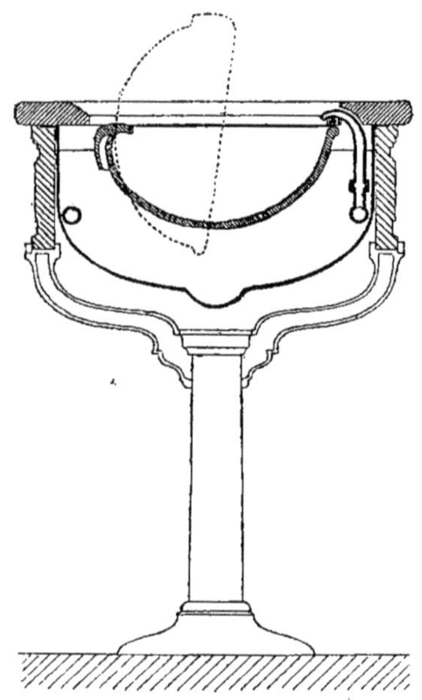

Fig. 156. — Lavabo.

On y fait trois repas par jour : à 8 heures, café ou chocolat : à 11 heures et demie, le déjeuner composé de viande, de légumes et de dessert ; à 6 heures du soir, le dîner, potage, viande, légumes et dessert. Entre les deux grands repas, les enfants reçoivent un morceau de pain.

La grande salle à manger ou réfectoire est établie dans le sous-sol. Elle a 4m.20 de hauteur. Les tables, rangées sur deux lignes, contiennent chacune 10 places. Le plancher est en carreaux de terre cuite cimentés ; les parois sont recouvertes de faïence sur toute la surface ; le plafond et les piliers sont peints à l'huile et vernissés.

Les tables sont en marbre, les bancs en acajou verni. Aux deux extrémités de la salle, deux postes d'eaux, sur lesquels on visse des tuyaux d'arrosage, fournissent le liquide nécessaire pour nettoyer par aspersion les murs, le plancher et le plafond. On arrive ainsi à éloigner toute odeur.

Le long de la salle règne un corridor où des robinets coulent sur une rigole d'écoulement, pour que les élèves puissent se laver les mains avant le repas.

La température ordinaire est de 14° à 16°.

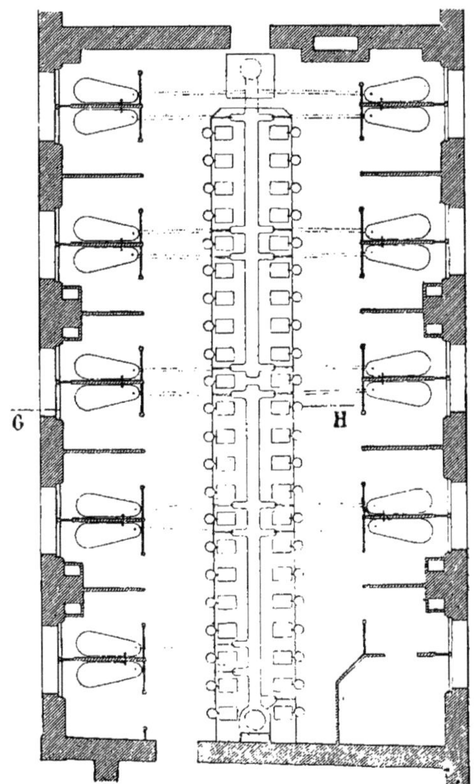

Fig. 157. — Salle de bains.

Les dortoirs sont de vastes salles contenant de 24 à 32 lits, séparés les uns des autres par une cloison de 1m.80 de hauteur. Ces petits cabinets ont chacun leur fermeture.

Au milieu de cette grande pièce est une large allée où se trouvent les lavabos, comme nous le montre la figure 156.

Ces appareils consistent en une tablette de marbre dans laquelle sont enchâssées des cuvettes mobiles basculant autour d'un axe. Au-dessous, une rigole pour l'écoulement de l'eau sale qui est conduite directement aux cabinets d'aisances où elle contribue au lavage. Chaque lavabo porte le numéro du lit correspondant. Chaque salle a son cabinet et une chambre réservée au brossage des vêtements.

Les dortoirs sont peints à l'huile en couleur claire. La température d'hiver doit y être de 10° à 12°.

La salle de bains, dont la figure 157 montre l'aménagement, est située au rez-de-chaussée. Chaque baignoire est placée dans une petite cellule. Au milieu de la pièce, deux rangées de cuvette en terre cuite pour les bains de pied, ayant chacune un siège placé devant.

Deux chambres spéciales sont réservées aux bains de vapeur et à l'hydrothérapie.

L'eau des bains vient de deux réservoirs placés dans les combles; elle est chauffée par une chaudière à vapeur établie dans le sous-sol

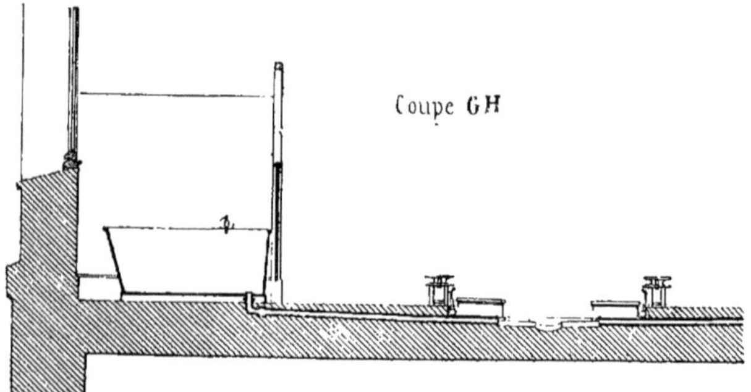

Fig. 158. — Coupe de la salle de bains.

La température du bain se règle en haut et par conséquent un seul robinet suffit pour préparer le bain.

L'eau, en sortant de la baignoire, s'écoule dans un petit caniveau qui passe entre les deux rangées de cuvettes représentées dans la figure 158.

La température est maintenue dans la salle entre 18 et 20° C.

Les internes prennent un bain complet tous les quinze jours et un bain de pieds deux fois par semaine.

L'école a son service médical particulier. Lorsqu'un élève a été absent pour cause de maladie, il n'est autorisé à rentrer en classe qu'après avoir été examiné par le médecin auquel il doit apporter une déclaration écrite du docteur qui l'a soigné.

Un dentiste examine une fois par mois la bouche de chaque enfant, et s'il y a nécessité d'une opération, avis en est donné aux parents.

ALLEMAGNE

CHAPITRE PREMIER

LÉGISLATION SANITAIRE

GÉNÉRALITÉS. — ADMINISTRATION SANITAIRE. — LÉGISLATION SANITAIRE. — Denrées alimentaires. — Inspection des viandes de porc. — Prescriptions relatives à la viande des animaux tuberculeux. — Soufflage de la viande. — Commerce du lait. — Législation relative aux fabriques. — Lois sur l'assurance des ouvriers contre la maladie. — Caisse locale de secours. — Dispositions communes aux caisses de secours. — Caisse de secours des fabriques, des ouvriers des bâtisses, des artisans. — Loi concernant l'assurance contre les accidents. — Mesures de précaution contre les accidents et contrôle du travail des fabriques de la part des assurances mutuelles. — Bureau d'assurance de l'Empire. — Vaccination. — Ordonnances relatives aux aliments et aux boissons. — Instructions relatives à la vaccination. — LOIS PRÉSERVATRICES CONTRE LES MALADIES INFECTIEUSES. — Dispositions générales— Déclaration des cas de maladies contagieuses et mesures à prendre. — Statistique nosographique des maladies. — Mesures supplémentaires. — Règles concernant l'organisation des hôpitaux pour les maladies contagieuses. — Mesures d'isolement. — Désinfection. — Mesures relatives aux maladies contagieuses dans les écoles. — La syphilis. — Les hôpitaux. — Cadavres et sépultures. — Cimetières. — Protection des enfants en bas âge. — Jardins d'enfants et salles d'asile. — Contamination des eaux courantes. — Mesures à prendre en cas d'inondations. — Mesures relatives aux constructions.

Généralités. — L'Allemagne est incontestablement, avec l'Angleterre. le pays où la science de l'hygiène a rencontré ses meilleurs champions.

Mais bien que l'hygiène moderne y ait été l'objet d'une étude approfondie, l'administration de la salubrité demeure, comme en France, à peu d'exception près, dans les mains de la police. Le pays se trouve aussi privé d'une loi sanitaire générale.

Les règlements ne manquent pas, ils sont détaillés et précis, mais comme les Ordonnances sont toutes séparées, il faut pour les connaître consulter la collection tout entière. C'est pourquoi la plupart d'entre elles sont inconnues de la masse du peuple.

La confédération de l'Allemagne possède un Conseil fédéral qui adopte, parmi les dispositions générales applicables dans tout l'Empire, celles qui se rapportent directement à l'hygiène publique.

Les divers Etats ont le droit d'établir chez eux des règles spéciales, pourvu toutefois que celles-ci s'accordent avec les principes fondamentaux des lois générales.

Abstraction faite des imperfections signalées, l'importance de l'hygiène a été reconnue plus sérieusement en Allemagne que dans les autres pays du continent.

On a rendu obligatoire la connaissance de l'hygiène dans les examens des futurs médecins, et les médecins-hygiénistes de district subissent un examen rigoureux sur toutes les questions qui se rattachent à l'hygiène publique.

Les données statistiques démontrent, du reste, que les efforts tentés dans ce sens n'ont pas été infructueux, car la mortalité sur 1,000 habitants, qui était en moyenne de 27,9 de 1872 à 1875, est descendue à 26,1 de 1876 à 1880, et à 25,8 de 1880 à 1884.

Administration sanitaire. — Le chancelier de l'Empire d'Allemagne a la haute direction de l'hygiène publique; il a auprès de lui un Comité consultatif qui a été institué à Berlin en 1876 sous le titre de *Kaiserliches Gesundheitsamt*.

Ce Comité a pour mission : de se tenir au courant des législations sanitaires des autres pays; de préparer les nouvelles lois et ordonnances sanitaires concernant l'hygiène, et d'organiser une statistique précise hygiénique et médicale.

Il se compose d'un Directeur, de 4 membres ordinaires, de 8 médecins-adjoints et d'un chimiste.

La plupart des adjoints sont recrutés parmi les médecins militaires désignés à tour de rôle pour remplir ces fonctions.

En dehors du cadre ordinaire, ce Comité ou Conseil de santé compte encore 25 membres extraordinaires choisis dans les différentes parties de l'Empire, médecins, ingénieurs, architectes, pharmaciens ou vétérinaires. Ils sont appelés à se prononcer dans certaines questions d'une importance générale.

Dans les Etats particuliers qui ont tous l'obligation de veiller sur leurs services sanitaires, c'est le Ministre de l'Instruction publique ou, à son défaut, le Ministre de l'Intérieur, qui a la direction du Comité.

En Prusse, le Ministre de l'Instruction publique a aussi le titre de Ministre des Affaires ecclésiastiques et médicales. (*Minister der geistlichen Unterrichts und medicinal-Angelegenheiten.*)

Une section spéciale est rattachée au Ministre pour traiter les questions hygiéniques et médicales; elle comprend 5 conseillers rapporteurs, parmi lesquels 3 sont médecins.

Une délégation scientifique médicale (*die wissenschaftliche Deputation für das Medicinalwesen*) et une commission technique pour les matières pharmaceutiques (*die technische Commission für pharmaceutische Angelegenheiten*) sont adjointes au ministère à titre d'autorités consultatives.

Comme l'administration sanitaire des divers Etats allemands n'est pas très différente de celle de la Prusse même, et que son organisation est généralement suivie par les autres Etats, nous la traiterons plus spécialement ici.

Dans chaque province, le Gouverneur (*oberPræsident*) est chargé des affaires relatives à l'hygiène publique. Il est assisté d'un Conseil Provincial dont aucun médecin ne fait partie; mais pour les affaires médicales et hygiéniques il consulte un Collège médical de province (*Provincial-Medicinal-Collegium*) ayant voix consultative et composé de médecins, d'un professeur d'accouchement, du Directeur des hospices d'aliénés, d'un vétérinaire et d'un pharmacien.

Ce collège a pour attributions : de donner son avis sur les questions d'hygiène et de médecine légale; de proposer les mesures nécessaires à prendre en cas d'épidémie; de fournir un compte régulier de ces fonctions en présentant des rapports sur l'état sanitaire de la province.

Chaque province est divisée en plusieurs districts (*Regierungs-Bezirke*) ayant chacun un président (*Regierungs-Præsident*) assisté d'un conseil, dont un membre doit être conseiller médical (*Regierungs-Medicinalrath*). Cette dernière fonction est d'ordinaire confiée à un ancien médecin de district (*Kreisphysicus*).

Si le médecin du district est domicilié au même endroit que le Collège médical, il est de droit membre de celui-ci.

Dans les Etats de moindre étendue, les provinces coïncident avec les districts pour former un arrondissement (*Amt*) avec un bailli pour chef (*Amthauptmann*).

Le conseiller médical d'un district est chargé de la surveillance du service sanitaire, des affaires médicales et des pharmacies ainsi que du contrôle de l'Assistance publique. Il est tenu de faire chaque année des tournées d'inspection dans sa circonscription.

Le district est subdivisé en cercles (*Kreise*) dans lesquels l'autorité administrative est désignée sous le nom de *Landrath*.

Dans chacun de ces cercles, à la tête de l'hygiène est placé un *Kreisphysicus* (appelé dans les autres Etats *Bezirksarzt*) et assisté d'un chirurgien en qualité d'adjoint (*Kreiswundarzt*).

Le Kreisphysicus est, en Allemagne, le véritable chef de l'hygiène publique, car il surveille la mise à exécution des mesures qui incombent à l'autorité locale (*Ortspolizei*). Ses attributions ne sont pas toujours les mêmes dans les divers Etats.

Elles consistent généralement :

— A approuver les projets relatifs à l'ouverture de nouveaux cimetières;
— A inspecter les maisons de charité (hospices, hôpitaux) et les prisons;
— A contrôler la vente des denrées alimentaires;
— A surveiller les industries nuisibles et dangereuses;
— A examiner les projets relatifs à la construction de nouvelles fabriques;
— A contrôler l'hygiène des écoles;
— A examiner les plans des bâtiments d'écoles projetés;
— A surveiller le service de la voirie et les travaux de salubrité publique;
— A diriger et surveiller la vaccination;
— A examiner les projets de construction des maisons de santé, des hôpitaux et des établissements d'utilité publique; les plans dressés pour la création de nouveaux quartiers et de nouvelles rues: les projets d'ordonnances sur les bâtisses;
— A prendre les mesures convenables en cas d'épidémie.

Pour les maladies contagieuses que le Kreisphysicus est chargé de combattre, ses obligations consistent :

1. A renseigner la police locale sur le mode de propagation de la maladie et sur les symptômes qui la feront connaître;

2. A donner au public les mêmes instructions par la voie des journaux ;

3. A rappeler à qui de droit l'obligation de déclarer toute espèce de cas de maladies contagieuses ;

4. A surveiller les auberges et les garnis au point de vue des mesures à prendre en cas de maladie signalée ;

5. A surveiller de même les prisons et les lieux de détention ;

6. A veiller sur l'état sanitaire des ouvriers employés aux chemins de fer ou autres travaux publics ;

7. A inspecter les établissements de charité ;

8. A visiter les locaux tenus pour insalubres et leurs alentours, en particulier ceux infestés dans les épidémies antérieures ;

9. A surveiller le service de la voirie, la désinfection des fosses, des fumiers et autres immondices ;

10. A organiser une surveillance rigoureuse à l'égard des mesures de propreté nécessaires dans certaines industries, telles que tanneries, boucheries, savonneries, etc. ;

11. A régler la désinfection des stations de chemin de fer, des prisons et des hôtelleries ;

12. A renforcer le contrôle pour la vente des denrées et des boissons ;

13. A inspecter les puits et fontaines pour s'assurer que l'eau débitée est de bonne qualité ;

14. A prendre les mesures nécessaires pour interdire les foires (*Messen, Jahrmærkte*) et autres rassemblements de même nature et faire fermer les écoles ;

15. A organiser les soins médicaux ;

16. A établir les locaux pour l'isolement des malades ;

17. A pourvoir au transport des malades ;

18. A choisir des gardes-malades instruites ;

19. A désigner les personnes chargées d'assister la police et de surveiller l'exécution des mesures prises ;

20. A fournir les désinfectants convenables et à choisir des désinfecteurs compétents ;

21. A réglementer les inhumations et faire disposer au besoin des dépôts mortuaires convenables ;

22. A interdire l'exposition du cadavre à la suite d'une maladie contagieuse et les affluences du peuple dans les enterrements.

Le médecin de chaque cercle (*Kreisphysicus*) doit rendre compte annuellement de l'exercice de ses fonctions. Ce rapport doit, en vertu d'une circulaire de juillet 1884, embrasser la météorologie, la démographie, l'alimentation, l'eau, les moyens de subsistances ; l'hygiène des fabriques, des écoles, des bâtiments publics et privés, des prisons ; les asiles, l'assistance publique, les hôpitaux, les ambulances ; la garde des malades, les inhumations, le personnel du service médical.

La vaccination ne peut être opérée que par des médecins autorisés à la pratiquer. Dans chaque cercle, il y a des vaccinateurs officiels (*Impfærzte*).

Les médecins attachés aux services de la ville, ceux des communes, des fabriques et de l'Assistance publique sont considérés comme médecins privés.

L'autorité locale est libre d'édicter les règles sanitaires qu'elle juge nécessaires et de frapper d'une amende toute contravention au règlement.

Législation sanitaire. — DENRÉES ALIMENTAIRES (*Nahrungsmittelgesetz du 14 mai* 1879. *Kaiserl. Verordnung du 1er mai* 1882). — La police doit avoir libre accès aux lieux de vente lorsque celle-ci est ouverte. Elle a le droit de se faire donner des échantillons, contre reçu, de toutes les denrées exposées, mises en vente et colportées, et cela, aussi bien dans les boutiques que sur les places publiques et dans les marchés.

Une portion de chaque échantillon, munie de l'estampille officielle, pourra être restituée au vendeur sur sa demande.

Si les objets prélevés ne donnent lieu à aucune remarque, ils sont payés aux prix ordinaires de vente.

Les falsifications et les fraudes sont punies d'une amende pouvant monter jusqu'à 1,875 francs (1,500 marcs) et à un emprisonnement de 6 mois à 10 ans avec privation des droits civiques.

Le montant des amendes est affecté à l'entretien du Bureau officiel installé pour l'analyse des échantillons prélevés.

Dans la préparation des substances alimentaires, il est défendu d'employer des couleurs nuisibles; aucun article de cette espèce ne doit être conservé ou empaqueté dans des couvertures teintes de couleurs dangereuses, ni dans des vases fabriqués avec des substances dont la nature vénéneuse pourrait se communiquer aux marchandises qu'ils renferment.

INSPECTION DES VIANDES DE PORC (*Rundverfügung du 4 janvier* 1875). — Le gouvernement fédéral a invité tous les Etats allemands à organiser une inspection obligatoire de la viande de porc partout où les circonstances l'exigent et où elle peut être facilement établie.

Cette mesure était motivée par les épidémies de trichinose qui éclataient fréquemment en Allemagne, les Allemands ayant un goût très prononcé pour le jambon cru (*roher Schinken*) ou très peu fumé et plusieurs autres sortes de saucissons à moitié cuits. Mais le rapport, présenté par le Kaiserliche Gesundheitsamt en vue d'obtenir que cette inspection soit rendue obligatoire, n'a pas eu l'approbation du Gouvernement.

L'inspection relative aux trichines a donc été établie dans certaines localités, en vertu d'arrêtés contenant les dispositions suivantes :

Quiconque tue un porc, est tenu de le faire examiner par un inspecteur autorisé (*Fleischbeschauer*). Lorsque ce fonctionnaire aura délivré un certificat attestant que l'animal est exempt de trichines, la viande pourra être dépecée et mise en vente. Si, par contre, le porc est reconnu trichineux, l'expert avertit la police.

La graisse d'un porc trichineux pourra être livrée à la consommation après cuisson de la viande qu'il faudra découper en petits morceaux et faire cuire pendant trois heures sous le contrôle de l'inspecteur.

L'extraction de la graisse opérée, le reste de la viande sera enfoui dans la terre.

La vérification des viandes trichinées n'est valable qu'autant qu'elle est faite par une personne spécialement autorisée à cet effet par la police.

Cette autorisation est accordée aux médecins, pharmaciens et vétérinaires qui en font la demande.

Les autres personnes qui désireraient une autorisation semblable devraient subir préalablement un examen théorique et pratique devant le Kreisphysicus.

Un inspecteur ne doit pas examiner le même jour la viande de plus de six porcs et il doit tenir un compte exact de l'exercice de ses fonctions.

Pour les viandes affectées de ladrerie, il n'existe que des prescriptions locales, très divergentes, les unes rigoureuses, les autres libérales.

Prescriptions relatives a la viande des animaux tuberculeux (*Runderlass du 27 juin* 1885). — C'est au juge qu'il appartient de décider dans chaque cas particulier, et après avoir consulté des hommes compétents, si la chair d'un animal tuberculeux doit être considérée comme corrompue (*verdorben*) et si sa vente doit être punie conformément aux prescriptions du Code pénal (*Strafgesetzbuch*).

La viande doit être jugée malsaine et nuisible lorsqu'elle contient des tubercules, ou que l'animal a été amaigri par la maladie, alors même qu'on ne constaterait dans la chair aucun dépôt tuberculeux.

Si l'animal a été bien nourri et si le mal n'a attaqué qu'un seul organe, la viande peut servir à l'alimentation.

Soufflage de la viande. — Tout soufflage de la viande est interdit, soit qu'on l'effectue avec la bouche, soit qu'on emploie le soufflet.

Commerce du lait (*Rundverfügung du* 28 *janvier* 1884). — Sur l'ordre du Chancelier, une Commission avait été nommée pour examiner si on pourrait, en se basant sur la loi de 1879, concernant le commerce des denrées alimentaires, établir des règlements, applicables dans tout l'Empire, pour le commerce du lait.

Dans la pratique, une loi générale de cette nature devait offrir de grandes difficultés et les dispositions proposées furent reconnues inutiles, sauf pour quelques villes importantes ou quelques localités spéciales.

Le ministre adressa alors aux autorités provinciales une circulaire les engageant à établir, partout où le besoin en serait reconnu, un règlement local qui atteindrait aussi bien les producteurs du lait que les débitants.

Ordonnances relatives aux aliments et aux boissons. — Une circulaire du 30 août 1882 contient des prescriptions en vue de prévenir les inconvénients causés par la présence de l'ergot des blés (*secale cornutum*).

Une ordonnance du 30 octobre 1882 met le public en garde contre les morilles vénéneuses et recommande de les arroser plusieurs fois d'eau bouillante et ensuite de les pressurer.

Une circulaire du 12 août 1884 renferme des instructions sur la manière d'éprouver et d'analyser les vins.

Les ordonnances du 17 février et du 29 décembre 1880 règlent les appareils de pression employés dans le débit de la bière (*Bierdruckapparate*).

Contrôle des denrées alimentaires. — La loi générale du 14 mai 1876 imposait aux Gouvernements la nécessité de convaincre le public de l'utilité des Laboratoires pour la vérification des denrées.

Diverses circulaires furent donc publiées, représentant combien il était désirable que des établissements de ce genre fussent organisés et exigeant une certaine compétence de la part des inspecteurs qui y seraient attachés.

Ces inspecteurs devaient se prononcer sur la qualité et la composition chimique de la marchandise, en laissant de côté leur plus ou moins d'innocuité, ceci regardant spécialement le médecin du district (*Kreisphysicus*), ou le vétérinaire (*Kreisthierartz*).

Des instructions particulières doivent être rédigées pour chaque établissement et toutes les opérations consignées sur un registre spécial.

Législation relative aux fabriques (*Reichsgewerbeordnung du 1er juillet* 1883). — Tout industriel employant des ouvriers âgés de moins de dix-huit ans est tenu de prendre toutes les mesures nécessaires dans l'intérêt de leur santé et de leur moralité et de leur accorder le temps nécessaire pour fréquenter les écoles d'adultes.

Dans plusieurs Etats la fréquentation de ces écoles est obligatoire, mais chaque localité a le droit de statuer à cet égard comme elle l'entend.

Les fabricants ont l'obligation de prendre toutes les mesures qui assurent aux ouvriers la meilleure garantie contre les accidents et contre les effets nuisibles à la santé.

C'est le conseil fédéral qui prescrit les mesures à imposer dans les fabriques. Si ces règles générales n'existaient pas dans un pays, ce serait à l'autorité locale qu'il incomberait d'en établir.

Les enfants au-dessous de douze ans ne sont pas admis dans les fabriques ; jusqu'à quatorze ans, la journée ne doit pas excéder six heures et les enfants doivent avoir une demi-heure de repos pendant la durée du travail.

De quatorze à seize ans, la journée est de dix heures avec une heure de repos à midi et une demi-heure dans la matinée et dans la soirée.

Le travail ne peut commencer avant 5 heures et demie du matin ni se prolonger au delà de 8 heures et demie du soir.

Pendant les repos, les enfants ne doivent pas rester à la fabrique à moins que le travail ne soit tout à fait interrompu.

Il est défendu de faire travailler les jeunes gens les dimanches et les jours de fête.

Les enfants des fabriques doivent fréquenter l'école primaire au moins trois heures par jour tant que leur instruction n'est pas terminée.

Tout fabricant qui veut employer des jeunes gens est tenu d'en avertir par écrit l'autorité locale (*Ortspolizei*). Cette déclaration doit contenir l'indication des jours de travail, l'heure où il commence, l'heure où il finit, la durée des temps d'arrêts et la nature du travail effectué. Aucun changement à cet égard ne peut avoir lieu sans une nouvelle déclaration.

Dans l'atelier où les jeunes gens sont occupés on placera une liste nominative bien apparente, et indiquant les jours et les heures de travail de chacun d'eux ainsi que les moments de repos.

Dans le même local doit être affiché un règlement relatif au travail des enfants dans les fabriques.

Dans les industries où la santé est exposée à de graves dangers, il est interdit d'employer des enfants et des femmes. Une nouvelle accouchée ne peut reprendre son travail qu'au bout de trois semaines.

Pour assurer l'observation stricte de ces règles, les Gouvernements nomment des inspecteurs de fabriques qui doivent rendre compte de leur mission au Conseil fédéral.

Toute infraction au règlement entraîne une amende qui peut s'élever à 2,500 francs ou à un emprisonnement de six mois.

Afin de protéger le public contre les incommodités des établissements industriels, une autorisation spéciale est nécessaire pour la création de ces établissements.

Si la demande ne rencontre aucune objection du côté du public, il faut que l'autorité se rende compte des avantages et des inconvénients possibles avant d'accorder l'autorisation. Celle-ci ne sera accordée que lorsque les dispositions prises en vue de sauvegarder les ouvriers ne laisseront rien à désirer.

En cas de refus, les motifs seront communiqués à qui de droit.

Si le fonctionnement d'une fabrique devient dangereux ou incommode, l'administration peut en ordonner la fermeture immédiate. Dans ce cas, le propriétaire a droit à des dommages-intérêts.

Loi sur l'assurance des ouvriers contre la maladie (*Reichsgesetz betreffend die Krankenversicherung der Arbeiter*, 15 *juin* 1883). — Chaque ouvrier engagé pour plus d'une semaine est obligé de s'assurer pour le cas de maladie, si son salaire journalier ne dépasse pas 8 fr. 30.

Chaque commune peut former un district d'assurance ayant sa caisse de secours, ou plusieurs peuvent s'associer pour fonder une caisse commune.

Dès qu'un ouvrier tombe malade, il reçoit gratuitement les soins du médecin, les médicaments, lunettes, bandages herniaires et autres objets semblables.

Si le malade est pendant plus de deux jours hors d'état de travailler, il perçoit, pour chaque journée, la moitié du salaire du taux usuel de la localité. Ce secours n'est accordé toutefois que pour une durée de treize semaines.

Les communes sont autorisées à statuer que ces secours ne seront pas délivrés dans les cas de maladies ou de lésions occasionnées par des rixes, l'ivrognerie ou la débauche.

La cotisation pour cette assurance se paye d'avance chaque semaine et ne peut excéder le 1 1/2 p. 100 du salaire.

La caisse d'assurance est gérée gratuitement et ne doit pas être confondue dans le budget de la commune. Un état de situation de la caisse doit être adressé chaque année à l'autorité supérieure.

Si les ressources de la caisse étaient insuffisantes, le déficit serait couvert par la caisse communale à titre d'avance. S'il était constaté, par les rapports annuels, que les contributions ne suffisent pas aux dépenses, la cotisation pourrait avec l'agrément de l'autorité être porté à 2 p. 100 du salaire. L'excédent servirait à former un fonds de réserve.

Si les comptes annuels présentaient au contraire un boni, la prime ou cotisation serait réduite ou le montant des secours augmenté.

A défaut d'initiative de la part de la commune, cette mesure pourra être ordonnée par l'autorité supérieure.

Lorsque dans une commune le nombre des assurances obligatoires descend au-dessous de cinquante, ou que les 2 p. 100 du salaire ne couvrent pas les dépenses, l'autorité pourra, à la requête de cette commune, l'associer avec une ou plusieurs autres adjacentes.

Toute commune, comptant plus de 10,000 habitants, associée à d'autres contenant une population moindre, a le droit de prendre en mains la gestion de la caisse de secours.

Caisse locale de secours (*Orts-Krankenkassen*). — Les différentes localités d'une commune sont également autorisées à former des caisses de secours pour elles-mêmes, dès que le nombre des assurances obligatoires s'élève à 100 au minimum. Ces caisses seront affectées à des branches d'industrie différentes, toutefois plusieurs métiers pourront se mettre en commun lorsque le nombre des ouvriers de chacun d'eux sera inférieur à 100.

Les métiers qui occupent un petit nombre d'ouvriers peuvent également avoir leur caisse propre pourvu que l'existence de cette dernière soit assurée à l'aide de moyens approuvés par l'autorité.

Ces caisses locales peuvent établir d'autres dispositions que les caisses communales : elles accordent des subventions au delà de treize semaines ; les accouchées reçoivent des secours pécuniaires pendant un certain temps ; les membres d'une famille peuvent obtenir des soins médicaux et des médicaments gratuits ; des secours sont accordés pour frais d'enterrement. Pourtant ces fonds ne doivent pas être employés comme subvention à la vieillesse et à l'éducation.

Les versements sont réglés selon les besoins de la caisse ; les statuts doivent être rédigés par l'autorité communale et approuvés par l'autorité supérieure.

Les sociétaires qui, en changeant de professions, cesseraient de faire partie d'une caisse de secours pourront y rester en continuant de payer leur contribution tant qu'ils seront domiciliés sur le territoire allemand.

Celui qui néglige deux fois de payer sa cotisation perd ses droits à la caisse.

Le sociétaire sans travail reçoit des secours pendant trois semaines.

Chaque caisse constituera un fond de réserve équivalent en moyenne au total des secours effectués dans le cours d'une année.

Dispositions communes a toutes les caisses de secours. — Chaque patron est tenu d'informer la caisse toutes les fois qu'un ouvrier a été engagé ou congédié afin qu'on inscrive ou qu'on raye son nom sur la liste des contribuables.

Celui qui aura négligé cette formalité prendra à sa charge les obligations de la caisse et sera passible d'une amende de 25 francs.

Le patron est responsable des paiements à faire d'avance par les ouvriers. Il est astreint de son côté à verser dans la caisse une somme équivalant au tiers de celle fournie par ses ouvriers.

La présente loi n'annule pas les obligations qui incombent à la commune et à l'Assistance publique.

Caisses de secours des fabriques (*Betriebs — (Fabrik —) Krankenkassen*). — Pour toutes les fabriques occupant une cinquantaine d'ouvriers au minimum il peut être établi une caisse de secours pour les cas de maladie et, si la commune l'exige, le propriétaire de la fabrique peut être contraint à en fonder une.

Pareille obligation peut être imposée à des fabriques où le travail est dangereux, même lorsque le nombre des ouvriers est inférieur à 50.

L'autorisation de former une caisse spéciale pourra être accordée aussi à une petite fabrique, si celle-ci en fait la demande, en offrant des garanties sérieuses pour l'entretien de la caisse.

Le propriétaire d'une fabrique, qui aura négligé d'établir sa caisse de secours dans un espace de temps déterminé, sera condamné à verser, dans celle de la commune ou de la localité, une somme égale à 50 p. 100 du salaire de ses ouvriers.

Les versements à la caisse des fabriques sont effectuées par le patron, qui est tenu d'y contribuer pour le tiers de la somme versée par les ouvriers. Dans le cas où le 3 p. 100 des salaires ne suffirait pas à l'entretien de la caisse, le patron devra parfaire la différence.

Caisse de secours pour les ouvriers des batisses (*Bau-Krankenkassen*). — Les entrepreneurs de bâtiments qui emploient de temps à autre un grand nombre d'ouvriers sont tenus d'établir des caisses de secours à leur usage. Celui qui aurait manqué à cette obligation serait condamné, le cas échéant, à subvenir lui-même aux frais imposés par cette loi.

Caisse de secours des artisans et des corporations (*Innungs-Krankenkassen. Knappschaftskassen*). — Les ouvriers, qui prennent part à une caisse de secours pour les artisans ou autres sociétés, ne sont pas obligés de contribuer aux différentes caisses citées plus haut, pourvu toutefois que les avantages offerts par la leur soient pour le moins aussi considérables que ceux des autres caisses.

Loi concernant l'assurance contre les accidents (*Unfallversicherungsgesetz, 6 juillet 1884*). — Cette loi complète celle de l'assurance en cas de maladie, aussi les dispositions qu'elle contient ne sont applicables qu'après l'expiration du délai de treize semaines pendant lesquelles la caisse de secours subventionne les personnes qui y ont droit.

Les secours accordés en cas d'accidents consistent en une rente viagère pouvant s'élever au 66 2/3 p. 100 de la moyenne du revenu annuel en cas d'incapacité absolue de travail ; en cas d'incapacité partielle, les subventions se règlent de manière à pourvoir aux besoins de l'existence suivant le degré d'invalidité.

En cas de décès, les frais d'enterrement sont payés et les survivants ont droit à une pension : 20 p. 100 du revenu annuel du défunt en faveur de la veuve, et 15 p. 100 en faveur de chacun des enfants ; la subvention totale ne doit pas excéder 60 p. 100.

Les parents naturels ou adoptifs perçoivent 20 p. 100 du revenu annuel du défunt non marié.

L'assurance est constituée par des engagements mutuels contractés par les corporations de même nature (*Berufsgenossenschaften*) existant dans certains districts déterminés.

Les patrons sont obligés d'annoncer leur participation à l'assurance, dans un laps de temps fixé par le Bureau des assurances de l'empire (*Reichs-Versicherungsamt*), et de déclarer le nombre moyen des ouvriers qu'ils emploient dans l'année.

Les autorités du district sont tenues de dresser une liste des industries existant dans leur ressort et des ouvriers qu'elles occupent. Cette liste est expédiée au Bureau des assurances de l'Empire.

Dans le cas où il ne se formerait pas volontairement d'assurances, le Conseil fédéral invitera les patrons à s'unir pour en établir une.

Les industries sont divisées en catégories suivant la gravité des dangers qu'elles présentent, et, d'après ce classement, on règle le montant des contributions.

Mesures de précaution contre les accidents et contrôle du travail des fabriques de la part des assurances mutuelles. — Un groupe d'assurances (*Genossenschaft*) a le droit d'adopter certaines mesures préventives contre les dangers du travail dans les fabriques. Si ces mesures n'étaient pas appliquées, la fabrique pourrait être classée dans une catégorie plus fortement imposée.

L'ouvrier imprudent est passible d'une amende de 7 fr. 50 au profit de la caisse de secours des malades.

Toutes les conventions doivent être ratifiées par le Bureau général des assurances de l'Empire.

Tous les sociétaires d'une assurance mutuelle sont autorisés à nommer des personnes de leur choix pour faire observer les mesures adoptées.

Bureau d'assurances de l'Empire (*Reichs-Versicherungsamt*). — Le contrôle relatif à la loi des assurances est exercé par le Bureau général d'assurances de l'Empire dont le siège est à Berlin. Il se compose d'un Comité de trois membres, nommés à vie par l'Empereur sur la proposition du Conseil fédéral, et de huit membres temporaires.

Quatre de ceux-ci sont choisis parmi les membres du Conseil fédéral et les quatre autres par les présidents des groupes d'assurances (*Genossenschaften*). Moitié de ces derniers sont nommés par les ouvriers dans leurs groupes respectifs.

Les autres fonctionnaires du Bureau sont désignés par le Chancelier.

Toutes les plaintes et réclamations se rapportant à cette loi sont soumises à la décision du Bureau général d'assurances, chargé en outre de vérifier les opérations et les comptes de tous les groupes d'assurances.

Les frais d'entretien de ce service sont à la charge de l'Empire.

Vaccination (*Reichs-Impfgesetz, du 8 avril* 1874). — Cette loi est en vigueur dans tous les Etats allemands.

Chaque enfant doit être vacciné avant la fin de l'année qui suit celle de sa naissance, à moins que le médecin ne certifie qu'il a déjà eu la petite vérole.

Les élèves des écoles publiques et privées, à l'exception de celles du dimanche et du soir, doivent être revaccinés dans leur douzième année, à moins d'avoir eu la petite vérole ou d'avoir été revaccinés avec succès dans l'espace des cinq dernières années.

Lorsqu'un enfant malade ne peut, au dire du médecin, être vacciné sans danger pour sa vie ou pour sa santé, il devra l'être dans le cours de l'année suivante. Si la maladie se continue, le médecin vaccinateur décidera lui-même quand l'opération devra se faire.

Lorsque la première inoculation est demeurée sans effet, l'enfant devra recommencer un an plus tard et, en cas d'insuccès, une troisième fois

Pour les enfants que l'on a négligé de faire vacciner, cette opération doit s'effectuer dans un laps de temps fixé par l'autorité locale.

Tout sujet vacciné doit se présenter au plus tôt le sixième jour ou le huitième au plus tard pour être examiné.

Dans chaque ville il sera formé des districts de vaccination pourvus chacun d'un médecin.

La vaccination est gratuite et s'effectue du mois de mai au mois de septembre aux lieux et aux jours fixés par le médecin. Les endroits, où ont lieu la vaccination et l'inspection des vaccinés, ne doivent pas être situés à plus de cinq kilomètres de distance l'un de l'autre.

Des listes d'inscriptions portant le nom de tous les individus à vacciner seront fournies par l'autorité au médecin, qui dressera de son côté celles des vaccinations accomplies.

Les médecins seuls sont autorisés à pratiquer les vaccinations à charge par eux d'en envoyer la liste à l'autorité.

Il incombe aux gouvernements des divers États (*Landesregierungen*) d'établir les dépôts de vaccin nécessaires conformément aux ordonnances du Conseil fédéral. Ces dépôts livrent le vaccin gratuitement et sont tenus d'enregistrer les provenances et les livraisons.

Les vaccinateurs en titre sont obligés de livrer du vaccin tant que leur provision le leur permet.

Après l'examen, le sujet vacciné recevra un certificat portant avec son nom et son âge le résultat de l'opération et, s'il y a lieu, la mention que cette dernière doit être renouvelée.

Ce certificat devra être présenté toutes les fois que l'autorité l'exigera ou que l'enfant devra être admis dans une école.

Instruction relative a la vaccination. — Dès qu'une maladie contagieuse se déclare dans une localité, fièvre scarlatine, rougeole, diphtérie, coqueluche, typhus pétéchial ou érésypèle, la vaccination est interdite jusqu'à ce que la maladie ait disparu.

Lorsque les époques de la vaccination sont fixées et portées à la connaissance du public, il sera distribué des instructions imprimées relatives aux soins à donner aux personnes vaccinées.

Avant de prendre du vaccin sur un enfant, on doit examiner ce dernier complètement nu pour constater qu'il est sain et bien portant. Il doit être né de parents exempts de maladies héréditaires, être légitime, ne pas être le premier enfant du ménage, et surtout ne pas être né d'une femme ayant eu plusieurs fausses couches.

L'enfant vaccinifère doit être âgé d'au moins six mois, n'avoir ni plaies, ni éruptions, ni tumeurs glanduleuses, ne pas porter de traces de mal chronique du nez, des yeux ou des oreilles, ne pas avoir de courbure aux jambes.

Le seul vaccin qu'on peut employer est celui qui ne contient ni sang ni pus et qui découle de la pustule, spontanément, après l'incision. Un vaccin trop liquide ou d'odeur fétide ne peut servir à l'inoculation.

La glycérine que l'on ajouterait au vaccin doit être absolument pure et le mélange doit s'effectuer avec une tige de verre excessivement propre, stérilisée par le chauffage.

Les enfants au-dessous de trois mois ne doivent pas être vaccinés ainsi que ceux qui souffrent de quelques maladies aiguës et chroniques et dont la nutrition est mauvaise.

Le médecin s'écartera de cette règle si une épidémie de petite vérole survient.

L'instrument de vaccination doit être extrêmement propre, lavé et essuyé avant chaque opération, non avec un linge, mais avec du coton phéniqué ou salicylé. Pour humecter le vaccin, on emploie de l'eau pure ou de la glycérine. Il est défendu d'étendre le vaccin avec un pinceau.

La vaccination est regardée comme satisfaisante lorsque deux pustules sont bien développées. S'il n'en paraît qu'une, on renouvellera l'opération avec le vaccin qui en provient, et le certificat de vaccination pourra être délivré. Dans les cas de revaccination, celle-ci est considérée comme satisfaisante lorsqu'il s'est formé sur la peau de petites pustules.

Lorsqu'une maladie contagieuse règne dans une maison, il n'est pas permis d'amener au lieu de vaccination les enfants venant de cette maison. Ceux-ci doivent être vaccinés et examinés séparément.

Les enfants, avant d'être conduits à la station vaccinale, devront être baignés et proprement habillés. Ceux qui seraient sales seront renvoyés par le gardien du lieu.

Le local de la vaccination doit être propre, éclairé et aéré d'une manière suffisante. On doit y éviter toute affluence de monde.

Lois préservatrices contre les maladies infectieuses (*Regulativ du 8 août* 1825. — *Gesetz über allgemeine Landesverwaltung du* 21 *mars* 1850 *et du* 20 *septembre* 1867). — Dispositions générales. — Il sera institué des Commissions d'hygiène publique pour prévenir et combattre les maladies contagieuses. Dans les villes ayant plus de 5,000 habitants, ces commissions sont obligatoires ; dans celles qui ont une population inférieure et dans les campagnes, le soin en est laissé aux gouvernements.

Ces Commissions seront composées : du chef de police, président de droit ; du président du Conseil municipal ; d'un ou plusieurs médecins désignés par la police ; de trois membres choisis parmi les délégués de la ville ; dans les villes de garnison, d'un ou plusieurs officiers désignés par le commandant et, enfin, d'un médecin militaire de 1re classe.

Pour les villes très peuplées, la police décidera s'il y a lieu de nommer, en outre, des sous-commissions dont feront partie au moins un médecin ou chirurgien, un employé de la police ou de la municipalité et plusieurs membres choisis par la commune.

Toutes ces Commissions sont moitié consultatives, moitié exécutives. La police doit être assurée de leur concours chaque fois qu'elle le réclame et, de son côté, elle est tenue de prendre en considération les propositions de la Commission.

Les attributions de la Commission consistent :

— A veiller sur l'état sanitaire de la localité et du district ;

— A écarter, autant que possible, les causes qui peuvent engendrer ou propager les épidémies, telles que la malpropreté en général, les habitations encombrées et insalubres, un air impur, une nourriture malsaine ;

— A éclairer le public sur les principales maladies contagieuses et sur les moyens de se prémunir contre elles ;

— A organiser les établissements pour les malades en cas d'épidémie imminente ;

— A seconder la police dans toutes les mesures à prendre pour l'empêcher d'éclater.

La commune doit pourvoir aux dépenses ; si la municipalité y met de la mauvaise volonté, l'autorité supérieure sera avisée, mais les mesures nécessaires ne devront souffrir aucun retard.

En cas d'urgence, la Commission se réunira aussi souvent qu'il le faudra et instruira l'autorité, une fois au moins par semaine, de l'état sanitaire de l'endroit et des mesures qui ont été prises.

Déclaration des cas de maladies contagieuses et mesures a prendre a cette occasion. — Chaque père de famille, propriétaire, hôtelier, médecin ou ecclésiastique, est tenu de prévenir la police de tous les cas de maladies contagieuses, qui pourraient mettre en danger la santé publique, ainsi que de tous les cas de maladies ou de décès suspects. Dans ce dernier cas, la sépulture ne peut avoir lieu sans une autorisation de la police.

A la première notification d'un cas de maladie semblable, la police est tenue de faire examiner le malade par un médecin ; si ce dernier constate le caractère dangereux de la maladie, elle en informera sans délai l'administration et l'autorité militaire de la place.

Si le nombre des malades croît, les autorités communales des districts avoisinants devront être prévenues.

Tant qu'une épidémie quelconque règne, un membre de la Commission d'hygiène doit se tenir en permanence au Bureau; il est autorisé en cas d'urgence à prendre sur-le-champ les mesures indispensables.

La police doit faire tenir en ordre un journal où seront inscrits pour chaque cas de maladie : le nom du malade, son âge, sa religion, sa profession ou son genre d'occupations, son domicile, le jour où sa maladie a commencé, la cause probable de celle-ci, le lieu où il est soigné, le nom de la personne qui le soigne, enfin le jour de son rétablissement ou de sa mort.

En outre, le gouvernement de la province reçoit chaque jour et chaque semaine un rapport sur les malades en traitement, sur les cas de guérisons ou de décès, avec aperçu météorologique.

Statistique nosographique des maladies. — Les circulaires du 15 janvier et du 23 mai 1881 obligent les médecins à recueillir des données statistiques sur les maladies infectieuses.

Dans ce but, le conseiller médical de chaque département adresse au Bureau impérial d'hygiène, une liste de tous les cas de choléra, variole, fièvre typhoïde, typhus exanthématique, rougeole, fièvre scarlatine, diphtérie et fièvre puerpérale, survenus dans tout le district de son ressort. Cette liste sera expédiée sur carte postale selon la formule suivante :

Côté de l'adresse.

Deutsche Reichspost (Poste impériale allemande). Post Karte

An das Kaiserliche Gesundheitsamt (au Bureau d'hygiène de l'Empire).

In Berlin.

N. W.

Reichsdienstsache (affaire du service de l'Empire).

(Nom ou sceau officiel.)

Verso.

Regierungsbezirk (District).

Iahr 189 ...

Jahreswoche (semaine) Vom .... *bis* .... 189 .

Krankheit (maladies).	Zugänge (cas déclarés).	Todesfälle (décès).
Choléra........................		
Pocken (variole)................		
Unterleibstyphus (fièvre typhoïde)......		
Flecktyphus (typhus exanthématique) .. .		
Masern (Rougeole)................		
Scharlach (scarlatine).............. ..		
Diphteri........................		
Kindbettfieber (fièvre puerpérale)		

Bemerkungen (observations) :

Reg. und Medizinalrath (conseiller médical du district).

Lorsqu'au cours d'une semaine il ne s'est présenté aucun cas de maladie infectieuse, on écrit au verso le mot « *vacat* ».

Mesures supplémentaires. — Pendant la durée des épidémies, la police doit empêcher les rassemblements de toutes espèces et, si les circonstances l'exigent, fermer d'office les lieux de divertissements publics et de réunion à l'exception des églises.

Elle peut aussi ajourner les marchés hebdomadaires ou y ordonner divers changements pour diminuer le danger de la contagion.

Les foires annuelles ne peuvent être supprimées que par le Gouverneur de de la province et les grandes foires (*Messen*), par le ministère dont elles dépendent.

La clôture des écoles est réglée par des dispositions spéciales que nous citons ci-après.

Il est défendu d'héberger chez les habitants les militaires ou autres personnes de passage atteints de maladies infectieuses s'il y a possibilité de prendre soin d'eux d'une autre manière. Il est également interdit de loger des personnes en bonne santé dans une maison où il se trouve des maladies contagieuses.

Les conscrits, dirigés vers les différents corps de troupes, doivent être inspectés non seulement au départ, mais encore à l'arrivée ; les malades seront isolés des autres.

S'ils ont traversé pendant leur marche des endroits où régnaient le choléra, le typhus ou la dysenterie, ils devront être à l'arrivée soigneusement désinfectés avec tous leurs effets.

Tout étranger affecté d'un mal contagieux doit être renvoyé avec toutes es précautions nécessaires, si le trajet ne met pas sa vie en danger et que la distance jusqu'à la frontière ne dépasse pas 35 kilomètres.

Cette règle n'est pas applicable, si la localité possède un établissement spécial pour le traitement des malades.

C'est au médecin à décider si un malade peut être soigné à domicile ou s'il doit être conduit à l'hôpital. Dans ce dernier cas, il doit tenir compte de la nature du domicile, du caractère de la maladie, de la distance où se trouve l'hôpital, etc.

Généralement cependant aucun malade ne pourra être emmené hors de son domicile sans l'autorisation du chef de famille, il ne sera passé outre que dans les cas exceptionnels, sur un ordre de la police ou du Comité d'hygiène du district.

Il est défendu de transporter un malade contagieux d'une maison privée dans une autre sans l'autorisation de la police ; en cas d'autorisation, c'est elle qui doit prendre les dispositions nécessaires pour empêcher les progrès de la contagion.

Lorsqu'un contagieux est soigné à domicile, le médecin doit veiller à ce que les prescriptions sanitaires soient rigoureusement suivies et la police doit en contrôler l'exécution.

Règles concernant l'organisation des hôpitaux pour les maladies conta-

GIEUSES. — *A*. Le bâtiment doit être isolé et à découvert, situé s'il est possible hors des quartiers habités, mais pas trop éloignés cependant afin que les malades puissent être transportés sans difficultés et sans souffrances.

B. — Il ne doit y avoir aucune communication entre l'hôpital et les alentours. Si cela est nécessaire, il faut établir une séparation absolue.

C. — L'établissement doit disposer d'une place suffisante pour chaque malade; les lits seront séparés de 75 à 90 centimètres au moins et chaque malade aura 14 mètres cubes [1]. Les convalescents doivent être placés à part. Il doit y avoir dans l'hôpital des salles de réserve pour que les salles occupées puissent de temps à autre être évacuées et soigneusement purifiées.

D. — L'air de l'hôpital doit être maintenu frais et pur; la plus grande propreté doit y régner tant pour le mobilier que pour les parties fixes.

E. — Les vêtements des malades doivent être déposés dans une pièce à part et soigneusement désinfectés avant de leur être rendus.

F. — Les convalescents doivent être tenus isolés jusqu'à leur sortie de l'établissement.

MESURES D'ISOLEMENT. — Autant que possible les malades contagieux devront être isolés des personnes bien portantes. Là où l'isolement ne peut s'appliquer à la maison entière ou à tout un étage, il doit y être établi partiellement, comme par exemple les appartements qui ont une entrée séparée; le personnel chargé des malades devra s'abstenir de tout contact avec les autres habitants du lieu.

La police peut, dans les cas graves, empêcher toutes communications entre une maison et le voisinage d'après une Ordonnance du 13 novembre 1883.

Lorsque l'isolement n'aura pas été établi la police devra suspendre à une place bien visible de la demeure du malade une tablette noire portant le nom de la maladie. Cet écriteau ne pourra être enlevé et l'isolement rompu, qu'après déclaration du médecin certifiant que tout danger de contagion a disparu.

Dans les maladies infectieuses moins graves, les malades sont simplement obligés d'éviter tout rapport direct avec les personnes étrangères et de s'abstenir de fréquenter les lieux publics.

DÉSINFECTION. — Aussitôt qu'un malade est parti pour l'hôpital, ou s'il est soigné à domicile aussitôt son rétablissement ou son décès, tous ses effets doivent être purifiés conformément aux prescriptions du règlement spécia relatif aux épidémies.

Le malade et les personnes qui ont été en rapport avec lui devront se nettoyer avec le plus grand soin.

Des établissements de désinfection devront être ouverts partout où cela sera possible; ils seront placés sous la surveillance d'un agent de police et d'un homme compétent.

Tous les objets qui ont été en contact direct avec un malade contagieux ne devront plus servir à aucun autre usage ni être transportés avant d'avoir été désinfectés selon les règlements en vigueur.

[1] Cette règle date de 1835. En Angleterre, on exige 52 mètres cubes.

L'importation de literie ou de lingerie venant de pays où règne une épidémie est interdite.

Le corps d'une personne, morte dans son domicile d'une maladie contagieuse, doit être déposé de suite dans une chambre isolée. On observera à son égard les instructions relatives à la désinfection, jusqu'à l'enterrement qui aura lieu à l'expiration du terme indiqué par la loi, à moins de déclaration contraire du médecin réclamant l'urgence d'une prompte inhumation.

Les cercueils doivent être étanches et les fosses avoir pour le moins $1^{m},80$ de profondeur.

Les personnes qui se sont occupées d'ensevelir le mort, de le mettre dans son cercueil, ainsi que celles qui ont été d'une manière quelconque en contact avec le cadavre, doivent être soumises à la désinfection.

Il n'est pas permis à ceux qui assistent aux obsèques de se réunir dans la maison mortuaire.

Mesures relatives aux maladies contagieuses dans les écoles (*Rundverfügung du 14 juillet* 1884). — I. Les principales maladies, qui, en raison de leur contagiosité, nécessitent pour les écoles des prescriptions spéciales, sont :

a). Le choléra, la dysenterie, la rougeole, la fièvre scarlatine, la diphtérie, la variole, le typhus exanthématique, et la fièvre récurrente.

b). Le typhus abdominalis, l'ophtalmie contagieuse, la gale et enfin la coqueluche aussi longtemps qu'elle est accompagnée d'une toux spasmodique.

II. — Les enfants, affectés d'une des maladies ci-dessus mentionnées, ne doivent pas fréquenter l'école.

III. — Il en est de même des enfants bien portants ayant dans leur famille un cas de maladie compris à l'article I *a*, à moins qu'un certificat médical ne constate que l'enfant est chez lui suffisamment isolé et à l'abri de la contagion.

IV. — Les enfants, qui présentent les conditions prévues par les articles II et III, doivent être exclus de l'école jusqu'à ce que le médecin ait certifié que la propagation de la maladie n'est plus à craindre de leur part, ou tant que le terme assigné à la maladie par l'expérience n'est pas entièrement écoulé. La durée normale est évaluée à six semaines pour la fièvre scarlatine et la petite vérole, à quatre semaines pour la rougeole et la rubéole. Avant la rentrée de l'enfant à l'école, ses vêtements doivent être soigneusement désinfectés.

V. — Le directeur de l'école est responsable de la stricte observation des règles énoncées dans les articles II et IV. Toutes les fois qu'un enfant ne fréquente plus l'école pour cause de maladie contagieuse, la police locale sera informée de suite.

VI. — Lorsqu'il arrive dans un internat un cas de maladie contagieuse, il ne doit être permis à aucun élève de retourner dans sa famille tant que la maladie dure, ni immédiatement après qu'elle a cessé, à moins que, d'après le médecin, son départ ne puisse favoriser en rien la propagation et que tous les moyens de désinfection prescrits aient été mis en pratique.

VII. — Lorsqu'une personne demeurant dans le bâtiment de l'école ou qu'une autre domiciliée ailleurs, mais appartenant à l'école, est atteinte d'une des maladies énumérées à l'article I, la Commission de l'école et la police locale doivent être averties sans délai. Celle-ci devra, avec l'aide d'un médecin, isoler le malade autant que possible et instruire le maire de l'arrondissement (*Amthauptmann*) de l'état des choses et des dispositions prises. Le maire décide ensuite de concert avec le médecin du district si l'école doit être fermée et quelles sont les mesures commandées pour la circonstance.

VIII.— Lorsqu'une maladie éclate dans une localité où se trouve une école ou dans les environs, les instituteurs et la Commission s'occuperont de faire entretenir une grande propreté dans l'emplacement du bâtiment et dans ses dépendances; de faire aérer soigneusement les classes et les salles d'étude; de faire nettoyer journellement les classes et les latrines en ayant soin toutefois que l'exécution de ces mesures ne soit pas confiée aux élèves de l'école.

Dans l'intervalle des classes, l'air doit être renouvelé ainsi que celui des salles d'études et des dortoirs après la sortie des élèves. Les lieux d'aisances doivent être régulièrement désinfectés.

Ces prescriptions s'appliquent aussi aux appartements mentionnés au n° VI.

IX. — La fermeture d'une école tout entière ou de certaines classes a lieu en vertu d'une décision prise par le maire (*Amthauptmann*) de concert avec le médecin du district. Dans un cas urgent, la Commission de l'école et la police locale peuvent, sur l'avis d'un médecin, résoudre la question, à la condition d'en informer de suite l'autorité supérieure.

X. — L'école ou la classe ne peut être rouverte qu'après nettoyage et désinfection complète du local. C'est au maire, sur l'avis du *Kreisphysicus*, qu'il appartient de prendre une décision à cet égard.

XI. — Les prescriptions comprises dans les articles I à X sont applicables aussi aux écoles et institutions privées.

Syphilis (*Regulativ du* 8 *août* 1835. *Minist. Verfügung du* 1er *avril* 1884). — En ce qui concerne la syphilis voici les dispositions adoptées :

Si le médecin juge que la maladie cachée pourrait avoir des suites fâcheuses pour le malade ou le public, la police devra être avertie. Les médecins civils qui traitent des soldats syphilitiques sont tenus de prévenir le commandant ou le médecin militaire en chef.

Les médecins, surtout ceux des hôpitaux, doivent s'enquérir auprès du malade pour savoir l'origine de la maladie, afin que les personnes dépourvues de moyens d'existence, qui ne feraient rien pour se guérir, soient soumises à une inspection et suivent un traitement.

La même obligation est imposée aux médecins militaires.

En vertu de la loi du 11 mars 1850 une inspection périodique est installée dans les grandes villes pour les femmes qui vivent de la débauche et pour les filles de mauvaises mœurs qui ont été déjà traitées pour cause de syphilis.

Les hôpitaux (*Minist. Verfügung du* 11 *avril* 1886. — *Runderlass du* 3 *avril* 1883). — Tous les hôpitaux sont placés sous la surveillance de l'État et doivent être visités chaque année par le médecin du district qui dressera un procès-verbal contenant des indications sur :

— La situation et le genre de construction de l'hôpital :

— La qualité de l'eau potable ;

— Les égouts, les latrines et la distance qui les sépare de la fontaine ;

— La disposition des escaliers, des vestibules et des corridors ;

— Le nombre et la disposition des salles de malades ; spécifier s'il y en a de séparées pour les varioleux, les galeux, les syphilitiques et les aliénés ;

— Le chauffage et la ventilation :

— La qualité de l'air dans les salles ;

— Les planchers, les portes et les fenêtres ;

— Les dimensions, le matériel, le placement et l'arrangement des lits ;

— Les appareils de lavage ;

— L'éclairage ;

— Les chambres du personnel et des gardes-malades ;

— Les latrines placées dans l'intérieur même du bâtiment ;

— Les chambres renfermant le linge et les habits, la nature du linge à blanchir ;

— Les pièces affectées aux objets usuels ;

— L'alimentation, la cuisine et la buanderie ;

— La chambre des morts.

Dès que le choléra, le typhus exanthématique, la fièvre récurrente, la dysenterie, si elle a un caractère grave, ou la fièvre scarlatine se déclarent dans l'hôpital, le directeur doit aussitôt en instruire la police.

En même temps et dans le cas où il n'existerait pas de bâtiments séparés pour les maladies contagieuses, il établira le meilleur isolement possible.

Si la petite vérole éclate dans un hôpital dépourvu de local spécial pour les varioleux, les autres malades seront sur-le-champ revaccinés.

Pour les malades attaqués d'une autre maladie contagieuse que celles indiquées plus haut, on prendra les mêmes mesures surtout au point de vue de l'isolement.

Après chaque cas de guérison ou de décès il sera procédé à une désinfection sérieuse.

Cadavres et sépultures (*Rundverfügung du* 21 *novembre* 1801. *Verordnung du* 27 *juin* 1845). — Il est interdit d'exposer les corps des défunts dans les églises. Les autorités sont chargées du soin d'établir des dépôts mortuaires convenables.

Le lavage et l'ensevelissement des corps sont interdits aux sages-femmes.

Il est défendu d'exposer les cadavres des personnes décédées à la suite d'une maladie contagieuse (V. plus haut), et les corps ne peuvent pas être transportés hors d'un lieu où règne une épidémie.

Pour le transport, les cadavres doivent être déposés dans un cercueil fermé solidement et renfermé dans une autre bière imperméable à l'air. En outre, il faudra une attestation du médecin du district déclarant qu'au point de vue sanitaire le transport n'offre aucun inconvénient.

Le corps des personnes mortes de choléra ne peut, dans aucun cas, être transporté. L'enterrement ne peut avoir lieu que quarante-huit heures après le décès.

Cimetières. — Il n'y a pas de loi générale concernant l'établissement des cimetières, mais les hygiénistes ont adopté certaines conventions.

Le cimetière doit se trouver placé à 200 mètres de distance des habitations les plus proches; il ne doit pas y avoir, sur le terrain, de fontaines fournissant de l'eau pour l'alimentation et le puits le plus rapproché doit être éloigné d'au moins 200 mètres.

On doit en outre rechercher la position des eaux souterraines dans l'endroit le plus élevé et sur le point le plus bas de l'emplacement choisi, pour s'assurer que l'eau du cimetière ne peut se frayer un passage jusqu'à un cours d'eau découvert.

Protection des enfants en bas age (*Rundverfügung du* 18 *juillet* 1874. *Minist. Verfügung du* 25 *août* 1880). — Toutes les personnes qui reçoivent contre paiement des enfants étrangers pour en prendre soin sont placées sous la surveillance de la police et tenues d'avertir celle-ci de l'arrivée de chaque nouvel enfant.

Il appartient à chaque commune d'établir des règles détaillées à cet égard, en tenant compte des observations suivantes :

I. — Les personnes qui, moyennant une rétribution, veulent soigner des enfants au-dessous de six ans doivent en avoir l'autorisation de la police.

II. — Cette permission n'est accordée qu'à des gens placés dans des conditions d'existence convenables et habitant des logements appropriés.

III. — A chaque changement de domicile la permission doit être renouvelée.

IV. — Si un enfant est mal soigné, ou que la personne chargée de le garder tombe dans une mauvaise situation, la permission est retirée.

V. — La police ou la personne désignée doit avoir libre accès auprès des petits pensionnaires afin d'obtenir des renseignements précis sur leur état.

VI. — L'entrée et la sortie de chaque enfant doivent être signalées à la police.

VII. — Les déclarations doivent mentionner le nom de l'enfant, le lieu et le jour de sa naissance, le nom et le domicile de ses parents; si l'enfant est illégitime, le nom et l'adresse de sa mère et de son tuteur.

VIII. — Les contrevenants à ces règles sont passibles d'une amende de 37 fr. 50, ou d'un emprisonnement en cas d'insolvabilité.

Jardins d'enfants et salles d'asile (*Kleinkinder-Bewahranstalten*). — Les jardins d'enfants et les salles d'asile sont placés sous la surveillance des Commissions scolaires de leurs districts.

Pour fonder un établissement de cette nature, il faut une autorisation spéciale qui n'est accordée qu'à des personnes honorables, mariées ou veuves, disposant d'un local spacieux et salubre.

Contamination des eaux courantes. — Il n'existe pas de règlement en Allemagne pour la contamination des rivières et des eaux courantes, mais toutes les demandes faites par les villes en vue d'amener les eaux d'égouts dans les rivières voisines ont été repoussées par décision ministérielle.

Sur ces questions ainsi que sur la canalisation dans les villes, la députation scientifique des affaires médicales (*Die wissenschaftliche Deputation für das Medicinalwesen*) a fait un rapport très étendu qui n'a pas encore donné naissance à des prescriptions légales.

C'est encore au Ministre qu'il appartient de prendre une décision dans chaque cas particulier.

Mesures hygiéniques a prendre en cas d'inondations (*Ministerialverfügung du 1er janvier* 1883). — Les dispositions de cet arrêté consistent à recommander aux habitants de ne pas rentrer dans des demeures inondées avant que celles-ci ne soient parfaitement séchées, nettoyées et désinfectées.

Il y est prescrit en outre de renouveler le remblai du plancher et d'examiner attentivement si les fosses d'aisances n'ont pas de fissures.

Dispositions relatives aux constructions. — Il n'y a pas, pour tout l'Empire, de règlement général sur les constructions; le soin d'établir des règlements particuliers est laissé à chaque localité.

Une ordonnance du 15 février 1882, en vigueur dans toute la Prusse, exige que, dans les maisons pourvues d'un chauffage central (*Luftheizung*), les tuyaux d'air et les chambres de chauffe soient nettoyés avec des linges mouillés à des intervalles fixes de quatre semaines.

L'usage des clefs dans les cheminées et les poêles est prohibé ; des portes à fermeture hermétique leur sont substituées.

La Bavière, seule parmi les autres Etats allemands, a adopté un règlement général sur les constructions qui renferme les dispositions suivantes :

Lorsqu'une ville, un bourg ou un village doit être construit en totalité ou en partie, il faut tenir compte dans les plans ou projets de la hauteur du terrain, de la présence des eaux souterraines et de la déclivité du sol en vue de l'écoulement et du dessèchement des eaux ménagères.

Les terrains où l'on se propose d'élever de nouvelles constructions doivent remplir les conditions exigées par l'hygiène publique, ou tout au moins être mis en état d'y satisfaire.

C'est à la Commission des bâtiments qu'il faut demander l'autorisation de construire de nouvelles maisons, de creuser un puits, une cave, d'établir un égout, une canalisation, un lieu d'aisances, une fosse pour le fumier et les immondices, etc. Il en est de même s'il s'agit d'augmenter ou de diminuer un local quelconque.

Les cheminées, les tuyaux de chute ou de ventilation des latrines, etc., doivent être construits de manière à ne pas incommoder les voisins ou compromettre la salubrité publique.

Les maisons ne doivent pas surpasser en hauteur la largeur de la rue; en aucun cas elles ne peuvent dépasser 22 mètres et comprendre plus de cinq, étages y compris les mansardes. Le plancher des logements habités doit se trouver à 0m,30 au moins au-dessus du niveau du sol. Cette limite peut être réduite ou augmentée, si la Commission en reconnait la nécessité en raison de la nature du terrain ; quelquefois le plancher devra être isolé du sol par une couche de béton. La Commission peut, le cas échéant, faire établir une ventilation convenable.

Il faut éviter de laisser des coins ou des impasses entre les bâtiments; lorsqu'il en existe, il est défendu d'y placer une fosse d'aisances ou d'y amener des eaux sales.

Toutes les maisons doivent avoir des cours proportionnées à la hauteur du bâtiment. Les trous à fumier et les fosses seront placés à un mètre au moins de distance des habitations et disposés de telle sorte qu'il ne puisse se produire aucun écoulement des liquides contre la maison.

La hauteur des chambres habitées doit être de 2m,75 au minimum, dans les villes de plus de 7,000 habitants, et de 2m,60 dans celles de population moindre; chaque pièce de l'appartement, cuisine et cabinet d'aisances, doit avoir au moins une fenêtre permettant l'aération directe.

Il est interdit de badigeonner les bâtiments avec du blanc de chaux pur ou autres couleurs criardes.

Pour les petites localités, privées de règlements locaux sur les constructions, et pour les campagnes, on peut s'écarter des règles ci-dessus indiquées, si la Commission des bâtiments ne s'y oppose pas. Toutefois le minimum de hauteur admissible ne peut descendre au-dessous de 2m,40 et chaque pièce doit avoir une fenêtre.

Dans toutes ces questions les autorités médicales doivent être consultées en ce qui concerne la partie hygiénique.

CHAPITRE II

BERLIN

GÉNÉRALITÉS. — ADMINISTRATION SANITAIRE — Bureau de statistique. — Règlements sur les constructions. — Hôtelleries et débits de boissons. — Garnis. — Dispositions sanitaires relatives à l'air. — Dispositions sanitaires rélatives à l'eau. — Denrées alimentaires. — Contrôle relatif au commerce des denrées. — Inspection des viandes. — Les halles. — Commerce du lait. — Cuisines économiques. — Dispositions sanitaires relatives au sol. — Nettoyage de la voirie. — Système de latrines. — Canalisation. — Champs d'irrigation. — Etables et écuries. — Marchés aux bestiaux et abattoir. — Mesures préventives contre les maladies contagieuses. — Vaccination. — Hôpitaux d'isolement. — Désinfection. — Dépôts mortuaires, lieux de sépulture. — Prostitution. — Bâtiments publics. — Habitations ouvrières. — Hygiène des fabriques. — Hygiène des écoles.

Généralités. — La ville de Berlin, située dans la plaine de l'Allemagne du Nord, sur les bords de la Sprée, couvre une surface d'un peu plus de soixante kilomètres carrés. Le terrain, dont le niveau n'est qu'à 30 mètres au-dessus de la mer, est uniformément plat.

La ville s'est rapidement agrandie dans le cours des vingt dernières années. Sa population, qui en 1870 était de 700,000, se monte à présent à 1,400,000 âmes.

Des travaux sanitaires très étendus ont été exécutés dans l'intérêt de la salubrité publique, et cette ville a ainsi mérité de conserver son rang de capitale dans le nouvel empire d'Allemagne.

Dans toutes les branches de l'administration l'on rencontre un ordre et une discipline exemplaires, faisant partie pour ainsi dire du caractère national, mais fortifiés encore par l'esprit militaire qui, à la suite des derniers événements, a posé son empreinte sur le peuple tout entier.

En ce qui concerne l'hygiène publique, Berlin a pris Londres pour modèle et comme les institutions hygiéniques de l'Angleterre sont incontestablement les plus perfectionnees, celles de Berlin doivent être placées aussi au premier rang.

A Berlin, comme dans toutes les villes allemandes, le chiffre de la mortalité générale est très élevé : sa moyenne dans les dix dernières années a été de 27 p. 1,000 habitants ; cela tient principalement à la quantité anormale de décès dans la première année de l'enfance, laquelle est de 24 p. 1,000 parmi les enfants légitimes, et de 52 p. 1,000 parmi les enfants naturels, soit en moyenne 38 p. 1,000.

Les bons effets produits par les récents travaux hygiéniques se manifestent clairement dans la diminution de la fièvre typhoïde.

Sur 10,000 habitants, il en succombait en moyenne, par suite de cette maladie :

De 1870 à 1874.................	9,7
De 1875 à 1879.................	5,4
De 1880 à 1884.................	2,9
De 1885 à 1888.................	1,4

Administration sanitaire. — La ville de Berlin forme à elle seule un gouvernement (*Regierung*) qui fait partie de la province de Brandebourg ; le chef du Gouvernement de la ville est en même temps Préfet de police (*Polizeipräsident*). A ses côtés, un Conseiller médical (*Regierungs-Medicinalrath*) et son adjoint (*Hülsfsarbeiter*) ont la direction des affaires sanitaires et médicales.

Comme les autres gouvernements, la ville de Berlin est divisée en districts, (*Hauptmannschaften*) au nombre de dix dont chacun a son chef de police (*Polizei-Hautpmann*) et son médecin particulier (*Kreisphysicus*), hygiéniste préposé au service sanitaire du district.

Les médecins des districts s'assemblent une fois par mois, sous la présidence du conseiller médical du gouvernement, pour délibérer sur les questions relatives à l'hygiène et aux soins des malades.

Ces fonctionnaires, qui sont à la tête des affaires médicales, exercent en même temps le contrôle au nom de l'Etat. La mise à exécution rentre dans les attributions des autorités communales, le bourgmestre, les échevins et le Conseil municipal.

Des Commissions nommées par les autorités urbaines s'occupent de la salubrité publique : l'une est chargée spécialement de la surveillance des hôpitaux et des asiles, l'autre a sous sa dépendance les travaux publics (*Baudeputation*), etc.

Conformément aux règlements sur les épidémies (*Regulativ von* 1835), il existe une Commission d'hygiène publique (*Sanitatskommission*) pour l'ensemble de la ville et des Commissions locales pour les différents districts formant ensemble les autorités consultatives dans toutes les questions intéressant la santé publique.

Leur compétence et leurs attributions sont les mêmes à Berlin que dans le reste du pays.

Bureau de statistique. — Depuis l'année 1872, Berlin possède une administration statistique propre qui se charge aussi de tenir les registres utiles au service de la police.

Voici les attributions de ce bureau :

I. — Le dénombrement de la population par rapport à la position sociale, aux moyens d'existence, à la demeure et à la profession de chaque habitant :

II. — Les naissances et les décès ;

III. — L'émigration et les immigrations ;

IV. — La statistique des maladies chez les pauvres et dans les établissements de l'Assistance publique, ainsi que celle des maladies infectieuses basée sur les déclarations obligatoires, les cas de maladies et de décès dans les Associations ouvrières ;

V. — La statistique de l'Assistance publique ;

VI. — L'ensemble des observations météorologiques et hydrométriques ;

VII. — La statistique des fabriques (salaires, etc.), celle des écoles, etc.

Le bureau est chargé, en outre, de rassembler les matériaux se rattachant à l'économie sociale dans tous ses détails.

Règlements sur les constructions (*Bau-Polizei-Ordnung du 21 décembre* 1886). — Les terrains récemment acquis peuvent être couverts de constructions jusqu'au deux tiers et les terrains plus anciens jusqu'au trois quarts de leur surface.

Les bâtiments élevés sur un même terrain doivent être séparés par des cours de 60 mètres carrés de superficie et de 6 mètres de largeur au minimum ; la largeur des maisons ne doit pas dépasser 18 mètres.

Leur hauteur ne doit pas dépasser la largeur de la rue et, n'être, dans aucun cas, supérieure à 22 mètres. Si la maison est construite sur deux rues d'inégale largeur, elle aura une hauteur égale à la moyenne.

Les bâtiments élevés dans l'enceinte des terrains ne peuvent pas dépasser de plus de 6 mètres la largeur de la cour.

Les réceptacles à immondices doivent être imperméables et pourvus d'un couvercle à fermeture hermétique ; les eaux sales et ménagères doivent être déversées par des tuyaux étanches, et les excréments évacués soit dans l'égout soit dans les tinettes mobiles.

L'endroit où ces tinettes sont déposées doit être hermétiquement fermé et recouvert d'un plancher étanche.

Le plancher d'une écurie doit également être imperméable et les déjections recueillies dans des réservoirs étanches ; la porte ne doit pas s'ouvrir dans la rue.

Chaque terrain bâti doit être approvisionné d'une quantité abondante d'eau potable.

Les tuyaux d'écoulement pour les immondices doivent s'élever jusqu'au-dessus du toit afin d'assurer une ventilation suffisante.

Pour obtenir la permission de bâtir, il faut s'adresser à la police qui l'accorde après avoir inspecté les lieux. Quand les murs sont construits, on procède à une nouvelle inspection et l'on fixe le moment où les travaux de crépissage pourront commencer.

Une maison d'habitation ne peut être crépie que six semaines après l'achèvement de la maçonnerie.

Aucune maison ne peut avoir plus de cinq étages. Toutes les pièces destinées à l'habitation doivent être sèches et avoir des fenêtres de grandeur suffisante, placées dans le mur de la rue ou de la cour de dimensions réglementaires.

Pour les chambres qui, selon leurs destinations, doivent être éclairées par en haut, il est permis de tolérer des châssis à condition que l'on y établisse une ventilation suffisante.

Les pièces où l'on doit séjourner doivent avoir au minimum $2^{m},50$ de hauteur et ne pas se trouver à plus de $0^{m},50$ au-dessous du sol environnant.

Il est défendu d'établir des sous-sols du côté de la cour, si la largeur de celle-ci est moindre que la hauteur des maisons avoisinantes.

Le plancher des appartements doit se trouver à $0^{m},40$ au moins au-dessus du niveau maximum des eaux souterraines et être préservé de l'air et de l'humidité du sol à l'aide d'une substance imperméable quelconque.

Les murs des sous-sols doivent également être revêtus d'une couche préservatrice de même nature.

Les cabinets d'aisances et la chambre de bain doivent recevoir l'air et la lumière du côté de la rue, de la cour d'entrée ou d'une courette découverte de 10 mètres carrés au minimum et de deux mètres de largeur ; les premiers ne doivent pas être placés sous des chambres habitées.

Les couloirs et corridors qui ne communiquent pas directement avec l'air extérieur au moyen de fenêtres, seront munis de tuyaux ventilateurs, ayant au moins une section de 250 centimètres carrés.

Les dispositions de ce règlement doivent être appliquées aussi pour les maisons déjà existantes du moment que cela est jugé nécessaire pour le bien public.

Hôtelleries et débits de boissons (*Polizei Verordnung du* 30 *janvier* 1880). — Les auberges et débits de boissons doivent être situés dans une rue complètement achevée et bien éclairée; tenus éloignés des maisons mal famées, ils devront être suffisamment aérés et garantis contre l'humidité.

Les chambres à coucher doivent être d'une grandeur suffisante ; le local fourni abondamment d'eau et pourvu d'urinoirs placés à distance et bien aérés.

Garnis (*Polizei Verordnung du* 17 *décembre* 1880). — I. — Il est interdit de loger, contre paiement, des personnes pour la nuit dans son propre domicile, si les chambres, qui le composent, ne remplissent pas les conditions suivantes :

a. Chaque personne doit avoir pour sa part au moins 3 mètres carrés de surface et 10 mètres cubes d'air. Le volume d'air exigé est réduit à la moitié pour les enfants au-dessous de six ans, et aux deux tiers pour ceux de six à quatorze ans.

b. Les chambres ne doivent pas être en communication directe avec les lieux d'aisances.

II. — Chaque sexe doit être logé dans une pièce séparée.

III. — Quiconque loge des étrangers à la nuit doit en avertir la police dans l'espace de six jours, par l'envoi d'un bulletin rédigé conformément à la formule ci-après :

Le soussigné loue dans sa demeure, rue ...... n° ...... étage, ... des lits pour la nuit aux ...... hommes et femmes.

Sa propre famille se compose de ...... personnes, dont ...... garçons et ...... filles au-dessous de 6 ans; ...... garçons et ...... filles de 6 à 14 ans et ...... autres personnes ...... hommes et ...... de femmes.

Sont employées au couchage les pièces suivantes :

N° 1. Longueur .... Largeur .... Hauteur ....
N° 2. — — —
N° 3. — — —

(Le nom du lieu et la date.) (Le nom et la profession du logeur.

Ces indications sont vérifiées par la police qui délivre ensuite un permis de recevoir le nombre de personnes déterminé par la loi.

Les mêmes conditions sont imposées concernant l'espace et l'air à ceux qui hébergent la nuit des gens sans feu ni lieu (dans des locaux nommés *Pennen*); mais, en outre, il est prescrit d'avoir pour chaque personne un lit à part avec coussin, paillasse, et couverture de laine si la pièce n'est pas chauffée jusqu'à une température de 12° C. Tous les mois la literie doit être lavée et la paille renouvelée.

Chaque pièce doit avoir un lavabo, des vases de nuit propres et de l'eau potable à boire.

Les chambres doivent être aérées de 9 heures à 11 heures et de 2 heures à 4 heures, balayées chaque jour et lavées une fois par semaine, ainsi que les lieux d'aisances.

Tous les six mois le toit et les murs doivent être blanchis à la chaux. Tout cas de maladie accompagnée de fièvre doit être sans retard déclaré à la police.

Dispositions sanitaires relatives a l'air. — La ville de Berlin ne possédait pas, dans son enceinte, de parcs un peu étendus, mais aujourd'hui son *Thiergarten*, vaste jardin environné de quartiers nouvellement bâtis, devient pour la ville un précieux réservoir d'air. Il couvre une superficie de 250 hectares. C'est là qu'aboutit la principale rue de la ville, *Unter den Linden*, plantée d'arbres dans toute sa longueur.

Partout où il était possible de le faire on a établi de petits squares ; notamment aux alentours des églises, lors de la régularisation des vieux quartiers de la ville, et aux endroits où plusieurs rues viennent aboutir.

Dans ces dernières années, on a créé aussi une cinquantaine de places publiques plantées d'arbres et ayant en tout une étendue de 30 hectares.

Les anciens marchés, devenus inutiles par la construction des halles, seront également convertis en plantations.

Aux confins de la ville, dans des terrains disponibles, on a créé de grands parcs, le *Humboldthain* au Nord, qui a 35 hectares ; le *Friedrichshain* au Nord-Est, de 52 hectares ; celui de *Treptow* au Sud-Est, de 90 hectares, et le petit *Thiergarten* au Nord-Ouest, qui n'a que 6 hectares et demi.

Pour les conditions d'aération dans l'intérieur des maisons, l'Allemagne occupe l'une des premières places, car elle fait preuve d'une tendance libérale opposée à la vieille crainte des refroidissements.

Cela se remarque dans l'organisation de la ventilation des hôpitaux, des écoles et autres bâtiments publics, aussi bien que dans les habitations privées.

A l'égard des hôpitaux, il se manifeste une tendance générale à s'affranchir des systèmes compliqués de chauffage et de ventilation centrale, en vogue il y a quelques années.

On a reconnu, comme en Angleterre, par une expérience chèrement acquise, que ces appareils compliqués rendent peu de services s'ils ne sont dirigés par des hommes compétents, sans compter que les dérangements inévitables dans leur application occasionnent souvent de grands dangers.

Il existe en Allemagne un appareil de chauffage particulier qu'on désigne sous le nom de *Mantelofen* (poêle à manteau); en usage autrefois exclusivement dans les maisons particulières, on lui a maintenant reconnu tant de qualités qu'il est introduit dans les écoles et même dans les hôpitaux (*Tempelhof*, *Bethanien*) de Berlin.

Bien que sa construction diffère de celle des cheminées anglaises à ventilation (de Douglas Galton et de Boyle and Son, p. 59 et 102), l'idée est cependant la même, c'est-à-dire que l'air extérieur mis en contact avec le poêle pénètre, déjà réchauffé, dans les chambres.

Le poêle lui-même est en fonte, entouré d'un manteau de tôle et de faïence, entre lesquels est réservé un espace vide. Vers le bas, entre le manteau et le poêle, se trouve l'orifice du tuyau d'appel qui amène directement l'air du dehors dans la chambre. Il y a de même des ouvertures à la partie inférieure du manteau à l'intérieur de la pièce. Les unes et les autres peuvent être fermées au moyen de clefs. Le manteau est surmonté d'une grille.

Lorsqu'on veut réchauffer seulement l'air de la chambre, le tuyau de l'air extérieur reste fermé et on ouvre la clef du côté de la chambre ; l'air froid au-dessus du plancher se précipite vers le bas du manteau et revient réchauffé par le haut. Cette circulation a bientôt ramené la chaleur dans la pièce.

Lorsqu'on a besoin de renouveler complètement l'air, on ouvre le tuyau d'appel et on ferme la clef du côté de la chambre. L'air vicié sort alors par des tuyaux d'échappement convenablement placés. Ces derniers sont disposés de telle façon qu'ils sont échauffés par les conduits de fumée du poêle.

En peu de temps l'air de la chambre est ainsi renouvelé sans qu'il résulte un abaissement de température ou un inconvénient quelconque.

On peut se passer de tuyaux d'évent là où l'air n'a pas besoin d'être renouvelé promptement. Une partie de l'air vicié s'échappe alors par le poêle et entretient la combustion. La pression de l'air chaud qui entre, chasse une autre portion d'air vicié qui sort par les interstices des fenêtres et des portes; il se forme ainsi un courant d'air chaud qui sort de la chambre, tandis que dans le chauffage ordinaire l'air froid y pénètre.

En posant des tuyaux entre le manteau et les autres pièces on peut réchauffer l'air par le même poêle. Chacun de ces tuyaux est muni d'une clef de fermeture, de sorte qu'on peut établir en petit un chauffage central.

Les avantages de ce mode de chauffage et d'aérage sont évidents : installation simple et peu coûteuse; chaque pièce chauffée et aérée indépendamment des autres; dérangement impossible; nul besoin de connaissances spéciales.

Le manteau préserve la chambre d'une chaleur excessive produite par le rayonnement.

Les poêles à manteau se chauffent soit directement dans la chambre, soit au dehors, et constituent les poêles à chauffage continu que l'on alimente par en haut.

Le plus simple de cette espèce est le *Meidinger Ofen*, qui se compose d'un cylindre fermé par un couvercle par lequel on opère le chargement ; le tuyau qui sert à l'échappement de la fumée est placé en haut et de côté ; la grille se trouve en bas, le combustible employé est du coke.

Ce poêle fut construit par le professeur Meidinger pour l'expédition de Koldewey au pôle Nord et rendit d'excellents services. Il a été fabriqué par l'usine de Kaiserslautern.

Cette même usine a construit depuis un grand nombre de types différents.

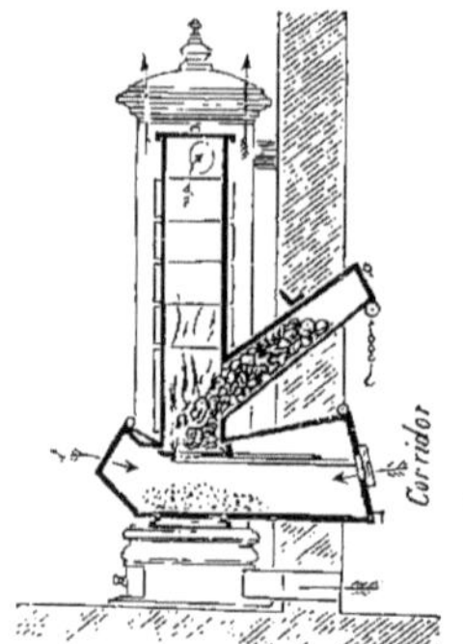

Fig. 159. — Coupe du Zimmerschachtofen.

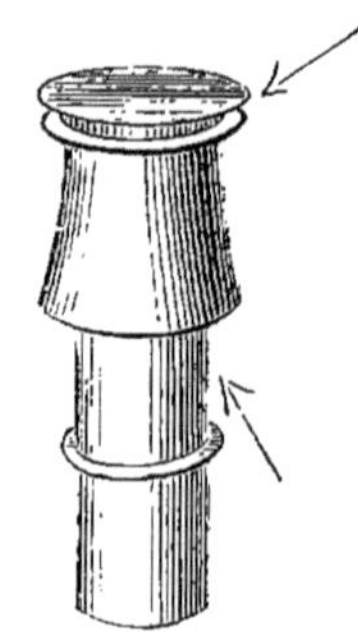

Fig. 160. — Ventilateur Luftsauger.

La figure 159 représente la coupe d'un *Zimmerschachtofen* qui s'allume du côté du corridor et qui est fréquemment employé dans les hôpitaux, les écoles, les prisons, les salles de réunion, etc., etc.

Un appareil qui fait pendant aux air-pumps ventilators anglais et aux aspirateurs français est celui que les Allemands appellent *Luftsauger* (pompeur d'air).

Le plus répandu et le meilleur, construit par le professeur Wolpert, est reproduit figure 160. La construction en est remarquablement simple et pourtant d'un effet puissant, on l'ajoute soit à des tuyaux de fumée, soit à des tuyaux de ventilation.

Un autre appareil de ventilation dont on se sert dans les appartements est celui représenté par la figure 161. Il a été construit par Sarazin et fabriqué à Kaiserslautern. Il peut s'adapter à n'importe quelle sorte de tuyaux d'aspiration. Si ce dernier n'est pas en communication avec quelque autre foyer de chaleur, il peut être chauffé au moyen d'une simple lampe ; il convient parfaitement à la ventilation des cabinets d'aisances.

La figure 162 montre du reste comment il a été appliqué aux cabinets d'aisances communs qui existent en Allemagne et qui ont un tuyau de chute aboutissant à une fosse fixe ou mobile.

En Allemagne, comme en France, il existe des ventilateurs mécaniques, mis en mouvement par l'eau de distribution. Le meilleur est celui qu'on appelle *Aérophore* construit par Treutler et Schwartz à Berlin. Il se compose d'un

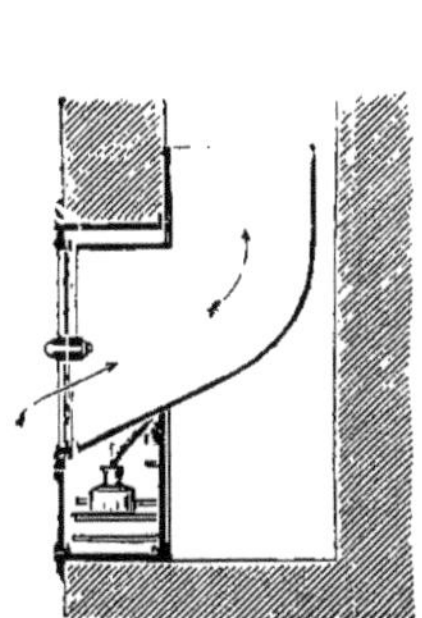

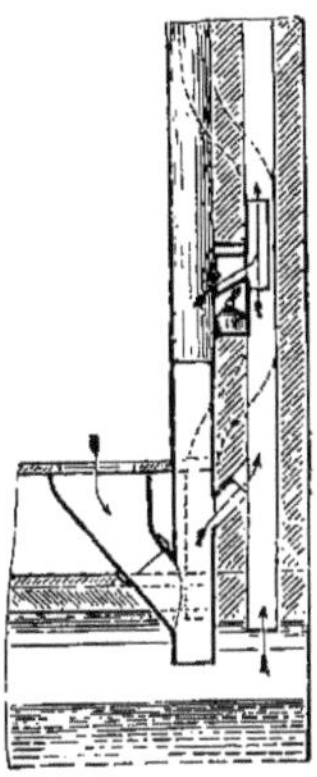

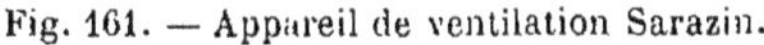

Fig. 161. — Appareil de ventilation Sarazin.

Fig. 162. — Application d'un ventilateur Sarazin à un cabinet d'aisances.

tuyau dans lequel s'emboîte un soufflet mis en jeu par un jet d'eau fourni par l'eau distribuée. Suivant la position que l'on donne au soufflet, l'appareil peut servir à chasser l'air ou à l'aspirer.

Comme il ne fonctionne que par des parties mobiles, le frottement le détériore.

Néanmoins, en raison de l'actif courant d'air qu'il peut produire, il est fort utile pour la ventilation des fabriques où se dégagent beaucoup de poussières. On peut dans ce cas le mettre en mouvement au moyen d'un engrenage par la puissance motrice qui dessert la fabrique.

Dispositions sanitaires relatives a l'eau. — Le terrain sur lequel est situé Berlin se compose de sables poreux et le sol ne s'élève que de 3 mètres au-dessus du niveau de la rivière, aussi la ville est-elle partout abondamment pourvue d'eau souterraine.

Jusqu'en 1852, époque où la première distribution d'eau fut établie, il y avait des puits presque dans chaque cour ; aussi les propriétaires ne se décidèrent que difficilement à laisser conduire les eaux de la ville dans leurs maisons.

Berlin possède deux systèmes ou établissements d'eau : le plus ancien, celui de Stralau (*Stralauer Wasserwerke*), primitivement construit par une compagnie anglaise, tire son eau de la Sprée en amont de la ville ; le nouveau, celui du Tegel (*Tegeler Wasserwerke*), au Nord-Ouest de la ville, est alimenté par le lac de ce nom qui n'est à proprement parler qu'une sinuosité du fleuve Havel.

Dans chacun de ces établissements, l'eau passe dans un filtre à sable et en sort limpide, pure et agréable au goût. L'usine de Stralau possède huit filtres découverts et trois couverts, celle du Tegel en possède dix-sept qui sont tous couverts.

L'eau des conduites de Stralau arrive directement dans les habitations, poussée par les machines ; celle qui vient du Tegel est envoyée par des pompes dans les châteaux d'eau d'où elle est distribuée dans les maisons par l'effet même de sa propre pression.

Vu l'abondance d'eau contenue dans le sol et afin d'éviter le filtrage, l'eau destinée à l'aqueduc de Tegel fut d'abord recueillie dans des puits creusés à une grande profondeur.

Cette eau, qui, amenée à la surface du sol, était parfaitement claire et reconnue pure à l'analyse, avait toutefois la propriété de se troubler quand elle était dans les réservoirs. Cette altération donnait naissance à une espèce de champignon (spongiaire), le *Crenothrix polyspora*, qui se développait en grandes quantités et qui corrompait l'eau.

On reconnut que l'eau ainsi troublée contenait du phosphate et de l'hydrate de fer mêlés à des parcelles de crénothrix décomposé. Ces éléments minéraux se formaient par suite de l'oxydation au contact de l'air des sels ferreux contenus dans l'eau souterraine. Les combinaisons ferriques sont une condition vitale du crenothrix.

Le filtre est écrémé en été tous les onze jours et toutes les quatre à six semaines en hiver ; alors le nettoyage ne peut s'opérer que dans les filtres recouverts. On n'enlève chaque fois que 1 à 1 1/2 centimètre de la couche supérieure de sable ; lorsque cette opération a été renouvelée une cinquantaine de fois et qu'il manque à peu près 60 centimètres de sable, on le remplace par une autre couche purifiée d'une égale épaisseur. Le gravier et la pierre du fond du filtre n'ont pas besoin d'être enlevés ni lavés, parce que le sable est fin et égal et que la filtration est lente et constante.

Ce dernier point est très important parce qu'un filtrage accéléré et inégal entraîne les matières solides retenues par les grains de sable.

A Tegel, chaque filtre est muni d'un mécanisme qui régularise la vitesse du filtrage pour la rendre absolument invariable et le nettoyage du sable se fait mécaniquement.

Les deux établissements débitent 146,400 mètres cubes d'eau par jour, ce qui fait un peu plus de 100 litres par habitant.

L'eau était fournie autrefois moyennant une rétribution s'élevant à 4 p. 100 du loyer, mais aujourd'hui la distribution est évaluée par un compteur.

Les analyses de l'eau, qui ont lieu régulièrement, se font au Laboratoire de l'Institut hygiénique.

Denrées alimentaires. — Contrôle relatif au commerce des denrées. — Il n'existe pas à Berlin de laboratoire spécialement affecté au contrôle des denrées alimentaires. Les analyses, reconnues nécessaires par la police, s'opèrent dans le laboratoire privé d'un chimiste, le Dr Bischoff.

C'est une section spéciale de la police, dite *Markt-Polizei*, qui est chargée de ce contrôle sous la direction d'un Polizei-Hauptmann (officier de la police).

Les inspecteurs parcourent chaque semaine, pendant deux jours, un quartier de la ville et rapportent des échantillons pour l'analyse des denrées déterminées chaque fois à l'avance. En prélevant l'échantillon, on remet au vendeur un bulletin sur la présentation duquel il est payé lorsque sa marchandise est reconnue irréprochable.

Pour le prélèvement de l'échantillon, l'inspecteur apporte des vases, boites, pots, verres ou enveloppes appropriés que l'on cachette sur place en les étiquetant. Tous les échantillons sont enregistrés dans un journal dont une copie accompagne les marchandises au laboratoire.

Toute denrée falsifiée ou altérée est confisquée et l'affaire portée devant les tribunaux.

Inspection des viandes. — En vertu d'un arrêt rendu en 1887 par le Conseil municipal, toutes les viandes mises en vente à Berlin sont soumises à une inspection préalable faite par un service nommé *stædtisches Fleischschauamt*. Il se compose d'un vétérinaire de première classe, de plusieurs vétérinaires d'un rang inférieur, de marqueurs, de micrographes et d'échantillonneurs.

A ce service ressort aussi l'inspection du marché aux bœufs et de l'abattoir appelé *Central-Vieh-und Schlachthof*.

Le contrôle est organisé exactement comme à Paris; des bureaux d'inspection sont établis, outre celui de l'abattoir même, dans toutes les halles de vente et dans toutes les gares désignées pour l'entrée des viandes dans la ville.

Il y a cependant une différence entre le système français et le système allemand. A Berlin, en effet, toute la viande de porc doit être examinée au point de vue des trichines conformément aux prescriptions déjà énumérées.

A chaque bureau d'inspection est attaché un vétérinaire ; tout vendeur d'une marchandise condamnée a le droit d'en appeler à la décision du vétérinaire en chef.

Toutes les viandes apportées dans la ville doivent être accompagnées d'une déclaration de la police locale, du vétérinaire ou de l'inspecteur, certifiant qu'elles proviennent d'animaux reconnus sains au moment de l'abatage, ou bien être marquées et plombées pour témoigner que l'animal a été tué dans un abattoir public dûment contrôlé.

Bien que la ville ait organisé ainsi un contrôle des plus efficaces, la police a cependant sa part, confiée à un personnel spécial sous la direction du médecin-vétérinaire de chaque département.

Toute marchandise avariée est saisie par la police.

Les halles. — Depuis l'année 1887, la vente des denrées alimentaires, qui avait lieu sur des marchés découverts, a été transférée dans quatre halles construites comme celles de Paris et de Londres. On pense à en élever encore trois autres dans un avenir prochain.

La principale, la *Central-Markthalle*, est située près de la place Alexandre, non loin de l'Hôtel de Ville et tout près de la gare des chemins de fer intérieurs, par l'entremise desquels l'approvisionnement a lieu pour la plus grande partie de l'arrivage.

Cette halle, à deux étages, est coupée par un passage qui la partage en deux corps de bâtiment. Les allées ont 2 mètres de largeur ; les stalles de vente, de 2 mètres de profondeur, sont disposées de la même manière qu'à Paris. Leur surface varie entre 3 et 5 mètres carrés suivant la distance qui sépare les piliers ; cependant, il y a quelques emplacements qui en ont 10 et 15.

Les stalles pour la viande sont séparées entre elles par un treillage en fil de fer tendu entre les piliers de fonte, disposition qui permet à l'air de circuler librement. Les matériaux en fer sont tous zingués.

Le dessus des tables est en marbre blanc. Les petites loges sont fermées sur le devant jusqu'à mi-hauteur, les plus grandes sont ouvertes.

Il y a plusieurs rangées de bassins en marbre, avec de l'eau courante, affectés au poisson vivant et fermés vers le haut par un treillis en fer. Leurs dimensions varient entre 1 et 2,30 mètres de longueur, sur une largeur de 0,90 centimètres et une profondeur de 50 centimètres.

Les galeries supérieures sont principalement réservées à la vente des marchandises sèches, des poteries, des vaisselles, porcelaines, etc.

Sous le plancher court une rangée de caves.

L'éclairage se fait par la lumière électrique. La ventilation s'opère par les portes d'entrée, par des surtoits et par un système d'aérage par aspiration. Un système convenable d'écoulement et un arrosage abondant rendent le nettoyage facile.

Les frais de construction, sans compter la valeur du terrain, se sont élevés à 2.700.000 francs.

Commerce du lait (*Polizei-Verordnung du 6 juillet 1887*). — Il ne peut être vendu que :

Le *lait non écrémé* (Vollmilch) contenant au moins 2,7 p. 100 de matière grasse et ayant un poids spécifique de 1,028 équivalent à 14° du lactomètre réglementaire de la police, à la température de + 15° C. ;

Le lait *écrémé* (Halbmilch) ayant 1,5 p. 100 de matières grasses, et à la température de 15° C., une densité de 1,030 équivalent à 15° du lactomètre officiel ;

Le lait *maigre* écrémé par force centrifuge (Magermilch) ne contenant plus que 0,15 p. 100 de matières grasses, et à la température de 15° C., un poids spécifique de 1,032 ou 16° du lactomètre de la police.

Le lait *caillé* n'est assujetti à aucun contrôle.

La vente d'un lait amer, visqueux ou acidulé, d'une teinte bleue, rougeâtre ou jaunâtre, ainsi que du lait sanguinolent, est prohibée.

Il en est de même du lait provenant d'animaux malades ou altéré par l'addition de substances étrangères quelconques.

Les personnes qui veulent vendre du lait doivent en demander l'autorisation à la police.

L'usage de vaisseaux en cuivre, laiton, zinc ou faïence mal vernissée, ainsi que ceux en fer, dont l'émail contient du plomb, est interdit. Tous les ustensiles doivent être tenus très proprement.

Les vases employés pour chaque sorte de lait doivent porter une étiquette lisible, qui ne puisse être enlevée, indiquant leur contenu.

Les voitures à lait qui restent fermées et sont munies de robinets doivent porter sur chacun de ces derniers l'indication du prix.

Le local pour la vente doit être proprement entretenu et soigneusement aéré; il ne doit pas être employé pour dormir ou soigner des malades, ni communiquer directement à une chambre où il s'en trouve.

Les personnes atteintes d'une maladie contagieuse ou celles simplement en contact avec les premières ne doivent en aucune façon être occupées à la manipulation du lait.

Ceux qui entretiennent des vaches sont tenus de les laisser examiner en tout temps par le médecin vétérinaire du district.

Pour régler, dans la pratique, la manière d'exercer le contrôle du lait, l'administration a publié le 19 décembre 1887 une instruction (*Ausführungs-Anweisung*) attribuant ce service à des contrôleurs attachés au service de la police, qui sont chargés d'examiner le lait avec des instruments indiquant le poids spécifique.

Ces instruments sont un cylindre de verre et un lactomètre gradué.

Avant de tenter l'épreuve, il faut que le lait ait été bien remué; le lactomètre doit être laissé deux minutes au moins avant de regarder les degrés de l'échelle; il est muni d'un thermomètre gradué de telle sorte que 0° correspond au degré réglementaire de + 15° C.; chaque degré au-dessus de 0 est ajouté au nombre marqué par le densimètre et on en soustrait chaque degré au-dessous afin de réduire le poids à + 15° C.

Dans l'examen du lait, on tient compte en outre de l'odeur et du goût.

Lorsque le lait ne remplit pas les conditions voulues ou paraît suspect, on prélève un demi-litre d'échantillon que l'on met en bouteille cachetée et étiquetée afin de le soumettre à l'analyse chimique.

Le lait qui ne supporte pas l'épreuve réglementaire est jeté dehors, et les frais de l'inspection sont à la charge du vendeur qui, de plus, tombe sous le coup de la loi.

Cuisines économiques. — Les efforts qui ont été tentés, en vue de fournir aux classes indigentes une nourriture saine et substantielle, doivent être comptés parmi les mesures les plus importantes de l'hygiène sociale.

Une d'elles est la création de cuisines publiques dites *Volksküchen* où les ouvriers peuvent se procurer des aliments chauds au plus bas prix possible. L'Allemagne paraît se distinguer entre tous les autres pays par le caractère pratique des efforts dirigés dans ce sens.

Fondée dans l'origine par la bienfaisance privée, cette œuvre est subventionnée maintenant par les communes.

La ville de Berlin possède environ vingt établissements de cette nature.

Les aliments sont préparés à la vapeur, ce qui les rend plus succulents,

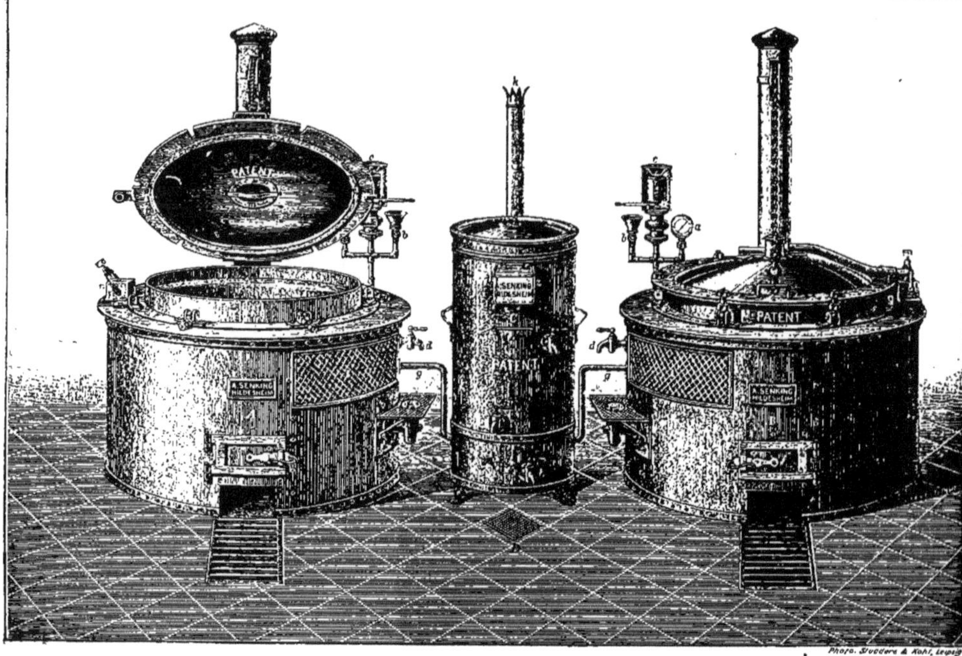

Fig. 163. — Fourneau Menageherd de Senking.

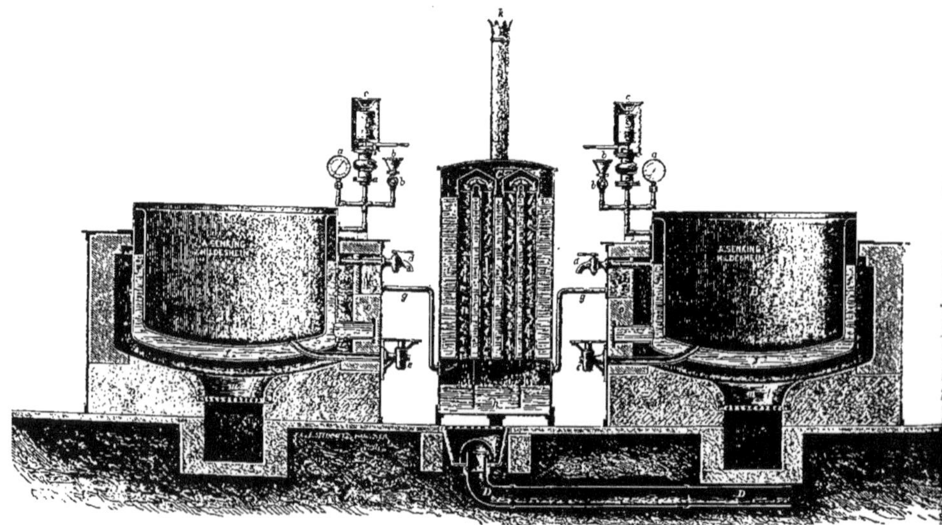

Fig. 164. — Coupe du Menageherd de Senking.

permet d'utiliser parfaitement les parties nutritives et offre l'avantage d'exiger moins de soin dans la préparation.

Le fourneau le plus simple et le plus pratique de cette espèce est le *Senkings Menageherd*, inventé par l'ingénieur Senking de Hildesheim et dont les figures 163 et 164 font voir la construction.

Les chaudières ont des parois doubles entre lesquelles est un espace rempli d'eau (*f*); les aliments sont ainsi cuits au bain-marie et ne peuvent pas être brûlés. Les vapeurs qui s'en échappent sont conduites par des tuyaux (*g*) dans un condensateur (*c*) où elles se condensent et s'amassent au fond, sous forme d'eau (*h*) qui s'écoule à l'égout par un tuyau de décharge (*d*).

Il existe des appareils semblables qui sont facilement transportables, à l'usage des troupes en marche, des associations ouvrières, etc.

Dispositions sanitaires relatives au sol. — Nettoiement de la voirie. — La plupart des rues de Berlin sont pavées en pierres; quelques-unes, les plus aristocratiques et les plus fréquentées, sont en asphalte. Dans ces dernières années, comme à Paris et à Londres, on a introduit le pavage en bois qui a donné de bons résultats.

Le nettoiement des rues est à la charge de la ville et organisé d'après le système anglais. Il y a, comme à Londres, dans les principales rues, des réservoirs placés près des trottoirs, en forme de colonnes, pour recevoir le crottin de cheval que l'on enlève au fur et à mesure à l'aide d'un balai.

Les brosses mécaniques (V. p. 326) jouissent à Berlin d'une grande faveur. On a calculé qu'une brosse fait autant d'ouvrage que 14 hommes et que les frais ne se montent qu'à 1/6 de ceux du travail manuel.

Le soin d'enlever les immondices des rues est abandonné à des entrepreneurs qui choisissent eux-mêmes les lieux de déchargement. La plus grande partie des débris est chargée directement sur des toues qui les transportent dans les campagnes pour être employées comme engrais.

Par contre, c'est aux propriétaires qu'incombe le soin de faire enlever de leurs cours les détritus solides. On les recueille dans des réservoirs hermétiquement fermés que l'on vide selon les besoins.

Pendant la sécheresse, on arrose les rues au moins deux fois par jour.

Systèmes de latrines. — Selon le nouveau règlement sur les bâtisses établi en 1887, les seuls systèmes de latrines admis à Berlin sont les water-closets et les fosses mobiles. Le premier organisé à l'anglaise; le second, pareil à celui en usage en France, se compose d'une tinette placée dans un caveau isolé, dans lequel débouche un tuyau de chute qui traverse tous les étages de la maison et dont l'orifice supérieur s'élève au-dessus du toit dans l'intérêt de la ventilation.

La canalisation. — A Berlin comme ailleurs, l'expérience a prouvé que les conduits d'égouts établis sans plan général et sans ensemble, dans le but unique de déverser les immondices dans le cours d'eau le plus rapproché, ont besoin au bout de peu de temps d'être refaits. Cette nécessité a pour cause les dépôts d'ordures produits par une pente trop faible et un lavage insuffisant, la formation de gaz méphitiques qui s'en dégagent, l'étroitesse des tuyaux dont le diamètre est insuffisant, vu la population toujours croissante, enfin l'inondation des eaux d'égout dans les locaux bas et les caves en temps de pluie.

La première canalisation de la ville de Berlin date de l'année 1852. Le nouveau système fut inauguré vingt ans après en 1872.

Avant d'entreprendre ces importants travaux, on envoya trois hommes compétents à Londres et à Paris pour étudier la question. Le système actuel proposé par l'un d'eux, l'architecte conseiller (*Baurath*) Hobrecht, est modelé sur le système anglais (V. p. 142).

Conjointement avec le système des égouts, on organisa une irrigation dans de si vastes proportions qu'elle suffit à purifier toutes les eaux cloacales.

Le terrain étant uniformément plat, la ville fut divisée en 12 districts pourvu chacun d'un système d'égouts (*Radialsystem*). Les eaux sales de chaque district sont recueillies dans une usine d'où à l'aide de pompes, elles sont poussées dans des tuyaux de fonte posés à une profondeur d'un mètre, jusqu'aux champs d'irrigation ; à l'arrivée, à la station des pompes, l'eau est recueillie dans un bassin de 12 mètres de diamètre, partagé au milieu par un grillage en fil de fer qui arrête les matières solides.

Les principaux égouts sont en maçonnerie de forme ovoïdale de 0m,90 à 2 mètres de hauteur. Les égouts secondaires sont faits en poterie vernissée avec un diamètre de 21 à 48 centimètres.

Les regards, recouverts d'une grille, sont à une distance de 60 à 80 mètres, là où la pente et la direction des tuyaux changent; ils sont généralement pratiqués de telle sorte que les différentes portions du réseau soient accessibles au nettoyage et au lavage.

Les eaux pluviales sont recueillies dans les rues par des puisards placés au bord du trottoir à 60 mètres environ les uns des autres et séparés des égouts par des siphons. Ils sont généralement couverts d'une grille qui arrête les gros objets.

En cas de pluies d'orages, des conduits auxiliaires emportent directement une partie des eaux dans les canaux ou dans la Sprée.

La ventilation s'opère par les regards et les conduits qui communiquent directement aux égouts. Le mode de curage et de lavage offre certaines particularités originales.

Les grands égouts sont parcourus par trois ouvriers chaussés de hautes bottes imperméables : le premier, qui porte une lanterne, soulève avec ses pieds les matières épaisses déposées au fond ; le suivant tient une pelle de bois avec laquelle il pousse la matière amassée devant lui; le troisième enfin muni d'un balai nettoie le fond déblayé par les autres.

Le lavage s'opère à partir du regard qui se trouve à l'entrée d'un conduit. On bouche l'orifice au moyen d'un tampon fixé à une chaînette; on remplit le puisard avec de l'eau tirée de l'aqueduc ; puis on retire le tampon. En cas de besoin, le lavage est réitéré, et pendant l'opération, des ouvriers remuent le fond des regards placés plus bas afin que les dépots qui s'y trouvent soient emportés.

Les tuyaux secondaires sont nettoyés avec des brosses cylindriques (*Wischer*) de grandeur différente, munies d'une corde à chaque bout. A l'un des bouts est attaché un flotteur que l'on introduit dans le tuyau et qui est entraîné par le courant, renforcé au besoin par l'eau de distribution ; les hommes de service tirent la brosse à travers le tuyau. On emploie d'abord une petite brosse, puis après une plus grande.

Ces travaux s'exécutent à des intervalles réguliers ; chaque tuyau est lavé tous les douze jours, et chaque grand égout tous les vingt jours ; par contre le curage à la brosse n'a lieu que de deux à six ans d'intervalle.

Le sable est retiré dans des seaux et emporté, besogne qui est payée à la mesure ; pour 110 seaux, les ouvriers qui travaillent dans l'égout reçoivent 3 fr. 75 et ceux qui travaillent au dehors 2 fr. 50.

Les champs d'irrigation. — Les champs d'irrigation placés aux environs de

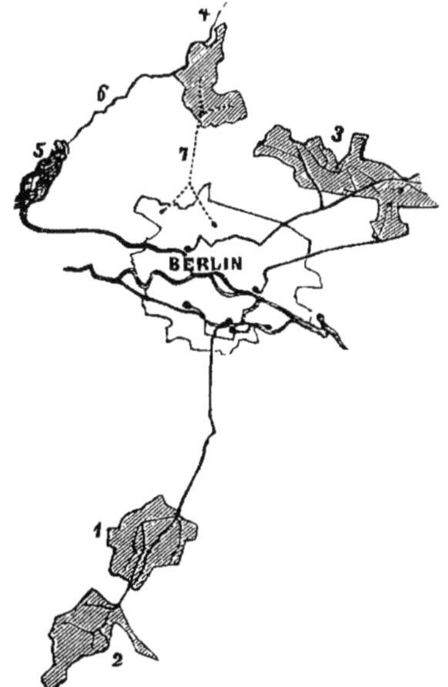

Fig. 165. — Plan des champs d'irrigation de Berlin.

1. Champs irrigués d'Osdorf, Friederikendorf et Heinersdorf, 1.242 hectares ; 2. Grossbeeren, 977 h. ; 3. Falkenberg. Buerknersfelde, Hohen-Schönhausen. Wartenberg. Blankenburg, Malchow, Hellersdorf, 2,685h. ; 4. Rosenthal, Blankenfelde, Möllersfelde, 980.h. : 5. Lac de Tegel ; 6. Rivière Fliers ; 7. Canal non achevé (1888) pour les eaux cloacales.

Berlin se composent de quatre vastes terrains labourables disposés comme le montre la figure 165.

Outre ces champs plus étendus, il y a encore quelques parcelles de terrains plus petites et quelques particuliers se sont arrangés avec la Ville pour l'irrigation de leurs champs.

La végétation des terres irriguées étant prodigieusement riche, c'était le seul moyen pour eux de soutenir la concurrence.

Les champs d'irrigation, appartenant à la Ville, couvrent un espace de 5,828 hectares. On y cultive principalement l'herbe, la bette et le blé. A Malchow il y a un établissement d'horticulture pour l'élevage de toutes les espèces de fruits et de fleurs.

On compte 1 hectare pour 250 habitants.

On avait construit pour l'hiver de vastes bassins peu profonds (*Staubassins*) mais larges de plusieurs hectares où se déversait l'eau des égouts; au printemps, ils étaient défrichés et ensemencés. Depuis que l'expérience a démontré que le froid n'empêche pas une irrigation régulière on a abandonné ce système.

L'eau des égouts forme avec la neige une croûte de glace, sous laquelle l'irrigation peut suivre son cours sans interruption.

L'état sanitaire de la contrée et de ses environs est l'objet d'une statistique exacte prouvant qu'il est satisfaisant et qu'aucun cas de maladie ne peut être attribué à l'irrigation.

Dans ces derniers temps on a employé aux irrigations des vagabonds, des malheureux et des internes des maisons de correction de la ville (*Rummelsburg*), et l'on a remarqué qu'ils se portent beaucoup mieux à travailler dans les fermes que dans l'établissement.

Une superbe végétation charme les regards de celui qui parcourt ces champs ; aucune odeur désagréable ne se fait sentir, si ce n'est lorsque l'eau arrive, mais ces émanations ne sont pas plus fortes alors que celles des champs fumés à l'aide des engrais ordinaires.

Étables et écuries. — Le règlement de Berlin sur les bâtisses renferme déjà des dispositions à cet égard.

Marchés aux bestiaux et abattoirs (*Central Vieh-und Schlachthof*). — En vertu d'une loi générale du 18 mars 1868 et d'une ordonnance supplémentaire du 9 mars 1881, les communes sont autorisées à établir l'inspection obligatoire des animaux de boucherie et de la viande avant qu'elle ne puisse être mise en vente.

Le marché aux bestiaux et l'abattoir de Berlin sont situés sur le même emplacement et occupent une surface de 11,76 hectares.

Sur la place du marché sont élevées plusieurs rangées d'écuries pour les différentes sortes de bétail. Les bêtes arrivant de pays suspects sont placées dans le coin le plus reculé du terrain, dans une écurie séparée, avec un abattoir à côté.

Le sol est pavé en pierres, les galeries principales des stalles sont couvertes de fer sur une couche de béton et les autres sont en ciment.

L'un des côtés de l'emplacement est occupé par les abattoirs disposés en cellules, avec une étable à côté pour le bétail destiné à être abattu. A l'autre extrémité se trouve l'abattoir de la police (*Polizei-Schlachthaus*) où l'on amène les bêtes et les viandes saisies.

Les abattoirs des bêtes à corne et des moutons se composent d'une partie médiane avec de chaque côté un abattoir mesurant 9 mètres de profondeur, 5 mètres de largeur et 5 mètres de hauteur; chaque cellule a son caveau.

Les toits des abattoirs et des caveaux sont voûtés, les parois de ces derniers sont enduites de chaux et dans les autres elles sont revêtues de ciment jusqu'à la hauteur de $2^{m},25$.

Le sol est recouvert d'une mosaïque de Metlach en ciment. La ventilation se fait par les fenêtres qui vont jusqu'au toit et par le milieu pourvu d'un surtoit. Les caveaux sont aérés par des tuyaux spéciaux posés dans les murs. Le toit fait une saillie de 3 mètres pour intercepter les rayons du soleil.

La tuerie aux porcs est disposée de la même manière, avec une salle au milieu et des cellules de chaque côté, l'abatage et l'échaudage se font dans la stalle du milieu qui est la plus spacieuse. Les cellules de côté, plus petites, sont destinées au dépeçage et au triage de la viande. Les porcs sont poussés dans des couloirs étroits au bout desquels on les frappe du coup mortel.

Sur l'emplacement du marché il y a encore une triperie, une fonderie de suif, une fabrique d'albumine et une salle réservée au lavage des intestins.

Les ordures solides sont emportées dans des wagons sur rails qui aboutissent aux abattoirs; les matières liquides sont chassées dans les égouts et s'écoulent dans les champs d'irrigation.

Tous les wagons qui ont amené du bétail sont nettoyés et désinfectés sur place. Il en arrive à peu près 80 par jour par des voies différentes. On les débarrasse de la litière et des ordures, puis on les lave à grande eau au dehors et au dedans, pour les frotter ensuite avec un pinceau trempé dans une solution de 500 grammes de carbonate de soude pour 100 litres d'eau à la température de 70° C.

On mêle du blanc de chaux à la litière et aux ordures dans la proportion de 450 kilogrammes pour chaque wagon.

Mesures préventives contre les épidémies. — Vaccination. — Depuis 1802, il existe à Berlin un établissement, *Königliche Impfanstalt*, qui a perdu une partie de son importance depuis la loi sur la vaccination obligatoire (1874), mais qui continue cependant à être employé comme dépôt de vaccin.

Il est principalement organisé pour fournir du vaccin humain mélangé de glycérine qu'on expédie dans des tubes de verre. Le directeur s'est arrangé cependant pour se procurer aussi du vaccin animal en se mettant en rapport avec l'école vétérinaire.

On choisit des veaux qui ont au moins de six à huit semaines, préférablement des femelles, que l'on nourrit uniquement de lait non écrémé. Le vaccin est pris le cinquième jour, on enlève la croûte, on gratte la pulpe qu'on broie avec de la glycérine puis on recueille le vaccin dans des tubes capillaires que l'on ferme avec de la cire à cacheter.

La ville a résolu d'installer à ses frais un établissement, *Stædtische Impfanstalt*, pour la culture du vaccin animal, et son intention est de le placer dans le Central-Viehof.

Berlin est divisé en districts de vaccination qui correspondent aux districts de police.

L'établissement Königliche Impfanstalt comprend à lui seul un de ces districts.

HÔPITAUX D'ISOLEMENT. — Les mesures préventives prises à Berlin contre la propagation des maladies contagieuses sont organisées d'une manière conforme aux règlements en vigueur dans tout l'Empire.

La ville a élevé un grand hôpital d'isolement composé de vingt-quatre pavillons détachés, à un étage, d'une baraque spéciale et un espace réservé pour la construction de six autres pavillons nouveaux.

Cet hôpital, *das stædtische Krankenhaus Moabit*, est situé sur une place presque libre de tous côtés dans le quartier de Moabit, à proximité du parc public, le petit Thiergarten.

Le terrain a la forme d'un rectangle allongé ; les plus longs côtés tournés vers l'Est et l'Ouest, sont garnis de pavillons placés à angle droit. La distance entre chaque est de 17 mètres, et celle qui sépare les deux côtés est de 64 mètres. L'espace intermédiaire est rempli de pelouses, de groupes d'arbres et de buissons.

Les bâtiments construits couvrent une surface de 10,000 mètres carrés, dont 6,432 occupés par les hôpitaux et le reste par les communs, les dépôts mortuaires, etc.

Chaque pavillon contient une salle de $28^{m},25$ de longueur, de $6^{m},90$ de largeur et de $3^{m},14$ de hauteur. Les lits sont au nombre de trente, ce qui est trop dans un hôpital d'infectieux, car cela ne fait que 27 mètres cubes pour chaque malade.

La salle est éclairée par des fenêtres percées dans les murs longitudinaux, il y en a une entre chaque couple de lits.

Les matériaux employés pour la construction sont des carrés de bois intercalés de briques. Les murs intérieurs sont revêtus de planches peintes à l'huile en couleur claire. Le sol est formé d'une couche de béton de 8 centimètres d'épaisseur, appliquée directement sur la terre sablonneuse et recouverte de mortiers cimentés de 6 centimètres d'épaisseur.

Il n'y a pas de plafond, le toit se compose d'une double couche de planches peintes à l'huile en dedans et recouvertes au dehors de carton imprégné d'asphalte.

Un surtoit longe le milieu du toit avec des ouvertures latérales pouvant de l'intérieur s'ouvrir ou se fermer.

A l'extrémité antérieure, un avant-corps, traversé par le corridor d'entrée, renferme à droite les chambres des gens de service et la tisanerie ; à gauche, la chambre de bains, les cabinets d'aisances et la lingerie. Le sol de toutes ces pièces est planchéié.

Le chauffage s'opère au moyen de tuyaux de vapeur partant d'une chaudière qui sert aussi pour la cuisine et la buanderie. Un gros tuyau de vapeur court dans un canal souterrain en maçonnerie le long de la façade intérieure des pavillons et envoie à chacun d'eux un branchement, qui se ramifie en plusieurs conduits pour le chauffage des pièces et de l'eau nécessaire pour les bains. Dans la salle des malades, à 0m,30 au-dessus du sol, courent trois tuyaux de vapeur, deux au Nord et un au Midi, munis d'un robinet pour régler la température. L'eau produite par la condensation retourne à la chaudière par un conduit spécial.

La ventilation est organisée très simplement. L'air pur s'introduit par quatorze ouvertures de 18 centimètres pratiquées dans les murs de chaque salle, à la même hauteur que les tuyaux de vapeur qui échauffent l'air à son entrée. L'air vicié s'échappe par les ouvertures latérales du haut.

L'éclairage se fait au gaz, les lampes sont suspendues directement au-dessous du surtoit et concourent ainsi à la ventilation.

Le pavillon spécial d'isolement annexé à l'hôpital, également construit en bois de cloisonnage, mesure 15m,67 de longueur sur 8 mètres de largeur et 3m,64 de hauteur. Il contient trois pièces séparées les unes des autres à trois lits chacune. Sur le devant une vérandah couverte de 2m,50, avec de larges portes aux deux bouts, établit un courant d'air frais.

La façade extérieure de cette vérandah est percée de onze croisées montant jusqu'au toit, qu'on enlève pendant l'été.

Il y a un cabinet d'aisance pour chaque chambre, placé dans un avant-corps attenant au mur laissé libre, parfaitement aéré et séparé de la salle par une antichambre.

Chacune des salles de malades a un toit de forme pyramidale, au sommet duquel s'abouche un tuyau d'event surmonté d'un aspirateur Wolpert. Le sol est maçonné en briques et recouvert de mosaïque de Metlach.

Le chauffage s'opère par la vapeur, introduite dans des calorifères posés au milieu du plancher et construits de façon à pouvoir être entièrement ou partiellement échauffés. Ces derniers sont entourés d'un manteau de fer.

L'air pur est amené à l'appareil par un canal maçonné sous le plancher et s'échauffe en passant entre le calorifère et le manteau.

L'air impur s'échappe soit par le tuyau d'évent du toit, soit par d'autres tuyaux aboutissant à une tourelle placée sur le plafond de la vérandah et dans laquelle sont disposés les réservoirs d'eau pour les bains.

Cette galerie peut être chauffée aussi par des calorifères à vapeur.

A l'un des bouts de la vérandah se trouve une petite chambre murée où l'on jette par une trappe tout le linge à blanchir ; elle se vide par une porte ouvrant au grand air.

L'établissement possède un local de désinfection dans lequel passe aussi le linge.

Lorsqu'il ne règne aucune épidémie, une partie de l'hôpital est abandonné à d'autres malades.

Ces derniers cependant sont soignés de préférence dans le *stædtische allgemeine Krankenhaus Friedrichshain* qui est un superbe hôpital à pavillons, dont quatre ont un étage et six deux étages. Il y a encore deux pavillons d'isolement à deux étages et un à un seul étage exclusivement réservé aux malades diphthériques.

Dans le local d'isolement il y a pour chaque personne adulte un espace de 57 à 60 mètres cubes par lit, et de 31 à 42 mètres cubes pour chaque enfant.

A part le pavillon diphthérique chauffé à la vapeur, le mode général est une combinaison du chauffage par l'air et par l'eau accompagné de la ventilation qui s'y rattache. Chaque salle a de plus des cheminées ouvertes pour l'été et l'automne.

Afin d'activer la ventilation, les tuyaux conducteurs de la fumée passent dans le tuyau d'échappement.

Le transport des contagieux est confié à des entrepreneurs chargés d'entretenir les voitures nécessaires à cet effet, car en vertu d'une ordonnance relative à la désinfection du 7 février 1887, l'entrée des voitures publiques est interdite à ces malades.

Désinfection (*Polizei-Verordnung du 7 février* 1887). — Voici pour la désinfection le règlement en vigueur à Berlin.

Chaque chef de famille est tenu dans le cas de maladie ou de décès : de choléra, petite vérole, typhus pétéchial, fièvre récurrente et diphtérie, de désinfecter les effets dont le malade s'est servi et la chambre qu'il occupait, en se conformant aux règles établies.

On procède de même dans les cas de : typhus abdominal, scarlatine maligne ou dyssenterie, si la police l'exige. Le public est engagé à faire de même dans les cas de rougeole, coqueluche et phtisie pulmonaire.

Une maladie peut se propager :

1° Par le malade lui-même et ses déjections ; 2° par les cadavres ; 3° par les aliments et les objets qui ont servi au malade ; 4° par les personnes en contact avec les malades ; 5° par la chambre du malade.

Pour la désinfection on doit tenir compte de toutes ces considérations, et les mesures doivent comporter :

1° Des soins minutieux de propreté à l'égard du malade, de sa chambre et des objets qui s'y trouvent ;

2° Un fréquent renouvellement de l'air ;

3° La destruction des germes infectieux.

Les soins de propreté consistent à laver chaque jour le malade, à le changer de linge souvent, journellement si c'est possible, à nettoyer la chambre avec des torchons humides que l'on fait bouillir ensuite dans l'eau pendant une demi-heure.

On renouvelle l'air, soit par les fenêtres dont on masque l'ouverture en hiver par un rideau, soit par le chauffage.

On détruit les germes infectieux au moyen de la vapeur d'eau surchauffée dans des appareils construits pour cet usage ; en faisant bouillir les linges ou vêtements dans l'eau pendant une demi-heure ; en les lavant avec une solution composée d'une partie d'acide phénique pur mélangé avec 18 parties d'eau (solution forte) ou avec 45 parties d'eau (solution faible). On jette au feu les objets sans valeur.

Si le malade n'est pas transporté à l'hôpital, on devra l'isoler autant que possible dans une chambre à part, sans communication avec d'autres pièces.

Les objets qui se trouvent dans la chambre ne doivent pas en être enlevés avant d'avoir été désinfectés ; le linge qui a servi au malade, les torchons et autres hardes susceptibles d'être lavés, seront trempés sans être secoués dans la solution faible d'acide phénique pendant vingt-quatre heures au minimum, puis on les fera bouillir dans de l'eau pendant une demi-heure et enfin on les savonnera dans un mélange de 20 grammes de savon de potasse pour 10 litres d'eau.

Toutes les excrétions des malades du choléra, du typhus, de la diphtérie, de la scarlatine et de la dyssenterie se feront dans un vase rempli au quart d'une forte solution d'acide phénique, on les déversera ensuite dans les latrines.

Les excrétions contagieuses sont : dans le choléra, les vomissements, les matières fécales et l'urine ; dans la diphtérie et la scarlatine, les mucosités expectorées par la toux, la salive de la bouche, les mucosités nasales et l'urine ; dans toutes les maladies typhiques et dans la dyssenterie les évacuations.

Les malades atteints de ces affections ne feront pas usage des lieux d'aisance. S'ils s'en étaient servis avant d'avoir eu connaissance de la maladie, on nettoierait le siège et la cuvette des cabinets avec une forte solution d'acide phénique et l'on verserait dans la cuvette 3 à 4 litres de la même solution.

Les aliments et les boissons ne doivent pas être conservés dans la chambre, ni y être consommés par d'autres que le malade. Les appareils de pansement seront brûlés sur-le-champ et les instruments lavés dans une forte solution d'acide phénique.

On prévient les mauvaises odeurs en emportant de suite les matières fécales les bandages, etc., et en aérant soigneusement. Les fumigations de substances aromatiques ne produisent aucune désinfection.

A la fin de la maladie les vêtements non susceptibles de lavage, tels que draps de lit, articles de soie, tapis, fourrures, meubles rembourrés (sauf le bois) sont emportés avec précaution, sans secousse ni époussetage à l'établissement de désinfection, après avoir été enveloppés dans une toile imprégnée d'une solution d'acide phénique. Ce transport doit être effectué dans les voitures de l'établissement.

Les objets en cuir sont lavés avec la solution, et les objets sans valeur sont brûlés dans le foyer de la demeure ; il est défendu de faire la cuisine en même temps. Les objets de grande dimension sont brûlés à l'établissement de désinfection.

Les meubles vernis, les tableaux, les objets de métal et les objets d'art sont frottés avec des chiffons secs ; pour les tapisseries et les murs peints on emploie du pain.

Le plancher doit être d'abord humecté avec une forte solution d'acide phénique.

Si les murailles ont été salies par les déjections elles devront être humectées avec la solution phéniquée, puis raclées.

Tous les planchers sans exception, les portes, fenêtres et boiseries non vernies devront après un cas de choléra, de variole, de diphtérie, de typhus pétéchial et de fièvre récurrente, être lavés avec une forte solution d'acide phénique qu'on devra injecter aussi dans les fentes des parquets; toutes les parties ainsi nettoyées devront être lavées ensuite à l'eau pure.

Le pain et les chiffons employés pour le nettoyage seront jetés au feu, les pièces de toile qui pourraient encore servir seront plongées dans la solution faible pendant vingt-quatre heures, puis bouillies et lavées au savon de potasse.

Après avoir été purifiée la chambre devra être aérée vingt-quatre heures.

Il est défendu de se servir des voitures publiques pour le transport des malades contagieux qui devront être transportés dans des véhicules spéciaux fournis par la police.

Les malades complètement rétablis, avant de rentrer dans la vie commune, devront prendre un bain chaud ou du moins se laver entièrement au savon; changer de linge et revêtir des habits qui n'auront pas servi pendant leur maladie ou qui auront été désinfectés.

Les cadavres devront être ensevelis dans des draps trempés dans une solution d'acide phénique, mis dans le cercueil sans avoir été lavés et emmenés le plus vite possible sur un corbillard au Dépôt mortuaire.

Les personnes qui ont été en contact avec les contagieux ainsi que les gardes-malades des deux sexes devront se nettoyer le visage, les cheveux et la barbe avec le plus grand soin.

Les désinfecteurs doivent porter un costume spécial, dans l'exercice de leur fonction, et leur ouvrage terminé se nettoyer et changer de costume.

Lorsque la désinfection n'est pas obligatoire pour les cas de typhus abdominal, de scarlatine ou de dyssenterie, c'est au médecin à décider si elle doit avoir lieu; de même pour la rougeole, la coqueluche et la phthisie pulmonaire dans chaque cas particulier.

En Allemagne, la désinfection est confiée à des *geprüfte Heildiener*, sorte de chirurgiens brevetés, et à des désinfecteurs agréés par l'administration qui sont tenus de procéder à l'opération sans retard et au premier appel, moyennant une rétribution fixe de 3 fr. 75 pour une chambre, avec remboursement du prix des désinfectants employés.

La ville de Berlin possède deux établissements publics de désinfection, l'un annexé à l'asile de nuit (*Asyl für Obdachlose*); l'autre situé dans la Reichenbergerstrasse.

Il y a dans chaque établissement, trois étuves construites d'après le système Schimmel; leur construction ne diffère pas beaucoup du système français Geneste et Herscher représenté p. 366. Les établissements sont divisés en deux sections distinctes, l'une affectée aux objets infectés et l'autre destinée aux objets purifiés, et possèdent chacun une salle de bains, une remise, etc.

Les arrangements sont les mêmes que ceux du projet formé par la ville de Paris, p. 364 à 368.

Le décret de 1887 ayant rendu la désinfection obligatoire, on a reculé devant les difficultés de l'imposer pour tous les cas de maladies infectieuses. C'est cette difficulté qui a fait diviser les maladies en plusieurs catégories avec des obligations différentes.

Le nouveau règlement pour la désinfection dont nous venons de parler ne fait aucune mention du sublimé corrosif que l'on regardait généralement comme un remède efficace et qui était signalé dans le règlement de 1883. Vu sa propriété de former des combinaisons insolubles avec l'acide sulfhydrique, l'ammoniaque et l'albumine, Koch avait déjà, en 1883, émis des doutes sur son efficacité pour la désinfection des matières fécales; Schiller et Fischer ont démontré qu'il ne détruisait pas les bacilles de la tuberculose. Ces faits et le caractère extrêmement toxique de cette substance l'ont fait exclure du nouveau règlement.

A côté de l'étuve à désinfection Schimmel à chaudière séparée, on se sert encore de plusieurs appareils moins coûteux et de construction plus simple parmi lesquels les suivants sont généralement reconnus les meilleurs.

Le désinfecteur Henneberg (*Hennebergs desinfector*), installé dans plusieurs hôpitaux de Berlin, se présente sous plusieurs formes. La figure 166 représente un appareil fixe composé de deux parties : la chaudière (*a*), un foyer (*b*), un récipient pour l'air chaud (*c*) un réservoir pour la désinfection (*d*) en bois, et fermé en haut par un couvercle en tôle.

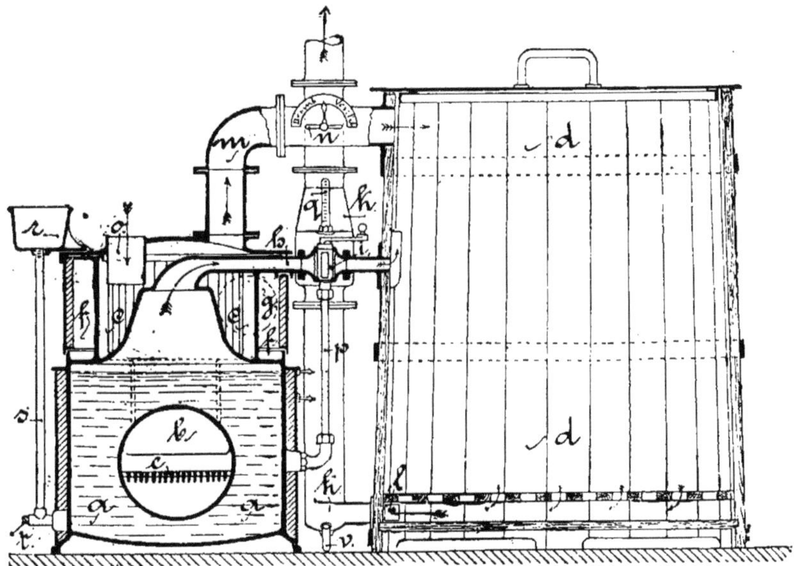

Fig. 166. — Désinfecteur Henneberg fixe.

o, ouverture pour l'air frais; — p. tube indicateur; — q, thermomètre; — r, entonnoir de remplissage; — s, conduit pour l'eau; — t, robinet de décharge pour la chaudière; — v, tuyau de sortie pour l'eau condensée.

Les gaz produits par la combustion passent de la grille (*e*) dans le tuyau d'appel (*f*) en chauffant l'air du récipient (*c*) garni de lattes en dedans pour augmenter la chaleur; ils entrent ensuite dans le tuyau de fumée (*g*).

Un tuyau (*h*) conduit la vapeur de la chaudière dans la chambre de désinfection (*d*), ce tuyau a un robinet (*i*) qui ferme le passage à la vapeur de la chambre de désinfection et la fait sortir à l'air par le tuyau (*k*). La vapeur sort de la chambre à désinfection par l'ouverture (*l*) pratiquée au fond du réservoir et se rend dans le tuyau (*k*).

Quand la désinfection est achevée on fait sécher les objets en introduisant de l'air chaud par le tuyau (*m*) au moyen du robinet (*n*).

Les appareils de 5 mètres cubes coûtent 750 francs, ceux de un mètre 1,125 francs.

La figure 167 reproduit un désinfecteur Henneberg transportable.

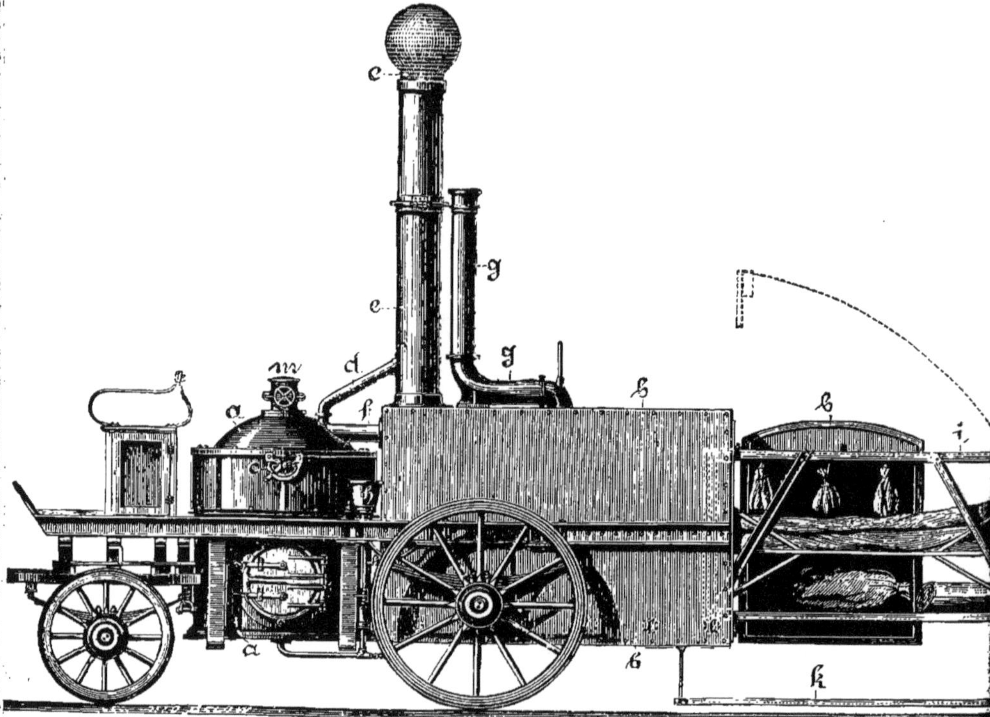

Fig. 167. — Désinfecteur Henneberg transportable.

a. chaudière d'eau ; — b, chambre de désinfection ; — c, robinet pour arrêter la vapeur et la faire passer au dehors : — d, tuyau d'émission pour la vapeur ; — e, cheminée avec toile métallique ; — f, tuyau de vapeur aboutissant à la chambre de désinfection ; — g, tuyau d'extraction pour la vapeur de cette chambre ; — h, entonnoir de remplissage avec niveau ; — i, tablettes pour les objets à désinfecter ; — k, rails pour pousser les tablettes dans la chambre de désinfection ; — l, roulettes sur lesquelles entrent les tablettes ; — m, ouverture par où s'opère la ventilation.

Les figures 168 et 169 reproduisent les appareils plus simples de Schæffer et Walcker à Berlin. La chambre de désinfection se trouve dans la chaudière même qui est entourée d'une couche non conductrice de la chaleur. Quand l'eau est échauffée, la température de la chambre de désinfection s'élève, ce qui empêche la vapeur de se condenser.

La figure 170 représente un appareil désinfecteur transportable de Schæffer et Walcker.

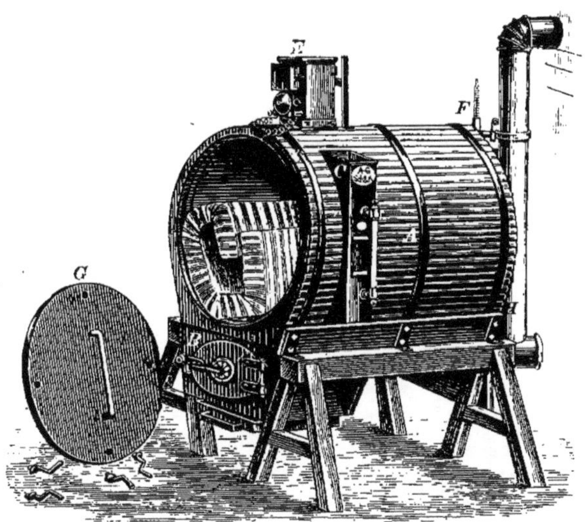

Fig. 168. — Désinfecteur fixe Schæffer et Walcker.

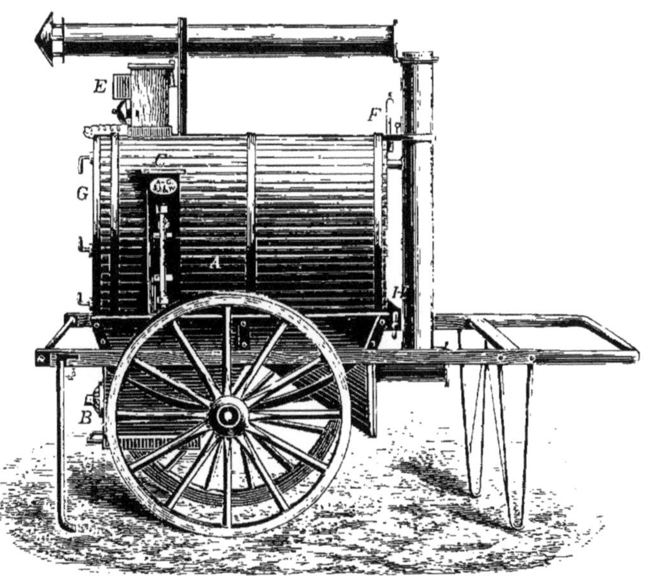

Fig. 169. — Désinfecteur mobile Schæffer et Walcker.

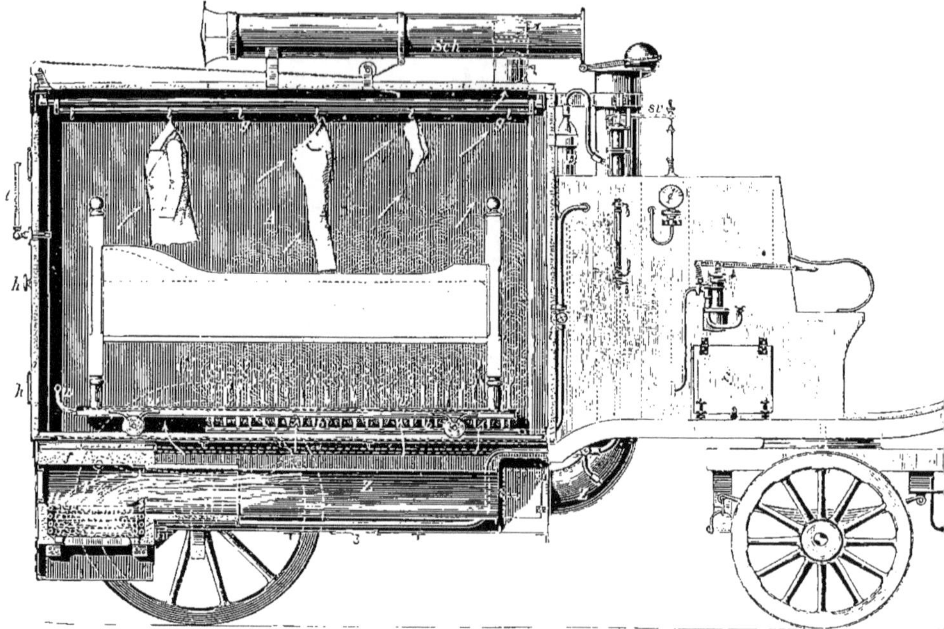

Fig. 170. — Désinfecteur transportable Schæffer et Walcker.

Dépôts mortuaires. — Lieux de sépulture. — Dans quelques cimetières de Berlin, des paroisses ont érigé des dépôts mortuaires que l'autorité met à la disposition du public, en l'engageant à y faire transporter les cadavres le plus promptement possible.

Les corps des indigents sont d'abord rassemblés dans le dépositoire de l'ancien cimetière, dans l'enceinte de la ville, d'où on les transporte de nuit dans des voitures spéciales au Dépôt mortuaire situé au grand cimetière hors de la ville (*Berliner Ostfriedhof*) pour y être inhumés le jour suivant.

Les juifs ont fait construire dans leur nouveau cimetière de *Weissensee* une chapelle mortuaire qui remplit toutes les conditions exigées par l'hygiène moderne et qui renferme des appareils pour nettoyer, isoler et envelopper les corps.

Un nouvel établissement, qui répond parfaitement à sa destination, a été construit dans le vieux cimetière *Charité* pour servir aux enquêtes, inspections, autopsies légales ainsi qu'à l'exposition des cadavres de personnes inconnues.

Les cadavres sont préservés de la putréfaction par un appareil dans lequel la réfrigération est produite par l'ammoniaque et le chlorure de calcium, à l'instar de ce qui existe à la Morgue de Paris.

Prostitution. — La loi du 15 mai 1871 (*Strafgesetzbuch für das deutsche Reich*) statue à cet égard comme suit :

Toute femme, faisant profession de la débauche et placée pour cette raison sous la surveillance de la police, est punie d'emprisonnement, si elle enfreint les règlements établis dans l'intérêt de la sûreté, de la salubrité, de l'ordre, de la décence publique et des bonnes mœurs, ainsi que dans les cas où elle se prostitue sans être soumise à la surveillance de la police.

En Allemagne, le contrôle de la prostitution est donc établi légalement.

En dehors des femmes inscrites, il en existe à Berlin une multitude d'autres surveillées par la police et employées dans les brasseries, théâtres de bas étage, troupes de chanteurs, bals publics et cafés dits *Wiener Cafés*.

On a calculé que le nombre de femmes se livrant secrètement à la prostitution était dix fois supérieur à celui des femmes inscrites.

L'inspection a lieu au Bureau de police une fois par semaine et toutes les femmes soupçonnées, après observation minutieuse, de faire métier de la débauche sont appelées à l'inspection. La première fois on leur remet à titre d'avertissement un procès-verbal imprimé, dans lequel on les engage à gagner plus honorablement leur pain. Si, plus tard dans les rues ou sur les places publiques, leurs allures sont reconnues suspectes, elles sont soumises à la surveillance réglementaire.

Batiments publics. — Les hôpitaux de Berlin les plus récents ont été construits sur le modèle des hôpitaux anglais et réalisent les exigences les plus minutieuses de l'hygiène.

Plusieurs d'entre eux se distinguent cependant de leurs modèles par leur chauffage central et leurs cabinets d'aisances qui ne sont pas complètement isolés.

Dans quelques-uns, conjointement avec le chauffage central, on a placé des cheminées; dans d'autres, le chauffage et la ventilation s'opèrent par les poêles à manteau, déjà mentionnés, qui paraissent capables de remplacer le chauffage central un peu trop compliqué.

Les hôpitaux affectés aux maladies contagieuses ont été décrits minutieusement plus haut.

Les autres bâtiments publics, écoles, théâtres, etc., doivent remplir les conditions exigées pour l'air et la lumière, etc. Les plans seront fournis aux médecins des districts pour être examinés au point de vue de l'hygiène.

Habitations ouvrières. — On ne trouve pas à Berlin d'habitations construites spécialement en vue des classes ouvrières, et chacun se loge où il peut.

Les classes pauvres naturellement, là comme ailleurs, habitent les plus anciens quartiers de la ville, les plus étroits, ceux où l'hygiène se trouve dans les conditions les plus déplorables.

Un grand nombre d'ouvriers, surtout ceux qui ne sont pas mariés, habitent des *Pennen*, sorte d'hôtels garnis de rang inférieur ou même n'ont que des logements à la nuit (*Schlafstellen*).

Nous avons déjà reproduit les règlements applicables aux locaux de ce genre (p. 409-410).

Hygiène des fabriques. — Dans le chapitre qui traite de l'hygiène des fabriques en général (p. 187), nous remarquions que l'inspection établie à cet égard en Allemagne a été impuissante à accréditer cette institution, parce que les inspecteurs ne possédaient pas les connaissances nécessaires en médecine. Il ne peut en être autrement vu le manque de direction hygiénique centrale.

Les inspecteurs remettent leurs rapports aux autorités qui en font un extrait au gouvernement. Il résulte de ces rapports que l'hygiène des fabriques n'a guère progressé.

Le conseiller de médecine, Pistor, chargé de résumer les rapports des inspecteurs de la capitale, s'exprime dans ces termes : « Quelle que soit l'importance que l'on attribue aux fonctions d'inspecteurs des fabriques, on ne saurait leur reconnaître la moindre compétence pour régler les questions d'hygiène ; la seule personne qui le ferait en connaissance de cause serait un inspecteur versé dans la science médicale. »

Il existe à Berlin depuis l'année 1846, une *Gewerks-Krankenverein* (association pour les maladies des différents métiers) formée par la réunion de tous les artisans, en vue d'entretenir une caisse commune pour se procurer des secours et des soins médicaux en cas de maladie.

La caisse est surveillée par un comité composé de délégués de tous les corps de métier. Chaque année on choisit un conseil d'administration de vingt-cinq personnes, faisant partie dudit comité, qui se réunit à la députation industrielle (*Gewerbe députation des magistrates*) choisie par le conseil municipal. Le président de cette députation est en même temps président du conseil d'administration de la caisse.

La ville de Berlin et ses environs sont divisés en 85 districts avec un médecin particulier pour chacun.

Le nombre des membres de cette association des artisans s'élève environ à 200,000.

Cette organisation est de la plus haute importance pour empêcher la propagation des maladies contagieuses ; c'est elle qui a permis d'établir la statistique exacte des maladies syphilitiques parmi cette classe de la population. Les données fournies par l'armée à cet égard sont aussi très précises. Ce sont là des ressources d'une valeur inappréciable pour arrêter les progrès du mal.

Hygiène des écoles. — Les ordonnances du 23 octobre 1879 et du 14 janvier 1880 renferment des règles applicables dans toute la Prusse et relatives au local des écoles.

La salle d'école ne doit pas dépasser 9 mètres de longueur : $5^{m},70$ à 7 mètres de largeur ; $3^{m},20$ à $3^{m},50$ de hauteur.

Chaque élève des classes inférieures doit avoir pour sa part une superficie de plancher de $0^{m2},7$ et celui des classes supérieures de $0^{m2},9$.

La lumière du jour doit entrer à gauche ou venir par derrière, mais pas des deux côtés.

La surface des fenêtres doit être au minimum égale au cinquième de celle du plancher.

La ventilation et le chauffage doivent être établis d'une façon convenable.

Les plans dressés pour la construction de nouveaux bâtiments d'écoles ou pour les changements à faire aux bâtiments existants doivent être soumis à l'examen et à l'approbation du médecin du district. C'est lui qui est chargé de surveiller l'hygiène générale des écoles.

Dans la Saxe, la Bavière, le Wurtemberg et le pays de Bade, le médecin inspecteur est tenu de visiter les écoles de temps à autre à cet égard et d'adresser aux autorités les observations qu'il juge nécessaires.

Quant aux prescriptions ayant pour but de préserver les écoles contre les maladies contagieuses elles ont été rapportées plus haut (p. 400-401).

CHAPITRE III

LEIPZIG

Généralités. — Approvisionnement d'aaux. — Système de cabinets d'aisances. — Abattoir. — Hôpitaux d'isolement.

Généralités. — Les Etats de l'Allemagne du Sud se distinguent de la Prusse au point de vue des institutions hygiéniques, car les médecins, chargés de surveiller et de diriger l'hygiène publique (*Bezirksärzte*), exercent leurs fonctions d'une manière bien plus indépendante vis-à-vis de la police administrative.

Parmi les villes du sud de l'Allemagne, Leipzig, en Saxe, est remarquable au point de vue de son organisation sanitaire. Les aqueducs, le système de vidange, etc., etc., offrent plusieurs particularités originales que nous allons décrire.

Approvisionnement d'eau. — Vers le milieu de 1860, Leipzig a établi, à *Connewitzer Bauernwiese*, un établissement d'eau, basé sur l'emploi des eaux souterraines, recueillies sur une couche de gravier et amenées au moyen de tuyaux de terre vernissée, percés de trous et posés l'un auprès de l'autre sans joints ajustés.

A mesure que la ville s'agrandissait, de nouveaux tuyaux furent posés, mais le terrain n'ayant pas été tout d'abord soigneusement examiné, la quantité s'accrut dans de faibles proportions et l'eau demeura de mauvaise qualité.

Pour surmonter ces difficultés on appliqua une méthode originale de l'invention du Pr Hofmann.

L'eau de la rivière, la Pleisse, est amenée dans des bassins filtrants, creusés à l'endroit où commencent les nouveaux tuyaux; après avoir traversé les filtres, l'eau s'écoule à travers la couche de gravier sous-jacente, remplace l'eau de mauvaise qualité et est recueillie, filtrée et pure, par les tuyaux de terre.

Ce système est d'une grande simplicité.

Cet établissement ne suffisant pas aux besoins de la ville, un autre fut construit en 1887, à 20 kilomètres de la ville, dans la forêt de *Naunhof*. Ce système est demeuré jusqu'à présent unique en son genre et a été inventé par l'ingénieur civil Thiem.

Des recherches minutieuses avaient fait découvrir sous ce terrain une couche d'eau pure fournissant plus de 30.000 ^{m3} par jour. Cette eau est recueillie par 5 groupes de puits artésiens, formés chacun de 20 puits tubulaires d'où l'eau est amenée par des tuyaux horizontaux dans un réservoir de petit volume ; de là elle se déverse dans le grand collecteur. (V. fig. 171 et 172[1].)

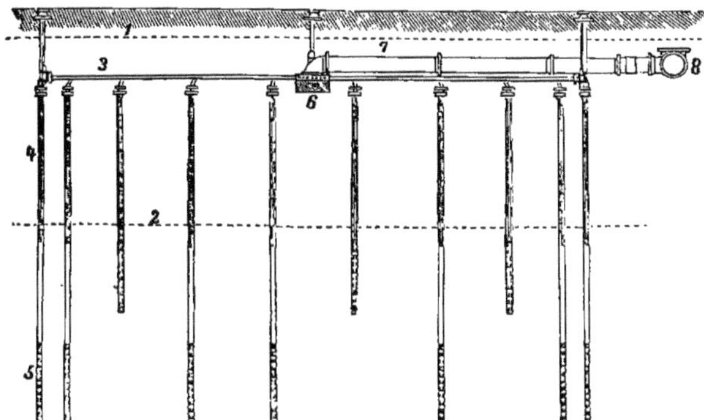

Fig. 171. — Schéma (Élévation) de la prise d'eau de Naunhof.

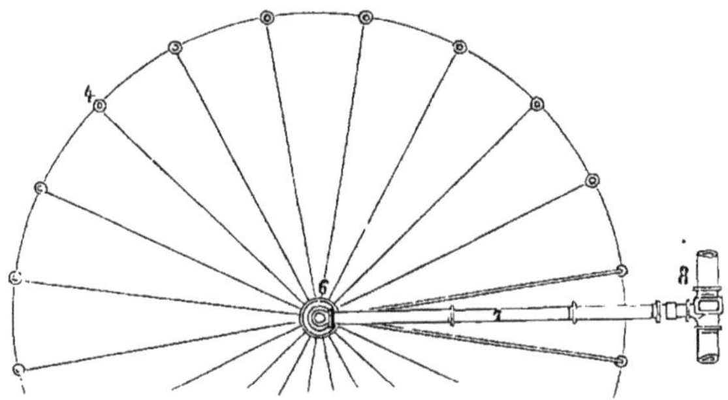

Fig. 172. — Schéma (Plan) de la prise d'eau de Naunhof.
A l'échelle de 1/400

1, niveau naturel de l'eau souterraine. — 2, niveau rabaissé. — 3, tuyau d'aspiration. — 4, puits tubulaires. — 5, filtres. — 6, petit réservoir central. — 7, tuyau collecteur des puits. — 8, collecteur général.

Ce dernier débouche dans un réservoir profond et maçonné d'où l'eau est amenée, à l'aide d'une pompe à vapeur, dans les conduits qui l'apportent à la ville.

L'eau des puits tubulaires est introduite dans le réservoir collecteur par l'action du siphon.

Outre les grands puits artésiens à 20 tuyaux, il y en a encore de semblables à 8 tuyaux.

Des constructions particulières sont faites pour faciliter les réparations,

[1] Ces figures ont été clichées d'après les dessins originaux que le constructeur M. Thiem a bien voulu communiquer à l'auteur.

pour tirer de l'eau de chaque puits tubulaire, en vue d'une analyse spéciale, et pour fermer éventuellement les tuyaux qui donneraient de mauvaise eau.

Le grand collecteur est en fonte et les joints lutés en caoutchouc.

Système de cabinets d'aisances. — A Leipzig, on a remplacé l'ancien système des fosses par des réservoirs et des cabinets à l'anglaise. Les premiers sont de deux espèces : réservoirs fixes et mobiles. Les fixes sont vidés au moyen d'une pompe à air, pourvue d'un appareil à combustion pour les gaz méphitiques, analogue à celle en usage à Paris. La figure 173 en reproduit un d'après le système Friedrich et Glass.

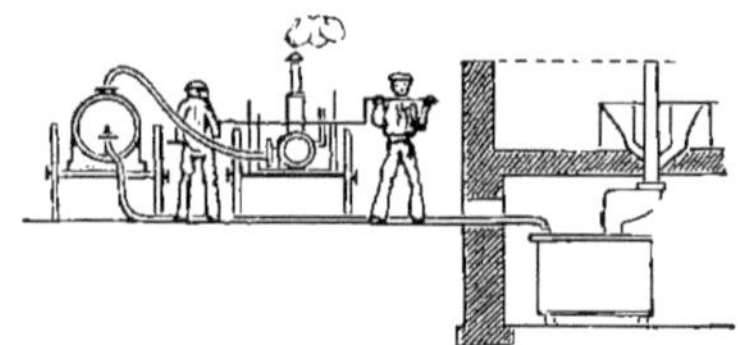

Fig. 173. — Cabinet d'aisances et fosse fixe, système Friedrich et Glass.

Les latrines sont placées dans une aile séparée dont le sous-sol est occupé par les réservoirs.

La figure 174 fait voir comment les fosses mobiles sont placées et les diffé-

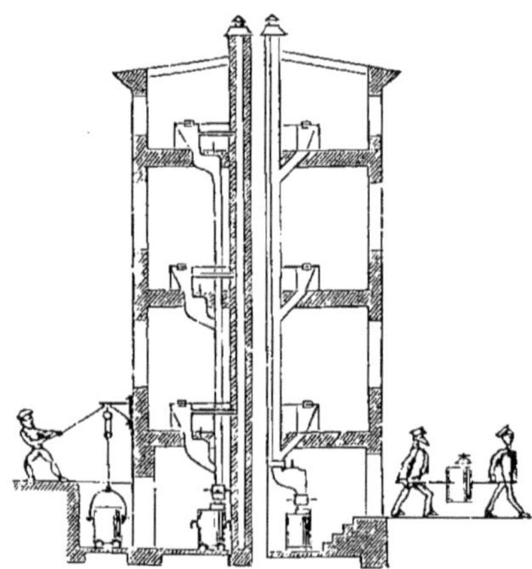

Fig. 174. — Cabinet d'aisances et fosse mobile, système Heidelberg.

rentes manières de les renouveler, système Heidelberg, mis en pratique par Friedrich et Glass. Les tuyaux ventilateurs des cabinets, montent jusqu'au-dessus du toit; sur la moitié gauche de la figure, les cabinets ont ce que les Allemands appellent *Separatkothvershluss*, c'est-à-dire que chaque cuvette possède une fermeture spéciale pour les excréments: dans cet arrangement les cuvettes sont ventilées par des tuyaux qui débouchent dans une cheminée à part; la moitié de droite ne porte qu'un *Centralkothvershluss*, c'est-à-dire une fermeture centrale tout en bas, les 5 cuvettes sont ventilées par le tuyau de descente.

Ni l'un ni l'autre de ces deux systèmes ne sont inodores; aussi dans les bonnes maisons a-t-on adopté les water-closets.

Afin de prévenir la souillure des cours d'eau, il est défendu de déverser les excréments avant que les parties solides n'aient été précipitées et désinfectées; c'est pourquoi, à Leipzig, on peut étudier les diverses méthodes de purification chimique.

Un système général n'est pas formellement prescrit, mais chacun doit être étudié et approuvé avant d'être mis en pratique.

Ces différents systèmes se distinguent entre eux par la composition de la substance désinfectante et la manière dont elle est mise en contact avec les matières excrémentitielles.

A quelques modifications près, la substance désinfectante se compose de chaux, de chlorure de magnésium, d'acide phénique ou de goudron de houille.

Ce qu'on appelle la masse de Süvern, employée dans le grand hôpital Saint-Jacques, est préparée de la manière suivante :

On éteint 42 kilog. 5 de chaux vive avec 102 kilog. d'eau, dans une auge ; pendant l'extinction, on mêle 8 kilog. 5 de goudron de houille et une quantité égale de chlorure de magnésium dissous dans une pareille quantité d'eau.

La masse a l'aspect d'une bouillie et s'emploie mélangée avec de l'eau.

Dans les latrines à auges en usage dans les hôpitaux, les écoles, les casernes et les prisons, on verse de la masse désinfectante dans le closet, à raison d'un demi-kilogramme par personne et par jour, puis on ajoute assez d'eau pour que les matières solides restent flottantes; les parois du réservoir sont également enduites du désinfectant.

Le fond est muni d'une soupape à tige qui ferme l'ouverture du tuyau d'évacuation. Chaque matin de bonne heure, on vide cette auge en ouvrant la soupape; les excréments et la matière désinfectante s'écoulent dans un bassin où les parties solides se déposent, tandis que les liquides se dirigent vers les égouts.

Dans les lieux d'aisances des maisons particulières, les déjections sont conduites directement par le lavage dans un réservoir situé dans la cour et contenant de la substance désinfectante.

De ce réservoir, muni au fond d'une soupape à tige, la masse se décharge dans un puits collecteur où les matières précipitées se déposent et le liquide peut s'écouler. Ce dernier n'est pas encore déversé directement à l'égout, mais passe auparavant dans un puits de contrôle, où les employés du service sanitaire en prennent un échantillon de temps en temps, afin de voir si ce liquide donne une réaction alcaline. Dans ce cas, la désinfection est jugée complète; autrement la quantité de désinfectant employée a été trop faible et le coupable est passible d'une amende.

Ce moyen de désinfection des excréments est d'une efficacité parfaite. La preuve est que des échantillons, mis dans des bouteilles fermées par un bouchon ordinaire, n'ont subi pendant plusieurs années aucune altération.

Les réservoirs de désinfection pour les cabinets d'aisances des maisons sont vidés d'ordinaire une fois par semaine; les soupapes ouvertes et les matières déchargées dans le puits, on jette de suite dans le réservoir, une autre dose de la substance désinfectante.

Les puits collecteurs ne sont débarrassés des matières solides qu'au bout d'un an ou dix-huit mois, suivant leur contenance, qui est le plus souvent de 30 à 40 mètres cubes.

Le dépôt précipité se compose principalement de carbonate de chaux mêlé à des débris organiques insolubles.

Voici comment s'explique l'action désinfectante de la composition Süvern :

Par l'action des microbes sur les excréments, il s'est produit de l'acide carbonique et de l'ammoniaque.

Chaque microbe se trouve donc entouré d'une couche de gaz acide carbonique; cet acide se combinant alors avec la chaux, le microbe est incrusté. Cette opération ne peut s'accomplir que dans les parcelles dissoutes et à la surface des matières solides; à l'intérieur de celles-ci, la décomposition continue avec dégagement d'acide qui fait éclater les excréments solides et donne lieu à de nouvelles incrustations.

Non seulement les spores ne sont pas entravés dans leur développement par la substance désinfectante, mais la liqueur nutritive est au contraire propre à favoriser leur transformation en bactéries, qui, s'opérant avec un dégagement d'acide carbonique, sont assujetties à la même incrustation et destinées à périr.

L'ammoniaque se trouve lié par le chlore dans la dissolution de chlorure de magnésium.

Au point de vue de l'hygiène, cette méthode est très précieuse, car les matières solides sont rendues tout à fait inoffensives, et les liquides peuvent, sans le moindre inconvénient, se déverser dans les cours d'eau les plus faibles.

Pourtant, ce mode de désinfection n'est certain que pour les excréments et les rebuts de ménage. Les essais tentés pour l'appliquer aux déchets des brasseries et des raffineries n'ont pas réussi, car les résidus des sucres ne se décomposent pas aussi facilement que les excréments, et il est impossible de maintenir assez longtemps les eaux impures en contact avec la masse désinfectante pour que la désagrégation et la désinfection puissent s'accomplir. Il en est de même de l'eau sanguinolente des boucheries.

Le système Friedrich et Glass fort en vogue à Leipzig à côté de celui de Süvern en diffère en ce que la masse désinfectante, qui est en poudre et un peu humide, est versée dans un vase de zinc laminé dont les parois sont percées de trous et que l'on place soit dans le réservoir d'eau du cabinet (*Centralrührapparat*, fig. 175 et 176), soit dans un réceptacle placé près du puits collecteur, fig. 177 et 178 (*Centraldruckrührapparat*).

Dans les figures 175 et 176, la substance désinfectante est dissoute par l'eau

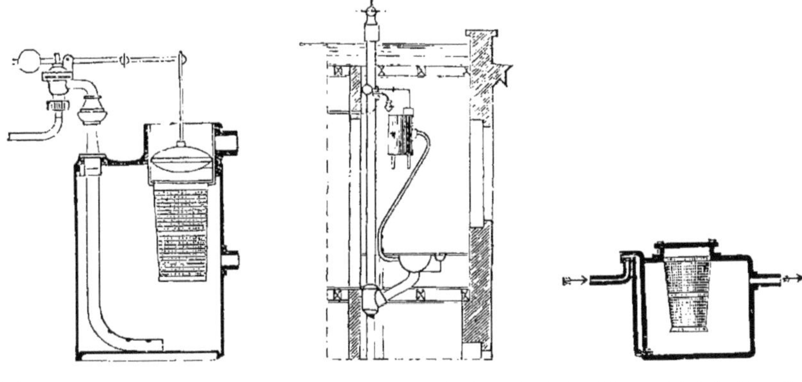

Fig. 175. — Désinfection des excréments, système Friedrich (Centralrührapparat. Détail).

Fig. 176. — Désinfection des excréments, système Friedrich (vue d'ensemble).

Fig. 177. — Désinfection des excréments, système Friedrich (Centraldruckrührapparat. Détail).

de lavage ; dans les figures 177, 178, 179, 180 et 181, elle est dissoute par l'eau contaminée.

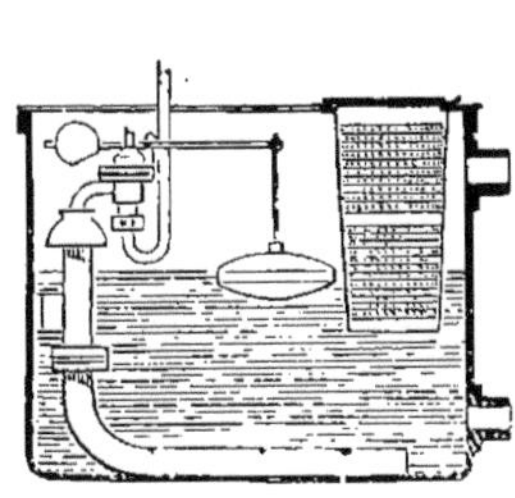

Fig. 178. — Désinfection des excréments, système Friedrich (Centraldruckrührapparat. Détail).

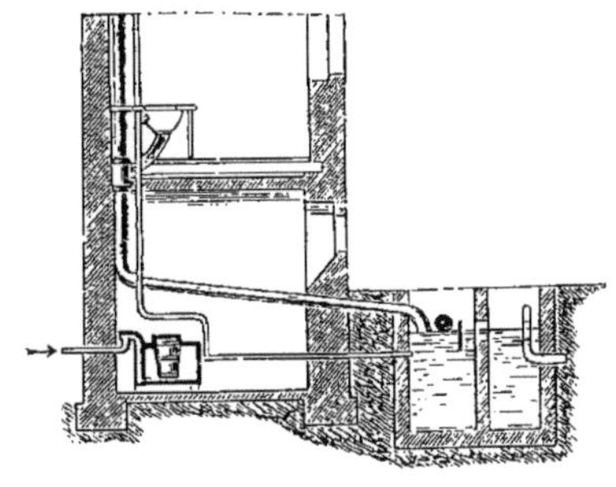

Fig. 179. — Ensemble de la disposition de la désinfection, système Friedrich.

Friedrich évalue la quantité nécessaire de sa préparation pour un cabinet servant à 10 personnes à 42 kilogrammes, soit une dépense de 6 fr. 90 par an.

Pour purifier les eaux vannes des fabriques, il a construit de même des appareils particuliers qui diffèrent un peu selon la qualité des eaux contaminées.

Pour celles d'un précipité difficile qui contiennent une moindre quantité de parcelles fines, on recommande l'appareil représenté figure 182. Il se compose d'un réservoir commun (*Doppelgrube*) partagé par une cloison, dont le fond est recouvert d'une masse poreuse destinée à retenir le limon (*Schlammfilter*) et d'une rangée de filtres disposés verticalement. La substance désinfectante est renfermé dans le vase (*a*) qui communique avec une provision d'eau par un robinet automatique. Lorsque l'eau souillée s'est mêlée au liquide désin-

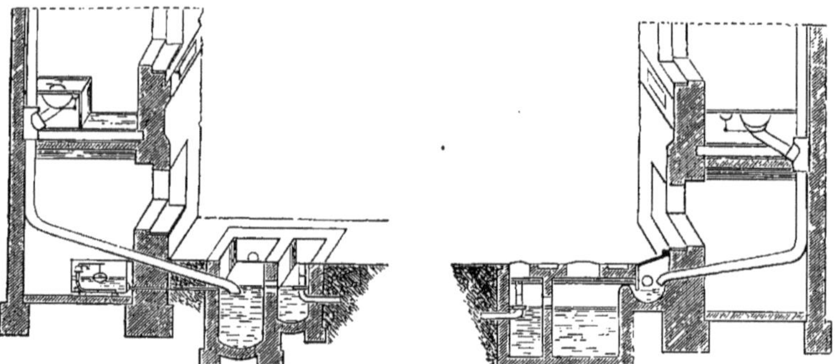

Fig. 180. — Ensemble du système Friedrich. (Désinfection.) Fig. 181. — Ensemble du système Friedrich. (Désinfection.)

fectant après avoir traversé les couches de filtres, elle s'écoule purifiée ; pour produire tout son effet, cette opération doit s'accomplir lentement.

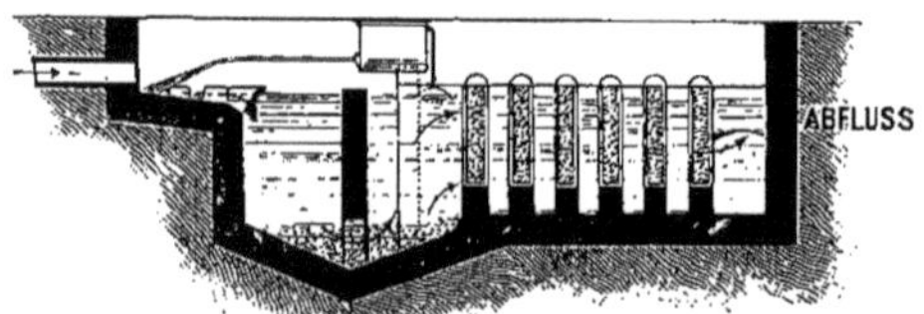

Fig. 182. — Purification des eaux industrielles (Doppelgrube Friedrich).

Les batteries de filtres sont transportables pour pouvoir être changées avec facilité.

La figure 183 représente un bassin de purification pour les eaux fortement souillées, qui sont traitées deux fois avec la matière désinfectante et doivent passer par plusieurs couches de filtres. Les plus grosses saletés sont retenues au fond d'un tamis (*c*).

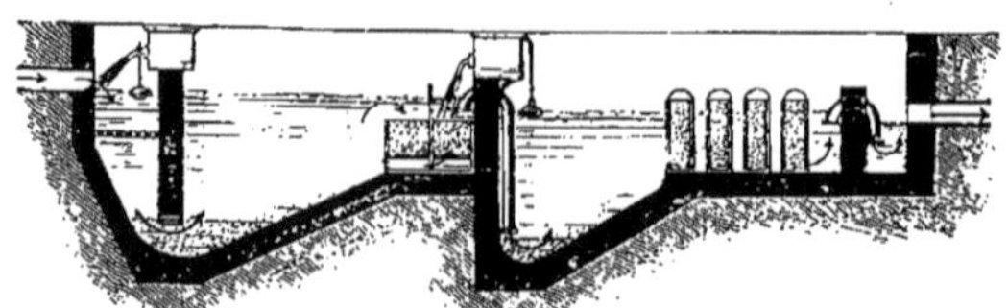

Fig. 183. — Autre disposition de la purification des eaux industrielles.

Abattoir. — L'abattoir de Leipzig est un établissement modèle dans son genre. Il est situé à l'extrémité de la ville, derrière la gare de Bavière (*Bayrischer Bahnhof*), à proximité du chemin de fer, afin de faciliter le transport du bétail et l'enlèvement des immondices.

Le terrain a une superficie de 115,000 mètres carrés ; l'emplacement est élevé, bien exposé à l'air avec une bonne pente. L'abattoir lui-même est disposé d'après le système des halles, avec une place commune assez vaste pour l'abatage. Le sol est recouvert de ciment et incliné vers le milieu qui est traversé par une rigole par laquelle l'eau sanguinolente s'écoule. Avant d'arriver à l'égout, cette eau doit passer par une série de tamis gradués qui retiennent les lambeaux de chair et de graisse.

Pour désinfecter les lavures, on se borne à y verser une grande quantité d'eau. Les intestins sont emportés dans des brouettes et disposés en dehors de l'abattoir dans un endroit dallé et en pente, au milieu duquel se trouve une assez grande ouverture. Sous cette salle spéciale, passe un tunnel dans lequel se meut un wagon que l'on installe au-dessous de l'ouverture ; le contenu de l'estomac et des intestins est vidé directement dans le wagon et enlevé aussitôt après l'abatage.

Le long du plafond de l'abattoir courent des rails en fer sur lesquels sont adaptés des crochets à roues pour suspendre la chair, que l'on transporte ainsi de la tuerie aux magasins avoisinants munis de réfrigérateurs.

L'abatage s'opère avec un masque ; le sang est recueilli dans des vases plats en fer-blanc pour être employé à la préparation de l'albumine et de l'engrais.

Pour le menu bétail et les porcs, il y a des abattoirs particuliers. Des fondoirs et des locaux pour la préparation des issues se rattachent aussi à l'établissement, ainsi que des étables pour les animaux de boucherie.

Hôpitaux d'isolement. — Pour l'isolement des malades contagieux, la ville a construit 22 baraques situées sur un vaste emplacement au bout duquel s'élève le grand hôpital Saint-Jakob.

Les baraques relèvent de la même administration que l'hôpital et le tout constitue la clinique de l'Université. Chaque section est dirigée par un professeur.

Les baraques affectées aux cholériques et aux varioleux sont placées à une grande distance des autres et entourées d'une palissade qui empêche toute communication inopportune.

Dans chacune, il y a place pour 24 malades. Les plus anciennes ne contiennent qu'une salle, les plus récentes sont partagées en deux parties égales par une cloison sans porte.

A l'une des extrémités est une vérandah couverte, pour le personnel de surveillance et les convalescents ; à l'autre sont placés les latrines, les chambres de bains et les logements des gardes-malades.

Le chauffage s'opère par des calorifères à manteau au charbon ou au gaz ; la ventilation se fait directement par les fenêtres et les surtoits.

Les baraques sont faites en carreaux de bois remplis de briques sans plafond. La boiserie du toit est peinte à l'huile à l'intérieur ; les parois sont crépies et peintes, ainsi que le plancher en bois de chêne.

Les latrines sont établies d'après le système à cuves de Süvern que nous avons décrit plus haut. Les eaux de lessive, de bains et de ménage s'écoulent par le même tuyau que les excréments. L'eau se mêle au passage avec la matière désinfectante, qui adhère aux parois de la conduite.

On a reconnu que ce mode de désinfection était parfaitement suffisant [1].

Pour recueillir les eaux, tant ménagères qu'excrémentielles, on a bâti une maison séparée, à peu près au centre du terrain, qui renferme trois bassins d'épuration où les matières solides peuvent se déposer, tandis que les parties liquides s'écoulent dans un quatrième bassin pour se déverser ensuite dans l'égout de la rue. Le limon déposé au fond est amené par des pompes sur une plate-forme contenant un appareil de filtrage à gros gravier situé au-dessus du quatrième bassin. Le liquide filtre au travers, passe dans le bassin et de là s'écoule au dehors.

Le précipité consistant en carbonate de chaux mêlé à des substances organiques insolubles est grisâtre, inodore et aseptique.

On a essayé d'employer cette matière comme engrais, mais les résultats ont été infructueux; ce n'est qu'après être restée longtemps mélangée à la terre qu'elle peut servir d'engrais calcaire. Sous le rapport sanitaire, elle est donc d'une innocuité parfaite.

Des échantillons de l'eau ainsi désinfectée, que l'on avait conservés au Musée hygiénique dans des flacons fermés par un bouchon ordinaire, n'ont subi aucune altération dans l'espace de 10 et même de 15 ans. On remarque seulement dans les flacons les plus anciens un mince résidu dont le contenu a perdu; par évaporation à travers le bouchon, la moitié de son volume.

Le linge des malades est trempé dans une cuve contenant une solution d'acide phénique au 5 p. 100 et porté à une blanchisserie à vapeur affectée uniquement au linge infectieux. Il est plongé dans une grande chaudière et chauffé pendant une demi-heure dans une eau de lessive fortement additionnée de savon.

Cette blanchisserie, la cuisine et la boulangerie, sont chacun dans leur genre des établissements modèles.

Pour le transport des malades, on se sert de fourgons spéciaux.

[1] Dans d'autres établissements, par contre, les eaux vannes qui se rendaient directement au réservoir commun ne se mêlaient pas d'une façon suffisante aux matières désinfectantes elles se décomposaient et produisaient de graves inconvénients.

Il faut chercher la cause de ce fait dans une loi physique suivant laquelle les couches de liquide ont la propriété de se repousser mutuellement et n'arrivent à se mêler qu'après un long espace de temps.

AUTRICHE

CHAPITRE PREMIER

LÉGISLATION SANITAIRE

GÉNÉRALITÉS. — ADMINISTRATION SANITAIRE. — LÉGISLATION SANITAIRE. — Denrées alimentaires. — Législation des fabriques. — Assurance des ouvriers contre les accidents et en cas de maladie. — Règlement pour la prévention des maladies contagieuses. — Vaccination. — Protection des enfants en bas âge. — Constatation des décès. — Enterrement et lieux de sépulture. — Dépôts mortuaires, transport des cadavres. — Règlement sur les bâtisses.

Généralités. — La monarchie autrichienne se compose de deux parties principales : l'une comprenant les pays de la Couronne avec une représentation et une administration identiques ; l'autre le royaume de Hongrie et les pays qui s'y rattachent avec une organisation indépendante des premiers.

Les diverses provinces sont habitées par des nationalités fort dissemblables dont la culture intellectuelle est très inégale.

Les pays de la Couronne ont comme représentants : le Conseil de l'Empire (*Reichsrath*) dont les membres constituent les deux chambres, celles des Seigneurs (*Herrenhaus*) et celle des députés (*Abgeordnetenhaus*).

Les intérêts particuliers des divers pays sont représentés par les diètes (*Landtage*) ; l'administration est confiée à des comités particuliers (*Landesausschüsse*).

Un gouverneur ou président (*Statthalter* ou *Landes-Præsident*) représente le Gouvernement ; chaque pays est divisé en districts (*Amtsbezirke* ou *Bezirkshauptmannschaften*) ayant chacun un chef nommé *Bezirkshauptmann*.

Les villes d'une certaine étendue s'administrent elles-mêmes, sous la dépendance immédiate du Gouverneur.

Les pays hongrois sont représentés par la diète de Hongrie (*Magnatentafel* et *Repræsentantentafel*) ; les royaumes qui s'y rattachent, la Croatie et la Slavonie, ont leur propre diète (*Landtag*).

Les institutions sanitaires ne sont pas les mêmes dans les deux moitiés de l'Empire. Dans plusieurs provinces de la Hongrie il n'a pas encore été possible d'établir un service régulier d'hygiène publique, vu l'état peu avancé des populations.

Le chiffre élevé de la mortalité dans les pays de la Couronne même prouve péremptoirement que le régime sanitaire est loin de répondre aux exigences de notre époque.

La mortalité par 1,000 habitants a été en moyenne :

En 1870-1874	de.	32,5
1875-1879	de.	30,6
1880-1884	de.	30,1
1885-1888	de.	29,4

Dans les pages qui suivent nous nous occuperons seulement de l'organisation sanitaire des pays de la Couronne.

Administration sanitaire (*Gesetz du* 30 *avril* 1870). — Le chef supérieur de l'hygiène publique en Autriche est le Ministre de l'Intérieur ; toutes les affaires lui sont soumises par un *Sanitætsreferent* qui est docteur en médecine.

Dans les cas fort importants, le ministre demande l'avis du Conseil sanitaire supérieur, *Oberster Sanitætsrath*, composé de six membres ordinaires au minimum, choisis par le Gouvernement parmi les principaux médecins de la capitale. Ils portent le titre de *Obersanitætsrath*, conseiller supérieur de santé, mais n'ont pas d'appointements fixes, sauf une rémunération pour les travaux d'une certaine étendue.

Le conseil choisit lui-même son président, son vice-président et, en cas de besoin, s'adjoint des membres extraordinaires.

Le gouverneur de chaque pays de la Couronne (*Kronland*), a de même son référendaire (*sanitætsreferent*) et son conseil provincial de santé (*Landessanitætsrath*) composé de trois à six membres ordinaires choisis par le Gouvernement, et de deux membres élus par les représentants du pays (*Landesausschuss*). Le cas échéant les membres extraordinaires peuvent être appelés à faire partie du conseil.

Ces fonctions sont honorifiques ; aucun traitement n'y est attaché.

Le Conseil de santé rassemble les matériaux statistiques relatifs à l'hygiène et présente chaque année un rapport accompagné de propositions faites dans le but d'améliorer le régime sanitaire.

Dans les différents districts (Bezirkshauptmannschaften), les intérêts de l'hygiène publique sont confiés à la direction d'un médecin, *Bezirksarzt*, ayant à peu près les mêmes fonctions que le Kreisphysicus de Prusse.

La haute surveillance de la direction générale du service sanitaire appartient à l'Etat, qui prend toutes les mesures générales pour la santé publique, tandis que les mesures spéciales incombent aux communes.

Les services suivants sont subordonnés à l'Etat : la surveillance du personnel et l'observation des règlements sanitaires ; la surveillance des hôpitaux, asiles et bureaux de vaccination ; les établissements de bains et d'eaux thermales pour la fondation desquels il faut demander chaque fois l'autorisation du gouvernement ; l'application des lois relatives aux maladies contagieuses, aux endémies, aux épidémies et aux quarantaines ; la vente des poisons et des médicaments ; la vaccination, la médecine légale et les inhumations.

Restent à la charge des communes : la surveillance des rues, des routes, des marchés, des lieux de réunions publiques, des habitations, des égouts avec leur nettoyage, de l'eau potable, des denrées alimentaires et des récipients qui les contiennent, des bains publics; le soin d'établir et de surveiller les dépôts mortuaires, les lieux de sépulture, les marchés aux bestiaux, etc.; de procurer, en cas d'accident ou d'accouchement, l'assistance du médecin et les secours; de pourvoir à la garde des enfants trouvés, des idiots, des sourds-muets, etc.

Les communes sont tenues, en outre, d'appliquer les mesures prescrites par l'administration pour combattre les maladies contagieuses et de veiller à ce que les lois sanitaires soient respectées. Elles doivent régulièrement rendre compte de leurs opérations.

Législation sanitaire. — Il n'existe pas en Autriche de loi sanitaire plus complète que celle du 30 avril 1870 que nous avons mentionnée plus haut. Quelques-unes des dispositions qui se rapportent à l'hygiène publique font partie du Code pénal.

Le droit de faire des lois sanitaires obligatoires dans tout l'Empire appartient au Reichsrath; les ordonnances administratives de moins grande importance sont rendues par le Gouvernement; celles qui rentrent dans les attributions des communes sont sanctionnées dans les pays de la Couronne par les administrations locales.

Denrées alimentaires. — Aux termes de la loi pénale, l'emploi de matières vénéneuses est interdit dans la préparation des substances alimentaires, ainsi que pour vernisser la vaisselle, les ustensiles de cuisine et les vases à boire.

La même loi punit la vente de chair d'animaux qui n'ont pas été examinés. Aussi l'inspection des viandes est organisée en Autriche très rigoureusement : elle est exercée par des inspecteurs spéciaux qui surveillent l'abatage des animaux dont la chair est mise en vente ; le bétail doit être contrôlé avant et après l'abatage.

Les inspecteurs doivent être au nombre de deux : l'un vétérinaire-médecin ou chirurgien (*Wundartz*), l'autre choisi par la commune.

Les animaux de boucherie qui sont amenés du dehors sont placés en surveillance pendant dix jours ; de même les viandes apportées toutes prêtes d'une autre localité sont soumises à l'inspection.

Les inspecteurs des viandes ont aussi à exercer un contrôle sur l'étal des boucheries. Dans les écoles vétérinaires, il y a un cours spécialement destiné aux inspecteurs des viandes.

Suivant une ordonnance (*Hofkantzleidecret*) du 16 janvier 1875 toute falsification ou mouillure du blé est interdite : suivant un autre décret plus ancien (*Regierungsdecret du* 15 *juillet* 1831), le blé doit être purgé des ergots.

Une ordonnance de juillet 1794 défend la vente du pain dans des locaux bas, humides, non aérés : le pain doit être bien cuit et ne contenir aucune substance nuisible.

Le Code pénal interdit la contamination des puits ou rivières, dont l'eau est employée comme boisson.

Législation des fabriques (*Gewerbeordnung du* 15 *mars* 1883 *et du* 8 *mars* 1885). — La législation autrichienne divise les fabriques en établissements libres et établissements autorisés. Ces derniers sont ceux qui pourraient incommoder les alentours. Ils ne peuvent être fondés qu'après la permission de l'autorité compétente à laquelle il appartient de prescrire certaines conditions ou de repousser la demande.

Les enfants ne peuvent pas être employés comme apprentis dans ces métiers avant l'âge de douze ans, dans les fabriques avant quatorze ans révolus. Les jeunes filles entre quatorze et seize ans ne seront employés qu'à des ouvrages ne compromettant ni la santé ni le libre développement du corps. En outre les enfants doivent fréquenter l'école régulièrement.

La journée de travail ne doit pas excéder huit heures pour les enfants au-dessous de quatorze ans; pour les adultes elle est de onze heures, le temps des repas et des récréations non compris.

Les enfants âgés de moins de seize ans et les femmes ne sont pas admis à travailler entre 8 heures du soir et 5 heures du matin.

Une femme qui vient d'accoucher ne pourra être admise au travail de la fabrique que quatre semaines après.

Il est défendu de travailler le dimanche sans autorisation spéciale du Ministre du commerce.

Les autorités communales, le médecin du district, les inspecteurs particuliers des fabriques sont chargés de veiller à l'exécution des lois.

L'inspection des fabriques est confiée à quinze inspecteurs de district, avec un inspecteur en chef. Ils doivent tenir un journal, dresser un procès-verbal de toutes leurs opérations et présenter des rapports à leur chef qui doit résumer leurs rapports, donner son avis sur les questions d'hygiène des fabriques et adresser des rapports au Ministère du commerce.

Assurance des ouvriers contre les accidents (*Gesetz vom 28 décembre 1887 betreffend die Unfallversicherung der Arbeiter*). — Comme en Allemagne, la représentation nationale en Autriche a adopté une loi qui rend obligatoire l'assurance des ouvriers contre les accidents. Elle ressemble beaucoup à la loi allemande et n'en diffère que sur quelques points.

En Allemagne, selon les risques plus graves que certaines fabrications entraînent, les métiers sont groupés pour certains districts déterminés, dans une même catégorie d'assurance (*Berufsgenossenschaft*).

En Autriche il existe généralement, pour chaque pays de la Couronne, une institution publique d'assurance avec différents tarifs selon la gravité des dangers inhérents à chaque métier.

En Allemagne les ouvriers versent à la caisse les deux tiers et le patron le tiers de la prime; en Autriche les ouvriers ne payent que 10 p. 100, tandis que les 90 p. 100 restent à la charge du patron.

Les tarifs des primes sont dressés par la compagnie d'assurance et ratifiés par le Gouvernement. Le Ministre de l'intérieur hausse ou abaisse les primes selon les besoins, lors de la clôture des comptes. C'est lui aussi qui, assisté d'un conseil compétent (*Versicherungsbeirath*) surveille le service général des assurances dont le contrôle appartient aux gouvernements des différents pays.

Assurances des ouvriers en cas de maladie (*Gesetz vom* 30 *mars* 1888, *betreffend die Krankenversicherung der Arbeiter*). — Toutes les personnes qui sont assurées en cas d'accidents sont obligées d'être membre d'une caisse de secours en cas de maladies. Outre les soins gratuits du médecin, les médicaments et les 60 p. 100 du salaire journalier, avantages communs à tous, les femmes reçoivent des secours pécuniaires au moment d'accoucher et pendant quatre semaines après leur délivrance.

En cas de décès, il est délivré pour les frais d'enterrement, une somme vingt fois égale au salaire d'une journée qui ne peut être évaluée à plus de 4 fr. 80.

Si le prix de la journée est plus élevé, les secours en cas de maladie, ne dépassent pas non plus les 75 p. 100 du salaire et ne peuvent être accordés pour plus d'un an.

Les primes à payer par l'ouvrier ne peuvent pas dépasser le 3 p. 100 d'une journée et le patron en paie le tiers.

Les cercles d'opérations pour les caisses de secours correspondent généralement aux districts judiciaires (*Gerichtsbezirk*).

Les caisses des districts d'un pays de la Couronne forment une espèce de communauté (*Verband*) dont l'administration est remise à la compagnie d'assurances contre les accidents et organisée selon les dispositions particulières de celle-ci. Le contrôle de la gestion des caisses des districts (*Cassenverband*) est tenu en même temps et pour l'ensemble. Il doit être formé un fonds de réserve commun.

En Autriche comme en Allemagne, les membres des différentes caisses spéciales ne sont pas obligés de participer aux caisses de districts lorsque les avantages sont égaux de part et d'autre.

Règlements pour la prévention des maladies contagieuses. — Les dispositions établies dans le but de prévenir les maladies contagieuses sont comprises dans quatre arrêtés qui renferment :

I. Une instruction pour les médecins des épidémies ;

II. Les règles prescrites pour l'examen et la combinaison des rapports sur les épidémies ;

III. Les instructions pour les mesures à prendre : par l'administration de chaque district (*Bezirkshauptmannschaft*) ; par les autorités locales et communales ; par le clergé ; par les officiers de santé ;

IV. Une instruction pour les inspecteurs de la santé (*Sectionscommissære*).

I. *Instruction pour les médecins des épidémies.* — Le médecin chargé de ce service est tenu de rechercher avec soin quand et comment la maladie s'est déclarée et d'en faire un procès-verbal complet. Pendant l'épidémie il devra envoyer régulièrement des rapports sur les progrès du fléau et les mesures prises pour le combattre : après l'épidémie il devra faire un résumé sommaire des rapports antérieurs, exposer le résultat des mesures employées et proposer s'il y a lieu des améliorations pour l'avenir.

II. *Règles prescrites pour l'examen et la combinaison des rapports sur les épidémies.* — Les rapports des médecins adressés à l'autorité supérieure doivent être examinés par elle afin de prendre, le cas échéant, les mesures nécessaires pour remédier aux défectuosités qui lui sont signalées. S'il y a pénurie de médecins, de gardes-malades ou d'hôpitaux, on devra y pourvoir sans délai. On devra s'assurer si toutes les mesures prophylactiques possibles ont été prises et si les prescriptions ont été suivies. Dans le cas où les localités voisines seraient menacées, on prendrait de suite les dispositions nécessaires.

III. *Instructions pour les mesure à prendre par l'administration de chaque district; par les autorités locales et communales; par le clergé, par les officiers de santé.*

Lorsqu'une épidémie menace d'éclater, les autorités devront prendre leurs mesures pour :

1° Prévenir l'explosion de la maladie ;
2° Découvrir le plus tôt possible si elle a pris naissance ;
3° Reconnaître avec certitude sa nature et son intensité ;
4° Procurer aux malades tous les soins nécessaires ;
5° Combattre sa propagation ;
6° Procéder à l'examen des rapports reçus ;
7° Rédiger à l'aide de ceux-ci les rapports adressés à l'autorité supérieure.

Pour être informé à temps de l'explosion de la maladie, chaque particulier ainsi que le clergé, les autorités et les employés du service sanitaire sont tenus d'avertir l'administration, chaque fois que plusieurs cas de maladie du même caractère se présentent simultanément dans le même endroit avec des symptômes suspects. Dans le cas où ces symptômes seraient violents et inquiétants, l'avis doit être donné même pour deux cas semblables. Si le médecin n'est pas sur les lieux, il faudra en appeler un le plus vite possible pour qu'il puisse prendre les dispositions nécessaires.

C'est au médecin du district (*Bezirksarzt*) qu'incombe le soin de régler et de surveiller ces mesures : les autorités et la commune sont obligées de mettre à sa disposition les agents sanitaires dont il a besoin, et c'est le médecin communal (*Kreisartz*) qui est chargé en première ligne de diriger les opérations prescrites.

IV. *Instruction pour les inspecteurs de la santé.* — Les inspecteurs doivent souvent visiter les places, les rues, les cours, les maisons et les logements de leur district et diriger spécialement leur attention sur :

a) La présence d'immondices sur les places et dans les rues ;
b) L'état de propreté des cours, maisons, etc. ;
c) Les conditions sanitaires des logements et l'encombrement ;
d) La présence ou l'absence de personnes malades ;
e) La situation matérielle des habitants pour s'assurer qu'ils ne manquent pas du nécessaire ;
f) La salubrité des aliments.

Lorsqu'il est en son pouvoir de remédier de suite aux défectuosités qu'il remarque, il devra le faire; dans le cas contraire, il avertira de suite l'autorité compétente.

L'inspecteur sanitaire a encore l'obligation de surveiller le commerce des denrées alimentaires sur les marchés et dans les boutiques; de rechercher les causes de maladie et de mortalité; de diriger les désinfections; de surveiller l'inhumation des cadavres et de s'assurer de l'exécution des ordres donnés par le médecin.

Pour la petite vérole, le choléra, la peste et la fièvre jaune, il existe des prescriptions spéciales et détaillées dans lesquelles sont comprises des dispositions fort minutieuses relatives aux quarantaines.

Vaccination. — La vaccination n'est généralement pas obligatoire en Autriche à moins d'épidémie de variole, seulement l'Etat s'efforce de la faire adopter par la population.

Suivant une ordonnance du 28 février 1817, tous ceux qui veulent être admis dans une école publique ou obtenir une bourse doivent produire un certificat de vaccination.

Protection des enfants en bas age (*Hofdecret du 1er avril* 1824). — Le soin de veiller sur les enfants abandonnés incombe au médecin du district (*Bezirksarzt*) et au pasteur de chaque paroisse. Ceux-ci sont tenus d'inspecter fréquemment les enfants en nourrice, de signaler à l'Assistance publique (*Findelhausverwaltung*) les inconvénients qu'ils auraient remarqués et de rédiger un rapport annuel qui doit être remis au gouverneur.

Les dispositions ne sont pas les mêmes dans les différents pays de la Couronne : en Bohême, outre le médecin et le pasteur, il y a encore un membre choisi par la commune, le *Waisenvater*. En Moravie, des primes sont décernées aux mères-nourrices qui ont pris le plus de soin de leurs pensionnaires.

Constatation des décès (*Verordnung du 1er août* 1766. — *Erlass du* 2 *mars* 1861). — Il est défendu d'enterrer un cadavre avant que la mort ne soit officiellement constatée, et tout cas de décès doit être déclaré de suite à l'autorité. A cet effet, chaque commune nomme un *Beschauer* qui doit être médecin ou un chirurgien (*Wundarzt*) chargé d'examiner si la personne est réellement morte, s'il y a trace de mort violente et si la mort a été la suite d'une maladie contagieuse.

Au moindre soupçon de mort apparente on a recours aux moyens propres à ranimer l'individu, et le certificat de décès ne devra être délivré qu'après un commencement de décomposition.

Si la personne décédée a reçu les soins d'un médecin, c'est celui-ci qui fera la déclaration du décès qu'on remettra au vérificateur. Ce dernier fera procéder à la désinfection si la déclaration ou quelque autre circonstance prouve que la personne a été atteinte d'une maladie contagieuse.

Les détails relatifs à l'inspection des cadavres seront consignés dans un registre à part.

Enterrements et lieux de sépulture (*Verordnung du 23 août et du 9 septembre* 1784. — *Erlass du 3 octobre* 1870). — Dans les cas ordinaires, l'enterrement ne doit avoir lieu que quarante-huit heures au plus tôt après le décès. L'inhumation dans une église est interdite. Un caveau de famille ne peut être établi qu'avec une autorisation spéciale.

Le lieu de sépulture doit être situé hors de tout endroit habité et il est défendu de construire dans le voisinage. La fosse doit avoir $1^m,80$ de profondeur, $1^m,20$ de largeur et être séparée de $1^m,20$ de la tombe la plus proche.

Un lieu de sépulture ne doit pas être creusé à nouveau et aucune maison ne peut être construite sur l'emplacement d'un ancien cimetière avant dix années révolues.

Dépôts mortuaires et transport des cadavres. (*Verordnung du 7 mars* 1771. — *Erlass du* 18 *mars* 1866, *du* 3 *août* 1871 et *du* 3 *mai* 1874). — Auprès des églises et des lieux de sépulture on établira des dépôts mortuaires où seront transportés de préférence les morts, appartenant à de pauvres familles étroitement logées, et les personnes décédées après une maladie contagieuse.

Sans un ordre formel du médecin, un cadavre ne doit pas être gardé dans un dépôt plus de quarante-huit heures.

Il n'est pas permis de transporter un cadavre d'un lieu à un autre sans une autorisation officielle qui dépend de l'avis du médecin; encore faudra-t-il pour effectuer ce transport observer les règles hygiéniques dont un agent du service sanitaire surveillera l'exécution.

Règlements pour les batisses. — Chaque pays de la Couronne a son règlement général sur les constructions d'après lequel les règlements locaux sont rédigés en détail.

Les dispositions les plus importantes sont les suivantes :

Les nouvelles maisons ou celles qui ont subi de grandes réparations ne doivent pas être habitées avant d'avoir été inspectées par des hommes compétents, délégués par l'autorité communale, et déclarées satisfaisantes au point de vue sanitaire.

Les latrines doivent être établies de façon à donner libre accès à l'air et à la lumière.

Les dépôts de fumier doivent être placés à une distance convenable des puits et, pour peu que l'autorité l'exige, reposer sur un fond étanche.

Là où il se trouve un égout, on devra établir un conduit de la maison y aboutissant et ce conduit privé doit avoir une forte pente.

Un décret ministériel du 27 novembre 1884 a défendu, pour la distribution d'eau potable dans les maisons, l'emploi des tuyaux de plomb et autorisé les tuyaux de fer ainsi que les tuyaux de plomb doublé d'étain ou sulfuré.

Dans les fabriques il devra y avoir un cabinet d'aisances et un urinoir par cinquante ouvriers.

CHAPITRE II

VIENNE

Généralités. — Administration sanitaire. — Législation sanitaire. — Règlement sur les bâtisses. — Organisation sanitaire. — Dispositions sanitaires relatives à l'air. — Dispositions sanitaires relatives à l'eau. — Denrées alimentaires. — Dispositions sanitaires relatives au sol. — Les égouts. — Système de vidange. — Ecuries. — Marchés aux bestiaux. — Abattoirs. — Mesures préventives contre les maladies contagieuses. — Vaccination. — Déclaration obligatoire. — Isolement des malades. — Désinfection. — Dépôts mortuaires. — Lieux de sépulture. — Prostitution. — Hôpitaux. — Logements ouvriers. — Hygiène des fabriques. — Hygiène des écoles.

Généralités. — La joyeuse capitale de l'Autriche, située sur la rive méridionale du Danube, dont un bras, le Donaucanal, touche la ville, couvre une surface de 55 kilomètres carrés et compte 800,000 habitants. Avec ses nombreux faubourgs, sa superficie arrive à 155 kilomètres carrés et sa population à 1,250,000 âmes.

Vienne occupe une plaine assez unie, bornée au sud par des collines d'une hauteur considérable. Le côté Nord est traversé par le Donaucanal, le côté Sud par la petite rivière de la Wien qui se jette dans le canal.

La ville est divisée en 10 districts (*Verwaltungsbezirke*) et administrée par le Conseil municipal (*Gemeinderath*), dont le président est Bourgmestre. Les affaires courantes sont traitées par un magistrat, choisi par le Conseil municipal. Il constitue le pouvoir exécutif et administratif; il se nomme *Director*. Les divers districts sont régis par des commissions (*Bezirksausschüsse*), présidées par le chef du district (*Bezirksvorsteher*).

Les faubourgs possèdent encore leur propre administration.

Administration sanitaire. — L'hygiène publique est dirigée par un Conseil d'hygiène (*Das magistratliche Sanitäts-Departement*).

Les fonctions médicales proprement dites sont exercées par le bureau médical (*Stadtphysicat*), composé d'un médecin-chef (*Physicus*), avec son adjoint et de 13 médecins de districts (*Bezirksärzte*), avec 2 assistants.

Les médecins de districts sont chargés de la direction immédiate de l'hygiène publique; ils ont pour aides, des inspecteurs sanitaires (*Sanitätsaufseher*), des porteurs pour les malades et des veilleurs pour les morts.

Le service de sauvetage, les moyens de transport pour les malades sont également de leur ressort, ainsi que les mesures à prendre pour combattre les maladies contagieuses dont ils doivent observer attentivement les progrès; la vaccination est sous leur surveillance, ainsi que les enfants donnés en pension, les sages-femmes, les établissements de bain, les débits d'eaux minérales, les dentistes et les inspecteurs des morts.

Les bâtiments et les institutions sanitaires sont également placés sous leur inspection.

Des médecins particuliers sont attachés au service de la police, pour le sauvetage et la prostitution; à l'Assistance publique pour les soins des pauvres.

A la Municipalité est attaché un bureau statistique (*Statitisches Departement*), qui publie chaque semaine un compte rendu très détaillé, embrassant la météorologie ; le niveau des eaux souterraines et du Danube ; la densité de la population (les deux sexes y figurent séparément), suivant la superficie et le nombre des maisons dans chaque district ; les mariages et les naissances (légitimes, illégitimes, mort-nés) ; un tableau des naissances; un des décès, avec leurs causes, pour quelques-unes des grandes villes du pays et de l'étranger ; les décès groupés par âge ; les mort-nés (légitimes et illégitimes) ; le nombre des cas de maladies qui doivent être notifiées séparément pour chaque district : les approvisionnements avec indication du prix.

Règlement sanitaire sur les batisses (*Gesetz du 15 janvier 1883*). — Les terrains à bâtir doivent avoir une forme et une dimension telle que les maisons à construire aient du jour et de la lumière en quantité suffisante. Les rues doivent être tracées en ligne droite autant que possible et avoir une pente uniforme. Leur largeur ne doit pas être inférieure à 16 mètres au minimum.

La commune a l'obligation d'établir des égouts publics, dans lesquels les propriétaires de maisons feront arriver les eaux ménagères.

Tous les plans de construction devront être soumis à un examen rigoureux pour les conditions hygiéniques. Les plans approuvés doivent être constamment sous la main, dans les chantiers, à la disposition de ceux qui surveillent si l'exécution est conforme aux travaux.

On ne devra employer comme entrepreneurs que des gens agréés par l'administration, qui répondent de la bonne qualité des matériaux employés et de la solidité de la construction ; tout changement d'entrepreneurs ou d'architectes devra être annoncé à la Commission des bâtiments.

Dans toutes les maisons où il y a des chambres et des escaliers recevant la lumière par en haut, on aura soin d'établir une ventilation suffisante.

La hauteur d'une maison ne doit pas en général dépasser 25 mètres ; le plancher du dernier étage ne doit pas se trouver à plus de 20 mètres au-dessus du niveau de la rue. Là où le terrain est en pente, cette mesure doit être prise à partir du point le plus élevé ; la maison ne doit pas avoir plus de cinq étages y compris la cave et les combles.

Chaque pièce d'un appartement doit recevoir le jour directement, être suffisamment aérée et avoir au moins 3 mètres de hauteur.

La grandeur des cours dépend : de la situation, de l'étendue et de la hauteur des bâtiments ; de l'exposition des cours voisines, du nombre de logements donnant sur la cour et de leur destination. Elles ne doivent pas être trop petites, car les conditions hygiéniques indispensables d'air et de lumière ne seraient pas suffisamment remplies.

Les courettes, situées devant un mur ou une cuisine, doivent avoir au moins 12 mètres carrés de surface ; celles qui éclairent un corridor ou des lieux d'aisances, 6 mètres.

Les cheminées de ventilation des latrines doivent avoir une section d'au moins 1 mètre carré et seront, comme les courettes, mises en communication avec la cour ou la rue, au moyen d'ouvertures de grandeur suffisante pour assurer la ventilation.

En règle générale, aucun plancher ne doit être placé à moins de 15 centimètres au-dessus du niveau de la rue et de la cour. Toutefois, si les prescriptions sanitaires sont minutieusement observées, on pourra établir un logement au-dessous de ce niveau.

Tout le local en sous-sol, ne servant pas de logement, devra satisfaire de même à toutes les exigences sanitaires en rapport avec l'usage qu'on en veut faire.

Les écuries doivent être pourvues de tuyaux d'écoulement et les planchers construits de telle sorte que le sol et les murs ne puissent être souillés.

Les fosses à fumier doivent être étanches et munies d'un couvercle fermant hermétiquement. Elles seront établies aussi loin que possible des puits et des logements.

L'écoulement des immondices provenant des maisons et des terrains, doit s'opérer par des conduits de grandes dimensions (*Hauscanale*), ou par des tuyaux de décharge d'une section plus petite.

Les conduits doivent être ovales, de $0^{m},60$ de large sur $1^{m},05$ de haut, parfaitement étanches, soit en briques jointes avec du mortier hydraulique, soit en béton. La pente doit être aussi forte que possible.

Les tuyaux de décharge sont en terre cuite vernissée, en béton ou rendus étanches d'une autre matière.

Les tuyaux d'embranchement doivent avoir un diamètre de 18 centimètres : les tuyaux principaux auront une largeur proportionnée et seront construits de façon à prévenir les obstructions.

Les conduits d'écoulement doivent être établis aussi loin que possible des puits.

En général, il n'est pas permis de faire passer les conduits sous les chambres habitées. Lorsqu'on ne pourra pas faire autrement, ils devront être entourés d'une couche de béton de 15 centimètres et les regards seront disposés de façon que l'accès des tuyaux n'offre aucune difficulté.

Toutes les conduites d'une maison seront aérées au moyen de tuyaux d'évent allant jusqu'au-dessus du toit et pratiqués de préférence dans les cheminées.

Dans les quartiers de la ville où des latrines autres que les water-closets seront autorisées, elles seront conformes aux prescriptions de la Commission des bâtiments.

Le local affecté aux latrines aura 90 centimètres de large, $1^{m},10$ de longueur, une bonne ventilation et suffisamment de jour. Le tuyau de chute qui ne pourra être en bois se prolongera au-dessus du toit en conservant un diamètre égal dans l'intérêt de la ventilation.

Dans les quartiers pourvus d'une distribution d'eau, l'installation des water-closets est de rigueur dans l'intérieur des maisons; les cabinets en dehors doivent être pourvus d'un appareil de lavage si cela est possible.

Dans les quartiers qui ont l'eau, à chaque nouvelle construction ou reconstruction on établira un branchement spécial pour la maison; dans les quartiers dépourvus de distribution, chaque nouvel immeuble sera approvisionné d'eau par d'autres moyens convenables. Aussitôt que le quartier est muni d'une distribution les propriétaires sont obligés d'y relier leurs maisons.

Il est interdit de placer un compteur à gaz dans un appartement.

Une maison neuve ou reconstruite ne sera habitée qu'après avoir été inspectée sous le rapport de la bonne exécution des travaux, de la siccité et de la salubrité.

Organisation sanitaire. — Dispositions sanitaires relatives a l'air. — Vienne, au point de vue des constructions, n'est pas une ville des plus salubres. Elle était encore en 1809 entourée d'un double rang de fortifications qui ont été rasées pour faire place à d'immenses terrains à bâtir et à deux vastes rues circulaires : l'une, *Ringstrasse*, formant le cercle intérieur, enferme la ville ancienne; l'autre, *Gürtelstrasse*, embrasse les anciens faubourgs. Les rues étroites et tortueuses, les habitations resserrées des vieux quartiers subsistent comme des souvenirs du temps passé.

Probablement cet état de choses traditionnel a mis obstacle aux dispositions plus conformes aux besoins actuels, contenues dans le nouveau règlement sur les bâtisses de 1883.

Celui-ci prescrit bien que l'étendue d'une cour doit s'accorder avec les conditions hygiéniques, mais cette règle est annulée par le paragraphe qui permet de couvrir de bâtiments jusqu'à 85 p. 100 de la superficie d'un terrain. Aussi l'état et l'air intérieur des chambres qui donnent sur une cour sont tellement loin d'être satisfaisants qu'on hésite à ouvrir les fenêtres.

La ville de Vienne est renommée pour sa grande mortalité, dans les maladies tuberculeuses, qui s'élève à 26 p. 100 de la totalité des décès[1]. Un air impur étant la condition la plus favorable à l'accroissement de cette maladie, Vienne peut servir d'avertissement aux autres localités, pour les engager à recourir contre ce fléau au préservatif le plus efficace, c'est-à-dire à un règlement garantissant aux habitations une quantité suffisante d'air et de lumière.

Dans son enceinte la capitale de l'Autriche ne possède qu'un petit nombre de places ouvertes et de parcs : le *Volksgarten*, le *Hofgarten* et le *Stadtpark* situés près de la Ringstrasse et le *Augarten* dans le quartier nommé *Léopoldstadt*.

Les environs, par contre, renferment de magnifiques promenades parmi lesquelles le *Prater*, *Schœnbrunn* et *Kahlenberg* occupent le premier rang.

[1] A Londres, pour cette maladie, la mortalité est de 15 p. 100; à Paris, de 16 et à Berlin de 13 p. 100.

La ventilation est généralement organisée comme en Allemagne : elle offre quelquefois pourtant des constructions ori.inales; le système adopté pour le Grand-Opéra et pour l'hôpital *Rudolf-Stiftung* est particulièrement intéressant. L'un et l'autre ont été établis par le professeur Bœhm qui jouit d'une grande réputation dans cette branche.

Dans le Grand-Opéra, la ventilation s'opère par insufflation et aspiration. L'appareil d'insufflation est mis en mouvement par une machine à vapeur de 16 chevaux; les prises d'air sont placées dans le jardin; l'air est amené par deux conduits souterrains vers le soufflet qui le pousse dans une pièce, d'où il passe par trois conduits dans une chambre chauffée par des tuyaux à vapeur. De là, l'air est distribué dans la salle (parterre, loges, etc.). A côté des tuyaux à air chaud se trouvent d'autres tuyaux à air froid; en cas de besoin, les deux sortes d'air peuvent être mélangés. Ce mélange s'effectue directement dans la chambre de surveillance, située au rez de-chaussée, par le moyen d'un registre. Des fils conducteurs électriques reliés à des thermomètres, placés dans la salle, indiquent dans cette chambre la température qui règne dans les diverses parties du théâtre.

L'air vicié s'échappe par des tuyaux partant des galeries et du plafond et aboutissant dans une grande cheminée commune au-dessus du lustre.

Dans l'hôpital Rudolf-Stiftung, le chauffage et la ventilation s'opèrent par les poêles en faïence placés dans les salles. Ces poêles sont à manteau (V. p. 411) pour échauffer l'air frais venant du dehors.

L'air vicié est chassé au dehors par des tuyaux qui débouchent près du plancher et, enveloppant le tuyau de la fumée, montent avec lui jusqu'au-dessus du toit.

Les tuyaux d'évent ont encore au-dessous du toit des ouvertures munies d'une soupape pour la ventilation en été. L'air frais pénètre alors directement par les ouvertures pratiquées dans la muraille près du plancher et par les fenêtres.

Dispositions sanitaires relatives a l'eau. — Depuis 1874, Vienne est approvisionnée par deux grandes sources, celle du *Kaiserbrunnenquelle* et celle du *Stixensteinerquelle*, situées dans les Alpes de Styrie à une hauteur de 2,000 mètres au-dessus du niveau de la mer.

L'eau est amenée par deux aqueducs en maçonnerie qui se joignent près de Ternitz, pour ne former qu'un aqueduc jusqu'au Rosenhügel, près de Vienne, où elle est réunie dans un grand réservoir.

De Rosenhügel, l'eau est amenée dans la ville même par deux tuyaux conducteurs aboutissant, l'un à un réservoir appelé *Schmeltz*, aux confins Nord-Ouest de la ville, qui contient 38,808 mètres cubes, l'autre, le *Wienerberg*, au Sud-Ouest, qui en contient 17,509. Un conduit particulier part de ce dernier pour se diriger vers un troisième réservoir, le Laaerberg, situé près du centre de la ville, d'une contenance de 22,986 mètres cubes.

Tous ces réservoirs sont placés à une telle hauteur que l'eau arrive dans toutes les maisons de la ville par simple gravitation.

Depuis les montagnes jusqu'à Vienne, les canaux ont une longueur d'environ 100 kilomètres, mais l'affluence d'eau n'étant pas la même en hiver qu'en été, la quantité varie entre 25,000 et 114,000 mètres cubes par jour. Il a donc fallu aviser à se procurer un surcroît pendant l'hiver et on a établi au bord de la rivière Schwarza, près de la station de Pottschach, une prise d'eau particulière. Elle se compose de 5 puits de 10 mètres de profondeur avec un diamètre de 6, creusés dans un terrain acheté à cet effet et transformé en parc. L'eau est amenée de ces puits par des pompes et va rejoindre dans l'aqueduc celle qui arrive des montagnes.

Ces puits livrent 16,800 mètres cubes d'eau par jour. Néanmoins, cette quantité ne suffisant pas encore, on a entrepris des travaux pour prolonger les conduits des montagnes et creuser de nouveaux puits à une grande profondeur afin de se prémunir contre un manque possible d'eau des montagnes.

Une ordonnance municipale du 1er novembre 1880 défend, dans les distributions d'eau des maisons, l'usage des tuyaux de plomb et autorise l'emploi des tuyaux de plomb doublé d'étain ou sulfuré.

Denrées alimentaires. — Le contrôle du commerce des denrées alimentaires est du ressort du Magistrat qui dispose à cet effet d'un certain nombre d'agents (*Marktcommissariat*) chargés d'examiner la qualité des aliments mis en vente dans les marchés et les boutiques. Lorsqu'une marchandise paraît suspecte, on prélève un échantillon qui est remis au bureau d'hygiène, *Stadphysicat*, pour être soumis à une analyse. Les aliments et boissons corrompus ou falsifiés sont immédiatement confisqués et détruits.

La ville ne possède pas encore de Laboratoire et les échantillons sont analysés par deux chimistes particuliers avec lesquels s'est arrangée l'autorité communale.

Les dépôts d'eaux minérales sont visités chaque année par les médecins des districts et les inspecteurs.

La vente en gros des denrées a lieu dans un local appelé *Grossmarkthalle*, la vente au détail dans six halles plus petites situées dans les divers quartiers de la ville.

Quelques-unes de ces dernières ont été construites tout récemment, suivant les règles de l'hygiène, en maçonnerie et en verre ; le sol y est recouvert d'asphalte; elles sont abondamment pourvues d'eau pour les arrosages, et renferment une cave, une glacière, un local pour les inspecteurs, un bureau de pesage, des latrines, etc.

Le marché est ouvert au public de six heures du matin à midi.

Dispositions sanitaires relatives au sol. — Pavage et entretien des rues. — Enlèvement des ordures. — Les rues et les places publiques occupent une surface d'environ 5 millions de mètres carrés dont 3 à peu près sont pavés en pierres : 75,000 en asphalte, 6,000 en bois et le reste macadamisé.

Aux places de stationnement des voitures publiques, les jointures des pierres sont comblées avec de l'asphalte.

Pour le pavage, on dépose sur le terrain une couche de gravier de 15 centimètres que l'on recouvre ensuite de 3 centimètres de sable.

Pour les rues en macadam, on pose d'abord un fondement de cailloux de

30 centimètres sur lequel on étend la pierre concassée à une hauteur de 16 à 24 centimètres, puis on écrase le tout avec le rouleau en l'arrosant constamment.

Les deux tiers des rues sont arrosées chaque jour pendant la saison chaude.

Le nettoyage se fait pendant la nuit dans la partie centrale de la ville, au moyen de brosses mécaniques. Dans les quartiers plus éloignés, on nettoie dans la journée et à la main.

Les rebuts solides des maisons et des cours, ainsi que les balayures des rues, sont emportés dans des fourgons ambulants.

Les égouts. — Le réseau des égouts de Vienne date en partie des XIVe et XVe siècles, la plupart d'entre eux, cependant, ont été exécutés dans ce siècle-ci.

Le défaut d'unité dans le système des égoûts ainsi établis fait cependant moins sentir qu'ailleurs, parce que le terrain présente des conditions favorables.

Le terrain sur lequel la ville est bâtie est coupé par quatre fonds de vallée traversés par des cours d'eau : l'Alsbach, le Wæhringen Bach, l'Ottakringer Bach et la Wien qui se déversent dans le canal du Danube.

Les trois premiers sont convertis en canaux couverts servant de collecteurs généraux, la Wien est encore à découvert, mais elle ne reçoit plus les eaux d'égouts de l'intérieur de la ville, qui s'écoulent par des canaux particuliers, creusés de chaque côté de la rivière, et nommés *Choleracanäle*, parce qu'ils ont été construits après les ravages du choléra de 1831 à 1834.

Outre ces voies naturelles d'écoulement, il existe encore d'autres conduits collecteurs.

Le canal du Danube, dans lequel toutes les eaux cloacales de Vienne sont amenées, a une largeur de 47 mètres et une pente de 0,39 centimètres par kilomètre. Malgré sa masse d'eau considérable et la rapidité de son courant, il se remplit de souillures à un tel point pendant les mois d'été, qu'on projette de conduire directement les eaux au Danube, en dehors de la ville, au moyen de collecteurs pratiqués le long des deux rives.

La pente n'est pas constante dans les collecteurs anciens ; elle varie entre 2 m, 20 et 17 m, 40 par kilomètre ; dans le plus petit, celui de *Brigittenau*, dans la partie la plus basse de la ville, elle n'est même que de 1 m, 70. La hauteur du conduit est de 2 mètres sur 1 m, 05 de largeur.

Les collecteurs du second rang ont une pente favorable généralement de 6 m, 90 et cette inclinaison est communément celle des égouts ordinaires de la rue.

Pour leur forme et leur structure, les égouts de Vienne offrent plusieurs types différents suivant les époques de leur construction. Les plus anciens ont un fond plat et des parois verticales ; d'autres plus récents ont le fond concave et sont circulaires ; les derniers, enfin, construits après 1872, sont ovoïdes.

Leur hauteur varie entre 0 m, 80 et 1 m, 50, sur une largeur de 0 m, 60 à 1 m, 10. Les nouveaux sont en béton avec des murs de 22 centimètres d'épaisseur.

Pour les égouts des maisons, il en a été déjà question à propos du règlement sur les bâtisses.

Le curage des égouts publics comme des égouts privés est dans chaque district l'affaire de certaines personnes engagées par les municipalités. Tous les tuyaux sont nettoyés pendant la nuit une fois par mois; les immondices, enlevées par les regards, sont emportées au canal où on les rassemble dans des tonneaux chargés par des toues qui avancent dans le fleuve pour vider leur chargement au milieu du courant.

Il n'y a pas d'autre lavage que celui opéré par les eaux pluviales, qui sont toutes amenées dans les égouts, et la ventilation s'opère par les regards.

Les inconvénients inhérents au manque d'unité dans le système ont décidé les autorités à faire dresser un plan de reconstruction plus conforme aux besoins de notre temps.

Système de vidange. — Après avoir examiné mûrement cette question, Vienne s'est décidée à introduire obligatoirement dans la ville le système des water-closets, dans les quartiers où les conduites d'eau le permettent. Dans les autres, on fait usage du système de fosses mobiles.

Ecuries. — Marchés aux bestiaux. — Abattoirs. — Tout le bétail amené à Vienne doit être accompagné d'un bulletin de santé (*Viehpass*) et être examiné à l'arrivée par les vétérinaires de la ville.

Les écuries doivent être tenues parfaitement propres et suffisamment aérées. L'élevage des porcs dans la ville est interdit.

Le grand marché aux bestiaux (*Central-Viehmarkt*) a été construit en 1880-83 et a coûté près de 4 millions de francs.

Il est séparé en deux par une rue ; d'un côté les bêtes à cornes et les veaux, de l'autre les moutons et les porcs. Les étables sont à proximité des lieux de vente.

La halle pour la vente des bêtes à cornes, *Rinderhalle*, est large de 114 m, 40, longue de 152 m, 50 et couverte d'un toit en plaques de tôle supporté par des piliers en fer. La façade de devant a des parois en maçonnerie et un vitrage, les autres côtés sont ouverts. Il y a place là pour 4,000 têtes de bétail et les étables peuvent en loger encore 2,140.

La halle aux veaux, *Kälberhalle*, est un bâtiment fermé de 5,588 mètres carrés pouvant contenir 4,500 veaux.

La halle aux moutons, *Schafhalle*, également couverte, comprend un espace de 4,024 mètres carrés et contient 6,000 bêtes. A côté, se trouvent des enclos découverts où peuvent tenir 14,000 moutons.

La halle aux porcs, *Schweinehalle*, longue de 156 mètres et large de 100, possède 6,500 places ; dans les porcheries à côté 8,800 bêtes peuvent tenir.

Le sol est pavé partout; des postes d'eaux, établis aux endroits nécessaires, fournissent un arrosage abondant. Le fumier est emporté chaque jour.

A proximité du marché aux bestiaux se trouve un abattoir semblable à ceux que nous avons décrits.

On peut compter comme abattoir la *stadtische Wasenmeisterei* située dans le faubourg de Kaiser Ebersdorf.

D'après la loi autrichienne, chaque commune est obligée d'établir et d'entretenir un « *Ausplats* » c'est-à-dire un établissement pour la destruction des cadavres d'animaux, où l'on transporte et où l'on tue les bêtes malades. Vienne a dans ce but consacré à un établissement modèle à proximité du Donaucanal, une somme de 300,000 francs.

Les cadavres sont détruits par voie thermo-chimique en recueillant tous les produits utilisables. Cet établissement, qui est affermé, se compose d'un grand bâtiment dont le milieu contient les pièces d'habitation; l'aile droite renferme les écuries, les remises et le magasin aux fourrages ; l'aile gauche, d'autres écuries pour les bêtes destinées à être abattues, une pièce pour le dépeçage des animaux sains, *Schlagbrücke*, des magasins pour les produits préparés et des séchoirs.

Dans une aile transversale sont installés : une chambre pour la chaudière à vapeur ; un échaudoir pour les cadavres des bêtes malades et un autre pour les corps des bêtes saines ; une salle pour les machines et une pièce où les ouvriers changent de vêtements.

Le plancher de toutes ces pièces est recouvert d'asphalte, les parois sont enduites de ciment et polies à une hauteur de 2 mètres, chaque local a un poste d'eau pour l'arrosage.

Les cadavres sont dépecés et cuits dans des vases appelés *digesteurs ;* la graisse est recueillie. Les matières liquides servent à faire de la colle, la chair et les os sont pressés, séchés et convertis en engrais.

Si l'animal abattu n'est pas malade on conserve encore la peau, le poil, les cornes et les sabots.

Les cadavres des animaux malades, qui ne peuvent être utilisés sur-le-champ, sont déposés dans des citernes et couverts de chaux.

MESURES PRÉVENTIVES CONTRE LES MALADIES CONTAGIEUSES. — VACCINATION. — En Autriche, comme nous le disions plus haut, il n'existe pas constamment de contrainte légale pour la vaccination. Mais si une épidémie de variole vient à se déclarer toutes les personnes sont obligées de se faire vacciner et revacciner et l'Etat fait son possible pour faciliter la mise en pratique de cette mesure que les communes sont chargées de faire exécuter.

La vaccine est opérée gratuitement pendant l'été, dans les différents arrondissements, par les médecins attachés à la police et ceux de l'Assistance publique.

Le premier vaccin est pris sur des veaux, ensuite on inocule de bras à bras.

Vienne possède quatre bureaux de vaccination, *Impfinstitute*, dont trois privés et le quatrième subventionné par l'Etat. Ils fournissent tous du vaccin animal et l'état sanitaire des veaux est controlé par un vétérinaire.

DÉCLARATION OBLIGATOIRE. — ISOLEMENT DES MALADES.— Le médecin est tenu de déclarer chaque cas de typhus, dysenterie, variole, scarlatine, rougeole, diphthérie, ophthalmie purulente, coqueluche, érysipèle, fièvre puerpérale. hydrophobie et trichinose qui se serait présenté dans sa clientèle.

Sur sa déclaration, le médecin du district envoie de suite l'inspecteur sous ses ordres dans la demeure du malade pour procéder à l'examen du cas signalé.

Le médecin du district prescrit ensuite les mesures nécessaires à prendre pour le reste de la famille et le malade lui-même : isolement du malade, translation à l'hôpital, vaccination, désinfection, défense d'aller à l'école, au bureau, etc.

Lorsque la désinfection a été opérée, les mesures de rigueur cessent d'être appliquées; mais les instituteurs et les élèves, appartenant à des familles atteintes d'une maladie contagieuse, ne sont admis à se joindre aux autres que sur un certificat du médecin du district constatant que la désinfection a été opérée par l'inspecteur sanitaire compétent.

Il n'existe pas à Vienne d'hôpitaux d'isolement. Cependant il y a auprès des hôpitaux ordinaires quelques pavillons particuliers pour les maladies infectieuses.

Près de l'hôpital Rudolf-Stiftung est installée une baraque en coutil peint, montée sur des cadres de bois et qui possède pour plancher une simple couche de béton appliquée sur le sol.

Désinfection. — Le désinfectant le plus employé à Vienne est l'acide phénique. On lave les murailles, le plancher et les meubles avec une solution

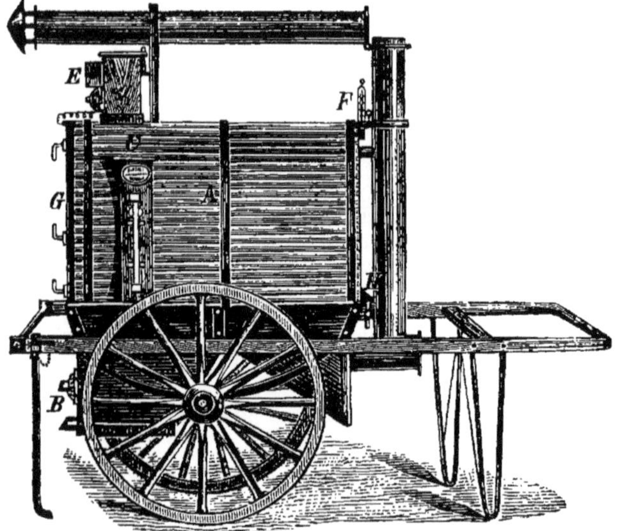

Fig. 184. — Étuve à désinfection, système Thursfield.

au 5 p. 100; on trempe le linge pendant vingt-quatre heures dans une solution semblable avant de le laver; dans l'eau du bain où ont été baignés des malades atteints de scarlatine ou de petite vérole, on mêle de 2 à 5 p. 100

d'acide phénique avant de vider la baignoire ; on désinfecte les baignoires avec la solution ; dans le choléra, la fièvre typhoïde, la dysenterie, la diphtérie et la fièvre scarlatine, on désinfecte chaque jour les latrines avec l'acide pur ; dans le typhus pétéchial et le choléra, ou dans d'autres maladies, si le médecin du district le juge nécessaire, on râcle les murs des locaux infectés et on les enduit de blanc de chaux mêlé à 5 p. 100 d'acide.

Les fumigations sulfureuses sont également d'un usage fréquent. Un local, après avoir subi ce traitement, doit être aéré et purifié à fond.

Les objets non susceptibles d'être lavés sont désinfectés à la vapeur. Chaque arrondissement de la ville dispose pour cet usage d'une étuve à désinfection transportable, selon le système Thursfield reproduit ci-dessous.

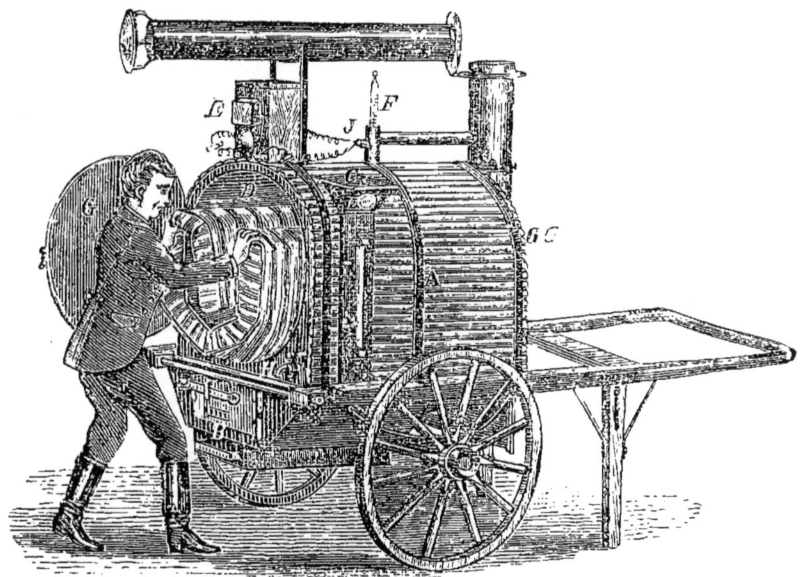

Fig. 185. — Même étuve à désinfection.

Cet appareil se compose d'une étuve cylindrique à double paroi, l'espace intermédiaire fait partie de la chaudière.

Lorsque l'eau s'échauffe, la chaleur se communique à l'étuve et empêche la vapeur de se condenser.

L'appareil est facile à manier, il suffit d'un homme pour le transporter.

Pour le faire fonctionner, on remplit la chaudière par l'entonnoir C jusqu'à la hauteur marquée par le niveau indicateur, on allume le feu, puis on introduit les objets dans le désinfecteur et on ferme l'appareil.

Quand la vapeur commence à se dégager, elle est conduite au fond de l'étuve et s'en échappe vers le haut par une ouverture munie d'un thermomètre.

La désinfection continue ainsi pendant trente minutes. Cet espace de

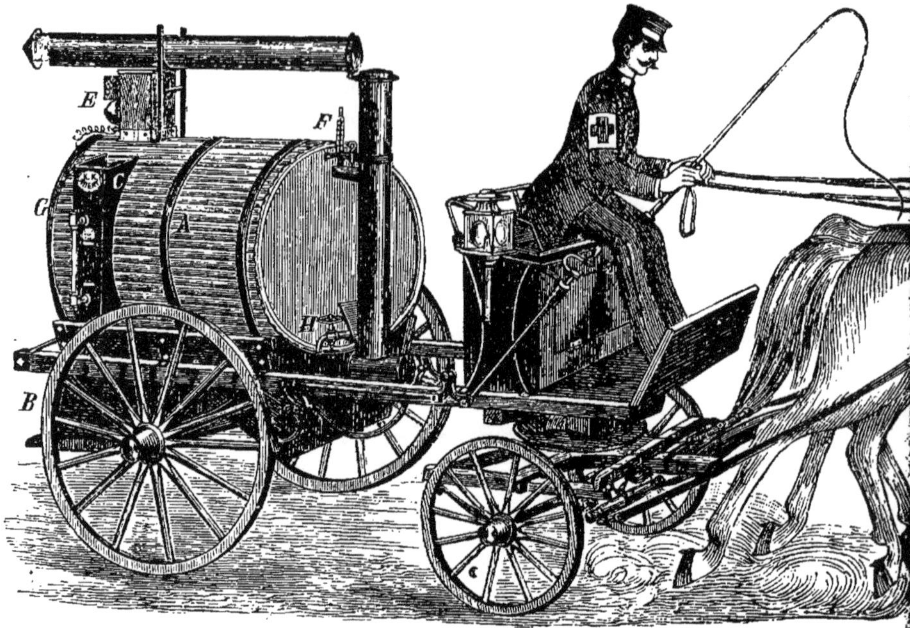

Fig. 186. — Étuve à désinfection transportable de Thursfield.

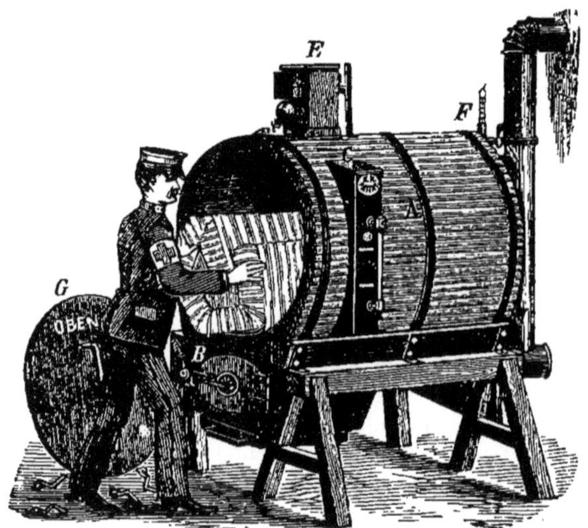

Fig. 187. — Étuve fixe à désinfection de Thursfield.

temps est reconnu suffisant pour détruire les bactéries et les spores; on verse ensuite de l'eau froide dans la chaudière, ce qui refroidit assez l'appareil pour pouvoir enlever les effets, qui sèchent rapidement à l'air libre. Le prix de l'appareil est de 675 francs.

Si la figure 186 représente un appareil de grande dimension transportable avec des chevaux, la figure 187 est une forme plus simple montée sur des chevalets.

Cet appareil est très répandu à cause de sa simplicité : il ne coûte que 500 francs, contient une literie entière, ou 10 à 15 habillements complets, et peut, en une journée, désinfecter 10 à 11 charges.

Une autre sorte d'appareil désinfecteur en usage à Vienne est celui construit par l'ingénieur Brückner.

Cet appareil, reproduit figure 188, n'est pas de construction autrichienne.

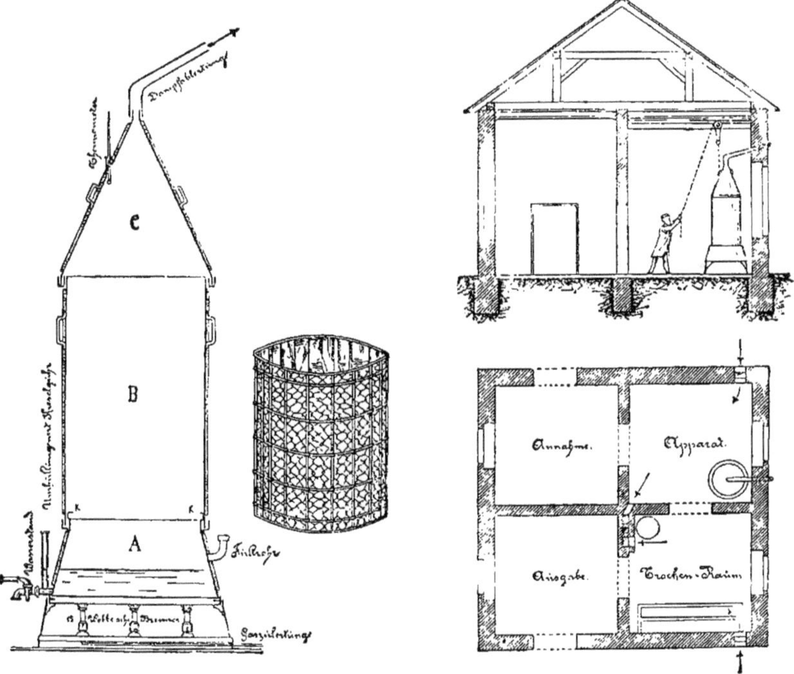

Fig. 188. — Étuve à désinfection Brückner.

car c'est le célèbre professeur Koch qui l'avait primitivement installé dans son laboratoire de Berlin. L'idée fut reprise plus tard par Flügge, qui en fit l'application sur une plus grande échelle : il fut ensuite introduit à Vienne. Il se compose de trois parties principales : la chaudière en cuivre A est placée au fond, au-dessus, se trouve la cage de désinfection B, en feuilles de tôle galvanisée, recouverte d'une couche isolatrice, puis tout en haut, le chapiteau C avec un tuyau d'échappement pour la vapeur et un thermomètre.

Les vêtements sont déposés dans un panier en fil d'archal garni de toile cirée à l'intérieur. Ce panier ne touche pas les parois environnantes pour que l'eau de la vapeur concentrée ne puisse dégoutter sur son contenu.

Cet appareil est chauffé au gaz. Pour le chauffage au bois ou au charbon, Brückner a construit le même système à pose horizontale (fig. 189), qui, placé sur des roues, a la forme représentée par la figure 190.

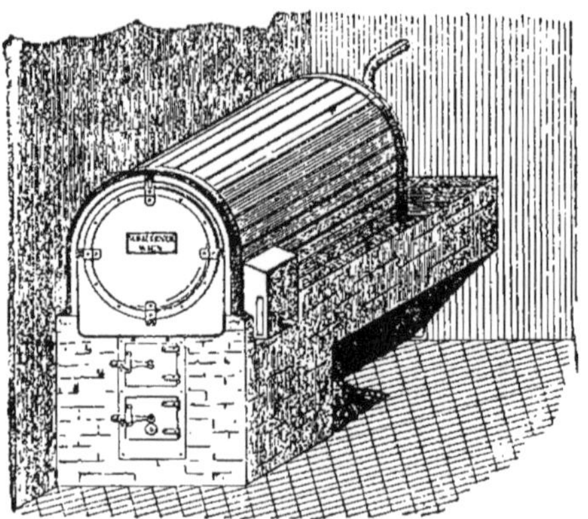

Fig. 189. — Étuve à désinfection Brückner, chauffage au bois.

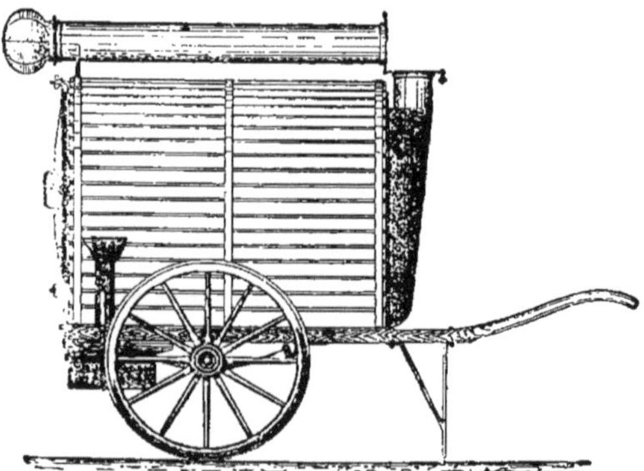

Fig. 190. — Étuve mobile de Brückner.

DÉPOTS MORTUAIRES. — LIEUX DE SÉPULTURE. — Dans chaque district de la ville il y a un dépôt mortuaire (*Leichenkammer*), où sont transportés, après décès, les corps qui appartiennent à des familles étroitement logées.

C'est au médecin du district à décider si le transport est nécessaire, car c'est lui qui est chargé de constater le décès et ses causes. Il doit en même temps examiner l'état de la demeure au point de vue sanitaire.

Dans tous les cas de morts subites, et lorsque la cause du décès n'est pas évidente, on doit procéder à l'autopsie des cadavres.

Les corps des malades atteints de maladies contagieuses ne sont pas transportés dans les dépôts de la ville, mais à celui installé au lieu même de sépulture.

Les corps ne sont plus inhumés dans l'intérieur de la ville. Le principal cimetière (*Centralfriedhof*) a été établi à Kaiser-Ebersdorf, au Nord-Ouest de Vienne ; il a coûté 5 millions de francs.

Prostitution. — Les femmes, qui exercent notoirement la prostitution, sont inscrites et soumises deux fois par semaine à une inspection, dont les frais sont supportés par la commune, et qui a lieu au domicile du médecin. Chaque femme a un livret sur lequel la visite est consignée. Si elle est reconnue malade, son livret lui est retiré et on l'envoie à l'hôpital.

Il n'existe pas à Vienne de maisons publiques de tolérance.

Hopitaux. — Vienne possède trois hôpitaux (*Das allgemeine Krankenhaus das Krankenhaus Wieden* et *Krankenanstalt Rudolf-Stiftung*).

Le premier remonte à l'année 1784, mais il a été agrandi par de nombreuses constructions, et la quantité d'air respirable y est en moyenne de 38 mètres cubes par malade.

Le chauffage et la ventilation se font au moyen de poêles à manteau, d'ouvertures se fermant à volonté, pratiquées dans le mur près du plancher, et de tuyaux d'aspiration qui traversent le toit.

Les cellules d'isolement, destinées aux hommes dans la section des aliénés, ont seules un chauffage central combiné avec la ventilation.

Dans l'hôpital Wieden, il y a en moyenne, pour chaque malade, 32 mètres cubes d'air. Le chauffage et la ventilation sont identiques à celui dont nous venons de parler et ces deux hôpitaux ne peuvent guère passer pour des modèles.

Le troisième, Rudolf-Stiftung, remplit mieux les conditions hygiéniques indispensables, bien que les salles ne soient pas isolées et n'aient de fenêtres que d'un seul côté.

Pour la ventilation, elle est organisée d'une manière satisfaisante, aussi simple qu'originale. Nous l'avons décrite plus haut. (V. p. 459.)

Logements ouvriers. — A Vienne, on ne trouve que dans le quartier Favoriten un petit nombre d'habitations spécialement construites à cet égard. Ce sont des maisons de pierre à plusieurs étages, avec un corridor central dans lequel sont placés les lieux d'aisances.

Le système d'arrosage n'étant pas introduit là-bas en 1887; l'air n'était naturellement pas pur, mais la propreté et l'ordre étaient exemplaires à cause de la surveillance minutieuse exercée par les autorités.

Hygiène des fabriques. — L'hygiène des fabriques est établie à Vienne selon les règlements en vigueur dans tout l'Empire et que nous avons reproduits plus haut (p. 450).

HYGIÈNE DES ÉCOLES. — Quelque temps après l'adoption de la nouvelle loi sur les écoles primaires, un décret du 9 juin 1873 faisait connaître, d'une manière très détaillée, les dispositions relatives à l'hygiène des écoles.

Comme elles sont, à peu de chose près, analogues à celles déjà relatées dans ce volume, nous signalerons seulement celles qui sont mentionnées dans la loi autrichienne.

L'emplacement choisi pour l'école ne peut être définitif avant que le médecin ait donné son avis sur la convenance du terrain au point de vue sanitaire. Le plan doit être ensuite examiné par une Commission, composée d'hommes compétents en pédagogie, en technologie et en hygiène médicale.

Les classes du premier étage doivent être situées à 80 centimètres au moins de la surface du sol, et les fenêtres placées, si c'est possible, dans la direction du Sud-Ouest. Le vitrage supérieur doit être mobile autour d'un axe horizontal ou être disposé d'une autre manière pour bien ventiler.

A l'entrée du bâtiment, au pied de chaque escalier intérieur et à l'entrée de chaque classe, il doit y avoir un décrottoir ou un paillasson.

Les salles doivent être chauffées par un appareil de chauffage central ou des poêles à manteau, de préférence en faïence ; s'ils sont en tôle, celle-ci doit être double, avec un espace intermédiaire de 3 centimètres. Les poêles seront dépourvus de clefs.

Outre l'aérage des classes, dont les portes et fenêtres doivent être ouvertes entre chaque leçon, la ventilation doit se continuer sans interruptions. Elle doit être établie de telle sorte que l'air pur, échauffé en hiver, entre en quantité suffisante et que l'air vicié soit expulsé sans courant d'air incommodant.

Pendant la saison chaude, les portes et fenêtres seront ouvertes s'il n'y a pas un trop fort courant d'air ; autrement, on ménagera des ventouses en haut ou en bas de la paroi du mur opposé aux fenêtres, suivant le système d'ouverture employé pour les fenêtres.

Pendant la saison froide, pour renouveler l'air, on mettra les poêles en communication avec l'air froid au moyen d'un canal suffisamment large et l'on établira, pour l'air vicié, des tuyaux d'échappement, d'un diamètre égal ; ces tuyaux monteront verticalement jusqu'au-dessus du toit, posséderont des ouvertures près du plancher et près du plafond et seront reliés à un foyer de chaleur, établis, par exemple, à proximité du poêle.

Chaque classe sera pourvue d'un thermomètre, placé à la hauteur de 1m,20 à 1m,50 au-dessus du plancher. La température ne devra pas dépasser + 18° à 19° centigrades. Si elle tombe au-dessous de + 16°, il faudra chauffer un peu, quelle que soit la saison. Chaque maître est tenu de veiller à ce que la ventilation soit effectuée convenablement.

Les classes, les escaliers et les corridors devront être balayés et époussetés soigneusement chaque jour. Le local entier devra être lavé de fond en comble au moins quatre fois dans l'année ; pendant les vacances on blanchira les murs et on veillera à ce que les croisées soient toujours maintenues bien propres.

Chaque école doit avoir des lavabos pour le lavage fréquent des mains.

Les élèves auront chez eux le moins de travail possible, il est même interdit d'en donner entre la matinée et l'après-midi.

Les exercices intellectuels devront alterner avec les exercices physiques et plus les leçons approchent du soir, moins elles devront exiger de tension d'esprit de la part des élèves.

Les instituteurs veilleront à la propreté des écoliers. A cet effet, ils feront une inspection de temps à autre ; les malpropres seront renvoyés pour se laver dehors.

Les élèves doivent prendre l'habitude de satisfaire leurs besoins pendant les récréations ; il ne sera pas absolument interdit de sortir pendant les leçons, mais cette permission ne sera accordée à la fois qu'à un seul élève.

Les maîtres sont obligés de connaître les principes de l'hygiène publique, de les appliquer dans l'école et même d'user de leur influence pour que les enfants reçoivent dans leurs familles une bonne éducation diététique et physique. Ils feront grande attention pour que le développement corporel marche de front avec celui de l'intelligence.

Dans chaque commune, district ou province de la Couronne sont établies des autorités scolaires chargées de surveiller les écoles, de concert avec les autorités sanitaires.

Dans chaque district se trouve d'ailleurs une Commission permanente d'hygiène scolaire qui fait partie du Conseil des écoles ; l'un des membres doit être médecin. Il est tenu de donner son avis dans les questions sanitaires et de remédier aux inconvénients qui s'y rapportent. Il devra visiter de temps en temps les écoles du district, et rendre compte du résultat de son inspection en proposant les améliorations qu'il jugera opportunes.

SUÈDE

CHAPITRE PREMIER

LÉGISLATION SANITAIRE

GÉNÉRALITÉS. — ADMINISTRATION SANITAIRE. — Conseil médical. — Médecins provinciaux, des districts et des villes. — Service sanitaire des communes. — Statistique. — Commissions de salubrité.

LÉGISLATION SANITAIRE. — Règlements généraux d'hygiène dans les villes. — Règlements généraux d'hygiène dans les campagnes. — Règlements sur les épidémies et les maladies contagieuses. — Règlements quarantenaires. — Dispositions générales. — Loi sur la vaccination. — Loi sur les fabriques. — Règlement de police pour les villes du Royaume. — Règlement sur les bâtisses.

Généralités. — De tous les pays d'Europe, le Royaume uni de Suède et de Norwège est celui où la mortalité générale est la plus faible : 17,2 pour 1,000 habitants. Cette heureuse situation doit être attribuée autant au degré de civilisation et de moralité de cette nation qu'à l'excellence de ses institutions hygiéniques.

Le peuple suédois est libre depuis la plus haute antiquité et cette indépendance a formé une race vigoureuse, solide, douée d'un très vif sentiment moral. Un climat salubre, joint à une assez juste répartition des fortunes, l'absence d'un excès de population, l'assistance obligatoire des pauvres contribuent encore à entretenir une bonne hygiène sociale.

En Suède, l'hygiène publique a, de tout temps, fait partie des attributions de l'administration médicale. Pourtant elle occupait une place secondaire tandis que les autres branches des sciences médicales prenaient un grand développement et que quelques-unes d'entre elles atteignaient une position prédominante dans la science. L'hygiène n'est obligatoirement enseignée que depuis 1890 aux futurs médecins; l'Université de Stockholm est encore la seule qui possède une chaire de cette science.

Cependant, depuis 1874, la Suède a un Code sanitaire qui, par suite de la culture de la population, est fidèlement observé. Dès que l'instruction de l'hygiène sera plus répandue, ce pays remplira les principales conditions pour présenter le modèle d'un régime parfait d'hygiène publique.

Administration sanitaire. — CONSEIL MÉDICAL (*Instruktionen du 2 novembre* 1877). — La haute direction et la surveillance de la santé publique sont exercées par une autorité spéciale, le Conseil médical (*Sundhetscollegium*). Celui-ci est composé d'un directeur général et de quatre membres, dont trois, conseillers de santé (*Medicinal råd*), sont chargés de préparer et de gérer les affaires civiles. Le quatrième, médecin en chef de l'armée, dirige les affaires militaires. Le directeur et les autres membres du conseil doivent avoir le grade de docteur en médecine.

Ce conseil a une chancellerie et une chambre des comptes spéciales.

Voici les attributions du Conseil médical :

1° Exercer la haute surveillance dans tout le Royaume sur la santé publique et le traitement des malades ; diriger les affaires concernant l'administration médicale du pays ;

2° Fournir aux tribunaux, aux autorités statales et communales, aux fonctionnaires de l'Etat les renseignements et l'assistance qui lui sont demandés et qui sont du domaine de sa compétence.

Toutes les institutions qui se rattachent à l'hygiène publique et aux soins des malades, telles que la vaccination, le corps des médecins, des sages-femmes, les dentistes, chirurgiens, barbiers, vétérinaires, les pharmacies, la médecine légale, les asiles et les établissements de bains, sont placées sous la direction immédiate du Conseil médical.

Pour accomplir sa mission, le Sundhetscollegium est tenu de donner les avis et les instructions auxquels peuvent donner lieu soit les comptes rendus et les rapports réglementaires rédigés en certains cas particuliers, soit les renseignements obtenus sur la salubrité publique en général ou lors de l'apparition d'une épidémie.

Il devra porter son attention sur les influences nuisibles, qui dans certaines professions ou par l'effet de certaines marchandises et autres circonstances semblables, augmentent le nombre des malades. Dans ce cas il propose les règlements et mesures propres à la prévention du mal.

Il devra veiller à ce que les médecins chargés de l'hygiène publique et ceux qui soignent les malades s'acquittent convenablement de leurs obligations.

Toutes les fois qu'il aura connaissance qu'une Commission sanitaire a négligé de se conformer aux règles prescrites, il devra en avertir le gouvernement pour qu'il y soit mis bon ordre.

Lorsqu'une grave épidémie éclate ou que les cas de maladies s'accroissent, il déléguera des aides-médecins pour prêter leur assistance aux soins des patients.

En outre, il devra proposer les mesures générales propres à améliorer l'état sanitaire et le service des malades. Le Conseil médical n'est pas autorisé à rendre des décrets.

En ce qui concerne l'hygiène et le service des malades dans l'armée de terre et dans la marine, c'est au Conseil médical qu'il appartient de les contrôler soigneusement, de prendre les mesures, de proposer les instructions qu'il juge nécessaires ou utiles pour faire progresser ce service.

Dans ce but le Conseil se fera présenter les rapports réglementaires et les propositionsdes médecins que cela regarde.

Le Conseil médical rédige des rapports annuels sur l'état sanitaire du royaume.

MÉDECINS PROVINCIAUX, DES DISTRICTS ET DES VILLES. — SERVICE SANITAIRE DES COMMUNES. — Selon l'ancienne instruction de 1822, le Médecin provincial (*provinciallækare*) est chargé de la direction de l'hygiène publique dans sa province. Il doit porter son attention sur tout ce qui peut contribuer à entretenir ou à compromettre la santé des habitants. A cet effet il doit étudier soigneusement la topographie médicale de sa circonscription, le caractère et le genre de vie des populations, les habitations rurales, l'éducation physique des enfants des campagnes et les remèdes de médecine domestique en usage parmi eux, etc. Il aura soin de les instruire sur tous ces points et de combattre les erreurs. Il devra fixer son attention sur la qualité des boissons et des aliments surtout lorsque par suite d'une mauvaise récolte, de mauvais temps pendant les récoltes, ou d'autres accidents, on peut craindre des dangers pour la santé. Dans ce cas, il informe le gouverneur de la Province de, l'état de choses afin que celui-ci prenne des mesures préventives énergiques.

Le Médecin provincial est de plus obligé, lors de la déclaration d'une maladie vénérienne, de faire des inspections pour découvrir, si possible l'origine de la maladie, et de faire envoyer à l'hôpital les individus qui ne peuvent être traités à domicile.

La vaccination doit également être dirigée et surveillée par le Provinciallàkare. Les sages-femmes, les pharmacies sont soumises à son contrôle. La médecine légale est de son ressort.

A côté des médecins provinciaux nommés par le gouvernement, il y a dans les campagnes des médecins de districts (*Distriktslækare*) chargés par une ou plusieurs communes du service sanitaire. Ils ont dans celles-ci les mêmes devoirs à remplir que les médecins provinciaux dans leurs circonscriptions.

Les villes ont des médecins spéciaux chargés des mêmes attributions que ceux des districts.

Chaque commune est tenue, dans son territoire, d'organiser et de surveiller l'hygiène. Chaque ville doit avoir une Commission d'hygiène (*Helsovårdsnämnd*) ; dans les communes rurales, c'est le conseil communal qui est chargé des fonctions sanitaires.

STATISTIQUE. — La statistique des naissances et des décès regarde le pasteur de chaque paroisse qui les envoie au Médecin provincial. Celui-ci établit des tableaux statistiques et les adresse au Conseil médical avec son rapport annuel. A son tour le Conseil fait un résumé de tous ces rapports et l'envoie au Gouvernement.

COMMISSIONS DE SALUBRITÉ. — Elles ont été organisées par le Code d'hygiène du 25 décembre 1874 [1] et l'amendement du 6 novembre 1885.

La Commission de salubrité (*Helsovårdsnämnd*) est composée du Chef de la police ou, à son défaut, du membre de la municipalité chargé de la police, d'un juge municipal choisi par le Bourgmestre et les échevins, du

[1] Le résumé de ce Code est le même que le Dr Eklund a publié dans le *Journal d'hygiène*. Paris, 1888.

médecin municipal et enfin de quatre membres élus par le Conseil municipal.

Les membres élus le sont pour quatre ans.

Il y a autant de membres suppléants que de membres élus. Ils sont nommés par le Conseil municipal ou par l'assemblée des électeurs. Ils entrent dans l'exercice de leurs fonctions à tour de rôle, suivant le nombre de voix qu'ils ont obtenues lors de l'élection.

Il existe certaines causes de non-éligibilité, telles que condamnations infamantes, perte des droits civiques, etc.

En cas de nécessité la Commission peut s'adjoindre le nombre de personnes qu'elle juge à propos de s'associer; elles ont voix consultative, mais non décisive.

La Commission choisit dans son sein un président et un vice-président annuels; elle se réunit au moins une fois par mois et toutes les fois que les circonstances l'exigent. Les réunions se font aussi sur la demande du chef de police ou de deux membres, ou sur une requête de l'administration communale ou préfectorale.

Elle est chargée de tout ce qui concerne l'hygiène et la salubrité publiques dans son district et a pour devoir d'étudier tout ce qui peut exercer une influence sur la salubrité, d'améliorer l'état sanitaire de son district; d'exercer les fonctions de la police sanitaire. La police municipale doit prêter aide à la Commission dans l'exercice de ses fonctions et l'avertir de l'état de choses antisanitaire dont elle a connaissance.

La Commission de salubrité peut diviser son district en circonscriptions et charger un inspecteur de surveiller l'application de ces mesures d'hygiène dans chacune de ces circonscriptions.

Elle propose au conseil municipal les allocations qu'il réclame pour le fonctionnement de son service. Il dispose de l'emploi des subventions votées, à charge par lui de se conformer aux dispositions des arrêtés municipaux.

La Commission peut faire comparaître devant elle tout citoyen ; si celui-ci fait défaut, il est passible d'une amende ; la commission peut requérir l'assistance de l'autorité compétente pour faire comparaître la personne. Les arrêtés qui contiennent des obligations catégoriques et non point seulement des conseils ou des avertissements doivent être exécutés par les soins du chef de police. Celui-ci peut refuser de faire exécuter l'arrêté s'il le juge contraire à une ordonnance publique. Si la Commission de salubrité persévère dans son opinion, on en réfère à l'autorité supérieure de la Préfecture royale. Les autres arrêtés sont exécutés conformément à des prescriptions spéciales.

Le Conseil municipal peut charger la Commission de l'administration des hôpitaux et des soins à donner aux malades indigents.

Législation sanitaire. — Règlements généraux d'hygiène dans les villes. — Dans chaque ville il devra y avoir de l'eau potable de bonne qualité et en quantité suffisante pour l'alimentation, les usages domestiques, le lavage des rues et la vidange.

Les égouts doivent permettre l'écoulement rapide des eaux des rues et des eaux ménagères.

Les terrains humides ou marécageux dans les villes ou dans leur voisinage seront drainés.

Les vidanges, les immondices et boues seront enlevées de façon qu'il n'en résulte aucun inconvénient.

S'il survient une recrudescence de décès dans un ou plusieurs quartiers, la Commission de salubrité doit en rechercher les causes. Elle prend ensuite les mesures pour les faire disparaître si possible. Si la municipalité se refuse à exécuter les mesures proposées par la Commission, elle en réfère à la Préfecture royale et au Conseil supérieur de santé (*Sundhetscollegium*).

Au mois de mars de chaque année, la Commission transmet au Conseil supérieur de santé son rapport sur l'état sanitaire de son district pendant l'année précédente, et sur le fonctionnement des hôpitaux et des soins donnés aux malades indigents. Un tableau statistique des décès accompagne ce rapport.

Il est interdit d'établir un cimetière dans l'intérieur d'une ville.

Le sol d'un cimetière sera de préférence sablonneux ou calcaire. Il sera drainé avec soin et planté d'arbres ; ses eaux ne doivent pas pouvoir souiller des eaux de source, de puits, des quartiers d'une ville ou des villages.

Un corps ne peut être enseveli dans une église ou chapelle funéraire que s'il est embaumé et enfermé dans une bière en métal parfaitement étanche.

Dans les cimetières, on ne peut procéder à une nouvelle inhumation dans le même sol que tous les quinze ans. Quand le sol est concédé à des particuliers, le délai est plus court, mais toutefois on doit se conformer aux règlements de la Commission.

Il doit y avoir $1^{m},50$ de terre au-dessus de la bière.

Il est interdit de louer un logement qui, vu l'état du bâtiment, peut présenter du danger pour la santé. La Commission ordonne les réparations nécessaires ; l'appartement ne peut être loué que lorsqu'elles ont été approuvées.

Si le logement est loué, l'Helsovårdsnæmnd fixe au propriétaire le délai d'évacuation dudit logement.

Il est interdit de loger dans la même chambre un assez grand nombre de personnes pour qu'il en résulte des inconvénients.

La ventilation devra être suffisamment active dans les salles d'écoles, les églises, les salles d'asile des pauvres, les tribunaux, les théâtres, les ateliers, les fabriques, etc.

La Commission de salubrité doit surveiller scrupuleusement la qualité de l'eau de boisson et des usages culinaires, et veiller à ce que la construction des puits soit telle qu'ils ne puissent être souillés.

Il défendu de polluer l'eau d'un puits, d'une source ou d'un aqueduc quelconque.

Il est interdit de mettre en vente de la viande d'un animal malade et un aliment liquide ou solide quelconque qui peut nuire à la santé.

La Commission doit faire saisir les aliments suspects dans tout endroit public : restaurants, etc., où ils sont mis en vente ou préparés.

Elle a le droit de faire prendre, moyennant paiement, des échantillons de substances alimentaires quelconques et de les faire analyser. Elle peut défendre la vente des produits alimentaires suspects pendant le temps que nécessite l'analyse.

Quand une épidémie existe dans une ou plusieurs localités, la Commission peut interdire la vente des fruits verts ou de certaines espèces de fruits qu'elle juge nuisibles à la santé.

Les fabriques d'engrais animaux, de phosphore, de soude, d'acides chlorhydrique, sulfurique, nitrique, de sucre de betterave, de verreries et de poteries ; les usines métallurgiques (grillages des minerais sulfureux ou arsenicaux) ; les moulins pour le broyage des os, les usines de foie de morue, les dépôts de chiffons, d'os, de peaux, d'engrais, etc., ne peuvent être construites ou installées dans les villes, sauf à un endroit assez éloigné de toute habitation.

Les teintureries, fabriques de couleurs, tanneries, abattoirs, usines à gaz, féculeries, etc., doivent être établis dans les quartiers urbains où les habitations sont peu denses.

Pour établir une telle usine ou fabrique, il faut en demander l'autorisation par écrit à la Commission et joindre à la demande la description de l'usine projetée.

Les usines doivent être installées et exploitées de manière à ne jamais nuire à la santé des ouvriers, des voisins ou du public. La Commission a le droit de prescrire les mesures nécessaires pour que les usines soient salubres. Les propriétaires et patrons devront s'y conformer sous peine de fermeture de l'usine.

Chaque maison aura dans sa cour un nombre suffisant de lieux d'aisance. Ils seront distants d'au moins 6 mètres d'une rue, place, source, puits, citerne ou réservoir d'eau.

Les lieux d'aisance construits dans les maisons doivent avoir un plancher imperméable et avoir des fosses mobiles de même que les précédents. Les matières excrémentitielles ne doivent pas pouvoir s'épandre dans ou sur le sol.

Il est défendu d'élever des porcs dans les maisons dont les dépendances sont attenantes à l'habitation.

Les porcheries doivent être tenues dans un grand état de propreté et être éloignées d'au moins 6 mètres d'une rue, place, puits, citerne, etc.

On doit prévenir la Commission quand on fait l'élevage des porcs.

Il est interdit d'établir une étable ou une écurie dans une maison d'habitation. Le plancher d'une étable ou d'une écurie doit être élevé au-dessus du sol et incliné pour que le purin s'écoule. Il ne doit s'écouler ni dans les rues ni dans les cours.

Le fumier doit être éloigné des maisons, les liquides doivent pouvoir s'écouler dans des fosses étanches. La place pour le fumier doit être élevée au-dessus du sol, de même que les fosses à purin, les écuries et les étables qui seront au moins à 6 mètres de toute habitation, d'une rue, d'une place, d'un puits, d'une citerne, etc.

Les ordures ménagères, les boues et ordures des rues, si leur enlèvement n'a pas lieu immédiatement, doivent être gardées dans des récipients étanches et mobiles.

Les ordures, vidanges, fumiers, etc., ne doivent pas rester longtemps dans les villes. Leur lieu de dépôt doit être assez éloigné des cités pour que les émanations ne viennent pas incommoder les habitants.

Les contraventions aux diverses prescriptions précédentes sont passibles d'amendes variables.

La Commission est en droit de faire des règlements spéciaux pour le district dont elle a la direction sanitaire. Ces règlements sont exécutoires comme ceux de la loi de 1875 ; les infractions aux clauses qu'ils renferment sont aussi passibles d'amendes.

De tels règlements doivent être soumis au Conseil municipal ; s'ils sont acceptés, l'autorité de la Préfecture doit les approuver après examen.

La Commission a le droit de faire exécuter d'office, aux frais du délinquant, les travaux qu'elle ordonne.

Ces prescriptions concernent les villes, bourgs, ports, hameaux de pêcheurs et autres lieux où la population est assez dense.

Règlements généraux d'hygiène dans les campagnes. — La charge de l'hygiène publique dans les campagnes est du ressort du Conseil communal. Quand ce Conseil traite des questions relatives aux hôpitaux et à l'assistance des malades indigents, les médecins d'arrondissement et de district ont voix consultative.

Le Conseil communal a les mêmes devoirs pour les campagnes que la Commission de salubrité pour les villes.

Chaque année, dans le mois de janvier, le Conseil communal remet aux médecins d'arrondissement et de district la relation de tout ce qui s'est fait dans l'année au point de vue de l'hygiène. Ceux-ci font à ce sujet un rapport au Conseil supérieur de santé.

L'eau doit être de bonne qualité, en suffisante quantité, et facilement accessible.

Elle ne doit pas être souillée par des infiltrations ou par l'écoulement des eaux vannes ou des eaux ménagères, etc.

Les maisons et leur voisinage doivent toujours être tenus en bon état de propreté.

Aucune industrie ou commerce ne peut s'exercer dans des conditions telles qu'il en puisse résulter des inconvénients pour la santé des ouvriers et des voisins.

Ce qui concerne les cimetières est exécutoire pour les campagnes comme pour les villes.

Le Conseil communal doit veiller avec soin à l'observation des règlements sur l'hygiène; il peut donner des avertissements, et prier la commune de faire des règlements spéciaux et locaux sur l'hygiène.

Règlements sur les épidémies et les maladies contagieuses.— Dans le cas où une épidémie se déclare, la Commission de salubrité ou le Conseil communal doit prendre sans délai les mesures nécessaires pour en empêcher la propagation, autant que faire se peut.

Le service médical à domicile et le service des hôpitaux doivent être organisés rapidement.

Tout médecin, appelé à soigner un malade atteint de choléra, variole et autres maladies épidémiques ou contagieuses, doit remettre aussitôt à la Commission le nom du malade et de la maladie, l'âge et le domicile du malade.

Si ces cas de maladie restent isolés, le médecin traitant doit en faire la déclaration dès qu'il en a acquis la certitude. Si l'épidémie se déclare, une fois par semaine, au jour fixé par la Commission, le médecin doit signaler les cas nouveaux dont il a connaissance. Si l'isolement d'un malade lui parait insuffisant, il a le devoir d'en prévenir immédiatement la Commission.

En cas de l'existence d'une maladie contagieuse ou épidémique, la Commission doit veiller :

Au transport immédiat des malades dans un hôpital spécial ou dans un local *ad hoc* isolé, à moins toutefois que ce transport ne mette en péril la vie du malade, ou qu'il ne soit soigné à domicile suivant des mesures acceptées par la Commission ;

A la désinfection immédiate de l'habitation, des vêtements, literies, etc., d'un malade décédé, guéri ou parti pour l'hôpital ;

A ce que les voitures publiques ne transportent point de malades ;

A la désinfection, après chaque transport, des brancards, chaises à porteurs, etc. ;

A la désinfection des vêtements des malades et des effets de l'hôpital prêtés ou vendus.

Les personnes atteintes d'une affection contagieuse ou épidémique ne peuvent se refuser à leur transport dans un hôpital spécial, à moins de danger pour leur vie ou de l'exécution des soins aux frais du malade dans un lieu bien isolé.

En cas de l'existence simultanée de deux maladies contagieuses, il est établi deux hôpitaux spéciaux, ou tout au moins une section bien isolée dans l'hôpital, pour le traitement de l'une des maladies.

Quand il n'y a pas de Commission de salubrité, le médecin traitant prévient des maladies le président du Conseil communal et lui indique les mesures à prendre.

Le Conseil communal doit s'y conformer autant qu'il est possible.

Règlements quarantenaires (*Förordningen du* 19 *mars* 1875). — Tout navire, qui a eu à bord un cholérique, ou qui a relâché dans un port, ou communiqué avec un navire infecté, doit en entrant dans un port suédois arborer un pavillon noir ou à son défaut un pavillon blanc.

Dès son arrivée, le navire, les passagers et l'équipage sont inspectés. Si la suspicion est confirmée par l'examen, le navire est isolé de la terre et des autres navires.

Dans le cas contraire la libre pratique est accordée.

Quand les cas de choléra ont eu lieu pendant la traversée, les passagers en bonne santé et leur bagage ont la libre pratique. Le navire avec l'équipage est isolé jusqu'à ce que la désinfection ait été faite.

Si les cas de choléra surviennent lors de l'arrivée au port, les malades sont transportés dans un hôpital *ad hoc*, ou soignés à bord si la Commission de salubrité l'autorise. Dans ce dernier cas, le navire est isolé jusqu'après guérison ou décès et désinfection.

Les présentes règles sont du ressort de la Commission, ou à son défaut de la Direction de la douane, ou à son défaut du Conseil communal.

S'il s'agit d'un bâtiment de guerre ayant un médecin à bord, l'inspection n'a pas lieu ; le médecin du navire fait les déclarations nécessaires.

Les instructions précédentes sont exécutoires pour la fièvre jaune.

Les frais d'inspection, de transport des malades incombent au navire, ceux de désinfection incombent au Conseil supérieur de santé.

Les infractions à ces règlements sont passibles d'amendes.

La désinfection se fait en suivant les prescriptions du *Sundhetscollegium*.

Les vêtements, literies des malades peuvent être brûlés si la Commission ou le Conseil communal le juge convenable. Les propriétaires desdits objets reçoivent une indemnité.

Le chef de la police, le personnel de la douane, du pilotage, etc., doivent aider la Commission ou le Conseil communal, dans l'exécution de ces règlements.

Dispositions générales. — Les administrations préfectorales doivent veiller, chacune dans leur département, au fonctionnement régulier du service de l'hygiène publique, et faire observer par les Commissions de salubrité ou les Conseils communaux les devoirs qui leur incombent.

Les infractions aux règlements ci-dessus énumérés, si elles sont renouvelées, sont punies par des amendes plus élevées.

Tout citoyen peut interjeter appel contre un arrêté, décret ou ordonnance de l'Administration préfectorale, de la Commission de salubrité ou du Conseil communal. Toutefois cet appel ne suspend pas l'exécution du décret, ou ordonnance, ou arrêté.

Les amendes sont au profit de la caisse communale.

Loi sur la vaccination (*Réglementet du 27 septembre* 1853). — La vaccination est obligatoire en Suède, depuis l'année 1853. Voici les principales dispositions qui s'y rapportent :

a. Il est enjoint à tous les parents naturels ou adoptifs, et à leur défaut à toutes les personnes responsables, de faire vacciner avant l'âge de deux ans les enfants confiés à leurs soins. Cette obligation s'applique aux enfants d'un âge plus avancé lorsqu'il n'est pas constaté qu'ils ont eu la petite vérole ou qu'ils ont été vaccinés avec succès.

b). Pour s'assurer que l'opération a produit son effet, le sujet vacciné devra être examiné par le médecin ou le vaccinateur d'office, à certaines époques et dans un lieu déterminé.

Nul ne peut être admis dans une école ou dans un établissement public : s'il n'y a certitude qu'il a eu la petite vérole ; qu'il a été vacciné avec succès, ou que la vaccination pratiquée cinq ans auparavant, tout au plus, n'a produit aucun résultat.

Les asiles et orphelinats ne livrent aucun enfant à élever sans qu'il ait été vacciné, ce qui doit être certifié par écrit, lors de la remise de l'enfant.

Le droit de vacciner appartient aux médecins, et chirurgiens; aux sacristains et aux sages-femmes pouvant certifier qu'ils possèdent les connaissances nécessaires d'après les prescriptions du règlement; aux personnes munies d'un certificat délivré par le médecin, prouvant qu'elles connaissent la marche de la vaccine, les symptômes et les moyens de la distinguer d'autres maladies de même apparence, enfin qu'elles savent tenir le registre des vaccinations; aux personnes employées autrefois comme vaccinateurs et vaccinatrices et ayant par là gagné déjà la confiance publique.

La vaccination peut être opérée en toute saison et pratiquée sans interruption dans toutes les villes.

A la campagne où la continuité de la vaccine est impossible, elle sera pratiquée à époques fixes chaque année, de préférence du mois de Mai au mois de Septembre, à moins que par des raisons toutes locales une autre époque de l'année ne soit jugée plus convenable. Le vaccinateur peut toujours du reste, s'il le juge opportun, faire des inoculations successives au domicile même des personnes qui ont à se faire vacciner.

Si la petite vérole vient à éclater, la vaccination devra être opérée sans retard sur toutes les personnes non vaccinées, sans distinction d'âge et à n'importe quelle saison.

Les personnes chargées de pratiquer ou de contrôler la vaccination doivent l'accréditer en tous temps auprès du public, mais surtout si un cas de petite vérole s'est déclaré dans la localité.

Pour la revaccination de l'armée il existe des règles spéciales.

On ne refuse pas à l'opérateur, lorsqu'il en a besoin, de laisser prendre du vaccin sur la personne qu'il a vaccinée.

Pour assurer l'approvisionnement du vaccin, il sera établi par l'État des dépôts dirigés par les médecins désignés par le Conseil médical; ils ont pour mission d'entretenir le vaccin dans leur district pour le fournir constamment et d'excellente qualité aux autres vaccinateurs.

La ville de Stockholm possédera toujours un Dépôt principal pour tout le Royaume qui sera placé sous l'inspection directe du Conseil de santé.

Il est du devoir de tous ceux qui vaccinent, d'observer avec la plus grande attention les plus légers symptômes d'une affection variolique chez les bêtes à cornes. Si l'on en découvre, il faudra en informer de suite le médecin du district le plus rapproché qui ira, sur les lieux mêmes, s'assurer si la maladie annoncée est bien la variole. Dans ce cas, il recueillera le vaccin de la bête, pour l'expédier sans retard au Conseil de santé, avec un rapport détaillé à l'appui.

Les parents, tuteurs, patrons, etc., ayant des enfants confiés à leurs soins, négligeant de les faire vacciner deux ans après leur naissance, ou refusant d'envoyer à l'époque fixée les plus grands ou les domestiques qui ne l'ont pas été avec succès, seront obligés, sous peine d'amende, de la faire opérer sans retard

Si cet avertissement demeure encore sans effet, il sera suivi d'un second avec double amende, puis si le délinquant ne se met pas en règle, l'affaire sera portée devant le Préfet, qui prendra les mesures dictées par les règlements en vigueur.

Si pareille négligence ou résistance était manifestée à l'époque d'une épidémie de variole, l'amende double serait infligée au premier avertissement. Si une personne qu'on aura négligé de vacciner est atteinte par la variole, et que la contagion se propage par suite de cette omission regrettable, il sera procédé selon la loi (détention).

La même amende frappera celui qui, après l'opération négligera de présenter à l'inspection le sujet vacciné ; celui-ci sera considéré comme non vacciné et devra subir par conséquent une nouvelle inoculation.

Si quelqu'un refuse de donner du vaccin d'une personne efficacement vaccinée, il sera passible aussi d'une amende, doublée en temps d'épidémie.

Les Préfets doivent veiller à ce que toutes les paroisses soient pourvues d'un vaccinateur, et les agents de police prêteront leur concours dans l'intérêt de la vaccination, autant qu'il leur sera possible.

La haute inspection appartient au Conseil médical, qui veillera à ce que cette branche de l'hygiène publique soit traitée avec soin dans tous ses détails.

Le Conseil est tenu de donner des instructions précises sur la pratique de la vaccination aux préposés des dépôts de vaccin et à tous les vaccinateurs, comme aussi de prendre toutes les mesures qui dépendent de lui, pour favoriser le progrès de la vaccine.

Loi sur les fabriques. — Les dispositions qui se rapportent à cette question se trouvent reproduites dans le Code d'hygiène de l'année 1874 et dans l'arrêté du 18 novembre 1881 concernant l'emploi des mineurs dans les fabriques, métiers et professions industrielles quelconques. (*Færordningen angående minderåriges anvændande i arbete vid fabrik, handtverk eller annan handtering du* 18 *novembre* 1881.)

Les règles suivantes y sont établies :

Toutes les industries qui emploient des ouvriers mineurs sont placées sous la surveillance de la Commission de salubrité de la commune sur le territoire de laquelle la fabrique, l'atelier ou l'établissement industriel est situé. Le patron doit notifier à la Commission, dans l'espace d'un mois, tout nouvel engagement.

Il est défendu d'employer les mineurs qui n'ont pas douze ans révolus ; qui ne possèdent pas assez d'instruction pour être affranchis de l'école ; qui, par suite de mauvaise santé ou de faiblesse corporelle, ne pourraient être sans danger assujettis au travail.

On entend par mineurs tous les individus âgés de moins de dix-huit ans, par enfants ceux qui sont au-dessous de quatorze ans, et par jeunes gens ceux qui ont plus de quatorze ans et moins de seize.

Les enfants ne peuvent être employés plus de six heures par jour et les jeunes gens plus de dix. Ce temps doit être compris entre 6 heures du matin et 8 heures du soir ; il doit être coupé par des repos arrangés de telle sorte que les enfants possèdent une demi-heure et les jeunes gens une heure de repos avant 3 heures de l'après-midi.

Pendant les repos, les mineurs ne resteront pas dans les salles où l'on travaille et ne seront pas employés au nettoyage d'une machine en mouvement.

Les mineurs au-dessous de quinze ans devront fréquenter l'école primaire, aux heures que le Conseil scolaire désignera, sur l'avis du patron, à moins de recevoir ailleurs une instruction équivalente. Ils devront chaque mois remettre au patron un bulletin des cours suivis.

Lorsqu'un métier a une grande extension, on considère l'établissement comme une fabrique et les règles ci-dessus doivent y être appliquées. C'est la Commission de salubrité qui statue à cet égard.

Il est interdit d'employer des jeunes filles et des enfants à un travail souterrain; pour les mines et les carrières, l'emploi des personnes mineures est soumis aux mêmes règles que dans les fabriques.

Pour les professions exigeant des efforts excessifs ou dangereux pour la santé, on se conformera aux règlements spéciaux.

Si, par suite d'accidents ou d'autres circonstances, il était nécessaire de déroger aux prescriptions ordinaires, relativement aux heures de travail, la Commission de salubrité pourrait autoriser cette dérogation durant quatre semaines dans le cours de l'année ; toutefois les jeunes filles et les enfants ne pourront travailler pendant d'autres parties du jour que celles indiquées ci-dessus.

Lorsque la Commission aura jugé à propos d'accorder cette concession à un industriel, le Ministre de l'intérieur en sera avisé immédiatement. Si cette faveur est demandée pour plus d'un mois, ou pour une industrie spéciale, il faudra l'autorisation du Roi.

Le patron est tenu de conserver les certificats attestant l'âge, le degré d'instruction, la constitution physique et l'état de santé des mineurs employés chez lui, ainsi que les bulletins des écoles qui lui sont remis mensuellement.

Dans chaque fabrique sera affiché, à une place en vue, le règlement avec les modifications qui pourraient y être faites et l'indication des heures où le travail commence et finit, avec la mention des heures de repos.

La Commission d'hygiène ainsi que le Conseil communal veilleront avec le plus grand soin à ce que les prescriptions soient dûment observées ; à cet effet, elle visitera, ou fera visiter par des personnes choisies dans son sein, les établissements industriels. Ces visites et les observations qui y seront faites doivent être annotées d'une manière complète pour être remises tous les trois mois au Préfet, qui les transmet ensuite au département de l'intérieur.

Lorsqu'une profession exige de grands efforts compromettant la santé et nécessitant par conséquent des dispositions particulières pour l'emploi des ouvriers mineurs, la Commission de salubrité en fera la déclaration au département de l'intérieur.

Les Commissions de salubrité, les Conseils communaux, les personnes choisies par eux et les inspecteurs supplémentaires, que le Roi peut nommer pour surveiller la stricte observation des règles prescrites par l'ordonnance, ont droit d'entrée dans toutes les fabriques, mines ou carrières et sont autorisés à y faire toutes les recherches que leurs attributions pourraient motiver.

Les amendes des contrevenants à l'ordonnance reviennent à la caisse communale.

D'autres règlements sont destinés spécialement à prévenir les dangers inhérents aux fabriques d'allumettes chimiques ou autres semblables.

Règlement de police pour les villes du royaume (*Förordning du 24 mars* 1868 *et du* 10 *décembre* 1886). — Les prescriptions sanitaires de ces ordonnances peuvent se résumer ainsi :

Le Conseil municipal désigne les places de la ville où auront lieu les marchés publics, décide dans quel endroit se vendront les diverses espèces de marchandises et établit les règles jugées nécessaires pour le maintien de l'ordre et de la propreté dans les lieux de vente.

Les personnes qui ont des chiens sont tenues de se conformer aux mesures établies pour la circulation de ces animaux dans la ville, afin de parer aux inconvénients possibles.

La municipalité assignera, partout où il y aura possibilité, des endroits convenables où le public pourra se baigner en pleine eau et en plein air.

Au temps fixé, les rues, marchés et places publiques, trottoirs et rigoles devront être balayés et nettoyés ; les égouts seront curés et les immondices emportés dans l'espace de temps prescrit pour cette opération.

Les cours, portes cochères et passages devront être maintenus dans un état satisfaisant pour la salubrité.

Ceux qui sont chargés du transport des vidanges, du crottin ou de toutes autres ordures doivent employer des véhicules et des vases étanches, et faire en sorte que les matières impures ne tombent pas en route ; les récipients seront couverts convenablement et ne stationneront dans les endroits publics que le temps strictement nécessaire.

La municipalité fixera les moments où sera effectué l'enlèvement des immondices et ordures de toutes espèces, et y ajoutera les instructions supplémentaires qui pourraient être nécessaires.

Les immondices, charognes, balayures, déchets de fabriques et autres saletés ne doivent pas être jetés dans un lac, une baie, un canal ou un cours d'eau quelconque, ou déposés sur la glace. Il est également défendu de les jeter sur un endroit public. Ils seront emportés au loin.

Sera passible d'une amende toute personne qui dans la ville ou la banlieue aura souillé l'eau d'une fontaine publique, d'une source ou d'un aqueduc.

Pour les bourgades, les ports, les pêcheries et autres localités à population nombreuse ou agglomérée, les dispositions de ce règlement ont, dans la mesure applicable, la même validité, si le Préfet, d'accord avec la commune, en décide ainsi par un arrêté soumis à la sanction royale.

Règlement sur les batisses. — Le gouvernement a publié un règlement général, daté du 8 mai 1874, destiné à servir de base aux règles plus détaillées établies dans les différentes villes.

Ce règlement s'applique également aux bourgades et autres localités qui, pour une raison quelconque, viendraient à être habitées par une nombreuse population.

La surveillance immédiate des constructions dans une ville est exercée par une Commission spéciale.

Le plan d'une ville doit être tracé de manière à répondre aux besoins de la circulation, aux conditions désirables de salubrité, de lumière et d'air, aux garanties possibles contre les incendies, enfin, au sentiment du beau.

De larges esplanades, plantées d'arbres avec des rues de chaque côté, doivent être tracées à travers la ville, dans plusieurs sens, si on peut. D'autres plantations ou avenues moins vastes seront établies aussi nombreuses que possible.

Les groupes de maisons ne devront pas être tracés dans des dimensions de nature à mettre obstacle au renouvellement de l'air ; les terrains à bâtir seront mesurés assez largement pour que les maisons aient toutes des cours bien exposées à l'air.

On réservera des jardins à travers les quartiers, de façon à ce que les bâtiments se trouvent tout autour; sur la rue devant les maisons on recommandera des plantations d'arbres.

En aucun cas, les jardins et les cours ne seront employés pour construction et autres destinations, et les propriétaires seront tenus de les entretenir avec soin.

Dans toute ville, les rues ne pourront avoir moins de 18 mètres de largeur. Pour les rues donnant sur l'Esplanade 12 mètres suffiront, et pour celles bordées d'avant-cour la largeur sera comptée de maisons à maisons.

Le sol devra être soigneusement nivelé et on adoptera un plan uniforme pour l'écoulement des eaux. Avant de procéder à la construction, il faudra que le plan soit adopté par l'autorité.

Avant de bâtir on devra dessécher le terrain autant que possible et dériver l'eau dans la meilleure direction, en évitant de passer sur le terrain voisin; sur les terrains déjà batis on n'élèvera pas de nouvelles constructions de nature à contrarier les dispositions ci-dessus.

Dans chaque emplacement la cour devra avoir au moins une surface égale à la moitié des bâtiments, et cet espace ne sera pas inférieur à 180 mètres carrés. La partie principale de la cour doit avoir 12 mètres de largeur et les autres parties, réduits et dépendances, 4 mètres et demi.

Toute construction regardant le terrain voisin, qui ne serait pas élevé sur l'alignement, devra en être séparé par une distance minimum de 4 mètres et demi.

Le règlement pourra concéder à deux terrains, ayant une cour commune ou séparés seulement par une clôture, que la cour de chacun d'eux ne mesure que 135 mètres carrés sur 9 mètres de large.

Si les fenêtres d'une maison d'habitation donnent sur une arrière-cour ou sur le terrain voisin, la largeur de cette cour ne doit pas être inférieure à 12 mètres et la cour peut appartenir en commun aux deux voisins.

Ces règles seront suivies pour les parties anciennes de la ville dans une mesure aussi large que possible.

Les règles prescrites par le Code d'hygiène relativement aux lieux d'aisances, étables, écuries et les ordonnances établies en vue de prévenir les effets pernicieux pour la santé produits pa · certains métiers, devront être rigoureusement observées dans la construction et l'aménagement intérieur des bâtiments.

Une maison d'habitation ne doit pas avoir plus de cinq étages; s'il y a des chambres pourvues d'un poêle dans les combles, elles compteront pour un étage. La hauteur ne doit pas dépasser la largeur de la rue plus 1 mètre et demi; les constructions élevées à l'intérieur du terrain ne doivent pas dépasser en hauteur la largeur de la cour, plus $1^{m},50$.

La hauteur du bâtiment se mesure à partir de la rue jusqu'à la corniche du toit; au coin d'une rue, l'angle devra être taillé verticalement de façon à fournir une coupe d'au moins $1^{m},50$ de largeur, ou bien il faudra l'arrondir.

A l'extérieur une maison ne doit pas être badigeonnée en blanc ou en une couleur gênante pour la vue.

Les planchers des appartements seront placés à 30 centimètres au moins au-dessus du sol et les pièces doivent avoir au moins $2^{m},70$ de haut.

En examinant les questions relatives aux constructions, la Commission des bâtiments devra veiller à ce que les constructions soient appropriées au terrain sur lequel elles seront élevées; à ce que les maisons d'habitation soient placées favorablement pour la santé et conformes aux exigences de l'hygiène. Il sera nécessaire aussi de déterminer la hauteur du terrain de construction par rapport à la rue en vue de l'écoulement des eaux.

CHAPITRE II

STOCKHOLM

Généralités — Organisation sanitaire. — Règlement sur les bâtisses. — Dispositions sanitaires relatives à l'air. — Dispositions sanitaires relatives à l'eau. — Denrées alimentaires. — Commerce du lait. — Dispositions sanitaires relatives au sol. — Nettoiement. — Canalisation. — Lieux d'aisances. — Écuries. — Abattoirs. — Mesures préventives contre les maladies contagieuses. — Vaccination. — Isolement et traitement des malades. — Désinfection. — Dépôts mortuaires. — Prostitution. — Bâtiments publics. — Habitations ouvrières. — Hygiène des fabriques. — Hygiène des écoles.

Généralités. — La situation de Stockholm en fait une des plus belles villes du monde. Elle s'élève à l'endroit où le vaste lac Melar se joint à la mer Baltique. Ce lac se jette dans la mer par trois petits bras qui forment des îles sur lesquelles est bâtie la partie la plus ancienne de la ville; les autres parties couvrent les bords du lac et de la mer, puis la grande île de Kungsholmen dans le premier, quelques îlots de moindre étendue et la grande île Djurgården à l'entrée de la mer Baltique.

Le terrain est très accidenté; la partie de terre ferme où se trouve la ville est elle-même presque entourée d'eau, de Årstaviken et de Hamarbysjön au sud, de Brunsviken et Uggelviken au nord.

L'origine de la ville remonte au XIIIe siècle; elle couvre présentement (1889) une surface de 1,700 hectares et renferme une population de 225,000 âmes.

D'importants travaux hygiéniques ont été exécutés dans le cours de ces dernières années et les effets en sont sensibles, vu le décroissement de la mortalité. Sur 1,000 habitants, elle a été :

De 27,05 de 1875 à 1879;
De 24,89 de 1880 à 1884;
De 22,01 de 1885 à 1888.

Organisation sanitaire. — Stockholm dispute à Bruxelles l'honneur de posséder le service sanitaire le mieux organisé de toutes les capitales du continent. Dans l'une comme dans l'autre ville, toutes les affaires qui ont rapport à l'hygiène publique sont dirigées par un Bureau de santé (*Helsovårdsbyrån*) ayant pour directeur le médecin principal de la ville (*Förste Stadsläkaren*).

A ce Bureau est attaché un inspecteur sanitaire (*Sundhetsinspsektör*) médecin aussi, qui est le chef de la police sanitaire (*Sundhetspolisen*), laquelle se compose d'un commissaire et de 11 agents (*Sundhetskonstaplar*).

Outre les attributions de la police de santé, le médecin principal a encore sous sa direction la vaccination, la prostitution, les hôpitaux, l'assistance médicale des pauvres, la médecine légale, la médecine vétérinaire, l'hygiène des écoles, des fabriques, des ateliers, des établissements de bienfaisance, des prisons, etc.

Il est assisté par un grand nombre de fonctionnaires; la médecine légale est confiée au médecin en second; l'assistance des pauvres à 14 médecins de districts (*Distriktslækare*); la vaccination à des vaccinateurs attitrés; l'inspection des prostituées à des médecins particuliers, et ainsi de suite.

La construction des bâtisses privées au point de vue sanitaire est la seule chose qui n'est pas du ressort du Bureau de santé; le soin en est abandonné à une Commission spéciale, ce qui a donné lieu du reste à de nombreux inconvénients. Aussi, sur la demande expresse de la Commission d'hygiène, cette Commission spéciale prend l'avis du Bureau sur toutes les questions qui se rapportent à l'hygiène et à la salubrité des habitations.

Au Bureau est annexé un laboratoire de chimie pour les analyses d'air, d'eau, du sol ou de denrées alimentaires.

Le médecin principal doit présenter chaque année au conseil médical un rapport renfermant une statistique démographique et nosographique détaillée de la ville.

Les données démographiques lui sont fournies par des agents statisticiens (*Rotemænnen*) analogues aux registrars anglais, chargés de noter tous les renseignements relatifs à la population.

Chaque semaine est publié par le médecin principal un bulletin contenant : un tableau des naissances, les chiffres de la population, la mortalité et la morbidité des différents districts, en spécifiant les sexes et l'âge; celle de la semaine comparée à celle des dix dernières années à la même époque; la hauteur barométrique, la température et la moyenne hydrométrique; la statistique démographique; la présence des maladies infectieuses comparée à celle des dix semaines antérieures; les causes principales de mortalité dans quelques villes de Suède comparée avec celle des pays étrangers (pour la Finlande la ville d'Åbo); le mouvement des hôpitaux de la capitale et enfin les conditions météorologiques pour chaque jour de la semaine.

Toutes les affaires importantes sont transmises à la Commission de salubrité, composée de la manière prescrite dans le Code d'hygiène, par le médecin principal qui en fait partie.

La police générale est obligée de seconder la police sanitaire, en ce qui concerne l'observation de ce règlement, et de dénoncer à la Commission compétente toutes les infractions possibles.

Règlement sur les batisses (*Kungœrelsen du* 20 *octobre* 1876). — Dans tout nouveau quartier, il sera ménagé un espace pour la cour de chaque maison, conformément au règlement général pour les villes du Royaume.

Dans les quartiers anciens, cet espace sera pour le moins égal au tiers de la surface occupée par les bâtiments.

Une cour ne doit pas avoir une largeur moindre de 4m,50. Dans ces mêmes quartiers il sera permis, si les circonstances l'exigent, après un examen spécial, d'établir des courettes qui devront avoir alors 5mq,75 de superficie au minimum. Ces courettes devront avoir une entrée par le rez-de-chaussée fermé par une porte à grille, et être pavées en asphalte, en ciment ou en quelque autre matière de même nature offrant un écoulement facile pour les eaux.

Aucun bâtiment ne pourra dépasser 20m,25 de hauteur.

Dans les nouveaux quartiers on se tiendra pour ce qui concerne la hauteur des maisons par rapport à la largeur des rues aux indications du règlement général.

Si dans les anciens quartiers la largeur de la rue ne dépasse pas 10 mètres, une hauteur de 13 est autorisée ; pour une largeur de 10 à 13m,50 elle sera de 16m,75 et au delà de 20m,25.

Les dispositions portent encore que les maisons de la première catégorie ne pourront avoir que trois étages, celles de la deuxième quatre, et celles de la dernière cinq.

A l'intérieur d'un terrain, les constructions n'excéderont pas la largeur de la cour, plus un quart.

Pour les constructions dont le toit est en pente des deux côtés, sa hauteur ne pourra excéder les 2/5 de la largeur du bâtiment, celle des toits à une seule pente ne dépassera pas les 5/7. Les gouttières doivent déboucher librement à une distance de 12 centimètres de la rigole de la chaussée.

Aucune maison ne sera crépie avant six mois écoulés depuis l'achèvement de la maçonnerie.

En 1888, la Commission d'hygiène a demandé la modification du règlement dans ce sens : qu'il soit défendu d'élever les murs dans la période comprise entre Décembre et Mars ; que le crépissage ne puisse être opéré en même temps au dedans et au dehors ; que toutes les maisons d'habitations, une fois l'aménagement terminé, soient inspectées non seulement par la Commission des bâtiments mais encore par un membre de la Commission d'hygiène.

Les tuyaux de cheminées de cuisine devront avoir au moins 30 × 36 centimètres, ceux des chambres 12 × 12 centimètres mesurés intérieurement, et chaque foyer doit posséder son tuyau spécial.

Les autres dispositions du règlement sanitaire seront rapportées à leurs titres respectifs.

Dispositions sanitaires relatives a l'air. — Stockholm étant situé sur un espace très découvert, l'état naturel de l'air y est plus favorable à la santé que dans la plupart des autres villes.

Les vieux quartiers sont, comme dans toutes les villes anciennes, étroitement construits, mais ce défaut est compensé par les brises de mer rafraîchissantes qui purifient l'air.

Dans les quartiers modernes il y a de vastes jardins publics : le Kungstrædgården, jardin du Roi ; le parc Berzélius, le Humlegården, parc au houblon, et plus près à l'est le magnifique Djurgården que la mer environne de tous côtés.

Au nord de Humlegården s'étend tout un quartier d'habitations avec jardins qu'on nomme Villastaden, la ville champêtre.

L'importance d'un air pur y est plus appréciée que dans beaucoup d'autres pays, plusieurs dispositions en témoignent : là où les règlements sont incomplets, la Commission d'hygiène veille attentivement à tout ce qui peut réagir sur la santé publique et s'occupe énergiquement d'appeler l'attention des autorités sur tout ce qui est en contradiction avec les règles de l'hygiène.

Il faut convenir, à la louange de l'Administration, que ces réclamations ne sont pas repoussées par des motifs d'intérêts, ou accueillies avec indifférence, mais qu'au contraire elles sont toujours prises en considération.

Dans ces derniers temps, la Commission des bâtiments s'en est rapportée elle-même à la décision du Bureau d'hygiène pour les constructions de nature douteuse au point de vue sanitaire.

Suivant les termes du Code d'hygiène, la Commission de salubrité interdit la mise en location d'habitations insalubres.

Une disposition de la même loi enjoint de veiller à ce que tout local public soit suffisamment aéré, les hôtels et restaurants rentrent dans cette catégorie ; la Commission des bâtisses renvoie tout ce qui a rapport à ce sujet au Bureau d'hygiène avant que les plans de construction aient été approuvés.

La ventilation est contrôlée par la police sanitaire.

Dans les écoles et les hôpitaux, le système par l'air chauffé est le plus usité, soit par le chauffage central, soit par la vapeur ; dans les baraques de malades

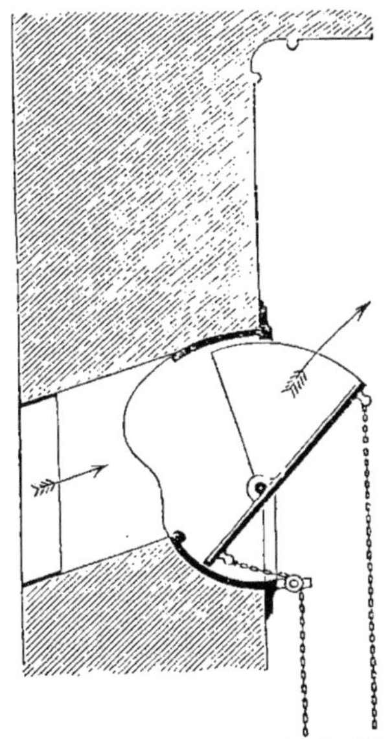

Fig. 191. — Ventouse murale de Wiman.

cependant on emploie un mode d'aérage plus simple dont nous parlerons plus loin.

L'ingénieur sanitaire Wiman a rendu de grands services au système de ventilation directe. Il fait arriver l'air frais par des ventouses pratiquées dans la muraille (à peu près le même système que Sheringham et Boyle and Son), ou par des cheminées et des poêles de son invention qui aspirent en même temps l'air vicié.

La figure 191 représente une ventouse murale brevetée de Wiman. Le clapet est en tôle double avec une feuille de carton intermédiaire pour empêcher la condensation de la vapeur d'eau à sa surface ; il se règle au moyen de deux cordons, dont l'un, qui pend librement, est attaché à un œillet percé dans le bord supérieur, tandis que l'autre, fixé à celui d'en bas, passe dans une poulie. Le clapet a, comme la soupape Sheringham, des ailerons latéraux qui servent à diriger le courant d'air vers le haut sans lui permettre de s'échapper sur les côtés.

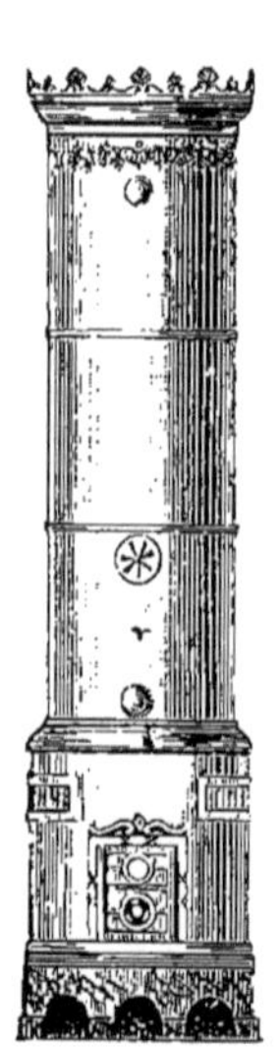
Fig. 192. Poêle ventilateur Wiman.

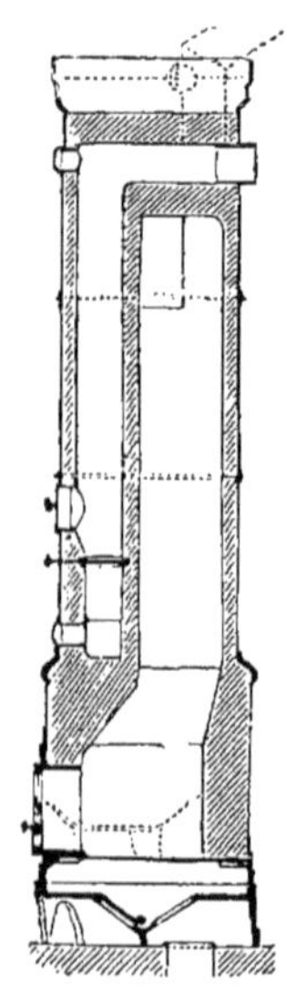
Fig. 193. Coupe du poêle Wiman de la fig. 192.

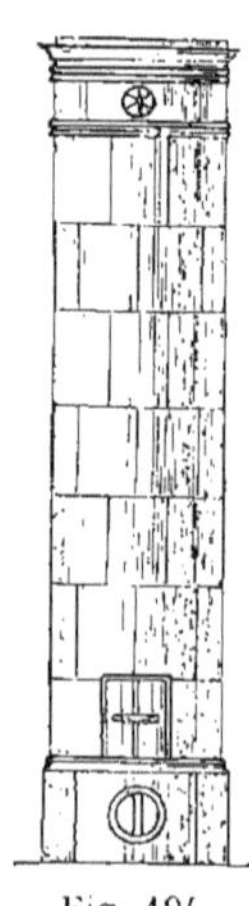
Fig. 194. Autre poêle ventilateur Wiman.

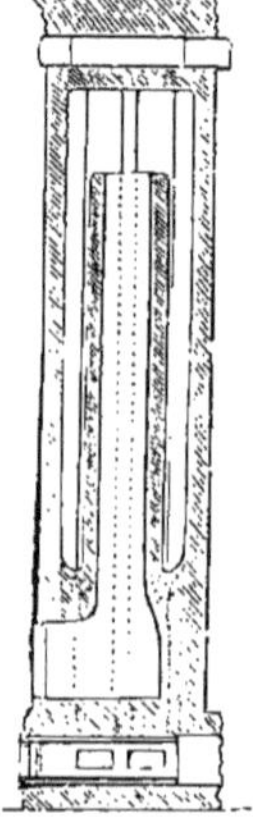
Fig. 195. Coupe du poêle Wiman de la fig. 194.

Les quatre figures 192, 193, 194 et 195 reproduisent la forme des calorifères ventilateurs de Wiman. L'originalité de leur structure est la cheminée isolée placée au centre du poêle (fig. 193 et 195), dans lequel les gaz brûlants passent en sortant du foyer, et redescendent entre la cheminée et les parois latérales, jusqu'au tuyau de sortie qui commence sous le foyer, près de la clef du poêle.

Ces appareils sont en briques réfractaires et recouverts de tôle, de fonte ou de faïence.

L'air vicié est aspiré par des tuyaux placés en haut, en bas ou au milieu du poêle (fig. 192 et 193). Dans ces derniers, la clef est placée immédiatement au-dessous du ventilateur : l'ouverture pratiquée sous la clef sert de décharge pour la suie.

Ces poêles sont organisés de façon à introduire de l'air chaud. L'air frais entre par le bas du poêle, s'échauffe dans l'espace compris entre la tôle et le foyer et ressort par des ouvertures grillagées des deux côtés du poêle un peu au-dessus du foyer.

Wiman est aussi l'inventeur d'un mitron original dont la construction est représentée dans la figure 196. Il se compose d'anneaux, joints ensemble, semblables à des cônes tronqués. Ces anneaux sont en fonte, ce qui les rend plus durables.

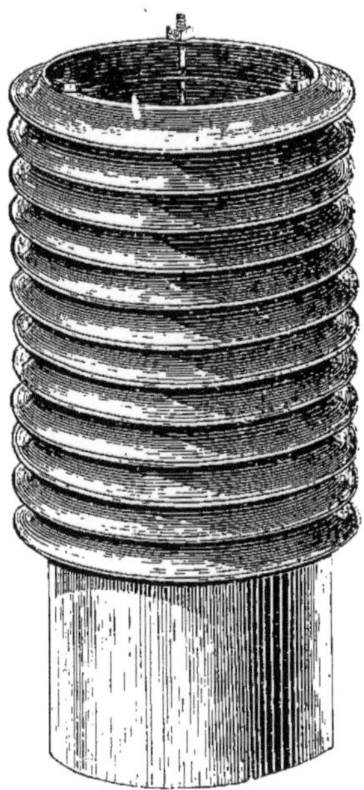

Fig. 196. — Mitron Wiman.

Dispositions sanitaires relatives a l'eau. — En Suède, toutes les villes dont la population dépasse 10,000 habitants, possèdent une distribution d'eau. Celle de Stockholm a été achevée en 1861.

Dans les commencements la ville tirait ses eaux d'un golfe du lac Mælar, Arstaviken : actuellement elle est approvisionnée dans la proportion de 60 p. 100 en été, et de 90 p. 100 en hiver par sept grands puits creusés dans le terrain de l'Etablissement d'eau ; les eaux s'y infiltrent venant de l'Årstaviken ou du lac de Hammarby, situé de l'autre côté d'une étroite chaîne de collines sablonneuses.

En creusant ces puits, on a obtenu deux avantages : l'eau, qui se fraye un passage à travers d'épaisses couches de terre, arrive aux réservoirs plus pure que celle du lac et sa température en hiver est de deux à trois degrés plus élevée que celle du lac, qui n'a constamment que + 0,5° à 1,5° C. différence importante, car elle empêche l'eau de se congeler dans les conduits pendant les hivers rigoureux du nord de l'Europe. En été, l'eau des réservoirs est, par contre, un peu plus fraîche que celle du lac.

Les puits sont couverts, et d'une profondeur inégale, variant de 4^m,40 à 1 mètre. Au fond, les parois sont composées de cylindres en fonte de 1^m,70 de diamètre ; au-dessus elles sont en maçonnerie et à la partie la plus rapprochée du sol, elles sont en granit.

Indépendamment du filtrage naturel, l'eau subit une épuration ultérieure en traversant les filtres artificiels au sable d'une épaisseur de 0^m,90 à 1^m,20 selon la quantité de sable impur, enlevée de la couche supérieure.

Quand celle-ci s'est imprégnée de vase et de matières organiques, à tel point que l'eau ne filtre plus à travers, on l'écume, pour ainsi dire, à une épaisseur de 1 à 2 centimètres. Dans les mois de décembre, janvier, février et mars, cette opération ne peut se faire que très rarement à cause de la congélation. Pendant le reste de l'année, on y procède deux à quatre fois par mois.

Lorsque la masse filtrante a été diminuée de 30 centimètres, on y ajoute de nouveau une quantité égale de sable pur. Le sable enlevé peut servir encore après avoir été lavé par un arrosage pratiqué avec de fortes lances dans des caisses de bois appropriées à cet usage.

L'eau de l'établissement situé près de l'Årstaviken est amenée par des pompes dans deux châteaux d'eau placés à une assez grande hauteur et contenant 11,776 mètres cubes, de là elle est distribuée dans la ville par simple gravitation. Les murs intérieurs et les voûtes de ces réservoirs sont en briques, à l'extérieur ils sont en granit.

La distribution des eaux a lieu par robinet libre, moyennant une rétribution fixe que les propriétaires acquittent à raison de 2 fr. 75 par chambre.

Il n'y a que les établissements industriels qui payent d'après un compteur.

Dans les quartiers pauvres et plus éloignés, on a établi une quantité de postes d'eau publics.

Au Service des eaux est attaché un chimiste qui soumet les eaux de l'Årstaviken, comme celle des puits et même l'eau filtrée, à des analyses périodiques. L'eau des conduits est en outre analysée au Laboratoire du Bureau d'hygiène.

Les tuyaux de fer et les tuyaux en plomb doublé d'étain sont seuls autorisés pour la distribution des eaux à l'exclusion des tuyaux de plomb.

En 1888, la consommation d'eau, qui s'accroît chaque année, s'élevait à 87 litres par personne et par jour. Sur cette quantité, les deux tiers étaient employés pour les besoins du ménage, et le reste pour les industries et les besoins publics.

Denrées alimentaires. — En vertu des dispositions du Code d'hygiène, le contrôle des denrées est exercé par la Commission de salubrité, et les analyses nécessaires s'opèrent au laboratoire du Bureau d'hygiène.

Pour le contrôle des viandes, il existe deux bureaux d'inspection dirigés par deux vétérinaires. L'inspection n'est obligatoire que pour la viande de porc au point de vue des trichines, mais le Bureau reçoit une certaine quantité de viande de bœuf apportée soit par la police de santé, soit par les acheteurs et les vendeurs qui trouvent leur avantage à soumettre leurs marchandises à une inspection préventive permettant d'en obtenir un meilleur prix.

La viande de porc dans laquelle on a constaté l'existence de trichines est confisquée et détruite moyennant une indemnité fixée.

Le vétérinaire de la Commission est chargé aussi de contrôler la vente des substances alimentaires qui s'altèrent facilement, telles que : poisson, gibier, charcuterie, œuf, etc. Le lait ne rentre pas dans cette catégorie, car la vente de cet aliment est l'objet d'une surveillance particulière.

Commerce du lait. — Depuis 1886 la vente du lait est organisée conformément au règlement suivant :

Le commerce du lait à Stockholm et sur le territoire de la ville ne peut avoir lieu que :

1° Dans les vacheries où une pièce est spécialement destinée à cet usage :

2° Dans les boutiques ou magasins particuliers exclusivement affectés à ce commerce ;

3° Sur les places de marchés publics et dans les rues, aux conditions prescrites.

Ces dispositions ne s'opposent nullement à ce que les vacheries ou crémeries envoient directement à domicile le lait de leur clientèle.

Pour obtenir le droit de vente dans une crémerie, il faut en outre une déclaration par écrit adressée au Bureau d'hygiène avant l'ouverture du débit.

Tout local affecté à la vente ou à la conservation du lait doit être salubre, clair, aéré, convenablement arrangé et proprement entretenu ; il ne peut être employé avant l'approbation de la Commission de salubrité : il ne peut en aucun cas servir d'habitation ou de cuisine ou recevoir quoi que ce soit qui pourrait contribuer à corrompre le lait et à lui donner un mauvais goût.

Pour conserver et transporter le lait, on ne devra employer que des vases propres et bien conditionnés.

Tous les débits de laitages doivent avoir à leur devanture un écriteau indiquant le commerce et le nom du vendeur, et, dans l'intérieur, un exemplaire des instructions sera affiché au mur.

En cas de maladie, soit dans un logement situé près de la vacherie, soit dans une pièce faisant partie du local de vente, le Bureau d'hygiène devra être informé sans délai ; si la maladie est de nature contagieuse, c'est le Bureau, qui prendra les mesures nécessaires pour que la propagation du mal ne puisse se faire par le lait.

Avant que les dispositions soient prises et les instructions données, il est défendu de vendre du lait de la vacherie, de la boutique ou du dépôt.

Si la maladie s'est déclarée dans la vacherie après que le lait aura été expédié au local de vente, celui-ci ne pourra sortir de ce local sans l'autorisation du Bureau, qui donnera alors les instructions nécessaires ; on sera obligé de se conformer rigoureusement à ces instructions.

Le lait et la crème ne pourront être gardés et mis en vente s'ils ne sont francs de tout mélange aqueux et de toute altération étrangère.

La police sanitaire a libre accès dans les vacheries, crémeries et dépôts avec leurs dépendances, et elle peut, contre paiement du prix, se faire donner des échantillons de chaque sorte.

Toutes infractions à l'une des prescriptions susdites est passible, si le délit ne tombe pas sous la loi commune, d'une amende de 2 fr. 80 à 140 fr. De plus, les contraventions seront rendues publiques, s'il y a lieu, et le délinquant sommé de prendre à ses propres frais les mesures indiquées par le Bureau pour enlever ou détruire le lait incriminé.

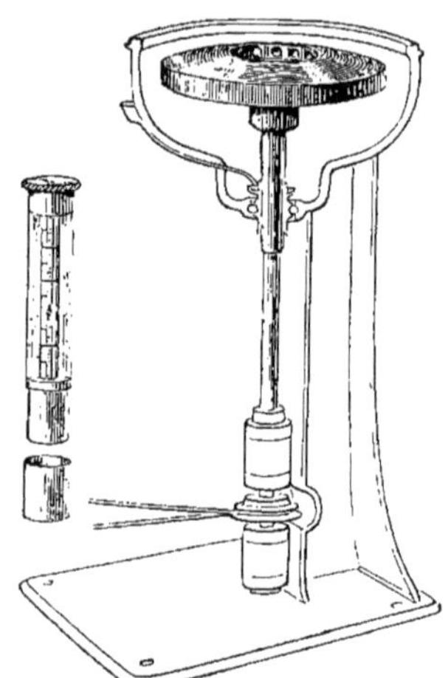

Fig 197. — Séparateur Laktokrit De Laval.

Les échantillons prélevés par la police sont examinés au Bureau sous le contrôle de l'inspecteur sanitaire.

Pour déterminer la quantité de matière grasse contenue dans le lait, on se sert d'un appareil ingénieux nommé Laktokrit[1] construit par l'ingénieur de Laval et reproduit figure 197.

L'appareil se compose : de tubes-éprouvettes en platine auxquels sont joints un tube de verre gradué et un gobelet (à gauche de la figure); d'une plaque représentée horizontalement, munie de trous pour recevoir les éprouvettes. Cette plaque s'adapte sur l'axe d'un Séparateur De Laval ordinaire et peut être mise en rotation à une vitesse égale à celle de ce dernier (6 à 7,000 tours par minute).

Un Séparateur avec Laktokrit est dessiné en coupe dans la figure 197, et un Séparateur complet pour l'écrémage du lait est reproduit dans la figure 198.

Lorsqu'on veut faire l'analyse, on mêle 10 centimètres cubes de lait dans un verre de l'appareil avec quantité égale d'une composition d'acide acétique concentré et de 5 p. 100 d'acide sulfurique concentré aussi qui fait dissoudre la

[1] Cet appareil, ainsi que le Séparateur De Laval, se fabrique dans les ateliers de la compagnie anonyme du Separator à Stockholm.

caséine. On ferme ensuite le verre avec un bouchon traversé par un tube de verre et on le place dans un bain d'eau bouillante pendant 7 à 8 minutes. Quand le mélange est bien échauffé, on l'agite fortement, puis on le verse dans le gobelet. On emplit l'éprouvette en enfonçant sa partie inférieure dans le contenu du gobelet, puis on l'assujettit sur la plaque.

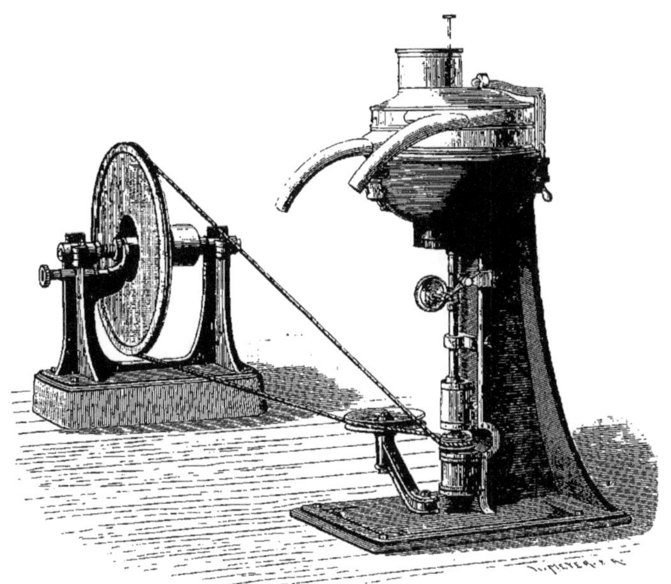

Fig. 198. — Séparateur de De Laval.

L'extrémité supérieure de l'éprouvette est percée d'un petit trou par où s'échappe au remplissage le trop-plein du liquide.

Cet appareil permet de faire 12 épreuves à la fois ; si le nombre est moindre, il faudra placer les éprouvettes sur le plateau vis-à-vis les unes des autres.

On met le moteur en activité à sa vitesse ordinaire, on fait durer la rotation environ 5 minutes, au bout desquelles le résultat de l'opération peut se lire sur l'éprouvette, dont chaque degré correspond à 0,1 p. 100 de matière grasse.

Il est reconnu que cette méthode d'analyse donne des résultats aussi exacts que l'analyse chimique.

Le Séparateur de la figure 197 employé dans les laiteries pour l'écrémage du lait en vue de la préparation du beurre et au pied duquel le Laktokrit peut être adapté, a encore une importance hygiénique : il arrête les substances étrangères contaminantes qui se trouvent dans le lait non écrémé.

Parmi les impuretés qui s'y déposent, on a découvert des bacilles tuberculeux et d'autres bactéries prouvant que le mouvement centrifuge a aussi pour effet de débarrasser le lait de ces matières.

Par contre, le lait ainsi traité est considérablement moins riche en corps gras que celui écrémé par un autre procédé.

Dispositions sanitaires relatives au sol. — Nettoiement. — Les rues sont généralement pavées, la plupart en pierres taillées ; là où la pente dépasse $1^{m},20$, on emploie le macadam comme moins glissant pour les chevaux ; les marchés et les places de stationnement des voitures publiques sont en asphalte ou en pierre cimentés.

Le nettoyage des rues et l'enlèvement des immondices des maisons sont à la charge de la voirie ; toutes les ordures sont emportées en chemin de fer jusqu'au domaine de Riddersvik, qui appartient à la ville et se trouve situé à 12 kilomètres au bord du lac Mâlaren, où elles sont ensuite vendues comme engrais. Il y a trois stations pour la voirie et tous les jours plusieurs trains partent chargés pour Riddersvik.

Les détritus solides sont ramassés dans des tinettes étanches qu'on emporte chaque jour, et les matières liquides s'écoulent directement aux égouts par les conduits des maisons.

Canalisation. — La canalisation, commencée en 1866, est organisée sur le modèle anglais en vue de détourner les eaux pluviales, les eaux sales et l'eau souterraine des quartiers qui en sont incommodés.

Les ouvertures pour l'écoulement des eaux pluviales sont placées à une certaine distance les unes des autres au bord du trottoir, et pourvus de récipients où les matières solides se déposent. Entre ces récipients et l'égout, il y a des coupe-air. L'eau sale des maisons doit passer aussi dans des réservoirs placés dans les cours pour recevoir les eaux ménagères.

Les grands égouts en maçonnerie ont un diamètre de $1^{m},20$ à $1^{m},80$ et sont en granit taillé et cimenté, soit de forme ovoïde, soit en forme de tunnel. Les égouts secondaires sont ovales avec un diamètre de 0,60 à 0,90 et également en granit.

Dans une très petite partie, 660 mètres environ, il sont rectangulaires et maçonnés en pierre meulière. Les tuyaux accessoires de 0,15 à 0,45 centimètres sont en poterie vernissée.

La ventilation des égouts s'opère par les regards placés au niveau de la rue ; ils sont établis de façon à fonctionner régulièrement sans lavages ; cependant, dans les parties basses de la ville, il a été impossible d'éviter les dépôts, surtout aux embouchures qui s'ouvrent directement sur les cours d'eau des environs à 0,90 centimètres au-dessous de la surface.

Pour l'écoulement des eaux souterraines on a creusé à côté des égouts des fossés remplis de cailloux et de gravier. Là où c'était nécessaire et lorsque l'égout se trouvait à une profondeur suffisante, on y faisait arriver l'eau souterraine par des tuyaux disposés *ad hoc*. Dans ce cas, on avait soin d'empêcher que l'eau et les gaz de l'égout ne puissent s'échapper.

Lieux d'aisances. — Conformément aux prescriptions du Code d'Hygiène, c'est le système des fosses mobiles qui est appliqué à Stockholm ; toutefois la Commission a le droit d'autoriser l'installation de water-closets dans les maisons situées de manière à ce que les immondices puissent être éloignées par des conduits spéciaux qui les conduiraient à la mer.

Le système anglais n'a pu être introduit sur une plus grande extension, l'ingénieur de la ville ayant exprimé la crainte que les excréments ne s'attachent aux parois en granit des égouts, en raison des aspérités de ces parois. Cependant, comme ces matières se dissolvent par l'effet de la chasse, cette crainte paraît peu fondée ainsi que l'avait déclaré déjà en 1883 le médecin en chef du Bureau d'hygiène.

A Stockholm, comme à Paris, on est encore méfiant relativement aux water-closets. A l'instar de cette dernière ville, les cabinets établis à Stockholm sont pourvus de tinettes filtrantes au nombre de trois, avec des filtres de calibres différents.

Suivant le calcul du médecin en chef, les 5/6 des matières excrémentitielles sont cependant ramenés dans les égouts et la salubrité y gagne. La preuve en est dans le rapprochement qu'il établit entre la mortalité dans les différents quartiers et le genre de canalisation de ces derniers. La mortalité y augmente à peu près dans la même proportion que le nombre des maisons privées de conduites d'écoulement.

Les tinettes en tôle employées dans le système des fosses mobiles sont intérieurement enduites d'asphalte et fermées hermétiquement, ce qui permet de les expédier pendant le jour.

Leur capacité est de 43 litres. Le Service des vidanges les fait emporter dans des voitures couvertes, à des intervalles réguliers, et conduire par le chemin de fer au Riddersvik.

Ces tinettes sont installées à chaque étage et reçoivent les déjections directement sans tuyau de chute.

La construction des cabinets d'aisances est conforme aux dispositions du Code d'hygiène.

Des urinoirs publics sont établis en plusieurs endroits de la ville ; quelques-uns consistent en une sorte de caisse en bois remplie de tourbe dans laquelle tombe l'urine, et qu'une compagnie fait transformer en engrais.

Là où il n'y a pas de conduite d'eau, ce système est très praticable pourvu que le terrain autour de ces caisses soit rendu imperméable.

Écuries. — Les règlements de la Commission de salubrité à l'égard des écuries et des étables sont les suivants :

1. Les écuries doivent être construites à la distance de 6 mètres au moins d'une rue et d'un autre endroit public, tel que places, fontaines, puits ou autres lieux d'approvisionnement d'eau.

2. Il n'est pas permis de placer une écurie dans une maison d'habitation ni d'établir des logements au-dessus et à proximité, à moins que des arrangements spéciaux assez efficaces n'empêchent l'air vicié d'y pénétrer par le toit ou les murailles.

3. Le sol de la cour doit être imperméable pour toutes les ordures liquides.

4. La façade longitudinale devra s'étendre de préférence du Nord au Sud et l'entrée sera placée du côté le moins exposé au vent.

5. Le plancher devra s'élever au-dessus du sol environnant, être revêtu

de ciment ou d'asphalte pour le rendre imperméable, et avoir une pente assez forte pour que les eaux sales puissent être dérivées dans l'égout et ne pas se répandre dans les rues, les cours ou les places publiques.

6. La hauteur à l'intérieur doit être au moins de 3 mètres, le plafond sera étanche pour que les émanations de l'écurie ne puissent pénétrer dans le grenier à fourrage. Pour la même raison, les abat-foin seront munis de fermeture automatique ainsi que l'escalier du grenier s'il en existe.

7. Les greniers à fourrages seront pourvus de lucarnes pour la ventilation.

8. L'espace occupé par l'écurie doit être calculé à raison de 21 mètres cubes pour chaque bête.

9. Les stalles doivent avoir environ 3 mètres de longueur sur 1^m, 80 de largeur, le plancher doit avoir une certaine déclivité sur les deux tiers de la longueur des stalles.

10. Le couloir séparant deux rangées de stalles doit être large de 1^m, 80 à 3 mètres, le râtelier doit avoir 90 centimètres et la rigole pour les urines 30 centimètres.

11. Les bases des fenêtres doivent être assez grandes pour que chaque bête ait 0^{m2}, 5 de surface éclairée.

12. L'aération doit être évaluée à 20 mètres cubes au moins par bête et par heure ; en outre, les croisées seront munies de charnières pour qu'on puisse les ouvrir en été.

13. Pour la boisson et le lavage, il doit y avoir une abondante provision d'eau potable, la même de préférence ; s'il y a possibilité, on fera déverser les immondices liquides dans l'égout par voie souterraine.

14. Les fumiers seront recueillis dans une caisse à engrais mobile et étanche, placée au-dessus du sol, à 6 mètres au moins de distance d'une rue, d'un endroit public ou d'un approvisionnement d'eau quelconque. Cette caisse sera vidée à époques fixes, déterminées par la Commission de salubrité ; le fumier sera emporté dans des charrettes selon le règlement de police en vigueur dans les villes du Royaume.

Abattoirs. — Depuis l'année 1622 jusqu'en 1850 environ, il existait à Stockholm des abattoirs publics construits par la commune où l'abatage était obligatoire, ainsi que l'inspection des animaux de boucherie et des viandes.

A cette époque, on dut raser les anciens abattoirs et les bouchers furent autorisés à effectuer l'abatage dans leurs maisons et sur leurs terrains. Cet état de choses provisoire subsiste encore aujourd'hui.

Toutefois un comité, institué en 1877 par la Préfecture pour examiner la question, a rédigé un projet en vue de construire un nouvel abattoir avec marché aux bestiaux, étables, échaudoirs, etc., selon les exigences de notre époque. Les frais étaient évalués à 3,150,000 francs.

Ceux qui veulent établir et exploiter une boucherie privée doivent être autorisés par la Commission de salubrité qui donnera les instructions nécessaires pour l'entretien et la propreté de ces établissements.

MESURES PRÉVENTIVES CONTRE LES MALADIES CONTAGIEUSES. — LA VACCINATION. — Des médecins seuls peuvent exercer la profession de vaccinateurs.

Depuis 1884, il existe un établissement créé par la Commission de salubrité pour fournir du vaccin animal, il est dirigé par le médecin-vétérinaire de la commission. Le vaccin n'est employé que lorsque le veau a été abattu et reconnu sain.

ISOLEMENT ET TRAITEMENT DES MALADES. — Le projet présenté en 1884 par le médecin principal, le Dr Linroth, en vue d'organiser à Stockholm le traitement des maladies contagieuses comprend :

1. Un hôpital placé à une des extrémités de la ville, organisé d'après le système des pavillons et comprenant :

Un bâtiment pour la variole avec .... 20 lits.
— le typhus exanthématique. 20 —
— la fièvre scarlatine .... 35 —
— la diphtérie .... 28 —
— la rougeole .... 35 —
— avec cabinets d'observation au nombre de dix au minimum, chacun avec un lit.
— pour l'administration, contenant aussi des logements pour les médecins de l'établissement.
Des bâtiments pour les communs, tels que cuisine, buanderie, local pour la désinfection, le brûlage de la paille, écuries, remises, glacières et autres.

Une place sera réservée sur le même terrain à deux baraques provisoires, dont les plans et dessins seront tracés au complet à l'avance, de façon à être dressés sans retard en cas de besoin.

2. Une succursale de cet hôpital du côté opposé de la ville, organisé d'après le même système et comprenant :

Un bâtiment pour la fièvre scarlatine avec... 30 lits.
— pour la rougeole .... 25 —
— pour l'administration et deux salles d'observations.
— pour les communs de l'établissement.

3. Un établissement situé dans le groupe d'iles en deçà du Vaxholm, destiné à recevoir les malades contagieux arrivés par mer et comprenant :

Un pavillon avec 15 lits.
Un local de désinfection.
Un bâtiment pour l'administration et les communs.

4° Un local de désinfection, situé dans l'intérieur de la ville, pour les personnes bien portantes des familles infectées et les vêtements suspects d'infection.

Le nombre des lits disponibles serait donc de 148 au grand hôpital, de 57 dans la succursale, et de 15 à l'hôpital des iles soit en tout 220 lits.

La fièvre typhoïde peut, selon le Dr Linroth, être traitée comme par le passé dans les autres hôpitaux de la ville.

Ce programme n'est pas encore (1889) réalisé, et on continue à utiliser les anciens hôpitaux pour les maladies contagieuses. Pour les besoins accidentels, on élève des baraques sur le modèle de la figure 199. Elles sont faites

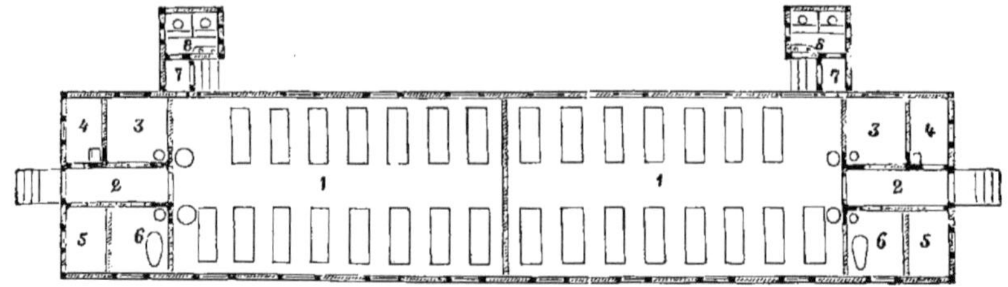

Fig. 199. — Hôpital baraque.

1, salles de malades ; — 2, vestibules ; — 3, chambres des gardes-malades ; — 4, cuisines ; — 5, lingeries —, 6, chambres de bains ; — 7, couloirs : — 8, lieux d'aisances.

Echelle de 1/760

en planches doubles. Les interstices des parois, du plancher et du plafond sont remplies de poudre de charbon.

Une baraque de ce modèle a été dressée en dix jours dans le parc de Bellevue près de Brunnsviken, lors d'une épidémie variolique menaçante. Les frais se sont élevés à 18,000 francs environ.

Une baraque permanente (v. fig. 200) a été construite sur le terrain de l'hôpital Sainte-Maria pour servir de local d'isolement ; sa longueur totale est de 32m,30 sur 7m,50 de largeur, et 15m,50 de hauteur, entre le sol et le faîte.

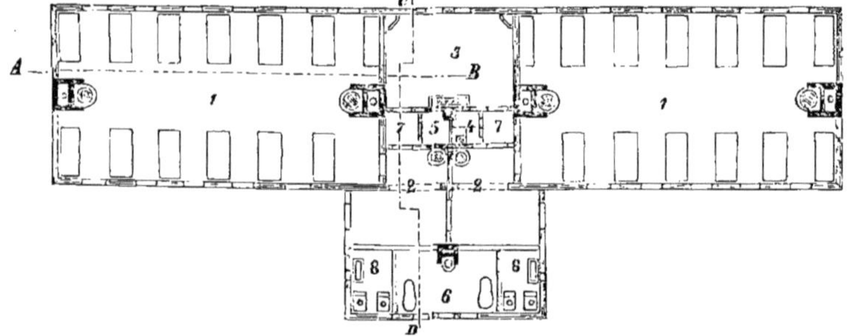

Fig. 200. — Baraque permanente pour isolement.

1, salle de malade ; — 2, vestibule ; — 3, chambre de garde-malade ; — 4, tisanerie ; — 5, lingerie ; — 6, chambre de bain ; — 7, couloir ; — 8, lieux d'aisances.

La façade qui regarde l'Ouest est flanquée d'un avant-corps ayant 8 mètres de long et 5m,5 de large. Les parois sont en planches de 7cent.,5 d'épaisseur, boisées et revêtues de carton en dedans et au dehors. Le toit est en carton enduit d'asphalte.

Le bâtiment contient deux salles de 13 lits, l'espace entre les salles est occupé par la chambre de la garde-malade, une lingerie et une petite cuisine pour la confection des tisanes. Derrière le vestibule attenant aux salles, qui peut être partagé en deux parties, sont placées dans un avant-corps de bâtiment les latrines et la salle de bain. Les planchers des salles sont en asphalte, étendu sur une couche de béton qui repose directement sur le sol recouvert d'une couche de pierres cassées et de gravier. Les autres pièces, excepté la chambre de la garde-malade, ont également un plancher d'asphalte.

Dans tout le bâtiment les parois et les plafonds sont peints à l'huile pour être nettoyés facilement, par l'arrosage et le lavage.

Les salles ont 7,20 mètres carrés de superficie, et 30 mètres cubes pour chaque lit. Les fenêtres pratiquées sur les côtés longitudinaux des salles regardent l'Est et l'Ouest et sont au nombre de 11 dans chaque salle ; elles ont 2 mètres de hauteur sur 1 mètre de largeur, leur superficie totale est égale à peu près au quart de celle du plancher.

L'établissement possède une distribution de gaz et d'eau.

La salle de bain est pourvue de deux baignoires en cuivre. Les latrines sont établies d'après le système de fosses mobiles en usage dans la ville, mais de telle façon que l'urine s'écoule séparément par un conduit souterrain. On a ménagé dans le cabinet même des citernes en zinc pour les linges souillés qui sont soumis à un lavage continu opéré par un courant d'eau qui passe dans les citernes de bas en haut et va se déverser à l'égout. La rapidité du courant est réglée à volonté.

De cette façon le risque de la manipulation du linge sec porté par des malades contagieux est évité. Ce dernier n'est retiré de l'eau et tordu qu'au moment d'être livré au blanchissage. Les citernes sont munies d'un couvercle fermant à clef.

Le chauffage et la ventilation se font par une sorte de poêle à manteau en tôle, doublée de briques réfractaires. Le manteau ne s'élève que jusqu'à mi-hauteur du poêle, et en est éloigné de 6 centimètres.

La hauteur totale de l'appareil est de $3^{m},60$; son diamètre extérieur est de $0^{m},60$; sa surface calorifique de 7 mètres carrés. L'air frais entre par un tube de $0,60 \times 0,30$ venant du dehors, arrivant à la base du poêle, et s'échauffant en passant entre le poêle et le manteau ; ce conduit d'aérage est muni d'une fermeture à coulisse.

Les fourneaux sont organisés en vue d'une combustion lente, chargés un petit nombre de fois dans la journée, et dépourvus de clefs.

L'air vicié s'échappe par des tuyaux chauffés par les conduits de la fumée ; chaque tuyau d'évent a une ouverture près du plancher pour l'hiver et une sous le plafond pour l'aération en été ; les soupapes de ces ouvertures sont fermées pour être hors de la portée des malades.

Le vitrage supérieur des deux fenêtres opposées de chaque salle est garni de charnières en bas de manière à s'ouvrir en dedans et d'une plaque de tôle de chaque côté

Tous les conduits d'air sont disposés de manière à pouvoir être nettoyés sans difficulté.

Pendant l'été, la ventilation peut être renforcée par un ventilateur à eau, systèmes Treutler et Shwartz, installé dans les combles au-dessus du centre de l'édifice. Ce ventilateur est mis en communication avec les salles et l'air extérieur, de sorte qu'en fermant alternativement des soupapes spéciales on peut opérer à volonté l'aspiration ou l'expulsion de l'air.

Les frais de construction de cette baraque se sont élevés à 36,000 francs.

Pour le transport des malades contagieux, la ville possède une voiture particulière analogue à celle de Bruxelles ; elle est revêtue en dedans de bois vernissé qui se nettoie facilement après chaque voyage.

Désinfection. — La ville possède pour la désinfection un local spécial composé de 4 chambres avec salle de bain, étuve et chambre pour l'inspecteur, qui prend soin de l'étuve. Cette dernière est construite par Reck de Copenhague.

Les personnes, qui ont habité avec d'autres atteintes d'une maladie contagieuse, restent dans l'établissement pendant la désinfection de leur domicile et y subissent, ainsi que leurs vêtements, une purification complète.

Pour le transport des vêtements contaminés, on se sert de véhicules particuliers. Quant aux appartements, ils sont désinfectés par des fumigations sulfureuses, puis nettoyés et aérés.

Dépôts mortuaires. — Chaque paroisse possède son caveau mortuaire. Selon la règle établie par la Commission de salubrité, les cadavres ne peuvent y être gardés plus de quarante-huit heures dans la saison chaude, et de soixante-douze heures dans la saison froide.

En ce qui concerne l'enterrement et les cimetières, on se conforme aux disposition du Code d'hygiène.

Prostitution (*Öfverståthållareembetets föreskrifter du 2 juin 1875*). — Pour surveiller et contrôler les femmes publiques, on a institué un Bureau d'inspection sous la surveillance de la Commission de salubrité et sous la haute direction du médecin en chef de la Ville. Ce Bureau comprend une section médicale et une section de police ; à la première sont attachés des médecins, en nombre suffisant, nommés par la Commission, sur la proposition du médecin en chef : la seconde dépendant de la Préfecture, se compose d'un directeur, d'un officier de police et d'un certain nombre d'agents.

Toute femme, qui notoirement fait du libertinage un métier, est regardée comme prostituée.

Toute prostituée devra se rendre au Bureau deux fois par semaine, et même plus s'il est jugé nécessaire, à des heures et des jours fixes, pour y être soumise à une visite sanitaire. Si elle négligeait de se présenter elle-même la Préfecture l'y astreindrait.

Les femmes soumises à l'inspection sont inscrites sur un livret spécial où l'on consigne le nom de famille, le prénom de la personne, le surnom sous lequel elle est connue, son signalement, son âge, son lieu de naissance, sa demeure, ses parents, ses occupations précédentes et autres circonstances relatives à son genre de vie, ainsi que les motifs qui l'ont poussée à la prostitution.

On mentionne également si elle a été affectée d'une maladie vénérienne et où elle a été traitée.

Chaque fille soumise doit présenter son certificat d'état civil qui est déposé au bureau.

Les visites seront gratuites, toutefois il pourra être accordé une dispense de paraître aux inspections générales pour être visitée à une autre heure, moyennant une redevance de 1 fr. 40 chaque fois.

L'argent provenant de ces paiements est perçu par le chef de la section de police et sert à couvrir les frais d'entretien du bureau.

L'ordonnance renferme encore des règles disciplinaires et des dispositions pénales pour les femmes inscrites ainsi que des instructions pour les employés du bureau.

Une femme soumise à l'inspection peut en être exemptée si elle déclare retourner à un genre de vie honnête; dans ce cas, elle restera pendant trois mois sous la surveillance de la police; mais si sa conduite ne donne lieu à aucune remarque défavorable, au bout de ce temps elle sera rayée du registre d'inspection.

Il en est de même lorsque les parents ou tuteurs déclarent vouloir prendre soin d'elle, mais dans ce cas il faut une décision de la Préfecture.

Le médecin doit envoyer de suite à l'hôpital toute femme ayant une plaie quelconque ou une sécrétion morbide des organes génitaux, sans juger si le mal est ou non contagieux.

Lorsque le directeur apprend qu'une femme inscrite a encore son père, sa mère ou d'autres proches parents, il doit les avertir par écrit du genre de vie qu'elle mène.

Il doit chercher aussi à découvrir les entremetteurs et les maisons de débauche ainsi que les charlatans et ceux qui logent des femmes atteintes d'un mal vénérien.

Batiments publics. — La ville de Stockholm possède plusieurs hôpitaux civils et plusieurs écoles construites selon les règles de l'hygiène.

Parmi les premiers, celui de Saint-Göran sur le Kungsholm mérite incontestablement le premier rang; mais l'hôpital du Sabbatsberg, composé de plusieurs pavillons en bois à un étage, le nouvel orphelinat au Nord de la ville et l'hôpital Sainte-Marie au sud, remis à neuf en 1886, satisfont également aux conditions requises, bien que ne correspondant pas complètement au type anglais.

Dans ces hôpitaux, on a établi le chauffage central, système appliqué aussi de préférence aux autres établissements publics.

Nous avons donné ci-dessus une description détaillée de quelques intéressantes constructions.

Habitations ouvrières. — En Suède, pas plus qu'ailleurs, on n'est parvenu à établir de bons règlements pour la construction d'habitations ouvrières. Les plans ne sont pas examinés par la Commission de salubrité, mais bien par une Commission des bâtisses dans laquelle l'hygiène publique n'est pas toujours représentée. Aussi dans les constructions même les plus récentes, on n'a pas toujours tenu compte des exigences sanitaires. Ce sont pour la plupart de vastes casernes avec un corridor commun pour plusieurs familles, ce qui ne permet guère, en cas de maladies contagieuses, de prévenir la propagation.

Seules, quelques compagnies industrielles, ayant intérêt à conserver les bons ouvriers le plus longtemps possible, en ont fait bâtir de plus convenablement aménagées.

Celles qui se distinguent le plus sont situées sur le Kungsholm et sont occupées par les ouvriers de la menuiserie Ekman. Au nombre de 18, ces habitations forment un petit quartier à part, ayant la forme d'un parallélogramme. Les maisons en bois de charpente sont à deux étages et contiennent chacune deux logements, composés d'une chambre, d'une cuisine, d'une antichambre, d'un bûcher et d'une garde-robe.

Chaque local a son entrée à part. Les chambres mesurent 3m,60 à 4m,60 de longueur et de largeur sur 2m,70 de hauteur. Les lieux d'aisances, établis d'après le système de rigueur des fosses mobiles, sont dans un petit bâtiment isolé de forme octogone divisé en huit cabinets avec un tuyau d'évent commun, au centre.

Des petits jardins séparent les différentes maisons et le loyer par an est de 280 à 300 francs.

Hygiène des fabriques. — C'est à la Commission de salubrité que le règlement sanitaire de la Suède a confié le contrôle de l'hygiène dans les fabriques. Les dispositions qui s'y rapportent se retrouvent dans le Code d'hygiène ainsi que dans l'ordonnance concernant l'emploi des mineurs dans les fabriques, les métiers ou autres industries dans lesquelles la création d'inspecteurs spéciaux (*Fabriksinspektörer*) est également prévue.

Hygiène des écoles. — Le Code d'hygiène prescrit à la Commission de salubrité de contrôler l'état des écoles, surtout au point de vue de la ventilation. Voici les conditions imposées par cette commission à Stockholm[1] :

1. Les dimensions des salles doivent être telles que chaque élève possède 5 à 6 mètres cubes d'air respirable et environ 1m.q.,50 de plancher;

2. Tant que durent les leçons et les exercices, il faut qu'une certaine quantité d'air pur (environ 15 à 25 mètres cubes par heure pour chaque élève) soit introduit dans les salles. Cette mesure augmente de proportion selon l'âge des élèves. Un volume égal d'air vicié doit être en même temps chassé du local. Dans les salles de récréation, de gymnastique et de fêtes, l'air sera renouvelé deux à trois fois par heure. Pendant les récréations, l'air doit être renouvelé complètement dans les classes.

3. Dans les vestiaires, l'air doit être changé deux fois par heure. Un renouvellement complet doit y être possible;

4. La température des salles prise à un mètre au-dessus du plancher doit être maintenue à 17° C. environ pendant les classes ; celle des vestiaires et des salles de gymnastique à 14°. Autant que possible la température sera maintenue égale dans le sens vertical comme dans le sens horizontal;

[1] Conformément au projet du Dr Almqvist et de l'ingénieur Westin.

5. L'air pur introduit par les conduits de ventilation ne doit pas avoir une température inférieure à + 12° et supérieure à + 40°;

6. Les calorifères à chauffage central ne doivent pas être chauffés au delà de 40°, sauf aux époques de l'année où la température extérieure s'abaisse jusqu'à — 20°;

7. La température des surfaces calorifiques placées dans les classes ne doit pas dépasser 90°, à moins qu'elles ne soient pourvus d'écran ou disposés de telle sorte que le rayonnement de la chaleur ne donne lieu à aucune incommodité;

8. Dans les classes, on ne doit garder ni vêtement ni objets de nature à vicier l'air;

9. Toutes les surfaces calorifiques doivent être closes hermétiquement et d'un accès facile pour le nettoyage et l'inspection. Les batteries de chauffe qui se trouvent dans les classes auront des ornements simples et des surfaces unies. On évitera soigneusement les nids à poussière;

10. Les ouvertures, pratiquées dans le mur extérieur pour laisser pénétrer l'air frais, ne doivent pas être placées à proximité des rigoles, latrines, urinoirs et autres endroits où l'air pourrait être infecté;

11. Les conduits de l'air pur et même de l'air vicié ne doivent pas être établis dans un terrain humide ni traverser des matières qui, même sèches, pourraient influer défavorablement sur l'air;

12. Les ouvertures, par où entre l'air, seront placées de telle sorte que le courant ne frappe pas directement les personnes qui se trouvent dans la chambre. Les ouvertures par où l'air sort seront pratiquées, les unes près du plancher en vue de l'évacuation en hiver, les autres près du plafond en vue de la ventilation en été, ou dans les cas où il ferait dans la chambre une chaleur excessive. Les ouvertures près du plancher seront assez hautes pour qu'aucune saleté ne puisse, pendant le balayage, s'introduire dans les conduits d'air;

13. Tous les tuyaux conduisant l'air au dedans ou au dehors doivent être pourvus de regards pour permettre de les nettoyer avec le plus grand soin;

14. Les embouchures des conduites d'air, aussi bien celles des classes que celles du dehors, seront pourvues d'un grillage empêchant les gros objets de s'y introduire. Ces grilles seront adaptées de façon à pouvoir facilement être enlevées pour le nettoyage;

15. La grandeur des tuyaux de ventilation sera telle que la rapidité du courant d'air ait une vitesse moyenne de 90 centimètres;

16. L'air pur des classes doit être humecté dans la proportion de 50 à 60 p. 100 pour une température de 17 degrés;

17. Lorsqu'on emploie le système du chauffage central de l'air, les chambres des calorifères doivent être spacieuses et leurs portes assez grandes pour permettre à une personne adulte d'y entrer debout; les parois de ces chambres seront blanchies et entretenues avec le plus grand soin. Des thermomètres permettront d'y contrôler à distance la température des classes. Les ouvertures pour la ventilation des classes pourront aussi y être réglées. Les ouvertures de l'air frais doivent être ménagées de telle façon que sa quantité près des calorifères ne dépende pas de la direction du vent au dehors;

18. Les produits de la combustion du gaz d'éclairage ne doivent pas se

répandre dans l'air. Les tuyaux d'évacuation peuvent s'ouvrir et se fermer par les mêmes robinets qui servent aux conduits du gaz.

19. Les châssis supérieurs des fenêtres des classes et des vestiaires sont munis de charnières au bas et de plaques latérales pour les ouvrir en dedans. Les croisées intérieures auront aussi des charnières;

20. On établira une bonne ventilation dans les cabinets d'aisances et autour des vases qui renferment les déjections. On emploie à cet effet deux systèmes différents : l'un pour aérer le local et l'autre indépendant du précédent pour aérer sous le siège. Les tuyaux d'évacuation montent jusqu'au niveau ou au-dessus du toit des maisons environnantes;

21. Les urinoirs doivent toujours avoir un écoulement souterrain et être munis d'une conduite d'eau ;

22. Dans les caves, les réduits, etc., on établira des ouvertures pour l'air frais ainsi que des tuyaux d'évacuation ;

23. Tous ces endroits ainsi que les antichambres, les escaliers et les greniers seront proprement tenus, on n'y permettra aucun amas de poussière ou de saletés ;

24. Pendant la saison chaude l'aérage ne se bornera pas à la mesure indiquée plus haut; mais les chambres seront aérées nuit et jour au moyen de ventilateurs pratiqués aux croisées ;

25. La superficie des fenêtres doit être au moins égale à la sixième partie de la surface du plancher ;

26. On établira en nombre suffisant des salles et des locaux de récréation;

27. Les planchers seront vernis à l'aide d'enduits à l'huile ; dans les pièces où une bonne ventilation est organisée, les murs et le plafond seront peints à l'huile.

Quant à la surveillance à exercer sous le rapport de l'hygiène scolaire, le règlement des écoles suédoises, établi en 1878, statue que dans les établissements d'instruction possédant des ressources suffisantes, il y aura un médecin chargé de soigner les élèves pauvres, et de rechercher les circonstances qui peuvent influer défavorablement sur la santé des enfants.

Au commencement et vers la fin de chaque semestre le médecin devra procéder à l'inspection des élèves et en noter le résultat suivant un formulaire remis par le Conseil médical. A la suite de cet examen, le médecin décidera si un élève doit être dispensé en totalité ou en partie des exercices militaires ou gymnastiques.

A la fin du semestre il fera un rapport sur l'état de santé des élèves de l'établissement.

Ces dispositions n'ayant pas donné les résultats désirables, on institua un Comité chargé de traiter la question de l'hygiène scolaire. Le rapport de ce Comité, rédigé par le professeur Key, est le travail le plus instructif et le plus complet qui ait été fait sur cette matière.

Il renferme un projet détaillé relativement à l'inspection sanitaire dans les écoles publiques. Celle-ci serait confiée à des médecins particuliers qui s'adjoindraient chacun un instituteur pour l'exécution de certains travaux tels que pesage des élèves, choix des meubles, etc., et la surveillance journalière de l'hygiène dans l'école.

Le projet ne semble pas complètement praticable parce que l'hygiène des écoles y est trop isolée de l'hygiène publique. C'est ainsi qu'il abandonne à la direction scolaire la question de la fermeture des écoles en temps d'épidémie, tandis que cette mesure rentre incontestablement dans les attributions des autorités sanitaires.

Ensuite, c'est le médecin de l'école qui, dans le projet, doit examiner et approuver l'emplacement des bâtiments, lorsque ce soin devrait être confié au Bureau d'hygiène, qui, s'occupant exclusivement des questions d'hygiène publique de cette nature, sera sans contredit plus compétent sur la matière que le médecin de l'école.

FINLANDE

CHAPITRE PREMIER

LÉGISLATION SANITAIRE

GÉNÉRALITÉS. — ADMINISTRATION SANITAIRE. — Le Conseil médical. — Médecins provinciaux, communaux et urbains, service hygiénique des communes. — LÉGISLATION SANITAIRE. — Commissions de salubrité dans les villes. — Règlements généraux sur la salubrité des villes. — Hygiène publique dans les communes rurales. — Denrées alimentaires. — Epidémies et épizooties. — Cimetières et inhumations. — Dispositions générales. — Règlement sur les quarantaines. — Lois sur la vaccination. — Règlement sur les bâtisses. — Lois sur les fabriques.

Généralités. — Depuis l'année 1157, où les Suédois arrivèrent en Finlande pour y introduire le christianisme, jusqu'en 1809 où ce pays, par suite du bouleversement napoléonien, fut uni à la Russie, la Suède et la Finlande ont une histoire commune.

La religion des Suédois, leurs coutumes et leurs mœurs se transmirent à la race finnoise et les deux peuples coopérèrent à établir sa législation.

La civilisation des Finnois ayant été ainsi fondée sur celle des Scandinaves, le peuple offre à beaucoup d'égards, dans ses idées morales et sa manière de comprendre la vie, une grande conformité avec les Suédois.

A côté de la population finnoise qui passe pour une branche magyare, la Finlande est habitée par un nombre considérable de Suédois. La population totale du pays est environ de deux millions et demi.

Le grand duché de Finlande, après avoir été réuni à la Russie, a conservé sa liberté constitutionnelle, ses lois, son administration séparée et ses propres finances. Le pays est gouverné par un Sénat au nom du Tzar Grand-Duc.

L'hygiène publique telle qu'elle s'est développée en se basant sur les lois anciennes du pays est en beaucoup de points semblable à celle de la Suède. Son importance cependant n'est pas encore aussi universellement reconnue en Finlande, aussi la mortalité y est-elle plus forte qu'en Suède et s'élève en moyenne à un peu plus de 22 p. 1,000.

Dans ces derniers temps, il s'est manifesté un intérêt plus vif pour cette importante question sociale tant au sein du Gouvernement que parmi la population, et comme le pays possède depuis 1879 un très bon Code d'hygiène, il est à prévoir que son organisation sanitaire ne le cédera en rien, d'ici peu de temps, à celle des autres Etats civilisés.

Pour arriver à ce résultat, il faudrait avant tout, créer une chaire d'hygiène à l'Université et obliger les futurs médecins à suivre un cours sur cette matière, ainsi que la Diète et le corps médical du pays en ont fait la demande au Gouvernement[1].

Administration sanitaire. — LE CONSEIL MÉDICAL (*Förordn. du* 30 *octobre* 1688, *du* 8 *février* 1816, *du* 7 *avril* 1830 et *du* 21 *janvier* 1878). — La direction des affaires qui se rapportent à l'hygiène et à la science médicale est du ressort du chef du département civil du sénat, qui représente l'autorité suprême.

La surveillance et la direction immédiate en est confiée à une autorité spéciale, le Conseil médical (*Medicinalstyrelsen*), composé d'un directeur général comme président, et de trois membres. Le directeur doit avoir obtenu à l'Université du pays le grade de docteur en médecine et en chirurgie; deux des membres doivent être des médecins finlandais en possession d'un diplôme légal ; et le troisième doit avoir subi les examens de pharmacien sans toutefois posséder ni gérer une pharmacie.

La chancellerie du Conseil médical comprend un secrétaire qui doit être jurisconsulte, un trésorier, un greffier, un commis et plusieurs copistes.

Au Conseil médical sont attachés cinq médecins suppléants et un vétérinaire chargés de remplir les missions que le Conseil leur impose, et qui consistent principalement à suppléer les médecins titulaires et à les assister lorsqu'il s'agit de combattre les épidémies.

Les fonctions du Conseil médical consistent à :

— Surveiller les employés subalternes et tout le personnel du service médical ;

— Tâcher de préserver des maladies et combattre tout ce qui pourrait nuire à la santé ;

— Surveiller les hôpitaux, les maisons d'aliénés, les asiles, les établissements de bains, les pharmacies, les drogueries et la vaccination ;

— Vérifier les certificats du médecin dans les cas de médecine légale ;

— Donner son avis toutes les fois qu'il est consulté par les autorités compétentes.

Chaque année, ce Conseil doit présenter au Sénat un rapport sur l'état sanitaire du pays, les mesures qui ont été prises, soit pour combattre les maladies et les épidémies, soit dans l'intérêt de l'hygiène publique, et les améliorations qu'il juge nécessaire de proposer.

A cet effet, le Conseil se fait remettre les rapports et les bulletins de ses subordonnés.

Le directeur général doit faire chaque année des tournées d'inspection dans le pays, de manière à l'avoir visité tout entier en deux ans.

MÉDECINS PROVINCIAUX, COMMUNAUX ET URBAINS. — SERVICE HYGIÉNIQUE DES COMMUNES. — L'institution des médecins provinciaux (*Provincialläkare*) est établie sur les mêmes bases qu'en Suède.

A l'époque où la Finlande fut détachée de la mère-patrie le nombre de ces

[1] Cette chaire a été établie en 1890.

médecins était de 11, il est maintenant de 53. Les instructions qu'ils doivent suivre portant la date du 17 janvier 1832 déterminent avec plus de précision qu'en Suède leurs attributions en qualité d'inspecteurs des services d'hygiène dans leurs districts.

Voici les dispositions qu'elles contiennent :

L'hygiène publique sera, dans son district, l'objet principal des fonctions du médecin provincial : il doit s'appliquer, par conséquent, à rechercher tout ce qui, dans certains endroits, pendant différentes saisons et selon diverses professions ou industries, peut avoir pour la santé des suites fâcheuses. Il doit contribuer ensuite de tout son pouvoir à remédier à ces inconvénients, comme à enrayer les progrès de toute maladie endémique ou épidémique.

Le médecin provincial est chargé de surveiller la vaccination dans son district. Il doit chercher à prévenir les maladies contagieuses et à les arrêter [1].

Les dispositions nécessaires à cet effet et les arrangements à prendre pour soigner les malades à domicile sont à la charge de la commune. Les agents de police et les pasteurs sont tenus aussi de donner leur assistance au médecin pour organiser le service sanitaire.

Toutes les fonctions qui touchent à la médecine légale font de même partie des attributions du médecin provincial (excepté dans les villes) ; il s'occupe aussi : des sources minérales qui se trouvent dans son district, du contrôle des vaccinateurs, des sages-femmes et autres personnes faisant partie du service médical et enfin des pharmacies qu'il doit visiter tous les ans.

Il est obligé de rendre compte au Conseil médical de l'exercice de ses fonctions et de présenter chaque année un rapport détaillé auquel sera joint la statistique nosographique et démographique du district dont les éléments lui seront fournis par les autorités communales et le clergé chargé d'enregistrer les naissances, les mariages et les décès.

La vaccination fait l'objet d'un rapport séparé, accompagné d'une statistique basée sur les bulletins délivrés par les vaccinateurs.

Le médecin provincial est nommé et salarié par le Gouvernement.

Pour le service particulier des malades à domicile dans les communes rurales, il y a des médecins communaux (*Kommunaliäkare*) aux traitements desquels l'Etat contribue ; ils prêtent leur concours aux médecins provinciaux toutes les fois qu'il s'agit de combattre une épidémie.

Le médecin de la ville (*Stadsläkare*) est nommé et salarié par la municipalité, sa fonction embrasse l'hygiène publique et la médecine légale.

En Finlande, comme en Suède, l'organisation et le contrôle de l'hygiène publique ainsi que le soin des malades sont abandonnés à la commune. Chaque ville a sa Commission de salubrité (*Helsovårdsnaemnd*). Dans les communes rurales, c'est le conseil communal qui la remplace.

Chaque commune doit prendre soin de ses pauvres.

[1] Un nouveau projet relatif aux instructions pour les médecins provinciaux est soumis en ce moment à l'approbation du Gouvernement ; il propose d'étendre encore les pouvoirs du médecin provincial dans son district, en ce qui concerne l'hygiène.

Législation sanitaire (*Helsovårdsstadgan du 22 décembre* 1879).

I. *Commissions de salubrité dans les villes.* — Les Commissions de salubrité des villes sont composées de membres de droit et de membres choisis par le Conseil communal.

Les membres de droit sont :

1° Le médecin en chef municipal ;
2° Le chef de la police ;
3° L'ingénieur municipal ;
4° L'architecte municipal.

Ils sont nommés pour deux ans, par le Conseil municipal, mais ils peuvent être réélus. Les membres choisis sont au nombre de trois ou de six.

Le président et le vice-président sont pris parmi les membres de la Commission et élus par eux.

Ces choix doivent être communiqués au Préfet, au Maire et au Conseil municipal.

Des fonctionnaires de compétence spéciale peuvent être autorisés par la Commission à assister aux séances avec voix délibérative ou consultative.

La Commission de salubrité de la ville doit :

1° Prendre toutes les mesures possibles pour connaître l'état sanitaire de la ville, de ses différentes parties et de ses environs, et s'enquérir de toutes les circonstances qui peuvent avoir une influence quelconque sur la situation sanitaire ;

2° Surveiller avec soin l'obéissance à la loi et aux règlements spéciaux, et faire citer devant les tribunaux ceux qui se rendent coupable d'infractions aux dits règlements ;

3° Faire à l'Administration les propositions qu'elle trouvera nécessaires pour la salubrité publique,

4° Indiquer à l'Administration sur sa demande les mesures à prendre concernant les fabriques industrielles et d'autres établissements, qui sont ou peuvent être dangereux pour la salubrité publique, ainsi que sur toutes les questions regardant l'hygiène publique ;

5° Examiner toutes les conditions malsaines indiquées par l'Administration ou par les habitants, et les faire disparaître immédiatement, s'il est possible, ou annoncer à l'Administration les mesures qui sont nécessaires ;

6° Établir la statistique de la morbidité et de la mortalité ;

7° Envoyer des rapports annuels au Maire, au Préfet, et au Conseil médical.

8° Exercer sa surveillance; et pour cela elle a droit d'entrée dans les cours, les ateliers, les fabriques, les restaurants, les logements des ouvriers, les hôtels garnis, et même dans les maisons privées. Dans ce dernier cas, la visite ne doit être faite que par deux membres de la Commission, munis d'un ordre écrit, qu'ils sont tenus de présenter au propriétaire ;

9° Avant de faire les prescriptions touchant une personne libre, lui envoyer un ordre écrit d'avoir à se présenter à la Commission pour répondre à ses questions, et recevoir d'elle les prescriptions à suivre.

Si l'intéressé ne se rend point à cet appel, la décision à intervenir est prise en son absence, et les prescriptions lui sont transmises par écrit.

II. *Règlements généraux sur la salubrité des villes.* — Il est interdit d'habiter ou de louer des logements que la Commission de salubrité trouve dangereux pour la santé, manquant de lumière ou d'air, humides, malpropres, etc.

C'est à la police municipale à surveiller et à publier des règlements sur le le nettoyage de la voirie, des cours, des vidanges et réservoirs d'immondices selon les instructions données par la Commission de salubrité.

En cas de construction nouvelle d'une ville, ou d'amélioration d'un quartier, les terrains destinés aux bâtisses doivent être complètement nivelés. En tous cas un semblable nivellement doit être exécuté dans chaque ville pendant les premiers dix ans qui suivront la publication de cette loi. Sur la base de ce nivellement un plan pour la canalisation de la ville doit être fait et exécuté, quand il sera nécessaire.

Lorsque les finances et les moyens d'une ville le permettent, elle doit être munie d'égouts d'une grandeur conforme à leur but.

Aussitôt qu'un égout est établi le long d'une rue, les propriétaires sont obligés de faire construire des branchements dans leurs cours, ou dans leurs maisons, d'après le système approuvé par la Commission de salubrité.

Si ces branchements sont défectueux, le propriétaire est forcé de les faire réparer; en cas de négligence, la Commission fera faire les réparations à ses frais.

Chaque ville est obligée de veiller à ce que l'eau destinée aux ménages soit en quantité abondante et de bonne qualité.

Les sources, les fontaines et les puits doivent être couverts et construits de telle manière que l'eau de pluie et les impuretés ne puissent s'y introduire, ils seront toujours maintenus dans de bonnes conditions.

S'il arrive qu'une source, une fontaine ou un puits, soit public ou privé, contienne des matières dangereuses pour la santé, ou si leurs eaux ont causé quelque maladie chez les habitants, les réservoirs doivent en être fermés ou même détruits.

Quant à la construction des égouts, des écuries et des vacheries, à l'enlèvement des vidanges, elle doit s'effectuer selon les règlements sur les bâtisses, et selon les ordonnances hygiéniques spéciales que la ville est obligée d'édicter.

Les fabriques de colle forte, tanneries, manufactures de cuirs, fabriques de sucres et de bougies, torréfactions et calcinations d'os, fonderie de suif et savonnerie, fabriques de produits chimiques et de matières colorantes, vernis, toiles cirées et allumettes; amidonneries, fabriques d'engrais, usines à gaz, blanchisseries, teintureries, abattoirs et fabriques de saucissons ne peuvent être établies que sur des places ouvertes, éloignées des parties les plus denses de la ville; et en tous cas les emplacements doivent être toujours approuvés par les autorités.

Sont reconnus dangereux pour la salubrité publique tous les autres établissements et ateliers qui ne se trouvent pas énumérés ci-dessus, mais dont les matières industrielles, les résidus, poussières, fumées, gaz ou odeurs peuvent être nuisibles ou incommodes, ainsi que les établissements industriels susceptibles de causer l'altération des eaux. Ils ne doivent être placés qu'aux endroits, et sous les conditions indiquées pour chaque cas spécial par les autorités.

Les peaux salées, chiffons, et autres produits capables de subir la putréfaction ne doivent être conservés qu'aux places approuvées par les autorités.

Avant qu'une fabrique ou un atelier desdites catégories puisse s'établir, la demande en sera faite aux autorités qui sont tenues de consulter la Commission de salubrité.

C'est à la Commission à surveiller la salubrité des établissements, et à prescrire les mesures pour assurer l'hygiène professionnelle des ouvriers.

Les animaux ne doivent être abattus qu'aux endroits autorisés, ou dans des abattoirs.

Les cadavres des animaux seront enterrés à des places réservées.

C'est à la Commission de salubrité de surveiller les lois sur le travail des enfants et des jeunes gens dans les établissements industriels et les ateliers, et de veiller à ce que leurs logements se trouvent dans des conditions hygiéniques.

Pour l'organisation d'une hygiène publique effective, chaque ville est obligée de se donner des règlements spéciaux appropriés à ses conditions et à ses besoins locaux.

Ces règlements doivent contenir :

1° Une instruction spéciale pour la Commission de salubrité ;

2° Des règlements spéciaux sur la surveillance des logements et des hôtels garnis ; sur le nettoyage de la voirie, des vidanges et des cours ; sur les systèmes des latrines, sur les établissements insalubres et autres questions intéressant la salubrité publique.

III. *Organisation de l'hygiène publique dans les communes rurales.* — C'est au Conseil communal qu'appartient le droit de surveiller la salubrité publique du canton.

Quand il discute les questions hygiéniques, le médecin provincial et le médecin communal s'il y en a, ainsi que le curé, sont autorisés à assister à la discussion avec voix consultative.

Chaque année, avant la fin du mois de février, le Conseil doit remettre au médecin provincial un rapport sur la salubrité générale de l'année précédente et les mesures qui ont été prises pour la salubrité publique.

Le Conseil doit examiner tout ce qui peut avoir une influence sur la salubrité publique et chercher à faire les améliorations nécessaires. Il a aussi les attributions de la police sanitaire pour surveiller cette loi et a le droit de demander l'appui de la police administrative dans les cas nécessaires.

Les conseils communaux ruraux possèdent, comme les Commissions de salubrité municipales, le droit de faire des visites aux établissements, ateliers et logements. En ces cas spéciaux, ils doivent :

Surveiller la propreté dans les villages ;

Veiller à ce que les sources, les puits et les cours d'eaux ne soient pas altérés par les closets, les écuries et les dépôts d'immondices ou les établissements industriels, etc.

Ils doivent également veiller à ce que les établissements par leur construction ne soient pas dangereux pour la santé des ouvriers et pour celle des voisins; à ce que les écoles, les asiles et d'autres maisons de la même catégorie soient bâties selon les lois générales de l'hygiène.

Si la chose est nécessaire, ou si le Préfet le demande, la commune est obligée d'élaborer des règlements locaux, qui doivent être soumis à l'approbation du Conseil médical qui provoquera des arrêtés conformes du Préfet.

Le Conseil communal est encore obligé d'examiner et de chercher à éloigner les causes de la mortalité des enfants; selon les prescriptions données par le Conseil médical ou le Préfet, et d'accord avec les médecins et leurs propres observations, il doit chercher à prévenir la morbidité et la mortalité chez les hommes et les animaux.

IV. *Denrées alimentaires.* — Il n'est permis de conserver et de vendre des denrées alimentaires que dans des boutiques propres et bien aérées.

Celui qui vend ou prépare des denrées alimentaires et des boissons ne peut empêcher les autorités de les faire surveiller, examiner et analyser.

Il est défendu de vendre la viande et le lait des animaux ayant succombé à une maladie quelconque ou morts subitement.

Les eaux et les boissons gazeuses, ainsi que les eaux minérales, naturelles et artificielles, seront contrôlées. Le fabricant est obligé de remettre à la Commission de salubrité et au Conseil médical les analyses de ses produits.

Les étoffes, les tapis et les jouets doivent aussi être analysés, s'il existe des soupçons sur leur insalubrité.

Les denrées, boissons et autres marchandises falsifiées ou insalubres sont confisquées et détruites; le marchand et le fabricant sont cités en justice.

V. *Epidémies et épizooties.* — Le propriétaire et le père de famille doivent immédiatement dénoncer à la Commission de salubrité les cas de maladies infectieuses.

Dans les communes rurales, le président du Conseil communal est obligé d'annoncer immédiatement ces cas au médecin provincial, qui doit donner les prescriptions nécessaires pour prévenir la propagation de la maladie. En même temps, le Préfet doit être informé de ces faits.

Dans les villes, la Commission de salubrité doit sans délai employer tous les moyens possibles pour combattre la maladie. Elle doit également en avertir le Préfet.

Si une épidémie grave menace, les Commissions sont obligées d'exécuter toutes les mesures qui peuvent être publiées par le Conseil médical: elles sont également forcées d'employer d'autres moyens prophylactiques connus; mais les passages libres, soit par terre ou par mer, ne peuvent pas être empêchés, sauf les quarantaines permises par les lois internationales.

En cas d'épidémie, les Commissions doivent :

1° Chercher à connaître le caractère de la maladie, son début, sa marche et sa contagiosité ;

2° Par des publications opportunes faire connaître les moyens d'éviter la contagion et les premiers soins à administrer jusqu'à l'arrivée du médecin ; en cas de propagation de l'épidémie, remettre au Conseil médical des rapports, chaque semaine, sur le nombre des personnes malades, guéries ou mortes;

3° Si la chose semble nécessaire, diviser l'endroit contaminé en districts plus petits, et nommer des inspecteurs pour chaque district ;

4° Demander au Préfet des médecins surnuméraires, s'il en est besoin ;

5° Aménager les hôpitaux pour l'isolement des malades. Après la cessation de l'épidémie envoyer au Préfet et au Conseil médical, des rapports contenant les mesures prises, ainsi que les observations sur le commencement, la marche et le caractère de la maladie ; le tout sera accompagné de la statistique. Les rapports se font selon des formulaires imprimés, donnés par le Conseil médical.

En cas d'épizooties, prendre les mesures nécessaires et appliquer les règlements pour la prévention des maladies chez les animaux.

En temps d'épidémie, les grandes assemblées doivent être évitées. Alors le Préfet a le droit, d'accord avec les autres autorités, de changer les jours et lieux des réunions communales et d'arrondissements, foires, enchères, cantonnement des troupes, etc.

Pour empêcher l'importation des maladies de l'étranger, des lois spéciales sont en vigueur.

VI. *Cimetières et inhumations.* — Les cimetières doivent être éloignés des villes ou villages.

Il faut choisir, pour les établir, un sol sablonneux, et veiller à ce que les eaux du sol ne puissent pas contaminer les sources, les puits ou les localités habitées des environs. En cas de besoin, le cimetière doit être drainé. S'il est possible, on y plantera des arbres.

Avant que le cadavre ait subi une putréfaction malsaine, il doit être inhumé dans une tombe de 1m.80 de profondeur.

Si par une cause quelconque on est forcé de garder un cadavre plus longtemps, ce ne pourra être que dans des maisons mortuaires ou autres établissements semblables.

En temps d'épidémie, les Commissions de salubrité peuvent édicter des règlements spéciaux pour les inhumations.

L'inhumation dans les caveaux n'est permise que pour les cadavres embaumés.

L'inhumation répétée dans le même terrain ne peut être autorisée avant vingt ans passés.

Il n'est permis de transporter les cadavres que dans des cercueils métalliques, hermétiquement fermés, ou dans des cercueils ordinaires enveloppés d'une caisse imperméable enduite de goudron.

VII. *Dispositions générales.* — C'est au Préfet de veiller à ce que les Communes et leur Commission de salubrité remplissent leurs devoirs vis-à-vis de l'hygiène publique.

C'est au Conseil médical à donner les formulaires destinés à l'établissement d'une statistique positive sur la morbidité et la mortalité dans tout le pays ; tout médecin, qu'il dépende de l'État, des communes, des compagnies ou des propriétaires, ou qu'il dépende même de lui seul et de sa pratique privée, est obligé de noter toutes ses observations médicales sur lesdits formulaires.

Dans les villes, les décès sont vérifiés par le médecin traitant. La vérification est gratuite et se fait par écrit sur un registre imprimé. Pour l'enregistrement des décès (qui se fait par les parents au bureau du pasteur), il est nécessaire d'apporter le certificat du médecin.

Le pasteur est obligé de remettre à la Commission de salubrité ces bulletins ou certificats, avec le mouvement démographique annuel.

Règlements sur les quarantaines. — Pendant son union avec la Suède, la Finlande a hérité d'une législation minutieuse qui date du 7 novembre 1806, et qui a servi de base aux règlements postérieurs destinés à en changer ou à en modifier certaines parties. Ces règlements sont : la circulaire adressée aux préfets à la date du 17 février 1818 ; celles du 24 février 1824 ; du 11 décembre 1827 ; du 15 mai 1832 ; une adressée au président du Conseil médical, du 18 août 1834 ; l'édit du 2 mai 1865 ; la circulaire du 14 novembre 1871 ; les lettres au Conseil médical, du 12 juillet et du 13 août 1884 et du 26 juin 1885.

Lois sur la vaccination (*Förordningen du 17 décembre* 1883. *Règlement — et du 15 janvier* 1884). — La vaccination a été pratiquée en Finlande depuis 1804 et pour la première fois une subvention fut alors allouée par l'État.

A partir de 1824, la vaccination fut placée sous le contrôle du Conseil médical et les médecins provinciaux furent chargés d'en diriger et d'en surveiller l'exécution. Elle ne fut rendue obligatoire qu'en 1885.

La loi adoptée par le Souverain et par les Chambres, datée du 17 décembre 1883, contient les dispositions suivantes :

La vaccination est confiée aux soins des communes sous l'inspection et le contrôle des autorités désignées par l'État.

Pour l'opérer, chaque commune engagera un ou plusieurs vaccinateurs en possession d'un brevet légal. Il est permis aux communes voisines de prendre un opérateur commun si le Conseil médical approuve cet arrangement.

Avant d'engager un vaccinateur, on devra s'assurer de son aptitude auprès du Conseil d'hygiène (*Helsovårdsnmænd*) pour les villes, et pour la campagne, près du médecin provincial de chaque district.

Les parents ou les tuteurs sont tenus de faire vacciner les enfants avant qu'ils aient atteint l'âge de deux ans, à moins de raisons majeures pour ajourner l'opération. L'obligation de se faire vacciner existe également pour les jeunes gens dont la première vaccination est restée sans effet ou a été négligée et retardée.

Pour vérifier le succès de l'opération, le vacciné sera examiné par le vaccinateur et devra se trouver au lieu désigné et au temps fixé.

Personne ne doit s'opposer à ce que le vaccinateur recueille du vaccin sur les sujets qu'il a inoculés, en réservant cependant une pustule qui devra rester intacte.

Les maîtres de maison, patrons, directeurs d'usines ou de fabriques ne doivent pas empêcher leurs domestiques, leurs ouvriers et les personnes attachées à leur service de se faire vacciner et d'aller aux rendez-vous assignés pour l'opération et l'inspection.

Quand des parents, tuteurs ou autres personnes responsables ayant des enfants à leur garde auront négligé de les faire vacciner dans les deux premières années de la naissance, ou que de grandes personnes non vaccinées auront manqué à cette obligation, la Commission d'Hygiène pour la campagne et le magistrat pour les villes, après avoir examiné les motifs allégués pour justifier cette négligence, enjoindront de faire opérer la vaccination au bout d'un terme qu'ils fixeront, sous peine d'une amende de 2 à 15 francs. Si l'opération a été encore différée, on accordera un nouveau délai au coupable qui sera condamné à une amende plus forte qui ne devra pas excéder 30 francs.

Le règlement du 15 janvier 1884 renferme des dispositions détaillées pour la mise en pratique de la vaccination obligatoire. Outre celles qui ont rapport à l'organisation, il renferme les suivantes :

Sont autorisés à pratiquer la vaccination :

a). Les médecins diplômés ;

b). Les vaccinateurs et vaccinatrices en titre ;

c). Les sages-femmes qui ont été reconnues aptes après examen ;

d). D'autres personnes de l'un ou l'autre sexe auxquelles le directeur du dépôt de vaccin ou un autre médecin diplômé aura délivré un certificat attestant qu'elles possèdent l'habileté requise pour pratiquer l'inoculation, qu'elles connaissent la marche de la pustule vaccinale, qu'elles s'entendent à tenir les registres de la vaccination et qu'en général elles savent tout ce qu'il faut observer dans l'exercice de leur profession.

La vaccination peut être pratiquée en toute saison et se poursuivre sans interruption, mais si les circonstances locales ne rendent pas une autre époque préférable, elle a lieu généralement pendant la belle saison.

Si la variole vient à se déclarer dans un lieu quelconque, il devra être procédé sans retard aux inoculations de ceux qui n'ont pas encore été vaccinés et cela avec la plus grande extension possible.

Aucune école ou maison d'éducation, entretenue ou subventionnée par l'Etat, ne devra recevoir des élèves qui ne seraient pas munis d'un certificat de vaccination.

Les directeurs de prisons, maisons de détention ou de correction sont obligés de faire vacciner toutes les personnes renfermées, si l'on ne peut constater qu'elles l'ont été déjà.

Chaque marin, avant de s'embarquer, doit prouver qu'il a été dûment vacciné.

Quiconque est chargé de pratiquer ou de contrôler la vaccination a le devoir par des conseils et des éclaircissements d'augmenter la confiance du public pour la revaccination.

Le vaccinateur n'emploiera que du vaccin de bonne qualité, pris sur des sujets en parfaite santé, âgés d'au moins cinq mois et dont les parents ne seront pas suspects de maladie contagieuse.

Dans chaque commune on choisira, de préférence parmi les membres du Conseil communal, un ou plusieurs inspecteurs qui auront la mission de surveiller la vaccination chacun dans son district, d'en observer la marche et de vérifier la bonne tenue du registre.

Le clergé aura soin d'intéresser la population à la vaccination et de lui montrer son utilité publique.

Le pasteur de chaque paroisse est tenu de remettre annuellement au Conseil communal la liste des enfants nés dans le cours de l'année précédente et des personnes qui ne sont pas vaccinées. Il doit noter dans son registre paroissial les noms de ceux qui ont subi l'inoculation.

Au Conseil médical incombe le soin de dresser les instructions destinées aux gérants des dépôts de vaccin et aux vaccinateurs. Parmi les dispositions qui s'y trouvent, nous noterons les articles suivants :

Le vaccin est inoculé au moyen de six piqûres ou incisions pratiquées sur le côté extérieur du bras supérieur (humérus) à une distance d'au moins 15 millimètres l'une de l'autre.

On ne prendra du vaccin que sur de belles pustules n'ayant pas plus de sept jours; il sera ainsi limpide et pur et, s'il est mêlé de sang, il ne faudra pas l'employer.

Il n'est pas permis de prendre du vaccin sur des enfants de naissance illégitime ou affectés d'une éruption cutanée, d'une tumeur glandulaire ou autre maladie, ni sur ceux qui ont une rougeur et une plaie dans la gorge, des excoriations à la langue ou aux coins de la bouche, de la rougeur, des plaies ou des écorchures aux parties génitales et à l'anus, ni encore sur ceux qui ont un engorgement ou un écoulement dans le nez.

Pour qu'un sujet soit considéré comme étant parfaitement vacciné, il faut que le jour de l'inspection les six piqûres aient produit cinq pustules normales. S'il y en a moins ou qu'elles soient incomplètement développées, on renouvellera l'opération soit immédiatement, soit l'année suivante.

Règlements sur les batisses (*Förordningen* du 18 *mars* 1856). — Lorsqu'il s'agit de bâtir une ville nouvelle, de reconstruire une ville incendiée ou d'aligner des villes existantes, le terrain doit être divisé en quartiers avec de grandes places et des rues spacieuses. Autant que la nature du terrain et les circonstances le permettent, la ville sera coupée par une ou plusieurs places libres ou esplanades, d'au moins 36 mètres de largeur, tracées dans une direction appropriée et plantées d'arbres à feuilles ainsi que les principales rues. De plus, selon les besoins et les circonstances on choisira sur les limites de la ville, à une distance vide d'au moins 36 mètres, des terrains propres à être concédés aux personnes qui désireraient construire des maisons de moindres dimensions que celles prescrites pour le centre de la ville.

Les rues doivent avoir un tracé régulier et une largeur de 18 mètres au minimum. Dans les régions concédées et destinées à des bâtiments moins grands, 12 mètres de largeur suffiront.

En faisant la démarcation des quartiers on aura soin qu'ils soient tracés autant que possible à angles droits, partagés en 4 ou 6 lots de terrain, dont chacun aura pour le moins 54 mètres de longueur sur 42 de largeur ou une superficie équivalente. Dans les quartiers destinés à des maisons plus petites, les terrains pourront être moindres sans toutefois mesurer moins de 24 mètres en longueur sur 18 mètres de largeur ou une superficie équivalente.

Chaque quartier sera pourvu d'un nombre suffisant de fontaines ou d'approvisionnement d'eau avec un appareil de puisage convenable.

Il est permis de construire des maisons côte à côte soit en pierre soit en mortier et charpente avec briques ; mais sur les terrains où l'on construit en bois, un espace de 15 mètres au moins du côté de la maison voisine, devra être laissé libre et planté d'arbres à feuilles; cette plantation devra être accomplie au plus tard trois ans après la construction, et le propriétaire devra ensuite l'entretenir soigneusement.

Aucun terrain ne pourra être divisé ou morcelé en parcelles moindres que ne le comportent les dispositions ci-dessus, à moins d'y bâtir une maison en pierre, et que, pour chaque terrain, il y ait une cour d'au moins 190 mètres carrés de surface, et une porte cochère à part.

Les entrepreneurs seront responsables de la bonne exécution des travaux dont ils se sont chargés, et les autorités les feront contrôler par des inspecteurs.

Les maisons en pierres pourront avoir plusieurs étages, et toucher à l'alignement une maison élevée sur le terrain avoisinant. Dans tous les cas un espace de 190 mètres carrés devra être réservé à la cour.

Les maisons en bois ou en charpente avec briques ne pourront dans aucun cas avoir plus d'un étage et d'une hauteur de 6 mètres, jusqu'aux corniches de couronnement ; le soubassement non compris ne devra généralement pas dépasser 1m,20.

Les bâtiments accessoires en bois, ou en charpente n'auront pas plus de 4m,20 de hauteur, depuis le soubassement, qui n'aura pas plus de 30 centimètres, jusqu'au bord du toit.

Entre chaque maison de bois ou de charpente, il sera laissé un large espace d'au moins 6 mètres. Celles-ci doivent être séparées d'une maison de pierre par un intervalle de 3 mètres.

Des bâtiments dont l'étage inférieur serait en pierre et le dessus en bois ne sont pas autorisés, même dans le cas, où les chambres d'en bas seraient voûtées et les murs de l'étage supérieur faits de mortiers, de terre glaise ou même revêtus de briques.

A la suite d'une pétition adressée par la Diète, le Gouvernement a institué un comité chargé d'élaborer un projet de règlement sur les bâtisses pour les campagnes.

Lois sur les fabriques. — Indépendamment des dispositions relatives à l'hygiène des fabriques, contenues dans le Code d'hygiène de 1879, il existe encore en Finlande, une ordonnance spéciale pour garantir les ouvriers des diverses industries (*Förordning angående skydd för arbetarene i de industriella yrkena*); elle est datée du 15 avril 1889, et renferme ce qui suit :

Les salles de travail et les ateliers affectés aux différents métiers doivent être tels que les ouvriers aient une place suffisante et respirent un air pur. Ils doivent être bien éclairés ainsi que les corridors et les escaliers.

Dans tous les locaux destinés au travail, doivent régner l'ordre et la propreté.

Les lieux de travail doivent, suivant les dangers qu'ils offrent par rapport aux incendies, et suivant le nombre des ouvriers, avoir plusieurs issues disposées de façon à pouvoir être évacués sans difficulté. Les trappes, descentes, etc., doivent être entourées d'une balustrade.

Là, où il se forme pendant le travail des exhalaisons malfaisantes et une poussière insalubre, on devra prendre des précautions particulières pour les éloigner ou en neutraliser les effets.

Les machines, engins de transmission, échafaudages et autres appareils employés dans les diverses industries doivent être entretenus avec soin, et les parties mobiles seront entourées de telle façon que la vie et les membres des ouvriers soient préservés.

Tout industriel est tenu de prendre toutes les précautions que le local et la nature de l'exploitation rendent nécessaires pour sauvegarder la vie et la santé de ses ouvriers.

Il appartient au Sénat de donner un règlement plus détaillé pour la mise en pratique des paragraphes ci-dessus.

Quant aux règles à suivre dans l'exploitation des mines et au contrôle des chaudières à vapeur, on se conformera aux prescriptions spéciales.

Les enfants âgés de moins de douze ans, les enfants et jeunes gens de faible constitution à qui un travail industriel pourrait être nuisible ne pourront être employés dans les fabriques, métiers et autres industries.

Les industriels employant comme ouvriers des mineurs seront toujours en possession d'un certificat du pasteur, constatant leur âge.

L'inspecteur est autorisé à exiger, s'il y a lieu, une déclaration du médecin, constatant jusqu'à quel point le travail est nuisible pour de tels ouvriers selon la raison énoncée ci-dessus.

Les termes : « enfants et garçons, » employés dans cette ordonnance désignent des sujets de moins de quinze ans, et celui de « jeunes gens, » ceux âgés de quinze à dix-huit ans.

Dans les mines, les usines, les fabriques, etc., les enfants et les jeunes gens ne pourront être employés qu'entre 5 heures du matin et 9 heures du soir. La journée de travail ne pourra pas dépasser sept heures pour les enfants, et quatorze heures pour les autres y compris les repos.

Les enfants à l'ouvrage avant midi ne pourront y retourner le même jour après 1 heure.

Ils auront des repos réguliers répartis de telle sorte que les jeunes gens aient deux heures de loisirs et les enfants une demi-heure ; le premier repos doit se trouver quatre heures et l'autre neuf heures après le commencement du travail.

Pendant ces repos, il sera défendu aux enfants et jeunes gens de travailler et il ne sera permis de séjourner dans les ateliers, que si le travail est complètement suspendu dans la partie où ils sont occupés, ou si l'inspecteur des fabriques a donné son consentement.

En ce qui concerne les industries ou branches d'industries particulièrement compromettantes pour la santé et fatigantes à l'excès, le Sénat déterminera dans quelles mesures et à quelles conditions les enfants et jeunes gens pourront y être employés.

Le Conseil d'industrie (*Industristyrelsen*) pourra autoriser les dérogations suivantes aux dispositions rapportées plus haut :

1. Les patrons pourront obtenir la permission d'employer des enfants pendant le même laps de temps que les jeunes gens, mais à la condition de les exempter de tout travail pendant un jour ou deux.

2. Dans les industries qui exigent un travail nocturne continu, ce qui ne permet pas de diviser les ouvriers en groupes alternants, les patrons pourront être autorisés à employer des jeunes gens et des enfants aux autres heures que celles indiquées plus haut. Il faudra toutefois que toutes les garanties de sécurité soient données et que l'industrie soit jugée de nature à ne pas subsister sans cela.

3. Une prolongation de la journée réglementaire sera accordée pour un certain temps, soit à titre de règle générale en faveur des industries dont l'activité est moins active à certaines époques, soit dans un cas particulier, lorsqu'un accident aura suspendu la marche régulière de l'établissement ou qu'un fait imprévu réclame un redoublement d'activité. Cette dernière concession peut être accordée par l'inspecteur des fabriques pour un délai de trois semaines.

Les enfants et les jeunes femmes ne pourront jamais être employés à travailler sous terre dans les mines ou carrières, ni à graisser et nettoyer des machines en mouvement et des appareils de transmission.

Pour ce qui est du temps durant lequel on peut employer les enfants et les jeunes gens dans les différents métiers et industries d'un autre genre que les fabriques, on devra se conformer aux prescriptions de la loi sur la liberté de travail, du 31 mars 1879 [1].

Les enfants employés dans les fabriques et industries, qui n'ont pas fait leurs classes dans une école primaire supérieure ou quelque autre établissement équivalent, devront recevoir une instruction régulière d'au moins douze heures par semaine. Les patrons seront rendus responsables de toute infraction à cette règle.

Les autorités municipales doivent prendre les mesures nécessaires pour

[1] « Les enfants au-dessous de quinze ans ne pourront être astreints à un travail de plus de 8 heures par jour, en y comprenant les intervalles destinés au repos.

« Les jeunes gens de moins de dix-huit ans ne pourront être assujettis au travail entre 9 heures du soir et 5 heures du matin, sans la permission de leur tuteur et une déclaration du médecin certifiant que ce service n'offre aucun danger pour leur santé.

« A cette fin, tout ouvrier mineur devra être soumis, au moins une fois par an, à une inspection médicale. »

organiser l'enseignement; dans les campagnes, les patrons doivent engager des instituteurs s'il n'y a pas d'autre moyen pour les enfants de recevoir l'instruction nécessaire.

Tout patron occupant des jeunes gens au-dessous de dix-huit ans doit les faire inscrire sur un registre, où seront consignés d'après un formulaire établi par le Conseil d'industrie, leur nom, leur lieu d'origine et leur âge; pour les enfants on y ajoutera le nom des parents ou du tuteur ainsi que le temps de la fréquentation scolaire.

Ce registre, comme les certificats du médecin et du pasteur, restera constamment à la disposition de l'inspecteur chargé de surveiller les fabriques.

Dans chaque fabrique et atelier, on devra afficher à une place convenable, dans les deux langues du pays (Suédois et Finnois) : 1° un extrait du règlement rédigé par le Conseil d'industrie auquel on joindra les dispositions relatives à chaque industrie en particulier; 2° l'indication des heures où commence et finit le travail des enfants et jeunes gens, avec mention des repos intermédiaires; 3° le nom et le domicile de l'inspecteur de la fabrique (*Yrkesinspektör*).

Le soin de veiller à ce que ce règlement soit observé est dévolu, sous le contrôle du Conseil d'industrie, aux inspecteurs des fabriques qui ont chacun leur district.

Le nombre de ces inspecteurs et les limites de leur district sont déterminés par le Sénat, qui règle par des instructions spéciales le service de ces fonctionnaires.

Les Commissions d'hygiène et les Conseils communaux sont tenus de seconder les inspecteurs, et le contrôle des métiers est en général exercé par leur entremise.

Les inspecteurs sont en droit de se faire donner tous les renseignements désirables par les médecins des provinces, des villes, des communes, et par les délégués des associations ouvrières et industrielles; ils peuvent réclamer aussi l'assistance des autorités municipales et rurales.

L'inspecteur des fabriques doit avoir accès dans toutes les fabriques, ateliers, locaux quelconques de travail situés dans son district; il est autorisé à se faire donner dans ses visites toutes espèces de renseignements par les personnes qui y sont occupées; il peut en outre procéder à toutes les recherches utiles pour remplir les devoirs de sa charge.

Si un établissement ne remplit pas les conditions énoncées, l'inspecteur doit signifier au patron d'avoir à y remédier dans un laps de temps déterminé et dans le sens qu'il lui indiquera.

Un avertissement de ce genre pourra, dans l'espace de trente jours, être soumis au jugement du Conseil d'industrie; si la décision de ce dernier lui est contraire, le patron aura le droit de se pourvoir en cassation devant le Sénat, au Département pour les industries.

L'inspecteur inscrira sur un registre toutes les observations faites sur la manière dont la loi et les règlements sont observés, consignera les sommations qu'il aura adressées et en remettra un extrait au patron si celui-ci en fait la demande ou si l'inspecteur le juge nécessaire.

Les inspecteurs des fabriques ne pourront : ni posséder ni diriger aucun établissement de ce genre; ni être intéressés dans une compagnie ayant un but industriel; ni être détenteurs d'un brevet pour les procédés, machines et appareils employés dans ces établissements.

L'inspecteur a en outre l'obligation de garder le secret sur les procédés techniques dont sa position lui aura permis de prendre connaissance, à moins que son devoir ne l'oblige à agir autrement et à les signaler en justice.

Lorsqu'une personne d'un établissement éprouve en travaillant un dommage corporel de quelque gravité, le patron avertira le Bureau de police et l'autorité municipale ou rurale qui procédera de suite à une enquête et informera l'inspecteur du résultat.

Le Conseil d'industrie, qui est un Comité spécial, est institué pour favoriser les intérêts de l'industrie. Ses membres doivent s'assurer eux-mêmes par des inspections si les ordonnances sont bien observées.

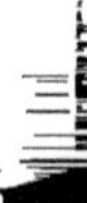

CHAPITRE II

HELSINGFORS

Généralités. — Administration sanitaire. — Législation sanitaire. — Dispositions sanitaires relatives à l'air. — Dispositions sanitaires relatives à l'eau. — Denrées alimentaires. — Dispositions sanitaires relatives au sol. — Nettoiement. — Canalisation. — Système de lieux d'aisances. — Ecuries. — Abattoir. — Mesures préventives contre les maladies contagieuses. — Vaccination. — Isolement et traitement des malades. — Désinfection. — Dépôts mortuaires. — Lieux de sépulture. — Prostitution. — Bâtiments publics. — Hôpitaux. — Habitations ouvrières. — Hygiène des fabriques. — Hygiène des écoles.

Généralités. — La Finlande, ce pays si éloigné et si peu connu du reste du monde, est extrêmement pittoresque ; sa capitale, par sa situation et ses environs, mérite certainement une des premières places.

Située sur le 60°, 10 de latitude nord, Helsingfors s'élève sur une presqu'île qui s'avance dans le golfe de Finlande ; elle est ainsi baignée de trois côtés par la mer, qui s'étend en nappe ouverte au Sud jusqu'au bas de l'horizon, et qui, à l'Est et à l'Ouest forme plusieurs baies entrant profondément dans les terres, et parsemées d'ilots d'un riant aspect.

Les rives sont généralement arides, escarpées et assez élevées. Le terrain est accidenté.

L'origine de la ville remonte au XVIIe siècle, sa formation actuelle date de l'an 1812, époque à laquelle elle devint capitale.

Peu de temps auparavant, en 1808, elle avait été ravagée par un vaste incendie, à la suite duquel un nouvel alignement ne rencontra aucune difficulté, car jusqu'alors les maisons avaient été construites en bois dans des proportions fort modestes.

Le territoire de la ville comprend 1692 hectares dont les constructions, en 1889, occupaient environ le tiers.

Dans la partie centrale, les maisons construites en pierres ont plusieurs étages ; dans les quartiers plus éloignés, elles peuvent être en bois, mais à un seul étage. Le nombre total des habitations est d'environ 3,000 pour une population de 60,000 âmes, ce qui fait en moyenne 20 habitants pour chaque maison.

Dans ces derniers temps la spéculation a fait adopter un mode de construction, consistant en de grandes maisons avec des courettes et des cours fort étroites, système que l'insuffisance des règlements sur les bâtisses a rendu possible.

Les autorités ont déjà reconnu cependant qu'on était engagé dans une mauvaise voie et des démarches ont été faites pour établir un nouveau règlement plus en rapport avec les exigences de l'hygiène.

La preuve qu'il était grandement temps d'aviser, c'est la mortalité par tuberculose qui forme à Helsingfors les 21,5 p. 100 du chiffre total des décès [1].

Pour une ville si favorablement située, la mortalité générale est aussi trop forte, les chiffres suivants dénotent cependant une amélioration dans l'état hygiénique : Sur 1,000 personnes il en est mort :

26,8, de 1874 à 1878
25,1, de 1879 à 1883
22,9, de 1884 à 1888

Toutes les affaires qui ont rapport à l'économie de la ville sont confiées selon la loi générale du pays aux soins du Conseil municipal (*Stadsfullmäktige*), des délégués de la ville élus pour trois ans :

Les affaires courantes sont gérées par des Commissions instituées à cet effet ; la Commission d'hygiène et de salubrité fait partie de cette organisation.

Ces diverses Commissions sont subordonnées au Conseil échevinal (*Magistraten*) qui forme le Gouvernement de la ville et doit veiller à ce que les arrêtés rendus soient dûment exécutés.

Le Conseil échevinal se compose d'un Bourgmestre et d'Echevins nommés à vie, le premier doit être un homme de loi, et il est obligé d'assister aux séances du Conseil municipal.

Il a voix consultative à ce Conseil et peut mettre son véto à toutes les décisions qu'il juge contraires aux lois en vigueur. On peut en appeler de ce véto devant le Préfet (*Guvernör*) et de là au Sénat.

Administration sanitaire. — La direction de l'hygiène et de la salubrité publiques appartient, selon les dispositions du Code d'hygiène, à la Commission de salubrité (*Helsovårdsnamnd*) composée du médecin de la ville, du chef de la police et de l'ingénieur de la ville, tous trois membres de droit, et de cinq délégués de la commune élus pour deux ans.

La Commission dispose d'un laboratoire pour l'analyse des substances alimentaires et de l'eau potable, ainsi que de deux agents de salubrité (*Helsopoliser*) dont l'un est chargé d'inspecter les denrées, l'autre les habitations, les cours, les garnis, l'abattoir, les latrines, les égouts, etc. La désinfection est également du ressort de ce dernier.

Pour surveiller l'entretien de la voierie, le Conseil d'hygiène (*Helsovårds-*

[1] A Vienne, elle est de 26 p. 100 à Paris, de 16 à Londres, de 15; à Stockholm, de 14 à Berlin, de 13.

nämnd), particulièrement en ce qui regarde les rues et places publiques, est secondé par la police administrative.

Les médecins de districts (*Distriktsläkare*) au nombre de cinq dont une femme, sont chargés de soigner les malades pauvres sous les auspices de la Commission.

La vaccination et la prostitution ne dépendent pas de la Commission ; la première relève du Conseil médical (*Medicinalstyrelsen*), l'autre du même Conseil et de la police générale.

Les cas de maladie contagieuse sont notifiés par tous les médecins en activité, au médecin de la ville (*Stadsläkare*), qui publie toutes les semaines un tableau des cas nouveaux survenus dans l'intervalle.

Un exposé de l'état sanitaire d'Helsingfors se trouve aussi dans le Bulletin hebdomadaire de Bruxelles.

Toutes les déclarations de décès se font au bureau pastoral et doivent être accompagnées d'une indication de la cause du décès signée par le médecin qui a traité le malade. Ces certificats sont remis ensuite au médecin de la ville.

Législation sanitaire. — Conformément au Code d'hygiène, Helsingfors a établi un règlement particulier d'hygiène et de salubrité. Pour le moment, toutefois, il ne comprend qu'une instruction pour la Commission de salubrité et prouve à maints égards que la question n'était pas encore mûre lorsqu'elle fut décidée.

Cette instruction n'est au fond qu'une amplification du Code d'hygiène, elle limite encore sur beaucoup de points les pouvoirs et les attributions que cette loi confère à la Commission de salubrité.

Indépendamment de cette instruction, il existe encore certaines règles d'hygiène contenues dans le règlement de police de la ville et dans celui qui concerne les bâtiments.

Dispositions sanitaires relatives a l'air. — Helsingfors étant située sur un terrain découvert, baigné par la mer, qui en plusieurs endroits entre profondément dans les terres, jouit de l'inestimable avantage de posséder un courant d'air frais constamment renouvelé.

La ville est richement pourvue de places et de rues d'une largeur suffisante pour que les constructions se maintiennent dans les limites convenables.

Les promenades publiques et les parcs ne manquent pas; leur étendue et leurs beautés naturelles leur permettent de lutter avec les plus renommés de l'Europe.

La plus remarquable est l'Esplanade qui s'étend de la porte au Sud jusqu'à la barrière à l'Ouest; parmi les plantations plus petites, celles de la place Elisabeth, du square du palais des Seigneurs (*Riddarhussqvären*); les jardins des églises (*Kyrkoträdgårdarne*) le parc des fabriques; le square Lappvik et d'autres encore.

Les deux vastes parcs de Kaisaniemi avec le jardin botanique, situé près de la baie de Tolo au Nord et le Brunnspark bordé par la mer au Sud, se distinguent par leurs étendues, leurs jolies promenades et leurs vues magnifiques.

Hesperia, le Djurgård, les iles de Hœgholm et de Fölisön sont encore de superbes parcs qui embellissent les environs de la ville.

Bien que l'état naturel de l'atmosphère soit excellent, l'air n'est pas sain dans les quartiers étroitement bâtis. La faute en est aux constructions d'énormes maisons à cours étroites que l'on cherche maintenant à éviter grâce à un nouveau règlement sur les bâtisses.

Les arrangements qui se rapportent à la ventilation dans les grandes maisons privées ont été complètement laissés de côté aussi, faute d'instructions nécessaires.

Deux choses contribuent beaucoup à vicier l'air : le nettoyage des rues et des cours sans arrosement préalable et le système en usage pour les latrines et les égouts.

Le Code d'hygiène finlandais qui a presque copié celui de la Suède ne renferme aucune disposition pour l'aérage des lieux publics, mais le Gouvernement a donné des ordres pour qu'une ventilation convenable soit établie dans les écoles, les casernes et les hôpitaux.

Le système généralement appliqué est un chauffage central, soit à air chaud soit à eau chaude, combiné avec la ventilation. Les systèmes plus simples, tels que celui des cheminées d'aspiration pour éloigner l'air vicié, et des poêles à manteau ou des ouvertures directes pour introduire l'air frais sont aussi fort en usage.

Dans la nouvelle loi pour protéger les ouvriers des professions industrielles, il y a des règles concernant la ventilation des fabriques. Des règles semblables avaient été établies pour la ville d'Helsingfors par l'ordonnance de police du 29 mars 1878.

Là, il a été aussi tenu compte des logements ouvriers, il est statué que le patron est obligé de fournir à ses gens de service et aux ouvriers logés à ses frais des demeures salubres en ayant soin d'éviter l'encombrement.

La Commission de salubrité est appelée à indiquer les prescriptions nécessaires, sous ce rapport, ainsi qu'à prendre des mesures contre tout local malsain, délabré et pernicieux à la santé. Le propriétaire ou l'usufruitier de ces demeures est astreint de se conformer à ces injonctions sous peine d'une amende qui varie de 10 à 50 francs.

Comme l'hiver est long en Finlande, la température moyenne de décembre à février étant de — 8° C. et descendant parfois dans l'intérieur du pays, plus au Nord, jusqu'à — 40°, les habitations sont très chauffées.

Le chauffage se fait au moyen de poêles en maçonnerie, généralement en faïence, munis de tuyaux ascendants et descendants, que les gaz de la combustion sont forcés de suivre en communiquant leur chaleur au poêle.

Les poêles se chargent avec du bois et sont ordinairement pourvus vers le haut, à l'endroit où le tuyau conducteur de la fumée s'emboîte dans la cheminée, d'une ou deux clefs que l'on ferme dès que la combustion de la charge est terminée, après quoi on clôt la bouche du poêle par une porte à fermeture plus ou moins hermétique.

M. Andsten, fabricant à Helsingfors, a construit un poêle économique représenté fig. 201 à 204.

La figure 201 en reproduit la forme extérieure ; la figure 202 donne une

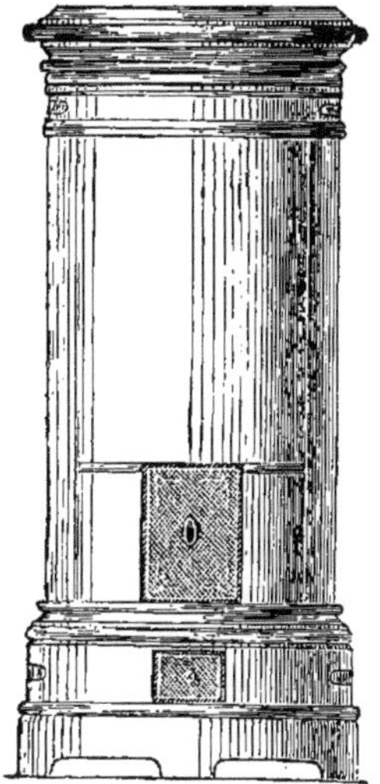

Fig. 201. — Poêle Andsten.

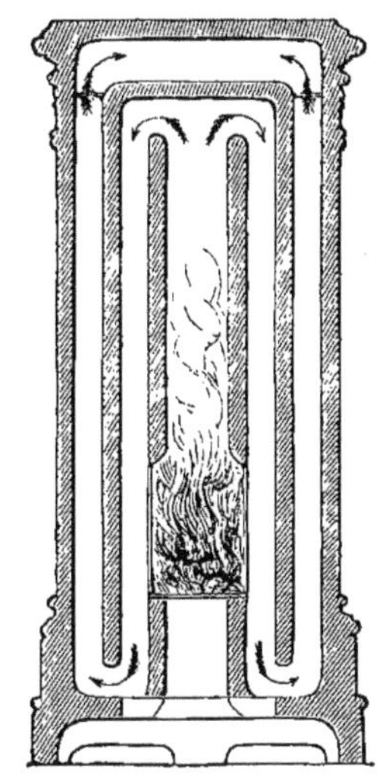

Fig. 202. — Vue du poêle Andsten (coupe verticale de face).

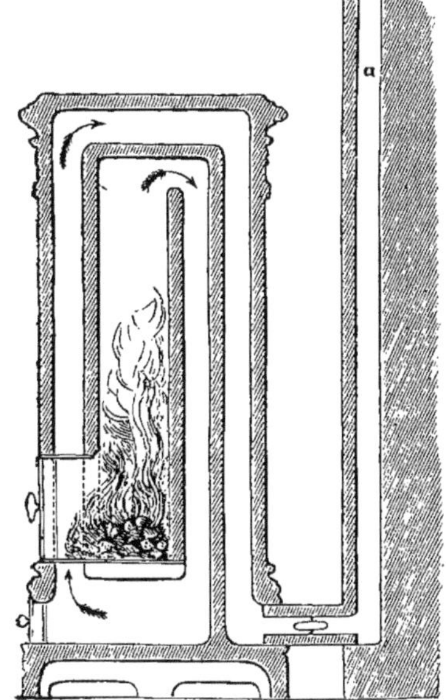

Fig. 203. — Vue du poêle Andsten (coupe latérale).

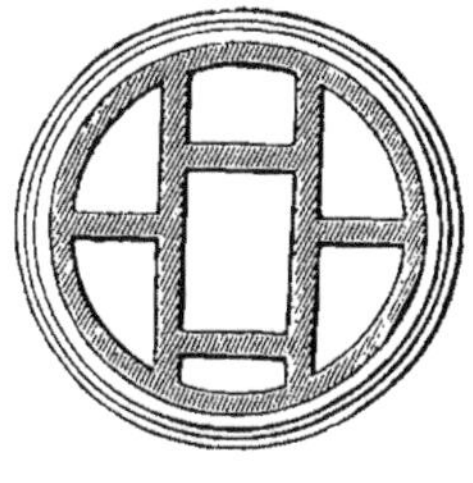

Fig. 204. — Poêle Andsten (coupe en plan).

coupe de face ; la figure 203 une coupe latérale et la figure 204 fait voir la position des tuyaux de fumée coupés transversalement.

Le tuyau de la fumée débouche en bas, dans un tuyau d'échappement pratiqué dans le mur dont il est isolé, au moyen d'une clef; en adaptant au point *a* un tuyau d'échappement pour l'air vicié (V. fig. 203) et des ouvertures pour introduire l'air frais d'après le système de Boyle and Son ou de Tobin (V. fig. 36 et 37), on obtient facilement une ventilation efficace. Le même fabricant construit maintenant des poêles à manteau en faïence.

Pour les wagons de chemin de fer, le chauffage et la ventilation ont été organisés d'une manière ingénieuse par M. Mohring, ingénieur à Helsingfors (système représenté fig. 205 et 206).

Le plancher du wagon est double et construit de telle sorte que l'entre-deux forme une chambre *a*, où l'on échauffe l'air. Cet espace s'élargit de haut en bas vers le milieu du wagon au point de devenir assez grand pour donner place à un calorifère. Le plancher supérieur est percé d'ouvertures *b*, recouvertes d'un tablier de fil d'archal, qui livrent passage à l'air frais. D'autres ouvertures *c*, couvertes de la même manière, sont ménagées dans le

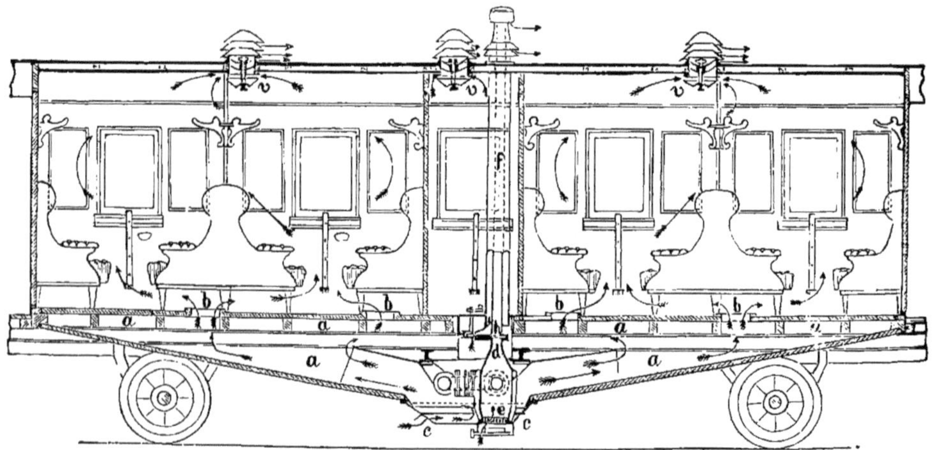

Fig. 205. — Chauffage et ventilation des wagons (système Mohring). Coupe longitudinale.

plancher inférieur à coté du calorifère et servent à introduire l'air frais dans la chambre de chauffe.

Le calorifère consiste en un poêle de fonte *d*, garni extérieurement d'ailettes; en bas une grille *e*, avec un cendrier; vers le haut il communique à la cheminée *f*, celle-ci a un manteau de tôle *m*, pourvu à la partie supérieure d'une soupape *n*, que l'on peut ouvrir dans les grands froids pour augmenter la chaleur du wagon.

L'air pénètre entre le manteau et la cheminée à l'intérieur du wagon; lorsque le froid est moins vif cet air sort directement au-dessus du toit et active la ventilation. Le manteau a aussi pour but de préserver de tout danger d'incendie et d'un rayonnement de chaleur trop fort. La cheminée a un guichet *o*, d'où l'on peut observer l'intérieur du poêle.

Le combustible qui peut être du charbon, du coke, du bois ou de la tourbe est introduit dans la cheminée par une ouverture g ; la partie supérieure du poêle peut être fermée au moyen de la clef h. Du poêle part un tuyau de fumée k, en fonte de fer, pourvu d'ailettes ; il forme une courbe autour du poêle et débouche au-dessus de la clef h, dans la cheminée où est placé un clapet régulateur l.

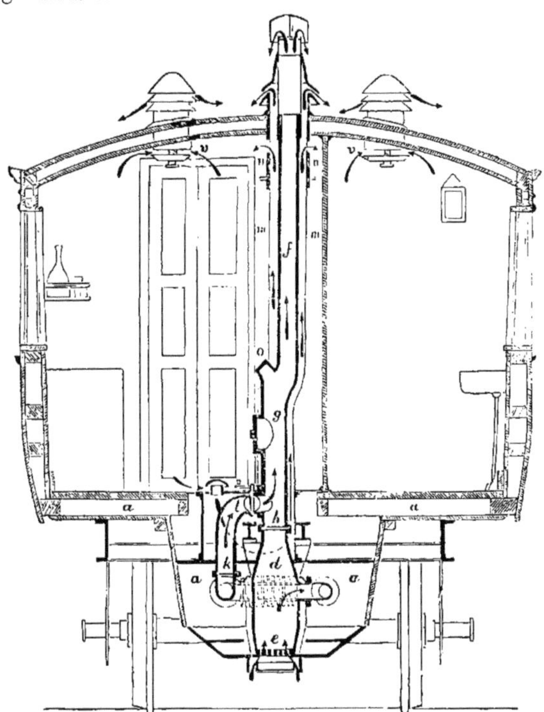

Fig. 206. — Chauffage et ventilation des wagons (Système Mohring). Coupe transversale.

Pour allumer le poêle, on ferme la soupape l et on ouvre la clef h ; on met d'abord du menu bois, puis du plus gros, jusqu'à ce que le poêle soit chargé ; on ferme alors la clef h et on rouvre la soupape l. Les gaz chauds produits par la combustion sont forcés de passer par le tuyau k qui s'échauffe et de concert avec le poêle échauffe l'air de la chambre de caléfaction d'où il se répand dans le wagon par les ouvertures b.

L'air vicié s'échappe par les soupapes v placées au toit du wagon et munies d'un aspirateur Wiman (voir p. 495). La température se règle d'après le thermomètre ; elle a pu être maintenue sans peine à + 15° C. même sur le chemin de fer le plus avancé vers le nord, c'est-à-dire sur la ligne qui aboutit à la ville d'Uléaborg où le froid hivernal tombe parfois jusqu'à — 35° C.

Les wagons sont pourvus pendant l'hiver de fenêtres à double vitrage et tous, même ceux de 3e classe, ont des calorifères et des toilettes.

DISPOSITIONS SANITAIRES RELATIVES A L'EAU. — C'est depuis 1877 qu'Helsingfors possède une distribution d'eau. Celle-ci amenée de la Vanda, qui coule à 6 kilomètres de la ville, est purifiée par des filtres à sable. Une machine hydraulique fait monter les eaux dans un réservoir maçonné en granit établi sur la montagne du Djurgården et elles se rendent à la ville par simple gravitation

Les conduits principaux sont en fonte; dans l'intérieur des habitations il est permis d'avoir des tuyaux de fer forgé. Les tuyaux de plomb sont interdits, sauf pour les fabriques et les établissements industriels dans lesquels l'eau n'est employée ni pour la cuisine ni pour la boisson, ou dans ceux où elle est soumise à la distillation.

Il n'est pas encore de rigueur, pour les maisons particulières, d'être en communication avec les conduits publics d'eau.

La consommation se paie soit par chambre (comme à Stockholm) soit d'après un compteur; dans le premier cas le prix est calculé non par logement ou par étage, mais pour la maison tout entière; cette redevance est de 4 francs par chambre. La consommation est aujourd'hui de 55 litres par personne et par jour.

Dans plusieurs endroits de la ville, il y a des fontaines à l'usage du public, et des bouches pour les urinoirs publics ou en cas d'incendie.

L'établissement des eaux est la propriété de la ville. La rivière d'où l'eau est tirée coule tantôt à travers des marécages, tantôt à travers des champs cultivés; même après filtration, cette eau reste brunâtre et trouble, à l'analyse chimique [1] elle contient :

	CARBONE organique	AZOTE organique	NITRATES et nitrites	AMMONIAQUE	AZOTE total	OXYGÈNE consommé
Non filtrée...	2,08	0,155	0,007	0	0,162	1,84
Filtrée......	1,79	0,151	0,007	0	0,158	1,56

Pour la rendre meilleure, tant pour sa couleur que pour la quantité d'azote qu'elle contient, on veut essayer dans un avenir prochain diverses méthodes de purification.

Il s'agit de considérer l'effet que produirait l'emploi de couches filtrantes plus épaisses, une filtration plus lente et une pression moindre. On propose aussi de purifier l'eau d'après la méthode de l'ingénieur Andersson de Londres, inventeur d'un appareil nommé *revolving purifier*. Celui-ci se compose d'un cylindre en tôle contenant une certaine quantité de tournure de fer. L'eau entre par un bout du cylindre; reste pendant quatre à cinq minutes en contact avec la tournure de fer; se déverse par l'autre bout du cylindre dans une rigole où elle s'imprègne d'air à l'aide d'une soufflerie; arrive dans un

[1] Analyse faite par Ekendahl à Stockholm.

bassin où elle séjourne six à dix heures pour faire précipiter l'hydrate l'oxyde de fer; et passe enfin dans un filtre à sable ordinaire où sa purification s'achève.

Cette méthode a pour effet de décomposer les substances organiques; à leur contact avec le fer, il se forme du carbonate ferrique qui exposé à l'air se décompose. L'hydrate d'oxyde de fer se précipite et se dépose au fond du bassin. Sous l'action prolongée de l'air, la décomposition des matières organiques se poursuit par l'effet de la réduction partielle de l'oxyde de fer et la formation du carbonate lequel est décomposé à son tour.

Ce système employé à Anvers et dans plusieurs autres villes n'augmente les frais de purification que de 1 fr. 80 pour 1,000 mètres cubes d'eau.

Une méthode très simple d'aérer l'eau est celle de l'ingénieur Söderqvist d'Helsingborg en Suède. Il fait écouler l'eau sur des écrans de tôle en forme d'ombrelles d'un diamètre de 1^{m},80, placés horizontalement à l'extrémité supérieure des conduites verticales par où l'eau se déverse.

L'ingénieur Hausen d'Helsingfors a proposé de combiner le purificateur d'Andersson et les écrans de Söderqvist, de telle sorte que l'insufflation de l'air devienne inutile.

Denrées alimentaires. — Le Code d'hygiène oblige toutes les communes urbaines à établir « des règles particulières appropriées aux conditions et aux besoins locaux contenant non seulement des instructions pour la Commission de salubrité, mais encore des prescriptions relatives, à la surveillance des logements, à l'organisation de la voirie, aux industries nuisibles à la santé et en général à toutes les matières qui se rapportent à l'hygiène publique ».

De ce nombre incontestablement est le contrôle de la vente des denrées alimentaires.

Helsingfors ne possède pas encore de règlement spécial; ce qui existe dans ce sens se borne à quelques règles générales prescrites par l'ordonnance de police du 29 mars 1878 concernant la propreté dans le commerce des viandes et poissons.

Il est donc à désirer qu'un règlement sanitaire complet soit établi pour régler le commerce des aliments d'une manière conforme à l'hygiène[1].

Depuis 1889 la ville possède une nouvelle halle destinée à la vente des denrées alimentaires, mais les principaux marchés se tiennent encore à ciel ouvert sur les places publiques.

Le commerce est fait : par des paysans qui apportent eux-mêmes leurs marchandises au port ou au marché; par des intermédiaires, revendeurs et revendeuses; par des hommes du métier, bouchers, charcutiers, jardiniers, etc.

Pour réglementer la vente du lait, la délégation urbaine (*Stadsfullmäktige*)

[1] Le Conseil municipal dans sa séance du 3 décembre 1889 a décidé que ces règlements allaient être élaborés et qu'un Bureau d'Hygiène serait institué.

a adopté le 18 novembre 1889, des dispositions analogues à celles en vigueur en Suède.

Pour les boulangers, confiseurs, pâtissiers et charcutiers le Préfet, d'accord avec le Conseil échevinal, a établi, à titre de supplément au règlement de police d'Helsingfors, les règles suivantes :

I. — Le local où l'on travaille ainsi que les dépôts, magasins, corridors, antichambres, etc., doivent être constamment tenus propres. A cet effet, les murs et les plafonds devront être peints à l'huile ou blanchis à la chaux chaque année et les planchers faits en matériaux tels qu'ils puissent se nettoyer facilement.

II. — On aura soin d'organiser dans tous ces locaux une ventilation suffisante.

III.— Le personnel employé doit pendant le travail être toujours très propre et, dans les boulangeries et confiseries, porter des vêtements blancs susceptibles d'être lavés. Il en sera de même des tabliers dans les charcuteries.

IV. — Le local du travail, les lieux de dépôts et magasins ne pourront jamais servir à coucher ; ils ne devront pas être situées sur le passage des logements d'ouvriers ni être en communication avec ces derniers.

V. — Tous les locaux désignés devront être à l'abri de l'air des égouts, des latrines ou autres influences nuisibles.

VI.— Tous les outils seront fréquemment nettoyés avec le plus grand soin et les ingrédients employés seront de première qualité.

VII.— S'il y a un évier dans le local, il sera l'objet de soins particuliers ainsi que le plancher et les murs environnants.

Dispositions relatives au sol. — Nettoiement. — Les rues d'Helsingfors, à peu d'exception près, sont pavées de cailloux et cet état de choses ne peut guère changer, à moins que la ville ne prenne en mains l'entretien des rues qui est à la charge des propriétaires.

Les inconvénients de ce pavage au point de vue sanitaire sont nombreux ; la saleté s'introduit facilement dans les interstices inégaux des pavés, la poussière s'y accumule, s'élève au moindre souffle du vent et corrompt l'atmosphère, enfin, il est impossible de les nettoyer complètement par l'arrosage.

Le nettoiement des rues autour des maisons particulières est effectué par les propriétaires et celui des places publiques par les entrepreneurs aux frais de la ville.

Les balayures et les immondices des cours peuvent être déposées dans les latrines et les fosses à fumier ou dans des caisses à ordures installées à cet effet.

Leur évacuation n'est pas déterminée par le règlement, aussi de gros tas se remarquent parfois dans les cours. L'ordonnance de police de 1878 enjoint seulement de ne pas les accumuler en trop grande quantité, mais de les déposer petit à petit aux endroits désignés sur le territoire de la ville ou bien hors de la banlieue.

L'enlèvement des immondices doit se faire pendant la nuit, dans des voitures étanches. En été, une grande partie chargée sur des chalands couverts st emportée chez des cultivateurs qui ont passé un contrat pour en lisposer.

LA CANALISATION. — Le système des égouts date de 1878. Il consiste en uyaux de petit diamètre, les uns maçonnés en briques, les autres en poterie ernissée, conduisant les immondices à la mer.

On a peu fait pour leur ventilation et rien pour leur lavage ; de plus le hoix peu convenable du lieu d'embouchure cause de grands désagréments et écessite un changement prochain.

Pour l'établissement des tuyaux de drainage des maisons, les règlements écessaires font également défaut, de même qu'il n'existe aucun contrôle pour n surveiller l'exécution et le fonctionnement.

Comme pour toutes les branches de l'hygiène publique, on n'obtiendra des méliorations qu'en établissant un règlement sanitaire tel qu'il est prescrit ar le Code d'hygiène et en instituant un Bureau d'hygiène.

SYSTÈME DE LIEUX D'AISANCES. — On n'a pas encore abandonné à Helsingfors le ystème primitif des fosses fixes. Les latrines sont établies en assez grand ombre dans les cours et généralement réunies à une écurie dont le fumier est échargé dans les mêmes fosses. Celles-ci sont enfoncées dans la terre et les abinets sont disposés dessus à une certaine hauteur.

Le règlement sur les bâtisses exige que la fosse soit étanche, c'est-à-dire naçonnée en ciment ou revêtue de planches fortement jointes et goudronnées n dedans. Elle doit être disposée de manière à pouvoir être vidée facilement convenablement aérée, au moyen d'un tuyau d'évent montant jusqu'au-essus du faîtage.

Dans les parties de la ville qui sont privées d'égouts, la même fosse reçoit ussi les eaux vannes.

Les fosses d'aisances ne pouvant être maintenues étanches sont condam-ables au point de vue sanitaire; à Helsingfors, elles sont en plus beaucoup op spacieuses et répandent une très forte odeur ; c'est à elles surtout qu'il ut attribuer le mauvais air qui règne dans les habitations très serrées.

Dans quelques logements de personnes aisées, on fait généralement usage e closets qui reçoivent séparément les déjections solides et l'urine dans des cipients mobiles. Lorsqu'ils sont bien entretenus, ces appareils ne sont pas ncommodants. Dans ces derniers temps, on a commencé aussi à se servir de osets à terre.

Dans le nouveau règlement projeté sur les bâtisses, les fosses fixes sont éfendues.

Ne connaissant pas le véritable état des choses, on a beaucoup hésité à nployer les water-closets. Cependant, la Commission de salubrité s'étant ononcée d'une manière favorable sur cette question, on peut espérer que ces préhensions peu motivées finiront par se dissiper.

ECURIES. — Il n'existe dans les règlements en vigueur aucune disposition relative à la construction et à l'aménagement des écuries. Cette question attend une solution du prochain règlement local de la ville.

Abattoir. — Sur une place ouverte sur une baie de la mer se trouve un abattoir public, construit par une société privée, auquel se rattachent une triperie et une fonderie de suif.

Le bâtiment construit d'après le système des halles comprend deux grands abattoirs séparés par un échaudoir. Les intestins des animaux sont vidés dans un local à part attenant au bâtiment et de là transportés dans un endroit éloigné et couvert, hors du terrain de l'abattoir. Le fumier qui en résulte y est mélangé avec de la chaux.

L'abattoir construit en bois avec plancher d'asphalte repose sur des piliers et s'élève en partie au-dessus de l'eau. Des pompes y sont installées pour l'arrosage. Les planchers, pourvus de rigoles au milieu, sont inclinés vers la mer où l'eau de lavage s'écoule directement.

Sur le même terrain se trouve l'étable des animaux de boucherie, et plus loin la maison de l'inspecteur et des gens de service.

Bien que cet établissement soit encore défectueux, son existence n'en constitue pas moins un grand progrès dans l'intérêt de la salubrité publique.

Pour l'établissement des abattoirs, leur construction et leur contrôle, il n'existe pour le moment aucun règlement général, tout cela rentre dans le domaine du règlement spécial de la ville.

Le bétail n'est pas encore soumis non plus à l'inspection avant l'abatage; les viandes ne sont pas inspectées avant d'être livrées à la consommation.

Jusqu'à présent on a reconnu l'inutilité d'un marché aux bestiaux annexe à l'abattoir. Les animaux sont achetés dans les campagnes et conduits dans des fermes près de la ville, d'où on les emmène ensuite à l'abattoir.

Mesures préventives contre les maladies contagieuses. — Vaccination. — Le dépôt de vaccin, établi à Helsingfors, est dirigé par le médecin de la ville et la vaccination est placée sous la surveillance immédiate du Conseil médical.

L'inoculation s'accomplit par les soins du chef de chaque dépôt et de ses aides-vaccinateurs.

Le chef doit entretenir constamment du vaccin afin d'en fournir de suite aux communes de son district qui en feraient la demande.

Il doit instruire tous ceux qui le désirent dans l'art de pratiquer la vaccination, et leur délivrer au besoin une certificat d'aptitudes.

Des dispositions ont été prises récemment pour approvisionner le dépôt de vaccin animal.

Isolement. — Traitement des malades. — Les mesures appliquées actuellement pour combattre les maladies ne satisfont pas aux exigences actuelles.

L'hôpital de la ville ne contient que 30 lits et comme il faudrait en compter 1 par 1,000 habitants il s'ensuit que 60 lits ne seraient pas de trop.

Cet hôpital ouvert en 1886 renferme deux grandes salles de malades de 12 lits, une pour chaque sexe, et quatre autres pièces plus petites.

La ventilation est établie soit au moyen d'ouvertures pratiquées directement dans la muraille, soit par des poêles à manteaux. L'air vicié est éloigné par une cheminée commune d'évacuation.

Ce système de communauté, pas plus que le placement des salles côte à côte, ne s'accorde avec les principes généraux à observer dans les constructions hospitalières.

Ces inconvénients sont atténués par la merveilleuse situation de l'établissement placé sur la montagne du côté de la mer, et par sa vaste étendue couvrant un espace de 38,000 mètres carrés.

A cet hôpital est annexé un bâtiment pour les communs et une buanderie.

La ville ne possède pas encore de voitures particulières pour le transport des malades contagieux.

Désinfection. — A l'extrémité des terrains de l'hôpital, la ville a fait bâtir en 1888 une maison de désinfection pourvue d'une étuve de la construction Schimmel de Chemnitz[1].

La maison se compose d'un local de désinfection, divisé par une paroi mitoyenne, dans laquelle l'étuve est encastrée, de sorte que le côté par où sont introduit les vêtements infectés est complètement séparé de celui par où on les retire purifiés. La première de ces pièces communique à une chambre de bain pour le personnel de l'établissement.

La désinfection des maisons particulières est effectuée par la police de santé selon les instructions du médecin de la ville, mais une désinfection régulière et obligatoire n'a pas encore été introduite.

Dépôts mortuaires. — Lieux de sépulture. — Helsingfors ne possède pas de dépôts où les corps des personnes, décédées dans un local encombré, pourraient être transportés. Pour se conformer aux dispositions de la loi sanitaire, on songe à faire l'acquisition d'un terrain situé à 12 kilomètres de la ville pour y établir un nouveau cimetière.

L'autorisation d'établir un nouveau lieu de sépulture doit être demandée au Sénat. A la demande on joindra le plan du lieu indiquant la nature du sol, la distance des habitations les plus proches, l'écoulement des eaux et les puits voisins. Ces indications doivent être accompagnées d'une déclaration du médecin provincial relative à l'opportunité du choix de l'emplacement au point de vue de la santé publique (Circulaire du sénat du 15 avril 1886).

Prostitution. — Comme nous l'avons déjà fait remarquer la prostitution n'est pas du ressort de la Commission d'hygiène (*Helsovårdsnämnd*) mais dépend du Conseil médical (*Medicinalstyrelsen*) et de la police administrative. Elle est surveillée par un bureau spécial comprenant une section médicale et une section de police. La première est représentée par le médecin inspecteur ; la seconde est sous la direction du commissaire de la police détective assisté de deux agents.

[1] Elle se rapproche du système Geneste et Herscher, de Paris

Voici les attributions du commissaire :

— Faire présenter au bureau de police un rapport sur les inspections ;

— Envoyer à l'hôpital *ad hoc* les femmes, qui à l'inspection auront été reconnues atteintes ou suspectes d'une affection vénérienne ;

— Inscrire, d'après un formulaire spécial, les femmes qui doivent être soumises à l'inspection, rayer celles qui sont décédées, qui ont quitté la ville ou qui, donnant des garanties valables, déclarent renoncer à la prostitution ;

— Dénoncer les femmes suspectes de libertinage, signaler les désordres des femmes inscrites et faire amener au bureau celles qui ont négligé de se soumettre à l'inspection ou qui doivent subir une inspection extraordinaire ; en un mot tenir au complet un journal d'inspection ;

— Remettre tous les trois mois au commissaire du district la liste des personnes inscrites au bureau avec l'indication de leur domicile ;

— Remettre au médecin, les jours d'inspections, la liste des femmes à visiter.

Le médecin inspecteur, institué par le Conseil Médical, a pour obligation de lui présenter à la fin de chaque mois un rapport sur le nombre de femmes inscrites au bureau dans le courant du mois, celui des personnes malades ou suspectes de l'être, celui des personnes envoyées à l'hôpital, etc. Il ajoutera à ce rapport toutes les observations qui pourraient être de quelque importance pour la santé publique.

L'inspection a lieu une fois par semaine.

Batiments publics. — Hopitaux. — Depuis une dizaine d'années, Helsingfors a vu s'élever un grand nombre d'édifices publics, écoles, hôpitaux, casernes, dans lesquels on s'est appliqué à tenir compte des nécessités hygiéniques.

En s'efforçant d'approcher autant que possible de la perfection, on a souvent fait choix de systèmes trop compliqués surtout pour le chauffage et la ventilation.

Les bâtiments publics ont tous le grand avantage d'être bâtis sur de vastes terrains appropriés à leur destination. Plusieurs d'entre eux, le nouvel hôpital de chirurgie, la maison d'accouchement et l'hôpital de la ville, sont si favorablement situés que peu d'établissements de ce genre arriveraient à rivaliser avec eux. Ils sont tous trois bâtis sur un terrain granitique, dans un espace ouvert donnant sur la mer.

Le nouvel hôpital de chirurgie, qui fut ouvert en 1888, s'élève à l'Ouest de la montagne de l'Observatoire, et occupe un espace de 21,000 mètres carrés. Il se compose de quatre pavillons de différentes grandeurs à deux étages chacun et d'un pavillon d'isolement, le tout contient 154 malades ; à côté se trouvent les communs séparés des pavillons.

Deux des grands pavillons renferment à chaque étage deux salles de douze lits séparées par une vaste pièce qui sert de salle à manger et quatre cabinets à un lit ; les deux pavillons plus petits ont quatre chambres.

Les pavillons communiquent entre eux par des corridors à deux étages.

Le pavillon d'isolement contient six pièces et quatorze lits.

Le plancher des chambres est un parquet ciré, en bois de chêne à petits carreaux; celui des corridors et de la salle à manger, en asphalte, et celui du vestibule, en mosaïque de pierres.

Le volume d'air est de 50 mètres cubes pour chaque lit et l'aération de 75 mètres cubes par heure.

Dans l'hôpital construit en briques et enduit de plâtre, la ventilation s'opère d'après le système d'expulsion et d'aspiration. L'air frais qui entre par une tourelle *ad hoc* est attiré par un soufflet dans une chambre d'air qui se trouve au rez-de-chaussée et en est chassé par le même soufflet dans des tubes aboutissant aux salles.

En été, l'air introduit est filtré au travers de paravents de toile disposés en zigzags pour offrir une surface plus considérable que celle du tuyau d'appel ordinaire.

En hiver, l'air introduit est dirigé au-dessus d'une batterie de tuyaux à vapeur et ne pénètre dans les salles qu'à une température d'environ + 17° C.

La vitesse du courant d'air est de 5 à 6 mètres par seconde.

Indépendamment de l'air échauffé en vue de la ventilation, chaque pavillon a encore son système de chauffage à l'eau chaude.

L'eau est chauffée à la vapeur qui sort d'une chaudière commune à l'hôpital, mais l'appareil destiné à chaque pavillon peut aussi être chauffé directement, indépendamment des autres. Lorsque le soufflet fonctionne, il n'est pas nécessaire d'échauffer la cheminée d'aspiration. Les deux systèmes peuvent ainsi être mis en jeu en dehors l'un de l'autre.

Les latrines sont installées avec des fosses mobiles et un écoulement à part pour les urines; les tinettes installées dans des voûtes particulières du rez-de-chaussée sont posées dans une cage en maçonnerie hermétiquement fermée. Le plafond de cette cage est muni d'un tuyau d'aspiration d'environ 30 centimètres de diamètre qui monte jusqu'au-dessus du toit et dont l'air est échauffé au moyen d'une lampe à pétrole placée en dedans.

Entre la cuvette en fonte peinte en blanc et le siège de bois, il y a un interstice de 2 centimètres par lequel l'air est attiré en bas et arrive jusqu'aux tonneaux par le tuyau de chute pour s'échapper de là par le conduit indiqué plus haut.

Le cabinet a une fenêtre s'ouvrant à l'air frais. Chaque cuvette a son tuyau de chute. Le système a été reconnu satisfaisant.

L'hôpital possède un établissement de désinfection avec une étuve du système Schimmel.

La maison d'accouchement située au Sud, sur un plateau élevé près de l'hôpital de chirurgie, occupe un terrain de 30,800 mètres. Elle se compose de quatre pavillons détachés : l'un contient six chambres à un lit, deux autres renferment à leurs extrémité une salle de huit à dix lits et au milieu une pièce pour l'accouchement contenant trois lits ; le quatrième enfin, qui est un pavillon de réserve, n'a que deux chambres à cinq lits.

Dans les grandes salles la quantité d'air est de 50 mètres cubes par lit et dans les petites de 75 : le renouvellement de l'air va jusqu'à 75 et 125 mètres cubes par lit et par heure.

Cet établissement se distingue des autres par la simplicité et l'efficacité de son système de chauffage et de ventilation : celle-ci s'établit au moyen de poêles à manteau et par aspiration. Les poêles, qui dans les grandes pièces sont placés par deux près du mur extérieur, ont un manteau de tôle ; dans les petites chambres ils sont en faïence.

L'air vicié sort par des tuyaux qui ont leur orifice dans différentes parties de la chambre, passent sous le plancher et se rejoignent dans une cheminée d'aspiration établie au milieu du mur intérieur, et chauffée au moyen d'un poêle à combustion lente ; sur le devant de la cheminée et faisant corps avec elle se trouve un poêle ordinaire, chauffé pendant l'hiver, dont le tuyau conducteur de la fumée transmet au premier la chaleur nécessaire.

Chacune des grandes salles ayant sa cheminée d'aspiration spéciale et sa ventilation est par conséquent indépendante des autres pièces.

La ventilation par les fenêtres a été l'objet d'une attention particulière; en outre, des ventouses de 40 centimètres de diamètre, se fermant par des clapets mobiles ont été pratiquées dans la muraille au-dessus et au-dessous de chaque croisée afin de faciliter dans les salles un renouvellement complet de l'air.

Pour arriver à savoir d'une manière certaine si les matériaux de construction pouvaient influer sur le chauffage, la ventilation et les autres conditions sanitaires, trois pavillons ont été construits moitié en briques, moitié en poutres.

Depuis la construction de la maison d'accouchement en 1878, on n'a remarqué aucune différence notable à cet égard. Les salles en bois sont, à l'intérieur comme à l'extérieur, recouvertes de planches peintes à l'huile et celles en briques sont enduites de plâtre et peintes à l'huile à l'intérieur. Les planchers sont tous en bois de sapin.

Dans les pavillons ordinaires il y a des garde-robes à fosses mobiles. Les

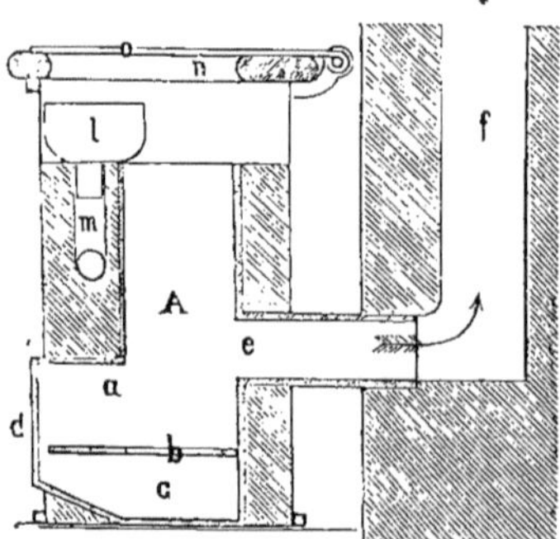

Fig. 207.— Garde-robe Hult (coupe verticale).

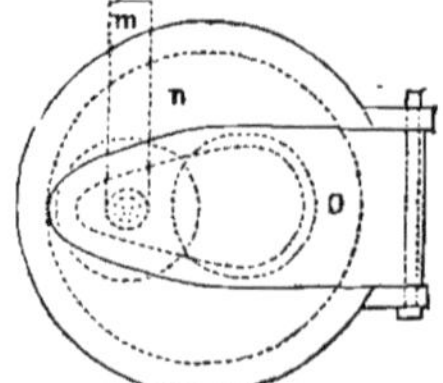

Fig. 208. — Garde-robe Hult (vue en plan).

A, réceptacle excrémentitiel ; — *a*, foyer ; — b, grille ; — *c*, cendrier ; — *d*, porte du foyer ; — *e*, tuyau pour la fumée ; — *f*, cheminée ; — *l*, cuvette pour l'urine ; — *m*, tuyau pour l'urine ; — *n*, siège en bois ; — *o*, couvercle en tôle.

murs et le plancher sont revêtus de ciment et pourvus de ventilateurs. On trouve dans ces lieux d'aisances des réservoirs portatifs à fermeture hermétique qui servent à recevoir le contenu des bassins employés pour les personnes alitées; ces réservoirs, contenant environ 25 litres, sont vidés chaque jour.

Dans le pavillon de réserve il y a une sorte de garde-robe inventée par l'ingénieur C. Hult, au moyen de laquelle les excréments sont brûlés. Les figures ci-jointes représentent l'appareil.

Les faces internes et externes sont en tôle, l'espace compris entre les cylindres de tôle est rempli avec du mortier de ciment. L'urine a une voie d'écoulement à part.

Toutes les fois que l'appareil a été employé on y jette quelques bûchettes ou copeaux[1], lorsqu'il est plein on retire le siège de bois qu'on remplace par un couvercle de fer particulier, puis on met le feu ; en peu de temps le contenu est brûlé.

Ce genre de garde-robe étant à cause du foyer un peu plus haut que ceux dont on fait usage d'ordinaire, on y accède par quelques marches.

Habitations ouvrières. — Depuis une trentaine d'années que les premières habitations d'ouvriers, la villa Lugnet, furent construites dans la rue de Lappvik, il en a été édifié de semblables en assez grand nombre dans différentes parties de la ville.

Vu l'absence de règlements relatifs à la construction, on n'a pas toujours tenu compte dans ces habitations des exigences de l'hygiène; la plupart sont des maisons de bois à deux étages divisées par des corridors.

Dans ces derniers temps on a élevé d'autres cités modèles sous le rapport de la salubrité. Parmi elles : le groupe appartenant à la Compagnie *Arbetarenesi Helsingfors Bygnadsaktiebolag*, constituée par des ouvriers et d'autres personnes intéressées à cette entreprise : et les bâtiments élevés par les associations Alku et Taimi composées exclusivement d'ouvriers.

Le premier de ces groupes, comprenant 20 maisons d'habitations, est situé entre les rues Græsviksgatan, Barnhemsgatan, Arbetaregatan et possède un terrain de 12,500 mètres carrés à proximité de la mer.

La disposition de ces bâtiments est indiquée sur le plan de la figure 209. Les maisons sont en bois de charpente à un seul étage et renferment 4 à 6 logements composés d'une chambre avec cuisine disposés selon la figure 210. Il y a 98 logements dans le groupe.

Les chambres sont chauffées par des poêles de faïence munis de tuyaux d'évent pour la sortie de l'air vicié. L'air frais entre par les fenêtres, dont une vitre s'ouvre; il est défendu de la calfeutrer l'hiver.

Chaque logement est isolé, possède un escalier à part, un grenier, une cave et un cabinet d'aisances. Ce dernier est une pièce voûtée placée dans le soubassement, il a son entrée au dehors et reçoit le jour par une petite fenêtre. Les déjections tombent dans une fosse mobile.

Un gros tuyau d'appel monte du dessous du siège jusqu'à la cheminée de la cuisine et se prolonge avec le conducteur de la fumée au-dessus du toit. Il

[1] La tourbe doit aussi pouvoir rendre le même service.

s'opère par ce moyen un tirage si actif que le cabinet ne dégage aucune odeur.

Chaque logement a son jardinet, une portion des places ouvertes *a*, ménagées entre les maisons. La variété des goûts et des cultures contribue à donner à l'ensemble un aspect singulièrement pittoresque. La compagnie a eu soin de faire planter des arbres dans chaque enclos.

Les buanderies et les boulangeries sont installées dans un bâtiment séparé *b* auprès duquel un endroit est réservé pour les détritus solides. Ce dépôt

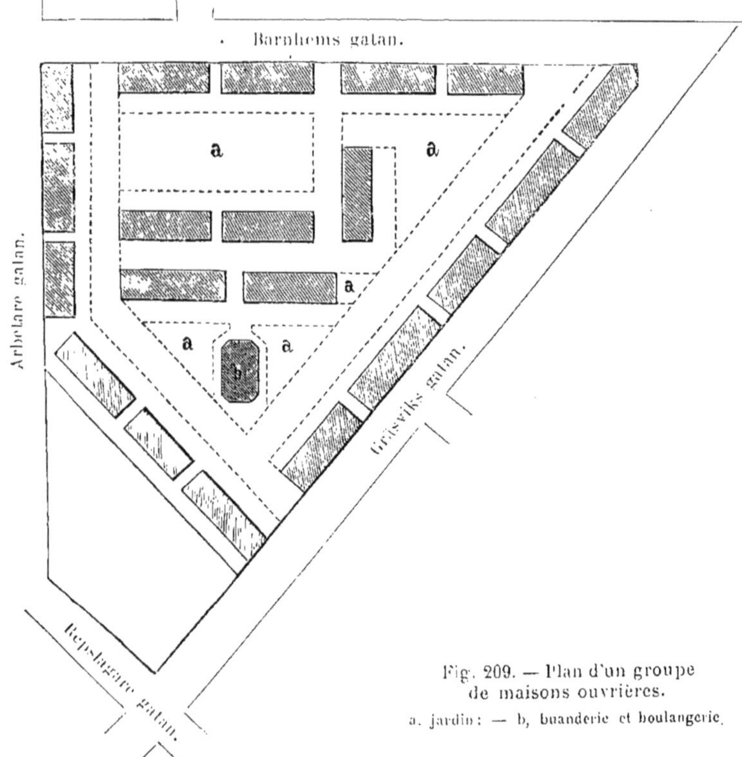

Fig. 209. — Plan d'un groupe de maisons ouvrières.

a, jardin; — b, buanderie et boulangerie.

est trop grand et trop profond (défaut de construction très commun en Finlande), car les immondices peuvent y séjourner en trop grande quantité et le nettoyage est difficile.

Dans la cour, il y a des puisards pour les eaux ménagères avec une conduite à l'égout. Les premiers ont le défaut d'être trop larges et parfois trop rapprochés du soubassement.

Des postes d'eau alimentaire sont établis dans la cour.

Il n'existe pas encore de règlement légal fixant l'espace nécessaire pour chaque personne logée dans les habitations ouvrières, c'est la Commission de salubrité (*Helsovårdsnæmnd*) qui décide à cet égard pour chaque cas particulier.

Suivant les statuts de la compagnie mentionnée ci-dessus, le même logement ne peut être habité par plus de sept personnes, à moins qu'elles n'appartiennent à la même famille, les enfants comptent comme les grandes personnes.

Chaque logement occupe un espace de 80 à 90 mètres cubes. La hauteur des chambres est de 2m,90 et le prix de location est de 26 francs par mois.

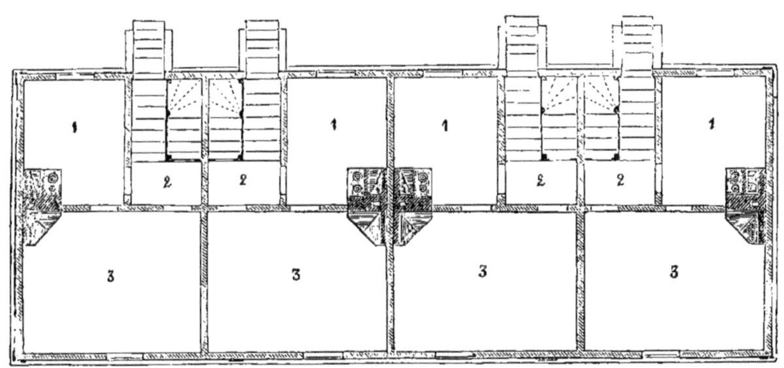

Fig. 210. — Plan d'une maison à quatre logements.
1, cuisines ; — 2, antichambres ; — 3, pièces d'habitation.

Un intendant habitant sur les lieux surveille le bon ordre et veille à la propreté.

Le contrôle régulier des autorités à l'égard des garnis n'existe pas non plus à Helsingfors. Cette question est une de celles qui, aux termes du Code d'hygiène, devra être résolue par un règlement sanitaire spécial.

Depuis 1883, Helsingfors possède un asile de nuit pour les ouvriers institué par une société de bienfaisance. On peut y recevoir quarante-cinq personnes à la fois.

Hygiène des fabriques. — Les dispositions qui se rapportent à l'hygiène des fabriques se trouvent dans le Code d'hygiène de 1879 et dans la nouvelle loi de 1889 concernant la protection des ouvriers dans les professions industrielles.

Le gouvernement a institué un comité chargé de rédiger un projet pour la fondation d'une caisse pour les ouvriers, sur le modèle de celles d'Allemagne et d'Autriche.

En attendant, les ouvriers ont pris eux-mêmes des dispositions pour l'assistance mutuelle en fondant une Association ouvrière, une Société générale de consommation et une caisse commune pour les maladies et les enterrements.

Un grand nombre de fabricants ont de plus assuré leurs ouvriers contre les accidents.

Dans la nouvelle loi, la surveillance sanitaire des fabriques est donnée à des inspecteurs particuliers qui relèvent du Conseil des industries (*Industristyrelsen*).

Ainsi l'une des branches les plus importantes de l'hygiène publique a été enlevée aux autorités médicales pour être confiée aux autorités purement techniques. On comprendra que cette solution n'est pas très heureuse.

Comme le Conseil des industries ne compte dans son sein aucun hygiéniste, il deviendra nécessaire pour arriver à un résultat réel d'y faire entrer un médecin compétent qui puisse être chargé de la haute direction de la partie sanitaire.

Hygiène des écoles. — Pour la construction et la ventilation des bâtiments scolaires, le Sénat a donné des prescriptions dans une circulaire datée du 8 septembre 1859.

Certaines dispositions se trouvent aussi dans le Code d'hygiène de 1879, mais elles sont d'un caractère trop général pour donner de bons résultats.

Un concours a été ouvert pour connaître le mode le plus convenable pour la construction d'une école primaire de campagne.

La plupart des bâtiments d'écoles entretenus par l'État ont été construits à neuf dans le cours de ces dernières années et on y a satisfait aux exigences de l'hygiène même pour l'installation et l'ameublement des classes.

Pour que l'hygiène scolaire soit mise en pratique d'une manière efficace, il est de toute nécessité que le personnel enseignant possède des notions élémentaires d'hygiène.

Les dispositions relatives au pouvoir des autorités sanitaires vis-à-vis des écoles, surtout en cas d'épidémie, font totalement défaut.

Le moyen le plus sûr de remédier à cet état de choses serait de confier la haute direction de cette partie de l'hygiène scolaire aux autorités de l'hygiène publique comme cela se pratique en Angleterre et en Belgique.

Aucun médecin spécial n'est attaché aux écoles de l'État, mais dans les établissements privés créés dans ces derniers temps, et subventionnés par l'État, se trouve un médecin scolaire.

Plusieurs de ces nouvelles écoles sont instituées pour les élèves des deux sexes qui suivent les mêmes cours dans les mêmes classes jusqu'à l'Université.

La gymnastique est obligatoire dans toutes les écoles de Finlande et, dans quelques institutions privées, on enseigne l'hygiène aux élèves des deux plus hautes classes.

STATISTIQUE

IMPORTANCE DE L'HYGIÈNE PUBLIQUE

Mortalité générale et par fièvre typhoïde. — Angleterre et pays de Galles. — *Londres.* — Ecosse. — *Edimbourg.* — Belgique. — *Bruxelles.* — France. — *Paris.* — Allemagne. — Prusse, — *Berlin.* — Autriche. — *Vienne.* — Suède. — *Stockholm.* — *Saint-Pétersbourg.* — Finlande. — *Helsingfors.* — Natalité. — Mortalité des grandes et des petites villes. — Mortalité dans les armées. — Le choléra et ses rapports avec l'organisation sanitaire. — Pertes nationales résultant d'une organisation défectueuse de l'hygiène publique.

Importance universelle de l'hygiène publique. — Mortalité générale et par fièvre typhoïde. — Ce n'est guère que depuis vingt ans que l'on a commencé à prendre des mesures énergiques en vue de combattre les maladies; les statistiques suivantes feront connaître les résultats obtenus.

La fièvre typhoïde, qui dans toutes les grandes villes a le caractère endémique, est de toutes les maladies infectieuses celle qui prouve le plus clairement l'influence des mesures hygiéniques.

La fréquence plus ou moins grande de cette maladie peut servir à mesurer l'efficacité des travaux entrepris dans l'intérêt de la santé publique.

En plaçant en regard de la mortalité générale celle des cas de fièvre typhoïde, on obtiendra donc une comparaison des plus instructives.

C'est le système que nous avons suivi chaque fois que cela a été possible.

Pour avoir un point fixe de comparaison entre les différents chiffres et par conséquent un aperçu net de la situation on est convenu d'indiquer la mortalité générale par 1,000 habitants et celle de la fièvre typhoïde par 10,000 habitants.

ANGLETERRE ET PAYS DE GALLES[1]

(Annual Reports of the Registrar General of England.)

ANNÉES	POPULATION MOYENNE	Mortalité générale sur 1000	Mortalité de fièvre typhoïde sur 10.000
1850 — 1854	18.301.162	22,3	9,8
1855 — 1859	19,365,876	22,1	8.9
1860 — 1864	20,523,932	22,2	8,4
1865 — 1869	21.823,233	22,5	9,1
1870 — 1874	23.272.145	22,0	6,3
1875 — 1879	24,875,820	21,2	4,2
1880 — 1884	26,420,557	19.6	2,9
1885 — 1887	27,872,259	19,0	2,1

[1] L'Ecosse et l'Irlande ont leur statistique particulière.

Nous voyons par là que la mortalité générale est descendue de 22,3 à 19,0 et celle de la fièvre typhoïde de 9,8 à 2,1, bien que la population ait augmenté d'un tiers de 1850 à 1887.

L'abaissement de la mortalité et la diminution constante de la fièvre typhoïde commencent en 1870, époque à laquelle les améliorations sanitaires furent appliquées dans les villes avec plus d'extension et d'énergie.

LONDRES

(*Annual Reports of the Registrar general of England. Weekly Return of Births and Deaths in London* 1888.)

ANNÉES	POPULATION MOYENNE	Mortalité générale sur 1000	Mortalité de fièvre typhoïde sur 10,000
1850 — 1854	2,362.286	24,1	9,9
1855 — 1859	2,583,167	23,1	8,5
1860 — 1864	2,804,048	24,0	9,5
1865 — 1869	3,029,138	24,4	8,4
1870 — 1874	3.254,260	23,0	4,9
1875 — 1879	3,586,091	22,5	3.3
1880 — 1884	3.917,922	20.4	2,7
1885 — 1888	4,214,215	19,9	1,6

En 1888, la ville de Londres comptait 4,282,921 habitants. Une population aussi colossale, agglomérée sur un espace de 316 kilomètres carrés, présente nécessairement toutes les conditions favorables à la propagation des maladies, telles que l'encombrement, la misère, la difficulté de l'entretien, etc., etc.

Malgré cela, le tableau ci-dessus prouve que non seulement la mortalité générale a diminué, mais encore que le nombre de décès par fièvre typhoïde est moins élevé à Londres que dans toute l'Angleterre.

On ne peut guère demander une plus éclatante démonstration des bienfaits semés par l'hygiène.

ECOSSE

(*Annual Reports of the Registrar general in Scotland.*)

ANNÉES	POPULATION MOYENNE	Mortalité générale sur 1000	Mortalité de fièvre typhoïde sur 10,000
1860 — 1864	3,104,810	22,2	
1865 — 1869	3,245,380	22,0	
1870 — 1874	3.355,837	22,5	
1875 — 1879	3,590,132	21,2	
1880 — 1884	3,784.827	19,7	
1885 — 1887	3,949,543	18,8	

EDIMBOURG

(*Annual Reports of the Registrar general in Scotland. Statistic of the Sanitary department in Glasgow. Dr I. B. Russel.*)

ANNÉES	POPULATION MOYENNE	Mortalité générale sur 1000	Mortalité de fièvre typhoïde sur 10,000
1875 — 1879	217,187	21,7	3,2
1880 — 1884	232,235	20,0	2,8
1885 — 1888	258,651	18,8	2,0

BELGIQUE

(*Annuaires statistiques de la Belgique.*)

ANNÉES	POPULATION MOYENNE	Mortalité générale sur 1,000	Mortalité de fièvre typhoïde sur 10,000
1865 — 1869	4,938,592	24,2	
1870 — 1874	5,193,394	23,4	8,7
1875 — 1879	5,433,089	21,8	7,0
1880 — 1884	5,653,363	21,0	6,3
1885 — 1887	5,847,843	20,5	4,3

BRUXELLES

(*Annuaires démographiques de Bruxelles.*)

ANNÉES	POPULATION MOYENNE	Mortalité générale sur 1,000	Mortalité de fièvre typhoïde sur 10,000
1865 — 1869	163,434	31.96	10,0
1870 — 1874	168,966 (1)	28,50	8,6
1875 — 1879	164,755	27,34	4,0
1880 — 1884	168.290	25,22	3,3
1885 — 1888	176,319	21,92	2,5

Il résulte des tableaux ci-dessus que la mortalité typhoïdique est moindre à Bruxelles que dans toute la Belgique.

[1] Le fort accroissement de la population est dû à l'immigration pendant la guerre franco-allemande.

FRANCE

(*Annuaires statistiques de la France.*)

ANNÉES	POPULATION MOYENNE	Mortalité générale sur 1,000
1855 — 1859	36,276,979	24,8
1860 — 1864	37,572,912	22,3
1865 — 1869	37,890,195	23,6
1870 — 1874	36,474,655 (1)	25,9
1875 — 1879	37,020,898	22,5
1880 — 1884	37,754,969	22,3
1885 — 1887	38,222,301	22,1

PARIS

(BERTILLON. *Bulletin de statistique municipale.*)

ANNÉES	POPULATION MOYENNE	Mortalité générale sur 1,000	Mortalité de fièvre typhoïde sur 10,000
1850 — 1854	1,077,479	28,64	18.45
1855 — 1859	1,199,346	27,60	13,09
1860 — 1864	1,721,968	24,94	—
1865 — 1869	1,851.274	25,33	5,5
1870 — 1874	1,851,762	30,41 (2)	10,8
1875 — 1879	2,039,030	23,56	6,2
1880 — 1884	2,240,910	25,21	9,9
1885 — 1888	2,270,945	23,52	9,0

On voit par ces tableaux que la France n'a guère fait de progrès sous le rapport de l'hygiène.

L'idée qu'on se fait en France de l'hygiène publique, de son importance et de ses rapports avec le bien public est bien éloignée de celle que l'on a en Angleterre.

Les projets d'un Code d'hygiène publique soumis aux chambres de temps à autre ont toujours été rejetés sous prétexte qu'ils attentaient à la liberté.

En France, la liberté personnelle refuse de se subordonner à la salubrité publique, tandis qu'en Angleterre le bien public est regardé comme le meilleur appui de la liberté individuelle.

En comparant la fréquence de la fièvre typhoïde à Londres et à Paris, on reconnaît clairement la valeur des divers systèmes de vidanges. A Londres les water-closets sont obligatoires, à Paris on s'y est opposé jusqu'à ces derniers temps.

[1] Guerre franco-allemande.

[2] Guerre franco-allemande.

ALLEMAGNE

(*Statistiches Jahrbuch fur das deutsche Reich. Berlin, 1889. Monatshefte zur Statistik des deutschen Reichs*, 1888.)

ANNÉES	POPULATION MOYENNE	Mortalité générale sur 1,000
1875 — 1879	43,388,800	26,4
1880 — 1884	45,621,000	27,3
1885 — 1887	46,832,955	26,6

PRUSSE

(*Statistiches Jahrbuch fur das deutsche Reich. Zeitschrift des Konig. Preussischen statistischen Bureaus*, 1888.)

ANNÉES	POPULATION MOYENNE	Mortalité générale sur 1,000
1855 — 1859	17,524,460	27,7
1860 — 1864	18,683,390	25,2
1865 — 1869	22,017,937	28,1
1870 — 1874	24,867,773	27,8
1875 — 1879	26,268,640	25,7
1880 — 1884	27,820,750	25,2
1885 — 1887	28,519,144	26,7

BERLIN

(*Verœffentlichungen des statistischen Amts der Stadt Berlin.*)

ANNÉES	POPULATION MOYENNE	Mortalité générale sur 1.000	Mortalité de fièvre typhoïde sur 10,000
1850 — 1854	422,961	25,19	—
1855 — 1859	445,776	26,80	10,4
1860 — 1864	581,947	26,33	8,0
1865 — 1869	716,088	32,07	8,8
1870 — 1874	882,316	32,37	9,7
1875 — 1879	1,039,447	29,87	5,4
1880 — 1884	1,174,227	27,75	2,9
1885 — 1888	1,390,491	23,12	1,4

Les tableaux ci-dessus témoignent d'une mortalité comparativement élevée en Allemagne, sans diminution constante, sauf pour la mortalité par fièvre typhoïde à Berlin. Cette différence tient au nouveau système de canalisations dont les travaux ont été commencés en 1872, et au système des water-closets obligatoire aujourd'hui pour les lieux d'aisances.

AUTRICHE[1]

(*Œsterreichische Statistik. Statistisches Handbuch der Œsterreichisch — Ungarischen Monarchie. Wien*, 1889.)

ANNÉES	POPULATION MOYENNE	Mortalité générale sur 1,000
1870 — 1874	20,678,922	32,5
1875 — 1879	21,458,288	30,6
1880 — 1884	22,358,194	30,1
1885 — 1888	23,198,067	29,4

VIENNE

(*Mittheilungen des statistischen Departements des Wiener Magistrates.*)

ANNÉES	POPULATION	Chiffres moyens	Mortalité générale sur 1000	Chiffres moyens	Mortalité par fièvre typhoïde sur 10,000	Chiffres moyens
1881	731,277	745,378	28,9	28,2	2,28	1,99
1882	740,622		29,1		2,49	
1883	749,762		28,1		2,00	
1884	759,849		26,8		1,20	
1885	769,889	785,293	28,5	26,5	1,38	1,04
1886	780,066		26,5		0,49	
1887	790,381		25,8		1,04	
1888	800,836		25,0		1,26	

SUÈDE

(*Bidrag till Sveriges officiella Statistik.*)

ANNÉES	POPULATION MOYENNE	Mortalité générale sur 1,000	Mortalité par fièvre typhoïde sur 10,000
1860 — 1864	3,907,118	19,4	
1865 — 1869	4,160,467	20,5	
1870 — 1874	4,252,509	18,2	2,7
1875 — 1879	4,481,662	18,7	2,3
1880 — 1884	4,593,014	17,6	2,3
1885 — 1887	4,711,620	17,8	2,3

[1] Les statistiques ne se rapportent qu'aux pays de la Couronne.

STOCKHOLM

(*Berättelser till Kongl. Medicinalstyrelsen om helsotillståndet i Stockholm* 1877 — 1888 *af Stockholms Helsovårdsnæmnd. Dr Klas Linroth.*)

ANNÉES	POPULATION MOYENNE	Mortalité générale sur 1000	Mortalité par fièvre typhoïde sur 10,000
1860 — 1864	120,296	32,97	
1865 — 1869	135,570	30,55	
1870 — 1874	139,255	34,23	12,8
1875 — 1879	152,825	27,05	5,5
1880 — 1884	174,201	24,89	3,0
1885 — 1887	214,539	22,01	1,7

A Stockholm, les travaux de canalisation furent poussés plus activement en 1876. En même temps on améliora le service de la voirie. Les chiffres ci-dessus prouvent éloquemment l'efficacité de ces mesures sur la mortalité en général et sur celle de la fièvre typhoïde en particulier.

SAINT-PÉTERSBOURG

(*Statistique de l'Empire de Russie.* Résumés annuels de statistique sanitaire comparée par le Dr E. Janssens. Bruxelles. *The influence of Sewage and Water-supply on the death-rate in Cities by* Ervin Smith. *Lansing, Michigan*, 1885.)

ANNÉES	POPULATION	Chiffres moyens	Mortalité générale sur 1,000	Chiffres moyens	Mortalité par fièvre typhoïde sur 10,000	Chiffres moyens
1878	669,741		47,1	43,5	80,66 [1]	52,8
1879			40.0		23.49	
1880	754,704		46,1		47,69	
1881	839,677		51,4			
1882		833,219	35,2	39,4		22,52
1883	876,575		32.5		10.63	
1884	861,920		31,9		9,25	
1885	869,379		29,4			
1886	928,016	908,829	30.7	30,6		8,79
1887			27,8		8,35	
1888	929,093		34,6		9,23	

[1] Y compris le typhus exanthématique.

Bien que l'organisation sanitaire de Saint-Pétersbourg ne fasse pas partie du présent ouvrage, nous avons donné la statistique qui précède parce qu'elle met en lumière l'état de la santé publique de la capitale russe qui entretient avec la Finlande des relations journalières.

La statistique prouve clairement que Saint-Pétersbourg est une ville insalubre, mais que les améliorations hygiéniques accomplies dans ces dernières années ont là, comme partout, fait diminuer et la mortalité générale et les cas de fièvre typhoïde.

FINLANDE

(*Bidrag til Finlands officiella Statistik.*)

ANNÉES	POPULATION MOYENNE	Mortalité générale par 1,000
1815 — 1819	1,128.010	25,0
1820 — 1824	1.211.136	25.4
1825 — 1829	1.295,163	24.6
1830 — 1834	1.374,612	31,0 [1]
1835 — 1839	1,404.504	26,0
1840 — 1844	1,484.767	22.0
1845 — 1849	1.580.055	23,7
1850 — 1854	1,668,301	27.7
1855 — 1859	1,700.439	30.2 [2]
1860 — 1864	1,786.264	25,9
1865 — 1869	1.803,173	41,0 [3]
1870 — 1874	1,842.553	20.7
1875 — 1879	1,968.336	22.4
1880 — 1884	2.114.187	22,6
1885 — 1888	2,253.141	20,9

[1] Le choléra en 1832-1834.
[2] Les suites de la guerre de Crimée.
[3] Le typhus et la famine de 1867-1868.

La Finlande, qui, par son climat et le genre de vie de sa population, a de grandes ressemblances avec la Suède est placée comparativement assez bas sur l'échelle de la mortalité générale parce qu'elle manque encore de bonne organisation sanitaire, faute d'hygiénistes compétents pour faire appliquer les lois.

Ce pays entre maintenant dans une période plus heureuse, car le Gouvernement vient de nommer un professeur d'hygiène publique à l'Université d'Helsingfors.

HELSINGFORS

(*Medicinalstyrelsens årsberættelser intill* 1880. *Helsovårdsnæmdens årsberættelser för* 1880 — 1888 *af Dr E. Qvist.*)

ANNÉES	POPULATION	Chiffres moyens	Mortalité générale sur 1,000	Chiffres moyens	Mortalité par fièvre typhoïde sur 10,000	Chiffres moyens
1865	23,868		30.0			
1866	24,377		26.3			
1867 [1]	24,964	24,626	24,0	33,8		
1868 [2]	24,835		62.1			
1869	25,585		25,0			
1870	26,519		21,8			
1871 [3]	24,466		33.5			
1872	28,798	28.000	23.0	26,0		
1873	29,755		24.6			
1874	30,461		26.6			
1875	31,501		26,8			
1876	32,427		28,8			
1877	33,318	33,634	28.5	25.6		
1878	34,223		23.2			
1879	36,791		20.8			
1880	37,500		27,2			
1881	38,744		27.3			
1882	40,151	40,294	25.7	26.3	6.97	
1883	41,655		24.6		4.08	5.22
1884	43,422		26.6		4.61	
1885	45,469		21,9		7.04	
1886	47,539	48,902	25.4	22.0	4,84	4,24
1887	49,951		19.5		3.00	
1888	52,672		21.0		2,08	

[1] Les paroisses russes, allemandes, catholiques et juive, de même que celle du fort de Sveaborg ne sont pas comprises dans cette statistique.

[2] Typhus exanthématique et famine.

[3] Épidémie de variole.

En faisant abstraction de la période des cinq années 1867-1871 signalée par des épidémies désastreuses, on remarque une décroissance faible de la mortalité générale et il faut admettre que le perfectionnement de l'organisation sanitaire est pour quelque chose dans ce résultat; mais ces institutions sont cependant loin d'être satisfaisantes comme le prouvent la mortalité générale et les cas nombreux de fièvre typhoïde.

Pour une ville d'une population modeste comme Helsingfors et d'une situation aussi favorable, la mortalité est excessive. Les cas de fièvre typhoïde démontrent à l'évidence que la distribution des eaux, le service de la voirie et des vidanges, la canalisation sont les côtés faibles de l'organisation sanitaire. Les mesures préventives contre les maladies contagieuses sont de même insuffisantes.

Natalité. — La mortalité étant plus forte dans les premières années de la vie, la natalité influe considérablement sur la mortalité.

Dans les pays et les villes mentionnés dans cet ouvrage, la natalité est en moyenne répartie ainsi :

Angleterre	35,1	Londres	30,0
Ecosse	34,7	Edimbourg	28,8
Belgique	31,5	Bruxelles	28,8
France	25,4	Paris	26,9
Allemagne	39,0	Berlin	31,0
Prusse	39,3	Vienne	33,4
Autriche	37,9	Stockholm	33,3
Suède	30,2	Helsingfors	32,7
Finlande	35,5		

Mortalité des grandes et des petites villes. — Plus la population dans un même lieu est considérable, plus considérables aussi sont les conditions favorables au développement d'une forte mortalité.

Le tableau suivant donne le chiffre de la mortalité générale et de celle des cas de fièvre typhoïde dans sept grandes villes d'Allemagne et vingt plus petites. Nous y trouvons un résultat favorable aux premières et la raison c'est que les institutions sanitaires y sont plus en rapport avec les exigences de l'hygiène, tandis que ces mêmes institutions laissent beaucoup à désirer dans les secondes.

(*Veröffent. des Kaiserlichen Gesundheitsamtes. Berlin.* Ervin Smith, *l. c.*)

VILLES	Population de 1882	MORTALITÉ par 1.000		MORTALITÉ de fièvre typhoïde par 10,000	
		Moyenne de 1882	Moyenne de 1878 à 1882	Moyenne de 1882	Moyenne de 1878 à 1882
Francfort-sur-le-Mein	140,000	20,36	20,44	1,6	1,8
Munich	238,000	38,11	39,49	1,8	5,0
Dresde	227,250	25,05	24,74	1,5	1,8
Dantzig	112,119	28,01	29,18	1,9	2,2
Breslau	280,200	31,75	31,68	2,9	3,5
Stuttgart	108,082	22,65	22,83	2,4	1,8
Hambourg	416,819	24,79	25,62	2,2	2,7
Moyenne		26,17	26,35	2,0	2,7

VILLES	Population de 1882	MORTALITÉ par 1,000		MORTALITÉ de fièvre typhoïde par 10,000	
		Moyenne de 1882	Moyenne de 1878 à 1882	Moyenne de 1882	Moyenne de 1878 à 1882
Elbing	36,405	38,57	31,84	7,4	8,4
Stralsund	30,038	25,77	25,44	9,3	11,9
Stargard	21,346	28,58	26,18	6,6	8,6
Thorn	21,859	26,21	26,90	8,7	11,7
Graudenz	17,466	32,29	29,67	21,8	20,9
Posen	65,900	30 09	30,13	13,4	13,6
Bromberg	35,800	22,12	24,34	10,6	14,6
Beuthen	24,483	26,22	31,13	4,9	8,9
Schweidnitz	22,653	28,47	29,73	7,1	9,2
Halberstadt	31,300	30,54	27,92	5,4	6,1
Nordhausen	26,638	23,09	24,28	9,4	9,9
Aschersleben	19,350	24,39	25,20	7,8	6,8
Quedlinbourg	18,550	27,39	26,61	8,1	5,8
Spandau	30,395	25,17	25,22	4,9	6,1
Neustadt-Magdebourg	27,696	33,43	36,32	7,6	11,3
Bourg-lès-Magdebourg	16,062	24,84	25,96	6,6	12,0
Lunebourg	18,979	23,45	23,89	15,8	10,4
Dortmund	68,000	28,91	28,81	5,4	9,0
Essen	60,000	29,12	29,70	5,7	6,2
Colmar	26,300	27,91	29,77	4,9	5,6
Moyenne		27,87	27,98	8,6	9,8

Mortalité dans les armées. — L'adoption du service militaire obligatoire a eu pour effet d'intéresser à l'hygiène militaire toutes les classes de citoyens ; aussi dans ces vingt dernières années le service sanitaire a été considérablement amélioré dans les armées européennes.

Dans les chiffres ci-joints [1] sont exposés les résultats obtenus :

ARMÉES	ANNÉES	MORTS sur 1,000	ÉPOQUE ACTUELLE
Prussienne	1829—1838	13,1	5,7
»	1846—1863	9,7	
Anglaise	1830—1846	15,0	8,4 [2]
Française	1842—1848	19,4	
»	1853—1858	16,0	9,2
Russe	1841—1852	37,4	
»	1858—1868	16,5	14,2

[1] En sus de la statistique officielle de chaque pays cité, nous avons puisé des indications exactes dans l'*Etude sur la mortalité et sur les causes de décès dans les armées européennes* de J. Sormani, publié dans le *Bulletin du Congrès d'hygiène* de Genève de 1882; et dans la *Valeur économique de la vie humaine et sa comptabilité*, du Dr Rochard, publié dans le *Bulletin du Congrès d'hygiène* de La Haye, 1884.

[2] En Angleterre, où le service obligatoire n'est pas introduit, les soldats peuvent rester sous les drapeaux jusqu'à quarante ans et au delà, ce qui change un peu l'état de la question dans ce pays.

La mortalité générale et celle de la fièvre typhoïde dans les armées des divers pays sont marquées dans le tableau ci-dessous.

PAYS	Mortalité générale par 1.000	Mortalité de fièvre typhoïde par 10,000
Suède.	2.3	4,7
Finlande	3.3	3,5
Prusse	5.7	9,5
Angleterre	8,4	3,1
France	9.2	33,7
Autriche	11,2	15,9
Italie.	11,6	20,9

Il ressort de ce tableau que les pays d'Europe se trouvent dans des situations différentes par rapport à la mortalité générale ou à la mortalité par fièvre typhoïde. Les décès de cette dernière maladie étant surtout occasionnés par le service de la voirie et la qualité de l'eau potable, il en résulte que l'Angleterre occupe le premier rang et la France par contre le dernier.

Le choléra et ses rapports avec l'organisation sanitaire. — La fièvre typhoïde, comme l'ont prouvé les tableaux ci-dessus, est étroitement liée à l'organisation sanitaire d'un pays; il en est de même du choléra dont les données statistiques démontrent jusqu'à quel point il dépend des mêmes circonstances déterminantes.

La seule différence qui existe est que le choléra étant une maladie d'origine tropicale n'a fait en Europe que de brusques apparitions, tandis que la fièvre typhoïde est installée partout à l'état permanent.

L'expérience a prouvé que les endroits où règne la fièvre typhoïde sont atteints de préférence par le choléra et que lorsque ce dernier a éclaté dans une ville il frappe de préférence les quartiers les plus attaqués d'ordinaire par la fièvre typhoïde.

Les localités dépourvues d'égouts, ayant une voirie mal organisée, approvisionnées de mauvaise eau, ou possédant un sol imprégné de matières excrémentitielles sont celles qui sont le plus exposées aux apparitions du choléra.

Pendant les épidémies qui ont ravagé l'Europe de 1832 à 1887, on a constaté souvent qu'une localité est préservée en proportion de la supériorité de son organisation sanitaire. Dans la même ville, certaines parties moins atteintes par le fléau étaient précisément celles où fonctionnaient un bon système de nettoyage et de distribution d'eau plus pure.

Lors de la première invasion du choléra, en 1832, on avait déjà observé à Londres la préférence marquée de la maladie pour les endroits habituels où régnait la fièvre typhoïde; ce fait fut confirmé de nouveau pendant l'épidémie de 1840 à 1849 [1]; et lors de celle de 1884 dans les villes du midi de l'Europe.

[1] *Lectures on State medicin*, Dr de Chaumont. Londres, 1875.

Des observations intéressantes à ce sujet ont été faites à Marseille par le médecin municipal, le docteur Albenois [1]. Il résulte de ces observations que la mortalité a été beaucoup plus forte dans les quartiers de la ville qui n'avaient pas d'égouts que dans des parties plus sales et plus populeuses qui étaient canalisées. Les plus atteintes étaient les mêmes qui avaient constamment payé un tribut élevé à la fièvre typhoïde.

D'un autre côté, à Naples, le professeur Fazio [2] a remarqué, dans le cours de plusieurs épidémies, que la fièvre typhoïde et le choléra suivaient toujours la même direction dans les mêmes quartiers.

L'éminent ingénieur de la ville de Paris, Alfred Durand-Claye [3], a démontré, à propos de la dernière épidémie cholérique de 1885, que le fléau avait sévi plus fortement dans les quartiers de la ville qui n'étaient pas reliés au réseau des égouts; il a de même constaté que les quartiers où les cas de choléra étaient le plus nombreux étaient justement ceux où la fièvre typhoïde sévissait le plus fortement.

A Buda-Pesth, le Dr J. V. Fodor [4] a dressé une statistique comparée, de 1863 à 1877, des cas de choléra et de fièvre typhoïde. On y voit le choléra et la fièvre typhoïde causer trois et quatre fois plus de décès dans les maisons malpropres que dans les habitations bien tenues, et dans celles possédant des cours sales que dans les maisons voisines ayant des cours en bon état. Ces proportions sont notées d'une manière plus frappante dans les relevés ci-dessous :

NOMBRE DE PERSONNES MORTES DANS 100 MAISONS

LOGEMENTS	CHOLÉRA	FIÈVRE TYPHOÏDE
Excessivement propres.	92	165
Relativement propres .	199	177
Sales	268	182
Extrêmement sales . .	402	336

COURS	CHOLÉRA	FIÈVRE TYPHOÏDE
Propres	188	159
Relativement propres . .	214	186
Sales	263	208
Extrêmement sales. . .	389	282

L'expérience a prouvé aussi que le choléra indigène endémique (choléra nostras) ainsi que les diarrhées épidémiques et la dysenterie se développent mieux sur les terrains favorables à la fièvre typhoïde et au choléra asiatique.

Pertes nationales résultant de l'organisation défectueuse de l'hygiène publique. — Ce qui entrave l'organisation de l'hygiène publique, c'est

[1] *Bulletin mensuel du Bureau de démographie de la ville de Marseille*, mars 1885.
[2] Le choléra à Naples (*Journal d'hygiène, Paris*), novembre 1885.
[3] *Revue d'hygiène*, Paris, avril 1885.
[4] *Ueber den einfluss der Wohnungsverhæltnisse auf die Verbreitung von cholera und typhus.* Archiv. für hygiène, 1884.)

d'une part l'ignorance de son importance et de sa valeur et d'autre part les frais que son installation nécessite.

En examinant la question de près, on se convaincra facilement que les dépenses occasionnées par une hygiène convenable, sont bien moins considérables que les inconvénients résultant de l'absence de cette institution.

Ce qui a le plus puissamment contribué à faire adopter par le Parlement anglais le Code d'hygiène actuellement en vigueur là-bas, ce furent les calculs de l'éminent hygiéniste le Dr John Simon, d'après lesquels 125,000 personnes au moins chaque année mouraient prématurément à cause des institutions sanitaires mauvaises ou insuffisantes.

Or, la richesse d'une nation consistant presque entièrement dans le travail et la force active du peuple[1], ces nombreux décès constituent clairement une notable perte nationale.

La question de savoir à quelle somme peut être évaluée la vie d'un homme a été traitée en France et en Angleterre par plusieurs économistes distingués.

Le résultat de leurs recherches est en général que la vie d'un homme représente un capital dont le revenu est égal à ses dépenses annuelles.

Le Dr Farr, de Londres, conclut de ses recherches que la valeur du travail de chaque individu, répartie également sur les hommes, les femmes et les enfants, est de 3.975 francs.

M. Edwin Chadwich, de Londres, porte la valeur de chaque individu de la classe ouvrière à 5,000 francs.

M. le Dr Rochard, de Paris, a présenté au Congrès d'hygiène de La Haye, en 1884, l'appréciation d'une vie humaine en France de beaucoup inférieure au chiffre ci-dessus et ne s'élevant qu'à la somme de 1,007 francs.

En s'appuyant pour l'Angleterre sur le chiffre mentionné de 125,000 décès *évitables* et en prenant la somme de 4,000 francs comme valeur d'une vie, on peut calculer que la perte annuelle de la nation anglaise, avant les améliorations apportées au point de vue de l'hygiène publique, arrivait à la somme colossale de 500 millions de francs.

Cette somme même est loin d'être juste.

Comme les décès forment à peu près les 4 p. 100 des cas de maladie, sur les 125,000 personnes décédées, il y a eu environ 3 millions d'individus retenus plus ou moins longtemps au lit pour cause de maladie. En évaluant à trente jours l'espace de temps où chaque malade était hors d'état de travailler, on sera plutôt en deçà qu'au delà de la réalité. Sur ces 3 millions un tiers était formé par des hommes valides[2]; si on admet trente jours en moyenne d'incapacité de travail pour 1 million d'individus on a une perte de 30 millions de journées. La journée en Angleterre étant cotée en général 5 francs la perte totale sera de 150 millions de francs.

[1] The greater part of the national wealth is the income from the work which is the outcome from the national health. Sir James Paget. (*National health and work*, London 1884.)

[2] Cette évaluation est basée sur ce fait, que les décès de quinze à soixante ans forment un peu moins que le tiers de la totalité. Si l'on considère que toute maladie survenant dans une famille porte atteinte au travail régulier des parents cette proportion ne paraîtra pas exagérée.

Les dépenses pour l'entretien des malades, les soins et les médicaments sont calculés à raison de 2 francs par jour, soit encore pour 3 millions pendant 30 jours une somme de 180 millions.

Donc :

Perte occasionnée par les décès évaluée à.	500,000,000 fr.
Valeur des journées perdues	150,000,000
Dépenses pour les malades.	180,000,000
Total	830,000,000 fr.

Telle est la perte que l'Angleterre ferait encore chaque année par suite d'une organisation sanitaire défectueuse.

Avec une somme aussi considérable, on pouvait faire bien des choses, aussi n'est-on pas resté inactif.

S'il résulte des calculs de M. le Dr Rochard que les dépenses annuelles occasionnées par la totalité des maladies et des décès s'élèvent en France à 1,649,107, 027 francs et si nous pouvions, ajoute-il, diminuer cette somme d'un dixième, la France ferait tous les ans une économie de 165 millions.

Si en Finlande la mortalité pouvait être réduite aux mêmes proportions que celle de la Suède et de la Norvège, c'est-à-dire 17 pour 1,000, ce qui n'est nullement impossible vu l'analogie existant entre les conditions naturelles des deux pays et le genre de vie presque identique de ses habitants, il y aurait en Finlande chaque année 11,017 décès de moins.

D'après le mode de calcul qui précède, en donnant à chaque vie finlandaise une valeur de 1,000 francs, en comptant 1 franc pour chaque journée de travail et 25 centimes seulement pour frais de maladie par jour, l'épargne annuelle se monterait à 15,836,927 fr. 50.

Combien d'améliorations importantes ne pourrait-on accomplir en hygiène publique avec une petite partie de cette somme !

INDEX BIBLIOGRAPHIQUE

Outre les ouvrages cités dans le texte, nous avons consulté les publications suivantes :

ANGLETERRE ET ÉCOSSE

Sanitary Law, par Aubrey Husband. Edinburgh 1883.

Sanitary Law and Administration, par William C. Smith. Edinburgh 1883.

Handbook of Hygiene, par Georg Wilson. London 1883.

Supplement to the Thirty-fitfh annual Report of the Registrar-General in England. London 1875.

Annual Reports of the Local Government Board. London 1882-1886.

The Local Government Chronicle. London 1888.

Ambulance Arrangement for the Conveyance of Persons suffering from Fever and Smallpox. London 1884.

Sanitary Chronicles of the Parish of St. Marylebone, par Alexander Wynter-Blyth. London 1885.

St. Thomas Hospital. London 1886.

The Metropolitan Fever and Smallpox Hospital at Homerton. Reports par le Dr Alex. Collie. London 1879-1883.

Knight's annotated Model Bye-laws of the Local Government Board. London 1885.

Healthy Dwellings par Douglas Galton. Oxford 1880.

An Act to consolidate and amend the Law relating to Public Health in Scotland. 15 août 1867.

Edinburgh Slaughter-houses Acts. 15 juillet 1850, 30 juin 1874.

A Skeetch of the Law relating to Factories and Workshops, par Friedrick Hayes Whymper in Arbeiten der hygienischen Sectionen des Internationalen Congresses zu Wien 1887.

Report of the present State in England of the Purification of Sewage, par E. Frankland in Arbeiten der hygienischen Sectionen des Internationalen Congresses zu Wien 1887.

Report of the Sanitary Condition of Edinburgh, par Henry D. Littlejohn. Edinburgh 1867.

Annual Report of the Board of Supervision. Edinburgh 1887.

Scotch Education Departments. Code of Regulations. London 1887.

Reports of the Royal Infirmary of Edinburgh. 1886.

Tyrotoxicon par Victor C. Vaughan in Reports of the Michigan State Board of Health 1886.

BELGIQUE

Rapport fait au Conseil communal par le collège des bourgmestre et échevins. Bruxelles 1886.

Utilisation des eaux d'égout de l'agglomération bruxelloise, par Léon Derote et Charles van Mierlo. Bruxelles 1875.

Notice sur la Législation de l'Hygiène en Belgique. Bruxelles 1884.

Service du nettoyage de la voirie. Bruxelles 1885.

Services de l'Administration centrale et services extérieurs qui en dépendent. Bruxelles. 1883.

Catalogue spécial de l'Administration communale de Bruxelles pour l'Exposition universelle d'Anvers. Bruxelles 1885.

Prophylaxie administrative contre la propagation des maladies contagieuses, par le Dr E. Janssens. Bruxelles 1880.

Désinfection à Bruxelles, par le Dr Janssens. Bruxelles 1884.

Notice sur le Dépôt mortuaire de Bruxelles, par le Dr E. Janssens. Bruxelles.

Règlement sur le Dépôt mortuaire de Bruxelles. 1881.

Règlement pour le service de l'abattoir. Bruxelles, 1877.

Les égouts et la Senne à Bruxelles, par Charles van Mierlo. Bruxelles 1878.

Premier secours en cas d'accidents, publié par le Bureau d'hygiène. Bruxelles 1875.

Règlement sur la prostitution. Bruxelles 1877.

Police des établissements dangereux, insalubres ou incommodes. Bruxelles 1887.

Notice sur les habitations ouvrières. Bruxelles 1888.

Enquête sur les habitations ouvrières. Rapport par le Dr E. Janssens. Bruxelles 1888.

La pratique de la désinfection, par le Dr Richard (de Paris) in Arbeiten der hygienischen Sectionen des Internationalen Congresses zu Wien 1887.

Sur la nécessité et l'installation des hôpitaux d'isolement, par le Dr J. Félix (de Bucarest) in Arbeiten der hygienischen Sectionen des Internationalen Congresses zu Wien 1887.

Mesures internationales contre les falsifications des denrées alimentaires, par le Dr van Hamel Roos in Arbeiten der hygienischen Sectionen des Internationalen Congresses zu Wien 1887.

FRANCE

Préfecture de la Seine. Recueil de règlements. Paris 1875.

Recueil de précis concernant les eaux, les canaux et l'assainissement. Paris 1883-1886.

Recueil de règlements concernant le service des alignements et des logements insalubres, par M. G. Jourdan. Paris 1887.

Bulletin municipal officiel de la ville de Paris. 1888.

Journal d'Hygiène. Paris 1886-1889.

Revue d'Hygiène. Paris 1886.

Publications de la Société française d'Hygiène. Assainissement de Paris. Extraits des bulletins de la Société. Paris 1882.

Rapport général sur les travaux du Conseil d'Hygiène publique, par M. Ch. Patin. Paris 1886.

L'infection de Paris, par L. Dorré. Paris 1883.

Conseil d'Hygiène publique et de Salubrité du département de la Seine. Rapports sur les maladies épidémiques. 1884-1886.

Hôpitaux d'isolement, voitures d'ambulances, stations de désinfection: Rapport par le Dr E. Chautemps. Paris 1888.

Préfecture de la Seine. Les eaux de Paris en 1884, par M. Couche. Paris 1884.

Epuration des eaux d'égout par le sol de Gennevilliers, par le Dr H. Marié-Davy. Paris 1880.

Assainissement de la Seine, par M. Alfred Durand-Claye. Paris 1885.

Les égouts de Paris 1885, par M. Humblot. Paris 1886.

Hygiène scolaire en France par le Dr Henri Napias, in Arbeiten der hygienischen Sectionen des Internationalen Congresses zu Wien 1887.

Sur les mesures internationales contre les falsifications des matières alimentaires, par le prof. Paul Brouardel, in Arbeiten der hygienischen Sectionen des Internationalen Congresses zu Wien 1887.

Les vacheries du département de la Seine, rapport par Armand Goubaux. Paris 1888.

Paris, sa topographie, son hygiène, ses maladies, par Léon Colin. Paris 1885.

L'inspection sanitaire des logements loués en garnis. Paris 1885.

Assainissement des habitations et des voies privées dans la ville de Paris, par M. Gustave Jourdan. Paris 1889.

Manuel de l'inspecteur des viandes, par L. Villain et V. Bascou. Paris 1886.

Arrêtés concernant les cimetières de la ville de Paris. Paris 1884.

Arrêté réglementaire concernant le service de la Morgue. Paris 1882.

Rapport sur la création d'un dépôt mortuaire municipal, par M. Chassaing. Paris 1887.

Rapport sur les maladies épidémiques observées en 1884 et rapports annexés. Paris 1886.

Rapport sur les maladies epidémiques observées en 1886. Paris 1888.

Notes sur les cimetières de la ville de Paris. Paris 1889.

L'épidémie cholérique de 1884. Paris 1885.

L'assainissement des villes par le système Berlier, in Les Merveilles du Travail, 6e livraison.

Etablissements insalubres, incommodes et dangereux, par H. Bunel. Paris 1887.

Habitations ouvrières, par Emile Cacheux. Laval 1885.

Ordonnance concernant la nomenclature des établissements classés. Paris 1881.

Le travail des enfants et des filles mineures dans l'industrie, par Louis Bouquet. Paris 1885.

Protections des enfants du premier âge. Paris 1887.

Notice sur l'école Monge. Paris 1886.

Règlement sur l'inspection médicale des écoles primaires et des écoles maternelles publiques de la ville de Paris. Paris 1883.

Etude sur les égouts de Londres, de Bruxelles et de Paris, par Ch. Terrier. Paris 1878.

Annuaires de l'observatoire de Montsouris. Paris 1886-1888.

Etude sur les eaux potables et le plomb, par A. Hamon. Paris 1884.

Les systèmes d'évacuation des eaux et immondices d'une ville, par le Dr van Overbeck de Meijer. Paris 1883.

Manuel de microbiologie, par le Dr H. Dubief. Paris 1888.

La prostitution au point de vue de l'hygiène et de l'administration en France et à l'étranger, par le Dr L. Reuss. Paris 1889.

ALLEMAGNE

Arbeiten aus dem kaiserlichen Gesundheitsamte. Berlin 1886.

Das kaiserliche Gesundheitsamt. Berlin 1886.

Die Gesetzgebung betreffend das Gesundheitswesen im deutschen Reich, par C. Gœsch und J. Karsten. Berlin 1888.

Die Anstalten der Stadt Berlin für die œffentliche Gesundheitspflege von den stædtischen Behœrden. Berlin 1886.

Polizei-Verordnung betreffend die Canalisation der Stadt Berlin, du 14 juillet et du 8 septembre 1874.

Polizei-Verordnung betreffend die Construction des Wasserclosets du 20 mars 1879.

Das œffentliche Gesundheitswesen und seine Uberwachung in der Stadt Berlin, par le Dr M. Pistor. Berlin 1887.

Hygienischer Führer durch Berlin, par le Dr Paul Bœrner. Berlin 1882.

Bericht der Deputation für die Verwaltung der Kanalisationswerke. Berlin 1887.

Infectionskrankheiten, par le prof. H. v. Ziemssen. Leipzig 1887.

Ueber die Wildseuche und ihre Bedeutung für die Nationalœkonomie und Hygiene, par Ferdinand Hueppe in Berliner klinische Wochenschrift, N° 44-46, 1886.

Ueber Praxis der Desinfection, par le Dr F. Lœffler in Arbeiten der hygienischen Sectionen des Internationalen Congresses zu Wien 1887.

Ueber das Eindringen von Verunreinigungen in Boden und Grundwasser par le prof. Franz Hofmann in Archiv für Hygiene, B. II.

Ueber Stædtereinigung und die Verwendung der stædtischen Unreinigkeiten, par le prof. Virchow in Deutsche Vierteljahrschrift für œffentliche Gesundheitspflege, Viertes Heft. Braunschweig 1883.

Die Luft, par le Dr Friedrich Renk in Handbuch der Hygiene und Gewerbekrankheiten. Leipzig 1886.

Der Boden par le prof. Soyka in Handbuch der Hygiene und Gewerbekrankheiten. Leipzig 1887.

Geschæfts-Anweisung für die Armen-Commissionnen der Stadt Berlin. Berlin 1884.

Gemeindebeschluss und Regulativ betreffend die Untersuchung frischen Fleisches. Berlin 1887.

Regelung des Verkehrs auf dem stædtischen Central-Viehofe nebst Ordnung für den Schlachthof. Berlin 1881.

Polizei-Verordnung betreffend die œffentliche Trichinenschau. Berlin 1881.

Darstellung des auf dem Gebiete der œffentlichen Gesundheitspflege bis jezt Geleisteten par le Dr Julius Uffelmann. Berlin 1878.

Instruction für die Bezirksærzte in Sachsen du 10 juillet 1884.

Die Wasserversorgung zu Leipzig, par le prof. Franz Hofmann. Leipzig 1877.

Wasserwerk der Stadt Leipzig, par A. Thiem. München 1883.

Verwaltungsbericht des Rathes der Stadt Leipzig. 1884.

AUTRICHE

Systematisches Handbuch der Œsterreichischen Sanitætsgesetze par Adolf Ritter von Obertraut. Wien 1881.

Hygienischer Führer durch Wien, par le Dr Heinrich Adler. Wien 1887.

Bericht des Bezirks-Vorstehers über die Amtshætigheit des Gemeinde-Bezirkee « Favoriten » 1875-1878. Wien 1878

Neuere Krankenhæuser, par Franz Gruber. Wien 1879.

Die Todesursachen in Oesterreich 1873-1882, par le Dr F. Presl in Arbeiten der demographischen Section des Internationalen Congresses für Hygiene und Demographie zu Wien 1887.

Nothwendigkeit und Anlage von Isolirspitælern par le D^r Sœrensen de Kopenhagen in Arbeiten der hygienischen Sectionen des internationalen Congresses zu Wien 1887.

Ueber die Nothwendigheit der Isolirung, die Isolirspitæler, und deren Anlage, par le Dr Karl Bœhm de Wien in Arbeiten der hygienischen Sectionen des Internationalen Congresses zu Wien 1887.

Der Zusammenhang der Wasserversorgung mit der Enstehung und Ausbreitung von Infectionskrankheiten, par le Dr Ferdinand Hueppe in Arbeiten der hygienischen Sectionen des Internatiolen Congresses zu Wien 1887.

Ueber die Beurtheilung der hygienischen Beschaffenheit des Trink-und Nutzwasser, par le Dr A. Gærtner in Arbeiten der hygienischen Sectionen des Internationalen Congresses zu Wien 1887.

Fabrikhygiene und Fabrikgesetzgebung, par le Dr Fridolin Schuler in Arbeiten der hygienischen Sectionen des Internationalen Congresses zu Wien 1887.

Aerztliche Ueberwachung der Schulen, par le Dr Wasserfuhr in Arbeiten der hygienischen Sectionen des Internationalen Congresses zu Wien 1887.

Die ærstliche Ueberwachung der Schulen zur Verhütung der Kurzsichtigkeit par le prof. Hermann Cohn in Arbeiten der hygienischen Sectionen des Internationalen Congresses zu Wien 1887.

Internationale Maasregeln gegen die Verfælschung der Nahrungsmittel, par le Dr A. Hilger in Arbeiten der hygienischen Sectionen des Internationalen Congresses zu Wien 1886.

Gegenwærtiger Stand der Reinigung der Abwæsser, par le Dr J. Kœnig in Arbeiten der hygienischen Sectionen des Internationalen Congresses zu Wien 1887.

Ueber den Beleuchtungswerth der Lampenglocken, par Hermann Ludwig Cohn. Wiesbaden 1885.

Die allgemeine Pathologie oder die Lehre von den Ursachen und dem Wesen der Krankheitsprocesse par le Dr Edwin Klebs. Zürich 1887.

SUÈDE

Svensk kommunalkunskap, par Gustave A. Aldén. Stockholm 1886.

Rapport sur l'hygiène, le sauvetage et la condition des classes ouvrières en Suède, par le Dr Otto Printzkœld. Stockholm 1876.

Kommunal Fœrfattningssamling fœr Stockholm. Stockholm 1887.

Berættelse om allmænna Helsotillståndet i Stockholm fœr 1877 och 1878, par le Dr C. Græbs.

— fœr 1880, par le prof. E. Oedmansson.

— — 1881-1888, par le Dr Klas Linroth.

Om Luftvexlingsanordningarna inom hufvudstadens skolor, par Ernst Almqvist et O. E. Westin. Stockholm 1882.

Læroverkskomitens utlåtande och fœrslag angående organisation af Rikets allmænna læroverk. Stockholm 1884, 1885.

Om Mjælkontrol særskildt med afseende på Stockholm, par le Dr R.-A. Wawrinsky. Stockholm 1884.

Arbeten från Stockholms helsovårdsnæmnds laboratorium, par Klas Sondén Stockholm 1886.

Handlingar till frågan om ordnande af hufvudstadens renhållningsvæsende. Stockholm 1882.

Instruktion fœr Stockholms helsopolis du 8 octobre 1880.

Ordningsregler fœr kœttbesigtningsbyråerne i Stockholm du 11 janvier 1884

Instruktion fœr rotemænnen i Stockholms stad du 12 juin 1888.

Underrættelse rœrande Stockholms stads helsovårdsnæmnds anstalter fœr gång-och sængklæder samt bostæders befriande från smittæmnen.

Om luften i våra bostæder, par le prof. Elias Heyman. Stockholm 1881.

Hygieniska Notiser, par R. Wawrinsky. Stockholm 1887.

FINLANDE

Stadgar rœrande Helsingfors stads helso-och sjukvård. Helsingfors 1882.

Polisordning fœr Helsingfors stad. Helsingfors 1878.

Byggnadsordning fœr Helsingfors stad. Helsingfors 1880.

Berættelse œfver Helsingsfors Arbetarefœrenings verksamhet år 1888. Helsingfors 1889.

Helsingfors Arbetshem och Nattherberge. Helsingfors 1889.

Observations publiées par l'Institut météorologique central de la Société des Sciences de Finlande. Helsingfors 1878-1888.

TABLE DES FIGURES

ANGLETERRE

ÉCOSSE

BELGIQUE

FRANCE

ALLEMAGNE

SUÈDE

FINLANDE

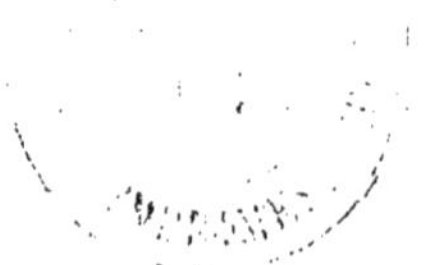

TABLE ANALYTIQUE DES MATIÈRES

ANGLETERRE

CHAPITRE PREMIER

ADMINISTRATION SANITAIRE

CHAPITRE II

LÉGISLATION SANITAIRE

CODE D'HYGIÈNE PUBLIQUE DE 1875

DIVERSES AUTRES LOIS SANITAIRES

CHAPITRE III

LÉGISLATION SANITAIRE (SUITE)

CHAPITRE IV

LONDRES

CHAPITRE V

LONDRES (SUITE)

ÉCOSSE

CHAPITRE PREMIER

LÉGISLATION SANITAIRE

CHAPITRE II

ÉDIMBOURG

BELGIQUE

CHAPITRE PREMIER

LÉGISLATION SANITAIRE

CHAPITRE II

BRUXELLES

FRANCE

CHAPITRE PREMIER

LÉGISLATION SANITAIRE

CHAPITRE II

PARIS

CHAPITRE III

PARIS (SUITE)

ALLEMAGNE

CHAPITRE PREMIER

LÉGISLATION SANITAIRE

CHAPITRE II

BERLIN

CHAPITRE III

LEIPZIG

AUTRICHE

CHAPITRE PREMIER

LÉGISLATION SANITAIRE

CHAPITRE II

HELSINGFORS

STATISTIQUE

IMPORTANCE DE L'HYGIÈNE PUBLIQUE

TABLE ALPHABÉTIQUE DES MATIÈRES

A

C

D

E

F

I

J

K

L

M

N

O

P

Q

R

S

T

U

V

W

Z

FIN DE LA TABLE ALPHABÉTIQUE DES MATIÈRES

ÉVREUX, IMPRIMERIE DE CHARLES HÉRISSEY

www.ingramcontent.com/pod-product-compliance
Ingram Content Group UK Ltd.
Pitfield, Milton Keynes, MK11 3LW, UK
UKHW020148250726
13967UKWH00002B/939